iCourse · 教材
高等学校临床医学系列

U0652453

（供临床、基础、预防、护理、检验、口腔、药学等专业用）

耳鼻咽喉头颈外科学

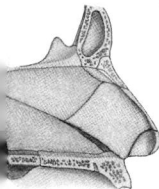

主 审　孔维佳

主 编　王斌全　祝　威

副主编　皇甫辉　房居高　李慧军　王　越　魏永祥

编 者（按姓氏拼音排序）

曹志伟（中国医科大学）	陈彦球（广州市妇女儿童医疗中心）
崔　勇（广东省人民医院）	崔万明（大连医科大学）
崔晓波（内蒙古医科大学）	房居高（首都医科大学）
冯　勃（中国人民解放军总医院）	何　宁（广西壮族自治区人民医院）
何晓光（昆明医科大学）	华清泉（武汉大学）
皇甫辉（山西医科大学）	李厚勇（复旦大学）
李慧军（哈尔滨医科大学）	李会政（大连医科大学）
吕　萍（川北医学院）	孙敬武（安徽医科大学）
孙亚男（哈尔滨医科大学）	唐安洲（广西医科大学）
田文栋（南方医科大学）	汪　欣（吉林大学）
王　越（吉林大学）	王斌全（山西医科大学）
魏永祥（首都医科大学）	吴彦桥（白求恩国际和平医院）
尹万忠（吉林大学）	张晓彤（西安交通大学）
祝　威（吉林大学）	

编写秘书　陈钢钢　禹　智

高等教育出版社·北京

内容提要

本书共 8 篇，包括耳科学，鼻科学，咽科学，喉科学，气管、支气管食管科学，颈科学等。各篇由五部分内容组成：应用解剖学、生理学、检查法、症状学及疾病学，前两部分是基础医学知识的回顾，但与临床疾病紧密结合，为疾病的诊断及治疗提供明确的指导，后三部分是本书的重点内容，主要介绍常用的检查法，常见的症状，常见疾病的病因、发病机制、临床表现、诊断及治疗。本书以基本理论、基础知识、基本技能为主要内容，在保持内容完整性和系统性的基础上，力求简明、易读与实用。全书纸质内容与数字化资源一体化设计，数字课程涵盖了典型病例（附分析）、推荐阅读、人文视角、基础链接、微视频、e 图集、e 图、本章小结、开放性讨论、教学 PPT、自测题等资源，有利于学生自主学习，提升教学质量。

本书适用于高等学校临床、基础、预防、护理、检验、口腔、药学等专业用，也是学生参加执业医师考试及住院医师规范化培训的必备书，还可供临床医务工作者和医学研究人员参考使用。

图书在版编目（CIP）数据

耳鼻咽喉头颈外科学 / 王斌全，祝威主编 . -- 北京：高等教育出版社，2017.2

iCourse·教材：高等学校临床医学系列

ISBN 978-7-04-046931-8

Ⅰ. ①耳… Ⅱ. ①王…②祝… Ⅲ. ①耳鼻咽喉科学—外科学－高等学校－教材②头－外科学－高等学校－教材③颈－外科学－高等学校－教材 Ⅳ. ① R762 ② R65

中国版本图书馆 CIP 数据核字（2017）第 003364 号

项目策划 林金安　　吴雪梅　　杨 兵

策划编辑 杨 兵　　**责任编辑** 杨 兵　　**封面设计** 张 楠　　**责任印制** 韩 刚

出版发行	高等教育出版社	咨询电话	400-810-0598
社　　址	北京市西城区德外大街4号	网　　址	http://www.hep.edu.cn
邮政编码	100120		http://www.hep.com.cn
印　　刷	北京汇林印务有限公司	网上订购	http://www.hepmall.com.cn
开　　本	889mm×1194mm　1/16		http://www.hepmall.com
印　　张	31		http://www.hepmall.cn
字　　数	980 千字	版　　次	2017 年 2 月第 1 版
插　　页	2	印　　次	2017 年 2 月第 1 次印刷
购书热线	010-58581118	定　　价	62.80元

本书如有缺页、倒页、脱页等质量问题，请到所购图书销售部门联系调换

版权所有　侵权必究

物 料 号　46931-00

iCourse · 数字课程（基础版）

耳鼻咽喉头颈外科学

主编 王斌全 祝 威

登录方法：

1. 电脑访问 http://abook.hep.com.cn/46931，或手机扫描下方二维码、下载并安装 Abook 应用。
2. 注册并登录，进入"我的课程"。
3. 输入封底数字课程账号（20位密码，刮开涂层可见），或通过 Abook 应用扫描封底数字课程账号二维码，完成课程绑定。
4. 点击"进入学习"，开始本数字课程的学习。

课程绑定后一年为数字课程使用有效期。如有使用问题，请发邮件至：medicine@pub.hep.cn

iCourse·教材
高等学校临床医学系列

耳鼻咽喉头颈外科学 主编 王斌全 祝 威

用户名		密码		验证码	4648	进入课程

内容介绍　　纸质教材　　版权信息　　联系方式

　　耳鼻咽喉头颈外科学数字课程与纸质教材一体化设计，紧密配合。数字课程分典型病例、基础链接、研究进展、人文视角、推荐阅读、e图、e图集、微视频、本章小结、开放性讨论、教学PPT、自测题等板块。充分运用多种形式媒体资源，极大地丰富了知识的呈现形式，拓展了教材内容。在提升课程教学效果的同时，为学生学习提供思维与探索的空间。

系列教材

精神病学
张聪沛 翟金国

神经病学
冯加纯 肖波

皮肤性病学
邓丹琪 孙乐栋

高等教育出版社

http://abook.hep.com.cn/46931

扫描二维码，下载 Abook 应用

"耳鼻咽喉头颈外科学"数字课程编委会

（按姓氏拼音排序）

白云飞（内蒙古医科大学） 边志刚（中国医科大学）

陈钢钢（山西医科大学） 陈立伟（中国人民解放军总医院）

陈莹华（广西南宁市红十字会医院） 邸　斌（白求恩国际和平医院）

丁大雄（川北医学院） 冯　凌（首都医科大学）

高圣锐（吉林大学） 韩　瑞（山西医科大学）

黄桂亮（广州市妇女儿童医疗中心） 雷　宇（大连医科大学）

李姝翾（中山大学） 梁　萍（吉林大学）

林　雁（昆明医科大学） 刘　磊（广西医科大学）

刘江涛（哈尔滨医科大学） 刘欣梅（吉林大学）

鲁　慧（山西医科大学） 马泓智（首都医科大学）

任　杰（武汉大学） 孙慧颖（吉林大学）

孙希才（复旦大学） 田　俊（山西医科大学）

王　茹（首都医科大学） 翁敬锦（广西壮族自治区人民医院）

于　红（吉林大学） 于好洋（哈尔滨医科大学）

余伯龙（南方医科大学） 禹　智（吉林大学）

袁先道（首都医科大学） 占小俊（首都医科大学）

张　颖（大连医科大学） 郑中伟（吉林大学）

系列课程与教材建设委员会

出版说明

教育教学改革的核心是课程建设，课程建设水平对于教学质量和人才培养质量具有重要影响。现代信息技术与高校教育教学的融合不断加深，混合式教学、翻转课堂等教学模式正在促进高校教学从以"教"为中心向以"学"为中心持续转变。

高等教育出版社承担着"'十二五'本科教学工程"中国家精品开放课程建设的组织实施和平台建设运营的艰巨任务，在与广大高校，特别是高等医学院校的密切协作和调研过程中，我们了解到当前高校教与学的深刻变化，也真切感受到教材建设面临的挑战和机遇。如何建设支撑学生个性化自主学习和校际共建共享的新形态教材成为现实课题，结合我社在数字课程建设上的探索和实践，我们启动了"高等学校基础医学类精品资源共享课及系列教材"建设项目，到2015年底本项目成果共18种已全部出版完成，深受广大医学院校师生好评。

为落实《教育部等六部门关于医教协同深化临床医学人才培养改革的意见》文件精神，加快构建以"5+3"为主体的临床医学人才培养体系，更好地适应高等医学院校教与学方式的变革，积极推进课程与教材的建设与应用，实现教学质量的持续提升。与"高等学校基础医学类精品资源共享课及系列教材"建设项目形成呼应，我们又启动了"高等学校临床医学类精品资源共享课及系列教材"建设项目，建设理念得到了众多高校的积极响应，结合各校教学资源特色与课程建设基础，我们成立了系列课程与教材建设委员会。自2014年5月以来，陆续在大连医科大学、南方医科大学、吉林大学、中南大学、北京协和医学院、济宁医学院等召开了启动会、主编会议、编写会议和定稿会议，2016年，项目成果"iCourse·教材：高等学校临床医学系列"陆续出版。

本系列教材第一批包括《内科学》《妇产科学》《儿科学》《耳鼻咽喉头颈外科学》《皮肤性病学》《神经病学》《精神病学》《医学影像学》《预防医学》《医学心理学》《医患沟通学》。系列教材特点如下：

1. 采用"纸质教材 + 数字课程"的出版形式。纸质教材与丰富的数字教学资源一体化设计，纸质内容精炼适当，突出"三基""五性"，并以新颖的版式设计和内容编排，方便学生学习和使用。数字课程对纸质内容起到巩固、补充和拓展作用，形成以纸质教材为核心，数字教学资源配合的综合知识体系。

2. 创新教学理念，引导个性化自主学习。通过适当教学设计，鼓励学生拓展知识面和针对某些重要问题进行深入探讨，增强其独立获取知识的意识和能力，为满足学生自主学习和教师创新教学方法提供支持。

3. 强化临床实践教学，培养临床思维能力。设置了相关栏目，以期达到"早临床、多临床、反复临床"的要求。例如"诊疗路径"介绍了疾病的诊断要点和治疗重点，"典型病案（附分析）"选取了有代表性的病例加以解析，"微视频"呈现了重难点的讲解、专家会诊或技能操作等。

4. 促进医学基础理论与临床实践的有机衔接，注重医学人文精神培养。在介绍临床实践的同时注重引入基础医学知识和医学史上重要事件及人物等作为延伸，并通过数字课程的"基础链接""人文视角"等栏目有机衔接。

5. 教材建设与资源共享课建设紧密结合。本系列教材是对各校精品资源共享课和教学改革研究成果的集成和升华，通过参与院校共建共享课程资源，更可支持各校在线开放课程的建设。

本系列教材符合"5+3"为主体的临床医学人才培养体系，根据五年制临床医学及相关医学类专业培养目标、高等医学教育教学改革的需要和医学人才需求的特点，汇集了各高校专家教授们的智慧、经验和创新，实现了内容与形式、教学理念与教学设计、教学基本要求和个性化教学需求，以及资源共享课与教材建设的一体化设计。本系列教材还邀请了各学科知名专家担任主审，他们的认真审阅和严格把关，进一步保障了教材的科学性和严谨性。

建设切实满足高等医学教育教学需求、反映教改成果和学科发展、纸质出版与资源共享课紧密结合的新形态教材和优质教学资源，实现"校际联合共建，课程协同共享"是我们的宗旨和目标。将课程建设及教材出版紧密结合，采用"纸质教材＋数字课程"的出版形式，是我们在教育出版中的创新模式。尽管我们在出版本系列教材的工作中力求尽善尽美，但难免存在不足和遗憾，恳请广大专家、教师和学生提出宝贵意见与建议。

高等教育出版社

2016 年 6 月

前　言

为全面落实《教育部关于国家精品开放课程建设的实施意见》（教高〔2011〕8 号）和《教育部等六部门关于医教协同深化临床医学人才培养改革的意见》（教研〔2014〕2 号），建设一批切实满足高等医学教育教学需求、反映教改成果和学科发展、纸质出版与数字化资源紧密结合的新形态教材和优质教学资源，以适应当前我国高等医学教育教学改革发展的形势，培养创新型、复合型医学人才，构建"5+3"为主体的临床医学人才培养体系的要求编写该教材。

本教材由来自全国近 20 所高等医学院校耳鼻咽喉头颈外科学领域教学和临床经验丰富的专家教授合作编写，数字课程由长期在临床一线参与教学且熟练掌握多媒体技术的中青年骨干教师创编。本教材是"iCourse·教材：高等学校临床医学系列"之一。

该教材具有以下特点：

1. 定位明确：本教材的主要读者对象是全国高等院校临床医学及相关医学专业五年制学生，教材以基本理论、基础知识及基本技能为主要内容，同时强调思想性、科学性、启发性、先进性与适用性，在保证教学需求的前提下，介绍了部分学科前沿内容，反映学科发展方向。

2. 结构清晰：本教材以耳鼻咽喉头颈外科学三级学科分科为依据，形成篇章层次。各篇主要包括应用解剖学、生理学、检查法、症状学、疾病学，其中疾病学又分为先天性疾病、炎症性疾病及肿瘤疾病等，以上形成了本教材的独立体系。同时，重要疾病章节以诊疗路径为线索，学生可以掌握诊疗要点等相关内容，以培养临床思维，有效提升学习效果。

3. 纸质内容与数字化资源紧密结合：耳鼻咽喉头颈外科学属于临床高级外科，其部位解剖精细、复杂且不易直视和暴露，各种内镜的使用改变了传统教学需要"心领神会"的弊端，加上多媒体技术的应用，使得临床教学直视化，达到直观、真实的教学效果。本教材将纸质内容与数字化资源一体化设计，互为补充，有利于学生自主学习和拓展所学知识。数字课程包括：典型病例（附分析）、推荐阅读、人文视角、基础链接、微视频、e 图集、e 图、本章小结、开放性讨论、教学 PPT、自测题等资源，与正文相对应的数字资源类型用 ☞ 标出。既丰富了教材的内容，为学生个性化学习提供了素材，又让学生在学习临床理论知识的同时拓宽了视野，加强了学生的人文素养，提高了学习效率。

特别感谢本书主审华中科技大学同济医学院耳鼻咽喉头颈外科专家孔维佳教授，他精心指导教材编写、细致审读教材内容，并提出了许多宝贵的建议和意见。教材编写过程中，各位编委在百忙中抽出大量的业余时间，以极大的热情投入教材的编写工作，在此表示由衷的感谢，同时也要感谢为数字课程付出大量精力的中、青年教师。

　　尽管我们多次审校、付出了很大的努力，本教材也难以做到尽善尽美，其中难免存在各种各样的问题，请广大读者予以批评指正。在这里我们也要感谢读者对我们工作的支持和理解。希望同时希望教材的编写和建设能促进耳鼻咽喉头颈外科学学科有更好的发展。

王斌全　祝威

2016 年 12 月

目　录

绪　论

耳鼻咽喉头颈外科学（otorhinolaryngology head and neck surgery）是研究耳鼻咽喉及颈段气管、食管各器官及颅底、颈部和上纵隔各部位的解剖、生理和疾病现象的一门学科。同内科学、外科学、妇科学、儿科学一样属于临床医学二级学科。

一、耳鼻咽喉头颈外科学简史

同其他学科的形成一样，耳鼻咽喉头颈外科学的发展经历了一个逐渐演变的过程。18—19 世纪，在欧洲出现独立的耳科学，以后鼻科学与喉科学相继分出。19 世纪中叶，耳鼻咽喉科学逐渐合并形成临床医学中独立的二级学科。20 世纪 60 年代，在欧美国家，耳鼻咽喉科学正式更名为耳鼻咽喉头颈外科学。

中国最早在公元前 13 世纪商代甲骨文中就有"疾耳""疾自"与"疾言"等记载描述。公元前 519 年，名医扁鹊对于耳病有独到的见解。中国最早的医学典籍《黄帝内经》对耳鼻咽喉的解剖、生理、病理以及疾病等内容有详细的阐述。公元 6 世纪末，唐朝在世界上开办最早的医学校（太医署）中，专门设置耳目口齿科。唐朝孙思邈所著《千金要方》《千金翼方》，王焘所著《外台秘要》，宋朝王怀隐所著《太平圣惠方》以及许叔微所著《普济本事方》等许多医学古籍都对咽喉、口齿、耳鼻病以及呼吸道与食管异物有详尽的描述。明朝李时珍所著《本草纲目》记载了较多治疗耳鼻咽喉疾病的药物。清朝的医学教科书《医宗金鉴》中有关于耳鼻咽喉疾病的叙述，并在相应章节中附有绘图。19 世纪中叶西医传入我国，1911 年我国部分医院开始建立耳鼻咽喉科。1951 年耳鼻咽喉科学会在北京成立，1952 年中华耳鼻咽喉科学会总会成立，1953 年《中华耳鼻咽喉科杂志》创刊。改革开放以来，我国耳鼻咽喉科学有了长足的发展。目前，全国各地市级以上以及大多数县级综合医院均已建立了耳鼻咽喉科，并陆续更名为耳鼻咽喉头颈外科。同时，学科规模扩大，专业技术人员增多，专业领域不断拓展，鼻内镜外科、耳显微外科、颅底外科、喉显微外科等三级学科出现，专科医师达 2 万多人，标志着我国耳鼻咽喉头颈外科学已进入快速发展时期。

二、耳鼻咽喉头颈外科学特点

耳鼻咽喉头颈部的器官解剖关系复杂，上承颅底，下通气管及食管，鼻的两侧毗邻眼眶，咽喉两旁有重要的神经及血管通过，全身淋巴组织汇聚于颈部，与全身的联系非常紧密。随着科学技术的日益进步，医学各学科相互渗透和促进，耳鼻咽喉头颈外科的领域和内容得到进一步延伸与拓展。如鼻神经外科（前颅底外科）与耳神经外科的兴起，使得耳鼻咽喉头颈外科与神经外科的关系更加密切；鼻面部创伤、畸形，舌根肿瘤的诊治，常与口腔颌面外科交叉；咽喉肿瘤和颈部转移癌的治疗及颈段食管癌的手术治疗与普外科和胸外科有着密切联系。耳鼻咽喉头颈外科与相关学科有着错综复杂和不可分割的关联，它始终处于一个不断演变发展的状态。

耳鼻咽喉头颈部的器官在解剖结构、生理功能和疾病的发生、发展方面相互有着紧密联系，比如鼻及鼻窦患病，耳、咽常受累。耳鼻咽喉部的器官在解剖学上多为深在和细小的空腔结构，不易直视，临床常需要借助特殊的照明装置和检查器械来进行各部位的检查及手术操作。因此，在医学的发展中，耳鼻咽喉科与内镜诊疗器械及光源结下不解之缘。耳鼻咽喉头颈外科是最早使用内镜的学科，同时也是当前使用内镜频率最高的学科，鼻内镜、耳内镜、鼻咽喉内镜、气管及食管内镜广泛应用于临床，微创理念体现在各个亚科，可以说内镜重新改写了耳鼻咽喉头颈外科学科的内容。

耳鼻咽喉头颈外科虽是一门独立的学科，但它与人体整个机体有着广泛而紧密的联系。例如鼻窦炎引起眶内感染，急、慢性中耳炎可引起颅内多种并发症，鼻与咽喉的阻塞性病变引起的睡眠呼吸综合征，腺样体肥大影响儿童的发育，局部病灶感染引起的风湿热、关节炎、心脏病和肾炎、血液病、艾滋病等引发的咽部溃疡，血管神经性水肿引发的呼吸困难，全身多种疾病引发的眩晕症等，均为全身疾病与耳鼻咽喉各器官疾病相互影响的表现。因此，学习和从事耳鼻咽喉头颈外科，必须具有整体观念；对疾病的诊断和治疗，需全面考虑，局部与整体密切结合，形成科学缜密的诊疗思维模式。

三、耳鼻咽喉头颈外科学进展

随着社会经济、科学技术的发展和疾病谱的改变，耳鼻咽喉头颈外科学的社会需求日益增加。因听力障碍、眩晕、鼻部症状、变态反应、声嘶、睡眠呼吸障碍等症状就诊的患者迅速增加。有研究表明，耳鼻咽喉头颈外科所诊疗疾病的总体发病率居各临床学科之首。近几十年以来，耳鼻咽喉头颈外科学在基础医学与临床医学研究方面取得了很多重大进展：①鼻内镜技术：对窦口鼻道复合体的解剖认识以及鼻内镜外科治疗鼻窦炎、鼻息肉取得突破性进展。鼻内镜外科技术的日臻完善和普及，促进了交叉学科的发展，如鼻眼相关外科、鼻颅底外科，交叉学科的发展也极大地促进鼻内镜外科及其延伸技术的发展。②听力障碍相关疾病的治疗：多因素如噪声、耳毒性药物、衰老以及基因易感性导致超过50%的个体在60岁以上会出现不同程度的听力下降。耳蜗毛细胞不可逆的损伤和缺失是导致听力障碍的主要原因，促进耳蜗毛细胞再生，重建听觉器官结构和功能是听力恢复的最佳选择。国内毛细胞再生研究团队发现内耳干细胞，并通过调控相关信号通路促进干细胞的增殖和分化，从而达到毛细胞再生和恢复听觉功能的目的。③耳聋相关基因：从1988年首例非综合征性耳聋基因定位以来，已有150余个遗传性耳聋基因被定位，约70个基因被克隆。遗传性耳聋研究提示，获得性耳聋（药物中毒性耳聋，噪声性耳聋及老年耳聋等）很可能是环境因素与遗传因素综合作用的结果，是今后值得着重探索的课题，有可能开创耳聋防治的全新局面。④人工听力学：人工电子耳蜗作为目前最成功的人体功能替代器件之一，通过将声音转换为电刺激信号，绕过内耳毛细胞之前的听觉通路，直接刺激听神经，最终在大脑中产生声音感知与理解。全球人工耳蜗植入患者总数已超20万例，人工耳蜗使其听觉得到不同程度的恢复，儿童患者逐步获得言语和语言的发展。其他植入式助听装置，如人工中耳包括振动声桥、骨锚式助听器，听性脑干植入，也在临床得以应用，并取得良好的疗效。⑤头颈部肿瘤的治疗：现代肿瘤外科突出了功能保全性手术的重要性，在完成切除肿瘤的前提下，尽可能保留器官的生理功能，提高患者的生存质量。头颈部肿瘤相关器官多拥有重要的生理功能，功能保全手术理念更具有重要的意义，并已成为目前头颈部肿瘤手术的主流。另外，肿瘤分子靶向治疗也成为头颈部肿瘤治疗的新热点。⑥嗓音医学：相关研究在正常嗓音、艺术嗓音及病理性嗓音疾病的发音特征、发病机制、影响因素及嗓音训练等方面均取得长足的进步；胃食管反流与发音障碍等相关研究，提示了嗓音疾病发病的新机制，并指导临床治疗。

四、如何学习耳鼻咽喉头颈外科学

同其他临床学科一样，相关疾病部位的解剖学及生理学内容是了解疾病发生、发展及诊断和治疗的重要基础，疾病学内容是我们学习的重点，"四炎一聋"是常见病与多发病，是需要掌握的内容。各种技术的支持极大地丰富了疾病学的内容，这就要求读者在掌握基本概念、基础知识的前提下，了解新的诊治方法，从而对疾病学有完整的认识。

21世纪是生物医学世纪，生命科学正在慢慢揭开神秘的面纱，展示其独特的魅力。我国耳鼻咽喉头颈外科事业从无到有，历经一个世纪的风雨，已经成为医学领域发展最迅速的学科之一。本学科规模日益扩大，专业领域不断拓展，临床研究日趋深入，发展形势喜人。随着科学技术的迅速发展，分子生物学、生物化学、生物物理学、电子技术和计算机科学等高新科技的广泛应用，将进一步促进耳鼻咽喉头颈外科学的快速发展，将有望在头颈肿瘤的基因诊断与治疗，耳聋基因诊断与治疗，耳鼻咽喉－颅底计算机三维导航微创外科、新材料以及新一代感觉器官等方面取得突破性进展。希望有更多的医学生能喜欢耳鼻咽喉头颈外科学这门学科。

（王斌全）

复习思考题

1. 耳鼻咽喉头颈外科学的概念是什么？其学科领域近年来有哪些变化？

2. 耳鼻咽喉头颈外科学近年来的进展有哪些？

第一章

耳科学基础

关键词

颞骨　外耳　中耳　听小骨　内耳　迷路　耳蜗
面神经　听觉　侧颅底

　　耳是人体重要的听觉和平衡觉外周器官，能传导和感受声音并维持人体的平衡。学习耳的解剖和生理知识是认识和治疗耳科疾病的重要基础。颞骨是人体的复杂解剖部位之一，其内深藏着具有三维空间关系的精细结构，人体借着这些特殊的结构，维系着重要的生理功能。显微镜、立体显微镜和电子显微镜的应用，使得对耳结构的认识从肉眼到微观，从平面到立体；多种新的生理研究技术和研究结果极大地丰富了对听觉生理和平衡生理的认识。本章重点介绍耳、面神经及侧颅底应用解剖学、听觉及平衡生理学等方面的内容。

第一节　耳的应用解剖学

一、颞骨

颞骨（temporal bone）位于颅骨两侧，镶嵌在顶骨、蝶骨、颧骨和枕骨之间，参与构成颅中窝和颅后窝的侧壁和底部。颞骨是一个复合骨块，由鳞部、鼓部、乳突部、岩部和茎突组成，上方与顶骨、前方与蝶骨及颧骨、后方与枕骨相连接（图1-1-1）。耳由外耳、中耳、内耳组成。外耳包括耳郭及外耳道；中耳包括鼓室、咽鼓管、鼓窦及乳突；内耳包括骨迷路及膜迷路，膜迷路藏于骨迷路内，分为耳蜗、前庭及半规管。外耳道骨部、中耳、内耳和内耳道均包含在颞骨之中（图1-1-2）。

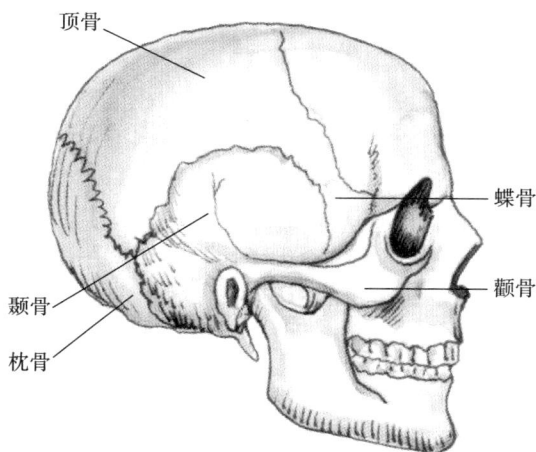

（一）鳞部

鳞部（squamous portion）形似鱼鳞，前接蝶骨大翼，上接顶骨，后连乳突，内连颞骨岩部。有内、外两面及后上、前下二缘。外面光滑略外凸（图1-1-3），有颞肌附着，表面有浅细的颞中动脉沟，内面呈凹面，为大脑颞叶所在区（图1-1-4）。有大脑沟回的压迹及脑膜中动脉沟。鳞部下方是颧突及其前后根，颧突向前伸出与颧骨颞突相连形成颧弓。颧突后根接颧突上缘，向后延伸为颞线，颞肌下缘止于此，颞线常作为估计颅中窝硬脑膜平面的标志。颧突后根与外耳道后壁之间有外耳道上三角，内含有许多小孔，故称此区为筛区。外耳道后上方有高1 mm、长5 mm条状或三角形突起，称外耳道后上棘。外耳道后上棘和筛区是乳突手术时指示鼓窦位置的重要解剖标志。鳞部内面与岩部相连，形成岩鳞缝或称为岩鳞裂，成人仅可见痕迹，幼儿比较明显，是中耳感染向颅内侵犯的途径之一。

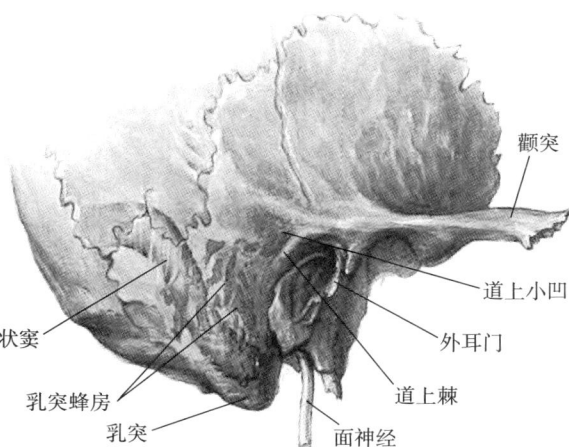

图1-1-1　颅骨侧面示意图（右侧）

图1-1-3　颞骨外侧面示意图（右侧）

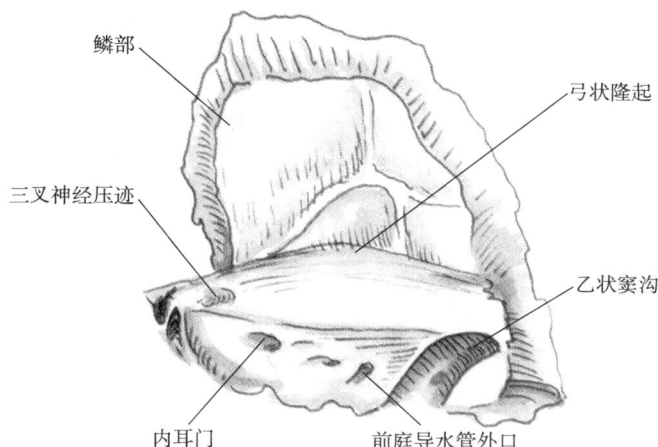

图1-1-2　外耳、中耳和内耳解剖示意图（右侧）

图1-1-4　颞骨内侧面示意图（右侧）

（二）鼓部

鼓部（tympanic portion）位于岩部之外，鳞部之下，乳突部之前，为一"U"形骨板，构成骨性外耳道前壁、下壁和部分后壁。其前上方以鳞鼓裂和鳞部相连；后部以鼓乳裂和乳突部相邻，成人此裂多已闭合，儿童多留有痕迹；内侧以岩鼓裂和岩部相连，岩鼓裂位于下颌窝中，在鼓室前壁，有鼓索神经穿出，并有上颌动脉鼓室支经此进入鼓室。鼓部内侧端为鼓沟，鼓膜边缘的纤维软骨环嵌入沟内，鼓膜附着于此，其上部有缺口，称作鼓切迹，此处无鼓沟和纤维软骨环，鼓膜直接附着于颞骨鳞部，形成鼓膜松弛部。在鼓鳞裂后的鼓部外侧骨质形成外耳道后上棘（图1-1-5）。

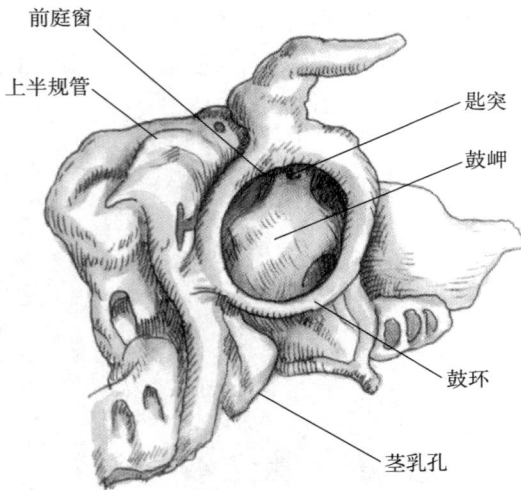

图 1-1-5　颞骨鼓部示意图（右侧）

（三）乳突部

乳突部（mastoid portion）位于颞骨鳞部后下方，呈一锥形突起。乳突外侧面粗糙，有枕肌及耳后肌附着，外下方有胸锁乳突肌、头夹肌、头长肌附着。外面有一不恒定的孔，名乳突孔，有乳突导血管穿过，使耳后静脉或枕静脉与乙状窦相通。乳突尖内侧有深沟名乳突切迹或二腹肌沟，二腹肌后腹起于此处；与二腹肌沟相对应的弧形凸起的骨嵴，称作二腹肌嵴。乳突内侧面有一弯曲的深沟名乙状沟，乙状窦位于其内（图1-1-6）。颞骨发育过程中，鳞部过分地向乳突方向伸展，形成一骨隔称为克氏隔（Korner隔），将乳突气房分为内、外两部分。乳突气房发育可分为4型：气化型、板障型、硬化型和混合型（任何2型或3型混合存在）。乳突在新生儿时并未发育，以后才逐渐气化，2岁以前婴幼儿茎乳孔处无乳突作为屏障，面神经位置表浅，行耳后切口时，勿贸然向下延伸，避免伤及面神经。

图 1-1-6　乙状窦、岩上窦和岩下窦示意图（右侧）

（四）岩部

岩部（petrous portion）为一横卧的三棱锥体，位于颅底，嵌在枕骨与蝶骨之间，内含听觉与平衡器官。它有一底、一尖、三面和三缘。岩部的底与颞骨鳞部和乳突部融合，尖端向内前方微向上，嵌于蝶骨大翼后缘和枕骨基底部之间，并与其共同围成破裂孔。岩尖前下方有颈动脉管内口穿过，并组成破裂孔的后外界。岩部前面组成颅中窝的一部分，中部有上半规管形成的弓状隆起，其外侧稍凹，为鼓室盖。弓状隆起的内侧有两个小沟与锥体长轴平行，外侧是岩浅小神经沟，内侧是岩浅大神经沟。两沟的前内近岩尖处有三叉神经压迹（图1-1-4），为三叉神经半月神经节所在处。

岩骨后面组成颅后窝前壁，岩部后面的中部有内耳门通内耳道。内耳道的外下方，有一个被骨板遮盖的裂隙称为内淋巴囊裂，其深面有前庭导水管外口。内耳道长约1cm，外端以垂直并有筛状小孔的骨板封闭，称作内耳道底。内耳道底由一横嵴分为大小不等的上、下两部分，上区又被一垂直的骨嵴分为前、后两部分。前上部凹陷为面神经管区，为面神经管入口处，面神经进入此骨管即为面神经迷路段；后上部凹陷为前庭上区，前庭上神经终末支经此穿过。下区前方为蜗区，蜗神经纤维经此通过；后方为前庭下区，为前庭下神经终末支的球囊神经通过，前庭下区的后下方有一个单独小孔，称作单孔，有前庭下神经终末支的后壶腹神经通过。内耳道内含有面神经、位听神经和迷路动、静脉。岩骨下面凹凸不平。在下面近尖处为腭帆提肌和咽鼓管软骨附着处。下面有前内、后外两个相邻的深窝，前内侧的深窝为颈内动脉管的外口。颈内动脉管外口后方有颈静脉凹。颈静脉凹与颈内动脉外口之间是一薄骨嵴。嵴上有舌咽神经的鼓室支所通过的鼓室小管下口。颈静脉凹内有迷走神经耳支穿过的乳突小管口。颈静脉凹内侧，有一三角形小窝，内有蜗水管外口，通到骨迷路耳蜗基底近蜗窗处，称作蜗水管，是蛛网膜下隙与耳蜗骨阶间的通路，外淋巴液通过小管向蛛网膜下隙引流（图1-1-7）。

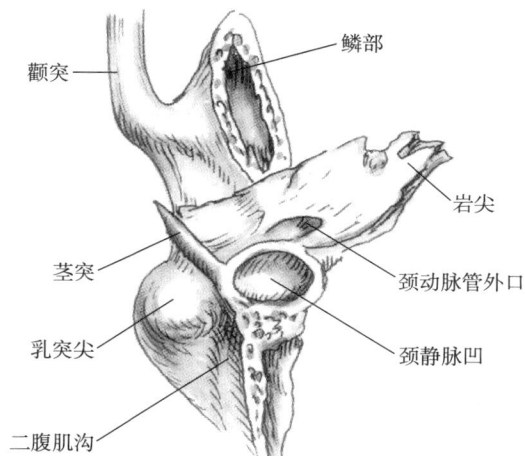

图 1-1-7 岩骨下面观示意图（右侧）

（五）茎突

茎突（styloid process）起于颞骨鼓部的下面，伸向前下方，长短不一，平均长度 2.5 cm（0.2 ~ 5.2 cm）。近端被颞骨鼓部的鞘突包绕，远端有茎突咽肌、茎突舌肌、茎突舌骨肌、茎突舌骨韧带、茎突下颌韧带附着。茎突后方与乳突之间有茎乳孔，面神经由此出颞骨。婴儿时期乳突尚未发育完全，茎乳孔位置表浅，乳突手术耳后切口不宜向下延伸，避免引起面神经损伤。

二、外耳

外耳（external ear）包括耳郭和外耳道。

（一）耳郭

耳郭（auricle）借韧带、肌肉、软骨和皮肤附着于头颅侧面。与头颅约成 30° 夹角，分前外面和后内面，前外面凹凸不平，有一突出翻卷的边缘称耳轮和耳轮脚。耳轮后上部有小结节称耳郭结节。耳轮前方有一与其约相平行的弧形隆起称对耳轮，其上端分叉成为上、下两个嵴状突起，称对耳轮脚，二脚间的凹陷称三角窝。耳轮和对耳轮之间的凹沟称舟状窝。对耳轮的前方有一深凹称耳甲，它被耳轮脚分为上部的耳甲艇和下部的耳甲腔两部分。外耳道口前方突起称耳屏，耳屏的对侧对耳轮的前下端突起称对耳屏，二者之间为屏间切

迹。对耳屏的下部为耳垂。耳屏与耳轮脚之间的凹陷称作耳前切迹。耳郭后内面稍膨隆，与颅骨侧面形成耳后沟（图1-1-8）。

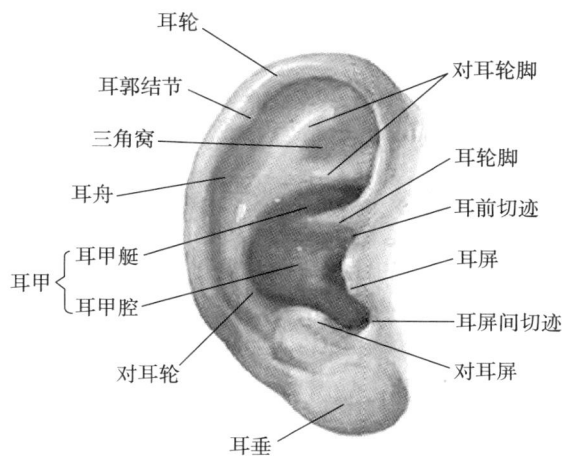

图 1-1-8 耳郭前面观示意图（右侧）

（二）外耳道

外耳道（external acoustic meatus）起自外耳门，内至鼓膜，成人全长 2.5 ~ 3.5 cm，略呈"S"形弯曲，外段向内、向前而微向上，中段向内、向后，内段向内、向前而微向下。故检查外耳道深部或鼓膜时，将耳郭向后上提起，使外耳道呈一直线。外 1/3 为软骨部，内 2/3 为骨部，两部交界处最狭窄称为峡部。外耳道顶部则无软骨，后上方形成一个缺口，为结缔组织充填，称外耳道软骨切迹，它可增加耳郭的可动性，行耳内切口时经此不伤及软骨，外耳道炎症可经此侵及腮腺和颞下颌关节。外耳道皮肤较薄，与软骨膜和骨膜附着紧密，故外耳道皮肤有炎症时疼痛剧烈。软骨部的皮下组织含有耵聍腺，分泌耵聍。软骨部皮肤富有毛囊和皮脂腺，外耳道疖肿只发生在软骨部；骨部皮肤菲薄，既无毛囊也无腺体，皮下仅有颞骨骨膜（图 1-1-9）。

（三）外耳的血管及神经

外耳的血供由颈外动脉的颞浅动脉、耳后动脉和上颌动脉所供给，静脉流回流入颈外静脉、上颌静脉和翼丛，耳后静脉可经乳突导血管与乙状窦相通。外耳的神经由三叉神经下颌支的耳颞神经，分布于外耳道前半部；来自颈丛的耳大神经和枕小神经、面神经的耳后支、舌咽神经的分支，分布于耳郭和外耳道皮肤；迷走神经的耳支分布于耳郭后面、耳甲艇、耳甲腔、耳轮脚、三角窝、外耳道后半部和鼓膜外面的后部。

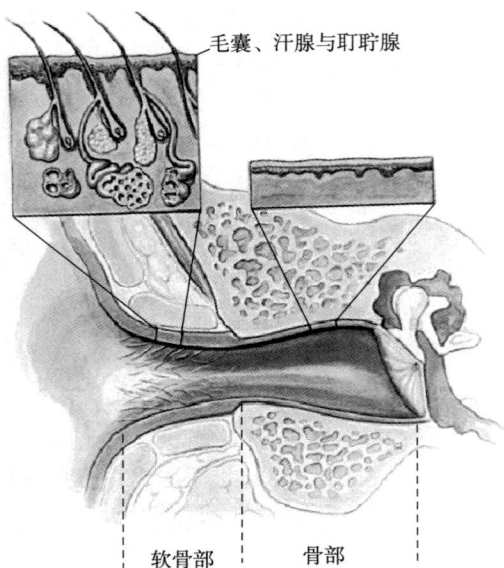

图 1-1-9　外耳道解剖结构示意图（右侧）

📧 图 1-1-1
外耳道与耳郭前面血供和神经支配

📧 图 1-1-2
耳郭背面血供和神经支配

三、中耳

中耳（middle ear）包括鼓室、咽鼓管、鼓窦和乳突四部分。

（一）鼓室

鼓室（tympanic cavity）在鼓膜和内耳外侧壁之间。向前经咽鼓管与鼻咽部相通，向后借鼓窦口与鼓窦及乳突气房相通，外侧借鼓膜与外耳道相邻，内侧借鼓岬、前庭窗、蜗窗与内耳相邻。鼓室内含有听骨链、肌肉、韧带、神经。鼓室分为 3 部分：位于鼓膜紧张部上缘平面以上的部分为上鼓室；鼓膜紧张部上、下缘平面之间的部分为中鼓室；鼓膜紧张部下缘平面以下的为下鼓室。鼓室的上下径约 15 mm，前后径约 13 mm，内外径在上鼓室约为 6 mm，在下鼓室约为 4 mm，在中鼓室鼓膜脐部与鼓岬之间距离最短，约为 2 mm，鼓室容积为 1～2 mL。鼓室在鼓膜紧张部后缘以后的部分称为后鼓室（图 1-1-10）。

1. 鼓室六壁　鼓室有顶、底、内、外、前、后 6 个壁（图 1-1-11）。

（1）外侧壁：大部分为鼓膜所占，鼓膜以上的骨部

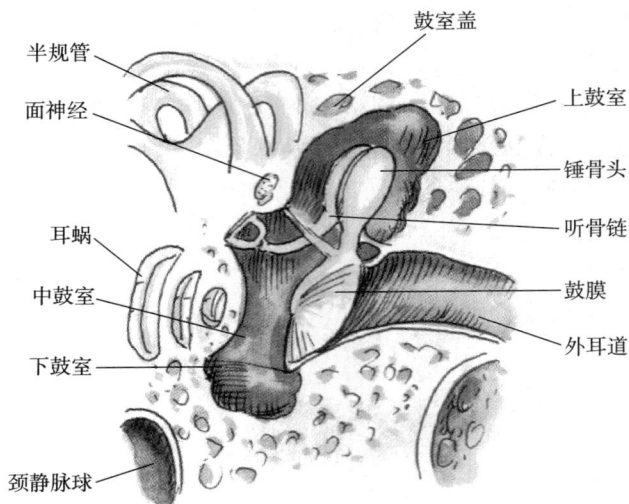

图 1-1-10　鼓室划分示意图（左侧）

是上鼓室的外侧壁。鼓膜为一椭圆形半透明薄膜，前后径约 8 mm，上下径约 9 mm，厚约 0.1 mm。鼓膜与外耳道底约成 45° 角。鼓膜边缘大部分借助纤维软骨环附着于鼓沟内，称为紧张部。附着于鼓沟上部鼓切迹的鼓膜薄而松弛称松弛部。鼓膜前上部有灰白色小突起，称锤骨短突；自锤骨短突向下、微向后到鼓膜中央，呈白色条纹状，称锤骨柄；鼓膜的结构外为上皮质，内为黏膜层，中为纤维组织层，锤骨柄附着在纤维层中间，（松弛部无此层）向内牵引鼓膜，使其外观呈漏斗状。其中央最凹的部分称鼓膜脐。自锤骨柄末端向下向前达鼓膜边缘有一三角形反光区称光锥；锤骨短突向前至鼓切迹前端有一条黏膜皱襞，称作锤骨前襞，向后至鼓切迹后端有一条黏膜皱襞，称作锤骨后襞。前后襞以上的鼓膜为松弛部，其下为鼓膜紧张部。临床上经锤骨柄作一延长线，另作一线经鼓膜脐与之垂直，将鼓膜分为前上、前下、后上、后下四个象限（彩图 1-1-1）。

（2）内壁：即内耳的外侧壁，中部隆起为鼓岬，是耳蜗底周起始部向外隆起所形成。鼓岬表面有鼓室丛。在鼓岬的后上方为前庭窗，又称卵圆窗，镫骨底板借环韧带嵌于前庭窗上。在前庭窗的上方为面神经水平段。在面神经管上后方有水平半规管凸。在前庭窗的前上方有匙突，鼓膜张肌腱经过匙突向外附着于锤骨颈部之内侧。在鼓岬的后下有蜗窗，又称圆窗，呈圆形，上有圆窗膜封闭，也称第二鼓膜，向内通向耳蜗鼓阶起始部（图 1-1-11）。

（3）顶壁：亦称鼓室盖或鼓室天盖，将鼓室和颅中窝大脑颞叶分隔，向后和鼓窦盖相接，向前和鼓膜张肌

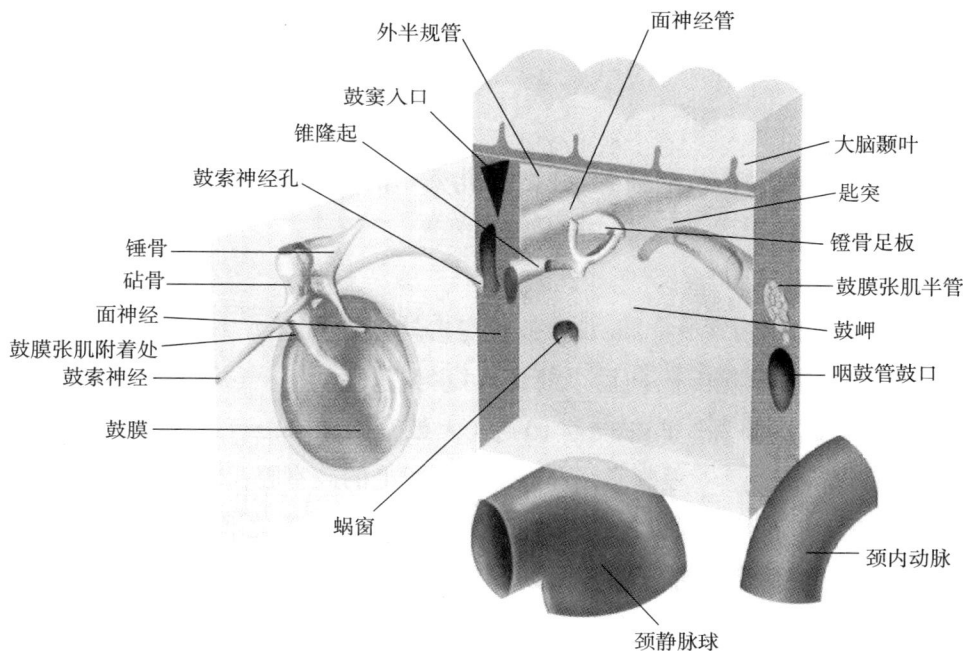

图 1-1-11　鼓室六壁模式图（右侧）

管的顶相连续。鼓室顶有岩鳞裂，硬脑膜的细小血管经此与鼓室相通，婴幼儿时，岩鳞裂尚未闭合，中耳感染可经此途径进入颅内。

（4）底壁：为一层薄骨板，将鼓室与颈静脉球分隔，向前和颈动脉管的后壁相连（图1-1-11）。

（5）前壁：上部有两个开口：上方是鼓膜张肌半管的开口，下方是咽鼓管半管的鼓室口，下部以薄骨板隔开鼓室与颈内动脉管后壁（图1-1-11）。

（6）后壁：又名乳突壁，鼓室后壁上部相当于上鼓室后壁的部位有一个小孔，为鼓窦入口，上鼓室借此孔与鼓窦相通。鼓窦入口底部为砧骨窝，容纳砧骨短脚。鼓窦入口内侧为外半规管凸，适在面神经水平段的后上方。鼓窦入口下方，相当于前庭窗的高度有一锥状突起，称为锥隆起，镫骨肌腱由此进入鼓室附着于镫骨颈后面。在锥隆起的外侧，鼓沟后上端的内侧有鼓索神经穿出，进入鼓室（图1-1-11）。

2. 鼓室内容物　包括听骨链、韧带、肌肉、神经和血管等。

（1）听骨：由锤骨、砧骨和镫骨构成听骨链（图1-1-12）。①锤骨：位于鼓室中部和最外侧，长8～9 mm，上端膨大部为锤骨头，位于上鼓室前段，其后内侧有凹面，与砧骨体前面的鞍状关节面形成锤砧关节，锤骨头下方稍细，称作锤骨颈，锤骨柄向下延伸，位于鼓膜黏膜层与纤维层之间。锤骨柄上部有向外侧的

突起名锤骨短突。②砧骨：由体、长脚和短脚组成。砧骨体位于上鼓室后部，前有关节面和锤骨头相接形成锤砧关节。砧骨短脚位于鼓窦入口底部的砧骨窝内，长脚向后下伸出，末端向内侧稍膨大，形成豆状突，与镫骨头相接形成砧镫关节。③镫骨：呈马镫状，有头、颈、前脚、后脚和足板，镫骨头与砧骨长脚豆状突相关节，镫骨有镫骨肌腱附着，镫骨前脚较短而直，后脚稍长且弯，镫骨足板为薄骨片，呈椭圆形，借环状韧带封闭前庭窗（图1-1-12）。

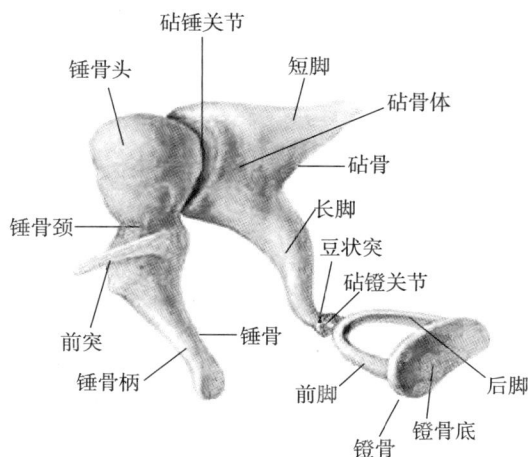

图 1-1-12　听骨链示意图（左侧）

（2）鼓室肌：①鼓膜张肌：在鼓膜张肌半管中，起自咽鼓管软骨部及蝶骨大翼，鼓膜张肌腱绕经匙突，附

着于锤骨柄与颈部交界处的内侧面。由三叉神经下颌支的鼓膜张肌神经支配，主要作用为牵引锤骨柄向内，增加鼓膜张力（图1-1-13）。②镫骨肌：起于锥隆起内，止于镫骨颈后侧的镫骨肌突上。由面神经分支的镫骨肌神经支配，主要作用为牵引镫骨小头向后，使镫骨底板的前端斜向后外，以减轻对内耳的压力。

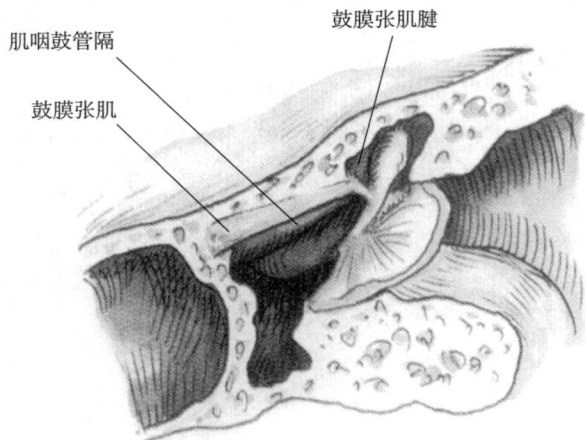

图1-1-13　鼓室肌示意图（左侧）

（3）听骨韧带：听骨借韧带固定于鼓室内（图1-1-14）。①锤骨上韧带：连接锤骨头与鼓室盖。②锤骨前韧带：起自锤骨长突至鼓室前壁，经岩鼓裂止于蝶骨角棘或蝶骨下颌韧带。③锤骨外侧韧带：连接锤骨颈与鼓切迹。砧骨上韧带：连接砧骨体上部与鼓室盖。④砧骨后韧带：连接砧骨短脚与砧骨窝。⑤镫骨环韧带：连接镫骨底边缘与前庭窗缘。

（4）鼓室的神经：①鼓索神经：面神经垂乳突段距茎乳孔约6 mm处分出，在鼓索小管内向上向前，于锥

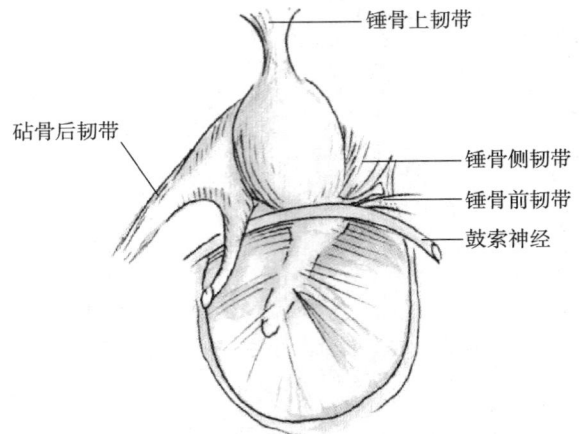

图1-1-14　听骨韧带示意图（左侧）

隆起的外侧穿出骨管，进入鼓室。经过锤骨柄和砧骨长脚之间穿过鼓室，向前经岩鼓裂出鼓室，与舌神经吻合（图1-1-15）。②鼓室丛：由舌咽神经的鼓室支和颈内动脉交感丛的上、下颈鼓支，以及起自膝状神经节的面神经鼓室神经交通支等向吻合所组成，位于鼓岬的表面，司鼓室、咽鼓管及乳突气房黏膜的感觉（图1-1-15）。③镫骨肌神经：自面神经垂直段分出，支配镫骨肌的运动。④面神经：在颞骨内分四段，包括迷路段、鼓室段、锥曲段和乳突段（详见本章第二节）。

（5）鼓室的血管：鼓室内有丰富的血管。动脉的血供主要来自颈外动脉。上颌动脉的鼓前动脉供应鼓膜及鼓室前部。耳后动脉的茎乳支供应鼓室后方及乳突气房。脑膜中动脉的鼓室上动脉及岩浅动脉供应鼓室盖及内侧壁，咽升动脉的鼓室下动脉供应鼓室下部及鼓室肌肉，颈内动脉的颈鼓支供应鼓室前壁。静脉血回流汇入岩上窦和翼丛。

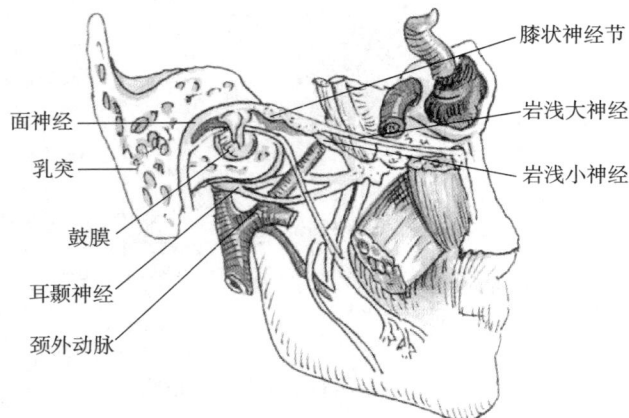

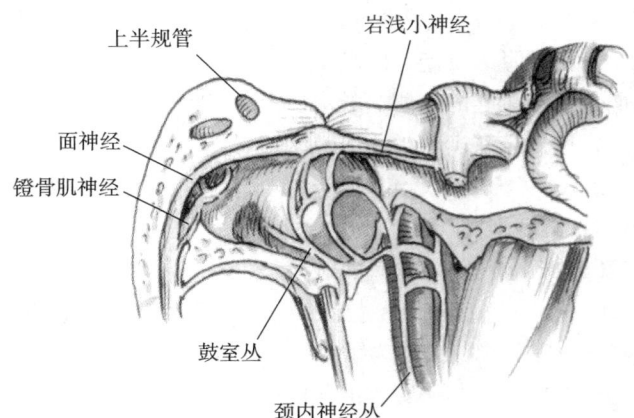

图1-1-15　鼓索神经与鼓室丛（右侧）

图集 1-1-1
鼓室血管（左侧）

（6）鼓室隔与鼓室隐窝：①鼓室隔：在中、上鼓室之间，除了通过两个小孔，几乎全被听骨和黏膜皱襞分隔。这个间隔称为鼓室隔，两个小孔分别称为鼓前峡和鼓后峡。鼓前峡位于鼓膜张肌腱之后，镫骨和砧骨长脚之间，内侧为骨迷路，外侧为砧骨体。鼓后峡后界为鼓室后壁及锥隆起，前界为砧骨内侧皱襞，外侧为砧骨短脚及砧骨后韧带。内侧为镫骨及镫骨肌腱（图 1-1-16）。②鼓室隐窝：包括鼓膜上隐窝、锤骨前隐窝、砧骨上隐窝、砧骨下隐窝、鼓膜前隐窝、鼓膜后隐窝。鼓膜上隐窝：位于黏膜松弛部与锤骨颈之间，上界为锤骨外侧韧带，下界为锤骨短突。锤骨前隐窝：位于锤骨头、鼓室前壁和前、上锤骨韧带之间。砧骨上、下隐窝：位于砧骨短脚上、下方。鼓膜前、后隐窝分别位于鼓膜与锤骨皱襞之间；前者较浅小；后者居于中鼓室后上部，较深大。

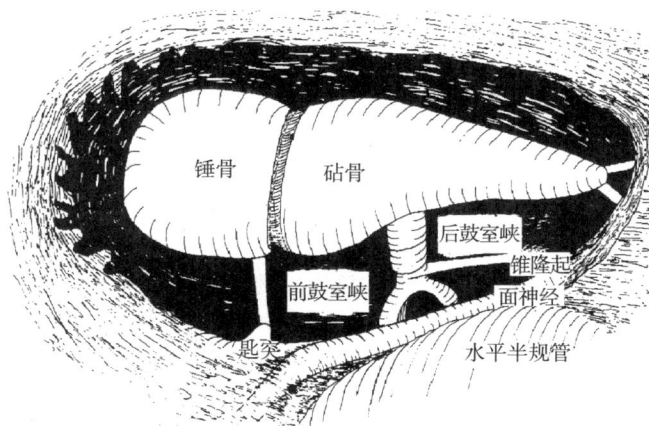

图 1-1-16 鼓室峡（左侧）

（二）咽鼓管

咽鼓管是沟通鼻咽部与鼓室之间的管道，成人咽鼓管全长约 35 mm，外侧端为骨部，占全长的 1/3，位于颞骨鼓部与岩部交界处，上方仅有薄骨板与鼓膜张肌相隔；内侧端为软骨部，占全长的 2/3，鼓室端开口在鼓室前壁上部，鼻咽部开口在下鼻甲后端的后下部约 1 cm 处的鼻咽部外侧壁。开口的后上部有一隆起，内含软骨，名咽鼓管隆起，成为鼻咽开口的后壁，即咽隐窝的前壁。骨部与软骨部交界处最狭窄，名咽鼓管峡。咽鼓管与水平面成 40° 角，与矢状面约成 45° 角。骨部咽鼓管经常开放；软骨部咽鼓管仅在腭帆张肌和腭帆提

肌、咽鼓管咽肌收缩时才暂时开放，静止状态时闭合呈裂隙状。当张口、吞咽、打呵欠、歌唱时借助于以上肌的收缩使咽鼓管咽口开放，调节鼓室内压力，保持鼓室内、外压力的平衡。咽鼓管是中耳感染的重要途径。婴儿和儿童的咽鼓管接近水平位，且咽鼓管较短，管腔宽大，故儿童的中耳较成人更容易受炎症感染（图 1-1-17）。

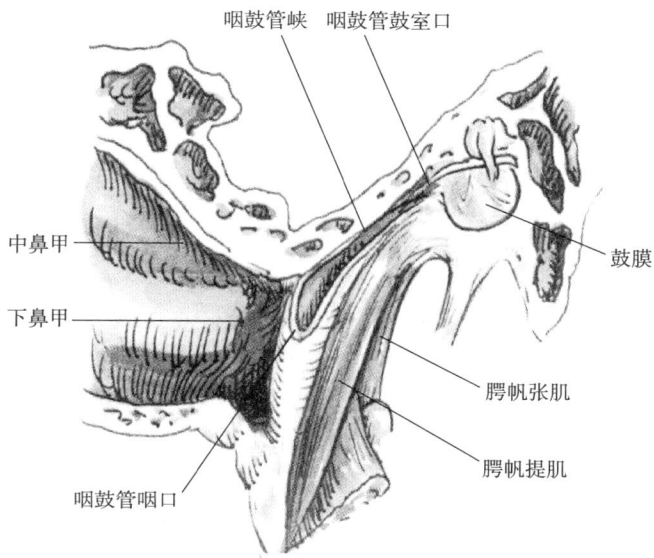

图 1-1-17 咽鼓管（右）

（三）鼓窦

鼓窦是鼓室和乳突之间的含气腔，其向前借鼓窦入口与上鼓室相通，鼓窦入口下方有砧骨窝，容纳砧骨短脚，鼓窦向后下与乳突气房相通，顶部为鼓窦盖，与鼓室盖相连续，其上为颅中窝，内侧壁为外半规管凸，适在面神经凸的后上方，外壁为乳突皮质，相当于外耳道上三角区（Macewen 三角），其表面有许多小孔供血管通过，又称筛区。鼓窦内为纤毛黏膜上皮所覆盖，向前与鼓室和咽鼓管的黏膜相连续，向后与乳突气房黏膜延续。

（四）乳突

乳突内含有许多大小不等的气房，各气房彼此相通，向上向前与鼓窦、鼓室和咽鼓管的黏膜相连续。乳突的上界为与颞叶硬脑膜相隔的骨板，后界为乙状窦骨板，前界为外耳道骨部的后壁，内侧界为迷路和岩部底。出生时乳突尚未发育，2 岁后有鼓窦部向乳突部逐渐发展，6 岁左右乳突气房已有广泛的延伸。根据乳突发育的程度可分为四种不同的类型：气化型、板障型、硬化型和混合型（图 1-1-18）。①气化型：乳突全部气化，气房较大而间隔的骨壁较薄，此型约占 80%。②板障型：乳突气化不良，气房小而多，如头颅的板障。

③硬化型：乳突未气化，骨质致密，多由于婴儿时期鼓室受羊水刺激，感染或局部营养不良所致。④混合型：上述 3 型中任何 2 型同时存在或 3 型均存在。

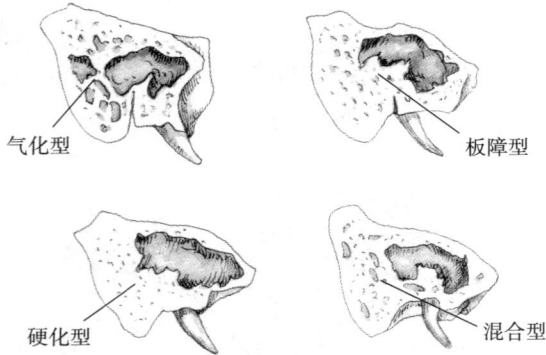

图 1-1-18 乳突气化类型（右侧）

四、内耳

内耳又称迷路，内含听觉和位置觉感受装置。外有骨壳，称骨迷路，位于颞骨岩部内。骨迷路内包含膜迷路，膜迷路借纤维束固定于骨迷路内。膜迷路内含内淋巴液，膜迷路与骨迷路之间的空隙，称淋巴隙，含外淋巴液。内、外淋巴系统互不相通。

（一）骨迷路

骨迷路由致密骨质构成，长约 20 mm，厚 2～3 mm，包括前庭、半规管和耳蜗三部分。

1. 前庭　略呈椭圆形，位于骨迷路的中部，耳蜗之后，半规管之前，容纳椭圆囊及球囊。外壁是鼓室内侧壁的一部分，有前庭窗，由镫骨底板和环韧带所封闭。内壁即内耳道的底，前庭腔内面有从前上向后下的弯曲斜形骨嵴，称前庭嵴，在前庭嵴的后面有椭圆囊隐窝，内含椭圆囊，在前庭嵴的前面有球囊隐窝，内含球囊，在椭圆囊隐窝的后下有前庭导水管内口，与位于岩骨后面的前庭导水管外口相通，膜迷路的内淋巴管经导水管通过内淋巴囊。前庭前壁有一椭圆孔通入耳蜗前庭阶，前庭后上部稍宽，有 3 个半规管的 5 个开口通入（图 1-1-19）。

2. 骨半规管　有外半规管、上半规管和后半规管，相互垂直，每个半规管的一端有膨大部分，称壶腹。由于上半规管和后半规管一端合并后组成总脚，外半规管内端为单脚，所以 3 个半规管只有五个孔通入前庭。外半规管在头位前倾约 30° 时与地面平行，又名水平半规管。同侧每个半规管与其他两半规管互相垂直。两侧的外半规管在同一平面上，而一侧的上半规管与对侧的后半规管相平行（图 1-1-20）。

3. 耳蜗　在前庭的前面，形似蜗牛壳。骨蜗管旋绕蜗轴 2½～2¾ 周，全长 30～32 mm，蜗底至蜗顶高约 5 mm。蜗底突出于鼓室内壁，相当于鼓岬。蜗底向后内方构成内耳道底。耳蜗神经穿过蜗底上的许多小孔进入耳蜗。耳蜗尖指向前外方，靠近咽鼓管鼓室口。蜗轴在耳蜗的中央，呈圆锥形。围绕蜗轴有螺旋板伸入骨蜗管内，达管径的一半，有基底膜连续骨螺旋板达骨蜗管的外侧壁，这样骨蜗管被分为上、下两部，上部又由前庭膜分成两腔，即骨蜗管内有 3 个管腔，上方为前庭

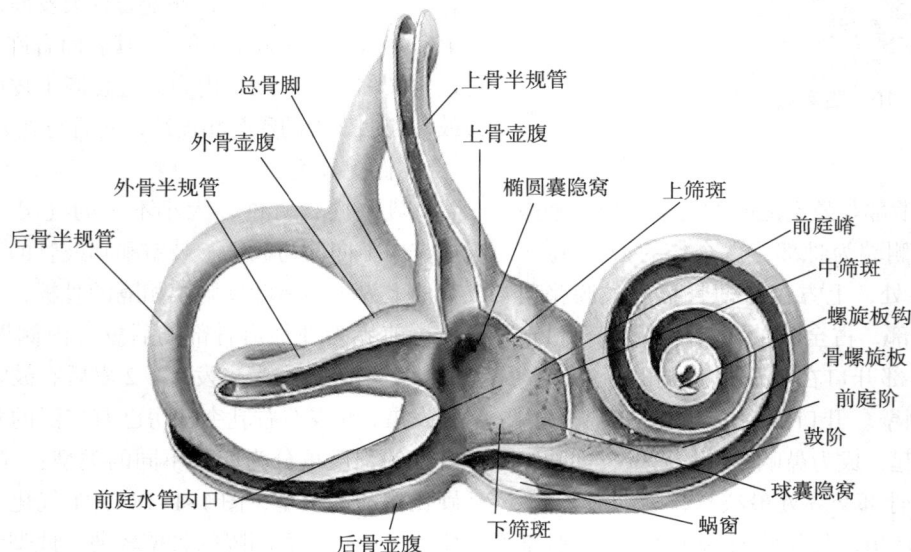

图 1-1-19 骨迷路剖开示意图（右侧）

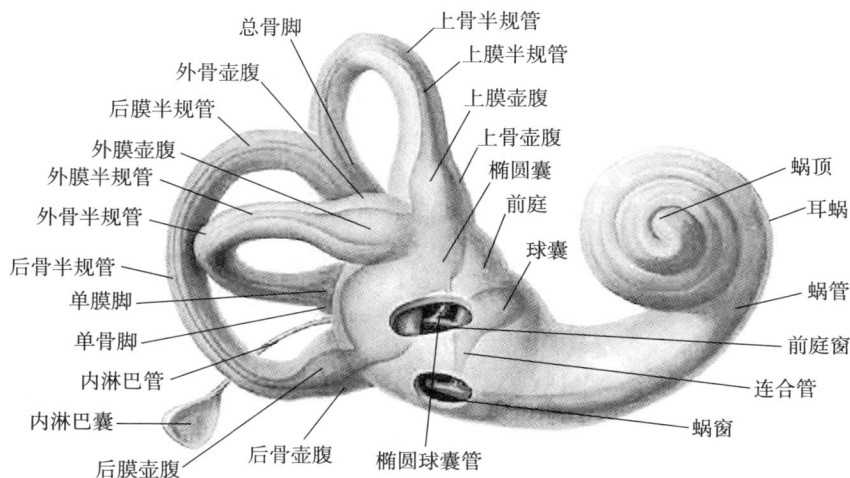

图 1-1-20　骨迷路（右侧）

阶，中间为膜蜗管，又称中阶，下方者为鼓阶。前庭阶和鼓阶在蜗顶处借蜗孔彼此相通。前庭阶起端于前庭前壁的前庭窗，是前庭阶与前庭的沟通处。鼓阶起自蜗窗，为蜗窗膜及第二鼓膜所封闭。在耳蜗底周的最下部有蜗小管的开口，外淋巴液经此与蛛网膜下隙相通（图1-1-21）。

（二）膜迷路

膜迷路与骨迷路形状相似，借纤维束固定在骨迷路内，由椭圆囊、球囊、膜半规管和膜蜗管组成。膜迷路内含内淋巴液，膜迷路和骨迷路之间有外淋巴液。每个膜半规管的一端膨大为壶腹，壶腹腔内有一横位的镰状隆起，名壶腹嵴。膜半规管借五孔通入椭圆囊。椭圆囊和球囊各伸出一小管合并为椭圆球囊管后在前庭导水管内移行为内淋巴管至内淋巴囊，球囊借连合管通蜗管（图 1-1-22）。

1. 椭圆囊　位于前庭后上部的椭圆囊隐窝，借结缔组织纤维，微血管和前庭神经椭圆囊支紧密连于骨壁。底部前外侧有椭圆形感觉上皮区，即椭圆囊斑，分布有前庭神经椭圆囊支纤维，感受位置觉。前壁内侧有椭圆球囊管，连接球囊与内淋巴管，内淋巴管经前庭导水管止于岩部后面的内淋巴囊。

2. 球囊　位于前庭下方的球囊隐窝中，其前壁有球囊斑，有前庭神经球囊支纤维分布。后下部借内淋巴管及椭圆球囊管，球囊下端经连合管与蜗管相通。

3. 膜半规管　附着于骨半规管外侧壁，借 5 孔与

图 1-1-21　耳蜗
A. 耳蜗外观：O：椭圆窗，R：圆窗；B. 耳蜗结构示意图（右侧）

图 1-1-22　膜迷路（左侧）

椭圆囊相通，膜壶腹内有一横位的镰状隆起称作壶腹嵴，壶腹嵴上有高度分化的感觉上皮，分布前庭神经壶腹支纤维，是重要的平衡觉感受器。此感觉上皮由支持细胞和毛细胞组成。毛细胞纤毛较长，插入圆顶形的胶体层，后者称嵴帽或终顶。

4. 膜蜗管　又称中阶，位于蜗螺旋管内的骨螺旋板与外侧壁之间，前庭阶与鼓阶之间，内含内淋巴液。膜蜗管是一条螺旋形的膜性盲管，顶端终于螺旋板沟，参与围成蜗孔；前庭部称前庭盲端，近前庭盲端有小孔接连合孔，与球囊相通。膜蜗管的横切面呈三角形，有上、下、外 3 壁。上壁为前庭膜。外壁为螺旋韧带，上覆盖单层立方上皮，内含丰富血管，称血管纹。血管纹有边缘细胞、中间细胞、和基底细胞等 3 种细胞组成。下壁由骨螺旋板上面的骨膜增厚形成的螺旋缘和基底膜组成。螺旋器位于基底膜上。螺旋器（Corti 器）位于基底膜上，由各种感觉毛细胞、支持细胞及盖膜构成，是听觉感受器（图 1-1-23）。

5. 内淋巴管和内淋巴囊　一半位于前庭导水管内，囊的另一半位于两层硬脑膜之间。内淋巴囊区的界限是：前方为面后区域，后方偏外侧是乙状窦，上方为后半规管，下方为颈静脉球。内淋巴囊是内淋巴液的主要吸收部位。

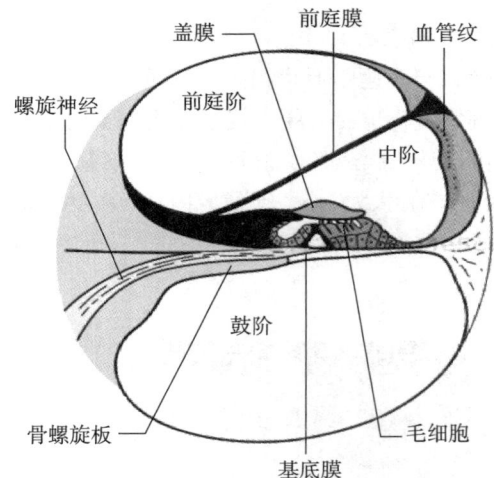

图 1-1-23　蜗管剖开面示意图

（三）听神经及内耳血管

位听神经为感觉神经，在内耳道内分为耳蜗神经和前庭神经。耳蜗神经穿入蜗轴，连接螺旋神经节，经骨螺旋板止于螺旋器。前庭神经在内耳道内形成前庭神经节，节内的双极细胞的远侧突，形成前庭上神经终末支，前庭下神经终末支（包括球囊神经、后壶腹神经），终止于 3 个半规管的壶腹嵴、椭圆囊和球状囊斑。

内耳的动脉主要由迷路动脉供给，间或由耳后动脉的茎乳支供给，迷路动脉可来自椎动脉、小脑后下动脉、基底动脉或小脑前下动脉，随面神经、听神经进入内耳道后分出耳蜗总动脉和前庭前动脉。分别分布于耳蜗、椭圆囊、球囊、膜半规管和壶腹嵴。此动脉为终末支，无侧支循环，发生阻塞时，不能由其他动脉血供加以补偿。耳蜗静脉引流主要依靠前、后螺旋静脉，两者汇合形成蜗轴总静脉。前庭静脉主要有前庭前静脉和前庭后静脉，两者汇合与蜗窗静脉共同形成前庭耳蜗静脉。蜗轴总静脉和前庭耳蜗静脉汇合，共同形成耳蜗水管静脉。半规管引流依靠前庭导水管静脉，以上各静脉经岩上窦、岩下窦、侧窦或横窦，均回流至颈内静脉（图1-1-24）。

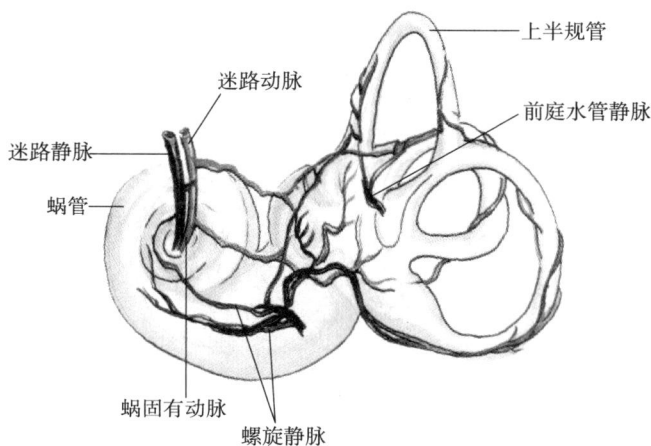

图 1-1-24 内耳血管

第二节 面神经的应用解剖学

一、面神经的组成

面神经（facial nerve）为第Ⅶ脑神经，出颅后弯曲行走于颞骨内，是人体中在骨管内行程最长的神经，从其中枢到末梢之间的任何部位受损，均可导致部分性或完全性面瘫。面神经是以运动神经为主的混合神经，由运动、感觉和副交感神经纤维组成，主要支配面部表情肌、传导舌前2/3的味觉及支配舌下腺、下颌下腺和泪腺的分泌。面神经核位于脑桥，分为上下两部分，上部分受双侧大脑皮质运动区的支配，并发出运动纤维支配同侧颜面上半部的肌肉，核的下半部分仅受对侧大脑皮质的支配，并发出运动纤维支配同侧颜面下半部的肌肉。

（一）面神经的成分

面神经含有4种纤维成分。

（1）特殊内脏运动纤维：起于脑桥被盖部的面神经核，主要支配面肌的运动。

（2）一般内脏运动纤维：起于脑桥的上涎核，属副交感神经节前纤维，在有关副交感神经节换元后的节后纤维分布于泪腺、下颌下腺、舌下腺及鼻、腭的黏膜腺，司上述腺体的分泌。因出脑桥后走行于运动神经和前庭蜗神经之间，又称中间神经。

（3）特殊内脏感觉纤维：即味觉纤维，其胞体位于颞骨岩部内，面神经管弯曲处的膝神经节，周围突分布于舌前2/3黏膜的味蕾和腭部的味蕾，中枢突终止于脑干内的孤束核。

（4）一般躯体感觉纤维：传导耳郭及小范围外耳道皮肤的躯体感觉和表情肌的本体感觉。

（二）面神经的行程及分支

1. 面神经的行程　面神经由两个根组成，较大的运动根从面神经丘发出，自脑桥小脑角区，脑桥延髓沟外侧部出脑；较小的混合根（也称中间神经）自运动根的外侧出脑，和位听神经进入内耳道，两根进入内耳门合成一干，穿内耳道底，进入与中耳鼓室相邻的面神经管，在面神经管内，先向前外，继而向后外，转折处称为面神经膝部，干上有感觉性的膝状神经节，先水平走行，于外半规管后下方下行于鼓室后壁上方，后垂直下行经茎乳孔出颅，到达面部后发出耳后神经、二腹肌支和茎突舌骨肌支，支配二腹肌后腹和茎突舌骨肌，向前进入腮腺，在其内分成5个终末支即颞支、颧支、颊支、下颌支和颈支，支配面部表情肌。

2. 面神经管内的分支

（1）岩浅大神经（nervipetrosus major）：也称岩大神经，含副交感分泌纤维，由膝状神经节的前方分出，经翼管神经至蝶腭神经节，支配泪腺、司上腭及鼻黏膜的腺体分泌。

（2）镫骨肌神经（nervi stapedius）：起自锥隆起后方，经由锥隆起内的小管支配鼓室内的镫骨肌。

（3）鼓索神经：可从镫骨肌神经以下至茎乳孔之间的面神经任一部位发出，经单独骨管进入并在锤骨柄和砧骨之间穿过鼓室，后并入舌神经中，传导味觉冲动及支配下颌下腺和舌下腺的分泌。

3. 面神经颅外分支　面神经出茎乳孔后即发出3小支，支配枕肌、耳周围肌、二腹肌后腹和茎突舌骨肌。面神经主干前行进入腮腺实质，在腺内分支组成腮腺内丛，发出上、下分支，至腮腺前缘，再分出5支，分布于面部诸表情肌。

（1）颞支：支配额肌、耳前肌、耳上肌、眼轮匝肌及皱眉肌。

（2）颧支：支配上唇方肌及颧肌。

（3）颊支：支配颊肌，口轮匝肌及其他口周围肌。

（4）下颌缘支：支配下唇方肌、降口角肌与颏肌。

（5）颈支：支配颈阔肌。

二、面神经的分段

面神经的全长可分为8段（图1-1-25）。

1. 运动神经核上段（supranuclear segment）　起自额叶中央前回下端的面神经皮质中枢，下达脑桥下部的面神经运动核。

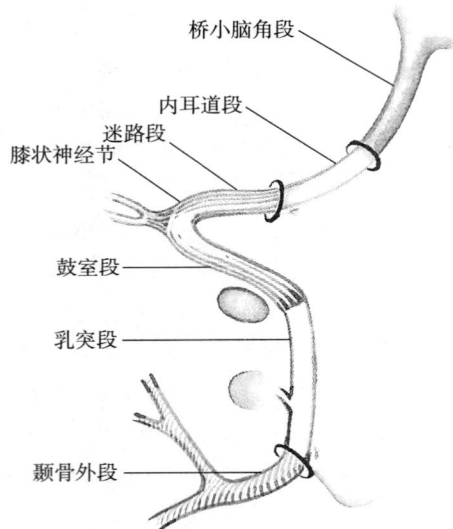

图1-1-25　面神经分段示意图
注：运动神经核上段和运动神经核段位于脑实质内

2. 运动神经核段（nuclear segment）　面神经根在脑桥中离开面神经核后，绕过外展神经核至脑桥下缘穿出。

3. 桥小脑角段（cerebellopontine segment）　亦称小脑脑桥角段，面神经离开脑桥后，跨过桥小脑角，会同听神经抵达内耳门。此段长13~14 mm，虽不长，但可被迫扩展到5 cm而不出现面瘫。

上述三段统称为面神经颅内段。

4. 内耳道段（internal auditory canal segment）　面神经由内耳门进入内耳道，偕同前庭神经和听神经到达内耳道底，此段面神经长约10 mm。

5. 迷路段（labyrinthine segment）　面神经由内耳道底的前上方区进入面神经管，向外行于前庭与耳蜗之间到达膝神经节（geniculate ganglion）。此段最短，长2.25~3 mm。

6. 鼓室段（tympanic segment）　又称水平段，自膝神经节起向后并微向下行，经鼓室内壁的骨管，至前庭窗上方、外半规管下方，到达鼓室后壁的锥隆起平面。此处骨管最薄，易遭病变侵蚀或手术损伤，亦可因先天性发育异常致骨管缺失。可将此段面神经，长约11 mm，分为鼓室段（自膝神经节到外半规管下方）和锥段（自外半规管下方到锥隆起平面），传统上常将锥段划入鼓室段。

7. 乳突段（mastoid segment）　又称垂直段，起自鼓室后壁锥隆起高度，向下达茎乳孔。此段部位较深，在成人，距乳突表面多超过2 cm。

面神经在颞骨内的长度约为30 mm，其中膝状神经节至锥隆起长约11 mm，锥隆起至茎乳孔长约16 mm。面神经由内耳门进入经茎乳孔出颞骨，这一段统称为面神经颞骨内段。

8. 颞骨外段（extratemporal segment）　指面神经出茎乳孔后的部分，出茎乳孔后发出耳后神经、二腹肌支、茎突舌骨肌支等小分支。面神经的终末支在茎突的外侧向外、前走行进入腮腺。主干在腮腺内分为上支与下支，二者弧形绕过腮腺岬部后又分为5支；各分支间的纤维相互吻合，最后分布于面部表情肌群。

图1-1-3
面神经颞骨外段的分支

三、面神经的解剖变异

面神经的解剖变异主要包括面神经骨管裂隙或缺损，面神经走行异常、分支异常和发育不全等方面。

四、面神经的血液供给

面神经的血液供应主要来自两个方面，发自颈外动脉的耳后动脉分支——茎乳动脉和脑膜中动脉的岩浅支供给面神经的乳突段、鼓室段、膝状神经节段；发自椎动脉的小脑前下动脉和小脑前下动脉的分支（迷路动脉的分支）分别供应面神经的桥小脑脑段和内耳道段及迷路段。输出静脉主要经茎乳孔及面神经骨管裂孔到达管外，汇入翼静脉丛及岩上窦（图1-1-26）。

图 1-1-26　面神经的血供示意图

第三节　侧颅底的应用解剖学 🐭

第四节　听觉生理学

听觉是人体获取外界信息的重要感觉。听觉系统是一个机械声学—神经生物学系统。听觉过程包括声→电→化学→电→神经冲动→中枢信号处理等环节。从外耳集声、中耳传声至耳蜗基底膜振动及毛细胞纤毛弯曲为物理过程或称声学过程。毛细胞受刺激后引起细胞生物电变化、化学递质释放，神经冲动传至各级听觉中枢，经过多层次的信息处理，最后在大脑皮质引起听觉，可统称为听觉生理过程。

一、声音传入内耳的途径

声音可通过两种途径传入内耳，一种是通过空气传导，另一种是通过颅骨传导，在正常情况下，以空气传导为主。

（一）空气传导

声波的振动被耳郭收集，通过外耳道达鼓膜，引起鼓膜-听骨链机械振动，后者的镫骨足板的振动通过前庭窗而传入内耳外淋巴。此途径称空气传导（air conduction），简称气导。声音的空气传导过程简示见图 1-1-28。声波传入内耳外淋巴后转变成液波振动，后者引起基底膜振动（图 1-1-29），位于基底膜上的 Corti 器毛细胞静纤毛弯曲，引起毛细胞电活动，毛细胞释放神经递质激动螺旋神经节细胞树突末梢，产生动作电位。神经冲动沿脑干听觉传导径路达大脑颞叶听觉皮质中枢而产生听觉。

（二）骨传导

骨传导简称骨导（bone conduction），指声波通过颅骨传导到内耳使内耳淋巴液发生相应的振动而引起基底膜振动，耳蜗毛细胞之后的听觉传导过程与上述气导传导过程相同。骨导的方式有三种，包括移动式骨导、压缩性骨导和骨鼓径路骨导。前两种骨导的声波是经颅骨直接传导到内耳的，为骨导的主要途径；后一种骨导的声波先经颅骨、再经鼓室才进入内耳，乃骨导的次要途径。

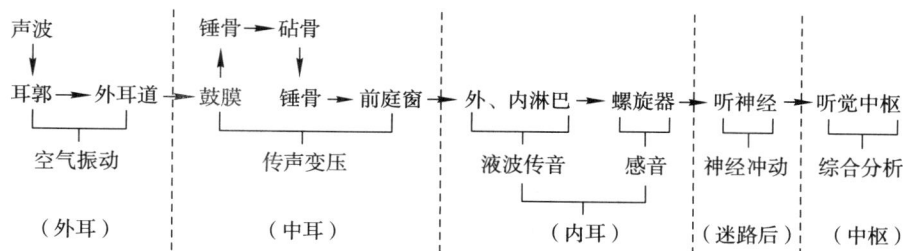

图 1-1-28　声音的空气传导过程简示

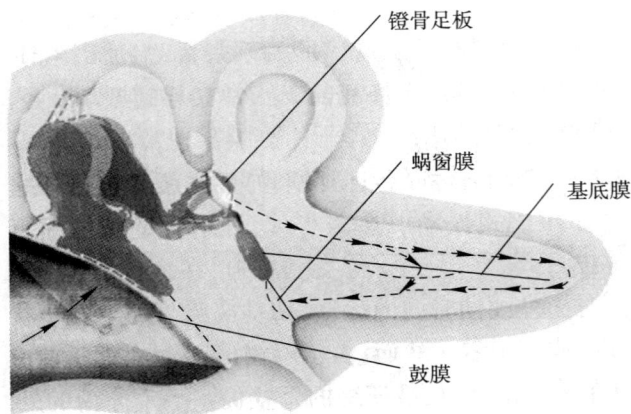

图 1-1-29　声音的传导途径

1. 移动式骨导　又称惰性骨导。声波作用于颅骨时，颅骨包括耳蜗作为一个整体反复振动，即作移动式振动。由于内耳淋巴液的惰性，淋巴液的位移稍落后于耳蜗骨壁，在振动周期中，两窗相间地外凸，引起基底膜发生往返的位移而产生振动（图 1-1-30）。另外，在移动式骨导时，除淋巴液的惰性引起基底膜振动外，听骨链的惰性也参与了类似的作用。声波频率低于 800 Hz 时，移动式骨导起主要作用。

图 1-1-30　移动式骨导的耳蜗淋巴流动情况
（基底膜随耳蜗淋巴流动变位示意图）

2. 压缩式骨导　声波的振动通过颅骨达耳蜗骨壁时，颅骨包括耳蜗骨壁随声波的疏密相呈周期性地膨大和压缩，即作压缩式振动。由于圆窗的活动度大于前庭窗 5 倍，前庭阶与鼓阶的容量之比为 5∶3，故在声波密相时，被压缩的骨壁促使半规管内的外淋巴被挤入容量较大的前庭阶，再流入容量较小的鼓阶，而圆窗膜活动度又大于镫骨足板，故基底膜向鼓阶（向下）位移。

在声波疏相时，迷路骨壁弹回，淋巴液恢复原位，基底膜向上位移复原（图 1-1-31）。声波疏、密相的反复交替作用导致基底膜振动，形成对耳蜗毛细胞的有效刺激。800 Hz 以上的声波骨导主要采取此种方式。

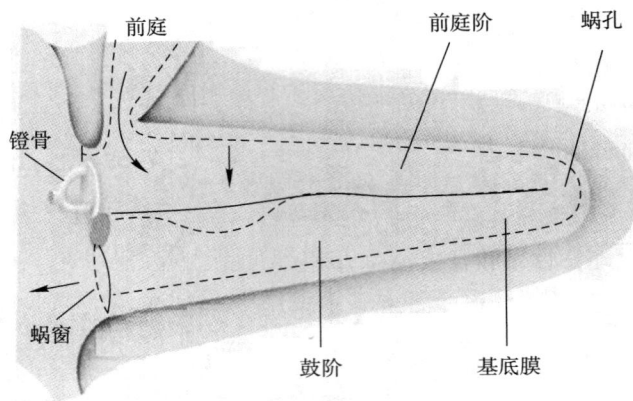

图 1-1-31　压缩式骨导耳蜗淋巴流动情况
（基底膜向鼓阶内移位示意图）

3. 骨鼓径路骨导　颅骨在声波作用下振动时，可通过下颌骨小头或外耳骨壁，将其传至外耳道、鼓室及四周空气中，再引起鼓膜振动。后者再按正常气导方式将声波振动传入内耳。这种传导途径称骨鼓径路骨导，它可能在人听取自身的说话声方面居于特殊地位。

二、外耳的生理

在声音传导过程中，外耳使传导到鼓膜的声音与外界的声音在功率谱和相位上产生的差异，对某些频率的声音产生不同的共振效应，起集声、声源定位、传声和增益的作用。

（一）对声波的增压作用

头颅犹如声场中的一个障碍物，通过对声波的反射作用而产生声压增益效应，反射波在头的声源侧集聚而产生更强的声场，该现象称障碍效应（baffle effect）。声压增益的大小既与头围和波长的比值有关，也与声波入射方位角有关。

耳郭收集声波到外耳道，还对声压有增益效应。对声音放大的主要结构是耳甲腔，该处对 5 300 Hz 声音的放大作用最强，可达到 9 dB。一般情况下声源在头颅前方与头颅正中矢状面成 45° 时耳郭的集声作用最大，而在成 135° 角时，对声音的放大最小，集声的作用最小。

🌐 图 1-1-4
外耳对声音的增压作用

🌐 图 1-1-5
耳的增压效应（声源位于耳平面与头颅前方正中矢
状面成不同夹角时）

外耳道一端为鼓膜所封闭的管道。根据物理学原理，一端封闭的圆柱形管腔对波长为其管长 4 倍的声波起最佳共振作用。人的外耳道长约 2.5 cm，其共振频率的波长为 10 cm，耳道共振频率峰值在 2.5 kHz，增益效应可达 11~12 dB，耳郭和外耳道对声音的增益之和可达 15 dB 左右。

🌐 图 1-1-6
人体外耳不同部位的平均声压图

（二）对声源的定位作用

人类声源定位最重要的线索是声波到达两耳时的强度差（interaural intensity difference，IID）和时间差（interaural time difference，ITD）。由于头颅对于不在中线的声源的障碍效应和阴影效应（shadow effect）而产生耳间强度差和相位差，以及耳郭对耳后声源的阻挡和耳前声源的集音对声源定位。

三、中耳的生理

中耳的作用是将外界的声音传递到内耳，声音在跨越两种不同介质的界面时，因介质声阻抗的不同而部分被反射，空气与内耳淋巴液的声阻抗相差约 3 800 倍，当声音从低阻抗的空气传到高阻抗的内耳液体时，有 99.9% 的声能（约 30 dB）被反射而损失。中耳通过阻抗变换和匹配作用，将空气中的声波振动能量高效地传入内耳淋巴液体中。目前认为中耳的阻抗匹配功能主要通过 3 种机制来完成：①面积比机制；②杠杆机制；③弧形鼓膜变形机制。

1. 面积比机制　在压力传递过程中，声波作用于鼓膜，然后通过听骨链作用于前庭窗。作用于鼓膜上的总压力应与作用于前庭窗上的总压力相等（图 1-1-32）。鼓膜面积约为 85 mm²，有效振动面积约为 55 mm²，而镫骨足板面积约为 3.2 mm²，即作用于鼓膜的声压传至前庭窗膜时，单位面积压强增加了 17 倍。通过水力学原理，传至前庭窗的声压提高 17 倍，约 25 dB 的声压增益。

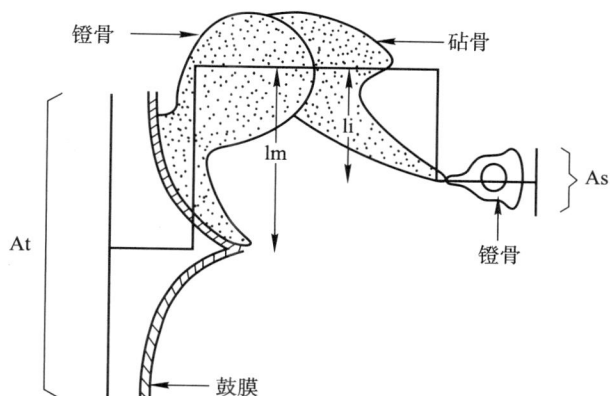

图 1-1-32　鼓膜的增压效应图

注：At 和 As 分别为鼓膜和镫骨板的面积；lm 和 li 为长臂（锤骨）和短臂（砧骨）的长度；圆点为杠杆的支点

2. 杠杆机制　听骨链是一个杠杆装置，听骨链的运动轴相当于向前通过锤骨颈部前韧带、向后通过砧骨短突之间的连线上（图 1-1-33）。以听骨链的运动轴心为支点，锤骨柄与砧骨长突为杠杆的两臂，在运动轴心的两侧，听小骨的质量大致相等，但该杠杆两臂的长度不相等，锤骨柄与砧骨长突之比为 1.3∶1。因此，当声波传至前庭窗时，借助听骨链杠杆作用可增加 1.3 倍，相当于 2.3 dB 的增益。

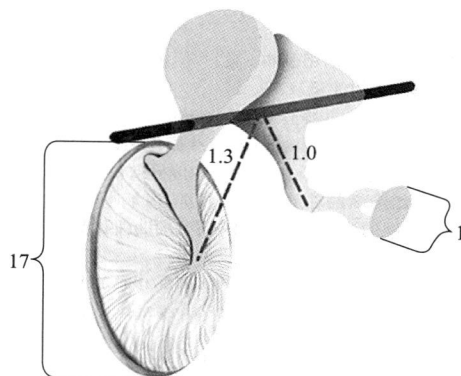

图 1-1-33　鼓膜、听骨链及其转轴模式图

（数字表示鼓膜与前庭窗面积比和听骨链长臂与短臂长度比）

3. 弧形鼓膜杠杆机制　鼓膜的自然形状为漏斗形，并在锤骨柄两侧形成两个弧形，其中心处的鼓膜的振动幅度大于锤骨柄，根据杠杆原理，锤骨柄上所受的力应比整个鼓膜表面所受的力更大，小鼓膜的振动幅度大于锤骨柄的振动幅度，可使声压增大 2 倍即相当于 6 dB。

由上述可知，中耳结构通过阻抗匹配作用，在三个阶段产生增压效率为 17×1.3×2＝44.2 倍，相当于 33 dB，基本上补偿了因两种介质之间阻抗不同所造成的 30 dB 的能量衰减。通过中耳、外耳道及耳郭对声波的共振作用以及中耳的转换功能，使中耳及外耳的传音结构正好对语言频率的声波有最大的增益和传导效能。

（一）中耳肌的生理

中耳肌有鼓膜张肌和镫骨肌。鼓膜张肌收缩时向前向内，使鼓膜向内运动；而镫骨肌收缩时向后向外，使镫骨足板以后缘为支点，前部向外跷起而离开前庭窗。受外界声刺激诱发中耳肌的反射性收缩称为中耳肌的声反射（acoustic reflex）。中耳肌的收缩从不同方向牵拉听骨链，使其运动受限，对鼓膜的间接牵扯拉也使其紧张度增加。中耳肌收缩的总的效果是声阻抗的提高，导致中耳声传输效率的降低而保护内耳结构免受损伤。

（二）咽鼓管的生理

咽鼓管为连接鼓室和咽部的唯一通道，它有四个主要功能：①保持中耳内外压力平衡；②引流中耳分泌物；③防止逆行性感染；④阻声和消声。

四、耳蜗的听觉生理

当声音作用于鼓膜上时，声波的机械振动通过听小骨传递到前庭窗，引起耳蜗外淋巴液及耳蜗隔部（是指耳蜗中将前庭阶与鼓阶分开的结构，由前庭膜和基底膜构成其边界，其间有 Corti 器及黏性液体）的振动，使耳蜗液体向圆窗位移，它导致在基底膜产生一个位移波，这种位移波由耳蜗底部向顶部运行（图 1-1-30，图 1-1-31）。

1. 行波学说 Békésy 提出行波学说（travelling wave theory）：①声音刺激镫骨引起基底膜位移产生行波；②行波自耳蜗底端向耳蜗顶端传播；③声波振动随行波自耳蜗底部向耳蜗顶部传播时，基底膜振动的幅度逐渐增大，当在相应频率区到达最大振幅点后，振幅随即迅速衰减；④高频声在耳蜗内传播的距离较短，仅引起耳蜗底部基底膜的振动；而低频声沿基底膜向耳蜗顶部传播，其最大振幅峰值接近耳蜗顶端。

2. 毛细胞的换能和感受器电位 当由声音刺激而产生耳蜗隔部上下振动时，盖膜和基底膜分别以骨螺旋板前庭唇和鼓唇为轴上下位移。这样，盖膜和网状层之间产生一种相对的辐射状位移，亦即剪切运动。盖膜与网状层之间的剪切运动可引起外毛细胞静纤毛弯曲，而内毛细胞的静纤毛则可随着盖膜与网状层之间的淋巴液的液流而弯曲。正的蜗内电位和负的毛细胞胞内静息电位共同构成跨过毛细胞顶部膜的电压梯度，毛细胞静纤毛弯曲牵引静纤毛之间的横向连接而使静纤毛离子通道开放，离子（主要是 K^+）顺着电压梯度进入毛细胞，引起毛细胞去极化，后者引起毛细胞释放化学递质而兴奋听神经纤维。单离毛细胞膜离子通道的研究揭示 Ca^{2+} 参与毛细胞部分 K^+ 通道的调控，以及毛细胞神经递质的释放过程。

3. 耳声发射 凡起源于耳蜗并可在外耳道记录到的声能皆称耳声发射（otoacoustic emissions，OAEs）。根据刺激声的有无将耳声发射分为自发性耳声发射（spontaneous OAEs，SOAEs）和诱发性耳声发射（evoked OAEs，EOAE），诱发性耳声发射按刺激声种类进一步分为瞬态诱发性耳声发射（transientlv evoked OAE，TEOAE）、刺激频率性耳声发射（stimulus-frequency OAE，SFOAE）以及畸变产物耳声发射（distortion production OAEs，DPOAEs）。耳声发射的产生机制尚未阐明。

五、听神经的生理

连接耳蜗与脑干之间的听神经包括听觉传入和传出神经，主要功能是将耳蜗毛细胞机械－电转换的信息向听觉系统各级中枢传递。由于耳蜗基底膜的特定的频率位置关系，听觉传入纤维也随之按特定的频率位置关系排列，低频纤维位于听神经中央，而高频纤维位于周边。听神经对声音信息的传递是以单个纤维的放电率随时间的变化，以及一群神经纤维放电的空间分布的形式来实现的。所有听神经纤维的频率编码及强度编码的有序组合与神经纤维放电的时间空间分布相结合，完成将声音的频率、强度、时程、相位等信息如实地向听觉中枢的传递。

六、听觉中枢的生理

与其有关的结构包括蜗神经核、上橄榄核、斜方体核、外侧丘系核、下丘、内侧膝状体和听觉皮质等。

☞ 推荐阅读 1-1-1
听觉皮质下各级神经核团及听觉皮质生理

第五节 平衡生理学

一、维持人体平衡的三个信息系统

人体维持平衡主要依靠前庭、视觉和本体感觉三个系统的的相互协调来完成。这三个系统的外周感受器通过感受头部和身体位置、运动以及外界的刺激等，向中枢传送神经冲动，经平衡中枢进行信息整合、处理、传递，通过各种反射性运动，实现身体在空间适宜的位置。

前庭感受器感受来自头的运动及头位相对于重力方向的信号，半规管壶腹嵴感受头的旋转运动，即感受头部角加速度运动刺激，耳石器感受头部直线加速度运动刺激；当头倾斜时，耳石器可感受头部相对于重力方向的改变。视觉感受器主要感受头部相对于环境物体位置的变化以及头部相对于周围物体运动的信息。本体感觉系统通过位于肌腱、关节和内脏的本体感受器，感受身体的位置和运动，以及身体各部位的相对位置和运动。

在一般的日常生活中，若上述这三个系统中有任何一个系统发生功能障碍，在代偿功能出现后，依靠另外两个系统的正常功能尚可使人体维持身体平衡。如果这三个系统中有两个系统发生功能障碍，则在日常生活中难以维持身体平衡。就维持平衡功能而言，上述三个系统中以前庭系统最为重要，因为它可以通过与其他系统的联系产生各种反射，如前庭眼反射、前庭脊髓反射等。

二、前庭中枢的生理

人体位置及平衡感觉的主要途径是依靠来自前庭外周器官（半规管和耳石器）接收刺激后将电信号传至前庭神经核，再由前庭神经核将信号向上传至大脑皮质平衡中枢来完成的。其中，前庭神经核除了作为一个传入平衡冲动信号的中继站外，还是一个进行综合整合、分析和处理由身体各处传入平衡冲动信息的场所。通常情况下，前庭神经核仅有部分神经元直接接受前庭神经的投射，而大部分神经元接受来自颈部、脊髓、小脑、网状结构，以及对侧前庭神经核的传入投射。因此，前庭神经核与中枢其他神经核团和神经元相存在联系并产生多种形式的前庭反射（图1-1-34）。

1. 前庭与眼外肌运动核的联系　刺激半规管和耳石器都可通过前庭眼束引起眼球运动，称前庭眼反射（vestibulo-ocular reflexes，VOR）。它的功能意义是在头部运动时，调整眼球的运动，使头部快速转动时保持适宜的视角以维持清晰视力。前庭眼反射已被广泛应用于临床评估前庭功能，如旋转试验、冷热试验等。

2. 前庭与脊髓前角运动神经元的联系　前庭脊髓束的主要功能是控制颈肌、躯干和四肢肌肉的运动，刺激前庭可引起前庭脊髓反射（vestibulospinal reflexes，VSR），前庭脊髓反射受小脑和高级神经中枢的控制。

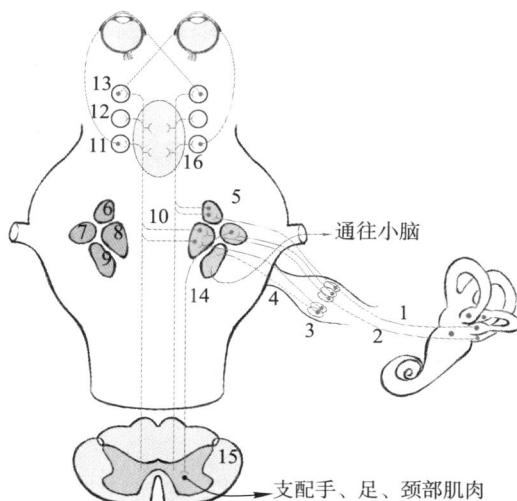

图 1-1-34　前庭神经传导通示意图

1. 前庭神经上支；2. 前庭神经下支；3. 前庭神经节；4. 位听神经；5. 前庭神经核；6. 上核；7. 外侧核；8. 内侧核；9. 下核；10. 内侧纵束；11. 展神经核；12. 滑车神经核；13. 动眼神经核；14. 前庭脊髓束；15. 脊髓前角细胞；16. 网状结构

其功能意义是通过调节颈部、躯干及四肢抗重力肌肉的肌张力和运动来稳定头部和身体。由于前庭脊髓反射的肌反应的复杂性，且影响前庭脊髓反射的因素很多，故利用前庭脊髓反射来检查评估前庭功能的准确性往往不如前庭眼反射的检查。

3. 前庭与小脑间的关系　前庭小脑束可将体位变动刺激前庭外周器官所产生的冲动传至小脑。同时，小脑脊髓束还发出下行纤维与前庭神经核联系，对眼外肌、颈部、躯干和四肢肌肉的反射性运动和肌张力状态进行反射性调节，以纠正偏差、维持身体平衡。

4. 前庭与自主神经系统的联系　通过脑干网状结构，前庭与自主神经系统有密切关系，刺激前庭可出现自主神经反射。

5. 前庭与大脑皮质的联系　近年来研究发现，前庭皮质通路至少有三级突触：①前庭神经核；②丘脑；③大脑皮质。电刺激人体上雪氏回以及下顶内沟可引起旋转感或者身体不平稳感。

三、前庭感受器的生理

前庭感受器包括3个半规管、椭圆囊和球囊。

（一）前庭毛细胞生理和兴奋的机制

每个前庭毛细胞一般有60～105根静纤毛和一根动纤毛。以动纤毛为排头，长短不一的静纤毛按长短梯度排列分布于毛细胞顶部表面，距离动纤毛越远则静纤毛越短。同一前庭末梢器官内,毛细胞的排列亦呈一定的极性。毛细胞的这种极性排列对毛细胞检测外力作用的方向敏感性有重要意义。

毛细胞胞膜对不同离子的通透选择性,通过膜离子通道的开放与关闭来实现。在生理性刺激时,毛细胞顶部表皮板电阻的变化与静纤毛的弯曲角度有关。兴奋性刺激引起毛细胞膜电位的电压变化称发生器电位,后者引起毛细胞释放神经递质,神经递质作用于传入神经末梢,调节传入神经的放电率,前庭传入神经纤维形成神经电活动传入各级前庭中枢。因此,毛细胞参与机械-电转导过程。

(二)半规管的生理功能

膜半规管内充满内淋巴,在膜壶腹处被壶腹嵴帽和终顶阻断。壶腹嵴帽为一弹性结构膜,它从壶腹嵴表面延伸至壶腹的顶壁而将内淋巴阻断。前庭毛细胞的纤毛埋于嵴帽内。当头位处于静止状态时,嵴帽两侧的液压相等,壶腹嵴帽处于中间位置。在正或负加速度的作用下,膜性半规管内的内淋巴因惰性或者惯性作用产生逆旋转方向或者顺旋转方向的流动。故壶腹嵴帽可随内淋巴的流动而倾斜位移,继之使埋于嵴帽内的毛细胞纤毛倾斜位移而刺激毛细胞,实现机械-电转换功能。

1. 半规管的排列特征 人体6个半规管各自的横截面约为0.4 mm,皆形成直径为6.5 mm的2/3周弧形管。这6个半规管环的排列有如下特性:①每侧的三个半规管所围成的平面基本上互相垂直;②两侧外半规管在同一平面上,一侧前半规管与对侧后半规管互相平行(图1-1-35);③半规管可感受三维空间中任何方向或平面(水平、前后、左右)的角加(减)速度旋转刺激所产生的效应。当头部在空间任何一个平面上做旋转运动时,都将引起两侧与运动平面平行的半规管的综合反应。其中每一对半规管对其所在的平面上的角加速度旋转最敏感,引起的刺激效应最大。若角加速度平面与各半规管平面都不平行,则所引起的反应将随作用于各半规管的分力而定。

2. 半规管力学反应机制及Ewald定律 当半规管随角加速度运动开始旋转时,此时管中的内淋巴液由于惰性作用,其运动落后于旋转的管壁,即在角加速度刚刚开始的短暂时间内,内淋巴相对于半规管来说,是处于逆旋转方向的流动状态,随后由于管壁摩擦力的带动,内淋巴才逐渐顺旋转方向流动。当半规管从角加速或角恒速运动变为角减速运动时,内淋巴又因惯性作用,在一段时间内仍以较大速度顺原旋转方向流动。在上述情况下,由于壶腹嵴始终都是随着半规管进行旋转角加(减)速度的方向运动的,故必将受到从一侧或另一侧内淋巴的冲击,使壶腹嵴帽发生偏斜、壶腹嵴切线式位移。壶腹嵴帽的偏斜和位移所产生的剪切力作用于顶端埋于嵴帽的毛细胞纤毛,导致毛细胞纤毛偏斜弯曲,从而启动毛细胞放电率发生改变。当内淋巴流动停

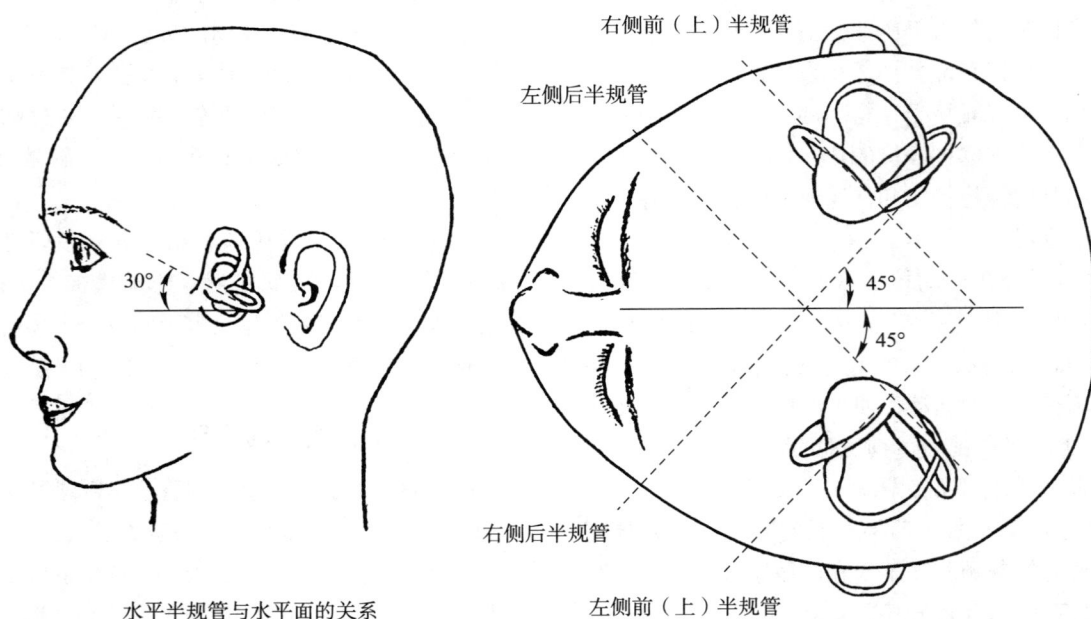

水平半规管与水平面的关系

右侧前(上)半规管
左侧后半规管
右侧后半规管
左侧前(上)半规管

图1-1-35 半规管排列位置示意图

止或变为恒速运动时，壶腹顶可依靠其自身的弹性而逐渐回复到正常位置。壶腹嵴帽完全回复到正常位置后，刺激亦告终止，此时头部或身体即使仍处于恒速运动状态中，壶腹嵴顶并不发生偏斜或位移。换言之，壶腹嵴帽不能感受恒速运动。

Flourens 报道，给鸽的半规管造孔并刺激膜迷路时，可诱发出特征性的头部运动，头部运动的平面与受刺激的半规管平面相同。Ewald 明确阐述了半规管平面和内淋巴流动方向与诱发性眼震和头部运动方向之间的关系，这些发现被后人称之为 Ewald 定律：

（1）诱发性眼震和头部运动所在的平面一致，总是发生在受刺激半规管的平面和内淋巴流动的方向上。

（2）在外半规管，内淋巴向壶腹流动时引起较强的反应（眼震或头部运动），而内淋巴离壶腹流动时引起较弱的反应，反应的强弱之比为 2：1。

（3）在垂直半规管，内淋巴离壶腹流动时引起较强的反应，向壶腹流动时引起较弱的反应。因此，内淋巴的流动方向与垂直半规管的反应强弱关系，恰与其在外半规管的情况相反。

前庭终器的超微结构研究发现，前庭毛细胞的纤毛分布以及毛细胞排列都有一定规律，即前庭毛细胞呈极性的排列方式。水平半规管壶腹嵴毛细胞的动纤毛都位于靠近椭圆囊的一侧，而前、后半规管壶腹嵴的毛细胞的动纤毛都位于远离椭圆囊的一侧（图 1-1-36）。前庭毛细胞感受外力作用时有方向敏感性：当内淋巴流动等外力作用使静纤毛束向动纤毛方向弯曲时，毛细胞去极化而兴奋；当静纤毛束在外力作用下呈离开动纤毛方向弯曲时，毛细胞超极化而处于抑制状态。因此，壶腹嵴毛细胞的极性排列类型以及毛细胞感受外力的方向敏感性，可能是 Ewald 定律的功能解剖基础。

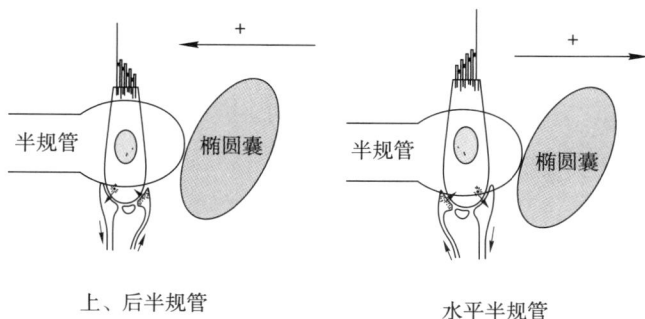

图 1-1-36　各半规管壶腹嵴毛细胞的排列与椭圆囊关系示意图

（三）椭圆囊和球囊的生理功能

椭圆囊和球囊的构造基本相同，都有耳石膜，故两者又合称耳石器（otolith organs）。其主要功能是感受直线加速度运动的刺激，由此引起位置感觉、反射性地产生眼球运动以及体位调节运动等，维持人体静平衡。

椭圆囊斑略与外半规管平行，球囊斑略与同侧前半规管平行，两者之间形成 70°～110° 的夹角。椭圆囊斑和球囊斑的顶部覆盖着一层胶状膜，称耳石膜，内有耳石。同时毛细胞的纤毛也伸入耳石膜中。椭圆囊斑和球囊斑的毛细胞是沿着囊斑表面的微纹呈多向性极性排列的，在椭圆囊斑，毛细胞动纤毛都沿着靠近微纹侧排列，而在球囊斑，毛细胞动纤毛都沿着离开微纹侧排列。椭圆囊和球囊的这种空间排列形式，以及毛细胞沿着弧形微纹极性排列的特性，使耳石器可感受包括重力方向在内的各个方向的直线加速度运动的刺激（适宜刺激）。当人体直立时，椭圆囊斑感受左、右方向直线加速度运动的刺激，以及前后方向直线加速度运动的刺激，主要影响四肢伸肌和屈肌的张力。球囊斑在这种体位时则感受头-足轴向直线加速度运动的刺激，以及前后方向直线加速度运动的刺激，主要影响四肢内收肌和外展肌的张力。这在调整身体的姿势和体位，维持身体平衡方面有重要作用。此外，直线加速度运动刺激耳石器还可反射性地产生眼球运动，使头部运动时眼球向相反方向移动，这在保持视觉清晰方面有重要意义。

图 1-1-7
椭圆囊斑和球囊斑兴奋示意图

耳石器毛细胞机械-电换能转导过程与半规管大致相同：即在直线加速度运动（包括重力）作用下，耳石膜中耳石的比重远重于其周围的内淋巴的比重，其惰性引起耳石膜发生逆作用力方向的位移，通过在耳石膜与囊斑毛细胞表皮板之间产生的剪切力牵引毛细胞纤毛，引起毛细胞纤毛弯曲，从而启动毛细胞转导过程。最后通过调节传入神经纤维的电活动而向各级前庭中枢传导。

（孙敬武　贾宏光　冯　勃　华清泉
占小俊　崔　勇　陈莹华）

复习思考题

1. 颞骨由哪几块骨组成？参与组成颅底哪部分？

2. 鼓室六壁有哪些重要结构？

3. 鼓室有哪些内容物？

4. 简述内耳的组成及其功能。

5. 面神经是第几对脑神经？

6. 面神经主要有几种神经纤维成分构成？

7. 面神经有哪些分支？

8. 面神经分为几段？

9. 试述侧颅底的解剖分区及骨性标志。

10. 试述侧颅底的血管及神经。

11. 声音传入内耳的途径是什么？

12. 简述外耳在声音传导过程中的作用。

13. 简述中耳在声音传导过程中的作用。

网上更多……

本章小结　　　教学PPT　　　自测题

第二章
耳的检查法

关键词

耳郭　　外耳道　　鼓膜　　咽鼓管　　听力检测　　音叉试验

纯音听阈　　声导抗　　前庭功能　　X线　　CT　　MRI

　　耳的检查是诊断耳科疾病的重要手段，比如耳的外观检查、生理功能检查及影像学检查等，有助于了解耳科疾病的功能状态、结构变化和病灶与周围结构的关系。显微镜和耳内镜等新技术的应用，将中耳表观细微检查提高到新的高度，计算机技术的广泛应用为临床听力学和前庭功能的量化检查提供了有力手段，前庭肌源诱发电位检查丰富了前庭功能检查的内容，CT 和 MRI 的应用能从不同角度和层面获得病变结构的综合信息。本章重点介绍耳的一般检查法、咽鼓管功能检查法、听功能及前庭功能检查法和耳部影像学检查法等相关内容。

第一节　耳的一般检查法

耳的一般检查通过望、触、听、嗅等方法完成。

一、耳郭及耳周检查法

首先观察耳郭皮肤颜色是否正常，表面有无结节、肿块或瘘管。耳郭大小、形状、位置是否对称，有无畸形。耳周有无炎症、瘘管和肿物。肿物触及有无压痛、有无波动感与周围组织有无粘连等。常见疾病如下。

1. 耳郭畸形　多为先天性，少数由外伤或感染引起。表现为耳郭大小、位置和形状的异常，单侧多于双侧，男性多于女性。常见畸形为移位耳、招风耳、杯状耳、巨耳、副耳、小耳。小耳畸形常伴发耳道狭窄或闭锁、中耳及内耳畸形。

2. 先天性耳前瘘管　系一种常见的染色体显性遗传病，男女发病率之比为 17∶1。瘘管多发生于单侧，单双之比为 4∶1。瘘管口常位于耳轮脚前，瘘管可有多个分支，管壁内衬复层鳞状上皮，管腔内有脱落的上皮及角化物，可挤压出白色膏状分泌物，感染时瘘管周围红肿，可排出有臭味的分泌物，形成脓肿。瘘管的分支一般均较短，个别分支可深达鼓沟或向后达乳突表面。

3. 第一鳃裂瘘　亦称先天性外耳道瘘。分为：囊肿型，耳垂后下方囊肿包块反复感染，久治不愈可形成耳后瘘管；瘘道型，耳后包块反复感染形成瘘口，其内有瘘道与外耳道相连，在外耳道骨与软骨之间有瘘口残存；瘘管型，有内外两个瘘口，外口在耳垂下方或胸锁乳突肌前与下颌角后之间，内口位于鼓室腔或咽鼓管处。

4. 耳郭假性囊肿　耳郭软骨膜局部发生非化脓性软骨膜炎，在耳郭软骨与软骨膜之间有渗出液形成囊肿即为耳郭假性囊肿。囊肿中的渗出液刺激软骨膜，使其增生形成新生软骨，新生软骨与耳郭软骨及其之间的渗出液形成耳郭软骨间积液。假性囊肿多位于耳郭外侧面，早期囊肿皮肤颜色正常，有波动感，无压痛；晚期囊肿渗液机化、变硬，耳郭变形。该病好发于男性，病因不清，部分患者发病与耳郭受到刺激或挤压相关。囊肿穿刺可抽出血性或淡黄色液体，无细菌生长。穿刺抽液后必须加压包扎固定以防复发。复发者需手术切除。

5. 耳郭化脓性软骨膜炎　耳郭外伤、耳郭打孔或假性囊肿穿刺抽液及耳郭手术等操作不当造成耳郭继发感染，耳郭软骨膜发生急性化脓性炎症，耳郭软骨因血供障碍而逐渐坏死。病情进展迅速，可导致耳郭畸形。常见致病菌主要为铜绿假单胞菌和金黄色葡萄球菌。需立即切开引流，彻底清理坏死组织，根据脓液细菌培养和药敏试验结果选用抗生素局部或全身使用。

6. 耳郭瘢痕疙瘩　多因耳郭打孔、戴耳环过敏等因素导致耳郭形成瘢痕疙瘩。多数患者属瘢痕体质，可以局部使用消除瘢痕药膏、瘢痕局部可注射平阳霉素、冷冻。也可手术切除瘢痕后立即放疗或局部注射药物。

7. 耳郭肿瘤　常见有色素痣、恶性黑色素瘤、基底细胞癌和鳞癌等。

8. 耳后肿物　多见耳后淋巴结肿大、耳后皮脂腺囊肿、转移肿瘤等。

9. 耳前压痛　张口耳屏前明显压痛者多系颞颌关节炎、颞颌关节功能紊乱或腮腺炎等。

10. 耳垂中心肿物　多系腮腺来源肿瘤，也可能是来源上颌骨的造釉细胞瘤。

二、外耳道及鼓膜检查法

1. 徒手检查法　受检患者侧坐，受检耳朝向正面，检查者正坐，检查的光源应在患者的头部左上方，检查者将额镜的反光点投照在患者外耳道口处，通过额镜孔窥及外耳道和鼓膜。由于外耳道呈"S"形弯曲状，检查时需使用单手或双手将耳郭向后、上、外牵拉，使外耳道变直，同时把耳屏向前推，使外耳道口扩大（图1-2-1，图1-2-2）。婴幼儿检查时，家属用大腿挟持患儿，固定其头部及双臂。检查者应向外、下牵拉耳郭，使外耳道变直，以便观察。

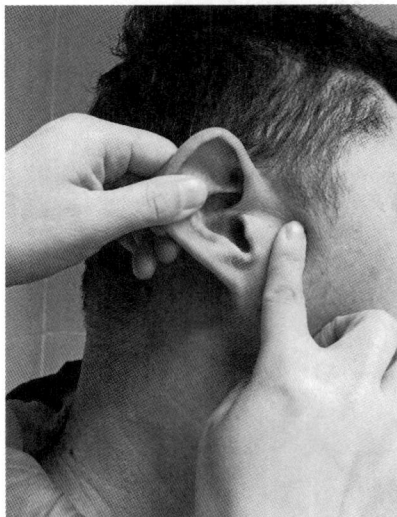

图 1-2-1　双手检查耳部

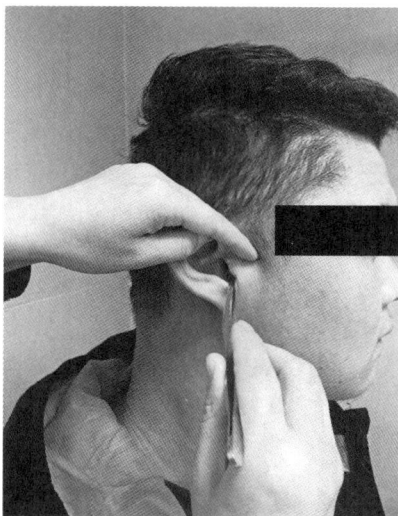

图 1-2-2　单手检查和清理耳道

牵拉耳郭出现疼痛称为牵拉痛，可能的原因：外耳道疖、外耳道耵聍栓塞伴感染等。耳道检查时如嗅到特殊的腐臭味，要考虑中耳胆脂瘤。如嗅到恶臭味，要考虑外耳及中耳的恶性肿瘤。

2. 耳镜检查法

（1）普通耳镜：形如漏斗，常用金属或硬塑料制成，一套内有多种口径。若外耳道狭窄、肿胀或耳道前部耳毛较长，徒手检查无法窥及外耳道深部时，可根据外耳道宽窄选用合适的耳镜，以便观察。耳镜的管轴方向应与外耳道长轴一致，切勿超过软骨部，以免引起疼痛（图 1-2-3）。

（2）鼓气耳镜：漏斗型耳镜后端安装有放大镜，其一侧通过细管与橡皮球连接，检查时将鼓气耳镜与外耳

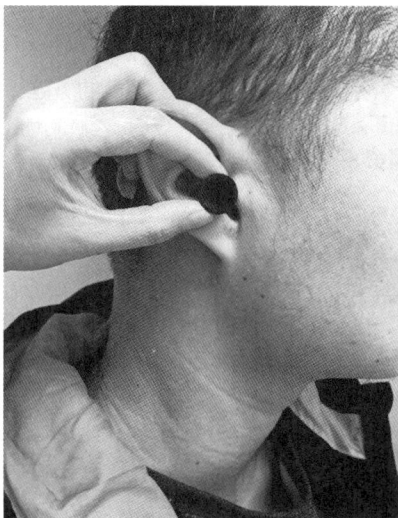

图 1-2-3　普通耳镜检查

道皮肤贴近，通过挤压橡皮球产生正负压观察鼓膜运动情况（图 1-2-4）。常可发现肉眼不易发现的细小穿孔，并可将鼓室内脓液从小穿孔引流出。此外鼓气耳镜可进行瘘管试验、安纳贝（Hennebert）试验和鼓膜按摩等。

图 1-2-4　鼓气耳镜检查鼓膜运动

（3）电耳镜：自带电源和放大镜的耳镜，使用携带方便，可观察鼓膜细微变化，尤适于检查卧床患者和婴幼儿（图 1-2-5，图 1-2-6）。

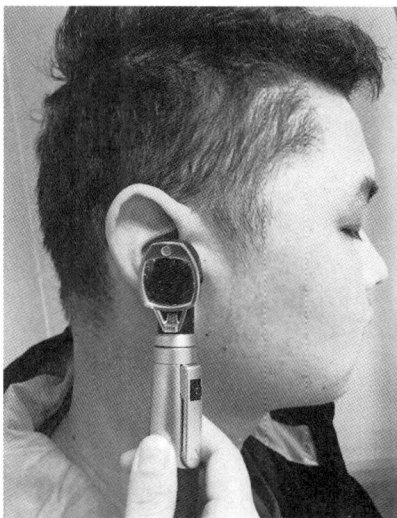

图 1-2-5　电耳镜检查鼓膜

（4）耳内镜：带有冷光源、可放入耳内的细小、有放大功能的硬管内镜（图 1-2-7）。可以观察到耳镜和显微镜无法窥及的深部隐窝和细微病变，并将观察结果通过监视器显示、录像或储存照片、打印检查结果。使

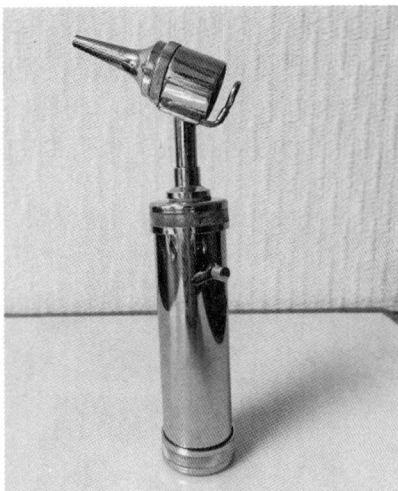

图 1-2-6　电耳镜

用耳内镜可单手操作进行外耳及中耳疾病的治疗和手术，也可辅助显微镜进行中耳和侧颅底的手术。

📧 图 1-2-1
耳内镜检查和治疗

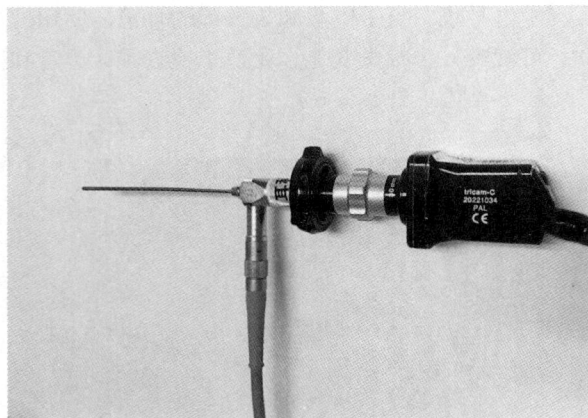

图 1-2-7　耳内镜

（5）耳显微镜：用于更加精细检查外耳和中耳，可同期照相和录像。双手操作进行耳部手术（图 1-2-8）。

检查外耳道时，发现有耵聍栓塞或脓性分泌物时，应给予清理以便观察。正常鼓膜为半透明乳白色，大疱性鼓膜炎时，鼓膜表面有紫红色疱疹；急性中耳炎鼓膜充血肿胀；分泌性中耳炎鼓膜呈琥珀色。鼓膜呈蓝色提示鼓室内有淤血；鼓膜增厚、浑浊、有钙化斑，提示为中耳炎后遗症；鼓膜内陷则表现为光锥变短、分段、消失，且锤骨短突和前后皱襞特别突出。发现鼓膜有穿孔时，要详细观察穿孔大小，部位，穿孔边

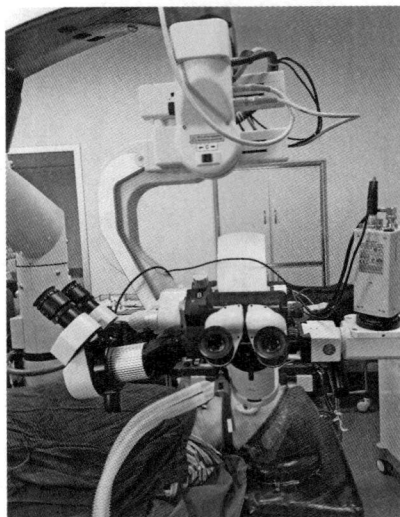

图 1-2-8　耳显微镜

缘及残余鼓膜情况，判断是创伤性穿孔还是中耳炎性穿孔。陈旧性鼓膜穿孔的残余鼓膜通常有钙化斑，创伤性鼓膜穿孔边缘呈齿状，多有血痂。也可以通过穿孔观察鼓室情况。通过与患者交流，观察患者发音是否清晰、准确、音量高低等了解患者听力情况。通常感音神经性聋患者多高声讲话，传导性聋患者讲话轻声细语，听力严重下降者可以影响患者言语清晰度，导致口齿不清。

👉 微视频 1-2-1
耳的一般检查法

第二节　咽鼓管功能检查法

咽鼓管功能检查是将空气经咽鼓管吹入中耳，以了解咽鼓管是否通畅，有无狭窄或阻塞的方法。

一、咽鼓管吹张法

1. 捏鼻鼓气法　被检查者用手捏住两侧鼻孔，口闭紧，用力将口咽中的气体送入咽鼓管。若自感有气体进入中耳，鼓膜向外膨胀，有一过性的耳胀闷感即表明咽鼓管通畅；若无法将气体送入中耳即表明咽鼓管阻塞；若有中耳漏气感则表明鼓膜有穿孔。可使用听诊管，一端橄榄头放入被检查者的外耳道口，另一端放入检查者外耳口内，若检查者听到空气进入中耳的嘘声，则表明被检查者咽鼓管通畅；若无此声，表明被检查者咽鼓管可能不通。这种主动或被动将空气经咽鼓管压入

中耳，以了解咽鼓管是否通畅，有无狭窄和阻塞，鼓膜是否穿孔、能否运动，并可以缓解鼓室负压，引流中耳积液的方法也称为瓦尔萨尔法（Valsalva method）。此方法在上呼吸道急性感染期禁用。

2. 吞咽试验法　被检查者用手捏住两侧鼻孔，做吞咽动作，检查者观察其鼓膜，若鼓膜可随吞咽动作而向外鼓动，则表明咽鼓管通畅。

3. 波利策法（Politzer method）　即饮水通气法，多用于儿童。让被检查者口中含水，检查者将波氏球的橄榄头塞入被检查者一侧鼻孔，同时用手压迫另一侧鼻孔阻塞其通气，被检查者咽水时，软腭上举关闭鼻咽腔，此时立即压迫波氏球，空气经咽鼓管进入鼓室。患者自感耳内进气或检查者从听诊管内听到鼓膜振动声，则表明被检查者咽鼓管通畅。若没有感到耳内进气则表明咽鼓管狭窄或阻塞。亦可让被检查者在发"K"的音或空咽时，检查者迅速挤压波氏球（图1-2-9）使空气经咽鼓管进入中耳，此方法可使两侧咽鼓管同时进气扩张。

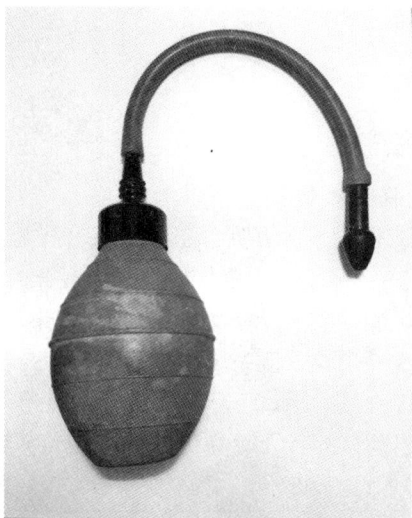

图 1-2-9　波氏球及橄榄头

4. 导管吹张法　咽鼓管导管由金属制成，前端弯曲，后端开口呈喇叭状，末端外侧有一小环，便于操作（图1-2-10）。取大小适合的咽鼓管导管，弯端向下沿鼻底向后直至鼻咽后壁，向外转90°，边转边向前拉，管端滑过咽鼓管隆突，进入咽鼓管口时有落空感后检查者换左手固定，右手用吹张球在导管后端口进行吹张送气。如被检查者感到耳内进气则导管放置部位正确，根据进气声音判断咽鼓管有无狭窄、阻塞等。吹张结束后将导管前端向下旋转，顺势缓慢退出鼻腔。吹气时用力

要适当，避免造成鼓膜穿孔。鼻腔有分泌物时清除后再吹张。

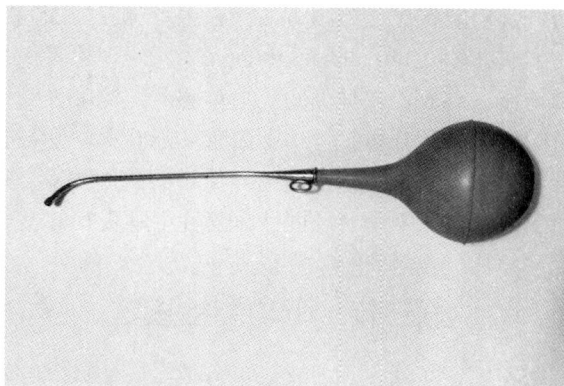

图 1-2-10　咽鼓管导管和吹张球

☞ 微视频 1-2-2
咽鼓管导管吹张法

☞ 人文视角 1-2-1
咽鼓管吹张法源流考

二、鼓室滴药法

鼓室滴药法用于鼓膜穿孔者检查咽鼓管功能，并可以了解咽鼓管的排液、自洁功能。将0.25%氯霉素滴眼液或有一定味道的滴耳液滴入耳内3~5滴，连续按压耳屏或做吞咽动作，如咽部有苦味即表明咽鼓管通畅；若咽部无苦味则表明咽鼓管不通。

三、咽鼓管造影法

咽鼓管造影法是碘造影剂经外耳道行鼓膜穿刺或经鼓膜穿孔滴入鼓室，当造影剂经咽鼓管自然流至鼻咽部，立即透视或X线拍片，了解咽鼓管形态和排液功能。

四、声导抗测试仪检查法

声导抗测试仪可以评估鼓膜完整者的咽鼓管功能，根据鼓室压图判断。鼓室压图"A"型，表明咽鼓管功能正常，鼓室压图"C"型或"B"表明咽鼓管功能异常。鼓膜穿孔者的咽鼓管功能可通过声导抗测试仪对咽鼓管平衡正负压的能力进行评估。检测仪探头放入外耳道内，并密封固定，通过对外耳道加压或减压，观察外耳道内压力变化。若压力变化不大者，让其做吞咽动作，这时压力还无明显变化者，可确认其咽鼓管不通。

五、咽鼓管测压仪检查法

咽鼓管测压仪检查法通过检测咽鼓管两侧压力，评估咽鼓管功能状况。检测方法：在患者鼻腔施加固定压力，如 30 mbar、40 mbar、50 mbar，同时令患者做含水吞咽动作，对放置在耳郭的压力传感器监测咽鼓管开合的时间数据进行分析，评估咽鼓管功能状况。咽鼓管球囊导管扩张术是一种与内镜结合使用的微创技术，用于治疗咽鼓管功能障碍、顽固性分泌性中耳炎疗效良好。

第三节　听功能检查法

听功能检查的目的是判断受试者听觉系统的功能是否正常，听力损失的程度、性质及部位等，是耳科检查中最重要的内容之一，检查方法分为主观测听法和客观测听法两大类。主观测听法包括语音检查法、表试验、音叉试验、纯音听力计检查法、言语测听等；客观测试方法包括声导抗测试、耳声发射测试、听性诱发电位测试等。主观测听法需要受试者对刺激声信号进行主观判断，其结果会受到一些非听觉因素的影响，不能完全反映受试者的实际听功能状态。客观测听法无须受试者的行为配合，检查的结果比较客观、可靠，但也可受到测试方法和技术条件的影响。所以临床常常将两种测试方法结合，交叉印证，进行综合的听力评估。

一、音叉试验

（一）概念

音叉试验（Tuning fork tests）是指以音叉作为声源，测定耳对声音感知的能力，是初步判断听力损失性质的常用方法，临床常用的音叉是 C256 和 C512。

（二）检查方法

音叉试验应在安静室内进行，测试气导（air conduction，AC）时，检查者持音叉的叉柄，将音叉叉臂约上 1/3 处，轻轻敲击手掌的鱼际肌、肘部或髌骨处，使之产生振动，置于距离受试耳外耳道口约 1 cm 处，使音叉双臂末端与外耳道在同一直线上。测试骨导（bone conduction，BC）时，将振动后的音叉的叉柄底端置于颅面骨中线或乳突部，让受试者感受音叉振动声的强度和衰减情况。

1. 林纳试验（Rinne test，RT）　又称气、骨导比较试验，通过比较同侧受试耳气导和骨导的听觉时间来判断耳聋的性质。先测试骨导听力，当听不到振动的音叉

声时，立即测同侧气导听力，也可反之。结果气导大于骨导（AC > BC），为 RT 阳性（＋）；骨导大于气导（BC > AC），为 RT 阴性（－）；气导与骨导时间相等（AC = BC），以（±）表示。

2. 韦伯试验（Weber test，WT）　又称骨导偏向试验，用于比较受试者两耳的骨导听力。将振动后的音叉置于颅面中线上任何一点，如颅顶、前额和颏部。根据骨导声响感受的部位，以（＝）表示两耳骨导相等，以（→）或（←）表示骨导声所偏向的侧别。

3. 施瓦巴赫试验（Schwabach test，ST）　又称骨导比较试验，用于比较受试者与听力正常人的骨导听力。音叉振动后先测试听力正常者的骨导听力，待音叉声音消失后，立即置于受试者的乳突部，判断骨导持续的时间，再按相反的顺序重复测试。受试耳骨导延长，以（＋）表示；缩短，则以（－）表示；两者相似，以（±）表示。

4. 盖莱试验（Gelle test，GT）　用于检查鼓膜完整者的镫骨底板是否活动，将鼓气耳镜置于外耳道内，使之密闭，用橡皮球向外耳道内交替加压、减压的同时，将振动音叉的叉柄底部置于乳突部，观察声音的强弱变化，有变化为（＋），无变化以（－）表示。

☞动画 1-2-1
音叉检查方法

（三）临床意义

林纳试验：（＋）为听力正常或感音神经性聋；（－）为传导性聋；（±）为中度传导性聋或混合性聋。

韦伯试验：（＝）示听力正常或两耳听力损失相等；偏向患侧或耳聋较重侧，示患耳为传导性聋；偏向健侧或耳聋较轻一侧，示该患耳为感音神经性聋。

施瓦巴赫试验：（＋）为传导性聋；（－）为感音神经性聋；（±）为正常。

盖莱试验：若镫骨活动正常，则受试者会感觉到音叉声音的强弱变化，为阳性（＋）；反之则为阴性（－），耳硬化或听骨链固定的患者会出现阴性结果。

（四）注意事项

1. 放置音叉的部位尽量一致，防止测试结果不同。

2. 振动音叉时，要适当地用力，防止产生泛音，影响结果的可靠性。

二、纯音听力计检查法

（一）概念

1. 纯音测听法（pure tone audiometry）　是指以纯音

作为声信号来测试听力、了解听功能的方法。其目的用于确定有无听力损失，对听力损失进行定性、定量和初步的定位诊断，该测试可靠、重复性好，具有良好的频率特异性，是目前唯一能准确反映听敏度的最基本、标准的行为测听法。

2. 听阈　是指引起听觉的最小声音强度，即受试耳对某一频率纯音能感知的最小声压级。

3. 听力级和听力零级　听力级 dB HL（hearing level，HL）是参照听力零级计算出的声级。以一组听力正常青年受试者平均听阈的声压级为基准，将之规定为 0 dB HL，称为听力零级，包括气导听力零级和骨导听力零级。

（二）检查方法

测试在符合国家标准的隔声室内进行，通常先测试健耳或听力较好耳，两耳分别进行。

1. 气导听阈测定　测试方法有上升法和升降法两种，临床常用上升法，通常给予 1 000 Hz 40 dB HL 的初始纯音，得到反应后，以 20 dB 一档降低测试音强度直至不再做出反应，以 10 dB 一档的强度增加，得到反应后，以每 10 dB 一档降低测试音强度，直至无反应，再以 5 dB 一档增加声强，直至出现反应，如此反复给声 3 次，受试者有 2 次在同一听力级作出相同反应，则为该频率的听阈。同法依次测定 2 000 Hz、4 000 Hz、8 000 Hz，复测 1 000 Hz，若重复性很好，继续测试 250 至 500 Hz。

2. 骨导听阈测定　将骨导耳机置于受试耳乳突区稍上方较平坦处，测试步骤和方法与气导测试相同，但测试频率范围只有 250~4 000 Hz，且骨导的最大输出要低于气导。测试后将各个频率的骨、气导听阈标记在纯音听阈图上，气导听阈符号连线，成为听力曲线，也称听力图。

☞微视频 1-2-3
纯音听阈测试方法

（三）临床意义

1. 正常听力　气、骨导曲线平行相互重叠，无明显气骨导差距，阈值在 25 dB 以内。

2. 传导性聋　骨导阈值正常或接近正常，气导听阈提高，气骨导差距大于 10 dB，一般不超过 60 dB（图 1-2-11）。

3. 感音神经性聋　气、骨导阈值均提高，无气骨导差值（图 1-2-12）。

4. 混合性聋　气、骨导阈值均提高，且存在着气骨导差值（图 1-2-13）。

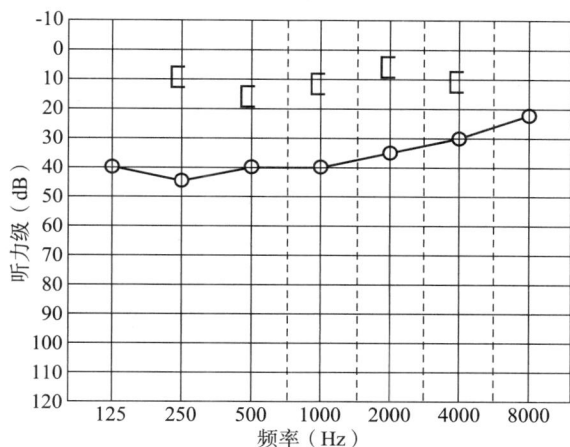
图 1-2-11　传导性聋图

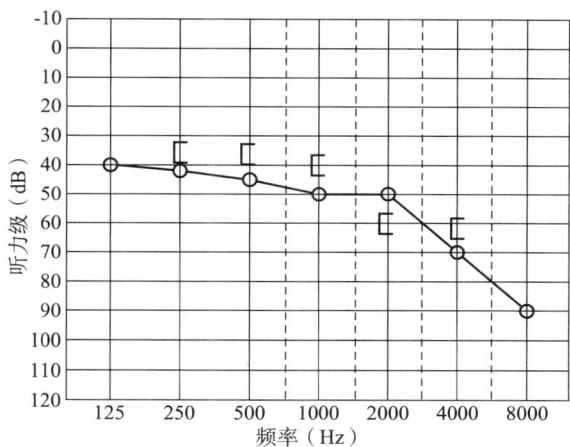
图 1-2-12　感音神经性聋

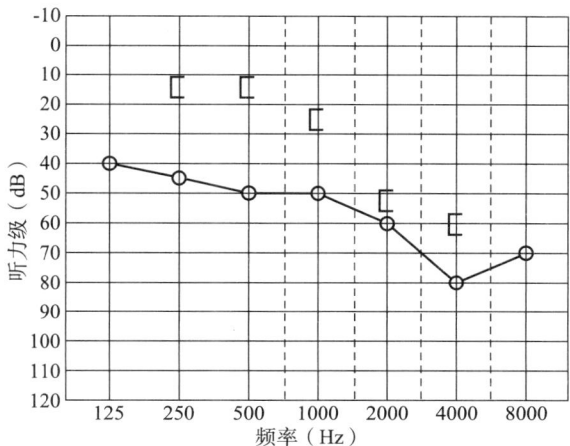
图 1-2-13　混合性聋

（四）注意事项

1. 如果相邻的两个倍频程之间阈值相差≥20 dB 时，应作半倍频程阈值测定（750 Hz、1 500 Hz、3 000 Hz 和 6 000 Hz）。

2. 在纯音测试中，如果两耳听力相差较多时，在测较差耳时，测试信号会传至对侧耳蜗，使受试者做出反应，故而产生交叉听力，这并非是测试耳的真实听力状况，所以需要用掩蔽方法去除非测试耳的参与，得到测试耳的真实阈值。因此当测试耳的气导阈值与非测试耳骨导阈值之差≥40 dB 时，或双耳气导听阈相差≥40 dB 时，测试较差耳气导时，对侧耳应予以掩蔽。测试骨导时，测试耳的气、骨导阈值之差＞10 dB 以上时，应予以掩蔽。

三、言语测听法

（一）概念

言语测听法（speech audiometry）是以言语信号作为刺激声，检查受试者言语听阈和言语识别能力的听力学检查方法。与其他听功能检查比较，言语测听可以反映听觉器官处理日常生活中言语信息的能力，是评价听力障碍患者言语感知方面的困难程度，分析不同干预方法效果的重要测试方法。

（二）检查方法

测试在符合国家标准的隔声室或声场内进行，标准化的言语测试材料通过耳机或声场中扬声器播放，受试者聆听并复述听到的测试项。主要测试项目有言语觉察阈（speech detection threshold，SDT）、言语识别阈（speech recognition threshold，SRT）和言语识别率（speech discrimination score，SDS）。言语识别阈也称言语接受阈或扬扬格词识别阈，是指受试者能够正确识别50% 言语测试项时，所需的最低给声强度，测试多采用双音节词表。言语识别率是指在阈上给声强度下，受试者能够正确识别词表测试项的百分比，测试多采用单音节词表。描述不同测试强度下的言语识别率与给声强度之间的函数关系，即为识别 – 强度函数（performance-intensity，P–I）曲线或称为清晰度 – 增益函数。

（三）临床意义

1. 诊断及鉴别诊断　检验纯音气导阈值的准确性，确定阈上言语测试的给声强度，用于儿童或一些对纯音测试不合作受试者的听敏度测量。根据 P–I 曲线的走势，为临床鉴别诊断听力损失性质和程度提供参考依据。

2. 指导干预　言语测听能够评估患者言语听敏度下降的程度，在决定患者是否需要助听器及人工耳蜗等听觉康复措施方面，言语测试结果是必不可少的指标之一。

3. 效果评价　用于助听器及人工耳蜗植入术后听力语言康复训练效果的评估，监控听觉康复的进程，是指导助听设备参数调试的客观依据。

（四）注意事项

1. 中文言语测试材料多以普通话录制，地域方言及文化程度等因素会影响测试结果。

2. 在测试过程中，避免受试者出现注意力不集中或疲劳现象，可适当安排休息，保证测试结果准确。

四、声导抗检测法

（一）概念

1. 声导抗检测法（acoustic immittance measurement）是客观测试中耳传声系统和脑干听觉通路功能的常用方法，其测试内容包括鼓室声导抗、声反射，结合纯音听阈测试可以对听力损失进行定量、定性、定位诊断。

2. 声阻抗　是声波在传导过程中克服介质分子位移所遇到的阻力，由声阻和声抗组成，当声波从外耳进入中耳时，一部分被反射回外耳道，一部分经中耳传入耳蜗。传导和反射的多少取决于中耳的劲度、质量和摩擦等因素。劲度是弹性成分，取决于鼓膜、听骨链、中耳气垫等的弹性，是决定中耳导抗的主要成分，质量主要由鼓膜和听骨链的重量所决定。劲度和质量作用的结果形成声抗，由中耳的肌肉和关节之间的摩擦产生声阻，共同形成声阻抗。

3. 声导纳　是被介质接纳传递的声能，是声阻抗的倒数，又分为声导和声纳。声导是克服了摩擦阻力之后通过中耳的声能，它反映了声能通过中耳的难易程度，与声阻互为倒数。声纳由质量声纳和劲度声纳组成，后者等于声顺，声阻抗与声导纳统称为声导抗。

（二）检查方法

1. 鼓室导抗图　测试前检查外耳道无耵聍及鼓膜无穿孔后，选择合适的耳塞探头放入受试侧外耳道内，并确定已经密闭，开动仪器，随外耳道压力由正压向负压连续变化，鼓膜先被压向内，随着压力递减逐渐恢复到自然位置，压力减为负压，鼓膜被吸引向外突出，由此产生的声顺动态变化，由声导抗仪自动描记出的曲线形式，称之为鼓室导抗图，或鼓室功能曲线。测试选择单成分低频探测音 226 Hz，低龄的婴幼儿建议采用

1 000 Hz 探测音来测试中耳功能。宽频声导抗是目前诊断中耳疾病的新技术，使用宽频短声（250～8 000 Hz）的刺激信号作为探测音，能够提供更详细的中耳传导功能信息。

🖝 **推荐阅读 1-2-1**
宽频声导抗

2. 声反射测试　包括测试声反射阈、声反射衰减、声反射潜伏期。正常人耳的声反射阈为 70～95 dB，左右耳分别可引出交叉（对侧）与不交叉（同侧）两种声反射。声反射弧中任何一个环节出现异常，都会引起声反射的阈值、幅度、潜伏期的变化，甚至消失。

3. 咽鼓管功能检查　声导抗测试可以应用于鼓膜完整及穿孔的咽鼓管功能测试（见本章第二节）。

（三）临床意义

1. 鼓室导抗图分型（常用 226 Hz 探测音）　A 型提示中耳功能正常；As 型提示听骨链劲度增大，如耳硬化、听骨链固定、鼓膜明显增厚等；Ad 型常见于鼓膜萎缩或愈合性穿孔、听骨链中断及咽鼓管异常开放；B 型提示鼓室积液、中耳明显粘连及膜穿孔；C 型提示咽鼓管功能障碍、鼓室负压（图 1-2-14）。

2. 声反射　可作为鼓室功能正常的指标；评估听敏度；用于鉴别传导性聋与感音性聋，声反射阈与纯音听阈的差值 < 60 dB，为重振试验阳性，是耳蜗病变的指征；声反射对诊断蜗后病变如听神经瘤能提供可参考的依据；可用于周围性面神经病变的定位诊断及预后监测；通过声反射测试对非器质性听力损失有鉴别意义。

（四）注意事项

1. 中耳病变会出现不典型的鼓室导抗图，进行临床诊断时，要结合病史及其他检查，综合判断。

2. 影响镫骨肌声反射的因素较多，既要考虑镫骨肌反射弧的病变，也要注意中耳的状态，故不能以一种结果作为判断依据。

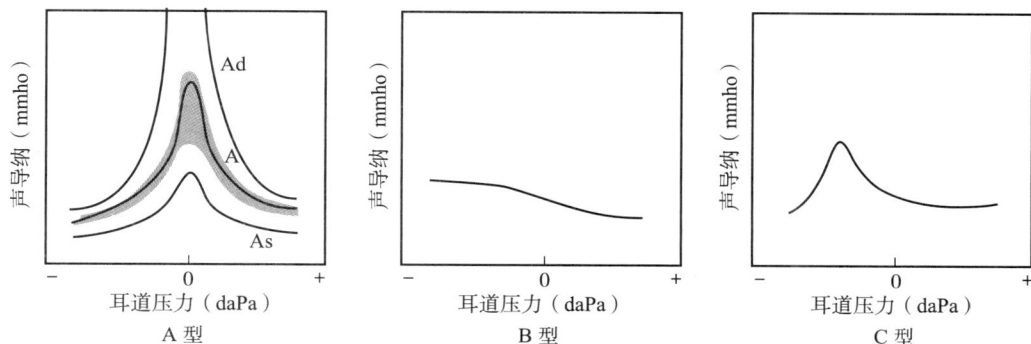

图 1-2-14　不同类型的鼓室导抗图

五、耳声发射检测法

（一）概念

耳声发射（otoacoustic emissions，OAEs）是产生于耳蜗，经听骨链和鼓膜传导释放到外耳道的音频能量。

（二）耳声发射的分类

按是否由外界刺激所诱发分为两类，自发性耳声发射（spontaneous otoacoustic emissions，SOAEs）是没有外界声刺激情况下，耳蜗自发活动的反应。诱发性耳声发射（evoked otoacoustic emissions，EOAEs）是指通过外界不同的刺激声模式而引起各种不同的耳蜗反应。根据诱发刺激声的种类不同，分为四型：瞬态诱发耳声发射（transiently evoked OAEs，TEOAEs）、畸变产物耳声发射（distortion product acoustic emissions，DPOAEs）、刺激频率耳声发射（stimulus-frequence OAEs，SFOAEs）和电诱发耳声发射。瞬态诱发耳声发射的刺激声是短声或短音。畸变产物耳声发射是由两个具有一定频率比值关系的纯音信号作为刺激声所诱发的耳声发射。刺激频率耳声发射是用连续的纯音刺激作为刺激声。电诱发耳声发射是在电刺激的条件下记录到的耳声发射。瞬态诱发耳声发射和畸变产物耳声发射是临床常用的检查方法（图 1-2-15）。

🖝 **基础链接 1-2-1**
耳声发射的机制与特性

（三）检查方法

测试应在隔声室内进行，筛查型耳声发射的测试环境噪声需控制在 45～50 dB（A）以下。受试者保持安

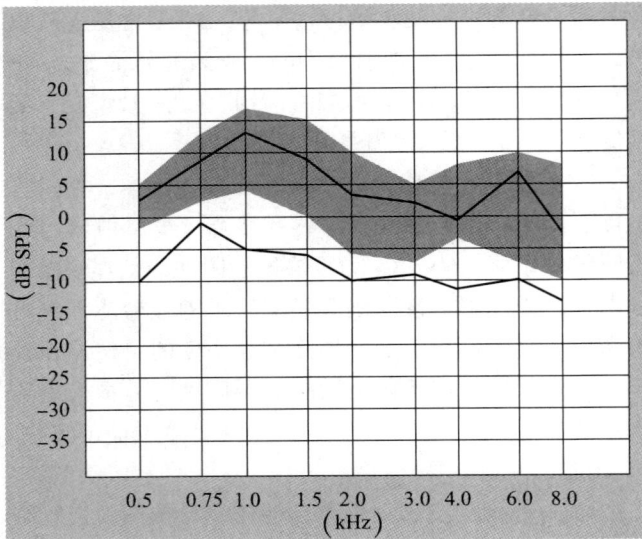

图 1-2-15　正常畸变产物耳声发射听力图

静状态，婴幼儿可在自然睡眠中测试，对于不能配合的小儿，可使用镇静剂。正确放置测试探头，使之密闭于外耳道之中，探头的尖端尽量对准鼓膜，设定参数，分别对 TEOAEs 和 DPOAEs 进行记录。

（四）临床意义

由于诱发性耳声发射的检测具有客观、快速、灵敏、无创、定位能力较强等优点，目前临床将其作为新生儿听力筛查及婴幼儿听力评估的主要方法。用于耳蜗性疾病如梅尼埃病、噪声性、老年性、耳毒性听力损失的早期检测，作为动态监测耳蜗功能变化的客观指标，是鉴别蜗性及蜗后病变如听神经病等的主要诊断方法之一。

（五）注意事项

1. 耳声发射的音频能量较低，测试应尽量选择安静的隔声环境。

2. 中耳疾病对耳声发射的结果有直接而确定的影响，测试前应进行中耳功能的检查。

☞ 推荐阅读 1-2-2
新生儿听力筛查的相关知识

六、听觉诱发电位检测法

（一）概念

1. 听觉诱发电位（auditory evoked potentials，AEP）是听觉感受器在接受外界声刺激后，经耳蜗毛细胞换能、听神经兴奋，并沿听觉通路到听皮质传递过程中所产生的各种生物电位，称为听觉诱发电位（图 1-2-16）。

2. 耳蜗电图（electrocochleography，ECochG）是记录声刺激后源自耳蜗和听神经诱发电位活动的方法，其成分有三种：耳蜗微音电位（cochlear microphonics，CM）、总和电位（summating potential，SP）和听神经动作电位（action potential，AP），一般认为 CM 和 SP 是源于毛细胞的反应，AP 为听神经反应。

3. 听性脑干反应（auditory brainstem response，ABR）或称脑干听觉诱发电位　是指给予声刺激后，诱发潜伏期在 10 ms 以内的脑干电反应，由 7 个正相波组成，依次用罗马数字来表示，为 I ~ Ⅶ。通常认为，I 波来源于耳蜗；Ⅱ 波来源于耳蜗核；Ⅲ 波振幅一般高于

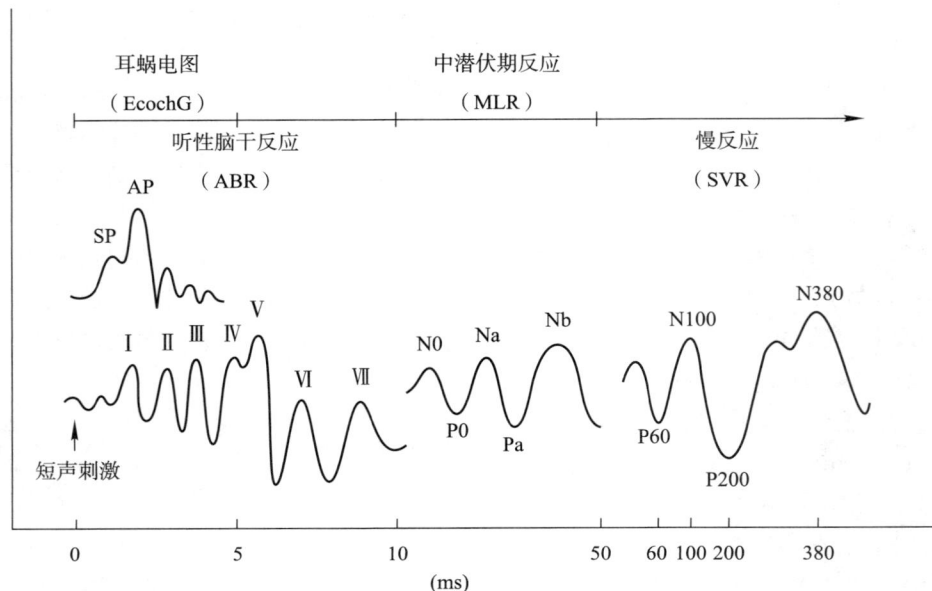

图 1-2-16　听觉诱发电位示意图

Ⅰ波，来源于上橄榄核；Ⅳ波来源于外侧丘系；Ⅴ波是振幅最高的波，突出而且比较稳定，是脑干听觉诱发电位的主要检测波，来源于下丘；Ⅵ波和Ⅶ波，在正常人中出现率较低，分别来源于丘脑内侧膝状体和听放射。其中以Ⅰ~Ⅴ波的临床意义较大。

4. 40 Hz- 听觉相关电位（40 Hz auditory event related potential，40 Hz AERP）是指以 40 次 /s 的刺激重复率，引出的一组类似 40 Hz 的正弦波电反应，属于中潜伏期反应的一种稳态诱发电位。

5. 听觉稳态反应（auditory steady-state responses，ASSR）是由持续的调制声刺激所诱发的听神经、脑干和听皮质神经活动的生物电反应，由于频率成分稳定而被称为稳态诱发反应。

（二）检查方法

测试在隔声屏蔽室内进行，被检者需要放松、安静，不配合者和婴幼儿给予药物镇静，在人工睡眠条件下测试，测试前要进行皮肤脱脂。耳蜗电图的记录电极放置在鼓岬、鼓膜或外耳道深部鼓环处，听性脑干反应的记录电极置于颅顶或前额发际处，参考电极置于同侧耳垂，接地电极置前额。常用短声（click），短音（tone pip）或短纯音（tone burst）作为刺激声，按测试不同的诱发电位，分别设置相关参数，和记录条件等。

（三）临床意义

1. 耳蜗电图 -SP 振幅增大，-SP/AP 振幅的比值＞0.4，AP 与 SP 复合波异常增宽，可作为梅尼埃病的诊断依据，对各波的潜伏期、振幅和宽度（时程）及潜伏期 - 强度曲线等指标进行分析，有助于对各种听力损失进行鉴别诊断。

2. 听性脑干反应 临床主要根据：①Ⅰ、Ⅲ、Ⅴ波潜伏期及振幅；②Ⅰ~Ⅲ、Ⅲ~Ⅴ、Ⅰ~Ⅴ波的峰间期；③两耳Ⅴ波峰潜伏期及Ⅰ~Ⅴ波峰间期差值；④Ⅴ波的反应阈值；⑤主要波成分的缺失，来判断听觉和脑干功能是否异常，并可以推断大致的病变部位。

ABR 可用于新生儿及婴幼儿听力筛查；对婴幼儿及行为听阈测试困难患者的客观听阈进行评估；辅助传导性、耳蜗性、蜗后疾患的定位诊断；鉴别器质性聋与功能性聋；对听觉通路的中枢神经系统疾病的诊断及昏迷患者预后提供参考依据。

3. 40 Hz- 听觉相关电位 常用于婴幼儿残余听力的评估，尤其对中低频阈值的测定，有助于助听器的选配，为脑干病变（如多发性硬化症）提供诊断性依据。

4. 听觉稳态反应 用于听力评估，ASSR 的反应阈

与行为听阈相关性好，可以推测行为阈值，尤其对中、重度听力损失者，检测的准确率较高。对婴幼儿及不能或不愿配合行为测听的人群，ASSR 可以提供客观依据。用于助听器验配及助听效果评估，测定残余听力，为人工耳蜗植入的选择提供依据，并对康复效果进行评价。

☞ 基础链接 1-2-2
听觉诱发电位的分类及测试方法

（四）注意事项

1. 用短声作为刺激声记录的 ABR，其Ⅴ波的反应阈与 2~4 kHz 的纯音听阈最为接近，对低频听力的评估能力较差，应用短音和短纯音等具有频率特异性声刺激诱发的 ABR 或听觉稳态反应可以弥补短声 -ABR 的不足。

2. 40 Hz- 听觉相关电位因受睡眠、镇静和全麻药物的影响，在婴幼儿的检查中表现不稳定，必要时可结合其他听功能检查方法交叉印证，综合分析。

☞ 推荐阅读 1-2-3
频率特异性听性脑干反应

☞ 推荐阅读 1-2-4
小儿行为测听法

☞ 基础链接 1-2-3
小儿听觉、言语的发育

第四节 前庭功能检查法

前庭功能检查法是通过一些特殊的测试手段以评估前庭功能状况的检查方法。由于前庭神经系统和小脑、脊髓、眼、自主神经等具有广泛的联系，每一个对应的联系均具有特征性表现，如前庭眼反射通路异常可诱发眼震、前庭脊髓反射通路异常可导致平衡功能障碍、前庭小脑反射通路异常可导致精细动作协调障碍、前庭网状系统反射通路异常可出现自主神经系统症状等。因此，前庭功能检查有助于确定前庭系统本身以及与前庭平衡功能有关的其他系统的病变和功能障碍，并为定位诊断提供依据。临床上前庭功能检查主要可分为平衡及协调功能检查和前庭眼反射检查两大类。

一、平衡及协调功能检查

平衡及协调功能检查主要通过检查平衡及协调能力以评估前庭脊髓反射、本体感觉激小脑平衡和协调功能。同时还可利用姿势描记法记录姿势摇摆参数以获得更量化和客观的实验结果。

（一）常用的平衡功能检查方法

1. 闭目直立试验（Romberg test）　受试者直立，两脚并拢，两手手指互扣于胸前并向两侧拉紧，分别观察受试者睁眼及闭目时躯干有无倾倒（图 1-2-17）。

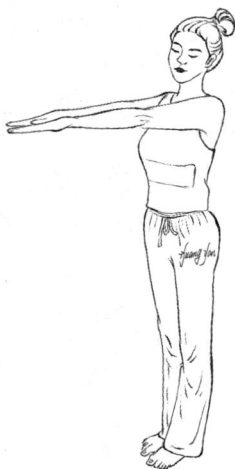

图 1-2-17　闭目直立试验

2. Mann 试验　又称强化 Romberg 试验。被检者一脚在前，另一脚在后，前脚跟与后脚趾相触，其他同 Romberg 试验。

3. 过指试验（past-pointing test）　检查者与受试者相对端坐，检查者双手置于前下方，伸出双食指。请受试者抬高双手，然后以检查者之两食指为目标，用两手食指同时分别碰触之，测试时睁眼、闭目各作数次，再判断结果。

4. 星形步态行走试验　受试者蒙眼，向正前方行走 5 步，继之后退 5 步，依法如此行走 5 次。观察其步态，并计算起点与终点之间的偏差角。

5. 动态姿势描记法　受检者在动态姿势检测仪上分别作开眼和闭眼的 Romberg 试验，或跨步运动试验，或改变受检者视野罩内容或角度，以及改变受检者站立平台或改变其角度进行检测。并通过压力传感器可将受试者姿势摇摆所产生的重心偏移信息，传输到计算机进行数据分析，得到相关参数。

（二）临床意义

1. 闭目直立试验和 Mann 试验　平衡功能正常者无倾倒，判为阴性。迷路病变患者向前庭功能较低侧，小脑病变者多数向病变侧或向后偏倒。

2. 过指试验　正常人双手均能准确接触目标。迷路病变时双臂偏向眼震慢相侧，小脑病变仅有一侧上臂偏移（过指现象）。

3. 行走试验　偏差角大于 90° 者，示两侧前庭功能有显著差异，偏斜侧为前庭功能减弱侧。而中枢病变患者常有特殊的蹒跚步、慌张步态等。此方法对评价平衡功能障碍及恢复情况有较大的临床意义。

（三）协调功能检查

小脑功能障碍主要表现为协调障碍及辨距不良，故协调功能检查用于检测小脑功能。常用方法包括指鼻试验、指 - 鼻 - 指试验、跟 - 膝 - 胫试验、轮替运动及对指运动等。

（四）注意事项

1. 任何可影响前庭功能状态的药物，以及含酒精类饮料等，在检查前 2 ~ 3 d 应停止使用。

2. 检查室应根据需要避免光、噪声影响。被检者应避免在疲劳、饥饿、过度紧张和不安状态下进行检查。检查前应向被检者详细说明检查要求。

3. 眩晕急性发作期不宜作诱发性试验。有癫痫病史、血压异常、颅内压增高、心脑血管意外、严重中枢神经系病变、精神病、高热及急性传染病患者，均不应进行检查。

4. 高龄及身体衰弱者慎做检查。

5. 上述平衡功能检查操作较简单，临床上常作为初步判断平衡功能的检查方法，但若涉及中枢前庭、小脑、视觉及本体感觉等方面出现异常，还应作相关检查进行综合判断。

二、眼球震颤检查

眼动检查是通过观察眼球运动借以检测前庭眼反射（vestibulo-ocular reflex，VOR）径路、视眼反射径路和视前庭联系功能状态的检查方法，为前庭功能检查中的主要部分。前庭和眼球运动的联系主要有两种，一是前庭眼反射，即前庭受刺激后诱发的眼球运动，表现为眼球不随意的节律性运动——眼球震颤，简称眼震。主要检查有自发性眼震、位置性眼震、变位性眼震、变温试验、旋转试验和瘘管试验等。二是视眼动反射，通过视觉刺激引起的眼球运动。主要的检查有视动性眼震、扫视试验、平稳跟踪试验是注视试验等。

前庭系的周围性和中枢性病变均可引起前庭性眼震。前庭性眼震由交替出现的慢相（slow component）和快相（quick component）运动组成。慢相为眼球转向某一方向的缓慢运动，由前庭刺激所引起；快相则为眼球的快速回位运动，为中枢矫正性运动。在外周性前庭病变，眼球运动的慢相朝向前庭兴奋性较低的一侧，快相朝向前庭兴奋性较高的一侧。因快相便于观察，故通常将快相所指方向作为眼震方向。眼震的表现是临床前庭功能检查中最重要的观察指标。

（一）眼震观察和检测方式

1. 裸眼检查法　检查者用肉眼观察受试者的裸眼，注意有无眼震及眼震的形式、方向、强度、频率、振幅及持续时间等。

2. Frenzel 眼镜检查法　Frenzel 眼镜为一屈光度为 +15D～+20D 的凸透镜，镜旁装有小灯泡。受试者戴此镜检查时，可避免裸眼检查时因受到固视的影响而使眼震减弱或消失的缺点。此外，由于凸透镜的放大作用及灯泡的照明，还可使眼震更容易被察觉。

3. 眼震电图描记法　眼震电图描记仪（electronystagmography，ENG）是一种记录眶周电极间电位差的仪器。是目前可以在暗室中观察记录患者在睁眼、闭眼、遮眼条件下眼动和眼震的一种方法，可对眼震的振幅、频率及慢相角速度等各种参数定量分析。其原理是将眼球视为一带电的偶极子，角膜具正电荷，视网膜具负电荷。当眼球运动时，由角膜和视网膜间电位差形成的电场在空间的相位发生改变，眶周电极区的电位亦发生变化。眼震电图描记仪将此电位变化放大，并描记形成眼震电图。用眼震电图描记仪记录眼震比肉眼观察时更为精确，可检出肉眼下不能察觉的微弱眼震，并提供振幅、频率及慢相角速度等各种参数。通过计算机分析，尚可对旋转后眼震及视动后眼震等难以用肉眼观察的参数进行分析处理，更可提高其在诊断中的价值。但 ENG 有时亦可出现伪迹，不能记录旋转性眼震，应予注意。

4. 红外线视频眼震电图描记法　红外线视频眼震电图（videonystagmograghy，VNG）记录仪是近年来应用于临床检测眼震的仪器，受检者佩戴红外线眼罩，摄像系统可将眼动情况记录并传送至显示器及计算机，可直观地观察眼震并详细地分析各参数。

（二）眼动检测方法

1. 自发性眼震检查法　自发性眼震（spontaneous nystagmus）是一种无须通过任何刺激下出现的眼震。裸眼检查时，检查者立于距受试者 40～60 cm 的正前方。让受试者按检查者手指所示方向，向左、右、上、下及正前方 5 个基本方向注视，观察其眼球运动。注意，检查者手指向两侧移动时，偏离中线的角度不得超过 20°～30°，以免引起生理性终极性眼震。若用眼震电图描记仪记录，受试者仅向前正视即可。观察的内容包括：眼震的形式、方向、强度、频率、振幅及持续时间等。按眼震方向的不同，可分为水平性、垂直性、旋转性以及对角性，还可以联合形式出现，如水平 - 旋转性，垂直 - 旋转性等。外周性眼震的强度可分为 3 度：Ⅰ°，眼震仅出现于向快相侧注视时；Ⅱ°，向快相侧及向前正视时均有眼震；Ⅲ°，向前及向快、慢相侧方向注视时皆出现眼震。

临床上，出现自发性眼震表明前庭眼动系统和视眼动系统发生双侧不对称改变。按自发性眼震的不同可区分为周围性、中枢性和眼性眼震（表 1-2-1）。其中周围性病变的眼震在重复检查时，眼震可减弱或不再出现，称为疲劳现象。另外，引起自发性眼震除了前庭系统原因外，先天性因素、药物等都可能引发，询问病史时应注意了解。

表 1-2-1　自发性眼震鉴别

鉴别点	周围性	中枢性	眼性
眼震性质	水平性，略带旋转	可为水平性，旋转性或对角线性	钟摆性
方向	不随凝视方向而改变，随疾病发展过程而变化	可随凝视方向而改变	无快慢性
眩晕感及恶心、呕吐等自主神经症状	常有，且严重程度与眼震强度一致	可无。若有，严重程度与眼震强度不一致	无

2. 视眼动系统检查法　是检测视眼动反射、视前庭联系以及中枢性前庭通路功能状态的方法。

（1）扫视试验：又称视辨距不良试验（ocular dysmetria test）或称定标试验。受试者头部保持直立正中位，视距为 60 cm，先注视一个视标，然后将视线迅速转移到另外一个视标。眼震电图或者视频眼震图记录眼球运动的潜伏期、速度和精确度。

（2）平滑跟踪试验：又称平滑跟随试验（smooth

pursuit test）。受试者头部固定于正中位，注视距眼前50~100 cm 处的视标，该视标通常作水平向匀速的正弦波摆动。视线跟随视标运动而移动，并以眼震电图或视频眼震图记录眼动曲线。

（3）视动性眼震检查法：视动性眼震（optokinetic nystagmus，OKN）是当注视眼前不断向同一方向移动而过的物体时出现的一种眼震。检查时让受试者注视眼前作等速运动或等加、减速度运动的、黑白条纹相间的转鼓或光条屏幕，记录当转鼓正转和逆转时出现的眼震。

（4）凝视试验：当眼球向一侧偏移时方出现的眼震称注视性眼震（又称凝视性眼震，gaze nystagmus）。注视性眼震的快相与眼球偏转的方向一致，强度随偏转角度增大而加强。

临床意义：①扫视试验：正常的扫描试验结果为快速的上升及下降的方波。当脑干或小脑病变时，眼球运动超过或落后于注视点，表现为过冲或欠冲。②平稳跟踪试验：临床上眼动曲线分四型，正常曲线光滑（Ⅰ型、Ⅱ型），曲线异常（Ⅲ型、Ⅳ型）主要见于脑干或小脑病变。③视动性眼震：所诱发眼震不对称、眼震减弱或消失，或方向逆反，主要提示中枢病变。自发性眼震或某些眼病可影响结果。④凝视试验：当眼球向前直视时眼震消失，多示中枢性病变。

注意事项：①进行视眼动反射检查，需要相应的设备及眼震电图仪，同时要注意保持头部在固定的位置，以免由于头部移动影响结果。②检查时，部分受试者可能出现自主神经反应，应予注意。

3. 冷热试验（caloric test） 是通过将冷、温水或空气交替注入双侧外耳道内诱发眼震。在暗室内，让受试者佩戴 Frenzel 眼镜并用眼震电图仪或者视频眼震仪进行描记，通过比较双侧耳受冷热刺激后所诱发的眼震强度来判断相对的定位诊断。

（1）双耳变温冷热试验：受试者仰卧，头抬高30°，使外半规管呈垂直位。先后向外耳道内分别注入44℃和30℃的水（或50℃和24℃的空气），每次注水（空气）持续40 s，记录眼震。一般先注温水（空气），后注冷水（空气），先检测右耳，后检测左耳，每次检测间隔5 min。有自发性眼震者先刺激眼震慢相侧的耳。

一般以慢相角速度作为参数来评价一侧半规管轻瘫（canal paresis，CP）和优势偏向（directional preponderance，DP），Jongkees 计算公式为：

$$CP = \{[(RW+RC)-(LW+LC)]/(RW+RC+LW+LC)\}\times100（\pm25\%以内为正常，不同机器可能$$

会有不同）

$$DP = \{[(RW+LC)-(LW+RC)]/(RW+RC+LW+LC)\}\times100（>\pm30\%为异常，不同机器可能会有不同）$$

$RW=$ 右侧44℃，$RC=$ 右侧30℃，$LW=$ 左侧44℃，$LC=$ 左侧30℃

半规管轻瘫：双侧水平半规管 VOR 反应若不对称，提示病变位于半规管。

优势偏向：在正常人冷热试验时，向右眼震的总时程应与向左眼震的总时程基本相等，如差别大于40 s，表示有向总时程值较大的一侧发生优势偏向，提示可能在对侧耳石器或同侧颞叶有病变。

此外，用冷热刺激尚可研究前庭重振与减振、固视抑制失败等，以区别周围性和中枢性前庭系病变。

（2）微量冰水试验：受试者体位同双耳变温冷热试验，或正坐、头后仰60°、使外半规管呈垂直位。从外耳道向鼓膜处注入0℃冰水混合物0.2 mL，保留10 s后偏头，使水外流，记录眼震。若无眼震，则每次递增0.2 mL 4℃水试之，当水量增至2 mL 亦不出现反应时，示该侧前庭无反应，休息5 min 再试对侧耳。前庭功能正常者0.4 mL 可引出水平性眼震，方向向对侧。冰水试验无反应提示无前庭功能，如同时听力为全聋，可考虑被检耳功能可能已完全丧失。

注意事项：①检查前应避免使用镇静药等，以免影响检测结果。②检查前应观察外耳道及鼓膜，同时保持外耳道干洁。若有鼓膜穿孔，应使用冷、热空气代替冷、热水进行检查，但此时应谨慎解读结果。

4. 前庭诱发肌源性电位（vestibular evoked myogenic potential，VEMP） 1992年，Colebatch 等研究证实由强声刺激在同侧紧张的骨骼肌（胸锁乳突肌）所诱发出的中潜伏期肌源性电位可能起源于前庭器官，称之为 VEMP。根据引出肌电位的部位不同，分为颈肌前庭诱发肌源性电位（cervical-vestibular evoked myogenic potential，cVEMP）、眼肌前庭诱发肌源性电位（ocular-vestibular evoked myogenic potential，oVEMP）等。VEMP 是目前临床上评估球囊、椭圆囊功能的一种较新的、无创的、便捷的前庭功能检测方法。cVEMP 主要反映同侧球囊及前庭下神经功能状态，而 oVEMP 主要用于评估椭圆囊及前庭上神经功能。

目前较为公认的 VEMP 传导通路为：球囊斑→前庭下神经→前庭神经核（脑干）→同侧前庭脊髓束→颈部运动神经元→同侧胸锁乳突肌。oVEMP 传导通路为：椭圆囊斑→前庭上神经→前庭神经核（脑干）→交叉前庭眼束（内侧纵束）→对侧动眼神经核→对侧眼下斜肌。临床上 cVEMP/oVEMP 检测可以对外周前庭机能损害患者的前庭功能进行客观和深入的评价，主要用于梅尼埃病、前庭上下神经炎、上半规管裂综合征等疾病的诊断和鉴别诊断。

5. 其他诱发性眼震检查法

（1）位置性眼震检查法：位置性眼震（positioning nystagmus）是在头位迅速改变过程中或其后短时间内出现的眼震，是临床上评估半规管功能重要的检查方法。主要有：① Dix-Hallpike 试验：受试者先坐于检查台上，头平直。检查者立于受试者一侧，双手扶其头，按以下步骤进行：头位向一侧转 45°，其后身体后仰至平卧位，同时头部继续向后仰 15°~30°，保持头部扭转位置，患者恢复至端坐位并观察眼震变化；一侧检查结束后可以同法检查另外一侧。每次变位后观察、记录，注意潜伏期、眼震性质、方向及持续时间等，记录有无眩晕感、恶心、呕吐等。眼震消失后方可变换至下一体位。若在重复的检查中，原有的眼震不再出现或强度减弱，称疲劳性眼震。②翻滚试验（Roll test）：患者平卧并仰卧位头抬高 30°，检查者手持患者头部分次快速向左或者右侧旋转 90°。每次变位后观察眼震的潜伏期、性质、方向及持续时间等，并记录有无眩晕感、恶心、呕吐等。待眼震消失后方进行下一个检查体位。

（2）瘘管征：将鼓气耳镜置于外耳道内，不留缝隙。向外耳道内交替加、减压力，同时观察受试者的眼球运动及自主神经系统症状，询问有无眩晕感。当骨迷路由于各种病变而形成瘘管时，则会出现眼球偏斜或眼震，伴眩晕感，为瘘管征（fistular sign）阳性；仅感眩晕而无眼球偏斜或眼震者为弱阳性，示有可疑瘘管；无任何反应为阴性。由于瘘管可被肉芽、胆脂瘤等病变组织堵塞而不与外淋巴隙相通，或在死迷路时，瘘管虽然存在却不激发阳性反应，故瘘管试验阴性者不能排除瘘管存在的可能，应结合病史及临床检查结果判断。

（3）Hennebert 征和 Tüllio 现象：①向外耳道加减压力引起眩晕者，称安纳贝尔征（Hennebert sign）阳性，可见于膜迷路积水、球囊与镫骨足板有粘连时、迷路瘘管及上半规管裂等。②强声刺激可引起头晕或眩晕，称图利奥现象（Tüllio phenomenon）。上述两个体征见于膜迷路积水，球囊与镫骨足板有粘连时、迷路瘘管及上半规管裂等。

（4）甩头试验（Head thrust test）：也称为脉冲式摆头试验，主要用于评估受试者两侧高频前庭眼反射是否对称，进一步判断是否有单侧前庭功能下降。该试验能够较为直接地反映外周前庭眼反射通路的完整性，是了解患者前庭功能的操作简便的主要方法之一，也是临床上评估前庭功能的必要检查。方法：测试者面向受试者，双手固定其头部并使头前倾 30°，嘱受试者双眼固视测试者鼻部（视靶）。检查者以突然的、尽快的速度将受试者头部分别向两侧甩动，甩动角度为 20°~30°，尽可能使受试者无法预测头部甩动方向和试验开始时间（图 1-2-18）。前庭神经功能正常或双侧前庭眼反射功能对称时，无论头部如何甩动，受试者始终能注视视靶。当前庭眼动反射弧的任何一个环节出现病变时，向患侧（前庭功能减退侧）甩头时，会出现补偿性扫视。

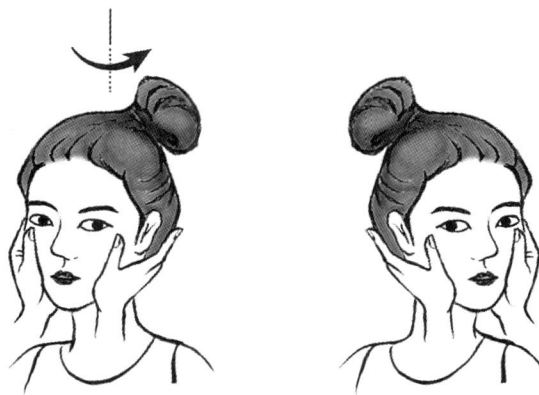

图 1-2-18　甩头试验

临床意义及注意事项：①甩头试验对不完全性前庭功能低下的敏感度较低，故检查结果正常不代表前庭功能一定正常。②累及前庭神经核的脑干梗死也可出现阳性，另外，部分受试者不理解检查，亦可能出现主观性再扫视，临床上应处以甄别。③甩头试验除了评估单侧前庭功能状况外，还有助于确定双侧前庭功能的病损。同时，也为前庭功能损失的严重程度和恢复情况提供评估价值。

第五节　耳的影像学检查法

耳部影像学检查方法主要包括普通 X 线摄影检查法、高分辨率 CT（high resolution computed tomography, HRCT）检查法、磁共振成像（magnetic resonance imaging, MRI）检查法及数字减影血管造影（digital subtraction angiography, DSA）。

一、耳部 X 线检查法

颞骨的 X 线摄片是耳科疾病检查的传统方法之一，由于颞骨 CT 的广泛应用，传统的 X 线检查法已基本被 CT 所替代。颞骨解剖的结构细微复杂，X 线摄影上重叠较多的结构容易显示不清，需要头部和 X 线球管转动一定的角度，采用小焦点、加遮光筒，以清晰地显示重叠较少的结构，常用的摄影体位包括以下几种。

1. 许氏位（Schüller 位）　又称乳突 25°~30° 侧位，患者取俯卧位，头部矢状面与胶片平行，X 线中心线向足侧倾斜 25°~30° 摄入胶片。该体位可显示乳突气房、乙状窦壁、鼓室盖、乳突导血管、面神经管的乳突段及颞下颌关节。

2. 劳氏位（Law 位）　又称乳突双 15° 侧位，受检者取俯卧位，患侧乳突靠近胶片，头颅矢状面与胶片盒平行，向前折叠耳郭使外耳道口紧贴胶片，X 线经对侧外耳道孔后上方 5 cm 垂直到达胶片。可显示乳突气房、鼓窦、鼓室盖及乙状窦。

3. 梅氏位（Mayer 位）　又称颞骨岩部轴位或颞骨岩部横断面，受检者取仰卧位，头颅矢状面向被检侧旋转 45°，X 线中心线向足侧倾斜 45°，由对侧上方额部进入，经患侧外耳道孔到达胶片中心。该体位可显示乳突气房、鼓窦、乙状窦、外耳道、迷路、内耳道、颈动脉管及颞下颌关节等。

4. 斯氏位（Stenvers 位）　又称颞骨斜位或颞骨岩部后前位，受检者取俯卧位，头颅矢状面向患侧倾斜 45°，被检侧颧额部靠向台面，使外耳孔与对侧外眦连线与台面平行，外耳道孔和眶下缘连线垂直于胶片。X 线中心线向头侧倾斜 12°，该体位可显示颞骨岩骨尖及上下缘、乳突尖部气房、鼓窦、迷路等。

除上述体位外，还有其他的特殊 X 线摄影检查方法，包括耳体断层摄影、咽鼓管造影、正负压灌注乳突造影和内耳道脑池造影等。

🖱 图集 1-2-1
颞骨不同体位 X 线摄影示意图

二、耳部 CT 检查法

颞骨主要由骨性结构和气体组成，仅含少量软组织，对比度高且结构细微，X 线平片检查重叠多，不能显示较小病变。目前临床上 CT 已成为耳部最常用的影像学检查方法，包括常规 CT 扫描和 HRCT 扫描检查。常规 CT 扫描采用软组织算法成像，HRCT 采用骨结构算法重建图像，显示窗宽用 3 000~4 000 Hu，窗位用 600~700 Hu，扫描层厚用 1~2 mm。

1. 常规 CT 平扫

（1）横断面扫描：受检者仰卧位，头后仰，以听眦线为基线，由外耳孔上缘 10 mm 开始向下扫描。主要包括 6 个重要的层面，由上至下分别是上半规管层面、外半规管层面、前庭窗层面、耳蜗层面、圆窗层面和颈动脉管层面。

1）上半规管层面（图 1-1-19）：该层面可见上半规管的前脚和后脚。后半规管上角和上半规管后脚汇合为总角。上半规管层面稍低层面可见上半规管前脚，后半规管弓部和总角同时显影，该层面还可见弓形下窝。

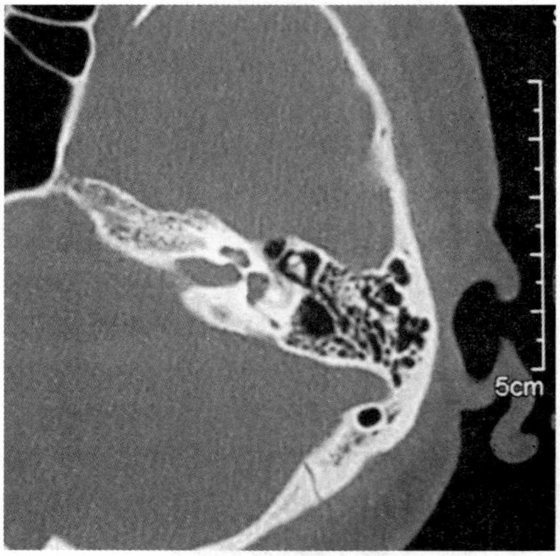

图 1-2-19　颞骨轴位（水平位）CT

2）外半规管层面：该层面可见外半规管、前庭池、前庭导水管、后半规管及内耳道。

3）前庭窗层面：在该层面上下可见上鼓室内锤砧关节呈冰激凌样结构，上鼓室后方的狭窄气道为鼓窦入口，鼓窦入口后方为鼓窦。耳蜗外侧为面神经管鼓室段。内耳道后外方可见位于前庭外侧的前庭窗及镫骨底板。

4）耳蜗层面：该层面可见耳蜗上中下两周半螺旋。耳蜗外缘可见匙突，鼓膜张肌、锤骨颈、砧骨长脚。鼓室后壁可见锥隆起，锥隆起外侧为面隐窝，内侧为鼓室窦。面神经管位于锥隆起的后外方。

5）圆窗层面：圆窗和圆窗龛位于耳蜗底旋后方，

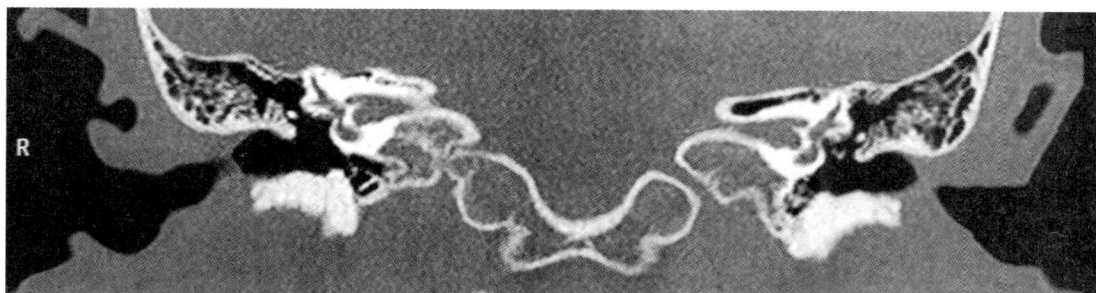

图 1-2-20 颞骨冠状位 CT

耳蜗内侧水平走向的管道为耳蜗导水管，面神经管乳突段位于外耳道后壁内侧。此层面还可见鼓膜张肌管。

6）颈动脉管层面：颈动脉管由岩尖部向后外方走行，其后外为颈静脉球，前外为咽鼓管。

（2）冠状面扫描：受检者仰卧位，肩背部稍垫高，头后仰，基线与听眦线垂直。由外耳孔前缘开始向后扫描。从前向后主要包含岩尖层面、耳蜗层面、前庭窗层面、窝窗层面、总角层面和后半规管层面。

1）岩尖层面（图 1-2-20）：可见颈动脉管及部分耳蜗。

2）耳蜗层面：耳蜗前缘结构清晰，耳蜗下方为颈动脉管，耳蜗外上方可见面神经迷路段和面神经鼓室段。鼓室内可见锤骨头，锤骨颈，上鼓室外侧壁尖形向下的骨性突出为鼓室盾板，锤骨与鼓室盾板之间为蒲氏间隙（Prussak space）。

3）前庭窗层面：该层面可见前庭，前庭内侧为内耳道，上方是上半规管，外侧连水平半规管，下方是耳蜗的底旋。在水平半规管与耳蜗底旋之间可见前庭窗。外半规管下方可见面神经骨管。

4）圆窗层面：该层可见圆窗位于前庭下方，其外上方的骨嵴为圆窗龛。该层仍可见部分上半规管和水平半规管管腔。

5）总角层面：上半规管和后半规管的非壶腹端形成总角，其外侧可见水平半规管，水平半规管下方可见面神经外膝部。在鼓室的内下方可见颈静脉球的血管部位和神经部，以及舌下神经管。

6）后半规管层面：后半规管呈"C"字形，该层面可见前庭导水管，面神经乳突段。

（3）矢状面扫描：受检者仰卧位，头旋向一侧，是头部矢状面与床面平行，两侧分别扫描。矢状面使用较少。主要解剖层面包括上鼓室层面、面神经管及前庭层面、总角层面。

1）上鼓室层面：可见上鼓室内的锤骨和砧骨，该层还可见岩鼓裂、鼓前棘和鼓后棘。

2）面神经及前庭层面：可见面神经鼓室段、外膝部、乳突段及茎乳孔。

3）总角层面：该层面可显示总角及前庭导水管。

（4）斜矢状面扫描：斜矢状面扫描平面与正中矢状位面的夹角为15°，受检者头部向患侧旋转，扫描范围起自外耳道，向内达内耳道层面。该体位可清楚显示上鼓室、鼓窦、听小骨、骨迷路、前庭导水管及面神经骨管等结构（图 1-2-21）。

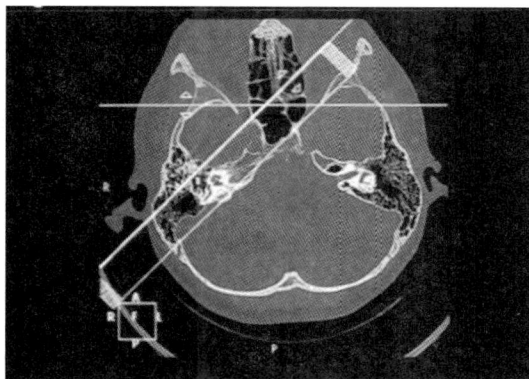

水平面 CT

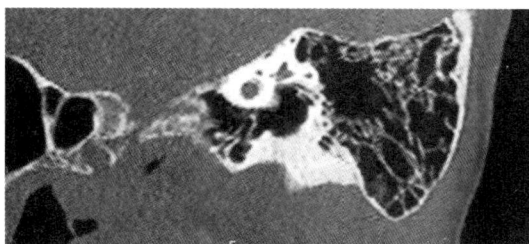

斜矢状面 CT

图 1-2-21 颞骨

2. 气脑池造影 CT 受检者先侧卧位行腰椎穿刺，先放出少许脑脊液，向蛛网膜腔内注入 3~6 mL 空气后，受检者变为仰卧位，头部转向健侧，保持患侧内耳道在最高点。然后受检者变为侧卧位，患侧头部仍在上，待注入蛛网膜腔的空气进入内耳道，受检者感耳深部疼痛，从外耳道上缘上 1 cm 开始逐层扫描，用于判断内耳道及桥小脑角区的占位性病变。

3. 螺旋 CT　为快速容积扫描，可在患者仰卧位下短时间内一次扫描完成，在不增加患者检查时间和辐射计量的条件下获得多方位、高质量的图像信息。采集的图像信息在计算机工作站上进行后处理，获得立体的三维重建图像。颞骨常用的后处理技术主要包括：多层面重组技术（multiplanar reformation，MPR）和曲面重组技术（curved planar reconstruction，CPR）、表面遮盖显像（surface shaded display，SSD）、容积再现（volume rendering，VR）、最大密度投影（maximum intensity projection，MIP）、CT 仿真内镜（CT virtual endoscopy，CTVE）成像等。

三、耳部 MRI 检查法

MRI 对骨皮质和气体均无信号，但对软组织分辨率高，能够较好地显示内耳膜迷路、内耳道内的神经、血管、软组织病变及其关系。常用的成像序列包括二维自旋回波、三维梯度回波（three dimensional gradient recalled echo，3DGRE）、三维快速自旋回波（three dimensional fast spin-echo，3D FSE）、脂肪抑制技术、水成像（hydrography）等。常规 MRI 检查中，T_1 加权像中内耳道内脑脊液和膜迷路呈低信号，内耳道内神经呈中等信号。增强 T_1 加权像可用于诊断内耳道内小听神

经瘤。T_2 加权像中内耳道内脑脊液和膜迷路呈高信号，内耳道内神经呈中等信号。MRI 水成像还可以立体地显示耳蜗、前庭、半规管结构，并可进行图像的三维重建（图 1-2-22）。

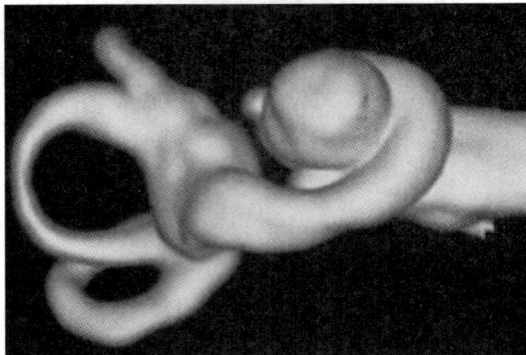

图 1-2-22　耳部 MRI- 内耳水成像

四、耳部 DSA 检查法

DSA 是通过电子计算机进行辅助成像的血管造影方法，消除骨和软组织影像，经高压快速注入造影剂达到仅显示血管影像的目的。在耳部影像学检查中常用选择性经皮颈外动脉造影、选择性颈内动脉造影及选择性椎动脉造影等。通过 DSA 检查不仅可显示血管结构（畸形、走行异常），评估病变部位的血供。还可以通过血管栓塞技术对肿瘤供血及畸形血管进行栓塞治疗。

（张晓彤　王　越　崔　勇　陈莹华　冯　勃　李姝翾）

复习思考题

1. 根据纯音测试检查听力损失的分类有哪些？
2. 常用于婴幼儿行为测听的方法有哪些？
3. 什么是言语测听法？
4. 混合性听力损失的听力曲线特点有哪些？
5. 什么是耳声发射？
6. 前庭功能的评估有哪些方法？
7. 耳的影像学检查主要有哪几种方法？
8. 颞骨 CT 扫描有哪几种体位断面？

网上更多……

🧑 本章小结　　👥 开放性讨论　　⬇ 教学PPT　　📝 自测题

第三章

耳的症状学

关键词

耳痛　　耳溢液　　耳聋　　耳鸣　　眩晕

　　耳科疾病是耳鼻咽喉头颈外科最常见的疾病之一。耳痛、耳溢液、耳聋、耳鸣、眩晕等是耳科疾病最常见的症状，了解耳科疾病的症状是认识耳科疾病的基础。耳部病变可有一种或多种不同的症状，每种症状可由不同的疾病引起，不同的疾病又可能表现为类似的症状。因此，深入细致地学习耳的症状学；结合体征并依据病因和发病机制，辩证地建立耳科疾病的诊断思维模式，对各类耳科疾病的诊断及鉴别诊断有着极为重要的意义。本章重点介绍耳痛、耳溢液、耳聋、耳鸣、眩晕等症状与耳科疾病的关系。

一、耳痛

耳痛（otalgia）是指耳内或耳周疼痛。耳痛传导感觉来自于三叉神经、面神经、舌咽神经、迷走神经和耳大神经等。按其发生机制可分为原发性耳痛和继发性耳痛（也称反射性耳痛）。原发性耳痛是指由耳部病变引起的耳部疼痛，继发性耳痛是指身体其他部位的病变引起的耳痛，如牙源性疾病、扁桃体炎等。耳痛按病因大致分为4类：感染性耳痛，肿瘤性耳痛，骨骼肌肉性耳痛（如颞下颌关节功能紊乱等），神经性耳痛（如耳颞神经痛、舌咽神经痛、鼓室神经痛、耳大神经痛、偏头痛等）。症状有跳痛、胀痛、牵拉痛、针刺样痛等。可阵发性、间歇性和持续性存在，耳痛的发生与病变部位、严重程度及患者个体对疼痛的敏感性相关。通过对耳痛性质、部位、时间、程度的辨别，对于疾病的诊断和治疗有着极为重要的作用。

二、耳溢液

耳溢液（otorrhea）又称耳漏，是指外耳道有异常液体积聚或外流，主要由外耳道和中耳病变所引起，也可由颅内、迷路、外耳道邻近组织病变产生。常见病因有中耳炎、外耳道炎、脑脊液耳漏等。溢液的性质、数量、颜色、气味及黏稠度等，随病变的原因、范围及感染菌属不同而各不相同。从溢液的质、量、色、味等外形观察，可分为脂性、浆液性、黏液性、脓性、水性及血性等，但各种溢液常互相混合。耳溢液的性质随疾病不同而异，同一疾病的不同阶段又可互相转化，有时两种类型溢液并存。

三、耳聋

耳聋（deafness）是指各种不同程度的听力损失。从外耳到大脑皮质的听觉通路上任何部位及附近的病变均可引起耳聋，耳聋可根据致聋部位、性质、耳聋的程度作不同的分类。按病变的性质可分为器质性聋、功能性聋及伪聋三类。器质性耳聋根据病变的部位分传导性耳聋（外耳、中耳病变以及耳硬化引起）、感音性耳聋（耳蜗病变所致）、神经性耳聋（螺旋神经节、听神经病变引起）、中枢性耳聋（发生在耳蜗核以上直至听觉皮质的病变引起；临床分类法分为传导性耳聋、感音神经性耳聋和混合性耳聋。根据发病的时间分先天性耳聋和后天性耳聋；根据耳聋的程度分为轻度耳聋（听力损失 26~40 db HL）、中度耳聋（听力损失 41~55 db HL）、中重度耳聋（听力损失 56~70 db HL）、重度耳聋（听力损失 71~90 db HL）、极重度耳聋（听力损失 > 91 db HL）。功能性耳聋系指无听觉系统器质性病变的假性听觉障碍，或称心理性聋、癔症性聋等，为精神心理因素或神经症、癔症等所致的精神性耳聋。

四、耳鸣

耳鸣（tinnitus）是指患者可以感知到声音，但并无相应的外界声源存在。耳鸣不是一个独立的疾病，而是多种疾病所产生的一种症状。目前尚无一致的分类方法，根据检查者是否可以感知到患者描述的耳鸣而将耳鸣区分为主观耳鸣与客观耳鸣。主观性耳鸣是指在周围环境中无相应声源和电（磁）刺激源情况下，患者自觉耳内或颅内有声音的感觉。客观性耳鸣是指不但患者自己能听到耳周或颅内有响声而他人亦能听到。耳鸣的表现多种多样，常见的有嗡嗡声、嘶嘶声、蝉鸣音、汽笛声等，可持续或间歇存在。引起耳鸣的疾病种类较多，听觉系统疾病如外耳道耵聍栓塞、中耳炎、耳聋、梅尼埃病、听神经瘤、颅脑外伤等；听觉系统以外的全身性疾病如甲状腺功能异常、糖尿病、心血管疾病等。只有影响到患者生活质量的耳鸣才需要进行医疗干预。

五、眩晕

眩晕（vertigo）是机体对空间定位障碍而产生的一种运动性或位置性错觉。眩晕患者感到自身或外界静止的景物运动，有旋转、摇摆或漂浮感，是空间定向感觉的分析失谐。眩晕是涉及前庭神经系统、视觉系统和本体感受系统多感觉综合征。前庭系统，神经系统、心血管系统和视觉系统等多系统的多种疾病都可引起眩晕，其表现各异、预后不一。依据病变部位分为耳源性与非耳源性，依据是否存在旋转分为旋转性（真性）与非旋转性（假性）眩晕等。

（孙敬武 孙智甫）

复习思考题

1. 在耳痛症状中需要注意识别哪些因素？

2. 耳溢液最常见于哪些疾病？需要注意哪些特点？

3. 耳聋的轻度、中度、中重度、重度、极重度分类依据是什么？

4. 耳鸣的医疗干预原则是什么？

5. 眩晕的发生可涉及人体哪些感觉系统？

网上更多……

本章小结　　　教学PPT　　　自测题

第四章

耳的先天性疾病及畸形

关键词

先天性疾病　　外耳畸形　　　中耳畸形　　　内耳畸形　　　耳前瘘管

鳃裂瘘管　　　外耳道闭锁　　外耳道狭窄

　　由于遗传、染色体畸变、内外环境等各种因素的影响，如孕期（特别是孕早期）母体病毒感染、用药、胚胎在官内受到挤压、放射性损伤以及父母吸烟、饮酒等危险因素，外耳、中耳和内耳均可发生畸形，其中耳郭和外耳道及中耳的畸形常同时存在，是头颈部先天性畸形中最常见者。耳畸形还可合并颌面和其他器官、组织的畸形，而称为各种先天性畸形综合征。本章重点介绍先天性耳畸形的分类、临床表现、诊断和治疗等方面的内容。

诊疗路径

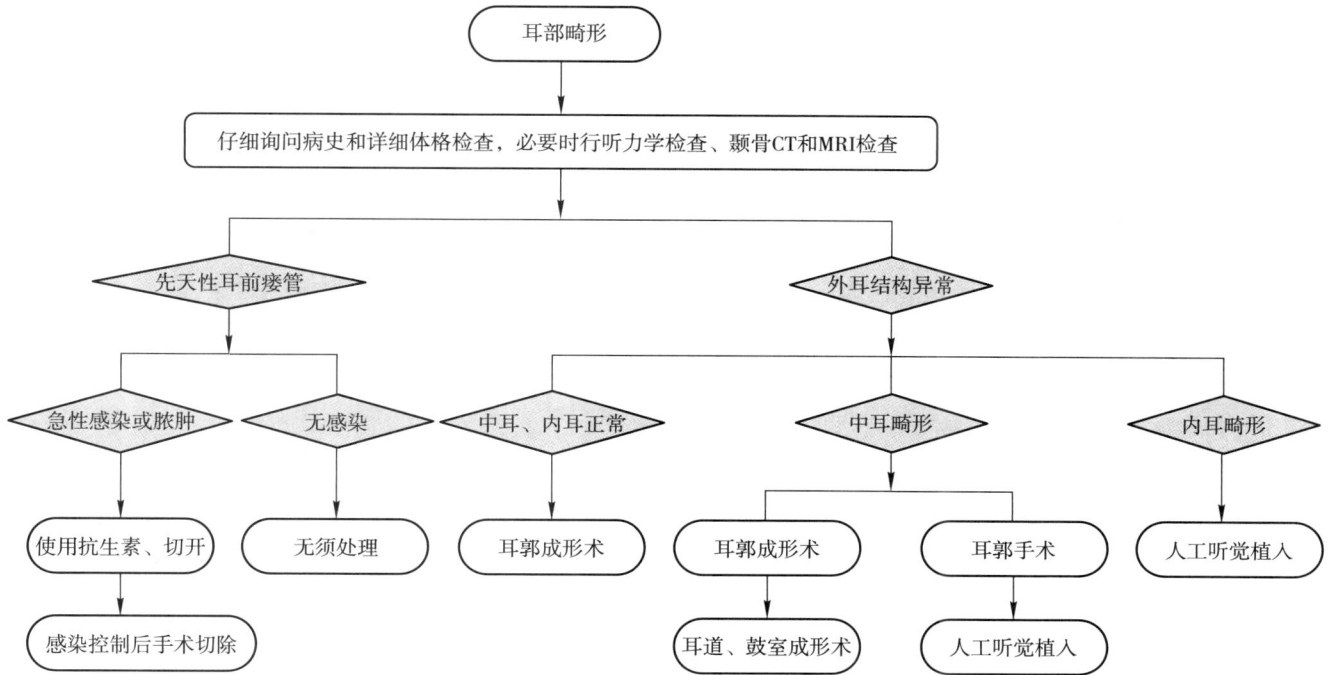

第一节　先天性外耳畸形

一、先天性耳前瘘管

☞ 典型病例（附分析）1-4-1

先天性耳前瘘管

先天性耳前瘘管（congenital preauricular fistula）为第一、二鳃弓的耳郭原基在发育过程中融合不全的遗迹，为常染色体显性遗传。可一侧或双侧发病，较少合并其他耳部畸形。瘘管的开口很小，多位于耳轮脚前，其次为耳轮脚基部、耳前部，少数可在耳郭的三角窝或耳甲腔部（图1-4-1）。另一端为盲管。瘘管深浅长短不一，通常在1~1.5 cm，可见分支，瘘管扩大呈囊袋状，可穿过耳轮脚或耳郭部软骨，深展入外耳道深部，到达骨－软骨交界处或乳突表面。

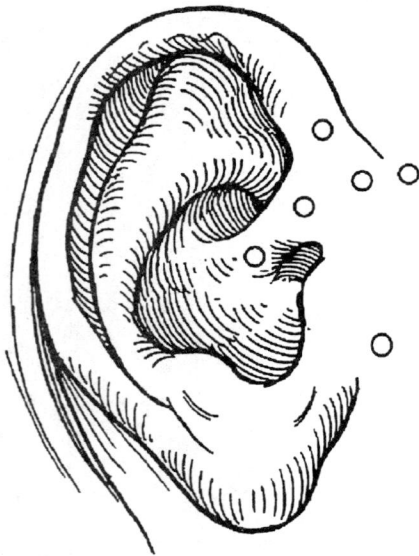

图 1-4-1　先天性耳前瘘管开口部位

【病理】

管壁被覆复层鳞状上皮，具有毛囊、汗腺、皮脂腺等组织，管腔内常有脱落上皮、细菌的混合物构成的豆渣样物。伴有感染时，局部膨大呈囊状，形成脓肿和肉芽组织。

【临床表现】

一般无症状。按压时可有少许稀薄黏液或乳白色皮脂样物自瘘口溢出，伴有微臭味，局部感痒不适。如发生感染，局部及周围组织红肿、疼痛，肿胀，形成脓肿，脓肿穿破后局部溢脓，反复发作后局部皮肤、软组织溃烂、肉芽增生，瘢痕形成（图1-4-2）。瘘管较长、伸展较远者，如深部发生感染，可在远离瘘口处发生脓肿。

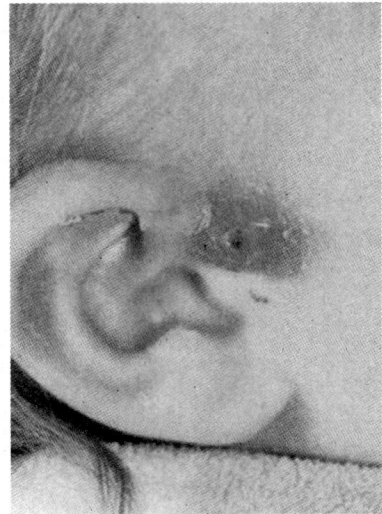

图 1-4-2　耳前瘘管感染

【诊断】

根据病史、症状及局部检查，可确诊。部分患者根据其瘘口位置及走向需要与第一鳃裂瘘管相鉴别。急性感染与溃疡不愈时需要与皮肤疖肿或颈部淋巴结炎和淋巴结结核性溃疡等相鉴别。

【治疗】

无症状或无感染者可不作处理。急性炎症期，伴有脓肿形成时，需要切开引流排脓，并积极抗感染治疗，感染控制后行手术切除。术前可用钝头针向瘘管内注入亚甲蓝或甲紫液作为标志。建议显微镜下手术和术中采取双极电凝止血，能够较清楚地辨别瘘管与周围组织。手术时可在瘘口处作梭形切口，顺耳轮脚方向延长，沿瘘管走行方向分离，直至显露各分支的末端。若有炎症肉芽组织，则可一并切除，病变组织切除完全后彻底止血，切口分层缝合，消除死腔，关闭术腔。感染严重、分泌物多者可置入胶片引流2 d。

🌐 图集 1-4-1

耳前瘘管

二、第一鳃裂瘘管

第一鳃裂瘘管（first branchial cleft fistula）是第一鳃裂发育异常导致，与外耳道关系密切，亦称先天性外耳道瘘。胚胎第 24 周第一腮沟腹侧消失不全，即可形成与外耳道关系密切的外胚层组织残留。可表现为囊肿、瘘管、窦道等多种形式，可单独存在，亦可伴有耳郭及外耳道畸形。

【病理】

病理特征与先天性耳前瘘管基本相同，但瘘口位置与瘘管走向不同。外瘘口多位于患侧下颌角附近、耳郭后下或乳突尖下方；内口或者盲端多位于或指向同侧外耳道的后壁和下壁。可表现为囊肿、瘘管或窦道等形式。

【临床表现】

瘘管开口较小，多位于患侧下颌角附近、耳郭后下方或乳突尖前下方。位于外耳道壁的瘘口难以察觉，多数出现症状后始被发现。按表现形式不同，可分为下列几种类型。

1. 囊肿型　表现为耳垂下方进行性增大的囊性包块，常位于腮腺深面或部分包埋在腮腺内，与皮肤无明显粘连，与面神经颞骨外主干相邻。伴有炎症时，肿块明显增大并伴有疼痛，炎症消退后包块缩小，但不能消失。炎症加重时，局部脓肿形成，耳后或耳下区皮肤破溃，脓液排出形成耳后瘘管。

2. 窦道型　表现为耳后或耳垂下方包块与囊肿型相同，区别在于有窦道与外耳道相连，在外耳道软骨段与骨段之间在瘘口残存，形成外耳道峡部伸向耳郭后方或下方的窦道。窦道狭小，远端膨大，代谢产物聚集于囊袋内而膨大，若感染排脓，则在耳后或耳下区皮肤破溃，形成瘘管。

3. 瘘管型　该型病变，有内、外两个开口。外口在耳垂下方或胸锁乳突肌前上 1/3 某一部位，内口开口位置不同：

（1）单纯瘘管型：由第一腮裂发育异常形成，内口位于外耳道峡部（骨部与软骨补交界处）。

（2）复合瘘管型：发育障碍出现在闭锁膜形成之前，第一咽囊与第一腮裂之间沟通，此型由外胚层组成的瘘管内口可追溯至由咽囊发育形成的鼓室腔或咽鼓管。

【诊断】

瘘口位置，囊性包块的性质，是临床上诊断和鉴别诊断的依据。注入显影剂后 X 线检查可了解瘘管的位置，大小，走向，是否存在内口。表现为耳后包块，或者因继发感染破溃成瘘时，应注意与化脓性中耳炎之耳后脓肿、腮腺囊肿，皮脂腺囊肿、耳后淋巴结炎、淋巴结结核等相鉴别。

【治疗】

择期手术切除病变。若伴有感染，先行抗感染治疗；脓肿形成时，需切开引流换药，待炎症控制后在择期手术。因鳃裂瘘较耳前瘘管复杂，手术方式因病变类型不同或因反复感染和多次手术后瘢痕而不同，既要考虑到完整切除病变又要较好显示和辨别面神经及其分支。手术应当在染色剂指示或探针引导下进行。此瘘管或囊肿可在面神经周围，若伴有反复感染，常与面神经粘连，手术时注意保护面神经主干及其各个分支，有条件者建议术中使用神经监护仪定位面神经或其分支。术中，应将上皮组织全部清除，一期缝合手术切口，伴有感染者留置橡皮条引流，24 h 后予以拔出。

三、先天性外耳畸形

耳郭起源于胚胎第一鳃弓和第二鳃弓。在胚胎前三个月，胚胎受到遗传或外界因素影响，容易出现耳郭多种发育畸形（congenital malformation of auricula）。可表现在耳郭的大小、位置和形状三方面的异常。单侧畸形较多见，为双侧的 3~6 倍，男性比女性多发。

【分类】

1. 移位耳　耳郭的位置向下颌角方向移位，外耳道口同时下移，常伴有形态和大小的变化。

2. 隐耳　耳郭部分或全部隐藏在颞侧皮下，而不是正常的 45° 角展开，表面皮肤及软骨支架的大小、形态基本正常。

3. 招风耳　耳郭大小、形态基本正常或稍大，其特点为过分前倾，至颅耳角时接近甚至超过 150° 角。

4. 猿耳　人胚胎第 5 个月时，耳郭上缘与后部交界处有一向后外侧尖形突起，相当于猿耳的耳尖部，一般至第 6 个月时消失。若未消失，属于返祖现象，称为猿耳、若仅有部分遗留称为达尔文结节。

5. 杯状耳　因耳轮及三角窝深陷，耳郭明显卷成圆形，类似于酒杯形状，其耳郭一般较正常为小。

6. 巨耳　耳郭或耳垂过大，多为耳郭部分增大，整体成比例增大者较少，可为单侧病变，亦可双侧病变。

7. 副耳　除正常耳郭外，在耳屏前方或颊部、颈部有皮赘样突起，大小、数目、形状多样，内可触及软骨，部分形状像小耳郭，属于第一、二腮弓发育异常所致，常伴有其他颌面部畸形。

8. 小耳　表现为重度耳郭发育不全，耳郭的大小、形态、位置均有不同程度的畸形。常伴有外耳道闭锁或狭窄、中耳畸形（图1-4-3）。根据畸形的严重程度分为三度。

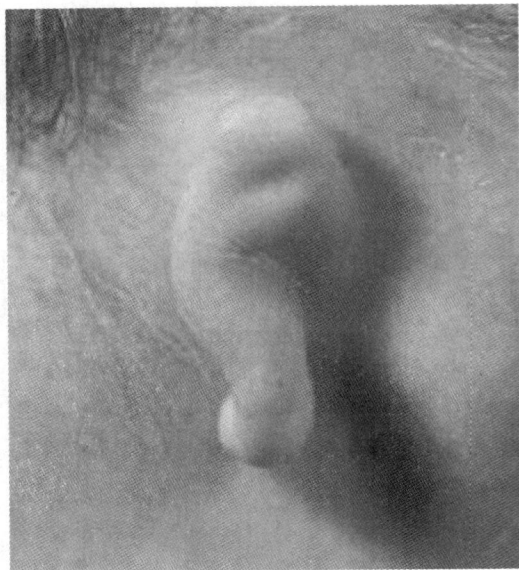

图1-4-3　小耳畸形

（1）Ⅰ度：耳郭形体较小，位置正常，各部分尚可辨别，耳道正常或伴有狭窄，少数患者伴有外耳道完全闭锁。

（2）Ⅱ度：耳郭正常形态消失，呈条索样隆起，可触及软骨，无结构特征，附着于颞颌关节后方或略偏下，常伴有外耳道闭锁及中耳畸形。

（3）Ⅲ度：在耳郭部位只有零星的不规则突起，部分可触及小块软骨，位置多前移或下移，无耳道，常伴有小颌畸形、中耳及面神经畸形，少数患者还有内耳畸形。

此外，有文献将无耳列为Ⅳ度，颞侧平滑，耳郭位置无任何结构，罕见。

【诊断】

查体可发现耳郭的大小、位置及形态改变，可确诊。同时应当全面检查，明确是否伴有中耳、面神经、内耳及全身其他部位畸形。耳部辅助检查：①纯音测听：可明确患者是否伴有中耳、内耳畸形。内耳畸形患者呈感音神经性听力下降；内耳功能正常，伴有中耳畸形的患者呈传导性听力下降。听力测试正常者，常提示无明显中耳、内耳结构畸形。②影像学检查：颞骨高分辨率CT及MRI，可明确骨性耳道、乳突、鼓室、鼓听骨链及内耳结构是否存在，形态是否正常。

【治疗】

对于招风耳、杯状耳、大耳等畸形，宜在5~6岁

时行整形手术，此时耳郭的大小接近成人，手术干扰对耳郭未来的发育影响不大。小耳畸形常伴有外耳道闭锁，耳郭成形术常与外耳道及中耳成形术同期或分期进行。如外耳道及中耳成形术无手术适应证，则可以给予人工听觉装置植入，如振动声桥、骨桥或骨锚式助听器；耳郭成形术可单独实施。

四、先天性外耳道狭窄与闭锁

外耳道的先天畸形系因胚胎期第1和第2鳃弓之间的第1鳃沟发育障碍所致。外耳道的先天畸形可分为外耳道狭窄和外耳道闭锁。外耳道闭锁常合并小耳畸形，仅在少数情况下，耳郭发育正常；而小耳畸形不合并外耳道闭锁者，却很罕见。此外，外耳道发育不全还常常合并中耳畸形。重度外耳道闭锁，鼓室狭小或严重发育不全，听骨缺如或严重畸形。

【诊断】

通过临床症状，局部检查，听力学及影像学检查，可了解骨性外耳道是否存在，明确诊断。由于先天性外耳道狭窄及闭锁常合并有中耳畸形、面神经畸形甚至内耳畸形，通过上述检查还可以明确鼓室、鼓窦的大小，乳突气化程度，听骨链是否畸形，面神经及内耳结构及畸形程度。

【治疗】

以手术治疗为主，单纯外耳道狭窄及闭锁患者，需行外耳道及鼓膜成形术；伴有中耳畸形的患者，需行鼓室探查，根据畸形情况适当处理，尽可能建立正常的气房系统和中耳传音结构，同时避免损伤面神经；不适合外耳道成形和听骨链重建者可以给予人工听觉装置植入，如振动声桥、骨桥或骨锚式助听器；伴有内耳畸形的患者，根据病情可尝试行人工耳蜗植入，以期提高听力。

🖱 图集1-4-2
先天性外耳畸形

第二节　先天性中耳、内耳畸形

一、先天性中耳畸形

☞ 典型病例（附分析）1-4-2
先天性中耳畸形

先天性中耳畸形，可能单独存在，也可合并外耳畸形或合并内耳畸形。先天性中耳畸形包括鼓室畸形、听小骨畸形、咽鼓管畸形、面神经畸形及其他畸形。

【分类】

1. 鼓室畸形 伴有外耳道闭锁的患者，大部分合并鼓膜缺失，外耳道狭窄患者常合并有小鼓膜。除了鼓膜畸形，鼓室其他各壁常见的畸形表现为先天性骨质缺损：鼓室天盖骨质缺损可合并硬脑膜及脑组织下垂，疝入鼓室内；鼓室底壁骨质缺失，颈静脉球可向鼓室内突出；鼓室内壁可出现前庭窗及蜗窗的狭窄、闭锁或窗裂；颞骨发育不全时，鼓室发育也会出现改变，鼓室变小较多见，完全缺失少见，鼓室被横行或纵行的骨性/膜性隔板分隔，形成上、下或内、外两室。

2. 听小骨畸形 在听小骨畸形中，单个听骨或两个听骨畸形较多见，三个听骨均未发育罕见。合并外耳道闭锁者，以锤砧骨骨性融合，听骨链固定最为常见，其次是砧骨长脚、豆状突畸形，砧镫关节断裂或被纤维带替代，锤骨柄缺失或弯曲，锤砧关节中断，锤骨头及其周围韧带硬化固定，锤骨柄与鼓沟之间形成骨桥，砧骨体与相邻的骨壁硬化固定等。镫骨畸形包括镫骨头部断裂或缺失，镫骨足弓增粗或融合，镫骨足板固定、断裂或穿孔，镫骨环韧带缺失等。在单纯中耳畸形中，镫骨和前庭窗畸形较常见。

3. 咽鼓管畸形 包括全程闭锁、狭窄，咽鼓管软骨段畸形，圆枕低平，咽鼓管咽口或鼓室口闭锁，以及先天性憩室、息肉、水平移位等。

4. 面神经畸形 中耳畸形时常合并面神经畸形，但中耳畸形的严重程度与面神经畸形严重程度并不相关。常见的面神经畸形包括骨管部分或全部缺失，多发生于面神经鼓室段，裸露的面神经表面仅有薄层黏膜覆盖；面神经骨管增厚狭窄，情况严重时可发生完全性或不完全性面瘫。面神经行程可发生异常，出现鼓室段向下移位、锥曲段向后上或前下移位、垂直段向前移位。面神经可形成异常分支，如鼓室段、乳突段可分为两支或数支，位置异常等。

5. 其他 鼓室内肌肉出现畸形，如镫骨肌腱缺失、镫骨肌过长、过短或走行方向异常及附着点异常等。鼓膜张肌缺失少见，鼓室或面神经管内出现多余肌肉等。

【临床表现】

患者常表现为患耳听力下降，外观畸形。患儿双耳听力下降者，常伴有言语功能障碍。外、中耳畸形常合并有其他部位、特别是颌面部畸形。

【辅助检查】

1. 听力学检查 尚有残存听力，能够配合的患者可行音叉试验或纯音听力检查。对于婴幼儿或不能配合的患者可行客观听力检查，包括声导抗测试、耳声发射及听觉诱发电位检查如耳蜗电图、听性脑干反应、听觉稳态反应、中潜伏期反应、听觉皮质反应、听觉事件相关电位等。

2. 颞骨高分辨率薄层 CT 及 MRI 检查 了解外耳、中耳发育情况，鼓室、乳突气化情况及面神经有无畸形等。还应注意内耳、内耳道有无畸形。

【诊断及治疗】

依据患者病史、症状、体征及辅助检查，可确诊先天性外、中耳畸形。治疗主要依靠手术治疗。通过重建外耳道及中耳，提高听力。对于有残余听力不愿手术或因各种原因不能手术的患者，可佩戴助听器。也可以行耳郭、外耳道成形术，改善外观后佩戴助听器。如果患者合并有胆脂瘤，无论是否能矫正畸形，均应手术清除胆脂瘤病变。

☞ 推荐阅读 1-4-1
先天性中耳畸形举例

二、先天性内耳畸形

先天性内耳畸形可能的原因包括遗传因素，母孕早期感染性疾病，或受 X 射线、微波、电磁辐射、药物中毒的伤害，至内耳发育异常。

【分类】

目前的分类方法并不全面，有待于进一步完善。

1. 米歇尔畸形（Michel dysplasia） 内耳完全未发育，部分患者颞骨岩部也未发育，常染色体显性遗传，常伴有其他器官畸形和智力发育障碍。

2. 蒙底尼畸形（Mondini dysplasia） 耳蜗底周已发育，第 2 周及顶周发育不全；耳蜗水管、内淋巴管、前庭池可合并畸形；半规管可缺如或两侧半规管大小不一；两窗可伴有畸形。CT 显示耳蜗扁平，除底周外，其余部分仅表现为骨瘘样结构。常染色体显性遗传，单耳或双耳受累，可伴发短颈畸形综合征、甲状腺耳聋综合征、额部白化、鼻根增宽、耳聋综合征以及颌面部发育不全等。

3. 宾-亚历山大畸形（Bing-Alexander dysplasia） 骨迷路发育正常，蜗管分化不全，主要病变位于耳蜗底周螺旋器及螺旋神经节。常染色体显性遗传，患者高频听力损失严重，低频残存听力尚可利用。

4. 赛贝畸形（Scheibe dysplasia）　骨迷路及膜迷路上部结构包括椭圆囊、半规管发育正常，畸形局限于蜗管和球囊，又称为耳蜗球囊畸形。常染色体隐性遗传。

5. 共同腔（common cavity）　耳蜗和前庭形成一个共同的大腔，内部结构不全，又称囊状耳蜗。半规管正常或发育不全。

6. 前庭-外半规管发育不全（vestibular-lateral semicular canal dysplasia）　前庭扩大，外半规管短而宽，其余半规管正常。

7. 大前庭导水管（enlarged vestibular aqueduct）　前庭导水管扩大，合并正常的半规管，前庭正常或扩大。

【临床表现】

1. 听力障碍　先天性内耳畸形患儿大多数患有严重的听力下降，出生后即为重度聋或极重度聋。Mondini 畸形耳蜗底周已发育，可能保留部分高频听力，单纯前庭导水管扩大患者出生时听力可以较差，也可以正常。听力正常者幼年或青年时出现突聋或波动性耳聋。

2. 耳鸣　临床上较少见。

3. 眩晕　伴有前庭器畸形时，可出现眩晕和平衡失调。大前庭导水管综合征患者受到强声刺激时，可出现眩晕和眼震（Tullio 现象）。

4. 脑脊液耳漏或鼻漏　某些先天性内耳畸形患者，蛛网膜下隙与内耳、中耳之间存在先天性瘘管，在人工耳蜗植入手术时可出现脑脊液耳漏或鼻漏。

【辅助检查】

1. 听力学检查　包括主观听力检查和客观听力检查。

2. 颞骨高分辨率薄层 CT 及三维重建　可显示内耳骨迷路、耳蜗、前庭、前庭导水管的多种畸形。

3. 膜迷路 MR 三维重建及水成像　可显示内耳膜迷路及立体形态，判断其发言情况及畸形。

4. 家系调查　对患者家系行全面调查，特别是行听力学检查，尽可能行耳聋基因筛查，画出家系图。

【诊断及治疗】

依据病史、症状、体征及辅助检查可确诊，根据患者病情及意愿行佩戴助听器，人工听觉装置植入（振动声桥、骨桥或骨锚式助听器）和人工耳蜗植入。

☞ 微视频 1-4-1
人工耳蜗植入术

（孙敬武　占小俊　贾宏光）

复习思考题

1. 简述耳前瘘管、鳃裂瘘管的诊断与鉴别诊断。

2. 耳前瘘管、鳃裂瘘管手术时，如何选择麻醉方式和合适的切口？

3. 简述先天性外中耳畸形的手术治疗。

4. 先天性内耳畸形患者如何合理选择合适的助听器或者植入式听觉装置？

网上更多……

👤 本章小结　　💻 教学PPT　　📝 自测题

第五章
耳外伤

关键词

耳外伤　　鼓膜穿孔　　听骨链　　颞骨骨折　　脑脊液耳漏

　　耳外伤是耳鼻咽喉头颈外科急诊常见病之一，耳郭突出体表，更易受到外力损伤。耳外伤可单独出现，有时合并其他部位的创伤，甚至合并危及生命的外伤。治疗时按照急诊原则，先重后轻，注意不要漏诊其他重要器官的损伤。耳外伤因其所受外力的大小、方式不同，会累及自外耳到内耳的不同部位，处理上应该根据患者的具体情况仔细排查，及时加以处理。

诊疗路径

```
┌──────┐
│ 耳外伤 │
└──┬───┘
   ↓
┌────────────────┐        ┌─────────┐        ┌────────────────────────────┐
│ 观察患者生命体征, │        │         │   病情危急  │ 保持呼吸道通畅, 止血, 防止休克, 可请脑 │
│ 快速判断患者全身  │───────→│ 病情危急  │───────→│ 外科等相关科室会诊处理              │
│ 情况             │        │         │        └────────────────────────────┘
└────────────────┘        └────┬────┘
                               │ 病情平稳
                               ↓
                          ┌─────────┐
                          │ 病情平稳  │
                          └────┬────┘
                               ↓
              ┌──────────────────────────────────┐
              │ 仔细询问相关病史、查体, 必要时行辅助检查   │
              │ (测听、声导抗、颞骨或头部CT检查等)       │
              └──────────────────────────────────┘
```

耳郭外伤	耳道外伤	鼓膜穿孔	听骨链伤	颞骨骨折	脑脊液耳漏
清创缝合	清创缝合	抗感染, 保持耳道干洁, 鼓膜修补	手术听力重建	骨折: 保守治疗待其自愈, 有并发症时手术复位或修补 处理耳鸣、眩晕、面瘫等	保守治疗, 无效则手术修补

第一节　耳郭外伤

耳郭在头颅的两侧，易被各种外力伤及造成耳郭外伤（auricular injury）。耳郭由薄层皮肤和软骨组成，外伤时耳郭软骨容易缺损、变形，同时，如果清创不彻底会导致局部感染，感染会导致软骨液化坏死，这些都会导致耳郭畸形，严重影响外观。

【临床表现】

新发外伤患者可有局部疼痛、皮肤裂开，可伴有活动性出血、局部青紫肿胀、外形改变和组织缺损（彩图1-5-1）。如未妥善处理期可导致畸形（菜花耳）或者缺损（图1-5-1）。

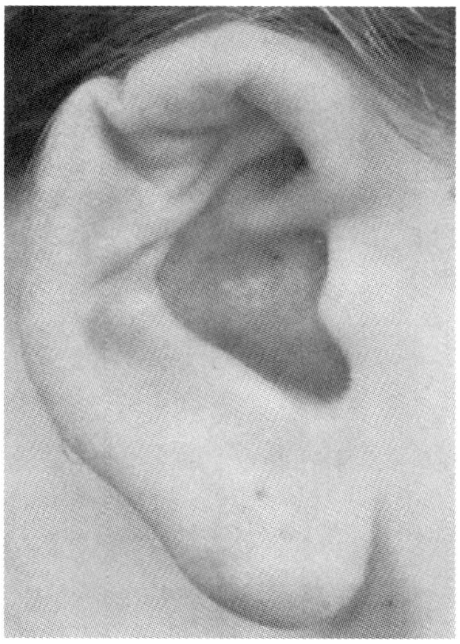

图1-5-1　耳郭外伤后菜花样畸形

【治疗】

1. 裂伤　先消毒清创。皮肤对位良好、缺损不大时可以直接缝合，或游离皮下组织后缝合。如果创面较大，无法缝合，可以油纱覆盖后包扎，避免敷料与伤口粘连。

2. 血肿　早期未凝成血凝块时可以抽吸，体积较大，可能无法自行吸收时应给予手术切开，清理积血。

3. 耳道外伤　除清创对位缝合外，可以在外耳道填塞碘仿纱条，防止继发瘢痕狭窄或者闭锁。

第二节　鼓膜穿孔和听骨链损伤

多因直接或间接外力损伤所致，如挖耳、手术、颞骨骨折、压力伤如掌击耳面部、高台跳水或者潜水都有可能损伤鼓膜，导致鼓膜穿孔（tympanic membrane perforation）。外力过大时可能造成砧镫和锤砧关节脱位而导致听骨链中断，各种听骨损伤中，以砧骨占多数，锤、镫二骨的损伤较少见。

【临床表现】

患者常有明显的耳痛、有时伴有耳流血、听力减退、耳鸣和眩晕。使用电耳镜或者耳内镜检查可见不同形状的鼓膜穿孔，多位于紧张部，有时可见听骨链、穿孔边缘血迹或者血痂（彩图1-5-2）。纯音测听：鼓膜穿孔一般表现为传导性听力下降，如果气骨导差过大（>50 db HL），则可能有听骨链的中断，如同时伤及内耳可能会同时出现一过性或者永久的骨导下降，听力图表现为混合型听力下降。声导抗测试：鼓膜完整而听骨链损伤情况下表现为声顺值增高，鼓压曲线呈Ad型，有粘连或固定形成时呈As型曲线。影像学检查：高分辨率的颞骨CT扫描有时可见听骨链中断。

【治疗】

1. 鼓膜穿孔　①抗生素预防感染；②保持耳道干燥清洁，如局部无感染，不要使用滴耳剂；③可用清洁的干棉球放在耳道口，防止异物进入，勿擤鼻；④无感染的情况下多数穿孔可以自行愈合，如果穿孔无法自行愈合，可行鼓膜修补手术。

2. 听骨链损伤　听骨链的损伤多数需要手术治疗。

（1）关节脱位：砧镫关节脱位是最常见的外伤性听骨链中断病变。砧骨往往移位，也可仅为关节松懈，复位后即可使其重新连接。若砧骨严重脱位，可试行复位，否则择期行听骨链重建手术。

（2）镫骨足弓骨折：外伤时砧骨的扭转可使整个镫骨自前庭窗脱位。比较常见的是镫骨足弓在薄弱的部位骨折。可以行镫骨部分切除术、砧骨移置术或者应用自体或者人工材料修复、重建听骨链。

（3）锤骨骨折：难以复位者，择期行重建手术。

第三节　颞骨骨折和脑脊液耳漏

颞骨骨折（temporal bone fracture）常由车祸、撞击、坠落原因等所致。颞骨骨折常位于岩部、鳞部和乳突，其中岩部孔隙、气房多，故岩部骨折最常见，可累及内耳、面神经。岩部、鳞部连接处较薄弱，此处骨折时常累及中耳。颞骨颅底面骨折可导致脑脊液耳漏

（cerebrospinal fluid otorrhea）。

【分类】

1959 年 Mchangh 将颞骨骨折分为横行、纵行和混合型骨折三类。纵行骨折最多见，起自颞骨鳞部，通过外耳道后上壁、中耳顶部，沿颈动脉管，至颅中窝底的棘孔或破裂孔附近。横行骨折多由头颅压缩性损伤引起。骨折线常起自颅后窝的枕骨大孔，横过岩锥到颅中窝，有的经过舌下神经孔及岩部的管孔（如颈静脉孔）、个别的可经内耳道和迷路到破裂孔或棘孔附近。不同类型的骨折易伤及的结构有明显不同。

【临床表现】

1. 全身症状　颞骨骨折常伴有颅脑外伤，有明显的头痛、头晕甚至休克、昏迷等。

2. 纵行骨折　骨折线不贯穿骨迷路，故对内耳损伤机会较少，主要对中耳损害，常有听小骨脱位或骨折，此时常有传导性的听力损失和耳鸣。伤及鼓室，鼓膜未破时，鼓室内积血，鼓膜呈蓝色，血液也可经咽鼓管自口鼻溢出；鼓膜破裂时，血液自外耳道流出。如脑膜破裂，则有脑脊液耳漏。累及面神经，可出现面瘫及舌前 2/3 味觉丧失。

3. 横行骨折　常导致内耳损伤，听力呈感音性耳聋，迷路受损时有较重的眩晕、恶心、呕吐，检查可有倾倒及自发性眼球震颤，可持续数周，前庭功能检查，患侧功能丧失。有半数并发面瘫，伤及面神经颅内段或者内耳道段，预后差。

4. 影像学检查　病情许可时，可行影像学检查。常可以明确颞骨骨折的走向和耳、鼻、颅内的损伤状况（图 1-5-2）。

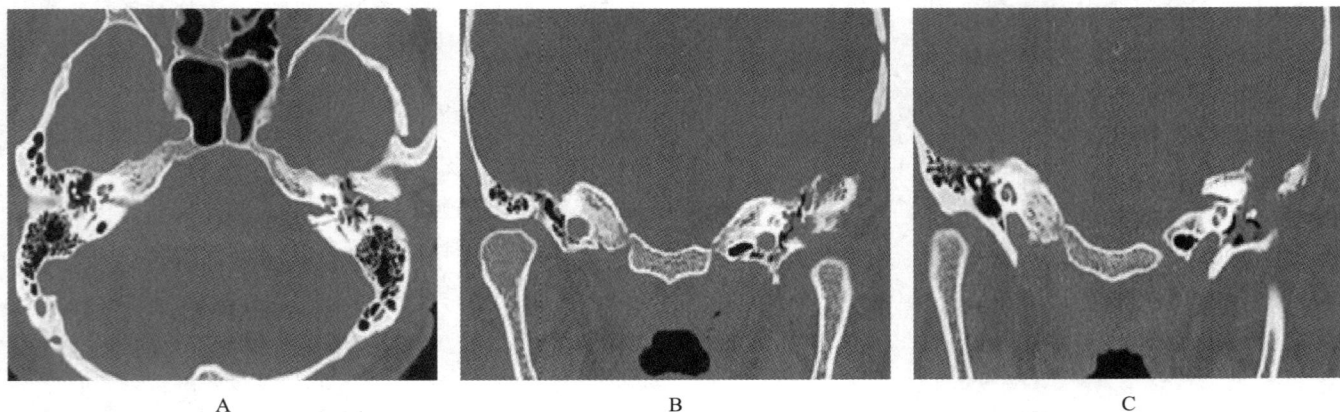

图 1-5-2　颞骨骨折

A. 轴位CT显示左侧颞骨横行骨折；B. 冠状位CT显示左侧颞骨横行骨折；C. 冠状位CT显示左侧颞骨粉碎性骨折

【治疗】

1. 抢救生命　首先注意处理危及患者生命的主要问题，再处理耳科情况。应保持呼吸道通畅、止血、防止休克，观察脑组织损伤症状和生命体征变化等，必要时请神经外科会诊，共同抢救患者。如患者情况许可，应做详细检查，影像学检查，神经系统检查等。及时应用抗生素等药物，严防颅内、耳部感染，一般禁止外耳道填塞。

2. 颞骨骨折　如果骨折对位良好，无特殊并发症可以观察，待其自行愈合；否则需要根据情况复位或者修补缺损，必要时与神经外科联合处理。

3. 脑脊液耳漏　如无感音神经性听力下降，先可行保守治疗，予头高位、降颅压、抗感染治疗，待其自愈。无效可行手术修补。

4. 感音神经聋、耳鸣及眩晕　给予改善内耳微循环、激素及镇静和前庭康复训练。

5. 中耳损伤及传导性聋　在病情平稳的情况下可行中耳探查、听力重建手术。

6. 面瘫　如果 CT 示骨折面神经骨管或者明显骨折片压迫面神经，可行面神经探查、减压术；CT 没有明显的面神经受压证据，可根据面神经电图，变性大于90% 可行手术。6 个月后面神经功能没有恢复，可行手术探查。

（孙敬武　占小俊）

复习思考题

1. 如何快速判断患者可能有需要其他科室协助会诊的严重创伤?

2. 鼓膜穿孔的修复术式有哪些? 各有哪些优缺点?

3. 比较严重的耳郭断离或近断离伤如何处理?

4. 耳外伤出现感染如何用药?

5. 如何根据耳外伤症状、查体选用辅助检查?

网上更多……

本章小结　　　开放性讨论　　　教学PPT　　　自测题

第六章

外耳疾病

关键词

外耳　　湿疹　　耵聍　　异物　　炎症　　囊肿

　　外耳由耳郭和外耳道构成，表面覆有皮肤、分布有皮脂腺和耵聍腺，内有软骨支架。外耳疾病包括外耳的外伤，畸形，皮肤湿疹，感染，良、恶性肿瘤，耳郭软骨病变以及外耳道阻塞、异物等。本章主要介绍外耳湿疹、外耳道疖、外耳道炎、外耳道胆脂瘤、大疱性鼓膜炎、外耳道真菌病、外耳道异物、耳郭假性囊肿、耳郭化脓性软骨膜炎等相关内容。有关外耳的畸形、外伤和肿瘤的内容分别参阅本篇其他章节的内容。

诊疗路径

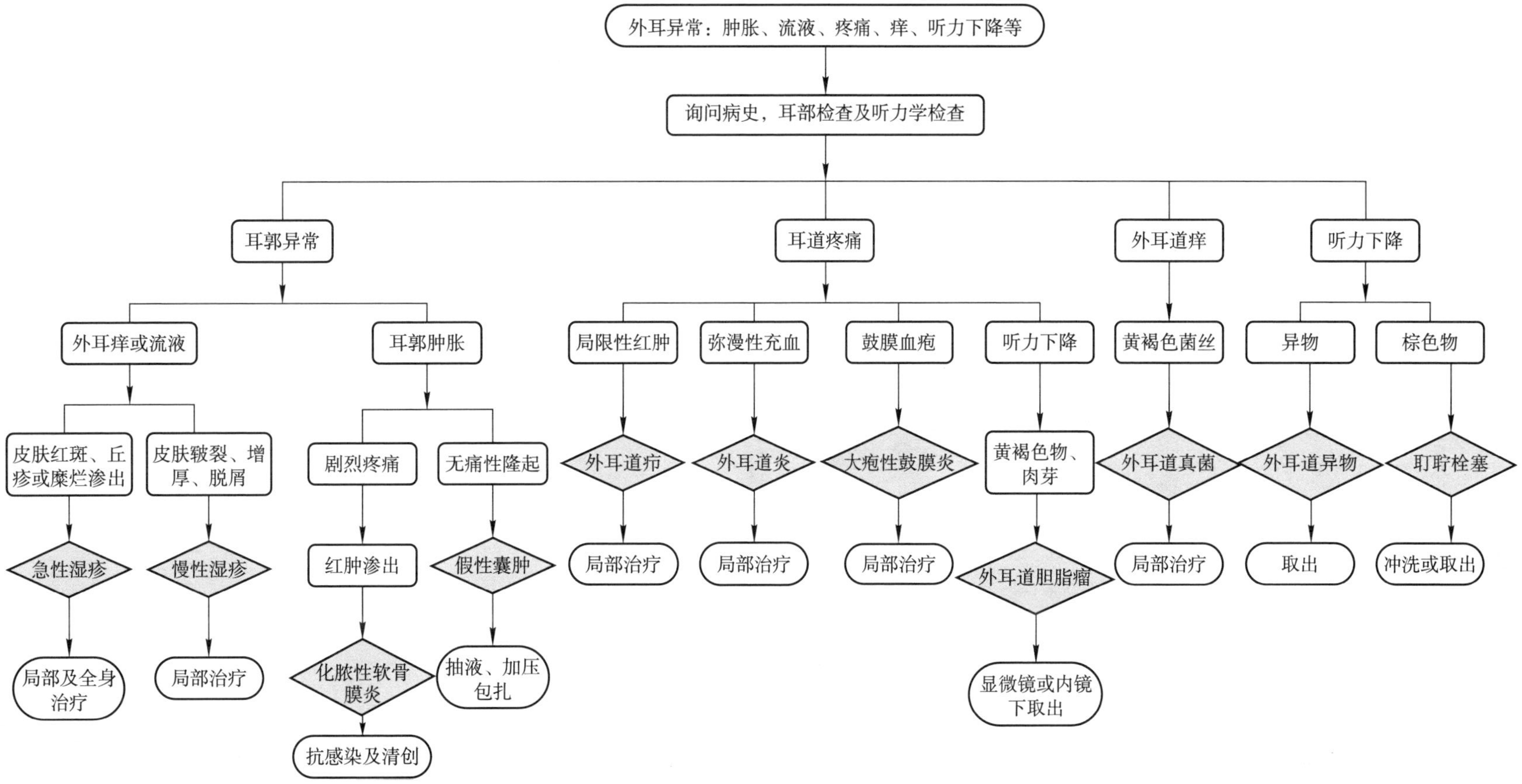

外耳异常：肿胀、流液、疼痛、痒、听力下降等
↓
询问病史，耳部检查及听力学检查

耳郭异常

- 外耳痒或流液
  - 皮肤红斑、丘疹或糜烂渗出 → 急性湿疹 → 局部及全身治疗
  - 皮肤皲裂、增厚、脱屑 → 慢性湿疹 → 局部治疗
- 耳郭肿胀
  - 剧烈疼痛、红肿渗出 → 化脓性软骨膜炎 → 抗感染洗涤及清创
  - 无痛性隆起 → 假性囊肿 → 抽液、加压包扎

耳道异常

- 耳道疼痛
  - 局限性红肿 → 外耳道疖 → 局部治疗
  - 弥漫性充血 → 外耳道炎 → 局部治疗
  - 鼓膜血疱 → 大疱性鼓膜炎 → 局部治疗
- 听力下降
  - 黄褐色物、肉芽 → 外耳道胆脂瘤 → 显微镜或内镜下取出
- 外耳道痒
  - 黄褐色菌丝 → 外耳道真菌 → 局部治疗
- 听力下降
  - 异物 → 外耳道异物 → 取出
  - 棕色物 → 耵聍栓塞 → 冲洗或取出

第一节 外 耳 湿 疹

湿疹（eczema）是一种常见的皮肤病，由多种内外因素引起的变态反应性多形性皮炎。主要特征为瘙痒、多形性皮疹，易反复发作。湿疹性反应与化脓性炎症反应不同，组织学上表现为淋巴细胞而非多形核白细胞浸润，有浆液性渗出、水疱形成等。发生在外耳道内称外耳道湿疹（eczema of external acoustic meatus）。若不仅发生在外耳道，而且还包括耳郭和耳周皮肤则为外耳湿疹（eczema of external ear）。

【病因】

湿疹的病因和发病机制尚不清楚，多认为与免疫或变态反应、毒素和物理化学因素有关，还可能和精神因素、神经功能障碍、内分泌功能失调、代谢障碍、肝或胃肠功能障碍等因素有关。潮湿和高温常是诱因。

【分类】

对外耳湿疹有不同的分类，有根据病程进行分类，分急性湿疹、亚急性湿疹和慢性湿疹。

【临床表现】

不同阶段湿疹的表现不同。

1. 急性湿疹 主要症状为患处奇痒，多伴烧灼感，挖耳后流出黄色水样分泌物，凝固后形成黄痂。婴幼儿因能诉说，可表现有各种止痒动作，烦躁不安，不能熟睡。累及外耳道深部皮肤及鼓膜表面，则可有耳鸣和轻度传导性聋。检查可见外耳皮肤红肿，散在红斑、粟粒状小丘疹及半透明的小水疱。水疱抓破后，即出现红色糜烂面，并流出淡黄色水样分泌物，分泌物干燥凝固后形成痂皮，黏附于糜烂面上。

图集 1-6-1
外耳道及鼓膜急性湿疹

2. 亚急性湿疹 多由急性湿疹未经治疗、治疗不当或久治不愈迁延所致。局部仍瘙痒，渗液比急性湿疹少，但有结痂和脱屑。

3. 慢性湿疹 常因急性、亚急性湿疹反复发作或久治不愈发展而来。自觉局部剧痒，表现为外耳道皮肤增厚、粗糙、表皮皲裂、苔藓样变、脱屑及色素沉着等。

图 1-6-1
外耳道慢性湿疹

【诊断及鉴别诊断】

患者均有不同程度的耳部局部瘙痒症状，非感染性湿疹往往有某种物质接触史，发病的部位一般在该物质接触的部位；在病情不同阶段局部检查可见皮肤充血、粟粒状丘疹或水疱，皮肤糜烂或渗出，表皮皲裂、增厚、脱屑和结痂。感染性湿疹有脓液流出。

【治疗】

1. 一般治疗 尽可能找出病因，去除和避免接触过敏源。病因不明者，停食辛辣、刺激性或有较强应原性食物。疑为局部用药引起应停用这些药物；如由脓液刺激引起，则应用有效药物治疗中耳炎，同时要兼顾外耳道炎的治疗。

2. 局部治疗 按"湿以湿治、干以干治"的原则处理。

（1）比较干燥、无渗出液者：可涂用 10% 氧化锌软膏或含抗生素和可的松的软膏等。干痂较多时，先用 3% 过氧化氢溶液清洗后再涂抹前述的软膏。皮肤增厚者可以涂敷 3% 水杨酸软膏。

（2）渗出液较少者：先涂擦 2% 甲紫液，干燥后涂氧化锌糊剂或激素软膏。

（3）渗出液较多者：用 3% 过氧化氢溶液或炉甘石洗剂清洗渗出液及痂皮，再用 3% 硼酸溶液湿敷，待渗出液减少后，再用上述药物治疗。

3. 全身治疗

（1）继发感染时，全身和局部应用抗生素。

（2）服用抗过敏药物，严重者可用地塞米松等糖皮质激素。

第二节 外 耳 道 疖

外耳道疖（furuncle of external acoustic meatus）是外耳道皮肤的局限性化脓性炎症，发生于外耳道软骨部，又称局限性外耳道炎（circumscribed otitis external）。多为单发亦可多发，是耳科常见的疾病之一。夏秋季多见。

【病因】

外耳道软骨部皮肤含毛囊、皮脂腺和耵聍腺，细菌侵入这些皮肤附件，感染而形成脓肿。骨部的外耳道皮肤无毛囊及腺体，故不会发生疖肿。致病菌绝大多数是金黄色葡萄球菌，有时为白色葡萄球菌感染。疖肿的发生与下列因素有关。

1. 挖耳引起外耳道皮肤损伤，细菌感染。

2. 游泳、洗头、洗澡水进入外耳道长时浸泡使表皮软化，易致细菌侵入。

3. 中耳长期流脓及外耳道湿疹等也可诱发本病。

4. 全身性疾病使全身或局部抵抗力下降，是引起本病的诱因，如糖尿病，慢性肾炎，营养不良等。

【临床表现】

1. 剧烈耳痛，可放射至同侧头部。疖在外耳道前壁时张口、咀嚼、打呵欠时疼痛加剧。如疖肿堵塞外耳道则可影响听力。疖肿破溃有稠脓流出。疖部位不同可引起耳前或耳后淋巴结肿胀疼痛。婴幼儿外耳道疖肿表现为不明原因的哭闹不安、伴体温升高，患儿不愿卧于患侧，触碰患耳时哭闹不止。

2. 检查可见外耳道软骨部皮肤呈局限性红肿，触痛明显，按压耳屏或牵拉耳郭时疼痛明显加重，此点可与急性中耳炎的耳痛鉴别。疖肿成熟后，局部变软探针触之有波动感，尖端显露黄白色脓点，自行溃破后流出带血的黏稠脓液，脓的特点为量少、稠厚、无黏液，故与中耳炎不同。此外，患者耳前、耳后或耳下淋巴结可肿大并有压痛。血常规检查可有白细胞升高。

📎 图 1-6-2
外耳道疖肿

【诊断】

根据症状和检查所见，外耳道疖肿不难诊断。但当疖肿位于外耳道前下壁者，耳屏前下方可出现肿胀，易误诊为腮腺炎。疖肿位于外耳道后壁者，耳后软组织可出现红肿，此时，耳郭外突，耳后沟消失，易误诊为急性乳突炎（见本篇第七章），应注意鉴别。

【治疗】

1. 局部治疗　根据疖的不同阶段，采取不同的治疗方法。疖肿未成熟时，用鱼石脂甘油纱条置于疖肿处，每日更换一次；也可局部物理治疗、微波治疗，促进炎症消散（图 1-6-1）。疖肿已成熟而未破时，较小疖肿可用细棉签蘸 30%～50% 硝酸银或纯苯酚烧灼脓头，使其溃破或针头刺破脓头，用棉棍轻轻将脓头压出；如疖肿较大则顺外耳道长轴方向切开排脓，脓液应做细菌培养和药物敏感试验，脓腔置橡皮片引流。如疖已经破溃，用 3% 的过氧化氢溶液将脓液清洗干净，必要时也需在脓腔放置引流条，根据病情逐日或隔日换药，直到痊愈。

2. 全身治疗　疼痛较剧时给予镇痛剂；严重的疖除局部治疗外，另需口服抗生素；因外耳道疖大多数是金黄色葡萄球菌感染，首选青霉素或大环内酯类抗生素。如已做细菌培养和药物敏感试验，则根据试验结果首选敏感的抗生素。

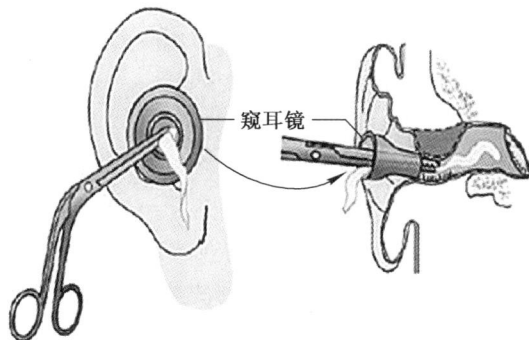

图 1-6-1　外耳道药物湿敷示意图

第三节　外耳道炎

外耳道炎（otitis externa）是外耳道皮肤或皮下组织的广泛的急、慢性炎症。是耳鼻咽喉科门诊的常见病、多发病。

【分类】

根据病程可将外耳道炎分为急性弥漫性外耳道炎和慢性外耳道炎。

【病因】

正常的外耳道皮肤及其附属腺体的分泌对外耳道具有保护作用，当外耳道皮肤本身的抵抗力下降或受到损伤，微生物进入引起感染，发生急性弥漫性外耳道炎症。其常见诱因与下列因素有关：

1. 水液浸渍　游泳或洗头水进入外耳道后而未拭干净，浸泡皮肤，角质层被破坏，微生物得以侵入皮肤招致感染。

2. 外伤　挖耳时不慎损伤外耳道皮肤或异物擦伤。

3. 温度和湿度变化　温度上升和湿度过大，腺体分泌受到影响，甚至阻塞，降低了局部的防御能力。

4. 化脓性中耳炎　脓性分泌物的刺激常致外耳道皮肤抵抗力降低。

5. 变态反应　外耳道在变态反应基础上，继发感染。如外耳湿疹患者易并发外耳道炎。

6. 全身性疾病　如糖尿病、内分泌紊乱、慢性便秘和贫血等也易诱发本病。

常见的致病菌为金黄色葡萄球菌，其他有溶血性链球菌、铜绿假单胞菌、变形杆菌等，真菌感染亦可发生。

【临床表现】

1. 急性外耳道炎　与疖相似，发病初期耳内有灼热感，随着病情的发展，耳内胀痛，疼痛逐渐加剧，甚至坐卧不宁，咀嚼或说话时加重。病情轻重不同，局部体征亦不一致。有耳屏压痛和耳郭牵引痛，轻者仅见外耳道皮肤轻度充血、肿胀、潮湿，有时有小脓疱；耳道内有分泌物，早期是稀薄的浆液性分泌物，晚期变成稠或脓性。重者外耳道肿胀明显，可致外耳道狭窄及闭塞，鼓膜不能窥见；如病情严重，耳郭周围可水肿，耳周淋巴结肿胀或压痛。

2. 慢性外耳道炎　常使患者感耳痒不适，不时有少量分泌物流出。如由于游泳、洗澡水进入外耳道，或挖耳损伤外耳道可转为急性感染，具有急性弥漫性外耳道炎的症状。慢性外耳道炎外耳道皮肤多增厚，有痂皮附着，撕脱后外耳道皮肤呈渗血状。外耳道内可有少量稠厚的分泌物，或外耳道潮湿，有白色豆渣样分泌物堆积在外耳道深部。

【诊断及鉴别诊断】

一般来说，急、慢性外耳道炎的诊断并不难，但有时需与下列疾病相鉴别。

1. 化脓性中耳炎　急性化脓性中耳炎听力减退明显，早期有剧烈耳痛，流脓后耳痛缓解；检查可见鼓膜红肿或穿孔；脓液呈黏脓性。当急、慢性化脓性中耳炎的脓液刺激引起急、慢性外耳道炎，慢性化脓性中耳炎松弛部穿孔被干痂覆盖时，将脓液或干痂清除干净。根据上述特点，仔细检查，可以鉴别。

2. 急、慢性外耳道湿疹或急性药物性皮炎　大量水样分泌物和外耳道奇痒是急性湿疹和急性药物过敏的主要特征，一般无耳痛，检查时可见外耳道肿胀，可有丘疹或水疱。慢性外耳道湿疹局部奇痒并有脱屑，可有外耳道潮湿，清理后见鼓膜完整。

3. 外耳道疖肿　外耳道红肿或脓肿多较局限。

【治疗】

1. 急性弥漫性外耳道炎　清洁外耳道保持引流通畅，并取分泌物做细菌培养和药物敏感试验，选择敏感无耳毒性的抗生素。尚未获得细菌培养结果时，局部使用广谱抗生素滴耳液。外耳道红肿时，局部可敷用浸鱼石脂甘油的棉条。严重的外耳道炎需全身应用抗生素；耳痛剧烈者给镇痛药和镇静剂。

2. 慢性弥漫性外耳道炎　保持局部清洁，局部用保持干燥的药物，可联合应用抗生素和糖皮质激素软膏涂抹，全身辅以维生素 A 治疗；积极治疗感染病灶如化脓性中耳炎；因本病而导致外耳道狭窄及闭锁，影响耵聍排出及听力者，可在炎症痊愈后行外耳道成形术。

第四节　外耳道胆脂瘤

外耳道胆脂瘤（cholesteatoma of external auditory canal）主要指原发于外耳道的胆脂瘤。亦有称之为表皮病（epidermosis）或角化不良（dyskeratos）者。

【病因】

外耳道胆脂瘤病因不明。可能由于外耳道皮肤受到各种病变的长期刺激而产生慢性充血，致使局部皮肤基底细胞生长活跃，角化上皮细胞脱落异常增多，堆积于外耳道内，形成团块。

【临床表现】

外耳道胆脂瘤症状与胆脂瘤大小及是否合并感染有关。无继发感染的小胆脂瘤可无明显症状；胆脂瘤较大，可出现耳内闭塞感，耳鸣，听力下降。继发感染则有耳痛，可放射至头部，剧烈者夜不成眠；耳内流脓或脓血，具臭味。

检查见外耳道深部为白色或黄色胆脂瘤堵塞，其表面被无数层鳞片状物质包裹。继发感染时，外耳道皮肤红肿，可有肉芽并遮盖胆脂瘤。清除胆脂瘤后可见外耳道皮肤糜烂、缺损和骨质裸露或骨壁可有不同程度的破坏。

CT 扫描检查可见外耳道内低密度阴影，外耳道扩大和后壁骨质不同程度的破坏缺损伴鼓室、乳突气房内低密度阴影。

【诊断】

根据病史及局部检查，诊断一般不难，取胆脂瘤送病检可确诊。注意和原发于中耳的胆脂瘤、外耳道癌及坏死性外耳道炎鉴别，必要时做颞骨 CT 扫描可以帮助明确诊断。

【治疗】

手术彻底清除胆脂瘤是唯一的治疗方法。不合并感染的胆脂瘤较易取出。合并感染时，由于外耳道肿胀，胆脂瘤嵌顿于扩大的外耳道深部，取出较为困难，可在全麻及手术显微镜下清除胆脂瘤和肉芽。若有耳道破坏或狭窄，可同期行外耳道成形手术。

第五节　大疱性鼓膜炎

大疱性鼓膜炎（bullous myringitis, myringitis bullosa hemorsa）又称出血性大疱性鼓膜炎（myringitis bullosa hemorrhagica），是一种可能由病毒感染引起的鼓膜原发

性炎症。病理上，以鼓膜表皮质下方的局限性积液而形成的大疱为特征，鼓膜邻近的外耳道深部皮肤常受到波及。

【病因】

本病可能由病毒感染所致，如流感病毒、脊髓前角灰质炎病毒等，但至今尚未得到证实。

【临床表现】

大疱性鼓膜炎主要症状为突发性持续性耳道剧痛，可伴同侧头痛及颊部疼痛。大疱破裂后，可流出淡黄色或略带血性的浆液性分泌物，随后耳痛可渐减轻。耳痛发生前、后，可出现低调性耳鸣，或有耳内闷胀感、堵塞感等。偶有眩晕。

耳镜或耳内镜检查可见外耳道深部皮肤充血，鼓膜松弛部充血，鼓膜后上方大小不一，数目不等红色或紫色血疱。溃破后，局部呈暗红色，可有少量渗血，无鼓膜穿孔。听力检查可出现轻度传导性听力下降。

图集 1-6-2
大疱性鼓膜炎

【诊断】

根据耳深部剧痛及鼓膜表面典型的疱疹，即可作出诊断。应注意和急性化脓性中耳炎，特发性血鼓室，以及由各种病因引起的蓝鼓膜鉴别。

【治疗】

大疱未破者耳痛剧烈者，消炎镇痛滴耳剂如酚甘油、苯唑卡因滴耳，口服阿昔洛韦等抗病毒药物。大疱已破者给予擦拭干净耳道，保持清洁。为预防继发感染，可口服抗生素。

第六节　外耳其他疾病

（孙敬武　黄小兵）

复习思考题

1. 外耳道湿疹的临床分型有哪些?

2. 外耳道疖肿的病因是什么?

3. 外耳道炎主要与哪些疾病进行鉴别诊断?

4. 外耳道胆脂瘤与耵聍栓塞的鉴别诊断要点是什么?

5. 化脓性耳郭软骨膜炎治疗原则是什么?

网上更多……

本章小结　　开放性讨论　　教学PPT　　自测题

第七章

中耳炎性疾病

关键词

分泌性中耳炎 化脓性中耳炎 中耳胆脂瘤 中耳手术

听力重建   听力植入

  中耳的炎性疾病是耳科的常见病和多发病，也是造成人们听力残障的常见原因之一。自20世纪90年代起，国内外耳外科学发展迅速，尤其在近10多年来，随着高端设备（高分辨率CT、动态MRI、神经监护仪、人工听觉装置、高清显微镜、介入和导航系统等）和听骨重建材料的快速更新，以及临床听力学研究的不断提高，耳科的手术范畴不断扩大。其中，中耳手术已经步入微创和功能性手术的时代，且并发症越来越少，预后越来越好。此外，在儿童中发病率很高的分泌性中耳炎和急性中耳炎方面，国外近年来不断提出了具有循证医学证据的临床诊疗指南，为此类疾病的临床规范化诊治提供了很好的参考。本章中分泌性中耳炎、中耳胆脂瘤和慢性中耳炎是学习重点。

诊疗路径

听力下降或急性耳痛或长期反复耳流脓

↓

病史询问+电耳镜或耳内镜检查，进行筛查、评估分类

可疑分泌性中耳炎 / 可疑急性中耳炎 / 可疑慢性中耳炎

可疑分泌性中耳炎：
鼓气耳镜或耳内镜，纯音测听、声导抗检查，鼻咽部检查，必要时鼓膜穿刺（成人）

儿童需排除高危因素，成人需排除鼻咽癌、颞下窝肿瘤等

分泌性中耳炎

- 儿童：早期：观察为主，监测听力后期：药物+手术
- 成人：保守治疗：抗感染、激素+保持鼻腔及咽鼓管通畅，手术：鼓膜穿刺、鼓膜切开，病因治疗：食管-咽喉反流等

可疑急性中耳炎：
耳周、耳内镜、听力检查，必要时查血常规、颞骨高分辨率CT

排除并发症

急性中耳炎

全身治疗：广谱抗菌药抗感染，重症者给予补液、支持疗法，应用少量糖皮质激素；病因治疗：腺样体肥大、慢性鼻窦炎；局部治疗：穿孔前：2%石炭酸甘油滴耳（穿孔后停用）减充血剂喷鼻；穿孔后：脓液培养，调整用药,3%双氧水洗耳+抗生素溶液滴耳

↓

上述治疗后症状仍未改善，鼓膜充血仍显著者或已合并急性乳突炎，行单纯乳突切开术

可疑慢性中耳炎：
病史询问，耳镜或耳内镜+听力学检查颞骨高分辨率CT或MRI，必要时行穿孔处肉芽、上皮或增生物活检

注意评估有无颅内、外并发症

慢性中耳炎

不伴胆脂瘤：病因治疗+药物治疗，病灶清除+听力重建+鼓膜修补；伴胆脂瘤：根据细菌培养及药敏试验选择敏感药物，彻底清除病灶+听力重建+鼓膜修补,预防并发症

第一节　分泌性中耳炎

☞ 典型病例（附分析）1-7-1
中耳炎

分泌性中耳炎（otitis media with effusion，OME）是一种以咽鼓管功能障碍和（或）中耳黏膜炎症为常见病因所导致的以听力下降为主要特征的中耳积液（包括浆液，黏液，浆 - 黏液，而非血液或脑脊液）。根据本病病理过程中的某一特点，本病以往有较多的命名：渗液性中耳炎（secretory otitis media，SOM），渗出性中耳炎，浆液性中耳炎，黏液性中耳炎，卡他性中耳炎（catarrhal otitis media），浆液 - 黏液性中耳炎，鼓室积水等，分泌物极为黏稠者称为胶耳（glue ear），目前临床上多采用"分泌性中耳炎"这一名称。

【流行病学】

本病在儿童的发病率明显高于成人，是引起儿童听力下降的重要原因之一。国外的流行病学研究发现大约90% 的学龄前儿童曾患 OME，最常见于 6 个月 ~ 4 岁儿童。我国儿童的发病率及高发病年龄尚缺乏大样本的、精确的统计资料。

按病程的长短不同，本病分为急性期（3 周内），亚急性期（3 周 ~ 3 个月）和慢性期（3 个月以上）。

【病因及发病机制】

病因复杂，与多种因素有关：

1. 咽鼓管功能障碍　由各种原因引起的咽鼓管功能障碍是造成本病的重要原因之一。

（1）咽鼓管阻塞：当咽鼓管任何部位受到机械性或非机械性的阻塞时，中耳腔逐渐形成负压，中耳黏膜毛细血管扩张，通透性增加，形成积液。

1）机械性阻塞：鼻咽部的各种良、恶性病变，如腺样体肥大、鼻咽癌、鼻咽纤维瘤等；鼻腔和鼻窦疾病，如后鼻孔鼻息肉、下鼻甲后端肥大、变应性鼻炎等，以及长期的鼻咽腔填塞等，可直接压迫、堵塞咽鼓管咽口而导致本病。随着病因学研究的不断深入，除了单纯的机械性压迫、阻塞外，还涉及其他病因，如：①腺样体炎症。感染的腺样体可潜藏大量的致病微生物，经咽鼓管感染中耳而导致本病的反复发作。同时，腺样体自身释放的某些炎性介质可增加血管的通透性，引起咽鼓管黏膜水肿。②慢性鼻窦炎。慢性鼻窦炎的患者可因脓涕长期的刺激使咽鼓管周围的黏膜和淋巴组织

增生，导致咽口狭窄。③头颈部放疗。咽鼓管肌群、咽鼓管软骨及咽鼓管咽口遭放射性损伤导致瘢痕性狭窄，功能障碍。④此外，咽旁间隙的肿瘤向上发展至咽鼓管周围等也为病因之一。

2）非机械性阻塞：①儿童咽鼓管肌肉薄弱，收缩无力，加之咽鼓管软骨弹性差，中耳容易产生负压，负压状态的中耳可使咽鼓管软骨段向腔内下陷，管腔进一步狭窄，甚至闭塞。②细菌感染后在溶菌酶的作用下使咽鼓管内表面活性物质减少，提高管腔内的表面张力，影响咽鼓管的开放。

（2）咽鼓管的清洁和防御功能障碍：一般状态下，咽鼓管可借助由上皮质的纤毛细胞与其上方的黏液毯共同组成"黏液纤毛输送系统"，不断向鼻咽部排除病原体及分泌物。而咽鼓管底部的杯状细胞和黏膜皱襞主要司理清洁功能，保护中耳的无菌状态。细菌的外毒素、放射性损伤、先天性纤毛运动不良综合征（immotile cilia syndrome）以及婴幼儿咽鼓管发育不成熟等均可导致黏液纤毛运动和输送功能障碍甚至瘫痪。

2. 感染　常见的致病菌为流感嗜血杆菌（haemophilusinfluenzae）和肺炎链球菌（pneumostreptococcus），其次为 β- 溶血性链球菌和金黄色葡萄球菌等。还可有流感病毒、呼吸道合胞病毒和腺病毒等病毒。此外，滥用抗生素也可能是致病原因。

3. 免疫反应　由于中耳积液中可检测到细菌的特异性抗体、免疫复合物及补体等，提示分泌性中耳炎可能是一种由抗体介导的免疫复合物疾病，即Ⅲ型变态反应。但也有学者认为它是由 T- 细胞介导的迟发性变态反应（Ⅳ型变态反应）。而Ⅰ型变态反应与本病的关系尚不十分清楚，有学者认为可能是患者对感染性疾病的敏感度增强，炎性介质不仅使鼻黏膜，也使咽鼓管黏膜水肿，分泌物增多，导致咽鼓管的阻塞和中耳负压。但一般认为，吸入性变应原通常不能通过咽鼓管进入鼓室。

4. 其他　如胃 - 食管反流、牙错位咬合、腭裂亦引起本病。而被动吸烟，环境污染，哺乳方法不当，家族遗传等为儿童患病的高风险因素。

【临床表现】

1. 听力下降　急性分泌性中耳炎病前大多有感冒史，如积液未充满鼓室可出现体位性听力变化，如前倾或偏向患侧，此时因积液离开蜗窗，听力可暂时改善。少数患者主诉听力在数小时内急剧下降，往往被误诊为"突聋"。儿童单耳患病时常因倾诉性差而被忽略。小儿多表现为对别人的呼唤声不予理睬，看电视时要调大声

量，学习时精神不集中等。低龄婴幼儿可能表现出反复抓耳、易激惹、睡眠不宁等。

2. 耳痛 起病时多有耳痛，可轻可重。慢性期耳痛不明显。

3. 耳内闭塞感 耳内闭塞感或闷胀感伴自听增强是常见的主诉之一，按压耳屏后症状可暂时减轻。

4. 耳鸣 部分患者有耳鸣，多为间歇性，如"噼啪"声，或低音调"轰轰"声。当头部运动，打呵欠或擤鼻时，耳内可出现气过水声，但液体很黏稠，或液体已完全充满鼓室，则无此症状。

【辅助检查】

1. 鼓膜 急性期鼓膜松弛部充血，或全鼓膜轻度弥漫性充血。鼓膜紧张部内陷，表现为光锥缩短，变形或消失，锤骨短突明显向外突起。鼓室积液时，鼓膜常呈淡黄、橙红或琥珀色（彩图1-7-1），慢性者可呈灰蓝或乳白色，鼓膜紧张部有扩张的微血管。若液体不黏稠，且未充满鼓室，可透过鼓膜见到液平面。此液面形如弧形的发丝，凹面向上，患者头前俯、后仰时，此平面与地面平行的关系不变。有时尚可透过鼓膜见到气泡影，作咽鼓管吹张后气泡可增多、移位。积液甚多时，鼓膜向外隆凸，鼓膜活动受限。

鼓膜检查设备的选择：①电子耳镜：成人、部分配合的儿童在电子耳镜的辅助下大多能观察到鼓膜，简单快速。②鼓气耳镜检查：鼓气耳镜和鼓膜穿刺术是诊断OME的金标准。由于鼓膜穿刺有创伤性，不宜作为常规诊疗程序。而鼓气耳镜诊断OME的敏感性和特异性均极高，方法简单可靠，价格便宜，尤其对于儿童，目

前被推荐作为OME的首选基本诊断方法，并以此与急性中耳炎鉴别。③硬性耳内镜：婴幼儿的外耳道狭窄，鼓膜较厚，位置倾斜，且常不能很好地配合检查，硬性耳内镜可提供清晰的照明，可以直接全面观察到鼓膜色泽、形态及鼓室积液情况，操作简单，时间短，是目前婴幼儿常用、有效的检查方法。

2. 听力学检查

（1）纯音听阈测试（图1-7-1）：为传导性聋。听力下降的程度不一，轻者15~20 dB，重者可达40 dB。听阈可随积液量的改变而波动。听力损失一般以低频为主，但由于中耳传音结构及两窗阻抗的变化，高频气导及骨导听力亦可下降。少数患者可合并感音神经性听力损失。

（2）声导抗测试（图1-7-2）和声反射：是鼓气耳镜方法的有效补充。鼓室图平坦型（B型）是分泌性中耳炎的典型曲线，负压型（C型）提示咽鼓管功能不良，部分患者鼓室内有积液。

（3）宽频声导抗测试（wideband tympanometry test, WBT）：是一种新的中耳功能临床评估手段，通过被中耳吸收的部分能量间接反映中耳功能，对于中耳细微病变的分辨和检出较传统的声导抗测试有更高的敏感性和特异性，对婴幼儿OME的诊断准确性与鼓气耳镜相近，有望成为新的OME辅助诊断方法代替传统的声导抗检查。

3. 影像学检查 小儿可作X线鼻咽部侧位拍片或鼻咽部CT，了解腺样体是否增生。颞骨CT扫描可见鼓室内有密度均匀一致的阴影，一般无骨质破坏。

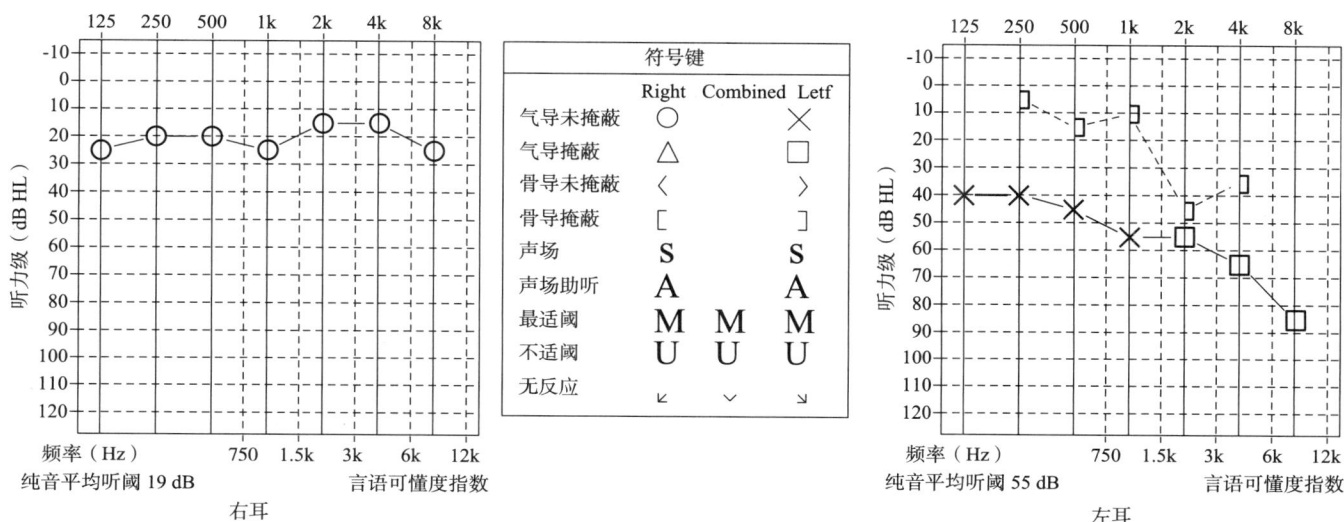

	符号键		
	Right	Combined	Letf
气导未掩蔽	○		×
气导掩蔽	△		□
骨导未掩蔽	＜		＞
骨导掩蔽	［		］
声场	S	S	S
声场助听	A	A	A
最适阈	M	M	M
不适阈	U	U	U
无反应	↙	⌄	↘

图 1-7-1 纯音听阈测试

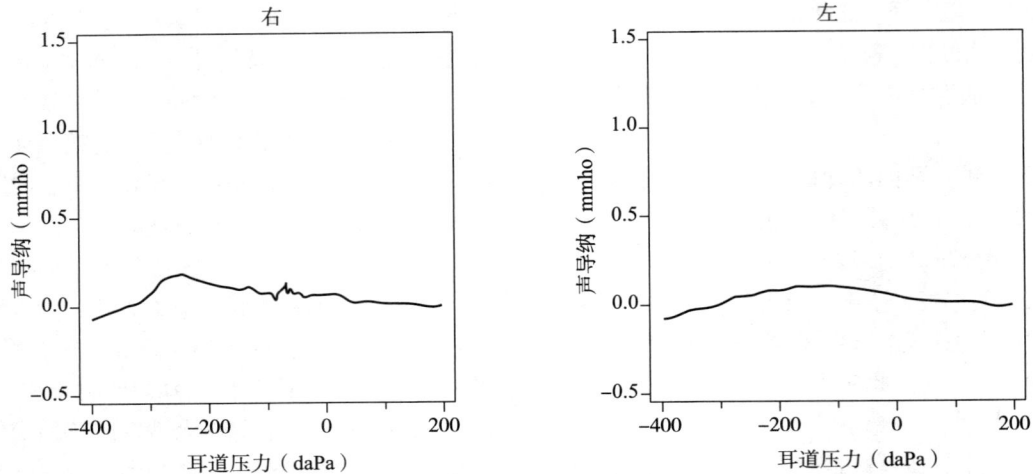

图 1-7-2　声导抗测试

【诊断及鉴别诊断】

根据病史和临床表现，结合鼓膜检查（鼓气耳镜）、听力学检查结果，诊断一般不难。必要时可在无菌操作下行鼓膜穿刺术确诊。但如积液甚为黏稠，也可能抽不出液体。

本病需与以下疾病鉴别。

1. 鼻咽癌　本病可为鼻咽癌患者的首诊症状。故对成年患者，特别是一侧分泌性中耳炎，应警惕有鼻咽癌的可能。鼻内镜或电子鼻咽喉镜检查，血清中 EBV-VCA-IgA 的测定等应列为常规检查项目之一，必要时做鼻咽部 CT 扫描或 MRI，以及鼻咽部活检。

2. 脑脊液耳漏　颞骨骨折合并脑脊液漏而鼓膜完整者，脑脊液聚集于鼓室内，可产生类似分泌性中耳炎的临床表现。根据头部外伤史，鼓室液体的实验室检查结果及颞骨 CT 或 X 线拍片可帮助鉴别。

3. 外淋巴瘘（漏）　多继发于镫骨手术后，或有中耳手术损伤史。除鼓膜表现积液外，多半有眩晕和眼震，耳聋为感音神经性或混合性。

4. 胆固醇肉芽肿　亦称特发性血鼓室。病因不明，可为分泌性中耳炎晚期的并发症。中耳内有棕褐色液体，鼓室及乳突腔内有暗红色或棕褐色肉芽，内有含铁血黄素与胆固醇结晶溶解后形成的裂隙，伴有异物巨细胞反应。鼓膜呈蓝色或蓝黑色。颞骨 CT 片示鼓室及乳突内有软组织影，少数有骨质破坏。

5. 粘连性中耳炎　粘连性中耳炎是慢性分泌性中耳炎的后遗症或终末期。两病症状相似，但粘连性中耳炎的病程一般较长，咽鼓管吹张治疗无效，听力损失较重，鼓膜紧张部与鼓室内壁和（或）听骨链粘连，形成高低不平的鼓膜。

【治疗】

原则是控制感染，清除中耳积液，改善咽鼓管通气和引流，同时治疗相关疾病。目标是减轻症状、减轻传导性聋和预防慢性咽鼓管阻塞导致长期后遗症等。由于本病在儿童的发病率远高于成人，而 2 个月~12 岁患儿的治疗模式与成人区别较大，在此分述。

1. 成人 OME 的治疗

（1）保守治疗：

1）抗生素：急性分泌性中耳炎可针对致病菌选用大环内酯类、头孢类如头孢拉啶、头孢呋辛、头孢噻肟、头孢哌酮等适当短期治疗。

2）糖皮质激素：地塞米松或泼尼松等短期治疗，以减少积液渗出和吸收。

3）保持鼻腔及咽鼓管通畅：减充血剂如 1% 麻黄碱滴鼻液，盐酸羟甲唑啉滴（喷）鼻腔。咽鼓管吹张（可采用捏鼻鼓气法，波氏球法或导管法）。成人可经导管向咽鼓管咽口吹入泼尼松龙 1 mL，隔日 1 次，共 3~6 次。

4）黏液稀化剂、促排剂：可稀化黏液，利于分泌物经咽鼓管排出。

（2）手术治疗：

1）鼓膜穿刺术：鼓膜穿刺（auripuncture, tympanotomy）抽出积液。必要时可重复穿刺。亦可于抽液后注入糖皮质激素，α-糜蛋白酶等类药物。

2）鼓膜切开术（myringotomy）：液体较黏稠，鼓膜穿刺时不能将其吸尽者，或经反复穿刺，积液在抽吸后又迅速生成、积聚时，宜作鼓膜切开术。

（3）病因治疗：对反复发作的分泌性中耳炎，除治疗疾病本身外，更重要的是仔细寻找病因并积极治疗。

1）包括胃－食管－咽喉反流、鼻部、鼻咽部、口咽部疾病等。

2）对慢性分泌性中耳炎，未查出明显相关疾病时，可做颞骨 CT 扫描，如发现鼓室或乳突内有肉芽或鼓室粘连时，应作鼓室探查术或单纯乳突开放术，彻底清除病变组织后，根据不同情况进行鼓室成形术。

2. 2 个月～12 岁患儿 OME 的治疗

（1）保守治疗：国外流行病学发现，OME 的患儿，75%～90% 在 3 个月内痊愈，且婴儿和幼小儿的自愈率更高。而过早的药物和手术干预无益处，反而增加相应的副作用。即使鼓膜充血也不可作为临床使用抗生素的指征。故在诊断之日起应对患儿进行为期 3 个月的观察随访，观察期间每 2～4 周定期复查鼓气耳镜和声导抗。

（2）外科手术治疗：有以下情况之一的患儿，可考虑外科手术：观察期间较好耳的听力水平为 40 dB 或更差；病程持续在 3 个月以上伴有听力减退；已经引起鼓膜或中耳的结构损伤；合并急性中耳炎反复发作等。

1）首次手术：包括首选鼓膜置管术。有鼻塞、慢性鼻窦炎、慢性腺样体炎等指征时同时行腺样体切除术。

2）再次手术：鼓膜置管脱出或取管后复发，可行腺样体切除术和鼓膜切开术（4 岁以上，腭裂除外），同时行鼓膜置管或不置管；不建议单独行鼓膜切开术、激光辅助鼓膜打孔或单独行扁桃体切除术。

【预后】

急性分泌性中耳炎预后一般良好。少数慢性分泌性中耳炎可遗留粘连性中耳炎，胆固醇肉芽肿，鼓室硬化，后天性原发性胆脂瘤等。

☞ 推荐阅读 1-7-1
儿童中耳炎诊断和治疗指南（2008 草案）

☞ 推荐阅读 1-7-2
分泌性中耳炎的临床诊断治疗指南（2016）

第二节 化脓性中耳炎

一、急性化脓性中耳炎及乳突炎

急性化脓性中耳炎（acute suppurative otitis media,

AOM）是中耳黏膜的急性化脓性炎症。本病多见于儿童，指 48 h 内发生的中耳急性炎症。临床上以耳痛，耳流脓，鼓膜充血、穿孔为特点。国外研究发现，超过 80% 的儿童在 3 岁前至少有受到过 1 次 AOM 感染的危险，是婴幼儿及儿童听力损害的常见原因之一。儿童急性乳突炎（acute mastoiditis）是乳突气房黏－骨膜、特别是乳突骨质的急性化脓性炎症。主要发生于气化型乳突，2～3 岁以下的婴幼儿因乳突尚未发育，仅发生鼓窦炎。

【病因及感染途径】

各种原因引起的身体抵抗力下降、全身慢性疾病、邻近部位的病灶疾病（如慢性扁桃体炎、慢性化脓性鼻窦炎等）、小儿腺样体肥大以及小儿中耳局部免疫功能发育不完全，防御能力差等是本病的诱因。主要致病菌为肺炎链球菌、葡萄球菌、流感嗜血杆菌、乙型溶血性链球菌及铜绿假单胞菌等，临床上以前两者最常见，真菌罕见。致病菌可通过以下途径进入中耳。

1. 咽鼓管途径 此途径最常见。

（1）急性上呼吸道感染时，咽鼓管周围的感染病变如急性鼻炎、急性鼻咽炎、急性腺样体炎、扁桃体炎等，炎症向咽鼓管蔓延至中耳。

（2）在不洁的水中游泳或跳水，不适当的擤鼻、咽鼓管吹张、鼻腔冲洗等，病原体可经咽鼓管进入中耳鼓室。

（3）哺乳方法不当，如婴幼儿平卧吮奶时，乳汁经短而宽的咽鼓管流入中耳。

2. 外耳道－鼓膜途径 鼓膜外伤或原有穿孔时，致病菌直接经穿孔侵入中耳。鼓膜穿刺、切开或鼓室置管时因器械污染或未遵循无菌操作原则，均可导致中耳感染。

3. 血行感染 极少见。

【病理】

病变常累及包括鼓室、鼓窦及乳突气房的整个中耳黏－骨膜，但以鼓室为主。病变早期主要为黏膜充血和水肿，表现为毛细血管扩张，红细胞、多形核白细胞、纤维素等渗出，聚集并逐渐形成脓液。当黏骨膜血管受损，分泌物也可为血性。脓液后增多引发鼓膜压力增加出现缺血、小静脉血栓性静脉炎，纤维层发生坏死，导致鼓膜穿孔，脓液外泄。若治疗得当，炎症控制并吸收，黏膜恢复正常，鼓膜穿孔可自行修复，或遗留永久性穿孔。若治疗不当或炎症得不到控制可向鼓窦和乳突发展、蔓延，乳突气房的黏－骨膜充血、肿胀、坏死、脱落，骨质发生脱钙，乳突气房隔破溃，气房内积脓。乳突甚至融合为一个或数个大的空腔，腔内有大量脓液蓄积，称"急性融合性乳突炎"（acute coalescent mastoiditis）。急性乳突炎如继续发展，乳突骨壁穿破，还可引起颅内、外严重并发症。

【临床表现】

临床表现见表1-7-1。

表1-7-1　AOM 鼓膜穿孔前后临床表现的比较

临床表现	穿孔前	穿孔后
全身症状	严重：畏寒，发烧，怠倦，食欲减退。小儿重于成人，除高热、惊厥外，常伴呕吐，腹泻	明显减轻或消失，体温迅速恢复
耳痛	耳深部痛（搏动性跳痛、刺痛），吞咽及咳嗽时加重，可经三叉神经放射至同侧头面部或牙；耳痛加重可致烦躁不安，夜不成眠。小儿表现为挠耳、哭闹不休	明显减轻
听力减退	耳闷，听力下降，偶有眩晕	逐渐减轻
耳鸣	搏动性	逐渐消失
耳漏	无。婴幼儿的鼓膜较厚不易发生穿孔，应警惕	初为血水样，以后变为黏液脓性。若分泌物较多，分泌物不仅来自鼓室，亦源于鼓窦、乳突

【检查】

1. 耳周检查　牵拉耳郭常能引发耳痛。并发乳突炎者乳突皮肤肿胀、潮红，耳郭后沟可消失。鼓窦区及乳突尖区有明显压痛。

2. 耳镜检查　早期鼓膜松弛部充血，紧张部周边及锤骨柄可见放射状的扩张血管。随着病因发展鼓膜弥漫性充血、向外膨出，标志不易辨识。穿孔前，在隆起最明显的部位出现黄点，继后从此处发生穿孔。穿孔一般位于紧张部，清理耳道分泌物后可见穿孔处为针尖样、闪烁搏动的亮点，穿孔稍扩大后，可清晰察见其边界。坏死性中耳炎可发生多个穿孔，并迅速融合，形成大穿孔。

3. 听力检查　呈传导性听力损失。如内耳受损，可出现混合型听力损失。

4. 血常规白细胞　总数增多，多形核白细胞比率增加。穿孔后血常规渐趋正常。

5. 颞骨CT扫描　可见乳突炎患者乳突含气量减少，房隔破坏，并可见液气面。

【诊断及鉴别诊断】

根据病史、体征和辅助检查，诊断本病不难。但应注意与分泌性中耳炎、外耳道疖鉴别。分泌性中耳炎的渗液为非脓性，全身症状不明显。而外耳道无黏液腺，故当分泌物为黏液脓性时，提示病变在中耳而不在外耳道，此点不同于外耳道疖。

【治疗】

治疗原则为控制感染、通畅引流、镇痛、去除病因。

1. 全身治疗

（1）抗菌药的使用：根据常见致病菌及早应用足量的广谱抗生素控制感染。鼓膜穿孔后取脓液做细菌培养及药敏试验，并参照结果调整用药，直至症状完全消失。症状消失后仍需继续治疗数日，务求彻底治愈。

（2）重症者：注意给予支持疗法，应用少量糖皮质激素等。小儿呕吐，腹泻时，应注意补液，纠正电解质紊乱。

2. 局部治疗

（1）鼓膜穿孔前，用2%石炭酸甘油滴耳，可消炎止痛。但鼓膜穿孔后应立即停止使用，以免腐蚀鼓室黏膜及鼓膜。慢性化脓性中耳炎忌用此药。

（2）减充血剂喷鼻，如盐酸羟甲唑啉，1%麻黄碱等。减轻鼻咽黏膜、咽鼓管口肿胀，以利恢复咽鼓管功能。

（3）遇到以下情况时，应行鼓膜切开术（tympanotomy），达到畅引流，助于中耳炎症的消退和迅速缓解全身症状：①全身及局部症状较重，鼓膜膨出明显，经上述治疗后效果不明显。②鼓膜虽已穿孔，但穿孔太小，引流不畅者。③疑有并发症可能，但尚无须立即行乳突开放术者。

（4）鼓膜穿孔后，局部先用3%过氧化氢溶液清洗外耳道脓液，然后使用无耳毒性的抗生素溶液滴耳。

（5）炎症完全消退后，穿孔大都可自行愈合。如鼓膜已穿孔或行鼓膜切开后耳痛、发热仍未改善，鼓膜充血仍显著者，可能为中耳引流不畅，或已合并急性乳突炎，应行单纯乳突切开术，改善引流情况。

3. 病因治疗　积极治疗相关的病因有利于预防复发。

【预后及预防】

本病预后一般良好，治疗不当或不彻底者，可转变为急性乳突炎或隐性乳突炎。预防：①积极预防上呼吸道感染；②广泛开展各种传染病的预防接种工作；③宣传正确的哺乳姿势；④鼓膜穿孔及鼓室置管者禁止游泳，洗浴时防止污水流入耳内。

☞ 推荐阅读 1-7-3
解读美国儿童急性中耳炎临床诊疗指南（2013）

二、慢性化脓性中耳炎

慢性化脓性中耳炎（chronic suppurative otitis media，CSOM）是细菌侵犯中耳乳突的黏膜、骨膜、骨质后引起的持续 6 周以上的慢性化脓性炎症。病变不仅位于鼓室，还常侵犯鼓窦，乳突和咽鼓管。本病很常见，主要以耳内长期间断或持续性流脓、鼓膜穿孔和听力下降为特点。部分病例可伴有病灶内上皮组织增生合并形成中耳胆脂瘤，在一定条件下，还可以引起颅内、外并发症。

【流行病学及分型】

国外研究发现，CSOM 最常发生在人生中的第一个 5 年。本病在发展中国家中、尤其患有颅面畸形的儿童以及在某些种族群体中最常见。我国目前尚无该病的发病率资料统计。

以往国内一直将慢性化脓性中耳炎分为"单纯型、骨疡型和胆脂瘤型"3 型。但随着对中耳胆脂瘤发病机制以及颞骨病理学研究的深入，原有的 3 型分类法已不适用。目前按照 2012 年中华医学会的中耳炎临床分类指南，将化脓性中耳炎分为急性和慢性，根据流脓与否分为 2 期：活动期和为静止期。而将"中耳胆脂瘤"列为独立的一类中耳疾病。

由于胆脂瘤可以合并化脓菌的感染，故又有"伴胆脂瘤的慢性化脓性中耳炎"和"不伴胆脂瘤的慢性化脓性中耳炎"之分。本节讨论的内容仅为不伴胆脂瘤的慢性化脓性中耳炎。

☞ 研究进展 1-7-1
慢性化脓性中耳炎流行病学及分型进展

☞ 推荐阅读 1-7-4
中耳炎临床分型和手术分型指南（2012）

【病因】

1. 急性化脓性中耳炎未获恰当而彻底的治疗，以致病情迁延为慢性，此为较常见的原因。或急性坏死性中耳炎，病变深达骨质者。

2. 腺样体肥大，慢性扁桃体炎，慢性鼻-鼻窦炎等慢性疾病，易致中耳炎反复发作，经久不愈。

3. 全身或局部抵抗力下降，如营养不良，慢性贫血，糖尿病等。婴幼儿免疫功能低下，患急性中耳炎时较易演变为慢性。

4. 长期咽鼓管功能不良或堵塞导致中耳分泌物的清除障碍，加快 CSOM 的发展。而胃食管反流也可能导致咽鼓管功能障碍并继发出现中耳感染。

5. 细菌生物膜的存在，其机制是致病菌产生的细菌生物膜含有胞外多糖基质，具有屏障作用，抗体不能进入细菌生物膜内消灭细菌，反而在其表面形成免疫复合物体，释放酶类物质溶解破坏细菌生物膜周围的正常组织，加重感染。

6. 在拥挤的环境下群居生活亦易引发化脓性中耳炎，尤其是儿童。

本病最常见的致病菌为金黄色葡萄球菌和铜绿假单胞菌，其他较常见的有变形杆菌、表皮葡萄球菌、克雷伯杆菌、溶血性链球菌等。病程较长者，常出现两种以上细菌的混合感染，且菌种常有变化。而需氧菌与无芽孢厌氧菌的混合感染是近年来关注的热点。中耳的真菌感染很少见，但继发真菌感染很常见。

【病理】

本病的病理变化轻重不一，主要病理变化为黏膜充血、增厚，有圆形细胞浸润，杯状细胞及腺体分泌活跃。病变轻者主要位于鼓室，如果感染得到控制，炎症吸收，病变可进入静止期，此时鼓室黏膜干燥，鼓膜穿孔仍存，少数小的穿孔也可自行愈合。严重者病变可侵犯中耳的其他部位，如上、下鼓室。若黏膜上皮遭破坏，局部可有肉芽或息肉生成，少数有硬化灶或组织粘连并存。有些局部可发生鳞状上皮化生继发胆脂瘤。炎症很少破坏骨质。

【临床表现】

1. 耳溢液　耳流脓可为间断性或长期持续性，脓量多少不等。上呼吸道感染时或经外耳道感染时，病变由静止期或相对稳定期转为急性期，流脓发作或增多，可伴有耳痛。分泌物可为黏液脓，或稀薄或黏稠的纯脓，一般不臭，但长期不清洗可有臭味。伴有肉芽或息肉者，分泌物中偶可混有血液。

2. 听力下降　患耳可有不同程度的传导性或混合性听力损失，程度与鼓膜穿孔的大小、位置、听骨链是否破坏、中断，是否继发鼓室硬化，以及内耳迷路是否累及等有关。

3. 耳鸣　部分患者可出现耳鸣，多与内耳受损有关。而因鼓膜穿孔引起的耳鸣，将穿孔贴补后耳鸣消失。

【辅助检查】

1. 鼓膜穿孔　穿孔位于鼓膜紧张部，大小不等（图 1-7-3），穿孔较大时，部分锤骨柄、甚至砧骨长突、或砧镫关节可暴露于外。从穿孔处可窥见鼓室内壁黏膜，急性期可表现为鼓室黏膜微红或苍白，鼓室内有分泌物，鼓室黏膜充血、肿胀、或增厚、高低不平，或有肉芽、息肉，大的肉芽或息肉可循穿孔伸展于外耳道，穿孔被遮盖而不可见。静止期则表现为鼓室内干燥。

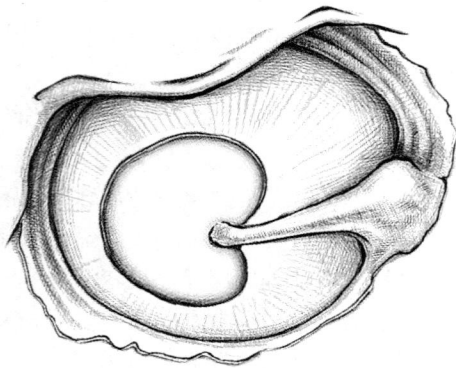

图 1-7-3　鼓膜穿孔

2. 听力检查　纯音听力测试示传导性或混合性听力损失，程度轻重不一。少数可为重度感音性听力损失。

3. 颞骨高分辨率 CT　鼓室、鼓窦及乳突气房正常或可见低密度影，中耳骨质一般无破坏，盾板角（上鼓室外侧壁和外耳道上壁之间形成的锐角）无破坏，听骨链多完整，部分可见砧骨豆状突及长突末端吸收。

【诊断及鉴别诊断】

根据病史及检查结果，诊断不难。应与以下疾病鉴别。

1. 中耳胆脂瘤　详见中耳胆脂瘤章节。

2. 慢性鼓膜炎　耳内长期流脓，鼓膜上有颗粒样肉芽，一般无穿孔。颞骨 CT 示鼓室及乳突均正常。

3. 中耳癌　好发于中年以上的患者。大多有患耳长期流脓史，近期耳内出血，伴耳痛，可有张口困难。鼓室内有新生物，接触易出血。早期容易出现面瘫，晚期有第 Ⅵ、Ⅸ、Ⅹ、Ⅺ、Ⅻ 脑神经受损表现。颞骨 CT 示骨质破坏。新生物活检可确诊。

4. 结核性中耳炎　起病隐匿，耳内脓液稀薄，听力损害明显，早期也易发生面瘫。鼓膜大穿孔，肉芽苍白。颞骨 CT 示骨质不规则破坏，MRI 可见中耳乳突占位，增强可见肿物强化。新生物活检可确诊。

【治疗】

治疗原则为消除病因，控制感染，通畅引流，以及修复鼓膜从而隔绝中耳和外耳，并重建传音结构。

1. 病因治疗　积极治疗可能引发和加重中耳病变的周围病灶，如慢性鼻-鼻窦炎，腺样体肥大、后鼻孔息肉、慢性扁桃体炎等。

2. 药物治疗　炎症急性发作时，宜全身应用抗生素，可配合局部用药。用药前尽可能先取脓液做细菌培养及药敏试验，以指导用药。

（1）局部用药种类：抗生素溶液或抗生素与糖皮质激素混合液，可经验性使用如 0.3% 氧氟沙星滴耳液、利福平滴耳液、0.25% 氯霉素滴耳液等，有条件时需要根据细菌培养和药敏的结果。

（2）局部用药注意事项：①用药前用 3% 过氧化氢溶液或生理盐水彻底清洗外耳道及鼓室的脓液，并用棉签拭干，或吸引器吸尽，然后方可滴药；②忌用氨基苷类抗生素制剂（如新霉素，庆大霉素等）滴耳，以免耳中毒；③脓液多或穿孔小者，忌用粉剂，否则影响引流，甚至导致并发症；④忌用腐蚀剂；⑤滴耳药应尽可能与体温接近，以免引起眩晕。

3. 手术治疗

（1）术前控制感染对于手术的成功具有非常重要的作用，故抗感染治疗需足疗程。

（2）修补鼓膜，隔绝中耳腔和外耳道，是促进干耳至关重要的步骤。

（3）对于听骨链中断或者固定的患者，需要重建听骨链结构。

（4）多项研究证实，慢性化脓性中耳炎患者，行乳突切除和不行乳突切除，其干耳率，鼓膜愈合率以及听力的效果无差别，故不推荐对于慢性中耳炎患者常规行乳突切除术。

☞ 微视频 1-7-1
Ⅰ型鼓室成形术（鼓膜修补术）

第三节　中耳胆脂瘤

中耳胆脂瘤（cholesteatoma）并非真性肿瘤，而是一种囊性结构，其囊内壁为复层鳞状上皮，囊外壁为纤维组织与周围组织结构紧密相连，囊内充满脱落的上皮和角化物，还可有胆固醇结晶（故称之为胆脂瘤）。中耳胆脂瘤可继发感染形成中耳的化脓性感染，慢性化脓性中耳炎也可继发于胆脂瘤的细菌感染，故本病又可称为伴胆脂瘤的慢性中耳炎（chronic otitis media with cholesteatoma）。由于胆脂瘤具有侵袭性、破坏性、迁徙性、异常增生等特征，有一定的复发性，并可破坏周围骨质，引起严重的颅内、外并发症，应予重视。

【流行病学及分类】

胆脂瘤的流行病学资料并不多，国外较早期一项对慢性中耳炎患者（12 000例）的研究发现，胆脂瘤约占1/3。过去的20～40年，欧美、亚洲研究报告中耳胆脂瘤发病率差异很大（0.01%～1.1%），而双侧胆脂瘤发生率差异也很大。可能与居民结构、人种、地域和耳专科医生对疾病的认识水平有关。大多数研究显示，慢性化脓性中耳炎反复感染者、伴有慢性咽鼓管功能障碍者、腭裂患者的发病率均明显高于正常人。

颞骨内的胆脂瘤可分为先天性和后天性两种。先天性胆脂瘤（congenital cholesteatoma）系胚胎期外胚层组织遗留或迷走于颅骨中发展而成，在颞骨可见于岩尖、鼓室或乳突。后天性胆脂瘤（acquired cholesteatoma）又分为原发性和继发性两种：后天性原发性胆脂瘤（primary acquired cholesteatoma）无化脓性中耳炎病史，但合并细菌感染后可出现中耳化脓性炎症；后天继发性胆脂瘤（secontary cholesteatoma）则继发于慢性化脓性中耳炎或慢性分泌性中耳炎。

【病因及发病机制】

中耳胆脂瘤的发生、发展是一个多因素参与的、复杂的病理生理过程。主要的病理特征是炎症细胞浸润后各种细胞因子、生长因子和酶与细胞之间相互作用，经过一系列复杂的过程引发细胞生物学改变，最终导致胆脂瘤上皮增生、凋亡、角质碎屑堆积以及骨质破坏。本章节主要介绍后天性胆脂瘤的发病机制，其确切机制尚不清楚，主要的经典学说有：

1. 袋状内陷学说　是目前广为接受的学说。由于咽鼓管通气功能不良，中耳内长期处于负压状态；或咽鼓管功能虽然正常，而中耳长期受到慢性炎症的刺激，位于中、上鼓室间的鼓室隔处的黏膜、黏膜皱襞以及韧带等组织肿胀、增厚，甚至发生粘连，鼓前峡和鼓后峡因此而全部或部分闭锁，上鼓室、鼓窦及乳突腔与中、下鼓室、咽鼓管之间因而形成两个互不相通或不完全相通的系统。受上鼓室长期高负压的影响，鼓膜松弛部向鼓室内陷入，该处逐渐形成内陷囊袋（pocket retraction）。而囊袋的内壁系由鼓膜的表皮质组成，此表层上皮及角化物可不断脱落；加之外耳道上皮因慢性炎症的影响导致自洁能力下降甚至丧失，囊内角化物及上皮屑不能排出。随着表层上皮和角化物质在囊内不断堆积，囊袋的体积也逐渐扩大，最终形成胆脂瘤（图1-7-4）。

2. 上皮移行学说　慢性化脓性中耳炎鼓膜穿孔后，外耳道及鼓膜的上皮沿边缘性穿孔的骨面向鼓室内移行生长，并逐渐伸达鼓室、鼓窦区及乳突，其脱落上皮及角化物质堆积于该处而不能自我清除，逐渐聚集成团，形成胆脂瘤。

3. 基底细胞增生学说　鼓膜松弛部的上皮细胞能通过增生而形成上皮小柱，破坏基底膜后伸入上皮下组织，由基底层生角质细胞乳头样生长形成胆脂瘤。

4. 鳞状上皮化生学说　该学说只是一种假设理论，认为中耳黏膜的上皮细胞受到炎症刺激后，可化生为角化性鳞状上皮（胆脂瘤基质）继而发生胆脂瘤。

【病理】

胆脂瘤是一种囊性结构，囊的内壁为复层鳞状上皮，囊内充满脱落的鳞状上皮和角化物质，囊外以一层厚薄不一的纤维组织与邻近骨壁和组织紧密相连。无论原发性或继发性胆脂瘤，均可破坏周围的骨质，并向四周不断膨胀、扩大。这种骨破坏的机制不清，认为与

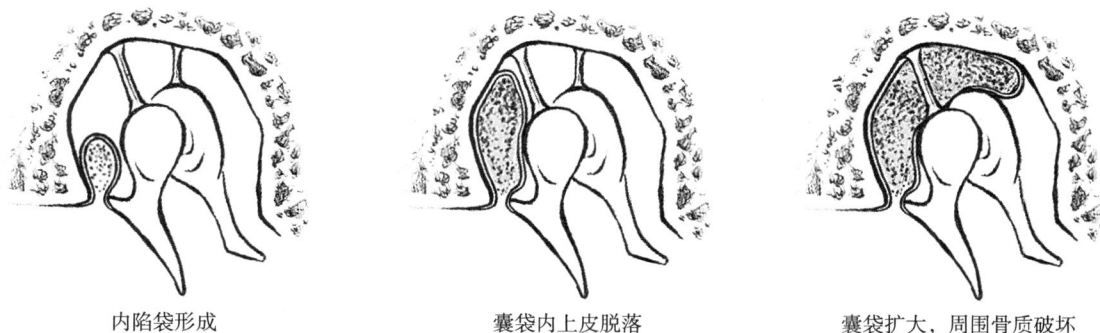

内陷袋形成　　　囊袋内上皮脱落　　　囊袋扩大，周围骨质破坏

图1-7-4　袋状内陷学说

下列因素有关：①机械压迫造成缺血，使骨细胞吸收。②胆脂瘤本身或周围炎性肉芽组织产生的酶（蛋白酶，胶原酶，酸性磷酸酶等）以及炎性细胞因子（白细胞介素、前列腺素、肿瘤坏死因子、淋巴因子等）所介导的骨溶解和骨破坏。③胆脂瘤脱落上皮产生的脂肪酸有溶骨作用。

【临床表现及检查】

1. 临床表现

（1）耳溢液：后天原发性胆脂瘤早期无耳内流脓，若合并感染则有耳溢液。继发于慢性化脓性中耳炎的胆脂瘤有耳内长期持续性流脓，脓量多少不等，取决于感染的程度及引流的情况。脓液常有特殊的恶臭。伴有肉芽者，脓液中可带血丝。

（2）听力下降：传导性听力变化程度与听骨链受损程度有关。早期原发上鼓室内局限性胆脂瘤可不引起明显的听力下降。有时即使听骨已遭到部分破坏，但鼓膜内陷贴附于砧骨长突或者镫骨头，或者缺损的听骨可被胆脂瘤替代形成传音桥梁，听力可接近正常。继发性胆脂瘤一般均有较重的传导性或混合性听力损失。如病变或细菌毒素侵及耳蜗，听力损失呈混合性。

（3）耳鸣：可有高音调或低音调耳鸣。早期一般不出现耳鸣。

（4）眩晕：胆脂瘤破坏迷路的骨壁形成迷路瘘孔，可因耳道压力改变发生眩晕。同时，继发的迷路炎也可产生眩晕。

（5）面神经麻痹：胆脂瘤直接压迫或者感染累及面神经均可出现面神经麻痹症状。

（6）其他颅内并发症：如硬脑膜外脓肿、硬脑膜下脓肿等。由于抗菌药的不断进步，颅内并发症的发生已明显减少，但由于预后较差，应予足够重视。

2. 检查

（1）耳镜检查：可见鼓膜松弛部穿孔或紧张部后上方边缘性穿孔，鼓膜紧张部穿孔罕见，透过穿孔可见鼓室内有灰白色鳞片状或豆渣样无定形物质、奇臭，穿孔处可伴有肉芽组织。在早期原发性胆脂瘤，有时松弛部穿孔可被痂皮覆盖，若除痂加以辨别，常容易漏诊。较大的胆脂瘤可致上鼓室外侧骨壁或外耳道后上骨壁破坏，或可见外耳道后上壁塌陷。

（2）显微镜检查：由于放大作用和较高的清晰度，显微镜对胆脂瘤的辨认优于一般耳镜。可看到松弛部典型的内陷袋／上鼓室胆脂瘤及边缘性穿孔形成的鼓室窦胆脂瘤（图1-7-5）。有时不一定能看到胆脂瘤上皮，

却在鼓膜后上部分或上鼓室处发现有痂皮或者息肉，常提示本病。

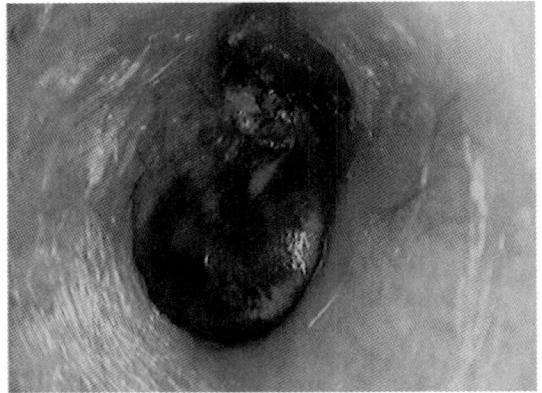

图1-7-5 松弛部内陷袋胆脂瘤

（3）纯音测听：听力损失可轻可重，可为传导性或混合性，少数为感音性聋。

（4）颞骨高分辨率CT扫描：空间分辨力较好，能够准确定位中耳乳突病变位置，常作为诊断评估胆脂瘤的首选方式。并且能够清晰的显示和评估骨质破坏情况（如听小骨、上鼓室隐窝、迷路、颅底骨质以及面神经骨管等）。不足之处在于CT对软组织分辨力较差，不能很好地鉴别局限较小的胆脂瘤、肉芽、息肉、中耳积液以及膨出于中耳的脑膜组织等。对判断术后是否复发有一定难度。

（5）MRI检查：胆脂瘤常规MRI影像尚缺乏特异性表现，对中耳小于5 mm的胆脂瘤较难诊断。但在怀疑合并颅内并发症或病变范围很大时，MRI检查有助于鉴别胆脂瘤和肿瘤。弥散加权成像（diffusion weighted imaging，DWI）是近年来在常规MRI基础上的技术更新，在诊断中耳胆脂瘤，特别是早期不典型的或较小的胆脂瘤，其敏感性、特异性、准确度均高于HRCT和MRI。且有助于分辨肉芽、息肉、中耳积液等病变。但其空间分辨力差，在判断病灶与周围组织关系或中耳内骨质破坏情况不佳。故临床上不宜单独检查，必要时应加做HRCT。

【鉴别诊断】

本病应与不伴胆脂瘤的慢性化脓性中耳炎鉴别（表1-7-2）。

【治疗】

胆脂瘤可出现颅内并发症，威胁生命。故原则上及早手术治疗彻底根除病变组织，预防并发症，隔绝中外耳避免来自外界的感染，以及重建中耳传音结构。

表 1-7-2　慢性化脓性中耳炎与中耳胆脂瘤鉴别诊断表

鉴别点	慢性化脓性中耳炎	中耳胆脂瘤
耳内流脓	多为间歇性	持续性，如穿孔被痂皮所堵则为间歇性
分泌物性质	黏液脓，无臭	脓性或黏液脓，可含"豆渣样物"，奇臭
听力	一般为轻度传导性听力损失	听力损失可轻可重，为传导性或混合性
鼓膜及鼓室	紧张部中央性穿孔	松弛部穿孔或紧张部后上边缘性穿孔，少数为大穿孔，鼓室内有灰白色鳞片状或无定形物质，亦可伴有肉芽
颞骨 CT	一般正常	中耳骨质破坏，边缘浓密，整齐；听骨链破坏
并发症	一般无	可有

手术治疗的目的：①彻底清除病变组织。对乳突和上、中、下、后鼓室、咽鼓管内的胆脂瘤、肉芽及病变骨质等，应完全彻底地清除，防止残留。②重建传音结构。在彻底清除病变组织的基础上，应尽可能地保留与传音结构有关的健康组织，如听小骨，残余鼓膜，咽鼓管黏膜，鼓室黏膜等，并在此基础上同期或次期重建传音结构。③修补鼓膜，分隔中耳与外耳道，避免来自外耳的细菌感染，对于术后获得干耳非常重要。④预防并发症。

☞ 微视频 1-7-2
中耳后天性胆脂瘤乳突开放术 + 部分人工听骨赝复物（PORP）植入术

第四节　中耳炎后遗症

一、粘连性中耳炎

粘连性中耳炎（adhesive otitis media）是各种急、慢性中耳炎愈合不良引起的后遗症。其主要特征为中耳传音结构之间及其与鼓室壁纤维化、粘连形成，从而引起中耳传音系统运动障碍，导致传导性聋。而发生于中耳声传导非关键部位的粘连，且未引起临床症状者不称为粘连性中耳炎。粘连性中耳炎可以与各型中耳炎、鼓室硬化等共存，属于中耳炎发展的一个阶段，其结局可

能为鼓室硬化、中耳胆脂瘤等。目前尚缺乏对本病的统一认识和诊断标准。

粘连性中耳炎可见于任何年龄，多始发于儿童期。双耳同时发病居多，约占 2/3。本病发病率差异较大，国外报告为 1.42% ~ 30%。哥本哈根听力损失患者（35 000 例）的普查结果显示粘连性中耳炎约占传导性聋的 10%。随着急、慢性中耳炎的诊治技术的提高，发生后遗的粘连性中耳炎有所下降。

【病因及病理】

1. 病因　病因不明，目前认为主要与下列因素有关：①长期咽鼓管功能障碍；②反复的中耳黏膜炎性反应；③鼓膜损伤后弹性丧失、老化松弛、抗张力下降；④乳突气化不良；⑤手术损伤造成的鼓室内粘连或与新修补鼓膜之间的粘连。

2. 病理粘连性病变的关键部位　主要发生在听骨与鼓室骨壁、鼓膜与鼓岬之间，而听骨链与两窗周围的病变是影响听力的主要因素。其表现为：各种原因导致中耳乳突黏膜破坏、肥厚、瘢痕增生及纤维样变，还可出现小囊肿和粘连带。这些粘连带在鼓膜、听骨链和鼓室内壁之间形成后限制了中耳传声结构的活动。听骨甚至被瘢痕纤维包埋，两窗被封闭，鼓膜内陷，鼓室膨胀不全。

【临床表现】

1. 症状　主要症状为听力下降，多为传导性，少数为混合性。可伴耳闷塞感、耳鸣和眩晕等。

2. 查体　鼓膜完整，多有不同程度的增厚，可见混浊、萎缩、瘢痕或钙化斑等变化。因松弛部内陷，使锤骨前后襞异常明显，锤骨短突突出。鼓膜活动度常减弱或消失，光锥移位、变形或消失。若紧张部鼓膜萎缩菲薄，鼓室内结构清晰可透见，甚者因内陷粘连，常易误认为鼓膜穿孔，注意分辨"穿孔"有无清晰边缘，吹张时呈泡状膨出可鉴别。按鼓膜内陷程度可分为四度：Ⅰ度：鼓膜轻度内陷，但尚未与砧骨接触；Ⅱ度：鼓膜内陷与砧骨接触；Ⅲ度：鼓膜与鼓岬相贴但无粘连，鼓膜可被吸起；Ⅳ度：鼓膜与鼓岬粘连，无法被吸起。Ⅴ度：鼓膜穿孔并与鼓岬粘连。

3. 检查　咽鼓管功能多有障碍，咽鼓管吹张听力多无改善。音叉试验、纯音测听检查多呈传导性聋，听力图多呈平坦型曲线，听骨链（特别是镫骨）固定时骨导曲线呈谷形切迹，如炎症累及内耳或粘连涉及两窗时，可呈混合性聋。鼓室导抗图多为"B"型曲线。高分辨中耳 CT 可见鼓室内有低密度影，乳突气房为慢性

炎症或气化不良表现。

4. 鉴别诊断 粘连性中耳炎的诊断不难，有时需与闭合型鼓室硬化、耳硬化、鼓膜大穿孔鼓室内壁上皮化等鉴别，鼓室探查为诊断和鉴别诊断的有效手段。

【治疗及预防】

由于发病机制尚不清楚，咽鼓管功能不良或障碍的处理尚无良策以及再粘连等因素的存在，本病的治疗有一定困难。故在病程早期、病变活动期应积极处理，给予对因治疗，鼓室内注入空气、药物以及鼓膜置管。病程后期，病变静止期应根据不同的病因、听力状况、是否有其他病变分别加以处理。

手术的目的：彻底清除病变组织，如中耳瘢痕及粘连组织，包括粘连的鼓膜、感染灶以及胆脂瘤等；重建一个含气的中耳结构，包括听骨链的结构重建以及鼓膜修补等；改善咽鼓管功能，加强中耳乳突的通气引流。

婴幼儿与儿童中耳炎通过及时、恰当的治疗或可减少粘连性中耳炎的发生。

二、鼓室硬化

鼓室硬化（tympanosclerosis）是中耳黏膜慢性感染或炎症所遗留的中耳结缔组织退行性变。主要表现为中耳黏膜下层及鼓膜固有层发生的透明变性（玻璃样变）和钙化病变，是引起传导性耳聋的重要原因之一。Von Tröltsch 首次描述了中耳黏膜最深层纤维组织的硬化。Zöllner 等将这一"硬化"病变列为单独的疾病，命名为鼓室硬化（tympanosclerosis）。

【病因及组织病理学】

中耳黏膜长期的慢性炎症（化脓或非化脓性）一直被认为是鼓室硬化的重要因素。由于反复的中耳感染，使中耳结缔组织中成纤维母细胞浸润，胶原纤维增生，最终导致钙质沉着，透明斑块形成，甚至骨化。另外相关的病因有：鼓膜切开置管术、高氧环境、机械性创伤、鼓膜张力改变、高钙血症、遗传和免疫因素等，其中高氧环境所激发的氧自由基损伤尤为重要。鼓室硬化多发生在上鼓室和听骨周围，鼓膜、镫骨和卵圆窗区域、鼓岬上部也为好发区，而咽鼓管鼓口、下鼓室及圆窗龛区域较少见。组织学上，主要表现为中耳黏膜固有层和鼓膜固有层结缔组织的玻璃样变和胶原纤维组织的增生，钙质沉积，形成外观为白色、多层的玻璃样斑块（硬化灶），这些鼓室硬化斑块可进一步演变为骨化。透射电镜显示硬化斑块为伴有钙小体点缀的致密胶原纤维

网络，钙小体为磷酸钙，直径为 1~5 μm。

【分类】

Gibb 按鼓膜是否完整将鼓室硬化分为开放型和闭合型两类。白秦生依据术中所见的硬化病变涉及部位分为锤砧固定型、单纯镫骨固定型和混合型三类。Tos 则将鼓室硬化分为组织学鼓室硬化、临床鼓室硬化及外科鼓室硬化三型。目前常用的分型为：Ⅰ型，鼓膜硬化型；Ⅱ型，锤砧固定型；Ⅲ型，镫骨固定型；Ⅳ型，全鼓室硬化型。

【临床表现】

多为进行性听力减退，部分患者伴有耳鸣。有些可无明显症状，仅在手术中发现。患者多有慢性中耳炎病史。耳镜检查可见鼓膜中央性穿孔，通常为干性穿孔，残余鼓膜多有片状或岛状钙化斑。鼓膜亦可完整，但常有瘢痕和钙化斑沉着。听力检查多为传导性聋。鼓膜硬化者气骨导差通常在 20~40 dB，当硬化灶累及中耳腔传音结构时气骨导差通常在 40 dB 以上。部分患者可有骨导听力下降，可能与圆窗龛堵塞有关。颞骨高分辨率 CT 检查通常显示硬化型或板障型乳突，上鼓室通常可见软组织影。咽鼓管功能多正常。

【诊断及鉴别诊断】

临床凡遇下列情况时应考虑鼓室硬化的诊断：

1. 有长期慢性化脓性中耳炎病史的患者发生缓慢进行性传导性聋或混合型聋。

2. 鼓膜干性穿孔，残余鼓膜混浊，贴补试验听力不能提高。

3. 鼓膜穿孔后瘢痕愈合，气导听力损失超过 30 dB HL。

4. 鼓膜上或鼓室内有钙化斑。

5. 耳镜所见与纯音听力检查不相符合。

本病多数是在手术中发现硬化灶而得到诊断，组织病理学检查可确诊。本病应与耳硬化、粘连性中耳炎相鉴别。

【治疗】

本病的治疗以手术为主，采用手术清除硬化病灶，修复或重建中耳传音结构以提高听力。术中仔细清除硬化病灶，按照病变的具体情况行鼓室成形术：对于锤砧固定无法松解者，可去除锤骨头及砧骨，切断钙化的韧带，行部分听骨赝复物重建听力；对于镫骨固定无法松解者，可考虑镫骨切除后，其前庭窗区覆盖筋膜后行全听骨赝复物重建听力；如果砧骨或锤骨柄活动好，亦可镫骨底板钻孔，以活塞式听骨连接前庭池和砧骨长突或

锤骨柄。目前尚无肯定的研究结果显示硬化灶全部去除是否优于保守切除。术中对传音功能无影响或影响不大的硬化灶可予保留，否则很可能使鼓膜穿孔扩大，并造成过大创面，导致术后瘢痕与粘连，影响术后听力。清除和重建听骨链时，对镫骨和足板周围的硬化灶要小心谨慎以免造成内耳机械性损伤。

（崔　勇　陈莹华）

复习思考题

1. 儿童分泌性中耳炎早期如何处理？
2. 成人鼓室积液较为黏稠，应如何处理？
3. 急性中耳炎鼓膜穿孔后抗菌药的使用原则是什么？
4. 如何判断急性中耳炎演变为急性乳突炎？
5. 慢性中耳炎局部用药需要注意什么？
6. 如何从症状和体征上区别中耳胆脂瘤和中耳癌？
7. 中耳胆脂瘤与不伴胆脂瘤的慢性化脓性中耳炎鉴别要点有哪些？
8. 慢性化脓性中耳炎和中耳胆脂瘤病情观察期间需要注意什么？

网上更多……

本章小结　　教学PPT　　自测题

第八章

耳源性颅内、外并发症

关键词

耳源性颅内并发症　　耳源性颅外并发症

由于解剖关系的复杂和特殊性，急性、慢性化脓性中耳炎、中耳胆脂瘤可引起多种颅内、外并发症，统称为耳源性并发症。这些并发症可造成相应的功能障碍，严重时甚至可以危及生命，是耳鼻咽喉头颈外科的急危重症之一。尽管随着抗生素及其他全身治疗方法的广泛应用，耳源性并发症的患病率明显下降，但由于其潜在的致死性，仍然需引起临床医师的高度重视。本章重点介绍耳源性并发症的分类、临床表现、诊断和治疗方法等相关内容。

诊疗路径

```
┌────────────────────────────────────────────┐
│      中耳炎患者出现头痛、发热、眩晕及       │
│            中枢神经功能受损表现              │
└────────────────────────────────────────────┘
                      │
   ┌──────────┬───────────┬──────────┐
┌──────┐  ┌────────┐  ┌────────┐  ┌────────┐
│ 查体 │  │实验室检查│  │影像学检查│  │听力学检查│
└──────┘  └────────┘  └────────┘  └────────┘
   └──────────┴───────────┴──────────┘
                      │
        ◇ 耳源性颅内        ◇ 耳源性颅外
           并发症              并发症
                      │
        ┌──────────────────────────┐
        │ 手术治疗，抗感染治疗，支持治疗 │
        └──────────────────────────┘
```

【发病的相关因素】

1. 微生物学 致病菌毒力强、具有强耐药性是发生中耳炎颅内外并发症的主要因素。急性中耳炎的致病菌通常有肺炎链球菌、流感嗜血杆菌、金黄色葡萄球菌、化脓性链球菌等。而慢性中耳炎常见致病菌主要有铜绿假单胞菌和金黄色葡萄球菌。对于合并颅内并发症的患者，抗生素的选择要兼顾致病菌的敏感性及其穿透血脑屏障的能力。

2. 播散途径

（1）炎症沿骨性结构播散：中耳乳突腔与中颅窝及后颅窝相邻的骨板被病变破坏，中耳脓液引流不畅时，感染可向颅中窝或颅后窝扩散。乳突外侧或内侧骨质被炎症破坏时，脓液向耳后骨膜下或沿胸锁乳突肌、二腹肌向颈部间隙蔓延后形成脓肿。小儿尚未闭合的骨缝、前庭窗、蜗窗、骨半规管或鼓岬被破坏形成的瘘管均可能成为炎症扩散的途径。

（2）炎症沿血管系统播散：颞骨周围静脉系统可直接与脑膜、脑组织表面血管交通，成为感染蔓延至颅内的通道。虽然颈动脉鞘对感染的抵御能力相对较强，但颈动脉管作为动脉进入颅底的通道，可能与中耳感染进展为颅底骨髓炎、硬膜外感染相关。

（3）炎症沿神经系统播散：感染可沿走行于颈静脉孔区的舌咽神经、迷走神经和副神经等向颅内播散。由于水平段面神经骨管常有缺损，乳突或鼓室病变可造成面神经损伤。

急性或慢性化脓性中耳炎患者抵抗力降低时，或同时患全身性疾病，以及老年人、婴幼儿等特殊人群出现中耳炎并发症的概率较高。

【耳源性并发症分类】

耳源性并发症可分为颅外并发症及颅内并发症两大类。

1. 颅外并发症

（1）颞骨外并发症：耳后骨膜下脓肿、Bezold脓肿、Mouret脓肿。

（2）颞骨内并发症：迷路炎（迷路瘘管、化脓性迷路炎、岩尖炎）、耳源性周围性面神经麻痹。

2. 颅内并发症 硬脑膜外脓肿、硬脑膜下脓肿、蛛网膜炎、耳源性脑积水、脑膜炎、乙状窦血栓性静脉炎、脑脓肿、脑疝。

【诊断】

1. 病史询问和体格检查 详细询问病史和细致的体格检查对早期诊断中耳炎颅内外并发症极为重要。应详细了解中耳炎的类型，是否伴发胆脂瘤，引流状况如何，最近有无急性发作。中耳炎患者出现头痛、发热、面肌无力、严重眩晕、行为举止或意识状态改变的表现时，应立刻进行仔细评估。

体格检查包括耳部、头颈部专科体检及神经系统评估。耳后隆起及皮肤红肿压痛提示乳突炎或者耳后骨膜下脓肿；上颈部肿胀及压痛提示Bezold脓肿、反应性淋巴结炎或颈静脉血栓；外耳道肿胀及肉芽组织提示病变已超出中耳。鼓膜检查需注意鼓膜有无充血、穿孔大小及部位、脓液有无搏动。同时应注意患侧眼眶有无深部疼痛，有无眩晕和眼球震颤，面神经有无麻痹等。

2. 颞骨和颅脑影像学检查 高分辨率CT及MRI检查对耳源性并发症的诊断有重要意义。薄层颞骨HRCT扫描可以显示中耳骨质破坏情况，帮助判断重要结构如上鼓室外侧壁、鼓窦、外半规管骨壁、乙状窦骨板等结构有无破坏。

颅脑MRI扫描对中耳炎颅内并发症的诊断具有重要价值，当患者出现发热、头痛、头晕、恶心、呕吐、意识障碍及神经功能受损等表现时，需行颅脑MRI检查，判断有无脑脓肿、硬膜外脓肿、硬膜下脓肿、乙状窦血栓等并发症。值得注意的是，MRI比CT更能清楚发现颅内并发症的较小病灶，有助于早期诊断。

3. 眼底检查 了解视盘有无水肿，有助于判断是否存在颅内高压。

4. 其他检查 包括脓液细菌学检查、脑脊液及血液的实验室检查等。

由于抗菌药物的不断发展和广泛应用，中耳炎相关颅内外并发症的发病率明显降低，且症状体征变得不典型，从而给诊断带来困难。因此医生在诊治过程中，应结合病史和各项检查结果综合分析，避免漏诊误诊。

【治疗】

治疗原则：颅内高压病情危重者首先以降颅压、抢救生命为主，病情稳定后应积极手术治疗。其他患者均应手术彻底清除中耳乳突和相关病变部位的病灶，通畅引流，同时应用足量广谱抗生素控制感染。

1. 手术治疗 耳源性并发症一经诊断，尤其是颅内并发症，在积极给予对症支持治疗的基础之上，待生命体征平稳后尽早行乳突根治手术，彻底清除中耳乳突的病变，探查乳突天盖、乙状窦骨板有无破坏，如有病变，必须暴露至正常范围，达到去除病灶通畅引流的目的。根据并发症侵犯的部位行相应手术，如有脑脓肿，要穿刺引流脓液；如有面瘫，需行面神经减压术；如有颈深部脓肿，需切开引流等（详见各并发症有关章节）。

2. 足量广谱抗生素的应用　在细菌学结果明确之前应经验性应用足量广谱抗生素。药敏结果回报后根据细菌学检查结果选用敏感的抗生素。针对颅内并发症，需注意选用能透过血脑屏障的抗菌药物，必要时可联用多种抗生素。

3. 对症治疗　如颅内压高时可用高渗糖和甘露醇交替使用控制颅内压，同时注意水、电解质平衡，遇有颅内高压危象时，首先应针对颅内高压进行治疗，以维持生命体征平稳，必要时与神经外科联合进行下一步处理。

4. 支持疗法　维持水和电解质平衡，必要时适当补充血浆、氨基酸等。

第一节　中耳炎颅外并发症

中耳炎颅外并发症可分为颞骨内和颞骨外并发症，颞骨内并发症包括迷路炎、岩锥炎及耳源性周围性面瘫等。颞骨外并发症包括耳后骨膜下脓肿和瘘管、颈部脓肿等。

一、迷路炎

迷路炎（labyrinthitis）又称内耳炎。因中耳及乳突的内侧壁与内耳相毗邻，当中耳乳突的内侧壁骨质被破坏时，中耳乳突的炎症可以通过破损的骨壁、迷路瘘管或是蜗窗、前庭窗蔓延至内耳引起内耳炎症，进而导致听力下降及眩晕等症状。目前主要分为三种类型：①局限性迷路炎；②浆液性迷路炎；③化脓性迷路炎。

（一）局限性迷路炎

局限性迷路炎（circumscribed labyrinthitis）又称迷路瘘管（fistula of labyrinthi），或是迷路周围炎（perilabyrinthitis）。多为胆脂瘤侵蚀破坏迷路骨质使局部形成瘘管，炎症侵入引起局限性内耳炎症。瘘管多位于外半规管，偶尔也有上、后半规管和迷路、耳蜗等部位瘘管的报道。迷路瘘管可同时伴随面神经损伤、乳突天盖缺损及听骨链破坏等。

【临床表现】

1. 耳流脓病史　迷路瘘管好发于长期耳流脓病史的患者。

2. 眩晕　眩晕是迷路瘘管的最主要症状，多在快速转身、屈体、行车、受到振动、挖耳或外耳道压力变化时发作。可出现 Tüllio 现象（较大的噪声或中耳压力的改变引起的眩晕或振动幻视）。发作持续时间短者数秒至数分钟，长者可持续数天，多数病例眩晕时可查到水平或水平旋转型眼震。

3. 听力下降　大部分为传导性听力损失，如瘘管位于鼓岬，可出现混合性聋。

4. 约 2/3 的患者瘘管试验阳性　重者可引起向眼震慢相侧的倾倒。部分阴性病例可能是瘘管被肉芽阻塞或压力不能达到瘘管部位之故。瘘管试验阳性对迷路瘘管的诊断有重要意义，但阴性者不能排除迷路瘘管的存在。

5. 前庭功能检查　前庭功能检查结果一般无明显异常，但若患耳迷路过敏则也可表现为亢进。检查时当鼓膜不完整时应尽量避免使用冷热水试验，以免炎症扩散，可选用冷热气体或是旋转方法进行测试。

6. 耳镜检查　示外耳道见脓性分泌物，鼓膜可见穿孔，脓液有搏动，残余鼓膜充血，可见息肉、肉芽或胆脂瘤。如内镜检查下鼓膜未见穿孔，应考虑有隐蔽性中耳炎的可能，需行进一步影像学检查，避免漏诊。

7. 薄层颞骨 HRCT 扫描　可较清晰地显示骨迷路的破坏，对术前诊断迷路瘘管有很高的价值。

【治疗】

由慢性中耳炎及胆脂瘤所致的迷路瘘管需行手术治疗，多采用乳突根治手术。瘘管周围区域操作需十分小心，注意避免内耳受到吸引或电钻的损伤。目前针对迷路瘘管的处理有两种观点，一种认为手术时应仔细剔除瘘管表面病变，将胆脂瘤上皮轻轻从膜迷路上分离。并用移植物封闭瘘管。另一种观点认为手术时保留瘘管部位的胆脂瘤上皮，并行乳突根治术，理由是即使精细的清除瘘管表面病变也可能导致听力完全丧失，缺点是残存的上皮可能对内耳有持续的毒性作用。

（二）浆液性迷路炎

浆液性迷路炎（serous labyrinthitis）是指以浆液及浆液纤维素渗出为主的内耳非化脓性弥漫性炎性反应。多发生在急性或慢性化脓性中耳炎（含胆脂瘤）或岩锥炎时，细菌毒素或炎症介质经蜗窗、前庭窗、迷路瘘管或血行途径进入内耳。也可继发于脑膜炎，导致脑膜炎的致病菌可能通过耳蜗导水管进入内耳。本病可为化脓性迷路炎的前驱期。如治疗得当可恢复正常功能，若治疗不当则可发展成为化脓性迷路炎。

【临床表现】

1. 耳部疼痛　患者一般有长期慢性化脓性中耳炎的病史，并有患耳深部疼痛。

2. 眩晕与平衡失调　主要症状为视物旋转伴恶心、

呕吐、平衡失调。与迷路瘘管相比，眩晕持续时间长，严重时患者可因上述症状卧床不起，起立时向健侧倾倒。

3. 听力下降　患耳听力迅速明显减退，多数为感音性或是混合性听力损失，言语识别率略下降，但如果治疗及时，在感染得到有效控制后，听力多可恢复。

4. 自发性眼震　多为水平旋转性眼震，病变早期因患侧迷路处于兴奋状态，患侧前庭功能亢进，眼震快相向患侧。随着病变的加重，患侧迷路由兴奋状态转为抑制状态甚至功能丧失，从而导致眼震快相转向健侧。待病情得到控制，眼震及眩晕将逐渐消失。

5. 影像学检查　颞骨高分辨率 CT 扫描显示骨迷路破坏提示该诊断。当临床症状提示迷路炎，应行 MRI 检查以进一步确定膜迷路的病变。在早期迷路炎病例中，即使膜迷路 T_1WI 和 T_2WI 无阳性发现，增强扫描仍可以显示膜迷路的异常强化。

【治疗】

对症治疗，如镇静、止吐。呕吐频繁时应适当输液，维持水、电解质平衡，可适当使用糖皮质激素。

急性化脓性中耳炎所致者，应卧床休息，以足量足疗程抗生素治疗为主，严密观察病情，注意听力变化，必要时行单纯性乳突切开术。慢性化脓性中耳炎及中耳胆脂瘤引起者，应在抗生素控制下行乳突根治术，彻底清除病灶。术前通过影像学等检查评估有无迷路瘘管，术中操作时应注意有无瘘管存在。

（三）化脓性迷路炎

化脓性迷路炎（suppurativelabyrinthitis）是内耳中出现了爆发性细菌感染，导致膜迷路出现弥漫性化脓性炎症。一般认为是中耳乳突感染通过圆窗膜或迷路瘘管等潜在途径播散。它可以使内耳的功能完全丧失。当炎症感染不能及时控制，可继续向颅内扩散，引起脑膜炎及颅内脓肿等危及生命的颅内并发症，预后相对较差。

1. 急性化脓期　过程为 1~2 周。

（1）患耳深部剧烈疼痛，伴耳鸣和迅速发生的重度听力损失。

（2）重度旋转性眩晕、伴恶心、呕吐，患者卧床，无法站立与活动，不敢睁眼。

（3）一般体温不高，如出现高热、头痛，需考虑感染已向颅内蔓延。

（4）患者往往有自发性眼震，初始眼震快相指向患侧，但很快转向健侧，躯干向眼震慢相侧倾倒。值得注意的是，如果当患者眼震又从健侧转向患侧，并伴有发

热、头痛时需警惕病情进展至颅内的可能。急性期应避免行前庭功能检查。

2. 代偿期　急性炎症期症状消失 2~6 周后，开始进入代偿期。

（1）患耳全聋。

（2）眩晕、呕吐、自发性眼震等症状消失，患者恢复平衡，可下床行简单的活动。

（3）患侧前庭功能丧失，患耳对冷热气试验、瘘管试验均无反应。

（4）HRCT 对内耳的检查优势在于能够清晰显示其骨性结构。三维 CT 获得的容积数据能够进行任意平面重建，可以得到更为全面的信息。HRCT 可较好的显示迷路炎骨化期迷路内的骨化及周围骨质的硬化，亦可显示中耳炎及胆脂瘤时迷路骨质的缺损。MRI 对于显示迷路内腔有重要价值，可以发现较早期的迷路炎。迷路炎时，在 MRI 在 T_2WI 及内耳水成像序列上表现为正常迷路的高信号被低信号或无信号取代，其中低信号代表纤维化组织，在 CT 上多显示不出，无信号代表骨的形成，在 CT 上一般均有阳性表现。迷路炎的较早阶段由于肉芽组织和新生血管的存在，MRI 增强扫描可出现病变区的强化。

【治疗】

发作时应卧床休息，对症治疗，给予镇静剂，呕吐较频者应适当输液维持水、电解质平衡，可加用糖皮质激素药物，待症状缓解再行乳突手术。

手术治疗以乳突手术为主，化脓性迷路炎急性期在给予大量抗生素控制感染后行乳突手术，疑有颅内并发症者，需尽早行乳突开放术，并切开迷路，以利于通畅引流。代偿期无须特殊治疗。

☞ 推荐阅读 1-8-1
各型迷路炎的鉴别

二、耳源性周围性面瘫

因急、慢性化脓性中耳炎，中耳胆脂瘤及乳突炎而导致的周围性面瘫称耳源性周围性面瘫。化脓性中耳炎引起的面瘫多与面神经骨管先天部分缺如有关，尤其是并发神经外膜缺损时。细菌及其毒素可循缺损侵蚀神经鞘膜和轴索，引起面神经炎、神经水肿，肿胀的神经在有限的骨管空间内压迫神经内微血管，引起回流障碍，使神经内压增高，导致恶性循环，最终导致面神经轴突然发生变性、坏死，致使面神经功能障碍。还有部分面

神经骨管虽然完整，但由于供应面神经的血管因炎症刺激发生痉挛，骨管内面神经水肿出现面瘫。

中耳炎晚期并发急性化脓性乳突炎时，特别是中耳胆脂瘤，胆脂瘤破坏面神经骨管以及周围骨质，炎症直接刺激面神经，或是胆脂瘤、肉芽组织及脓液压迫面神经，亦可发生面瘫。这类面瘫一般为不完全瘫。

【临床表现】

面瘫的定性、定位及临床诊断详见后相关章节。

【治疗】

急性中耳炎者控制炎症，慢性中耳炎尽早手术，清除原发病灶及面神经管周围病灶，必要时行面神经减压。

急性中耳炎早期应积极控制感染，必要时加用适量的糖皮质激素，减轻面神经的水肿，面瘫多可在感染控制后逐步缓解。

并发于慢性化脓性中耳炎的面瘫，应尽早实施乳突根治手术，彻底清除坏死组织、肉芽组织及胆脂瘤组织，术中用含有抗生素和糖皮质激素的溶液冲洗术腔，探查面神经，根据术中具体情况选择治疗手段。病灶范围的不同，面神经损伤的程度不同，在一定程度上影响手术术式的选择。如面神经连续性存在，可考虑行面神经减压术；如探查时发现面神经已离断，术中可行面神经吻合术、面神经移植术或面神经舌下神经吻合术。术后行抗感染治疗，同时加用糖皮质激素。

三、耳后骨膜下脓肿和瘘管

当乳突腔内积蓄的脓液经乳突外侧骨板破溃处流出并聚集于耳后骨膜下方时，形成耳后骨膜下脓肿（postauricularsubperioseal abscess）。若脓肿穿破骨膜甚至耳后皮肤，造成耳后皮肤瘘口经久不愈，则形成耳后瘘管。

【临床表现】

1. 病史和症状 既往有耳溢液病史，发病前耳流脓增多或减少；耳后瘘管者有耳后脓肿破溃流脓病史。常有耳内及耳后疼痛，严重者放射至同侧头部，可出现发热等全身症状。

2. 体征 耳后肿胀、压痛。肿胀位于耳后上方及乳突尖部，耳郭向前外方移位，若脓肿已穿破骨膜者，可触及明显的波动感，骨膜尚未穿破者，波动感则不明显。脓肿穿破耳后皮肤者可遗留耳后瘘管，反复发作者可见瘘管周围瘢痕形成。

3. 耳镜检查 外耳道见脓性分泌物，鼓膜可见穿孔，脓液有搏动，残余鼓膜充血，可见息肉、肉芽或是胆脂瘤。如内镜检查下鼓膜未见穿孔，应考虑有隐蔽性中耳炎的可能，需行进一步影像学检查，避免漏诊。

4. 影像学检查 颞骨薄层CT可显示乳突气房模糊，可见骨质缺损。

5. 诊断性穿刺 红肿或是波动感明显时可行诊断性穿刺，在波动感最明显处可抽出脓液。

【鉴别诊断】

第一鳃裂瘘管：位于耳垂后方的第一鳃裂瘘管如合并感染，容易误诊为耳后骨膜下脓肿所形成的瘘管。鉴别要点为耳流脓病史及鼓膜情况。必要时可行颞骨CT或瘘管造影进一步鉴别。

【治疗】

以抗感染、排脓和清除病灶为原则。全身治疗采用敏感抗生素控制感染，外科治疗主要是乳突手术。结合患者中耳炎类型、颞骨CT及听力检查的情况决定乳突手术方式；对于婴幼儿，由于乳突尚未发育完全，且乳突开放手术可能存在增加硬脑膜、乙状窦、面神经损伤风险，因此可考虑行脓肿切开、鼓膜穿刺或鼓膜置管联合足量足疗程抗生素治疗的保守治疗方案。如保守治疗失败或出现颅内并发症，乳突开放手术则不能避免。

四、颈部贝佐尔德脓肿及 Mouret 脓肿

如乳突尖部气房发育良好，乳突尖内侧的骨壁甚薄，当乳突内积脓时，炎症造成该处骨壁破溃，脓液经此外溢，在胸锁乳突肌和颈深筋膜中层之间形成脓肿，即贝佐尔德脓肿（Bezold abscess）。如乳突尖的骨质破溃区位于二腹肌沟处，脓液则顺二腹肌后腹下流，并经颈部大血管鞘向咽侧发展，形成颈深部脓肿，又称Mouret脓肿。颈深部脓肿如未及时治疗，可沿斜方肌及背阔肌下行，形成背部脓肿。如果脓液从颈深筋膜间隙下行到纵隔，可引起下行性纵隔脓肿。

【临床表现】

1. 病史及症状 既往有耳溢液病史，高热、寒战，患耳同侧的颈部疼痛，活动受限。

2. 体征 耳源性颈深部脓肿临床特点为患侧上颈部疼痛，相当于胸锁乳突肌上1/3。同时可有乳突尖至下颌角处明显肿胀，有压痛。如穿刺抽出脓液可确诊。值得注意的是中耳炎病史不明显者耳部症状易被患者及医师忽略，故医师在诊治过程中，应结合相关检查避免误诊误治。

3. 影像学检查 颞骨CT扫描提示中耳乳突区有

骨质破坏，MRI 显示颈部长 T_1 长 T_2 信号，周边环形强化，中心无强化。颈部 MRI 检查在病灶性质、软组织分辨及与乳突病变的关联上具有显著优势。

【治疗】

耳源性颈深部脓肿常见致病菌多为变形杆菌、铜绿假单胞菌、大肠杆菌、金黄色葡萄球菌等，常伴厌氧菌混合感染。原则上首先选用广谱抗生素和抗厌氧菌药物联合应用，再按药敏结果调整用药，及时行脓肿切开引流术，或超声引导下穿刺抽脓，使感染得到有效控制，以免引起更严重并发症。同时注意对颈部脓肿脓液行抗酸杆菌涂片检查和培养。炎症有所控制后尽早行乳突病灶清除术，清除感染灶同时，注意彻底清除乳突尖部残余气房及病变组织，通畅引流。

第二节　中耳炎颅内并发症

一、乙状窦血栓性静脉炎

乙状窦血栓性静脉炎（thrombophlebitis of sigmoid sinus）是伴有血栓形成的乙状窦静脉炎，包括乙状窦周围炎和乙状窦血栓性静脉炎，右侧较多见，为常见的耳源性颅内并发症。

【感染途径】

1. 中耳乳突炎破坏乙状窦骨板导致感染直接向乙状窦扩散，其中以中耳胆脂瘤最为常见。

2. 通过小静脉血栓性静脉炎的蔓延，如乳突导血管或位于中耳黏膜上的小静脉，因中耳乳突炎并发血栓性静脉炎，感染循此向乙状窦蔓延，可间接地引起乙状窦感染。因岩锥炎通过岩上窦侵入乙状窦，或因乳突炎破坏鼓室下壁使颈内静脉受累，感染由此逆行而上向乙状窦扩散，此种途径少见。

【病理生理】

中耳炎或胆脂瘤破坏乙状窦骨板，感染可以直接向乙状窦及其周围扩散，导致乙状窦血栓性静脉炎，先形成静脉周围炎，使内膜粗糙，血流变慢，纤维蛋白、红细胞及血小板黏附于内膜上形成窦壁血栓。

☞ 基础链接 1-8-1

乙状窦血栓性静脉炎的病理生理改变

壁栓逐渐增大，当其完全堵塞窦腔时，称闭塞性血栓。血栓逐渐增大，形成栓塞，向上可扩展至岩上窦、岩下窦、海绵窦等，向下可延伸至颈静脉球、颈内静脉。血栓感染，中央坏死液化，感染的栓子脱落进入血循环，可引起脓毒败血症及远隔脏器的化脓性疾病，如常见的肺脓肿。感染被控制后，小的血栓可自愈，大的血栓发生机化，其内产生可以相互沟通的裂隙，以后因血管新生，被覆于血栓内的裂隙形成新生血管，使血管上下游的血流得以部分地沟通，窦腔可重新贯通。

【临床表现】

1. 全身症状　脓毒血症为本病的主要症状。典型者先有畏寒、寒战，继之高热，体温可达 40℃ 以上，有头痛，脉搏频数，全身不适等症状。数小时后大量出汗，体温降至正常或正常以下。体温下降后症状缓解。上述症状每日发作 1~2 次，需与疟疾、伤寒等疾病鉴别。患者虽经常高热，但神志始终清楚。在疾病早期烧退后全身情况尚佳，但病情稍长者，则可出现全身软弱、苍白、贫血、精神萎靡以及皮肤干燥、脱屑等脓毒血症等表现。在小儿，热型可为稽留热，且可发生呕吐、腹泻、抽搐、惊厥等。如大量使用抗生素，此种体温变化可变得不典型，表现为低热。病程较长可出现严重贫血、精神萎靡。

2. 局部症状及体征　感染波及乳突导血管、颈内静脉及其周围淋巴结时，出现患侧耳后、枕后及颈部疼痛，乳突后方可有轻度水肿，同侧颈部可触及条索状肿块，局部压痛明显。若颈交感干受累，可发生颈交感神经麻痹综合征（Horner syndrome）。

3. 远离器官症状　如栓子从窦壁脱落，循血行播散至心、肺、肝、脾、肾及关节等处，可引起远离器官的化脓性炎症或脓肿，如肺脓肿、肝脓肿等，并出现相应症状，如咳嗽、咳脓痰、胸痛及呼吸急促；或肝区疼痛、肝脏增大、黄疸、食欲缺乏、呕吐及腹泻。个别患者可因远处器官的转移性化脓性炎症或脓肿久治不愈，而发现耳部的原发病灶。

【辅助检查】

1. 实验室检查　白细胞明显增多，多形核白细胞增多；血红蛋白及红细胞减少；寒战及高热时抽血做细菌培养，可为阳性。脑脊液常规检查多属正常。

2. 眼底检查　患侧视盘可出现水肿，视网膜静脉扩张。压迫健侧颈内静脉时，眼底静脉可有扩张；若压迫颈内静脉时眼底静脉无变化，表明该侧颈内静脉有闭塞性血栓形成。此法称 Crowe 试验。

3. 颞骨高分辨率 CT　可显示乙状窦骨板破坏；但乙状窦骨板完整者，亦不能排除本病。

4. Tobey-Ayer 试验　通过本试验有助于了解乙状

窦是否存在栓塞。试验时，先做腰椎穿刺，测脑脊液压力，然后压迫健侧颈内静脉，此时脑脊液压力迅速上升，可超出原压力的 1～2 倍。再压迫患侧颈内静脉，则脑脊液压力无明显改变或仅升高 0.1～0.2 kPa（10～20 mmH$_2$O），称 Tobey-Ayer 试验阳性，则乙状窦内有闭塞性血栓形成。阴性者不能排除本病，因乙状窦发生血栓时，窦内血流方向可发生如下改道：①乙状窦→岩上窦→海绵窦→岩下窦→颈静脉球→颈内静脉；②乙状窦→枕窦→海绵窦→岩下窦→颈静脉球→颈内静脉。因此，只有当血栓已扩展到颈静脉球，上述两路不通时，此试验较可靠。

5. 血管造影术　尤其是数字减影血管造影对静脉窦的血栓形成，范围大小及是否有脓肿形成具有较高的诊断和定位意义。

【鉴别诊断】

凡中耳炎，特别是伴胆脂瘤的中耳炎，近期耳内有流脓增多或减少，耳内疼痛，而又出现周期性发作的畏寒、寒战及高热者，均应疑及本病。

本病应与疟疾、伤寒等鉴别，血液涂片查疟原虫、肥达试验可鉴别。

【治疗】

1. 及早使用足量抗生素控制感染。并给予大量维生素 C，大量饮水，酌情给予输血、血浆、复方氨基酸等支持疗法。

2. 尽早施行扩大的乳突开放术，探查乙状窦，清除病灶通畅引流。清除中耳乳突病变后，探查乙状窦，若窦板未破坏，将窦壁暴露至正常范围。窦壁的肉芽一般不宜搔刮。通常不必切开窦壁，取出血栓。若有乙状窦脓肿时，应该将窦内病变组织全部清除，以利引流。

3. 若在乳突术中确定已将全部病灶彻底清除，而术后症状未见减轻，血中红细胞及血红蛋白继续下降、或患侧颈部压痛明显、或出现转移性脓肿时，须施行患侧颈内静脉结扎术。

4. 须注意转移性感染及其他颅内并发症的可能，并给予相应治疗。

☞ 基础链接 1-8-2
颈内静脉结扎术

二、硬脑膜外、下脓肿

（一）硬脑膜外脓肿

硬脑膜外脓肿（extradural abscess）是硬脑膜与相对应的颞骨骨板之间或乙状窦与乙状窦骨板之间的脓肿，后者又称乙状窦周围脓肿，是化脓性中耳炎常见的颅内并发症之一。位于颅中窝者，即位于鼓室盖、鼓窦盖、乳突盖与硬脑膜之间者，为颞叶硬脑膜外脓肿。位于颅后窝者，则为小脑硬脑膜外脓肿和乙状窦周围脓肿。除了脓肿外，本病还可有硬脑膜上或乙状窦上肉芽形成，硬脑膜或窦壁增厚，色暗红或淡黄，故亦可称为局限性硬脑膜外层炎。本病大多伴有天盖或乙状窦骨板破坏，但也不乏骨板完整者。

【病因】

硬脑膜外脓肿的致病菌与硬脑膜下脓肿相类似，常见的为葡萄球菌和链球菌，有时为革兰阴性杆菌。如中耳炎和乳突炎破坏岩骨的鼓室盖、岩骨尖或乙状窦部的骨质等均可引起相应部位的硬脑膜外脓肿。

【病理生理】

局部硬脑膜感染后，出现充血、肿胀、增厚、有纤维蛋白渗出及炎性细胞浸润。化脓性炎性渗出物聚集于硬脑膜与颅骨骨板之间则形成脓肿。脓肿周围可因肉芽组织包裹而局限。如机体抵抗力较强，脓肿可潜伏较久而无明显症状。若脓肿扩散，则可引起硬脑膜下脓肿、脑膜炎、脑脓肿等其他颅内并发症。

【临床表现】

患者有明显的中耳乳突炎病史、症状和体征。耳镜检查常可见到明显的波动性脓液外漏。

1. 急性期　患者多有畏寒、发热、周身不适、局限性头痛（多与脓肿所在部位相对应），小脓肿可无症状，有时轻度头痛。感染严重者可呈现高热、寒战、谵妄和脑膜刺激症状，颅内压增高常不明显，脑脊液检查一般变化不明显。大脓肿可引起颅内压升高。当耳内流脓量增大时，头痛可减轻。

2. 慢性期　脓肿形成后症状反而减轻。继发于中耳炎和乳突炎者，多伴局部皮肤水肿及叩痛，中耳炎引起岩尖骨质破坏者可导致同侧三叉神经和外展神经损害，偶有因脓肿较大压迫脑皮质而引起相应症状，如局限癫痫发作、偏瘫等。

【检查】

1. 脑脊液检查　一般变化不大，无特殊表现。

2. CT 扫描　在颅骨内板下方，硬脑膜外出现梭形低密度区，范围比较局限，增强扫描其内缘有明显的带状强化，同时伴有邻近脑组织水肿及占位效应，此外，还可发现颅骨骨髓炎等原发感染病灶。

3. MRI 检查　颅骨内板下边界清楚的梭形异常信

号区，T_1 相呈介于脑组织与脑脊液之间的信号，T_2 相呈高于脑组织的信号，若脓肿的蛋白含量高，则信号加强，梭形区的内缘在 T_1、T_2 相均呈高信号的弧形带，为内移的硬脑膜，若脓肿内含有气体，则出现液平面，上方的气体在 T_1、T_2 相上均为黑色的低信号区。

【治疗】

本病的治疗以手术为主，辅以抗生素治疗。

1. 临床诊断为本病或疑及本病时，均应及时做扩大的乳突开放术，彻底清除病灶。仔细检查鼓室盖、乳突盖及乙状窦骨板，若骨板已破坏，则从此处磨除周围的骨质至显现正常的硬脑膜为止。如骨质虽无破坏，但骨质疏松或骨壁上有肉芽，或即使骨质无明显肉眼可查见的病变，也应磨除天盖及乙状窦部分骨壁，暴露其下方的硬脑膜和乙状窦进行观察。如发现硬脑膜增厚，颜色由淡红色变为白色或紫黑色或表面有肉芽，此时若将该处硬脑膜轻轻向上推移，聚集硬脑膜外的脓液可向外溢出。待硬脑膜暴露至正常边界，脓液排尽后如见硬脑膜上有瘘管，即用钝头探针探查，了解有无伴发的硬脑膜下脓肿或脑脓肿。对硬脑膜及乙状窦表面的肉芽，一般不宜搔刮，以免感染扩散或引起脑脊液漏，若肉芽较多且甚疏松者，可将表面的肉芽轻轻去除，注意勿损伤硬脑膜和乙状窦。

2. 大量有效的抗生素静脉滴注，可加用适量的抗厌氧菌药物（如甲硝唑）和糖皮质激素（如地塞米松等）。

3. 注意全身情况，特别是颅内高压者。对脱水或营养不良者，注意全身支持疗法。

（二）硬脑膜下脓肿

脓肿位于硬脑膜与蛛网膜之间或蛛网膜与软脑膜之间者，称硬脑膜下脓肿（subdural abscess）。好发于大脑镰旁、小脑幕上和弓下裂孔处。本病罕见，多发于全身衰弱、抵抗力极低的患者，且病情险恶，化脓性炎症可向脑深部蔓延，不易彻底清除，故可反复发作，最终可引起死亡。但在各种抗生素开发应用的今天，其预后已有了改善。

【临床表现】

1. 全身症状 畏寒、高热、脉搏频数，一般情况差。晚期可出现嗜睡、谵妄等。

2. 脑膜刺激症状 剧烈的弥散性全头痛，频繁呕吐，全身感觉过敏，颈项强直，Kernig 征阳性，Brudzinski 征阳性。

3. 大脑或小脑局灶性症状 巨大的局限性脓肿可出现局灶性症状。如脓肿位于小脑幕上，枕叶中枢受到影响时，可发生偏盲。大脑优势半球受罹，累及语言中枢时，则出现失语症。大脑镰旁的脓肿，影响其附近的皮质运动区和感觉区时，出现对侧下肢无力、瘫痪或偏身感觉减退。发生小脑症状时，表现为同侧肢体，肌张力减弱或消失，共济失调，指鼻试验阳性，轮替运动障碍，步态蹒跚，Romberg 征阳性及辨距不良等。

4. 颅内压高症状 脓肿较大时，剧烈头痛、呕吐、视盘水肿，脉搏迟缓，精神障碍等症状。

【诊断】

化脓性中耳乳突炎患者出现上述症状及体征时应疑及本病。本病需与脑脓肿和脑膜炎鉴别。CT 和 MRI 有助于明确诊断。

【治疗】

治疗原则为乳突开放术及抗生素的应用。术中注意仔细地观察硬脑膜，发现其色泽不正常，或表面有肉芽生长，或张力大时，结合患者的可疑症状和影像学结果，宜切开硬脑膜探查、排脓。发现硬脑膜有瘘管时，从该处切开，彻底排脓。如窦脑膜角处有骨质破坏，应将此处周围骨质磨去，充分暴露该处硬脑膜及小脑幕附着处。

其他治疗参考耳源性脑脓肿。

三、耳源性脑膜炎

耳源性脑膜炎（otitis meningitis，otogenic meningitis）是急性或慢性化脓性中耳乳突炎所并发的软脑膜和蛛网膜的急性化脓性炎症。依患者个体抵抗力的强弱、病菌毒力的大小可以形成局限性和弥漫性两类脑膜炎。局限性脑膜炎一般称之为硬脑膜下脓肿。弥漫性的脑膜炎即通常所说的耳源性脑膜炎。

【病因】

中耳感染可通过各种途径直接侵犯软脑膜和蛛网膜，亦可通过所引起的其他并发症（如化脓性迷路炎、乙状窦血栓性静脉炎、脑脓肿等）而间接地引起软脑膜炎。

【临床表现】

1. 高热、头痛、呕吐 首先有中耳乳突炎的急慢性病变，在出现以高热、头痛、呕吐为主要症状时要考虑并发脑膜炎的可能，起病时可有寒战、高热、体温高达 40℃ 左右，晚期可达 41℃。脉快，早期头痛位于患侧，随着感染扩散和颅内压增高，头痛变得剧烈，可为弥散性头痛，且以后枕部位重。患者可因头痛惨叫不已，以枕后部头痛为重。呕吐呈喷射状。小儿还可出现腹泻、痉挛等。如患者曾使用大量抗生素或抗菌药物，上述症状变得不典型如发烧不高，甚至个别患者体温正常，给诊断带来不少困难。

2. 脑膜刺激征　轻者有颈部抵抗，随着病情加重，出现颈项强直，甚至角弓反张。Kernig 征及 Brudzinski 征阳性。

3. 精神及神经症状　此类患者易激动，全身感觉过敏，尤以腹部及头皮明显，患者处于躁动状态，烦躁不安，四肢抽搐；晚期患者有嗜睡、谵妄、甚至昏迷。炎症累及脑部血管或脑实质时，可出现相应的中枢神经症状，甚至引起脑疝，呼吸循环衰竭而死亡。

4. 锥体束征　当锥体束受累时，可出现浅反射如腹壁反射、提睾反射减弱，深反射如膝反射、跟腱反射等亢进，并出现病理反射。

5. 实验室检查　血常规显示白细胞总数升高，多形核粒细胞数升高。

6. 腰椎穿刺　可测得脑脊液压力增高，脑脊液常规检查可示白细胞数增加，分类以多形核粒细胞增多为主。生化检查示蛋白含量升高、糖含量降低或消失、氯化物减少。脑脊液细菌培养可呈阳性结果，在做腰椎穿刺时，应注意颅压很高者，不要排放脑脊液太快，以免引起脑疝。

7. 晚期预后　出现呼吸节律紊乱，陈-施（Cheyne-stokes）呼吸，大小便失禁，常因脑疝出现呼吸停止及循环衰竭而死亡。

【诊断】

依据上述典型的临床表现及相关检查不难做出诊断，主要应与流行性脑膜炎及结核性脑膜炎、小儿假性脑膜炎相鉴别。

1. 根据临床症状，脑膜刺激征及神经系统和脑脊液检查包括细菌培养结果等，可提示为化脓性脑膜炎。

2. 根据过去有耳流脓史，耳部检查和颞骨影像学等检查结果符合急性化脓性中耳炎或慢性化脓性中耳炎的临床表现，尤其是中耳脓液引流不畅，近期有急性发作史者则可诊断为耳源性脑膜炎。

【鉴别诊断】

1. 流行性脑膜炎发生在流行季节，皮肤黏膜有淤斑，脑脊液细菌培养多为脑膜炎双球菌，耳源性者多为其他致病菌。脑脊液常规及生化检查结果两者相符。

2. 结核性脑膜炎起病缓，病程长，有结核病史及其他组织器官有结核病表现。脑脊液检查与耳源性者不同，多呈透明或毛玻璃状，以淋巴细胞为主，可培养出结核分枝杆菌。

3. 小儿假性脑膜炎小儿在急性化脓性中耳炎时，感染可经未闭合的骨缝侵入颅内，但并未出现软脑膜炎症，可有轻度脑膜刺激征，称为假性脑膜炎，脑脊液检查一般正常。

☞ 推荐阅读 1-8-2
耳源性脑膜炎、流脑与结核性脑膜炎的鉴别要点

【治疗】

1. 应当尽早进行乳突根治术，彻底清除中耳病灶，通畅引流，如天盖及乙状窦骨板已腐损，则扩大破损处，直至可见到正常脑膜为止；骨板完整者，须磨开之，并检查脑膜，达正常范围。必须注意当颅内压特别高时，首先预防脑疝形成，必要时应用降颅压药物，在降颅压的同时进行手术。

2. 应用足量有效的抗生素，可酌情同时应用糖皮质激素，如地塞米松 10 mg/d，静脉滴注，3～5 d。

3. 支持疗法，同时注意水、电解质平衡。

四、耳源性脑脓肿

☞ 典型病例（附分析）1-8-1
中耳胆脂瘤

耳源性脑脓肿（otogenic brain abscess）是化脓性中耳乳突炎和中耳胆脂瘤最严重的颅内并发症，可能危及患者的生命。多见于青壮年。脓肿多位于大脑颞叶，其次为小脑，绝大多数大脑脓肿是耳源性的（80%），小脑脓肿则几乎都是耳源性的。耳源性脑脓肿常为单发脓肿，当患者体质很差或感染细菌毒力强时，也可见到多发性脓肿。

【病因】

多由于中耳胆脂瘤破坏鼓室盖、鼓窦盖、乳突盖或破坏乙状窦、窦脑膜角骨板，炎症直接侵入脑组织，或循静脉周围进入脑组织所致；少数因感染经血行播散入脑，而形成多发性脑脓肿，且可距原发灶较远。

【病理生理】

脑脓肿的形成一般可分为 3 个阶段。

1. 局限性脑炎期　脑组织充血、水肿，炎性细胞浸润，以后部分脑组织软化，坏死，出现许多小液化区。

2. 化脓期　液化区融合，形成脓肿，与周围脑组织之间无明确的界限。

3. 包膜形成期　一般 3～4 周后，脓腔周围由肉芽

组织、纤维结缔组织及神经胶质细胞形成包膜。包膜各处厚薄不一，包膜周围的脑组织水肿。脓肿继续增大，压迫周围组织，可产生定位体征。若向附近脑室或蛛网膜下隙溃破，形成严重的脑室炎和脑膜炎，甚至引起致命的暴发性脑膜炎。若颅内压明显升高，脑组织发生移位，则形成脑疝，颞叶脓肿常发生小脑幕切迹疝，小脑脓肿则以枕骨大孔疝多见，可出现呼吸、心搏骤停而迅速死亡。

【临床表现】

1. 起病期　出现体温升高、畏寒、头痛、呕吐及轻度脑膜刺激征等症状，即为局限性脑炎或脑膜炎所致。此期可有轻度颈项强直，血常规检查白细胞数增多，以中性粒细胞为主。脑脊液检查细胞数稍高，蛋白质的量增高，历时数天。

2. 潜伏期　该期多无明显症状，为化脓期阶段，患者可有不规则头痛、低热、食欲缺乏、便秘，有些年青体壮的患者症状可不明显，但多有烦躁或抑郁少语，以及嗜睡等精神症状，该期可持续 10 d 至数周不等。

3. 显症期　该期也是脓肿形成期，包膜形成并可逐渐增大，可有以下多种症状。

（1）中毒症状：多在午后有低热、高热或体温正常，甚至体温低于正常，视患者反应能力的高低而表现不同。患者舌苔增厚、食欲缺乏或食欲亢进，食量明显增大、贪食，并伴有便秘，因此形成脓肿的患者可出现消瘦、贫血、苍白、全身无力等症状。

（2）颅内高压症状：最显著的表现是头痛，轻者为患侧痛，重者为持续性全头痛或枕后痛，夜间症状加重，患者常因剧痛而惨叫不止，这可作为诊断脑脓肿的标志性症状。颅内高压的另一典型症状是喷射状呕吐，与进食无关，其他症状常见的有表情淡漠，嗜睡甚至昏迷，体温高而脉搏迟缓，打哈欠，有许多无意识的动作，家属常反映患者性格及行为反常。

（3）局灶性症状：视脓肿在脑部的位置不同可出现不同的定位症状。

颞叶脓肿：可出现对侧肢体偏瘫，对侧中枢性面瘫。在额下回和中央前回的下部有脓肿时，可出现运动性失语即口语运用障碍。颞叶后部或底回有脓肿时，可出现命名性失语，即对一物品，叫不出名称，但知道该物品的用途和特点。病变位于颞上回后部，出现感觉性失语，即不能听懂别人和自己的言语，并有言语错乱。对侧肢体强直性痉挛，同侧瞳孔扩大，有时出现对侧锥体束征。根据以上定位症状，我们常可判断脓肿在脑组织中的位置。

小脑脓肿：可出现中枢性眼震；同侧肢体、肌张力减弱或消失；共济失调，指鼻试验阳性，轮替运动障碍，步态蹒跚，Romberg 征阳性；辨距不良。

4. 终末期　可形成脑疝。经过及时治疗，大部分可治愈，但有些患者情况差，就诊晚者常因脑疝而导致突然死亡。

【诊断】

慢性化脓性中耳炎急性发作病程中，患者出现剧烈头痛、呕吐、神志迟钝、表情淡漠、嗜睡、脉缓等表现，虽尚无定位体征，应考虑到脑脓肿的可能，抓紧进一步检查确诊，必要时请神经外科协同诊治。

1. 病史及临床表现　化脓性中耳炎患者久治不愈，在发病前一段时间耳流脓减少，且出现上述临床症状。在获取病史时要注意询问发病的时间，因为许多患者并非在起病期就来就诊，对患者就诊时的症状要作出正确判断，以便作出相应处理。

2. 生命体征的检查　包括血压、脉搏、呼吸、体温，以及瞳孔大小等。

3. 实验室检查　血常规检查白细胞数增多，以中性粒细胞为主。脑脊液检查细胞数稍高，蛋白质的量增高。

4. 眼底检查　可见有视盘水肿。

5. 腰椎穿刺　脑脊液的压力、脑脊液白细胞数及相关生化检查，可有利于诊断和治疗过程中对疾病的预后进行判断，且注意颅压很高时，穿刺放脑脊液会因颅内压骤降而形成脑疝。

6. 颅脑 CT 扫描或 MRI 检查　可显示脓肿的位置、大小、脑室受压的情况，方便快捷，但应注意患者的情况，有脑疝时应当小心搬动患者，必要时使用降颅压药物后再作检查，避免突发脑疝导致死亡。

【治疗】

手术治疗为主，控制感染和支持疗法为辅，术前应观察患者是否有颅内高压发生脑疝的危险，有脑疝风险者，应先降低颅内压，甚至在用降颅内压药物同时进行乳突探查术，行脓肿引流或穿刺抽脓。对有脑疝风险者应以抢救为主（如使用脱水剂、人工呼吸、吸氧等），来不及进行常规检查可暂时不做，尽量少搬动患者，根据病史及症状立即进行诊断处理。

1. 手术治疗　及时行乳突探查术，清除乳突病灶、鼓窦和上鼓室的病灶，除去破坏的骨板至暴露正常脑膜，在严格无菌操作的条件下，经乳突腔行脑脓肿穿刺术。出现脑疝或脑疝前期症状时，应立即静脉推注 20% 甘露醇（或 25% 山梨醇）1~2 g/kg，气管插管，给氧，人工呼吸，并紧急作钻颅脑脓肿穿刺术，必要时行侧脑室引流，降低颅压，以挽救生命。经反复穿刺抽脓无效或多房性脓肿等，宜请神经外科开颅摘除脓肿。

2. 应用抗生素　应用足量广谱抗生素，同时用抗厌氧菌药物如甲硝唑等，待细菌培养结果出来后，参照使用敏感的抗生素。

3. 降颅内压　药物脱水剂为主，如 50% 葡萄糖及 20% 甘露醇交替使用，或 30% 尿素及 25% 山梨醇，糖皮质激素也可酌情使用。

4. 支持疗法　脑脓肿是消耗性疾病，并且呕吐及脱水降颅压治疗中均可出现水、电解质紊乱，治疗中应常规查血清电解质，及时补充液体，纠正酸、碱失衡，预防低钾、低钠综合征，对贫血者可输血浆或营养液。

5. 护理工作应紧密配合　对这类患者应在一段时间内对生命体征进行严密观察，病重期每日间隔 1~2 h 进行仔细全面的检查，包括病情有变化的患者是否得到及时处理，是否按时翻身，创口有无渗血，是否排尿排气等。

（华清泉）

复习思考题

1. 试述耳源性颅内并发症的治疗原则。

2. 耳源性颅外并发症患者临床诊疗时常用的检查有哪些？

3. 耳源性并发症分为哪几种？

网上更多……

　本章小结　　　开放性讨论　　　教学PPT　　　自测题

第九章

周围性面神经疾病

关键词

面神经　　周围性面瘫　　半面痉挛

　　周围性面神经疾病是一类由各种原因导致的面神经功能障碍的临床疾病的总称。最多见的是贝尔面瘫，其可见于急、慢性中耳炎的并发症，或是中耳炎手术、腮腺手术的并发症。接诊此类疾病患者时，需要分别对其进行病因学诊断、定位诊断以及定性诊断，最后根据病因给予不同的治疗。此类疾病大部分预后良好，面瘫恢复不佳者可以考虑手术。面神经的功能评价仍然具有主观性、片面性和可操作性差等缺陷。为了更好地规范面神经疾病的诊断及治疗，并与国际标准接轨，我国制定了新的指南，为此类疾病的临床规范化治疗提供了较为权威的参考，并将在以后的应用中不断完善。本章主要介绍周围性面瘫的病因、定位和定性诊断的检查方法，贝尔面瘫，Hunt 综合以及半面痉挛的相关内容。

诊疗路径

```
┌─────────────────────────────┐
│   口角歪斜、不能完全闭眼等   │
└─────────────────────────────┘
              │
              ▼
     ┌──────────────┐
     │  有额纹消失   │
     └──────────────┘
              │
              ▼
        ◇────────◇
        │周围性面瘫│
        ◇────────◇
              │
   ┌──────┬───────┬──────────┐
   ▼      ▼       ▼          ▼
┌──────┐┌──────┐┌──────┐┌──────────┐
│病因诊断││定位诊断││定性诊断││面瘫程度评估│
└──────┘└──────┘└──────┘└──────────┘
   │      │       │          │
   ▼      ▼       ▼          ▼
```

| 外伤、肿瘤、先天性、感染、特发性 | 泪液试验、镫骨肌试验、味觉试验、唾液腺分泌试验、影像学检查 | 神经电兴奋试验、最大刺激试验、神经电图、肌电图、F波、瞬目反射 | House-Brackmann 评分 |

```
              │
              ▼
        ┌─────┴─────┐
        ▼           ▼
```

| 保守治疗、药物治疗、高压氧、物理治疗 | 手术治疗：面神经减压、面神经移植、面神经梳理、面神经切断术、微血管减压术 |

第一节　概　　述

☞ 典型病例（附分析）1-9-1
中耳胆脂瘤合并周围性面瘫

　　面神经是第Ⅶ对脑神经，也是人体在骨管里走行最长的颅神经。面神经因为各种疾病引起改变，可出现面神经麻痹。损伤在面神经核以上者称为中枢性面瘫，受损部位在面神经核或面神经核以下者称为周围性面瘫（peripheral paralysis of the facial nerve）。

【病因】

　　1. 先天性　较少见。如面神经发育畸形、肌强直性营养不良、侧颅底先天性胆脂瘤等。

　　2. 原发性　贝尔面瘫多见，约占周围性面瘫80%。

　　3. 感染性　常见。急慢性中耳炎（包括结核性）、恶性外耳道炎、病毒感染（水痘、麻疹、带状疱疹及柯萨奇病毒等）、脑炎、脑膜炎（包括结核性），传染性单核细胞增多症、麻风疟疾等。

　　4. 外伤性　产道损伤、颞骨骨折、中耳腔及面部开放性损伤等。

　　5. 肿瘤性　多见。如听神经肿瘤、脑膜瘤、胶原细胞瘤、三叉神经或面神经的施万细胞瘤，中耳恶性肿瘤、颞骨肿瘤、转移性癌、颈静脉球瘤，颈上深部及腮腺的良恶性肿瘤以及淋巴瘤等。

　　6. 医源性　主要为外科手术所致，包括手术误伤以及病情需要需行面神经切断术。

　　7. 其他　包括糖尿病、甲状腺功能亢进症、甲状腺功能减退症及破伤风、白喉等。

【病理生理】

　　面神经中大约有7 000根是有髓神经纤维，支配面部肌肉的运动。面神经的外面包裹着神经外膜，神经干内有粗细不等的平行排列的神经束，每条神经纤维的中央有轴索，外面包裹着施万细胞形成的髓鞘，神经纤维每隔一定距离形成郎飞结（图1-9-1），此处髓鞘中断，施万细胞膜直接与轴突相贴。

　　根据面神经损伤的严重程度不同，可分为以下几类病理生理改变：

　　1. 神经外膜损伤（damage to the epineurium）　损伤神经外膜，神经干无损伤，神经传导正常，无面瘫。

　　2. 神经失用（neurapraxia）　损伤轻微，仅累及髓鞘，轴索结构正常，神经纤维无中断，表现为暂时性神经传导阻滞，面瘫。去除病因后短期内可以完全恢复。

　　3. 轴索断伤（axonotmesis）　轴索断裂后受损神经纤维远端的轴索及髓鞘崩解，但神经鞘膜完整。再生的神经轴索可沿中空的鞘膜板由近及远直到运动终板。神经功能可以部分或全部恢复。

　　4. 神经断伤（neurotmesis）　神经干完全断离，远端神经变性，神经功能不能恢复。

☞ 基础链接 1-9-1
有髓神经纤维

【临床表现】

　　1. 静止状态　周围性面瘫后患者面部肌肉随意运动消失，不能表情。患侧额纹消失，鼻唇沟变浅，口角下垂并向健侧歪斜。

　　2. 运动状态

　　（1）蹙额及皱眉：患侧额头额纹消失，不能蹙额，双眼向上看时，患侧眉毛不能上抬。

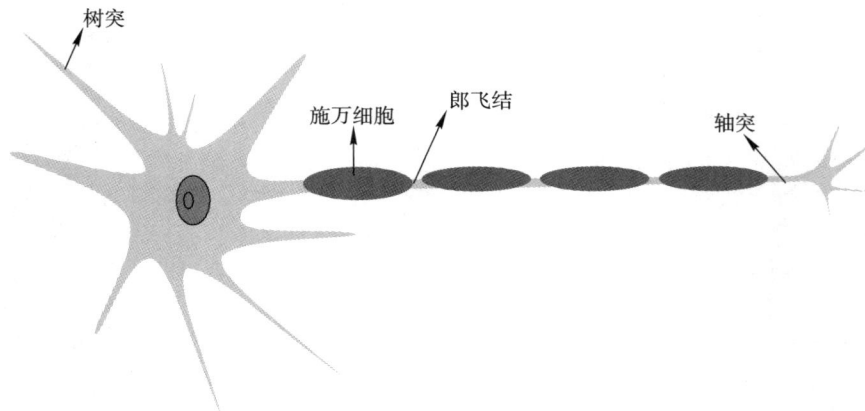

图 1-9-1　有髓神经纤维的组织结构

（2）闭眼：患侧眼睑不能完全闭合，使劲闭眼时，患侧眼球转向上外方，使角膜下巩膜外露，俗称"眼球露白"。

（3）鼓腮：患者做鼓腮动作时，患侧脸颊无法鼓气，口角漏气。

（4）笑或露齿动作时：口角明显向健侧倾斜。

（5）进食：可出现口角漏液，食物易存留患侧颊齿间。

3. 继发损伤　患侧面部部分表情肌主动运动时，另一部分表情肌会出现被动运动现象，称为连带运动。最常见是闭眼时出现口角运动。

因病变部位不同，患者可出现味觉异常、听觉过敏及泪腺、涎腺分泌减少等症状（表1-9-1）。

表1-9-1　不同部位面神经损伤后的临床表现

损害部位	蹙额及皱眉	面肌运动	味觉，舌、颌下腺分泌	镫骨肌反射	泪液分泌	其他
核性损害	-	-	-	-	-	伴展神经瘫痪，脑桥外侧综合征，对侧偏瘫
小脑脑桥角段损害	-	-	-	-	-	伴神经性聋，眩晕
迷路段损害	-	-	-	-	+	伴神经性聋，眩晕
鼓室段损害	-	-	-	+	+	传导性耳聋，听觉过敏
乳突段损害	-	-	+	+	+	无
颞骨外段损害	-	-	+	+	+	无

注：- 表示功能障碍，+ 表示功能正常

☞动画1-9-1
面神经损伤

【面神经功能的评价】

1. 定位诊断

（1）泪液试验（Schirmer test）：用 0.5 mm 宽，5 cm 长的滤纸 2 条，将一端距离顶端 5 mm 处折叠，置于受试者两侧下睑穹窿中（图1-9-2），5 min 后取出，测量滤纸被泪液浸湿的长度。两侧差别超过 30% 为阳性。泪液试验提示面神经受损部位位于运动神经核以下至膝状神经节之间。

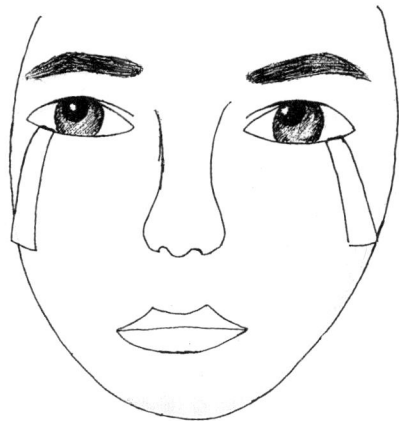

图1-9-2　泪液分泌试验

（2）镫骨肌声反射：声导抗测试可检测反射情况，反射消失表明受损部位在面神经镫骨肌支或以上平面。一般认为当镫骨肌声反射存在说明面瘫程度为不完全性，预后相对较好。

（3）味觉试验：以卷棉子分别蘸糖水、盐水、奎宁（或硫酸镁）及醋，测试一侧舌前 2/3 的甜、咸、苦、酸的味觉，方法简单。目前可以用电味觉仪检测，可测出味觉阈值，正常是 50 ~ 100 μA，高出正常 50% 者为异常。此方法结果精确，可重复测试，动态观察。味觉试验检查膝状神经节至鼓索神经间的面神经病变。面瘫患者味觉功能恢复较面肌运动恢复要早数周，检测到味觉功能恢复，提示面神经功能好转。

（4）唾液腺分泌试验：局麻后将细管插入下颌下腺导管，同时用柠檬汁滴入口内，刺激唾液分泌，1 min 后开始计算每分钟内唾液滴数，比较两侧结果，一侧唾液分泌量减少 25% 以上时有诊断价值。该试验也是检测鼓索神经分支及以上面神经病变的方法。

以上的定位试验结果应结合神经定性诊断进行综合判断，因为仅在神经完全麻痹时，定位试验才有意义。

（5）影像学检查：螺旋 CT 一般采用薄层扫描（≤1 mm），常用的体位有冠状位、轴位（又称横断位或水平位）和斜矢状位，必要时可进行三维重建，对面神经骨管显示好，对颞骨骨折及肿瘤（图1-9-3）导致的面瘫基本能定位。MRI 对软组织显示好，对颅内病变诊断意义较大。

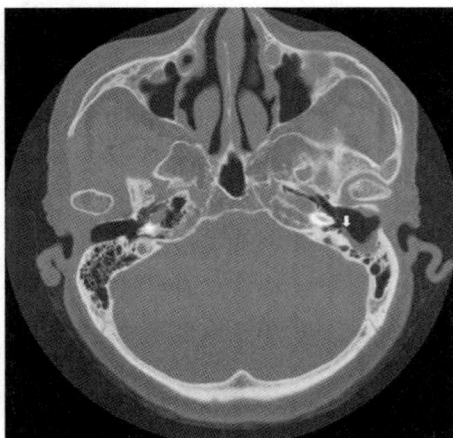

图 1-9-3　颞骨薄层 CT 扫描
鼓室内软组织阴影，考虑神经源性肿瘤可能性大

2. 定性诊断　采用神经电生理检查有助于判断神经是否变性或者将要变性，并评估其变性程度，对指导治疗有一定意义（表 1-9-2）。常用的神经电生理检查方法有：

表 1-9-2　定性检查实验的结果及意义

检查	检查时机	结果	意义
神经电兴奋试验	面瘫≤3周	≤3.5 mA	预后好
最大刺激试验	面瘫<10 d	患侧显著减弱或消失	预后不良，功能不能完全恢复
神经电图	面瘫<3周	变性<90%	预后良好
		变性>90%	预后差
肌电图	面瘫>2周	运动单元电位	神经轴索完整
		纤维颤动电位	失神经支配
		多相运动电位	神经再生
F波	面瘫<3 d	F波消失	预后不良
瞬目反射	面瘫<10 d	引出 R1 波	预后良好
	2~3周	R1R2 消失	预后不良
	3~4周	R1R2 再出现	完全恢复可能性大

（1）神经电兴奋试验（nerve excitability test）：兴奋阈的大小取决于正常与失用纤维和变性纤维的比例。测试时，将刺激电极放置于茎乳孔附近相当于面神经主干位置表面的皮肤上，逐渐增加刺激强度，直到面部肌肉出现肉眼可见的轻微收缩时的电流量，即面神经的兴奋阈。由于神经纤维变性需要 1~3 d，本试验应在病变开始 3 d 后检查。通常用患侧与健侧面神经电兴奋阈的差值来判断神经的功能。起病 3 周内，差值≥3.5 mA，提示面神经纤维大量变性，面瘫恢复多不完全；≤3.5 mA，提示面神经纤维多为失用，预后良好。

（2）最大刺激试验（maximal stimulation test）：本试验的生理学基础在于神经受损后，残留的正常神经纤维仍可以继续支配效应器运动。刺激电极放在面神经各分支区域，将刺激加到受试者最高可耐受限度，分别测试颈、口角、下唇、鼻、眼、额部的肌肉运动，以正常侧为对照，比较双侧的反应程度，检查结果分为双侧相等、减低和消失。患病 10 d 内最大刺激试验双侧相等，88% 的患者能完全恢复；如患侧反应减弱，73% 能恢复正常；如反应消失，预后不良，功能恢复不完全。本试验对双侧面瘫、复发性面瘫和起病 4 d 之内的患者无应用价值。

（3）神经电图（electroneurography，ENoG）：本试验方法与最大刺激反应类似，但是更精确，能够提供神经变性程度的客观指标。变性<90%，提示神经病变是可逆性；变性>90%，预后较差。

（4）肌电图（electromyography，EMG）：肌电图记录骨骼肌纤维的电活动。面瘫发生后 10~20 d，如能记录到每秒 30 次左右的运动单元电位，可排除神经完全断裂。神经变性后失去神经支配的肌肉，在起病后 14~21 d 出现纤维颤动电位。当神经再生后，纤维颤动电位消失，代以多相电位。该电位提示神经已再生，恢复有望，但为不完全性，常有后遗症。

（5）F波：该试验的原理是神经纤维兴奋冲动可同时向远端及近端双向传导，向远端传导可使支配肌肉产生 cAMP，即 M 波；而向近端传导的兴奋沿神经轴索逆行传导到面神经核中 α- 运动神经元后，使一小部分神经元兴奋，再沿神经轴索顺行传至靶肌肉，引起收缩。因此在 M 波后可记录到一个较小的逆行传导的肌肉反应，F 波。F 波能早期评估近端面神经的运动传导功能，还可以用于听神经瘤手术术中监测面神经功能，F 波正常患者预后好。

（6）瞬目反射（blink reflex，BR）：是由于面部叩打、声、光、角膜触觉等刺激而诱发的防御反射，起着保护眼球的重要作用。该反射的传入神经是三叉神经眶上神经，传出神经是面神经运动分支，中枢经过脑桥和延髓等一系列神经元之间的传递。临床常用电刺激一侧三叉神经眶上支，诱发眼轮匝肌收缩产生瞬目反射，记录眼轮匝肌的电位变化，在同侧眼轮匝肌引出 R1 波，在双侧引出 R2（同侧）和 R2′ 波。瞬目反射对面神经、三叉神经以及脑干病变的早期诊断具有临床意义。面神经麻痹发病后 10 d 内，如能出现 R1，表明预后良好，2～3 周以上 R1R2 还没恢复，提示预后不良，第 3、4 周 R2 再出现的病例中，完全恢复者较多。

以上各种电生理检查方法各有优缺点，为了尽早正确评估面瘫的预后，在选择检查时应该注意：①目前尚无一种检查方法能单独对预后做出绝对精确的估计，因此，应该尽可能同时采用多项检查方法，并对结果进行全面综合分析。②各种电生理检查均有其适宜的检查时机，临床应根据不同的疾病和病程，选用适当的检查方法。③为了监测急性面瘫的病情发展状况，正确把握手术时机，面瘫出现后应尽快进行系统的电生理检查。

【面瘫程度的评估】

目前无简单、客观而精确的评估方法，临床常用的是 House-Brackmann 分级法（表 1-9-3）。

表 1-9-3　House-Brackmann 面神经评级系统（1985）

损伤程度	级别	定义
正常	I	各区面部功能正常
轻度功能异常	II	总体：仔细检查才可看到的轻度面肌无力，可能有非常轻度的联动
		静态：双侧基本对称
		运动：
		抬眉：中等度至正常功能
		闭眼：轻微用力即可完全闭合
		口角：轻度不对称
中度功能异常	III	总体：明显面瘫但不影响两侧对称，可见到不严重的联动、挛缩和（或）半面痉挛
		静态：双侧基本对称
		运动：
		抬眉：有轻至中度的运动
		闭眼：需要用力才能完全闭合
		口角：用力后患侧轻度无力
中等重度功能异常	IV	总体：明显的面肌无力和（或）不对称的面部变形
		静态：两侧基本对称
		运动：
		抬眉：不能抬眉
		闭眼：眼睑闭合不全
		口角：用力仍患侧无力，两侧明显不对称

续表

损伤程度	级别	定义
重度功能异常	V	总体：仅存轻度的眼和口角运动
		静态：明显不对称
		运动：
		抬眉：不能抬眉
		闭眼：眼睑闭合不全
		口角：仅存轻度的口角运动
完全麻痹	VI	患侧面肌无运动

【鉴别诊断】

周围性面瘫和中枢性面瘫相鉴别：中枢性面瘫额纹不消失，蹙额，皱眉如常，只有对侧鼻唇沟变浅，口角偏斜，难以鼓腮、吹口哨，镫骨肌反射、味觉与泪液和唾液分泌无异常。

☞ 推荐阅读 1-9-1
面神经功能评价标准

第二节　贝尔面瘫

贝尔面瘫又称贝尔麻痹（Bell palsy），特发性面瘫（idiopathic palsy）等，是指原因不明的，不伴其他体征和症状、单侧的周围神经性面瘫，是周围性面瘫最常见的病因，发病率为 20～30/100 000 人，任何年龄都可发病，但 20～40 岁最多见，男女发病率相同，但妇女在妊娠后期及产褥期发病率较高，糖尿病患者多发。该病起病急，常于数小时或 1～3 d 达到高峰。

【病因】

病因不清，目前认为微循环障碍和病毒感染、免疫反应与该病有关。

1. 微循环障碍　当疲劳和面部、耳后受冷风刺激后，面神经的营养血管痉挛，导致面神经缺血、缺氧、水肿甚至变性改变。

2. 病毒感染学说　有研究认为贝尔面瘫可能与单纯疱疹病毒感染有关。从患者神经活检标本中分离出单纯疱疹病毒，从鼓索神经中可检测出免疫复合物，且血清中某些免疫球蛋白水平升高，以及钆增强 MRI 显示与其他病毒性疾病相同等，故有病毒感染引起的自身免疫性疾病之说。

【诊断及治疗】

突然发生的一侧面肌无力；可能与病毒的前驱症状

有关；无中枢神经系统和桥小脑角病变的证据，无耳病史；患者可伴发耳痛、耳后痛、听力减退、听觉过敏、味觉倒错及面部感觉迟钝等多发性神经炎症状。

贝尔面瘫常为不完全性面瘫，70%～80%可以自愈，临床首选非手术治疗。但是部分患者可以出现完全性面瘫，预后不良。因此，对贝尔面瘫的患者应尽早行多个神经电生理检查，并在治疗过程中动态观察神经电生理的变化，如无恢复的可能，可行面神经减压术。

1. 非手术治疗

（1）药物治疗：贝尔面瘫首选糖皮质激素类药物治疗，对有糖尿病的患者可以改用前列腺素 E；抗病毒药物，血管扩张剂、B 族维生素以及 ATP 等也可选用。

（2）高压氧治疗：可以提高缺氧组织周围氧气弥散梯度，有助于减轻水肿和促进缺氧组织再生。

（3）物理治疗：电刺激、生物反馈、针灸等治疗，可以增强肌肉运动，防止肌肉萎缩，改善面部对称性。

（4）护眼：因眼睑不能完全闭合，为防止干眼症和角膜溃疡等，可以局部使用人工泪液、眼膏、湿化罩等。

2. 面神经减压术　对于完全性面瘫，药物治疗无效，神经电生理检查提示神经不可逆病变者，应尽早行面神经减压术。

☞ 微视频 1-9-1

面神经减压术

第三节　Hunt 综合征

Hunt 综合征又称耳带状疱疹，是由水痘 - 带状疱疹病毒感染所致的疾病。本病 1907 年由 Ramsay-Hunt 首先描述，又称 Ramsay-Hunt 综合征或 Hunt 综合征。是一种常见的周围性面瘫，发病率约为周围性面瘫的 12%，仅次于贝尔面瘫。该病表现为一侧的耳部疱疹，耳部剧痛，可出现同侧周围性面瘫，听力及平衡障碍。

【病因】

由水痘 - 带状疱疹病毒感染所致。主要诱因是受凉，疲劳以及机体抵抗力下降等。

【临床表现】

1. 疱疹　患者常首先在耳甲腔、耳道口、耳道及耳后皮肤出现疱疹，周围皮肤充血、肿胀、糜烂甚至水疱，水疱破溃后流出少许黄色液体，逐渐结痂脱落。

2. 剧烈疼痛　耳郭、耳周及耳后可以出现剧烈疼痛，甚至烧灼样疼痛，疼痛持续时间可达数月。

3. 面瘫　大多数患者面瘫出现在疱疹之后，开始为不完全性面瘫，数日或 2～3 周发展为完全性面瘫。

4. 其他神经受累症状　多数患者伴有听神经受累，感音神经性聋及耳鸣症状，部分伴有眩晕，平衡失调，少数患者伴有 Ⅴ、Ⅶ、Ⅸ、Ⅹ、Ⅺ、Ⅻ 对脑神经症状。

【诊断及鉴别诊断】

根据临床表现及局部检查，如有疱疹及疱疹遗留痂皮，诊断一般不难。该病主要与贝尔面瘫鉴别，后者无疱疹，无耳痛，不伴前庭及耳蜗症状。

Hunt 综合征患者血清学检查多示单纯疱疹病毒感染。

【治疗】

同贝尔面瘫。局部皮肤可用抗生素软膏涂抹。该病预后较贝尔面瘫差，需要行面神经减压患者比贝尔面瘫多，而且面神经减压后面神经功能恢复的程度低于贝尔面瘫，术后恢复期面肌联动的发生率高。

☞ 人文视角 1-9-1

谁是第一位施行面神经手术的人？

第四节　半 面 痉 挛 🖱

（吕　萍）

复习思考题

1. 简述中枢性面瘫和周围性面瘫的鉴别。

2. 面神经功能检查包括哪些？

3. 贝尔面瘫患者，哪些神经电生理检查结果提示需要行面神经减压术？

4. 贝尔面瘫的鉴别诊断有哪些？

5. 简述贝尔面瘫的内科治疗。

网上更多……

👤 本章小结　　⬇ 教学PPT　　✍ 自测题

第十章

耳硬化

关键词

耳硬化　　传导性聋　　感音神经性聋　　混合性聋　　人工听骨

　　耳硬化（otosclerosis）又名耳海绵化症（otospongiosis），是一种以原发性迷路包囊骨海绵样变性为病理特征的内耳疾病。该病在白种人中发病率较高，在黄种人和黑种人中发病率不高，其病因及发病机制有多种假说。随着临床耳科医师认识水平的提高，越来越多的耳硬化患者被发现，该病对患者的听力影响较大，早期诊断、早期治疗，可以有效提高患者听力，改善其生活质量。本章重点介绍耳硬化的病因、病理、临床表现、听力学检查、临床诊断和治疗方法。

诊疗路径

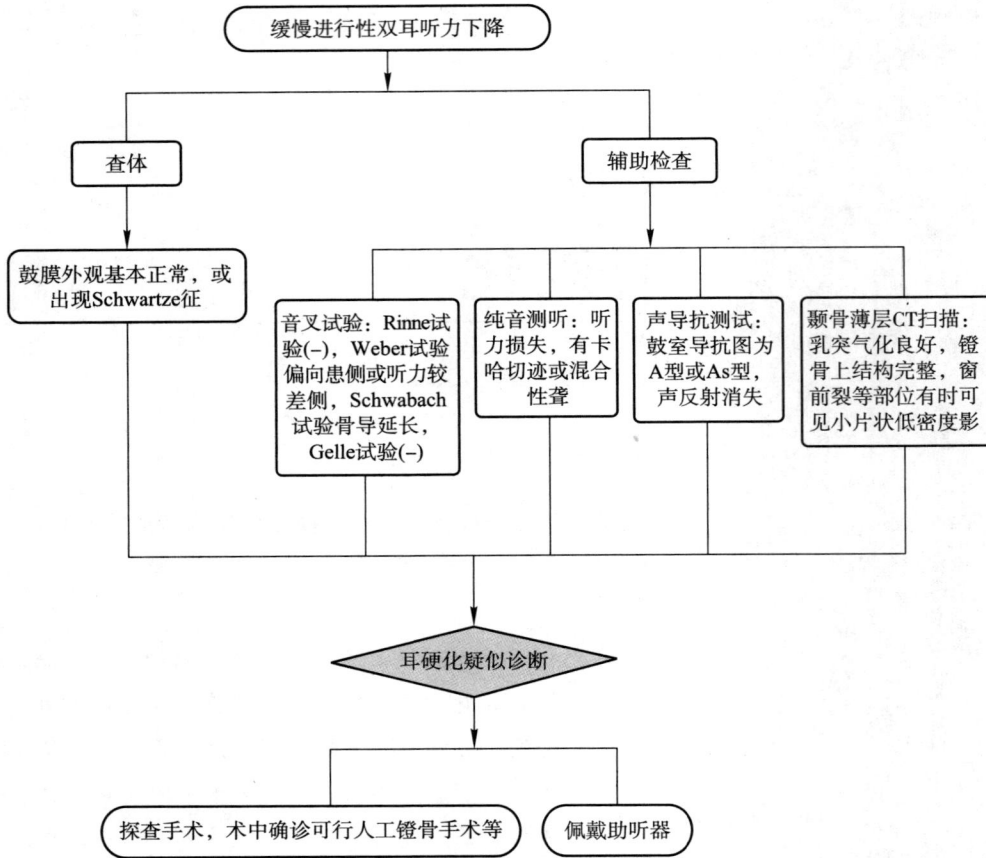

耳硬化（otosclerosis）又名耳海绵化症（otospongiosis），是一种以原发性迷路包囊骨海绵样变性为病理特征的内耳疾病。其颞骨病理特征为骨迷路包囊灶性骨质吸收，髓腔扩大，血管增多，呈海绵样变，破骨、成骨现象可同时存在。病变累及镫骨时，导致镫骨固定，听力减退，尤其以语言频率区听力下降明显。临床耳硬化发病率随种族和地区不同而不同，白种人发病率最高，为 0.3%~0.5%，组织学耳硬化的发病率达 8%~10%，黄种人和黑种人的发病率最低。本病好发年龄为 20~40 岁，男女发病之比约为 1:2.5。

【病因】

耳硬化的病因迄今尚未完全明确，目前认为有多种学说，包括遗传学说、内分泌代谢障碍学说、骨迷路成骨不全症、病毒感染、酶学说等，可能有以下几方面因素。

1. 遗传因素　在临床上耳硬化患者的家族聚集现象较多，可能为常染色体显性或隐性遗传，基因学研究发现患者家族有异常基因，目前已发现数个与耳硬化相关的遗传基因位点，包括 OTSC1、OTSC2、OTSC3、OTSC4、OTSC5、OTSC6 和 OTSC7。

2. 内分泌学因素　本病女性多见，且多见于青春发育期，部分患者在妊娠、分娩期加重，故认为内分泌因素与耳硬化有关。有研究表明，甲状旁腺功能异常导致的钙磷代谢异常也可导致耳硬化。

3. 病毒感染因素　免疫组化方法在耳硬化患者病灶中发现病毒抗原，故认为耳硬化可能为病毒感染所启动的骨迷路包囊的炎性血管反应或慢性炎症。在耳硬化患侧的耳蜗内镫骨足板组织中发现麻疹病毒感染痕迹，外淋巴液中发现麻疹病毒特异性抗体，因此认为麻疹病毒感染可能在耳硬化发生机制中起到重要作用，但具体机制仍不清楚。

4. 免疫因素　免疫学的病因病理机制研究发现耳硬化患者存在某些免疫调控的改变，对耳硬化病灶通过组织化学染色法进行病理学研究，发现其与类风湿关节炎病灶病理改变相似。有部分学者在耳硬化患者耳蜗外淋巴液中测到 Ⅰ、Ⅱ、Ⅲ、Ⅵ、Ⅸ型胶原抗体水平升高，病灶中发现软骨细胞特异性抗原，免疫因素与耳硬化之间的关系有待更进一步研究。

5. 酶学说　耳硬化的病理特点是局部骨质改变，其发生局部骨质改变的过程中有许多酶参与成骨与破骨形成，研究表明蛋白水解酶在耳硬化骨重建过程中发挥重要的作用，是镫骨固定形成的原因。但酶类是否为耳硬化的始动因素仍有待进一步研究。

【病理生理】

耳蜗骨迷路由外骨膜层、内生软骨层和内骨膜层构成，耳硬化病灶大部分发生于耳蜗骨迷路的内生软骨层，通过侵犯环状韧带及镫骨足板使镫骨活动受限甚至完全固定导致传导性聋，称为镫骨性耳硬化（stapedial otosclerosis），好发部位在前庭窗前区和蜗窗边缘。小部分耳硬化病灶发生于耳蜗内骨膜层，病灶可发生在蜗窗、蜗管甚至内耳道骨壁，一方面通过向外淋巴液释放毒素，损伤基底膜及血管纹结构，另一方面直接影响基底膜活动及耳蜗微循环，导致感音神经性听力下降及眩晕等症状，称为耳蜗性耳硬化（cochlear otosclerosis）。此外，很多病例为多发病灶，可出现混合性听力下降，称为混合性耳硬化。

耳硬化病灶形成主要是破骨及成骨过程反复进行的结果，活动期时，中层骨质在溶酶素性水解酶的作用下发生分解、吸收，局部充血、水肿、血管增生，黏多糖骨质沉积产生嗜碱性海绵状疏松骨，病变逐渐由中间向四周扩展，累及耳蜗全层，在成骨细胞作用下，病灶中血管腔隙变小，纤维组织钙化，形成嗜酸性网状骨，进而形成板状新骨。

【临床表现】

常见的症状为缓慢进行性单耳或双耳听力下降，可伴有耳鸣及眩晕，一般不伴有耳闷等症状。女性较多见，在妊娠、分娩期病程可加快。由于病变侵犯的部位和范围不同，临床特征可表现为隐匿型、传导性聋、感音神经性聋及混合性聋。

1. 听力减退　耳硬化的听力减退为无任何诱因的双耳同时或先后出现缓慢进行性听力下降，表现为传导性或混合性听力下降，起病缓慢，单耳发病者占 10%~15%，部分患者自觉在喧闹嘈杂的环境中较在安静环境中听力较好。临床上将此现象称为威利斯听觉倒错或威利斯误听（Willis paracusis）。患者说话声音变小，但言语表达清晰，此为自听增强现象。

2. 耳鸣　是耳硬化的常见症状，国内外统计发生率在 25%~97%，可为间歇性或持续性，多数患者耳鸣与听力减退同时出现，少数早于听力减退，以低音调耳鸣为常见，高音调耳鸣提示耳蜗受累，低音调耳鸣尤其是搏动性耳鸣被认为是病灶内血管增生的表现。

3. 眩晕 耳硬化患者的眩晕多为真性良性阵发性位置性眩晕，部分患者在头部活动后可伴有轻度短时的眩晕，此可能与半规管受累或迷路水肿有关。

【辅助检查】

1. 耳镜检查 可见外耳道宽敞清洁、皮肤薄而毛稀，鼓膜完整，活动度好，部分病例可见鼓膜菲薄，可出现 Schwartze 征（Schwartze sign），即鼓膜后上象限出现透红区，为耳硬化鼓岬区骨膜显著充血病变处于活动期的表现，是临床耳硬化的特征之一。

2. 听功能检查

（1）音叉检查：临床上常用 256 Hz 和（或）512 Hz 的音叉进行检查。Rinne 试验（−），Weber 试验偏向患侧或听力较差侧，Schwabach 试验骨导延长，Gelle 试验（−）。典型表现：Bezold 三征，即气导缩短、骨导延长、Rinne 试验阴性。

（2）纯音测听检查：纯音测听的结果与镫骨固定的程度及耳蜗是否受累有关。

早期：为传导性聋，骨导正常，气导为上升型曲线，气骨导差 30 ~ 45 dB；

中期：为混合性聋，骨导出现卡哈切迹（Carhart notch），即 0.5 kHz 至 2 kHz 骨导听阈呈 "V" 形下降，2 kHz 处下降最多，气、骨导差大于 45 dB（图 1-10-1）。

晚期：为混合性聋或感音性聋，气骨导均出现下降，骨导听力损失以高频为主，气、骨导差小于 30 dB。

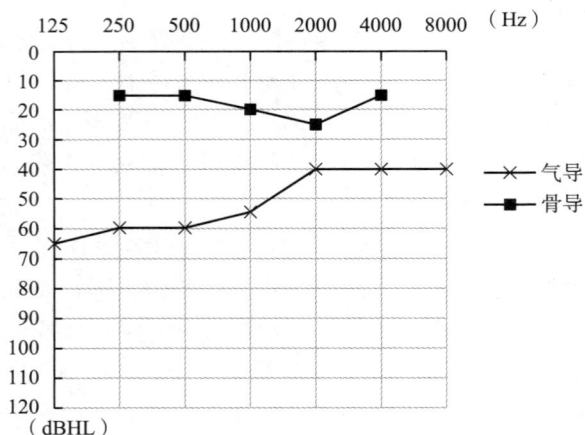

图 1-10-1 中期耳硬化患者纯音测听图（左）

图 1-10-1
纯音测听检查图

（3）声导抗测试：鼓室导抗图在早期多为 A 型曲线，伴随着镫骨固定加重，鼓膜活动受限，患者表现为 As 型曲线，鼓膜萎缩者表现为 Ad 型曲线。声顺值正常，镫骨肌反射早期升高，或双相曲线，后期常消失。鼓室压曲线正常，峰值在 −100 ~ +100。

（4）耳声发射检查：畸变产物耳声发射幅值降低或引不出发射。

（5）听性脑干反应测听：I 波、V 潜伏期延长，波间期正常，阈值可提高。

3. 影像学检查

（1）颞骨螺旋 CT：可清晰显示骨迷路包囊，镫骨底板是否增厚，两窗区、内耳道骨壁的局灶性改变，如有病灶可表现为迷路骨影欠规则；并观察乳突气房发育情况，听骨链、内耳道有无畸形及病变（图 1-10-2）。

（2）MRI：对活动期病变评估有意义，T_1WI 表现为耳蜗和迷路周围环状等信号影，注射含钆造影剂后轻 ~ 中等强化，T_2WI 可显示信号影增高。

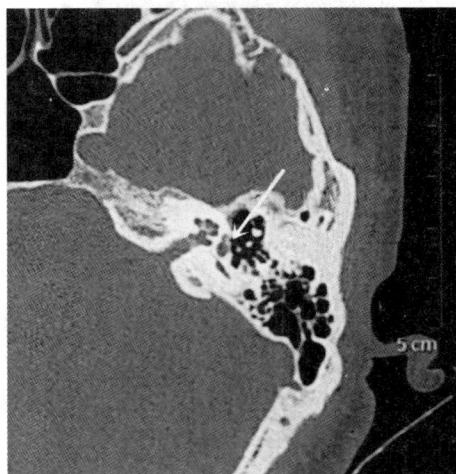

图 1-10-2 耳硬化患者颞骨水平位 CT
左侧乳突气化良好，镫骨上结构完整，左侧窗前裂可见小片状低密度影（箭头处）

【诊断及鉴别诊断】

诊断依据：无诱因出现双耳不对称性进行性听力下降，有家族史，鼓膜外观基本正常，或出现 Schwartze 征，音叉检查发现 Bezold 三征，Gelle 试验阴性，纯音测听可见骨气导差、卡哈切迹、鼓室图正常、咽鼓管功能良好者可考虑本病。颞骨薄层 CT 检查如发现骨迷路或内耳道骨壁不均匀增厚病变可进一步确诊此病。

耳硬化需要与听骨链中断、先天性听骨链畸形或固定、先天性卵圆窗闭锁、粘连性中耳炎、分泌性中耳炎、无鼓膜穿孔的鼓室硬化等中耳疾病及听神经瘤、梅尼埃病或其他因素导致的感音神经性聋鉴别。

【治疗】

目前仍缺乏针对病因的有效治疗，以手术治疗提高听力为主，可尝试药物治疗和佩戴助听器治疗。

1. 手术治疗 手术目的是治疗因镫骨固定导致的传音障碍，恢复或提高听力。

（1）镫骨底板开窗人工听小骨植入术：是目前常用术式，创伤小，听力提高程度大且效果持久，但应注意镫骨底板开窗直径比听小骨活塞棒端直径略大即可，如开窗过大可用脂肪或肌肉组织填塞；目前，随着 CO_2 激光和半导体激光的广泛应用，手术时间大幅缩短，并发症也明显减少。

（2）镫骨撼动术：分为直接撼动法和间接撼动法，应用历史较长，但因获得听力改善持续时间较短，目前应用较少。

（3）镫骨切除术：自 19 世纪末首次完成镫骨切除术后，本式式不断得到改进，可分为镫骨全切术和部分切除术，因镫骨全切除后并发症相对较多，患者术后反应大，目前应用较少。

（4）内耳开窗术：此术式创伤相对较大，虽可长期提高听力，但提高幅度小，目前应用较少，只有在镫骨术式失败或内耳畸形不能进行镫骨手术时方考虑。

（5）人工耳蜗植入：重度听力损失的晚期耳硬化患者往往为混合性聋，手术效果差，其中部分患者可佩戴助听器，但仍有很多患者佩戴助听器无效或不耐受，此时可考虑行人工耳蜗植入来提高听力，研究表明人工耳蜗植入患者在主观感觉上和客观检查的结果都很满意，故对晚期耳硬化患者或手术不满意的患者，可选择人工耳蜗植入术。

（6）目前，最新的跨皮瓣主动式骨传导植入系统 - 骨桥已开始在临床应用，国产的骨导助听系统（植入式）已面世，可用于本病成人和 5 岁（含 5 岁）以上的儿童患者。

☞ 微视频 1-10-1
激光镫骨底板造孔加人工听骨植入术

☞ 人文视角 1-10-1
耳硬化手术寻根

2. 药物治疗 有多项研究表明，氟化钠可以有效地抑制耳硬化发病过程中代谢相关的酶类，从而达到治疗的效果。因此对早期耳硬化或迷路型耳硬化患者可试用氟化钠口服治疗，但疗程较长且效果不确定，因此不作为首选。此外，二磷酸盐类药物也能用于该病的治疗，它能作用于破骨细胞，并降低破骨细胞的活性，达到治疗目的。

3. 助听器治疗 对有手术禁忌证或拒绝手术的患者，可依据其听力损失程度给予佩戴气导或骨导助听器治疗。

☞ 人文视角 1-10-2
贝多芬的耳聋

（冯 勃）

复习思考题

1. 诊断耳硬化需要和哪些疾病相鉴别？

2. 如何确诊耳硬化？

3. 耳硬化患者镫骨手术后可能出现哪些并发症？

4. 威利斯听觉倒错可能的原理是什么？

网上更多……

👤 本章小结 ⬇ 教学PPT ✍ 自测题

第十一章

耳 聋

关键词

传导性聋　　感音神经性聋　　混合性聋　　遗传性聋　　治疗

助听器　　人工中耳　　人工耳蜗

正常人耳能听到的频率为 20 ~ 2 0000 Hz，声强为 0 dBSPL 的声音，人类言语频率在 500 ~ 3 000 Hz。随着国家经济快速发展，人们生活节奏加快，工作、生活压力增大，环境噪声增多，国人医疗保健条件逐渐改善，急、慢性化脓性中耳炎引起的传导性聋逐渐减少，分泌性中耳炎和感音神经性聋日益增多，尤其是突发性耳聋明显增多，已引起社会的广泛关注。本章主要介绍耳聋的分类和分度、传导性聋和感音神经性聋的常见病因和临床特点，突发性耳聋和耳毒性聋的发病特点和治疗原则，助听器、人工中耳及人工耳蜗植入等相关知识。

诊疗路径

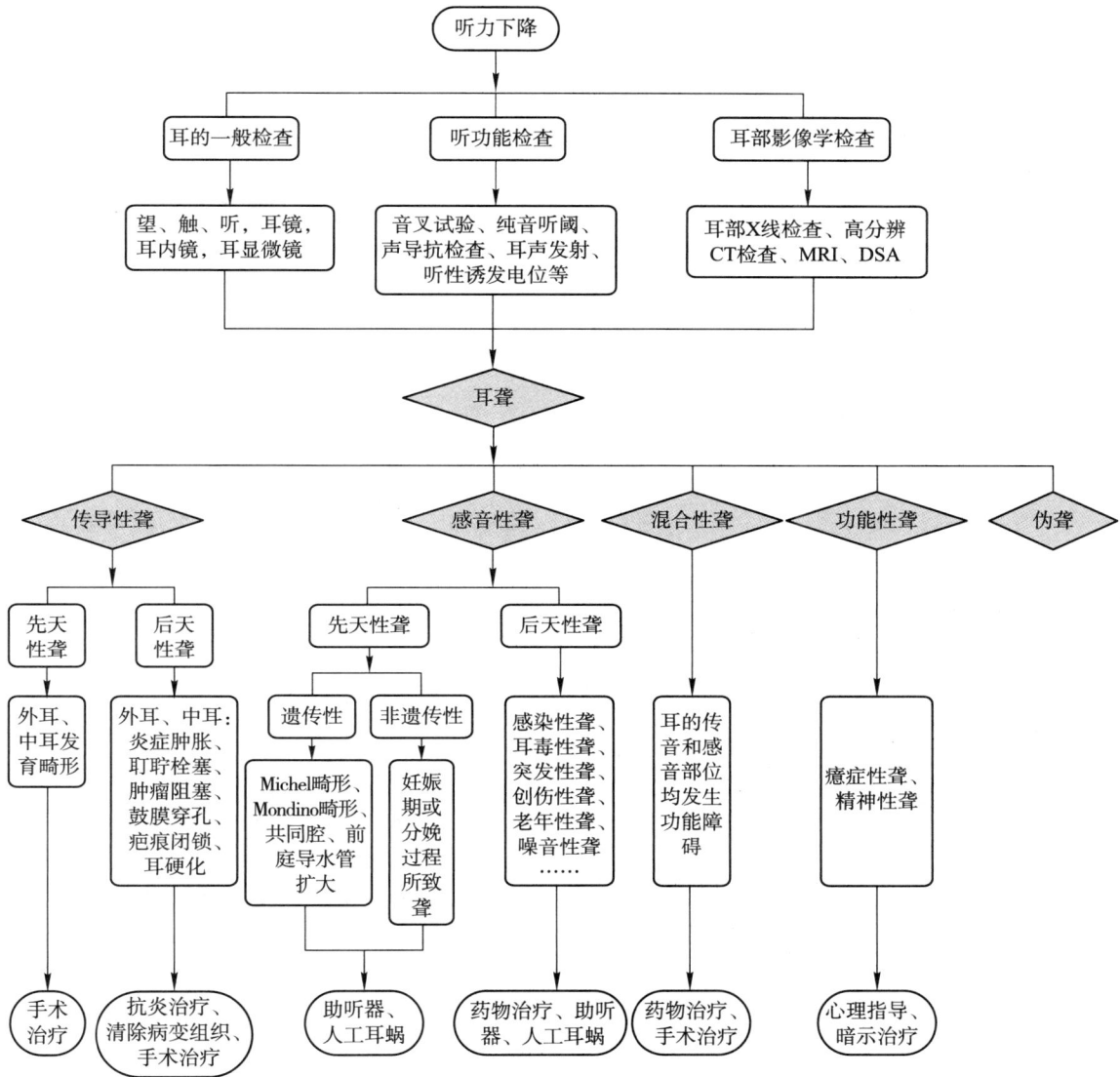

听觉通路任何部位出现功能障碍时即可发生不同程度的听力下降，称之为耳聋。双耳听力严重下降，不能用语言进行正常交流者称为聋哑。耳聋根据分为传导性聋、感音神经性聋和混合性聋。全世界听力障碍者估计占世界总人口的 7%～10%。语前聋即在言语形成之前丧失听力，如未治疗、训练，终将发展为聋哑。先天性聋是指出生时或出生不久发现的耳聋，可分为遗传性和非遗传性聋。遗传性聋是来自亲代的致聋基因或新发生突变的耳聋基因，导致耳部发育异常或代谢障碍，引起听功能异常。随着分子生物学和遗传学的迅速发展，发现人类基因组中有 200 多个基因与耳聋的关系密切。非遗传性先天性聋是患儿在胚胎时期、围生期或分娩期，母体受到感染、中毒、缺氧、损伤等因素引起的耳聋。耳聋不仅影响言语接受和表达，给患者带来生活、学习、社交和工作等多方面的困难，还会影响人的精神心理和思维方式，已引起社会高度重视。我国全面开展了新生儿听力筛查，以及基因检测技术的临床应用和耳部高分辨率螺旋 CT 的使用，使先天性遗传性和非遗传性聋的早期发现、早期干预成为可能。目前对感音神经性聋药物治疗效果仍不理想，患者应及时佩戴助听器或植入人工中耳，全聋者可行人工耳蜗植入。

耳聋分级：临床上以纯音测听检测的言语频率听阈的平均值为耳聋标准，我国法定的言语频率听阈是以 500 Hz、1 000 Hz、2 000 Hz 这三个频率为准。

WHO 1997 年（日内瓦）推荐的听力减退分级以 500 Hz、1000 Hz、2000 Hz、4000 Hz 的平均值为依据。以单耳的听力损失为基准，耳聋可分为四级。

0. 正常听力　基本没有听力问题，语频平均听阈 ≤ 25 dB HL。

1. 轻度　听低声谈话有困难，语频平均听阈 26～40 dB HL。

2. 中度　听一般谈话有困难，语频平均听阈 41～60 dB HL。

3. 重度　听大声谈话有困难，语频平均听阈 61～80 dB HL。

4. 极重度　耳旁大声呼唤听不清，语频平均听阈 ≥ 81 dB HL。

第一节　传导性聋

【定义】

声波经空气径路传导时受到外耳道、中耳病变的影响，使到达内耳的声能减弱，导致不同程度听力减弱称传导性聋（conductive deafness）。

【分类】

1. 先天性　见于外耳、中耳发育畸形，如外耳道闭锁或狭窄，鼓膜、听小骨、蜗窗、前庭窗、鼓室和咽鼓管的发育异常。

2. 后天性　多见于外耳道异物、耵聍栓塞、炎性肿胀、肿瘤阻塞、瘢痕闭锁、鼓膜炎、鼓膜穿孔等。急慢性分泌性中耳炎、化脓性中耳炎及其后遗症、耳硬化、中耳肿瘤等也可以引起传导性聋。

第二节　感音神经性聋

【定义】

由于螺旋器毛细胞、听神经、听传导径路或各级神经元受损害，导致声音的感受与神经冲动传递障碍者，称为感音性聋、神经性聋或感音神经性聋（sensorineural deafness）。

【分类】

1. 先天性聋（congenital deafness）

（1）遗传性聋（hereditary deafness）：多数是通过基因遗传获得，通常以常染色体隐性遗传方式遗传。可分为非综合征型聋和综合征型聋。非综合征型聋是耳聋为发病个体唯一的遗传性疾病，其他器官无遗传性疾病，占遗传性感音神经性聋的 70%。综合征型聋是患者除遗传性聋外，身体其他器官也伴有遗传性疾病，如伴有下颌骨发育不全、颅面部发育不全、先天性视网膜色素变性、性功能低下及共济失调等，占遗传性感音神经性聋的 30%。我国常见的耳聋基因有 *GJB2*、*GJB3*、*PDS* 基因和线粒体 DNA *12SrRNA* 等。常见的遗传性聋有大前庭导水管综合征、米歇尔畸形（Michel dysplasia，内耳完全未发育）、蒙底尼畸形（Mondini dysplasia，耳蜗第二周和顶周发育不全）、共同腔（耳蜗和前庭形成共同大腔，又称囊状耳蜗）、Klippel-Feil 综合征（先天性短颈综合征）、Pendred 综合征（耳聋合并碘代谢障碍）、Usher 综合征（耳聋、视网膜色素变性综合征）等。

大前庭导水管综合征（large vestibular aqueduct syndrome，LVA）：亦称前庭导水管扩大，系常染色体隐性遗传，目前认为与 *PDS*（*SLC26A4*）基因密切相关。该病从出生到青春期均可能发病，诱发因素有头部轻微外伤、感冒或耳内压力急剧变化（如乘飞机、屏气、用力擤鼻等）。表现为双耳听力突然下降或听力突然再次下降，听力下降呈波动性或进行性，部分患者伴有眩晕。听力曲线多为高频下降型，亦有混合型。随着病情发展可呈平坦型。最后导致重度听力丧失。高分辨螺旋 CT 可明确诊断，即半规管总脚到前庭导水管外口 1/2 处的直径 > 1.5 mm。该病确诊后要告知患者避免头部外伤和剧烈运动，尽可能预防患者听力进一步下降。

（2）非遗传性聋（unhereditary deafness）：妊娠期母亲患风疹、巨细胞病毒、梅毒、弓形体病、疱疹病毒、腮腺炎、流感等多种病毒感染性疾病引起的耳聋。也可因妊娠期母亲服用耳毒性药物，如氨基糖苷类抗生素、致聋重金属（铅、铬、砷和汞等）、铊化物制剂、反应停等均可使胎儿耳聋。母子血液 Rh 因子相忌，母体受到大量放射性照射，分娩时产程过长、难产、产伤致胎儿缺氧窒息也可致聋。

2. 后天性聋　后天性聋系多种因素引起的感音神经性聋。

（1）感染性聋：指机体受到病原微生物的影响而导致的单耳或双耳听力障碍，以病毒和细菌最常见。各种急、慢性传染病是儿童后天性聋的主要原因。引起感染性聋的常见疾病有病毒性或细菌性脑炎、猩红热、腮腺炎、麻疹、带状疱疹、水痘。感染途径：病毒、细菌或其他毒素通过血液循环、内耳周围的血管神经间隙等进入内耳，破坏听力，导致单侧或双侧感音神经性聋。由于常被所患疾病的主要症状掩盖而延误治疗。

（2）耳毒性聋：指某些药物或长期接触某些化学制品所致的耳聋。已知有耳毒性的药物近百种，如：氨基糖苷类抗生素、多肽类抗生素、抗肿瘤类药物、利尿药、水杨酸盐类药物以及磷、苯、砷、铅、一氧化碳中毒等。发生耳毒性聋的原因除与长时间、大剂量使用耳毒性药物或化学制剂有关外，也与个体对这些药物或化学制剂的敏感性相关，且敏感性有一定家族遗传性。已研究发现：线粒体基因 mtRNA 中 *12SrRNA* 基因中第 1555 位 A → G 突变与氨基糖苷类抗生素的耳毒性密切相关。临床表现：耳聋、耳鸣、眩晕和平衡失调。耳聋为双侧对称性感音神经性聋，由高频向中、低频发展。立刻停止使用耳毒性药物，给予营养神经治疗，多数患者眩晕消失，平衡恢复正常。但常遗留耳鸣、耳聋后遗症。

（3）突发性聋：是指突然发生的、在数分钟至 72 h 内出现的原因不明的感音神经性听力损失，至少要在相连的 2 个频率听力下降 20 db HL 以上。也称为特发性聋。目前认为本病的发生与内耳供血障碍、病毒感染或

膜迷路积水有关。以单侧发病多见，临床表现为耳鸣、耳闷、听力下降，约半数患者有眩晕或头晕、恶心、呕吐及耳周沉重、麻木感。纯音听力曲线主要有平坦型、全聋型、低频型、高频陡降型。其中低频型突发性聋治疗效果最好，多能恢复正常。全聋型与高频陡降型预后不好。伴有眩晕的突发性聋治疗效果较差，发病时间越短治疗效果越好。

（4）老年性聋：是人体老化过程在听觉器官中的表现，通常发生在 60 岁以上，系听觉系统发生了退行性变引起的耳聋。临床表现：由高频向中低频语频缓慢进行的双侧对称性聋，多伴高调持续性耳鸣。言语识别率与纯音测听结果不成比例。

（5）全身性疾病引起的耳聋：常见病首推高血压、动脉粥样硬化、糖尿病、肾病、高脂血症、甲状腺功能减退症、克汀病、贫血、白血病和多发性硬化等，系全身疾病在耳部的特殊表现形式。全身疾病可导致内耳供血障碍、血液黏滞性升高、内耳脂质代谢紊乱等。主要表现为双侧对称性感音神经性聋，多伴高调耳鸣。

（6）创伤性聋：头颅外伤、爆炸引起的耳气压伤等导致的重度感音神经性聋或混合性聋，常伴高调耳鸣、眩晕和平衡功能失调，少数伴有面瘫和脑脊液耳漏。多因主要治疗头颅即全身损伤，而忽略了耳聋的治疗。

（7）自身免疫性聋：好发于青壮年，多为女性，患者常合并有其他自身免疫性疾病。为双侧同时或先后出现的非对称性进行性感音神经性聋。耳聋多在数周或数月达到严重程度。糖皮质激素和甲氨蝶呤等免疫抑制剂疗效较好，但易反复发作。

（8）噪声性聋：系耳部长期受到噪声刺激引起的进行性感音神经性听力损伤。噪声性聋多见于高度噪声环境工作、长期戴耳机或长时间听音乐者。噪声不仅能引起耳鸣、耳聋，还会出现头痛、头晕、情绪失控、失眠、健忘、血压波动和心悸等症状。早期纯音听阈曲线在 4 kHz 处呈 "V" 形下降，随着病情进展，纯音听阈曲线在 3 ~ 6 kHz 或在 2 ~ 8 kHz 下降，呈 "U" 形曲线，晚期听力在各频率均可受影响。加强在噪声环境工作人员的个人防护，提高人们对噪声危害的认识，治理改善噪声环境，减少噪声危害是最有效的预防措施。

（9）外淋巴瘘：头部外伤、手术和 "自发性" 因素等导致的外淋巴和中耳腔之间的骨质破损或膜性组织和韧带破裂，引起外淋巴与中耳腔交通。常见有卵圆窗和圆窗膜破裂、镫骨足板发育畸形等。患者表现为重度或极重度感音神经性聋。

（10）听神经病：以低频听力下降为主的神经性聋，病因目前不明，可能与听神经脱髓鞘病变、遗传等因素有关。病变部位认为在螺旋神经节细胞、内毛细胞与听神经纤维之间的突触、耳蜗神经、脑干听觉径路、大脑听觉皮质等。临床表现：听力减退、可伴有耳鸣、多累及双耳，部分伴有周围神经病和视神经病。听力学检查：纯音听阈曲线多为低频下降的上升型，亦有平坦型曲线。言语识别率低，且与纯音听阈下降程度不成比例。听觉脑干诱发电位在强声刺激下引不出或仅能引出部分反应波，诱发性耳声发射均正常。这是该病最重要的听力学特征。

第三节 混 合 性 聋

☞ 典型病例（附分析）1-11-1
分泌性中耳炎及感音神经性聋

中耳、内耳相继发生或同时发生病变，导致耳的传音和感音部位均发生功能障碍，引起的耳聋称混合性聋（mixed deafness）。最常见的有：急性中耳炎并发迷路炎；慢性中耳炎反复发作，导致细菌或毒素侵及内耳；爆震引起鼓膜穿孔，并发内耳毛细胞和听神经受损等。听力学表现为既有传导性聋又有感音神经性聋的特点；耳硬化早期是传导性聋，中期出现混合聋，晚期表现为混合聋或感音神经性聋。当患者出现混合性聋时要分清何为主要病因，何为新发疾病。如老年聋伴发分泌性中耳炎，应首先治疗中耳炎而不是老年性感音神经性聋。创伤性鼓膜穿孔出现混合聋时，在治疗鼓膜穿孔的同时要尽早治疗内耳损伤。

第四节 功 能 性 聋

功能性聋（functional deafness）是功能性疾病在听觉系统的表现，多因巨大精神刺激，思想压力过重或遇到灾祸后突然发生的听力障碍，又称癔症性聋或精神聋。

【临床特点】

1. 双耳听力突然下降，多为全聋。一般无耳鸣或眩晕症状。

2. 发病前多有心理创伤或精神受打击史。

3. 伴有耳周麻木，手足麻木，皮肤感觉丧失。

4. 说话声音不因耳聋而变大。

5. 有癔症的其他症状。

6. 暗示治疗效果显著。

【诊断及治疗】

需排除器质性病变。通常外耳、中耳无明显病变，听力学检查显示听觉脑干诱发电位、耳声发射、镫骨肌反射基本正常，与纯音测听检查结果不相符。详细询问病史后可发现心理因素诱因，心理辅导和暗示性治疗有助于患者恢复听力。

第五节 突发性聋与特发性突聋

☞ 典型病例（附分析）1-11-2
突发性聋

突发性聋（sudden hearing loss，SHL）指突发快速的或72h内原因不明的主观感受到的单耳或双耳感音神经性听力损失。对于听力损失的界定，美国的标准是三个相邻的频率听力下降30 dB，我国目前的标准是至少在相连的频率听力下降20 dB。特发性突发性感音神经性聋（idiopathic sudden sensorineural hearing loss，ISSNHL）是指尽管进行了适当检查，但仍无法明确其确切病因的感音神经性突聋。其临床表现与SHL类似，我国目前将其统一命名为突发性聋。本病在国外的发病率为5～20/10（万·年），任何年龄都可能患病，但患病高峰年龄为50～60岁，男女比例基本一致，儿童罕见。我国尚无突聋发病率的统计。随着现代生活和工作节奏日渐加快，近年发病率有上升的趋势，且发病年龄趋于年轻化。本病双耳患病少见。

【病因】

SHL的病因很多，包括内耳微循环障碍、病毒感染，自身免疫性内耳病等上百种。但仍有近90%的突聋患者找不到确切的病因，临床上查找突聋的病因首先必须排除可能危及生命的疾病，如听神经瘤、脑卒中、恶性肿瘤等。

1. 内耳供血障碍 内耳的血液供应几乎靠唯一的迷路动脉，加之椎-基底动脉-迷路动脉系统常出现解剖变异，更增加了内耳供血系统的脆弱性。内耳微循环障碍可由内耳血管功能紊乱、痉挛、出血、血栓形成或血管栓塞等引起，如中老年人，特别是合并动脉硬化、高血压者，可因迷路动脉的某一终末支出现血栓或栓塞形成而导致突聋。

2. 病毒感染学说 临床上，部分患者在发病前曾有上呼吸道感染史，同时不少有关病毒的血清学检查报告和病毒分离结果也支持这一学说。与本病可能有关的病毒很多，如腮腺炎病毒、巨细胞病毒、水痘 - 带状疱疹病毒、流感病毒、鼻病毒、腺病毒、EB 病毒、柯萨奇病毒等。而引起突聋的原因可能是出现了急性病毒性前庭迷路炎或耳蜗炎。

3. 自身免疫反应　许多患自身免疫病如 Cogan 综合征、系统性红斑狼疮、颞动脉炎及多发性结节动脉炎的患者伴有感音神经性聋。提示自身免疫反应因素可能参与 SHL。

4. 听神经瘤　约 10.2% 的听神经瘤患者以 SHL 为首发症状。

5. 并发症　大前庭导水管综合征、部分梅尼埃病、多发性硬化以及结节病患者可表现有 SHL。

6. 其他　颅脑外伤及窗膜破裂、梅毒、药物中毒、精神心理因素等。

【发病机制】

绝大部分突发性聋的病因尚不明确，目前研究表明各种病因导致内耳毛细胞功能障碍及内耳生理结构损伤是本病发生的重要机制。有组织病理学研究证实，突发性聋的患者存在毛细胞缺失、螺旋神经节细胞缺失或明显退行性变化，螺旋韧带及血管纹细胞缺失等。在动物实验中，接种病毒后的动物出现急性听力下降时，经病理学检查发现动物存在 Corti 器损害、盖膜松弛及神经结构的改变。而耳蜗毛细胞损伤去极化状态导致神经元异常放电，可使中枢反馈式增益使大脑皮质错误地感知耳鸣。

【临床表现】

1. 听力下降　可为首发症状。听力一般在发病数分钟或数小时内下降至最低点，少数患者听力下降较缓，可在数天以内方达到最低点。听力损失为感音神经性。轻者在相邻的 2～3 个频率内听力下降达 20 dB 以上。而多数则为中度或重度耳聋。如眩晕为首发症状，患者由于严重的眩晕而忽视耳聋，待眩晕减轻后，才发现患耳听力减退。

2. 耳鸣　可为始发症状。患者突然发生一侧耳鸣，高音调，同时或相继出现听力迅速下降。经治疗后，多数患者听力虽可提高，但通常遗留长期的耳鸣。

3. 眩晕　约 50% 患者在听力下降的或听力下降发生后出现眩晕。大多伴有恶心、呕吐、出冷汗等。与梅尼埃病不同，本病的眩晕一般无反复发作。

4. 其他　部分患者有患耳耳内堵塞、压迫感，以及耳周麻木。

【辅助检查】

纯音听力、声导抗及前庭功能检查是本病必要的常规检查。CT、MRI 主要是排除内耳及颅脑有无肿瘤等病变，尤其是听神经瘤。听神经瘤的病例，CT 可见听神经瘤导致的内耳道扩大，MRI 则可观察到桥小脑角和（或）内耳道的肿瘤占位，MRI 在诊断听神经瘤上较 CT 有更高的价值。

【诊断】

根据 SHL 的定义，对 SHL 作出诊断并不困难。我国指南的诊断标准（2015）至少应该满足：① 72 h 内原因不明的突然发病，主要表现为非波动性感音神经性听力损失，可伴耳鸣、眩晕、恶心、呕吐。②患耳至少在相连的频率听力下降 20 db HL 或以上。③除第Ⅷ脑神经外，无其他脑神经受损症状。同时还应仔细收集患者病史和发病情况，并进行全面的耳科学、神经耳科学、听力学、前庭功能、影像和实验室检查评估，以期找到可能的病因。

【治疗】

由于病因不明和机制复杂，本病至今国内外尚未有统一的治疗模式和标准，多偏向于根据分型进行相应的治疗模式，本章结合国外的一些指导性文件以及我国的实际特点，提供一个治疗的参考依据。

1. 治疗要点　①尽管 SHL 只有 10%～15% 可明确病因，首诊时仍需注意排除危及生命的因素，特别是双侧 SHL 以及并发症。某些病因需要长期随访方能明确。②患者新出现的耳胀满感和阻塞感可能是潜在严重疾病的症状，需重新检查评估。③注意疾病给患者造成的心理影响，如极度焦虑和抑郁。④熟悉一些听力辅助技术、设备（助听器）和耳鸣康复训练。

2. 糖皮质激素　目前被列为首选。泼尼松 1 mg/（kg·d）晨起顿服（常用最大剂量为 60 mg）疗程为 10～14 d。注意激素治疗的禁忌证。静脉给药可以用地塞米松或甲泼尼龙。对全身不能使用激素或初始治疗无效者，选用鼓室内注射。

3. 改善血液流变学、扩管以及溶栓治疗

（1）钙离子通道拮抗剂：如尼莫地平 30 mg，2～3 次 /d；氟桂利嗪 5 mg，1 次 /d。

（2）组胺衍生物：倍他司汀 6～12 mg，3 次 /d。

（3）抗血栓形成剂和促血栓降解剂：可选用巴曲酶等治疗，但应住院用药，并动态监测患者凝血功能状态。

4. 抗病毒治疗　在有直接病毒感染证据时可采用。

5. 低钠饮食 有利于减轻可能的膜迷路积水。

6. 混合氧或高压氧舱治疗 临床观察到有一定疗效，但尚有争议。

7. 神经营养药物 维生素 B_{12} 及其衍生物（甲钴胺）。

8. 其他 银杏制剂及改善内耳能量代谢的药物等。

☞ 研究进展 1-11-1
国内外对突发性聋的诊断分型及治疗现状

【疗效评估及预后】

我国对疗效评估主要有：听力、耳鸣和眩晕的判定。其中听力疗效判定为：

无效：受损频率平均听阈改善 < 15 dB；

有效：受损频率平均听阈改善 ≥ 15 dB；

显效：受损频率平均听阈改善 ≥ 30 dB；

痊愈：受损频率听阈完全恢复正常，或达到健耳水平。

国外对本病预后的观点主要有：①单独发生在低频或中频的突发性聋，无论是否伴有耳鸣或眩晕，预后较好。②听力损失越重，预后越差。③初始发病为全聋型者预后很差。④复发常见于低频和中高频型突发性聋。

☞ 推荐阅读 1-11-1
突发性聋的诊断和治疗指南（2015）

第六节 其他耳聋疾病

一、药物中毒性聋

药物中毒性聋（ototoxic hearing loss）是指使用某些药物治病或人体接触某些化学制剂所引起的前庭神经系统中毒性损害而产生的听力下降、眩晕甚至全聋。多在使用耳毒性药物后出现高音调耳鸣，逐渐或突然出现两耳不同程度的听力减退，可遗留永久性聋。急性中毒期有眩晕，可伴有恶心、呕吐；链霉素慢性中毒者，表现为平衡障碍、走路不稳、步态蹒跚、身体摇晃、闭眼时更甚；或伴有多梦、头痛、头昏、情绪急躁、健忘、失眠、恐惧、多疑、反应迟钝等。病程长者则以耳聋、耳鸣为主要症状，目前已发现耳毒性药物已达百余种，主要包括氨基糖苷类抗生素、部分非氨基糖苷类抗生素、水杨酸盐类药、抗疟疾药、镇痛药、利尿药、麻醉剂、抗惊厥药、抗肿瘤药物、抗结核药物、心血管药物、避孕药及砷、汞等制品。

二、感染性耳聋

感染性耳聋（infectious hearing loss）是指因罹患不同的发热性、传染性疾病后所出现的耳聋。这些疾病包括细菌性脑膜炎、流行性脑脊髓膜炎、流行性乙型脑炎、麻疹、猩红热、腮腺炎、流行性感冒、耳部带状疱疹、病毒性肺炎等。常在感染病程中、后期或愈后出现严重的感音神经性聋，甚至为全聋。多见于儿童，尤其是 2 岁以下小儿多见。

三、自身免疫性内耳病

自身免疫性内耳病（autoimmune inner ear disease），又称为"免疫介导的感音神经性听力损失"（immune-mediated sensorineural hearing loss），指内耳组织对特异性抗原起反应或自身免疫性疾病并发内耳功能的改变，为局限性自身免疫损害。特点是双侧的、进展很快的、不能解释的感音神经性听力损失，一般持续数周至数年，有波动性，单侧或双侧感音神经性聋。检查提示耳蜗性、蜗后性或两者兼有的听力障碍，可伴有耳鸣、眩晕。部分患者伴有关节炎、血管炎、肾小球肾炎等其他免疫性疾病。治疗采用糖皮质激素和环磷酰胺。

四、老年性聋

伴随着年龄的增加，人体各部位组织器官会出现不同程度的老化过程。听觉器官受累而逐渐出现听力减退者，称之为老年性聋（presbycusis）。老年性耳聋出现的年龄与发展速度因人而异，其发病机制尚不清楚，可能与遗传因素、及整个生命过程中所遭受到的各种有害因素（包括疾病、精神创伤等）影响有关。老化性退行性改变可涉及听觉系统的各个部分，以内耳最为明显。听力变化的共同特点是由高频向语频缓慢进行的双侧对称性聋，伴高调持续耳鸣，多数有响度重振、言语识别率下降与纯音测听结果不成比例等。目前发病率有增高趋势，其发病特点是城市人口高于农村人口、工业人口高于农业人口、心血管疾病患者高于一般居民、男性较女性为显著，年龄越大发病率越高，听力减退越明显。

五、爆震性聋和噪声性聋

爆震性聋（explosive deafness，blast deafness）指由于枪炮射击、炸弹及其他爆炸物爆炸时所骤然产生的强烈爆震或脉冲噪声压力波引起有不同程度的中耳、内耳损伤。耳聋程度常与震源的距离、震浪压力的大小、受震时间长短、头的位置、有无障碍物等因素有关，与个体感敏感性也有一定关系。

噪声性聋（noise induced deafness）系由于听觉器官长期遭受噪声影响而发生缓慢的进行性的感音性耳聋，早期表现为听觉疲劳，离开噪声环境后可以逐渐恢复，久之则难以恢复，终致感音神经性聋。噪声性聋常见于高度噪声环境中工作的人员，如舰艇轮机兵，坦克驾驶员，飞机场地勤人员，常戴耳机的电话员及无线工作者、铆工、锻工、纺织工等。

六、伪聋

伪聋又称诈聋，是指听觉系统无病而自称失去听觉，对声音不作应答的表现。或者是听力仅有轻微损害，有意夸大其听力损失程度者。装聋的动机较为复杂，表现多样。客观听力检查法如声导抗、听性诱发电位及耳声发射等能准确识别，但确诊前有必要与功能性聋鉴别。

七、功能性聋

功能性聋又称精神性聋或癔症性聋，属非器质性聋。患者常有精神心理创伤史，表现为单侧或双侧听力突然严重丧失，无耳鸣或眩晕，可突然治愈或经暗示治疗而快速恢复。

第七节　耳聋的治疗

21 世纪以来，科学技术发展日新月异，耳显微外科技术、数码技术、微电子技术、听力学及分子生物学研究得到快速发展。在耳科临床医师和科研人员共同努力下，耳聋的治疗有了长足的进步。大多数传导性聋患者可以通过手术提高听力。突发性聋及发病在 3 个月内的急性感音神经性聋患者通过药物及时治疗，听力可部分或全部恢复。但是发病时间超过 3 个月以上的慢性感音神经性聋患者的药物治疗效果仍不理想，依然是耳科医生的治疗难题。目前主张经药物治疗无效的中、重度感音神经性聋患者佩戴助听器，提高生活质量；双耳极重度感音神经性聋患者可通过人工耳蜗植入术使患者聋而不哑，经过一段时间的言语培训后，患者基本可以与正常人一样生活、工作。耳科医生在日常工作中要加强防聋科普宣传，减少环境噪声，控制耳机和手机使用时间，尽量避免使用耳毒性药物等措施对预防耳聋至关重要。

一、耳聋的内科治疗

1. 传导性耳聋

（1）外耳道堵塞：外耳道耵聍栓塞可引起传导性聋，应尽快取出，若不易取出或耳道疼痛明显者，可耳内滴入 2% 苯酚氢钠滴耳液浸泡，3 ~ 5 d 再取或使用负压吸引管吸出；外耳道胆脂瘤和外耳道异物不易取出者，需局麻或全麻下经耳内镜或显微镜下取出。

（2）炎性肿胀：外耳道的疖肿及急、慢性化脓性中耳炎导致的传导性聋，需局部和全身使用抗生素治疗。鼓室有较多脓性分泌物时，使用 3% 过氧化氢溶液清洗脓液后再滴入抗生素滴耳液。分泌性中耳炎若鼓室有积液，在抗炎促排治疗的基础上，可行鼓室穿刺抽液。反复发作者可行鼓膜置管术，顽固不愈者可行咽鼓管球囊扩张术。

（3）中耳炎性鼓膜穿孔：急性化脓性中耳炎性鼓膜穿孔经抗感染治疗后，多数穿孔能愈合。慢性化脓性中耳炎若反复流脓，可取耳内分泌物细菌培养或行真菌涂片，根据药敏结果使用抗生素。鼓膜穿孔长期不愈合者需手术治疗。

（4）创伤性鼓膜穿孔：外伤或气压伤导致的鼓膜穿孔，排除听骨链损伤或脱位，在预防感染的同时，积极治疗穿孔。通常创伤性小穿孔（穿孔 < 3 mm）自然愈合率高，可观察 1 ~ 2 个月等待穿孔自然愈合；创伤性鼓膜中穿孔（穿孔 3 ~ 5 mm）和大穿孔（穿孔 > 5 mm）自愈率低，可行药物贴补治疗（沙棘油棉片），通常每周换药一次，多数穿孔 1 ~ 2 个月愈合。药物治疗 1 个月，穿孔无明显生长者可在耳内镜下行鼓膜修补术。伴有听骨链脱位或破坏的穿孔则需行鼓室成形和人工听骨链重建术。

（5）外耳、中耳肿瘤：常见有外耳道息肉、肉芽、骨瘤、胆脂瘤、外耳及中耳的良、恶性肿瘤等，需取材活检，行颞骨 CT 检查以明确诊断。多数需手术治疗。

（6）耳硬化：通过听力学及听骨链三维重建 CT 检查，排除听骨链发育畸形，发现耳硬化灶区，则可明确诊断。药物治疗：口服氟化钠，20 ~ 60 mg/d，饭后服用，疗程需数年，但疗效尚不明确；手术治疗可明显改善听力，不愿手术者可以佩戴助听器。

（7）双耳传导性聋：不愿手术或手术效果不好者可以佩戴助听器、植入人工中耳或骨桥。

2. 感音神经性聋　早期发病应积极治疗，尽快恢复已丧失的听力，延缓或阻止耳聋进一步发展和加重。尽量保存并利用残余的听力，以提高患者的生活质量。

（1）药物治疗：目前尚无治疗耳聋的特效药物，对发病初期的急性感音神经性聋（发病时间＜3个月）可使用以下药物治疗。

1）舒张血管药物：静脉滴注银杏叶制剂、丁咯地尔、法舒地尔、前列地尔、丹参酮、长春西丁等。口服银杏叶片、盐酸氟桂利嗪、倍他司汀等。

2）溶血栓及降低血黏度药物：尿激酶、东菱克栓酶、血栓通、阿司匹林及银杏叶制剂等。

3）营养神经类药物：胞磷胆碱、能量合剂、各种神经生长因子、脑肽、神经节苷脂、甲钴胺、腺苷钴胺等。

4）糖皮质激素：早期静脉滴注地塞米松5～10 mg/d，或口服泼尼松龙（1 mg/kg），早餐后服用，每日1次，逐渐减量，共服用5～10 d，目前主张鼓室内或耳后注射甲基泼尼龙或地塞米松，3～5 d注射1次，共注射3～5次。

5）促进静脉回流，消除膜迷路积水的药物：七叶皂苷钠、威利坦、高渗糖静脉推注和利尿药等。

6）伴发眩晕的耳聋：发病3 d以内可服用镇静剂，如：苯海拉明、地面泮、异丙嗪、茶苯海明等；应尽早进行平衡功能训练，促进前庭功能代偿。

7）感染性聋：在抗病毒、抗菌治疗的同时使用舒张血管、营养神经以及糖皮质激素等药物。

8）耳毒性聋：立即停止耳毒性药物的使用，促进药物排泄，同时积极使用舒张血管、营养神经和糖皮质激素等药物治疗。

（2）针灸、中成药或高压氧舱：辅助治疗耳聋、耳鸣等。

（3）心理治疗：耳聋常伴有耳鸣、耳闷、头晕或眩晕等症状，导致患者出现抑郁和焦虑状态，治疗同时应给予患者心理疏导，促进患者早日康复。功能性耳聋是精神刺激诱发引起，更需要在治疗中进行心理辅导和暗示治疗。

（4）基因和干细胞治疗：目前仍处于起步和探索阶段，通过基因转染技术将外源性治疗基因引入内耳或将干细胞移植入内耳，以替代受损伤或已坏死的毛细胞，但尚未应用于临床。我国已通过胚胎植入前遗传学诊断，成功阻断遗传性耳聋试管婴儿诞生，使一对均携带 *GJB2* 突变基因的夫妻拥有了听力健康的孩子。随着精准医学的发展，基因和干细胞研究将给耳聋患者带来更

多的福音。

二、助听器验配

1. 概念　助听器是一种帮助听力障碍者聆听声音的装置，通过它可以将声信号进行不同程度的放大并传入耳内，进而补偿损失的听力，是目前使用最为广泛的人工助听技术。

2. 助听器的组成　主要由六部分组成：传声器（麦克风）、放大器、接收器（耳机）、电源、音量控制开关及助听器附件（附加电路及耳模）。

3. 助听器的种类　助听器的种类较多，临床助听器验配主要是携带式助听器，根据外形和佩戴位置可分为盒式、耳背式（含开放耳式）、定制式（耳内式、耳道式、深耳道式）、眼镜式、骨导助听器等。

4. 助听器适用范围及原则

（1）儿童听力障碍者：婴幼儿的听力障碍一经明确，应尽早佩戴助听器，及时地听力补偿，可保证正常的言语发展。推荐助听器验配的听力损失程度为相对较好耳0.5 Hz、1 kHz、2 kHz、4 kHz 4个频率平均阈值31～80 dB HL。

（2）成人听力障碍者，特别是语后聋患者：推荐助听器验配的听力损失程度为相对较好耳0.5 Hz、1 kHz、2 kHz、4 kHz 4个频率平均阈值41～80 dB HL。

（3）重度以上的听力障碍者，尤其是婴幼儿：助听器验配效果欠佳或无效时应考虑人工耳蜗植入，但如手术条件暂时不具备，仍应及时选配特大功率的助听器，以保证适当的声音刺激，防止听觉退化。

（4）双耳听力障碍者：应当双耳助听，如条件受限，亦可单耳验配。

（5）单耳佩戴助听器的原则：通常双耳听力下降＜60 dB HL，选择听力较差耳佩戴；双耳听力下降＞60 dB HL，选择听力较好耳佩戴；双耳听力损失等同，选择听力曲线相对平坦一侧佩戴，日常惯用优势耳也是选配的参考条件之一。

具备下列情况之一者，不推荐使用助听器：

① 有效的医疗手段可以治愈或改善的听力损失。

② 使用助听器会加重病情或干扰治疗。

③ 使用助听器对改善听力障碍患者的沟通能力无效者。

☞ 推荐阅读 1-11-2
助听器验配常识

三、人工中耳

随着临床听力学、耳显微外科技术、生物电子技术和生物医学工程技术等多个学科的飞速发展，多种植入式人工听觉装置不断面世，已经广泛应用于临床，用于治疗不同种类、不同程度的听力损失患者。人工中耳的代表产品为振动声桥（vibrant soundbridge，VSB）、骨锚式助听器（bone archored hearing aids，BAHA）和骨桥（bone bridge）。

（一）振动声桥

VSB 是一种根据电磁感应原理研制的半植入式的人工中耳助听装置。目前在国内多家医院开展了 VSB 的植入手术，其最大优点是不破坏中耳正常的解剖结构，保留了听骨链的完整性。VSB 由两部分组成：佩戴于体外的振动听骨链重建假体（vibrant ossicular reconstructive prothesis，VORP）和植入体的漂浮质量传感器（floating ms transducer，FMT），可经手术固定于听骨链、圆窗膜（图 1-11-1）。

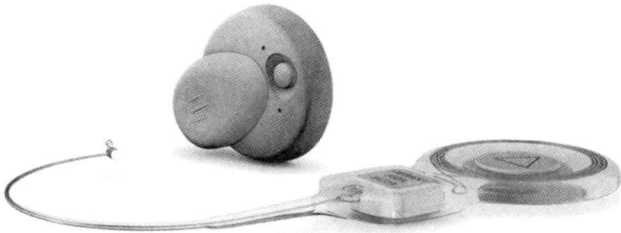

图 1-11-1　振动声桥听觉处理器和植入体

1. VSB 植入的适应证　中度到重度感音神经性聋成年患者，气导阈值在图 1-11-2 的阴影范围内，传统助听器效果不满意、不愿或无法佩戴助听器者，全频听力下降，高频比低频重者；轻度、中度或重度传导性聋或混合性聋成年患者，病因包括耳硬化、慢性化脓性中耳炎（含中耳胆脂瘤）、先天性外耳道闭锁、先天性中耳畸形等骨导阈值在图 1-11-3 阴影范围内；气骨导差 ≤10 dB ~ 15 dB；言语识别率在 50% 以上；既往 2 年听力波动 ≤15 dB；中耳存在适当结构以安放 FMT；植入部位皮肤无异常；发育正常，大脑功能正常，有正确的期望值。

2. VSB 植入的禁忌证　蜗后聋或中枢性聋、中耳感染活动期、中耳慢性积液、伴有中耳感染反复发作的鼓膜穿孔及有过高期望值者。

3. VSB 植入的手术方法　手术入路多采用耳后

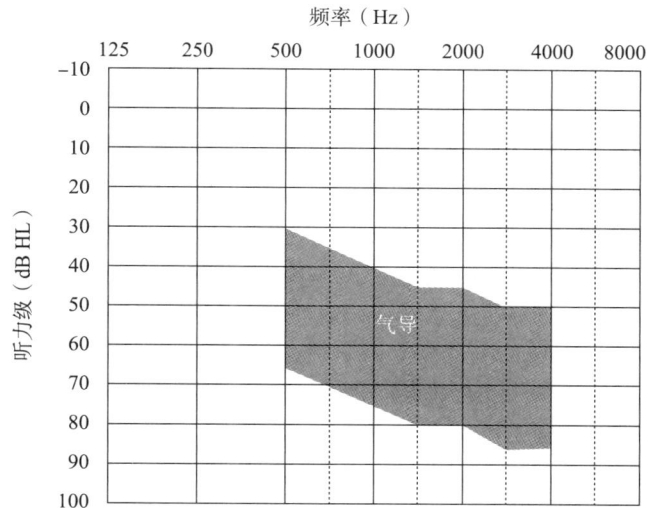

图 1-11-2　感音神经性耳聋患者振动声桥植入的气导阈值范围

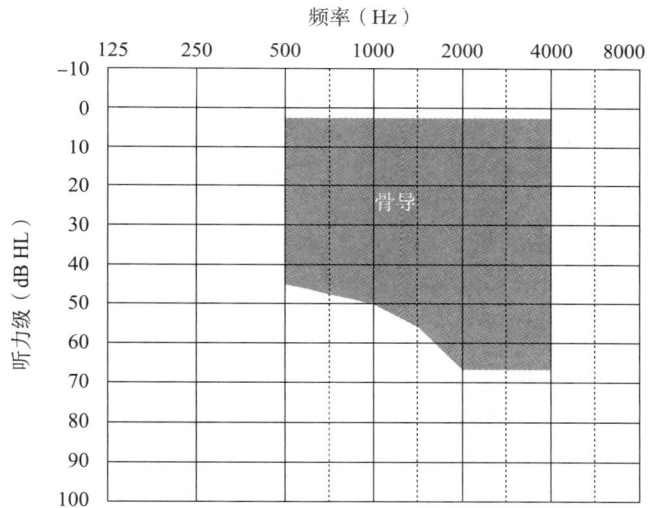

图 1-11-3　传导性及混合型耳聋振动声桥植入的骨导阈值范围

"S" 或 "C" 形切口，行乳突轮廓化，经面神经隐窝打开后鼓室，在耳后颅骨表面做植入床固定接收线圈和调制解调器，经面神经隐窝导入导线和传感器于中耳腔，通过 FMT 上的小钛夹将 FMT 固定于砧骨长脚，或者直接将包裹筋膜的 FMT 垂直放置于圆窗膜外，体外听觉处理器置于耳后和接收线圈对应的位置。也可采用耳后切口经外耳道入路行 VSB 植入。

4. VSB 植入的手术并发症　可能会发生头皮下血肿、伤口愈合困难、面神经、鼓索神经、听骨链（砧骨长脚坏死）或内耳损伤，导致面神经麻痹、味觉改变、听力下降无明显改善或加重、耳鸣、眩晕、迷路炎等，极少数因装置故障行再次手术。目前不推荐 VSB 植入患者做 MRI 检查。

（二）骨锚式助听器

骨锚式助听器（bone anchored hearing aid，BAHA）是一种需要手术植入的骨导助听装置，主要由 3 部分组成，分别为金属钛螺钉植入体、外部连接桥基部分及声音处理器（图 1-11-4）。声音处理器采集声音信号，将声音振动传导给予其连接的桥基部分，由连接桥基传导至植入在颅骨内的钛螺钉振动颅骨和耳蜗，刺激内耳听神经产生听觉。BAHA 问世已有近 40 年的历史，适用于各种原因导致的传导性或混合性听力损失，无法或者不愿意使用传统助听装置者。新的研究发现，单侧聋患者也可以通过该技术进行听力康复。和人工中耳的作用原理不同，但 BAHA 亦无堵塞外耳道、耳异物感或感染过敏情况，显著降低了声反馈啸叫的发生，与传统的骨导式助听器相比，BAHA 的声音传送效率更高，音质更好。

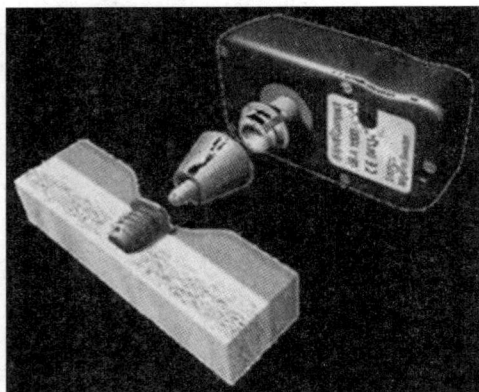

图 1-11-4　BAHA 结构示意图

1. BAHA 植入手术方法　手术在耳后乳突部、皮肤相对较薄的隐蔽处，后颅骨上用专用电钻打一个骨孔，安装 3~4 mm 长的钛螺钉并固定，尽量削薄周围的皮肤，将钛质桥基旋入钛螺钉内螺纹内（图 1-11-5）。钛螺钉植入术后需要 2~6 个月时间，与头骨乳突骨质完全融合，再行开机调试。

2. BAHA 的适应证

（1）多种原因所致传导性听力损失，气骨导差 > 30 dB，骨导阈值≤40 db HL，言语识别率大于 60%。

（2）轻度到中度感音神经性听力损失。

（3）多种原因所致单侧感音神经性聋。

（4）其他包括：助听器导致的外耳道炎、外耳道狭窄不能佩戴助听器者、复杂的耳硬化。

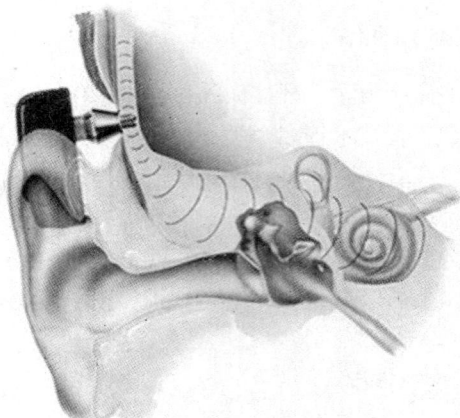

图 1-11-5　BAHA 植入示意图

3. BAHA 手术并发症　多见于颅面畸形的儿童患者因乙状窦前移、脑膜位置偏低等而发生出血、脑膜损伤等上述并发症。常见远期并发症为局部皮肤感染、钛质植入体脱落。手术后的局部护理非常重要，注意保持局部皮肤清洁卫生、避免植入部位的外伤，保护好体外言语处理器。

☞ 推荐阅读 1-11-3
部分植入式中耳助听器 - 振动声桥

（三）骨桥

骨桥（bone bridge）是最新应用于临床的跨皮瓣主动式骨传导听觉植入设备，包括植入体和头戴式听觉处理器，植入体部分有接收线圈、调制解调器、骨传导 - 漂浮传感器组成（图 1-11-6）。该植入体具有 MRI 兼容性，可进行 1.5 特斯拉 MRI 检查。相比 BAHA，无植入体暴露，大大减少了伤口感染的概率，无后续的皮肤护理。大有取代 BAHA 的趋势。骨桥在国外已应用于临床多年，国内的临床应用刚刚起步。

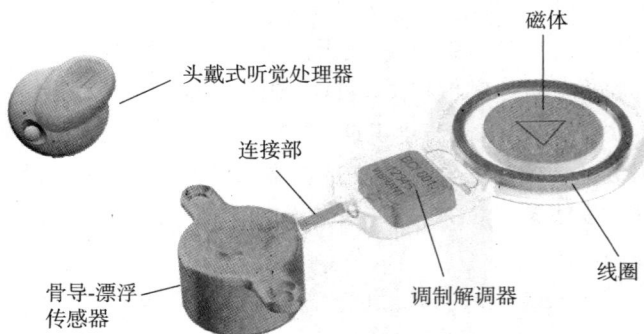

图 1-11-6　骨桥的组成部分

骨桥植入的适应证：适用于多种原因所致的成人和5 岁（含 5 岁）儿童的传导性聋、混合性聋、单侧重度感音性聋不具备人工耳蜗植入、且对侧耳听力正常。包括外耳道闭锁、鼓室－听骨链成形术后效果不佳（气骨导差 > 30 db HL，骨导不超过 45 db HL）、耳硬化、鼓室硬化等。骨桥植入的骨导阈值范围见图 1-11-7。

植入方法：根据患者情况和术前 CT 扫描结果，将植入体放置于乳突腔或乙状窦后，制备适合的骨床放入植入体，用 2 个骨皮质螺钉固定植入体，植入体接收线圈放置于颅骨上，待术区伤口愈合、皮瓣肿胀消退，即可开机调试。

骨桥手术并发症：国外手术后的并发症仅为骨皮质螺钉松动。国内刚开展此项手术，尚未见此方面报告。

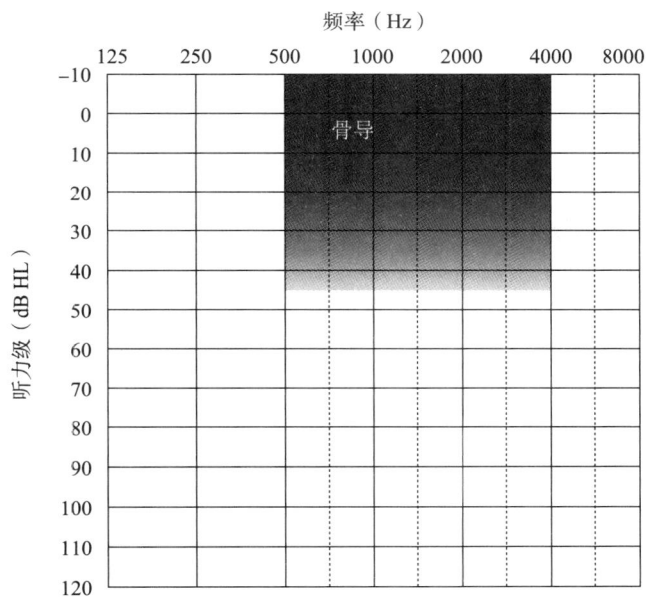

图 1-11-7 骨桥植入的骨导阈值范围

四、人工耳蜗

人工耳蜗（cochlear implant，CI）是一种用于帮助重度－极重度感音性聋听力障碍患者恢复听力和言语交流能力的生物医学工程装置（图 1-11-8，图 1-11-9），自 1972 年开始应用于临床，至今已有 40 余年的历史，随着相关科技的发展，产品不断更新换代，电极数目从最初的单导到目前的 24 导，电极种类有直电极、弯电极、软电极和超软电极，言语处理技术不断升级，国产人工耳蜗也已问世，并应用于临床。目前全世界已有数十万人接受 CI 植入，并从中获益。我国于 2003 年首次制定了《人工耳蜗植入工作指南》，先后于 2006 年和

2013 年全面修订了该指南，为从事此项工作的临床医师、听力和言语康复等相关领域的工作者提供指导性意见，进一步规范中国的人工耳蜗植入工作，提高整体治疗康复效果。

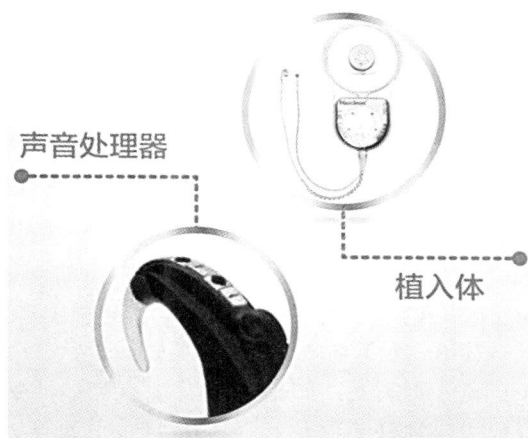

图 1-11-8 人工耳蜗植入体及声音处理器

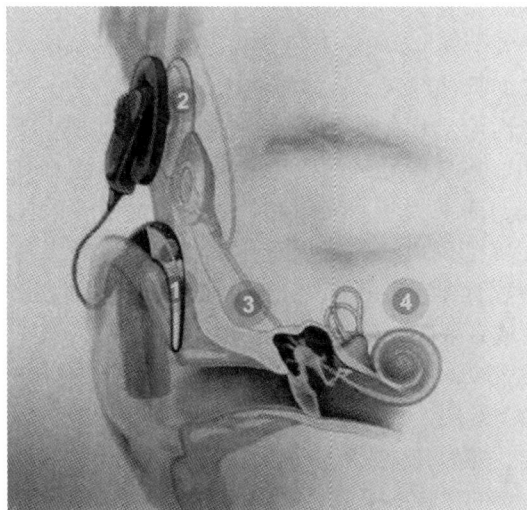

图 1-11-9 人工耳蜗植入模式图
1. 声音处理器；2. 植入体；3. 作用电极；4. 电极插入耳蜗内

（一）适应证的选择

1. 患者的选择标准 人工耳蜗植入主要用于治疗双耳重度或极重度感音神经性聋。

（1）语前聋患者的选择标准：①植入年龄通常为12 个月～6 岁。植入年龄越小效果越佳。②双耳重度或极重度感音神经性聋。重度聋患儿佩戴助听器 3～6 个月无效或者效果不理想者；极重度聋患儿可考虑直接行人工耳蜗植入。③无手术禁忌证。④监护人和（或）植

入者本人对人工耳蜗植入有正确的认识和适当的期望值。⑤具备听觉言语康复教育的条件。

（2）语后聋患者的选择标准：①各年龄段的语后聋患者。②双耳重度或极重度感音神经性聋，依靠助听器不能进行正常听觉言语交流。③无手术禁忌证。④植入者本人和（或）监护人对人工耳蜗植入有正确的认识和适当的期望值。

2. 手术禁忌证

（1）绝对禁忌证：内耳严重畸形，如 Michel 畸形、无耳蜗畸形；听神经缺如或中断；中耳乳突急性化脓性炎症。

（2）相对禁忌证：癫痫频繁发作不能控制；严重精神、智力、行为及心理障碍，无法配合听觉言语训练。

3. 特殊情况人工耳蜗植入临床实践的指导性建议

（1）脑白质病变：如果 MRI 发现有脑白质病变，需进行智力、神经系统体征及 MRI 复查。如果智力、运动发育无倒退，除听力、言语外其他系统功能基本正常，神经系统检查无阳性锥体束征或者体征无变化，MRI 脑白质病变区无高信号（DWI 像）；动态观察（间隔大于 6 个月）病变无扩大，可考虑人工耳蜗植入。

（2）听神经病（听神经病谱系障碍）：是一种特殊的神经性聋，为内毛细胞、听神经突触和（或）听神经本身功能不良所导致的听力障碍。听力学检测有其典型特征，表现为耳声发射和（或）耳蜗微音电位正常而听性脑干反应缺失或严重异常。目前，人工耳蜗植入对多数听神经病患者改善听觉有效，但对部分患者可能无效或者效果较差，术前必须告知患者和（或）监护人相关风险。

（3）双侧人工耳蜗植入：双侧植入可以改善声源定位功能、安静和背景噪声下的言语理解能力，有助于获得更自然的声音感受，促进听觉言语和音乐欣赏能力的发展。可以选择双侧同时植入或顺序植入，顺序植入两次手术间隔越短，越有利于术后言语康复。

（4）具有残余听力者的人工耳蜗植入：具有残余听力者，尤其是高频陡降型听力损失者适合采取保留残余听力的电极植入方式，术后可以选择声电联合刺激模式，但术前须告知患者和（或）监护人术后残余听力有下降或丧失的风险。

（5）内耳结构异常者的人工耳蜗植入：与人工耳蜗植入相关的内耳结构异常包括共同腔畸形、耳蜗发育不良、耳蜗骨化、内耳道狭窄等，多数患者可施行人工耳蜗植入，术前应组织病例讨论，术中谨慎处理，推荐使

用面神经监测。术后效果个体差异较大。

（6）慢性中耳炎伴有鼓膜穿孔者的人工耳蜗植入：慢性中耳炎伴有鼓膜穿孔者如果炎性反应得到控制，可选择一期或分期手术。一期手术是指在根治中耳乳突病灶（或乳突腔自体组织填塞和外耳道封闭）、鼓膜修补的同时行人工耳蜗植入；分期手术是指先行病灶清除、修复鼓膜穿孔或封闭外耳道，3~6 个月后再行人工耳蜗植入。

（二）术前评估

1. 病史采集　通过询问病史了解可能的发病原因。重点放在听力损失的病因和发病过程，应了解患者的听力史、耳鸣与眩晕史、耳毒性药物接触史、噪声暴露史、全身急慢性感染史、耳科既往史、听力损失家族史、助听器佩戴史、发育因素（全身或局部的发育畸形、智力发育等）和其他病因（如癫痫和精神状况等）。听力损失患儿还应包括母亲妊娠史、生产史、小儿生长史、言语发育史等。还应了解患者的语言能力（如发音清晰度、理解能力、表达能力等）以及改善交流的愿望。

2. 全身及耳部专科检查　包括对全身、耳郭、外耳道和鼓膜等。

3. 听力学及前庭功能检查

（1）检查项目：

1）纯音测听：包括气导和骨导阈值；6 岁及以下d, JL 可采用小儿行为测听法，包括行为观察、视觉强化测听和游戏测听。

2）声导抗：包括鼓室图和镫骨肌反射。

3）听觉诱发电位：包括听性脑干反应、40 Hz 听觉事件相关电位或听性稳态反应，以及耳蜗微音电位检查。

4）耳声发射：畸变产物耳声发射或瞬态诱发耳声发射。

5）言语测听：可分为言语识别率和言语识别阈测试，根据患者的年龄和言语认知水平选用适宜的开放式和 / 或闭合式言语测试材料。

6）助听效果评估：助听器优化选配后的助听听阈测试和 / 或言语识别测试。

7）前庭功能检查（有眩晕病史且能配合检查者）。

8）鼓岬电刺激试验（必要时）。

（2）听力学入选标准：

1）语前聋患者：需进行主观和客观综合听力学评估。客观听力学评估：短声听性脑干反应的反应阈值 > 90 dB NHL，40 Hz 听觉事件相关电位 1 kHz 以下反应

阈值 > 100 dB NHL，听性稳态反应 2 kHz 及以上频率阈值 > 90 dB NHL；耳声发射双耳均未通过（听神经病患者除外）。主观听力学评估：行为测听裸耳平均阈值 > 80 db HL；助听听阈 2 kHz 以上频率 > 50 db HL；助听后言语识别率（闭合式双音节词）得分 ≤ 70%，对于不能配合言语测听者，经行为观察确认其不能从助听器中获益。

2）语后聋患者：双耳纯音气导平均听阈 > 80 db HL 的极重度听力损失；助听后听力较佳耳的开放短句识别率 < 70% 的重度听力损失。

3）残余听力：低频听力较好，但 2 kHz 及以上频率听阈 > 80 db HL，佩戴助听器不能满足交流需要者，可行人工耳蜗植入；对于检测不到任何残余听力的患者，应向本人或监护人说明术后听觉康复效果欠佳的风险。

（三）影像学评估

常规行颞骨薄层 CT 扫描、内耳及颅脑 MRI，必要时行耳蜗三维重建。

（四）人工耳蜗植入手术相关要求

1. 对手术医师的要求　手术医师应该具备较丰富的中耳乳突显微手术经验，并参加过系统的人工耳蜗手术专业培训，且在有经验的医师指导下独立完成 20 例以上人工耳蜗植入手术。

2. 对手术室及基本设备的要求　手术室应具备良好的无菌手术条件，具备手术显微镜、耳科电钻等相关设备。

3. 术前准备　术前谈话由手术医师和听力师进行，需使患者和（或）监护人充分了解手术中可能发生的危险和并发症，了解人工耳蜗植入带来的收益和风险，并在手术知情同意书上签字。人工耳蜗植入手术属 Ⅱ 类切口，围手术期应常规使用抗生素，手术准备、全身麻醉准备和术前用药同其他手术。

4. 手术操作步骤和方法　常规采用耳后切口、经乳突面隐窝入路、耳蜗开窗或圆窗进路，具体操作可参照各类型人工耳蜗装置的相关要求执行。

> 微视频 1-11-1
> 人工耳蜗植入术

5. 术中监测　根据所使用的人工耳蜗装置进行电极阻抗测试和电诱发神经反应测试，了解电极完整性和听神经对电刺激反应。

6. 手术后的处理　手术后行影像学（头颅 X 线片）检查判断电极位置，余同一般耳科手术。

7. 手术并发症　常见并发症有鼓膜穿孔、外耳道损伤、味觉异常、眩晕、耳鸣、面肌抽搐或疼痛、感染、头皮血肿、脑脊液漏、面神经麻痹、脑膜炎、颅内血肿、植入体移位或暴露、电极脱出、皮瓣裂开或坏死等，应根据相应情况积极处理。

8. 开机和调试　通常术后 1～4 周开机，一般开机后的第 1 个月内调机 1～2 次，之后根据患者情况安排时间，待听力稳定后适当延长调试间隔，最终 1 年调机 1 次。开机和调试方法及步骤可按照各产品的技术要求执行。如果对侧耳可从助听器获益，建议尽早验配助听器。

> 推荐阅读 1-11-4
> 人工耳蜗植入术的相关要求和植入术后听觉言语康复

> 人文视角 1-11-1
> 科学史话链接 - 耳蜗植入（电子耳蜗）编年史

> 推荐阅读 1-11-5
> 人工耳蜗植入工作指南（2013）

（张晓彤　王　越　崔　勇　冯　勃　李姝翻）

复习思考题

1. 简述遗传性先天性聋与非遗传性先天性聋的区别。
2. 简述综合征性聋和非综合征性聋的区别。
3. 简述耳毒性药物治疗作用的应用。
4. 助听器的概念是什么？佩戴助听器有哪些适应证？
5. 人工中耳有哪几种类型？
6. 简述人工耳蜗植入术的适应证。

网上更多……

👤 本章小结　　⬇ 教学PPT　　📝 自测题

第十二章

耳源性眩晕疾病

关键词

眩晕　　良性阵发性位置性眩晕　　梅尼埃病　　前庭神经炎

　　眩晕相关疾病在临床上很常见，以外周性眩晕疾病所占比例最大，其中又以良性阵发性位置性眩晕最常见。眩晕表现形式多种多样，常涉及耳鼻咽喉科、神经科、眼科及精神心理科等诸多学科。一个系统的不同部位，可引起不同形式的眩晕；而同一疾病的不同阶段可出现不同形式的眩晕及伴随症状，故眩晕的准确定因、定位和定性诊断具有一定的复杂性。近10年来，长期困扰耳科医生的三大顽症（耳聋、耳鸣、眩晕）中，眩晕疾病无疑有了显著的发展和进步。如良性阵发性位置性眩晕的手法复位、梅尼埃病的影像学诊断，甚至顽固性病例的手术等。同时，由于前庭型偏头痛和前庭神经炎的再认识，前庭功能康复在眩晕疾病的诊治策略中得到了更高的重视。本章中眩晕的病史采集、诊断及鉴别诊断，良性阵发性位置性眩晕和梅尼埃病的诊断及治疗是重点。

诊疗路径

```
                              ┌─────────────┐
                              │     眩晕     │
                              └──────┬──────┘
                                     │
                         ┌───────────┴───────────┐
                         │ 问诊：是否为体位诱发，  │
                         │ 发作持续时间，单次或    │
                         │ 者反复多次              │
                         └───────────┬───────────┘
                                     │
        ┌────────────────────────────┼────────────────────────────┐
        │                            │                             │
┌───────┴────────┐          ┌────────┴────────┐           ┌────────┴─────────┐
│ 反复发作：起身，躺下，│    │ 非体位诱发：持续  │          │ 非体位诱发：持续时间│
│ 翻身诱发眩晕持续时间 │    │ 20 min~数小时反复 │          │ 一般 > 24 h单次发作 │
│ 一般 < 1 min        │    │ 发作              │          └────────┬─────────┘
└───────┬────────┘          └────────┬────────┘                    │
        │                            │                    ┌─────────┴──────────┐
┌───────┴────────┐          ┌────────┴────────┐          │                    │
│ 体位诱发试验：Dix │        │ 是否伴听力改变、耳 │    ┌────┴─────┐      ┌──────┴──────┐
│ –Hallpike（+）或 │        │ 鸣、耳闷         │    │甩头试验（+）；冷热│  │甩头试验（－）；冷热试│
│ Roll（+）        │        └────────┬────────┘    │试验（+）；头颅MRI│  │验（－）；头颅MRI（+）│
└───────┬────────┘                  │是            │（－）DWI（－）  │  │DWI（+）          │
        │                  ┌────────┴────────┐    └────┬─────┘      └──────┬──────┘
        │                  │纯音测听：低频感音神经│          │                   │
```

確诊BPPV，需排除中枢性位置性眼震、前庭神经炎、前庭性偏头痛

纯音测听：低频感音神经性聋；甘油试验：阳性；耳蜗电图：–SP增大、–SP–AP复合波增宽，–SP/AP异常增加（≥0.4）；钆增强迷路MRI：膜迷路积水

確诊梅尼埃病，需排除迷路炎、前庭神经炎、突发性聋

確诊前庭神经炎，需排除梅尼埃病、听神经瘤、前庭性偏头痛、后循环梗死

確诊后循环梗死

手法复位，药物治疗，极少数手术治疗

治疗

急性发作期：药物控制眩晕发作及相关症状，心理疏导

间歇期：饮食和生活方式调整，药物治疗，鼓室内药物注射，前庭康复或手术

激素，对症支持治疗，前庭康复

请神经科会诊或转至神经科治疗

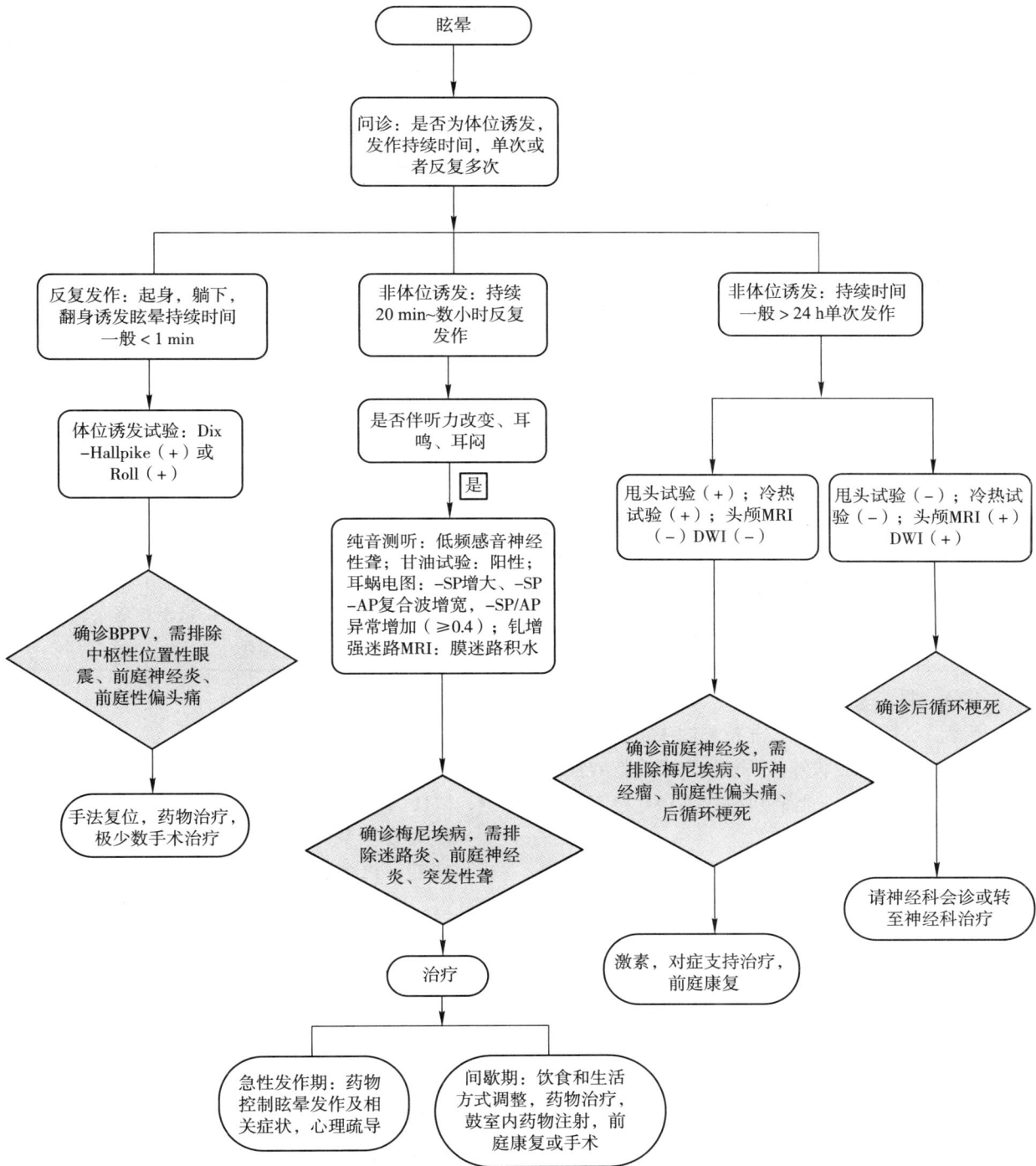

注：BPPV：良性阵发性位置性眩晕

第一节　概　　述

人体的平衡主要靠前庭系统、视觉和本体感觉这三个系统的共同协调作用，以及周围与中枢神经系统之间的复杂联系和整合来维持的。其中，前庭系统在维持机体平衡中起主导作用。在静止状态下，两侧前庭感受器不断地向同侧的前庭神经核对称地发送等值的神经冲动，并通过一连串复杂的姿势反射，维持人体的平衡。前庭系统及平衡相关系统（包括本体感觉系统和视觉系统）在其与中枢联系通路过程中的任何部位受到生理性刺激或病理性因素的影响，都会在客观上表现为平衡障碍。临床上前庭系统疾病、眼部疾病、全身性疾病等均可导致眩晕。因此，眩晕疾病常涉及耳鼻咽喉科、内科、神经科、眼科及精神病科等诸多学科。

一、定义

眩晕（vertigo）是因机体对空间定位障碍而产生的一种运动性或位置性错觉。最常表现为自身或者周围事物的旋转感，或者摇晃浮沉感。眩晕是一种临床症状而非一种疾病，0.5%～1% 的人群曾患眩晕相关疾病。

头晕（dizziness）是指自身不稳感，可为一种飘浮感，站立不稳，眼前发黑，头重脚轻，要摔倒的感觉。可伴有失衡感、心悸、出冷汗，非特异性头重脚轻等表现。头晕除了含有眩晕症状外，还包括许多非特异性的症状，例如头重脚轻感、头脑昏沉感、不稳定感等，其范畴比眩晕更广，故头晕包含眩晕。

二、分类

眩晕的分类至今尚不统一。传统的分类包括耳源性与非耳源性眩晕；真性（旋转性）与假性（非旋转性）眩晕；外周性眩晕与中枢性眩晕等。下面介绍临床上较常用按病变部位及发作频率的眩晕分类法。

按照发病部位来区分为：外周性眩晕和中枢性眩晕，前者指内耳疾病导致的眩晕，最常见的有良性阵发性位置性眩晕、梅尼埃病、前庭神经炎等。后者为前庭中枢疾病导致的眩晕，包括小脑脑干的梗死或者出血性疾病、多发性硬化、前庭性偏头痛等。

按照发作频率可以分为：阵发性和持续性，前者包括良性阵发性位置性眩晕、梅尼埃病、前庭性偏头痛等，后者包括前庭神经炎和小脑脑干梗死或者出血性疾病等。

三、眩晕的病史采集和辅助检查

（一）病史的采集与分析

主要了解眩晕的发作诱因、发作频次、持续时间以及伴随症状等（表 1-12-1）。

表 1-12-1　眩晕病史采集

眩晕	内容
性质	1.眩晕，2.头晕，3.平衡失调
诱发因素	1.无明显诱因，2.头位改变，3.感染、应激，4.屏气动作如咳嗽、擤鼻、搬重物等
发作频次	1.首次，2.反复或持续发作，3.间隔时间
持续时间	1.数秒，2.数分钟，3.数十分钟到数小时，4.数天到数周
伴随症状	1.耳鸣、耳聋，2.恶心、呕吐，3.共济失调、肌力减退，4.焦虑，5.心悸等
服用药物：	1.激素，2.避孕药等
神经系统：	1.手足麻木，2.震颤，3.失语，4.吞咽困难等
既往史：	1.耳病史，2.高血压，3.糖尿病，4.偏头痛史，5.感染史，6.家族史等
精神和心理	近段的心理状况及影响因素

（二）体格检查和辅助检查

除全身一般检查外，有针对性地进行下列各项检查，以便明确眩晕的病因及病变部位。

1. 耳鼻咽喉专科检查　应注意耳、鼻窦及鼻咽部有无病变。检查外耳道及鼓膜时应注意外耳道有无感觉减退。了解有无咽反射消失、软腭运动异常、声带麻痹、伸舌偏斜等异常征象。

2. 神经系统检查　包括：①脑神经功能检查；②感觉系统检查；③运动系统检查；④过度换气试验。

3. 精神心理状态评估　应包括精神状态及心理应激状态的评估。

4. 听力学检查　纯音测听、脑干诱发电位等，可协助对眩晕进行定位诊断。

5. 前庭功能检查　包括冷热试验、前庭肌源性诱发电位、平衡试验、眼震检查、甩头试验等。

6. 眼科检查　有助于判断是否为眼性眩晕。

7. 影像学检查　有助于了解中耳、内耳道及颅内情况，如 CT、MRI 等检查。

8. 脑电图检查　必要时检查，以排除前庭性癫痫。

9. 实验室检查

10. 眩晕激发试验 是眩晕诊断中的重要部分，通过一些实验激发患者眩晕发作而获得更多有用的信息：①体位诱发试验，用来诊断良性阵发性位置性眩晕；②用力屏气试验，用来诊断迷路瘘管或者上半规管裂；③过度换气试验，可诊断精神性因素导致的眩晕。

四、眩晕的诊断、鉴别诊断

具体内容见本章第五节。

第二节 梅尼埃病

📖 典型病例（附分析）1-12-1
眩晕

梅尼埃病（Ménière disease，MD）是一种原因不明、以膜迷路积水为主要病理基础的内耳疾病。临床表现主要为发作性眩晕、单侧或双侧波动性听力减退、耳鸣和耳内胀满感。法国医师 Prosper Ménière 于 1861 年首次报告一例白血病患者出现伴有听力学改变的眩晕，其后证明该例患者为内耳出血。为了纪念他首次提出内耳疾病同眩晕相关联，后来将原发性内耳膜迷路积水疾病称为梅尼埃病。

【流行病学】

本病为常见的前庭外周性眩晕疾病之一。但患病率的研究报道差异较大，为 7.5 ~ 190/10 万。发病年龄 4 ~ 90 岁，好发年龄为 40 ~ 60 岁的中青年人，其次为青年人，儿童罕见。女性发病率略高于男性，大致比例为 1.3∶1。一般单耳发病，随着病程延长，可出现双耳受累。

【病因】

迄今不明。其主要病理基础是膜迷路积水。一般认为，内淋巴由耳蜗血管纹及前庭暗细胞产生后，通过辐流（radial circulation）及纵流（longitudinal flow）方式（主要为后者）达内淋巴囊而被吸收，以维持其容量和成分的恒定。梅尼埃病发生机制主要是内淋巴产生和吸收失衡，主要学说如下：

1. 内淋巴管机械阻塞与内淋巴吸收障碍 关于内淋巴的循环有两种学说：①纵流学说：认为内淋巴是耳蜗的血管纹和椭圆囊的暗细胞产生，经内淋巴囊进行吸收。②辐流学说（水离子通道的表达）：认为内淋巴是透过前庭膜的外淋巴所构成。血管纹起选择性吸收的作用，维持内、外淋巴的离子交换，保持内淋巴的高钾水平、高电压（80 ~ 100 mV）。

内淋巴纵流中任何部位的狭窄或梗阻，如先天性狭窄、内淋巴囊发育不良、炎性纤维变性增厚等，都可能引起内淋巴管机械性阻塞或内淋巴吸收障碍，是膜迷路积水的主要原因。

2. 免疫反应与自身免疫异常 大量研究证实内耳确能接受抗原刺激并产生免疫应答。发生抗原抗体反应后导致内耳毛细血管扩张，通透性增加，体液渗入膜迷路，加上血管纹等结构分泌亢进，特别是内淋巴囊因抗原抗体复合物沉积，影响吸收功能障碍，造成膜迷路积水。

3. 精神因素导致的内耳循环障碍 部分患者在发病前有情绪波动、精神紧张、过度疲劳史。本学说认为，由于自主神经功能紊乱，交感神经应激性增高、副交感神经处于抑制状态，内耳小血管痉挛可导致内耳及内淋巴囊微循环障碍，膜迷路组织缺氧，代谢紊乱，导致膜迷路积水。

4. 其他病因

（1）内淋巴囊功能紊乱学说：内淋巴囊功能紊乱可引起糖蛋白分泌或产生异常，导致内淋巴稳定之内环境异常。

（2）病毒感染学说：认为病毒感染可能破坏内淋巴管和内淋巴囊。

（3）遗传因素：部分患者有家族史，但基因表型多样化，遗传方式存在多变性。

（4）多因素学说：由于多种因素如自身免疫病、病毒感染，缺血或供血不足等皆可能与之有关。有可能 MD 为多种病因诱发的表现相同的内耳病。

（5）球囊耳石脱落：有学者应用 3D CT 对 MD 患耳及正常耳进行研究对比，发现由于某些原因致使球囊耳石脱落移位，堵塞内淋巴的狭窄管腔，参与了 MD 发病。

【病理】

主要的病理表现为膜迷路积水膨大，主要发生在耳蜗蜗管和球囊，椭圆囊和壶腹相对不明显，半规管与内淋巴囊一般不膨大。蜗管的肿胀使前庭膜凸向前庭阶，重者可贴近骨壁而阻断外淋巴流动。而球囊的增大可以使椭圆囊和半规管扭曲，如果增大的球囊直接接触或者通过纤维粘连至镫骨底板的内侧面，在某些条件下（如中耳压力改变等）可引发内淋巴液的流动，使壶腹嵴受到刺激引起眩晕，此为安纳贝尔征

（Hennebert's sign）。

另外，内、外淋巴交换混乱而导致离子平衡破坏、内环境紊乱亦是 MD 临床发病的病理生理基础之一。

【临床表现】

1. 典型症状　包括发作性眩晕，波动性耳聋、耳鸣以及耳胀满感。

（1）眩晕：多呈无征兆的突发旋转性眩晕，少数患者发作前可有轻微耳胀满感、耳痒、耳鸣等。患者感自身或周围物体沿一定的方向与平面旋转，或为摇晃感、漂浮感，同时常伴有恶心、呕吐、面色苍白、出冷汗、脉搏迟缓、血压下降等自主神经反射症状。患者神志清醒，无头痛，但睁眼、转头时眩晕加剧，而闭目静卧时减轻。眩晕通常持续数十分钟至数小时，2～3 h 后转入缓解期。发作间歇期可长可短。

（2）耳聋：初次发作即可伴有单侧或双侧耳聋，发作间歇期听力常能部分或完全自然恢复，反复发作时可呈波动性听力下降，是本病的一个重要特征，随发作次数增多，听力损失逐渐加重，并可转化为不可逆的永久性感音神经性聋。由于患耳有重振现象，以致患耳和健耳对同一纯音听成音调与音色截然不同的两个声音，临床称为复听。

（3）耳鸣：间歇性或持续性，初为低音调的吹风声或流水声，后可转为高音调蝉鸣声、哨声或气笛声。多与眩晕同时出现，但眩晕发作前后可有变化。发作过后，耳鸣逐渐减轻或消失，多次发作可使耳鸣转为永久性，并在眩晕发作时加重。

（4）耳胀满感：发作期患耳内或头部有胀满、沉重或压迫感。

2. 梅尼埃病的特殊临床表现

（1）Tumarkin 耳石危象（Tumarkin otolithic crises）：指患者突然倾倒而神志清楚，偶伴眩晕，又称发作性倾倒（drop attacks）。发生率为 2%～6%。

（2）Lermoyez 发作：表现为患者先出现耳鸣及听力下降，而在一次眩晕发作之后，耳鸣和眩晕自行缓解消失，又称 Lermoyez 综合征，发生率极低。

【检查】

1. 耳镜检查　鼓膜结构、色泽正常。

2. 听力学检查　初次发作后的纯音测听听阈曲线可基本正常或有轻度感音神经性聋，以低频听力损失为主。多次发作后，听力曲线为轻度至重度感音神经性聋，低频、高频听力均可累及，全聋罕见。纯音听力图早期为上升型或峰型（低、高频两端下降型，峰值常位

于 2 kHz 处），晚期可呈平坦型或下降型。声导抗测试鼓室图正常。阈上功能检查有重振现象，音衰试验正常。耳声发射检查 DPOAE 幅值降低或引不出反射。耳蜗电图的 -SP 增大、-SP-AP 复合波增宽，-SP/AP 异常增加（≥0.4）。听性脑干反应测听 I 波、V 波潜伏期延长或阈值提高。

3. 前庭功能检查

（1）发作期可观察到水平或者水平略带旋转自发性眼震，初始发作快相朝向患侧，但急性发作期可朝向健侧。发作间歇期一般不出现自发性眼震，但若前庭功能减退，甩头试验可为阳性。

（2）眼震电图检查初次发作间歇期各种自发及诱发试验结果可能正常，多次发作者可能提示前庭功能减退或丧失，或有向健侧的优势偏向。晚期出现半规管轻瘫或功能丧失。

（3）增减外耳道气压可能诱发眩晕与眼球震颤，称安纳贝尔征，提示膨胀的球囊已达镫骨足板下或与足板发生纤维粘连。若以强声刺激诱发眩晕与眼震，则称为图利奥现象（Tulliio's phenomenon）。

4. 甘油试验（glycerol test）　目的是通过减少异常增加的内淋巴并检测听觉功能的变化来协助诊断。临床先测试纯音听阈，后按 1.2～1.5 g/kg 的甘油加等量生理盐水或果汁空腹饮下，服药后 l h、2 h、3 h 后再分别复查纯音听阈，比较 4 次所测听力曲线。若患耳在服甘油后平均听阈提高 ≥ 15 dB、或言语识别率提高 16% 以上者为阳性。本病患者常为阳性，但在间歇期、脱水等药物治疗期为阴性。而听力损害轻微或重度无波动者，结果也可能为阴性。故甘油试验阳性者可诊断膜迷路积水，但阴性者不能否定诊断。

5. 前庭肌源性诱发电位（vestibular evoked myogenic potential，VEMP）　通常表现为阈值升高、两耳幅值比增大、潜伏期延长乃至波形消失等。

6. 膜迷路 MRI 钆剂造影成像　国内外较新的研究发现，经鼓室、经静脉、经咽鼓管给予钆剂内耳造影技术是检测膜迷路积水可靠、有效的检查手段，解决了以往由于前庭膜和基底膜菲薄所致的内耳 MR 水成像无法区分内、外淋巴间隙边界的难题。相比较传统经典检查方法如 VEMP、耳蜗电图、CT、MR 水成像等，准确度和阳性率更高，尤其是对于临床症状不典型和经典实验诊断方法不明确者。其对梅尼埃病具有非常重要的诊断价值和临床意义。

梅尼埃病的历史和现代影像学诊断进展

【诊断】

梅尼埃病的诊断主要依靠详实的病史、全面的检查和仔细的鉴别诊断，在排除其他可引起眩晕的疾病后，可作出临床诊断。若有条件，可行膜迷路 MRI 钆剂造影成像，对诊断有很大帮助。

2015 年国际 Barany 学会（CCBS）、美国 AAO-HNS、欧洲耳科及神经耳科学会（EAONO）、日本平衡研究会和韩国平衡学会共同制定颁布了 2015 新版梅尼埃病诊断标准。

1. 明确性梅尼埃病

（1）前庭症状：2 次以上自发性、发作性眩晕、每次发作的持续时间 20 min ~ 12 h。

（2）听力损失特点符合低频、中频感音神经性听力损失，具有反复波动性。

（3）患侧耳伴有波动性听觉症状，包括听力损失、耳鸣和耳闷胀感。

（4）排除其他前庭疾病。

2. 可能性梅尼埃病

（1）前庭症状：2 次以上自发性、发作性眩晕或头昏，每次发作的持续时间 20 min ~ 24 h。

（2）患侧耳伴有波动性听觉症状，包括听力损失、耳鸣和耳闷胀感。

（3）排除其他前庭疾病。

常见周围性眩晕疾病鉴别诊断

【治疗】

本病的治疗有内科和外科手段。内科治疗的目的是：减少眩晕的发作次数和减轻发作的严重性，终止或减轻发作时伴有耳聋和耳鸣，并防止疾病进一步发展，特别是耳聋和平衡障碍。内科治疗包括发作期和间歇期的治疗。

1. 急性发作期的治疗　目的在于控制眩晕发作及相关症状。包括苯二氮䓬类、抗组胺类、抗胆碱能、抗多巴胺药物等。其中，苯二氮䓬类（如地西泮）可能会影响前庭代偿，故仅用于眩晕急性发作。抗组胺药（苯海拉明）可有效抑制眩晕和呕吐症状，但青光眼和前列腺疾病者慎用。抗多巴胺药物（甲氧氯普胺）在急性期镇吐效果较好，但大剂量和长期使用可引起锥体外系症

状和内分泌障碍。

2. 间歇期的治疗

（1）饮食和生活方式调整：低盐饮食，避免咖啡因类饮料、巧克力、乙醇等，可选用高蛋白质、高维生素食物。同时避免诱发因素，对久病、频繁发作、伴神经衰弱者要多作耐心解释，舒缓心理压力，消除心理忧虑。

（2）药物治疗：利尿药、倍他司汀等。

（3）外耳道低压脉冲治疗：鼓膜置管后，经外耳道给予脉冲性正压治疗。其原理是外耳道加压后，通过圆窗膜引起内淋巴压力的改变，经过内淋巴到内淋巴囊，使其进入脑脊液，从而减少内淋巴的压力。

（4）鼓室内注射糖皮质激素：作为全身用药禁忌证（高血压、糖尿病）、不能耐受全身治疗（失眠症、胃肠道疾病）、全身治疗失败者的补救治疗。优点是内耳药物浓度明显高于全身用药、简便。

（5）鼓室内注射庆大霉素：是目前针对单侧梅尼埃病顽固性眩晕患者药物治疗无效的一线治疗方法。该技术简单、经济，对控制眩晕有效，且疗效和手术治疗相当。其作用机制是庆大霉素可以选择性的破坏前庭感觉上皮和产生内淋巴的暗细胞。该方法控制眩晕的同时，对听力具有一定影响。给药方案从过去的大剂量，连续注射转变为现在的小剂量，长间歇期给药，可在获得很好的眩晕控制率的同时，对听力的影响减少到最小。

3. 手术治疗　凡眩晕发作频繁、剧烈，长期保守治疗无效，耳鸣且耳聋严重者可考虑手术治疗。手术方法较多，宜先选用破坏性较小又能保存听力的术式。

（1）听力保存手术：可按是否保存前庭功能而分两种亚类。

1）前庭功能保存类：其原理是将内淋巴液引向乳突腔或者脑脊液从而减少内淋巴的压力。主要包括内淋巴囊减压术和分流术等。近年来，针对顽固性梅尼埃病，国内外采用半规管堵塞术，远期疗效确切，是一个较为安全有效的方法，其原理可能是通过完全阻塞半规管来阻断内淋巴的流动，以达到消除壶腹嵴偏位移动所致的旋转性眩晕。

2）前庭功能破坏类：目的是消除内淋巴水肿刺激前庭感觉上皮后的错误信号向上传导到中枢所产生的眩晕。包括迷路后、乙状窦后或者中颅窝进路的前庭神经切除、切断术等。前庭神经切断术对年轻、症状较重患者的听觉功能保护较好，实施该手术需要对侧前庭功能

良好，一般适用于 60 岁以下患者。前庭神经切断术大多需要开颅手术，存在一定风险，若术中前庭神经切除不完全，则症状可能持续存在。

（2）非听力保存手术：即迷路切除术和经迷路入路的前庭神经切除术。

梅尼埃病治疗中，部分治疗具有破坏性，考虑到部分患者会出现双侧发病，并且破坏性治疗可能会损伤听力。故建议采用阶梯疗法，即首先采用非破坏性治疗，如饮食控制，药物治疗，以及鼓室加压治疗，如果控制不好，可以考虑采用内淋巴囊手术或半规管阻断术。如果仍然无法控制，则需要考虑鼓室注射庆大霉素或行迷路切除术、前庭神经切断术。

4. 前庭康复治疗　主要用于经过内科或外科治疗后仍有持续的平衡功能障碍者和间歇期有平衡障碍者，以利于前庭中枢代偿的建立，提高患者平衡功能。不用于急性发作期。

国内外对本病治疗效果评价的客观标准存在偏差，争论颇多，我国的评价标准可参考贵阳（2006）标准。因此，有关治疗效果的评判要慎重。

第三节　前庭神经炎

前庭神经炎（vestibular neuritis）是常见的外周性眩晕疾病，是由于前庭感受器以及前庭神经周围突受损后引起突发持续严重的旋转性眩晕，常伴有自发性眼震、恶心、呕吐、平衡障碍等，但通常无耳蜗及其他神经受损的症状。目前认为本病的发病与病毒感染相关，部分患者发病前有上呼吸道感染病史，故又称为流行性眩晕（epidemic vertigo）。Rattin 和 Nylen 最早描述该病症，继后有学者称之为前庭神经元炎（vestibular neuronitis），但病理发现该病主要表现为前庭神经周围突及前庭终末感受器病变，故应称之为前庭神经炎。国外研究的发病率显示为 3.5/10（万·年），本病多为单侧发病，双侧发病罕见。

【病因及病理】

该病的病因尚未完全阐明，多年来，有两种主要学说：

1. 病毒感染学说　国外学者通过对患者颞骨病理研究发现该疾病的主要病理改变为前庭神经退变。Schuknecht 和 Kitamura 提出本病为病毒感染所致。目前病毒感染学说为多数学者所接受，病毒损伤有两种模式：首先原发于呼吸道的致病菌可引起前庭神经炎，依

据是本病有季节性、聚集性，甚至在一个家庭内聚集发作。临床上有部分患者发病前有上呼吸道感染病史，部分患者血清中疱疹病毒抗体滴度增加。另一模式认为，前庭神经炎与休眠的 I 型单纯疱疹病毒（herpes simple virus，HSV）激活有关。该理论是根据 Bell 麻痹推论得出的：即在贝尔麻痹患者发作期的神经内液中发现有 HSV。而在人类的前庭神经节的活检标本中检测到 I 型单纯疱疹病毒也支持该理论。尸检研究发现前庭神经炎患者的内耳前庭上皮和前庭神经发生萎缩退化，与已知的其他病毒感染性疾病非常相符。

2. 前庭血供障碍学说　有学者曾提出，前庭迷路缺血或感染引起的迷路微循环障碍可能为本病的病因。

【临床表现及检查】

1. 症状　突然发生的旋转性眩晕、平衡障碍，伴恶心、呕吐等自主神经症状。一般无主观听觉障碍或中枢神经病变表现。眩晕常持续数天，一般 3 ~ 5 d 后逐渐减轻。

2. 体征和检查　主要体征为自发性眼震，呈水平或水平略带旋转性，快相向健侧（前庭相对兴奋侧）。闭目直立不稳，向患侧倾倒。检查包括全身物理检查、耳科学检查、神经系统检查、听力学检查、前庭功能检查及必要的影像学和实验室检查（主要阳性体征见诊断依据）。甩头试验（详见前庭功能检查法章节）是床边前庭功能评估的必要检查，若出现补偿性扫视，提示该侧前庭功能减退。冷热（变温）试验若提示单侧半规管轻瘫 > 25%，结合病史，可判断患侧前庭功能减退。

【诊断及鉴别诊断】

前庭神经炎尚无特异性的诊断标准或方法，结合鉴别诊断，如下内容可作为诊断依据。

1. 突然发作性并持续存在的眩晕，可伴恶心、呕吐。不伴有耳蜗及中枢神经系统功能障碍表现。眩晕和平衡不稳一般超过 24 h。

2. 自发性眼震，呈水平或水平略带旋转性，快相向健侧。

3. 平衡障碍，Romberg 试验向患侧倾倒。

4. 冷热试验患侧前庭功能明显减退或丧失。

5. 甩头试验阳性。

6. 中枢影像学检查阴性。

本病应与梅尼埃病、听神经瘤、前庭性偏头痛、小脑梗死等相鉴别。

【治疗】

1. 对症支持疗法 早期、短程使用前庭功能抑制药物，如抗组胺药或抗胆碱药，以减轻患者的眩晕症状。若患者持续眩晕出现恶心、呕吐症状严重者，可适当输液，纠正酸碱平衡失调。

2. 糖皮质激素治疗 循证医学证明，早期使用肾上腺糖皮质激素治疗可以促进外周前庭功能恢复。

3. 促进中枢代偿 如倍他司汀等。

4. 前庭康复训练 部分患者在经药物治疗后数月仍可遗留不同程度的头晕和不稳感。前庭康复训练是一种治疗前庭系统疾病的物理疗法，目的是促进多种感觉系统的整合来代偿前庭功能缺损，对单侧或双侧前庭功能损害患者均适用。且早期进行前庭康复干预能够有效改善患者的预后。

第四节 良性阵发性位置性眩晕

良性阵发性位置性眩晕（benign paroxysmal positional vertigo，BPPV）俗称"耳石症"，是因特定的头位变化（运动至某一位置）伴随出现短暂性眩晕发作的前庭疾病。该病于1921年由Barany首次报道，之后Hall和Schuknecht分别提出的半规管管结石学说和嵴顶结石学说是本病主要的发病机制。实践证实BPPV是目前临床上最常见的外周性眩晕疾病。

【流行病学】

BPPV占全部眩晕性疾病的20%~40%。粗略估计其发病率在日本为（10.7~17.3）/10万，在美国约为64/10万。较新的国外研究显示最高发病率是8 000/10万，终生患病率为2.4%。

【病因】

50%以上患者的病因仍不明确，部分患者的病因与下列因素有关，或继发于下列疾病。

1. 年龄 年龄越大，发生率越高，可能与退行性改变有关。

2. 头部外伤 多发于头颅外伤后数日及数星期，耳石脱落错位进入半规管内，形成BPPV。

3. 耳部其他疾病 如偏头痛、内耳畸形、突发性聋、前庭神经炎、梅尼埃病，耳部手术后口腔颌面手术、骨科手术亦可引起。

【发病机制及分类】

1. 嵴顶结石病（cupulolithiasis）学说 该学说由Schuknecht提出，认为耳石从椭圆囊斑处脱落，沉积并黏附于壶腹嵴顶上，引起内淋巴与壶腹嵴顶密度不同，从而使这两处的比重发生差异（正常情况下，两处的重力作用相同），引发壶腹嵴对重力作用出现异常感知，导致眩晕。

2. 半规管结石病（Canalithiasis）学说 由Hall、Ruby和Muclure提出，由于各种原因致椭圆囊上的耳石脱落、移位并自由漂浮在半规管的内淋巴液中，或者脱落的耳石聚集于半规管靠近壶腹处，当头位沿半规管平面转动直至激发位置（悬头位）的过程中，耳石由于受到重力作用开始背离壶腹方向移动，并形成离壶腹内淋巴流，使嵴顶产生移位而引起眩晕及眼震。

脱落的耳石最容易进入后半规管形成后半规管BPPV，所占临床上BPPV的比例最高，其次是水平半规管BPPV，而上半规管BPPV极少见。

【临床表现】

1. 症状 发病突然，患者通常在头位变化（如起床，躺下，仰卧位翻身，以及抬头、低头等动作）时出现强烈的眩晕，可伴有恶心、呕吐等自主神经症状。轻者可感天旋地转，严重者甚至无法起床。诱发的眩晕时间一般不超过1 min，但是水平半规管嵴帽结石症可以达到数分钟。眩晕发作后可有较长时间的头重脚轻，漂浮感及不稳定感。

2. 体征 眼震是本病最重要的体征，后半规管BPPV表现为含旋转和上跳成分，且眼球上极扭转方向指向患侧的眼震。水平半规管BPPV表现为水平性或者水平略带旋转性眼震（包括向地性或背地性眼震）。上半规管BPPV常表现为下跳性眼震，或者下跳略带旋转性眼震。

【检查】

（1）Dix-Hallpike体位诱发试验：为后半规管BPPV和上半规管BPPV的常规检查方法：①患者坐于检查床上，头向一侧扭转45°，检查者位于患者侧方，双手持头，让患者迅速向后躺下，同时头部继续向后仰15°~30°；②观察患者的眼震方向至眼震停止后，保持头部向该侧45°扭转位置恢复患者至端坐位并观察有无眼震变化；③一侧进行后同法进行对侧的侧旋头位检查。

图集 1-12-1
Dix-Hallpike变位性眼震试验

后半规管BPPV患侧的判别：后半规管BPPV一般仅在患侧Dix-Hallpike变位试验时才会诱发眩晕和眼震，眼震含旋转和上跳性成分，其眼球的上极扭转方向朝向患侧。健侧的 Dix-Hallpike 一般不会诱发眩晕和眼震，可以根据以上特点来判断患侧。

上半规管 BPPV 的患者往往在双侧 Dix-Hallpike 试验中均可诱发眼震，一般情况下，以诱发出眼震和眩晕相对更加弱的一侧为患侧，如果能够观察到扭转成分，其扭转方向为患侧。但临床判断患侧仍然比较困难。

（2）Roll 体位诱发试验：为水平半规管 BPPV 最常用的诱发试验：患者仰卧位头抬高 30°，检查者手持患者头部分别向左侧及右侧旋转 90°。若引出的眼震为水平性或者水平略带旋转性眼震，且快相的方向朝向地面，则称之为向地性眼震；若眼震的快相朝向向上一侧的耳（背离地面），则称为背地性眼震。

　图集 1-12-2
Roll 变位性眼震试验

患侧的判别：水平半规管管结石症行 Roll 试验均可诱发双侧水平向地性眼震，以诱发试验时眼震较强烈一侧为患侧。而壶腹嵴帽结石症行 Roll 试验均可诱发双侧水平背地性眼震，以眼震相对较弱一侧为患侧。

（3）听力学检查：一般无听力学异常改变。如继发于某种耳病，则可出现患耳听力学改变。

（4）其他：前庭功能检查、神经系统检查及 CT 或 MRI 检查主要用于鉴别诊断或病因诊断。

【诊断及鉴别诊断】

本病的典型病史和特征性眼震极为重要，结合病史和变位性眼震试验确诊不难。本病应与中枢性位置性眼震、前庭神经炎、梅尼埃病、前庭性偏头痛所致眩晕等相鉴别。

【治疗】

虽然 BPPV 有一定自愈倾向，但其自愈的时间有时可长达数月，发作期可因眩晕跌倒致头颅、四肢外伤等严重并发症，故应尽可能地进行治疗。

1. 手法复位　本病最主要和有效的方法，可反复进行。目的是让耳石顺着解剖通道回复椭圆囊内。

（1）后半规管 BPPV：常用的手法复位为 Epley 复位法。

（2）水平半规管 BPPV：①水平半规管管结石症：常用的复位方式包括 Barbecue 复位法，或者采用强迫侧卧法（FPP），即向健侧连续侧卧 12 h，以及 Gufoni 法。②壶腹嵴顶结石症：先用 Gufoni 法或左右侧头训练将背地性眼震转换为向地性眼震，再按照管结石症进行复位。

（3）上半规管 BPPV：目前治疗该类型的 BPPV 尚无很有效的方法。可以参考的方法有 Yacovino 法：患者取坐位，头保持正位，身体迅速后仰处于平卧位，头继续尽可能后仰，至少超过 30°，2~3 min 后头位抬高，向前屈曲，尽可能贴近胸骨，呈贴胸姿态，2~3 min 后坐起，向前平视。

　微视频 1-12-1
后半规管 BPPV 的 Dix-Hallpike 体位诱发试验

　微视频 1-12-2
后半规管 BPPV 的 Epley 复位法

　微视频 1-12-3
水平半规管 BPPV 的 Roll Test 体位诱发试验

　微视频 1-12-4
水平半规管管结石症的 Barbecue 复位法

2. 药物治疗　改善微循环药物，主要是增加内耳的血供，有利恢复。前庭抑制剂对控制症状有一定的作用，但不宜长期使用。

3. 前庭康复训练　对合并有前庭功能障碍者的一种重要方法。

4. 手术治疗　BPPV 是良性疾病，仅当患者经过正规序列的手法复位治疗及必要的药物治疗后症状仍然反复发作，且影响生活工作质量时才考虑手术。手术有后壶腹神经切断术或半规管阻塞术。

第五节　眩晕的诊断及鉴别诊断

一、眩晕的诊断

眩晕的表现多种多样，引起眩晕的疾病涉及许多临床学科。同一种疾病发生于同一系统的不同部位，可引起不同形式的眩晕；而同一部位的病变可由不同的疾病所引起，疾病的不同阶段可出现不同形式的眩晕及伴随症状。故眩晕的诊断应做到准确定性、定位，方可有利于指导治疗。

1. 病史的采集与分析　眩晕的病史采集非常重要，需要评估眩晕的发作诱因、发作形式、持续时间、发作频次、伴随症状以及精神心理学评价等。

眩晕的问诊需要包含以下要点。

（1）是否存在体位诱发因素：如起床、躺下、翻身、低头等体位变化是否诱发眩晕，最常见的为良性阵发性位置性眩晕。前庭性偏头痛也可因体位变化诱发眩晕，但是较多变，并非固定的头位变化伴随眩晕。

（2）单次发作还是反复多次发作：BPPV、梅尼埃病、前庭性偏头痛均为多次发作，而前庭神经炎、后循环梗死则为单次。

（3）发作持续时间：BPPV 发作时间一般 <1 min，梅尼埃病则为 20 min 到数小时；前庭神经炎和后循环梗死一般可超过 24 h。

（4）伴发症状：梅尼埃病常伴耳聋、耳鸣和耳胀满感；前庭性偏头痛发作眩晕时可伴有典型的偏头痛发作或者偏头痛先兆发作；小脑或者脑干梗死可伴有共济失调，脑干梗死还可伴有饮水呛咳、声音嘶哑、Horner 征等中枢定位体征。

（5）其他诱发或者易患因素：迷路瘘管和上半规管裂用力屏气或强声刺激可诱发眩晕发作；女性月经、某些食物可诱发前庭性偏头痛发作；高脂血症、高血压，糖尿病患者易发生小脑、脑干梗死。

2. 体格检查和辅助检查　根据病史询问，可大致进行初步诊断，然后有针对性地进行各项检查，以便明确眩晕的病因及病变部位。怀疑 BPPV，可行体位诱发试验；怀疑梅尼埃病，可行纯音测听、甘油试验、钆增强的内耳 MRI 检查等；怀疑前庭神经炎，可行甩头试验、冷热试验；怀疑小脑脑干梗死，可行头颅 MRI 及弥散加权成像。

二、眩晕的鉴别诊断

眩晕的鉴别诊断见表 1-12-2、表 1-12-3、表 1-12-4。

表 1-12-2　根据发作持续时间的鉴别诊断

发作持续时间	常见的眩晕疾病
< 1 min	BPPV，迷路瘘管、上半规管裂
20 min ~ 数小时	梅尼埃病
5 min ~ 72 h	前庭性偏头痛
>24 h，数天到数周	前庭神经炎、后循环梗死

表 1-12-3　根据眩晕发作诱因的鉴别诊断

发作诱因	眩晕疾病
头位、体位改变	良性阵发性位置性眩晕
咳嗽、压力或声音变化	外淋巴瘘、上半规管裂隙综合征
特定场合、应激	精神源性疾病
睡眠、食物、乙醇	前庭性偏头痛

表 1-12-4　根据发作为单发或者反复发作的鉴别诊断

单发或反复发作	眩晕疾病
单发	前庭神经炎、后循环缺血、突发性聋伴眩晕
反复发作	BPPV、梅尼埃病、前庭性偏头痛

（崔　勇　陈莹华）

复习思考题

1. 如何判断一个患者是头晕还是眩晕？
2. 常见的外周性眩晕疾病有哪些？
3. 眩晕的问诊很重要，其主要内容是什么？
4. BPPV 的诊断标准和治疗方法是什么？
5. 梅尼埃病和 BPPV 在病史与症状上有何不同？
6. 梅尼埃病间歇期的治疗主要有哪些？
7. 一般情况下，如何区别 BPPV、梅尼埃病、突发性聋和前庭神经炎各自的时间与症状的发生关系？

网上更多……

本章小结　　教学PPT　　自测题

第十三章

耳 鸣

关键词

主观性耳鸣　　　　客观性耳鸣　　　　耳鸣神经生理学模型

耳鸣习服治疗　　　认知行为疗法

  耳鸣是一种常见的临床症状，而不是一种独立的疾病。过往耳鸣常见于中老年人，但在现代快节奏的生活和高压力的工作环境下，耳鸣越来越趋向年轻人，并造成程度不一的影响，如注意力不集中、失眠、焦虑、抑郁甚至自杀等。据不完全统计，10%~15% 的成人罹患耳鸣。耳鸣可分为主观性耳鸣和客观性耳鸣。主观性耳鸣是指在没有外界声音刺激及振动的情况下产生的一种虚拟的声音感知，本章节重点讨论主观性耳鸣。通过本章的学习，重点了解 Jastreboff 的耳鸣神经生理学模型，耳鸣的评估及治疗手段。

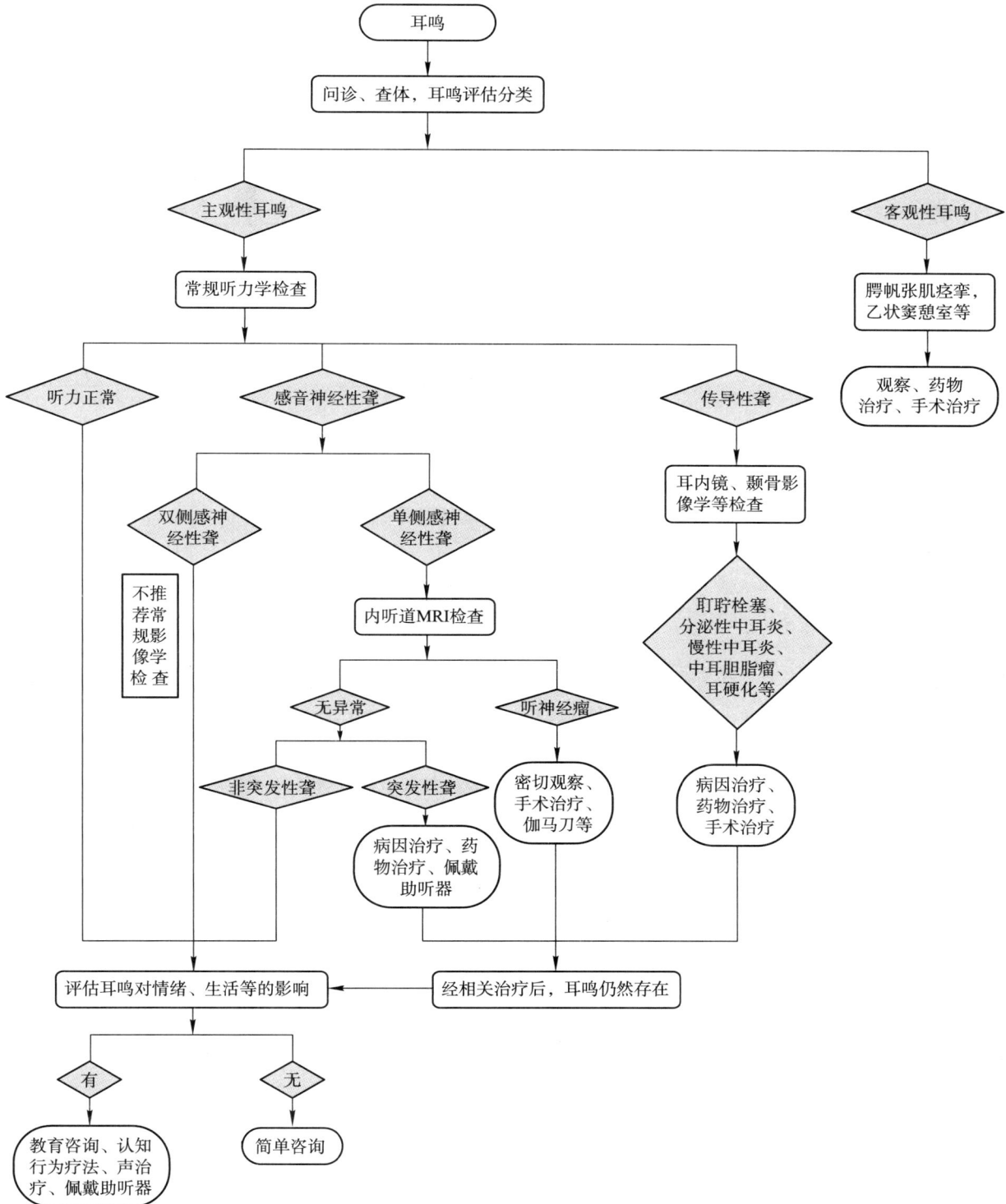

诊疗路径

```
                              ┌─────────────┐
                              │    耳鸣      │
                              └──────┬──────┘
                                     │
                     ┌───────────────────────────────┐
                     │   问诊、查体，耳鸣评估分类      │
                     └───────────────┬───────────────┘
                     ┌───────────────┴───────────────────────────────┐
                     │                                                │
              ◇ 主观性耳鸣 ◇                                   ◇ 客观性耳鸣 ◇
                     │                                                │
        ┌─────────────────────┐                        ┌──────────────────────┐
        │  常规听力学检查      │                        │  腭帆张肌痉挛，        │
        └──────────┬──────────┘                        │  乙状窦憩室等          │
                   │                                    └───────────┬──────────┘
     ┌─────────────┼──────────────────────┐                        │
     │             │                      │               ┌────────────────┐
◇听力正常◇    ◇感音神经性聋◇          ◇传导性聋◇         │ 观察、药物      │
     │             │                      │               │ 治疗、手术治疗  │
     │      ┌──────┴────────┐    ┌──────────────────┐     └────────────────┘
     │      │               │    │ 耳内镜、颞骨影    │
     │ ◇双侧感神  ◇单侧感神 │    │ 像学等检查        │
     │  经性聋◇    经性聋◇  │    └─────────┬────────┘
     │      │               │              │
┌──────────┐│      ┌────────────────┐  ◇ 耵聍栓塞、  ◇
│不推       │      │ 内听道MRI检查   │  ◇ 分泌性中耳炎、◇
│荐常       │      └───────┬────────┘  ◇ 慢性中耳炎、 ◇
│规影       │      ┌───────┴─────┐    ◇ 中耳胆脂瘤、 ◇
│像学       │  ◇无异常◇   ◇听神经瘤◇  ◇ 耳硬化等     ◇
│检查       │      │             │              │
└──────────┘ ┌────┴────┐  ┌──────────┐  ┌──────────┐
          ◇非突发性聋◇ ◇突发性聋◇ │密切观察、│  │病因治疗、│
                            │      │手术治疗、│  │药物治疗、│
                    ┌──────────┐   │伽马刀等  │  │手术治疗  │
                    │病因治疗、药│  └──────────┘  └──────────┘
                    │物治疗、佩戴│
                    │助听器      │
                    └──────────┘
```

┌───────────────────────────┐   ┌──────────────────────────┐
│ 评估耳鸣对情绪、生活等的影响│ ◄──── │ 经相关治疗后，耳鸣仍然存在 │
└─────────────┬─────────────┘   └──────────────────────────┘
        ┌─────┴─────┐
     ◇ 有 ◇   ◇ 无 ◇
        │   │
┌──────────────┐ ┌──────────┐
│教育咨询、认知 │ │ 简单咨询 │
│行为疗法、声治 │ └──────────┘
│疗、佩戴助听器 │
└──────────────┘

耳鸣（tinnitus）是一种常见的临床症状，而不是一种独立的疾病。据不完全统计，10%~15% 的成人罹患耳鸣。耳鸣可对患者造成程度不一的影响，如注意力不集中、失眠、焦虑、抑郁甚至自杀等。然而，大多数耳鸣的发病机制至今仍然不明。

【分类】

耳鸣可分为主观性耳鸣和客观性耳鸣。主观性耳鸣是指在没有外界声音刺激以及振动的情况下产生的一种虚拟的声音感知；客观性耳鸣的病因包括血管源性、肌源性、呼吸源性及颞下颌关节功能紊乱等。本章节主要阐述主观性耳鸣。

耳鸣还可分为急性耳鸣和慢性耳鸣。急性耳鸣可能在无干预或者治疗后消失，慢性耳鸣一旦形成则很难消失。

【病理生理机制】

主观性耳鸣的具体发病机制仍在研究中，可能有以下机制。

1. 听力损失引起的听觉系统的自发活动增加　听力下降后外周声音输入减少，导致耳蜗神经活动减少，听觉中枢因此以自发活动增加来达到听力下降之前的平衡。然而，也有不少耳鸣患者的听力完全正常，故该理论无法解释正常听力的耳鸣患者。

2. 不一致性损伤理论　不一致性损伤是指内外毛细胞系统之间功能不一致的区域的损伤。外毛细胞具有抑制内毛细胞传出的功能。当内外毛细胞不一致损伤时，内毛细胞继续将兴奋信号上传。但由于外毛细胞损伤不能提供抑制的信号，这种不平衡引起了背侧蜗核不典型的爆发性活动，被听觉系统放大并被感知为耳鸣。这种损伤也可能成为永久性耳鸣。

3. Jastreboff 的耳鸣神经生理模型　20 世纪 90 年代，Jastreboff 提出了耳鸣的神经生理模型，为理解耳鸣和情绪的关系提供了很好的理论基础。其基本理论如下：耳鸣信号在外周听觉系统产生后，可能是从耳蜗背侧核，沿着听觉传导通路上传到了听觉的潜意识层面。耳鸣信号经过加工，一方面，从潜意识层面通过内侧膝状体在一定程度上激活了边缘系统的调节中心——杏仁核；另一方面，从潜意识层面上传到听觉意识层面——听觉皮质，接受进一步评估。一般而言，当耳鸣信号被归类为不良甚至危险的刺激时，听觉皮质和潜意识会进一步激活边缘系统和自主神经系统的交感部分，引起注意力集中障碍、焦虑等不良反应。如果耳鸣信号被听觉皮质归类为无意义的神经刺激，就不会直接激活

边缘系统和自主神经系统，并在潜意识层面被阻断，不再上传到听觉皮质，不会激活边缘系统和自主神经系统。不仅如此，边缘系统和自主神经系统的反馈还使潜意识和听觉皮质对耳鸣信号敏感化，从而形成了听觉系统、边缘系统、自主神经系统三者之间的恶性循环（图1-13-1）。

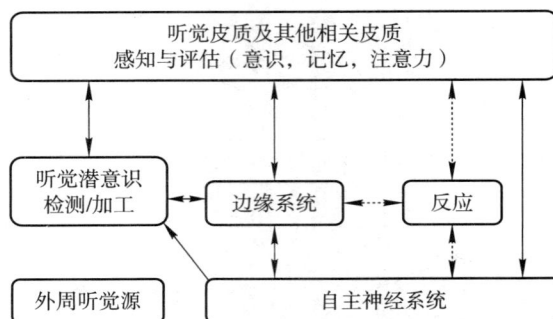

图 1-13-1　Jastreboff 耳鸣神经生理学模型

【诊断及评估】

1. 详细的问诊　包括持续时间，耳鸣性质，侧别，是否同脉搏一致等，注意排除客观性耳鸣。

2. 全身查体及耳科检查　需要仔细检查鼓膜情况，以排除明确的引起耳鸣的原发疾患。例如，外耳道耵聍，慢性中耳炎，透过鼓膜可以看到红色的鼓室球瘤。

3. 听觉功能检查　需要进行包括纯音听阈、声导抗等听觉功能检查进一步寻找是否存在原发病因，例如各种感音神经耳聋，耳硬化等。

4. 耳鸣的测试　包括耳鸣音调的频率或频谱匹配、耳鸣响度匹配、耳鸣可掩蔽性测定（最小掩蔽级，minimal masking level，MML）、以及耳鸣的残留抑制测定等。

5. 影像学检查　对于单侧的感音神经性聋患者，需要行内耳道及桥小脑角的 MRI 检查以排除听神经瘤。

【治疗】

临床上治疗急、慢性耳鸣的方法众多，例如认知行为疗法、耳鸣习服疗法、经颅磁刺激、药物治疗等。2014 年美国耳鼻咽喉 - 头颈外科协会发布耳鸣指南，推荐的治疗方案包括：教育和咨询、助听器、认知行为疗法，声治疗作为可选择的方案，不推荐药物治疗、经颅磁刺激。

1. 耳鸣习服疗法（tinnitus retraining therapy，TRT）耳鸣习服疗法于 1990 年由 Jastreboff 提出，在全世界引起了极大的关注。其治疗方法的基本原理为：以神经生

理模型为基础，致力于打破听觉系统、边缘系统和自主神经系统之间的恶性循环，从而达到反应习服和感知习服。

神经生理模型是耳鸣习服疗法的主要理论基础。耳鸣习服疗法的主要内容便是根据神经生理模型设计的，首先达到耳鸣的反应性习服，最后逐渐达到感知性习服。TRT 主要包括两个部分：教育咨询和声治疗。

教育咨询并不同于一般意义上的心理咨询。其目的在于通过对耳鸣患者的教育，使其对耳鸣的产生、引起不适的原理、治疗方法等有正确的理解，从而达到在认知上将耳鸣定义为一种全新的、无意义的良性信号，最终达到部分打断听觉系统、边缘系统、自主神经系统形成的恶性循环。教育咨询所包含的内容有大脑功能、耳鸣及耳鸣导致困扰的机制、达到耳鸣习服的基础等。

声治疗的目的在于降低耳鸣相关神经活动的相对强度，从而减弱到达听觉系统潜意识层面的神经信号，进而削弱信号对边缘系统、自主神经系统、听觉皮质在意识层面的激活，加速和巩固耳鸣的反应性习服。声治疗主要作用于潜意识，旨于在根源上降低听觉系统与边缘系统、自主神经系统之间的相互影响。从而舒缓耳鸣带来的焦虑、转移或分散注意力等。广义的声治疗包括丰富环境背景声，佩戴助听器及佩戴发声器。

2. 认知行为疗法（cognitive behavioral therapy，CBT）理论基础是贝克提出的情绪障碍理论，即认知决定行为和基础。治疗目的在于改变患者原有的认知模式中的信念和思维方式，从而矫正情绪和行为。认知模式包括核心信念、中间信念、自动思维三部分，其中核心信念是根深蒂固的，中间信念包括态度、规则和假设，在核心信念和中间信念的引导下会自动产生一些快速的评估思维，即自动思维。循证医学资料证明，认知行为疗法治疗耳鸣可取得较好疗效。

3. 经颅磁刺激 主要是指通过直流电或者交流电流经线圈产生磁场，从而使脑组织表面的突触去极化来激活皮质的神经网络。经颅磁刺激治疗耳鸣主要是通过调节听觉皮质活动，抑制指定局部皮质的过度自发活动来达到治疗目的。研究提示低频（1 kHz）经颅磁刺激治疗耳鸣较安慰剂组更有效，但治疗效果的长期性仍有待进一步的研究，目前在临床上尚不推荐。

（崔 勇 陈莹华）

复习思考题

1. 耳鸣对人类的生活影响主要有哪些？
2. 如何区别客观性耳鸣和主观性耳鸣？
3. 一个长期主观性耳鸣的患者，是否已经不可医治？

网上更多……

👤 本章小结　　📥 教学PPT　　📝 自测题

第十四章

耳部肿瘤

关键词

外耳肿瘤　　中耳肿瘤　　侧颅底肿瘤

　　耳部肿瘤依据其生长部位分为外耳肿瘤、中耳肿瘤和侧颅底肿瘤，依据肿瘤的性质分为良性肿瘤和恶性肿瘤，部分肿瘤具有恶变倾向，称为交界性肿瘤。随着耳及颅底显微外科学的发展，新的检查手段和监测技术的应用，耳部肿瘤的诊断及治疗已取得了长足的发展。学习耳部肿瘤应首先掌握病史及临床表现的特点，以及各种耳部肿瘤的影像学特点，做到早诊断、早治疗。同时，还需要掌握常见耳及侧颅底肿瘤的治疗原则及方法，充分学习耳外科及颅底显微外科在侧颅底肿瘤手术治疗中的应用。

中耳癌诊疗路径

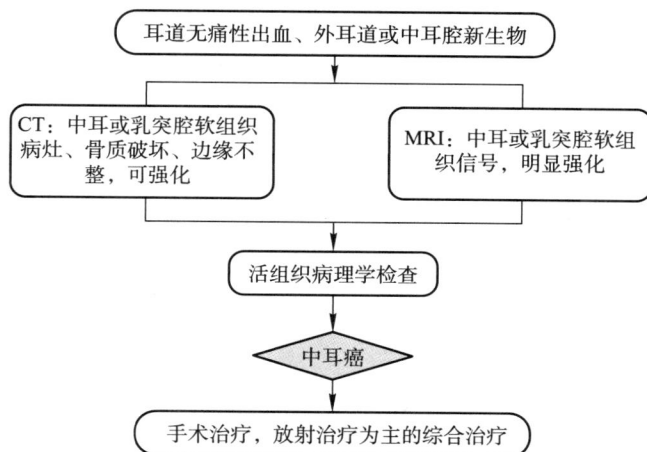

```
┌─────────────────────────────────┐
│ 耳道无痛性出血、外耳道或中耳腔新生物 │
└─────────────────────────────────┘
        ┌──────────────┴──────────────┐
        ▼                             ▼
┌──────────────────┐        ┌──────────────────┐
│ CT：中耳或乳突腔软组织 │        │ MRI：中耳或乳突腔软组 │
│ 病灶、骨质破坏、边缘不 │        │ 织信号，明显强化     │
│ 整，可强化          │        │                  │
└──────────────────┘        └──────────────────┘
        └──────────────┬──────────────┘
                       ▼
            ┌──────────────────┐
            │ 活组织病理学检查     │
            └──────────────────┘
                       ▼
                 ◇ 中耳癌 ◇
                       ▼
        ┌──────────────────────────┐
        │ 手术治疗，放射治疗为主的综合治疗 │
        └──────────────────────────┘
```

听神经瘤诊疗路径

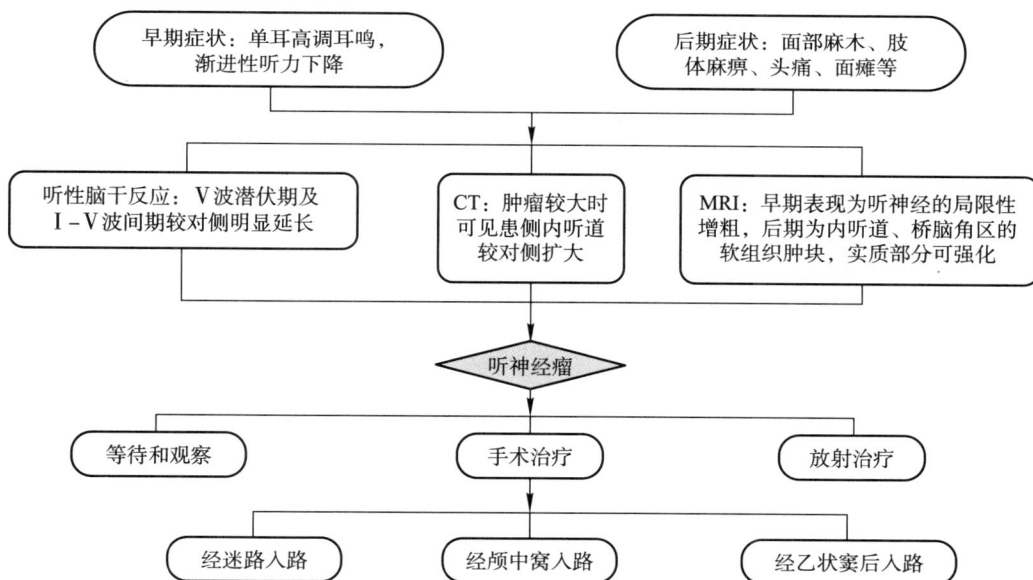

```
┌─────────────────────┐      ┌─────────────────────┐
│ 早期症状：单耳高调耳鸣，  │      │ 后期症状：面部麻木、肢   │
│ 渐进性听力下降         │      │ 体麻痹、头痛、面瘫等     │
└─────────────────────┘      └─────────────────────┘
        └───────────────┬───────────────┘
    ┌───────────────────┼───────────────────┐
    ▼                   ▼                   ▼
┌──────────────┐  ┌──────────────┐  ┌──────────────────────┐
│ 听性脑干反应：V波潜伏期及 │ │ CT：肿瘤较大时 │  │ MRI：早期表现为听神经的局限性 │
│ I-V波间期较对侧明显延长 │ │ 可见患侧内听道 │  │ 增粗，后期为内听道、桥脑角区的 │
│                  │ │ 较对侧扩大    │  │ 软组织肿块，实质部分可强化    │
└──────────────┘  └──────────────┘  └──────────────────────┘
        └───────────────┼───────────────┘
                        ▼
                  ◇ 听神经瘤 ◇
        ┌───────────────┼───────────────┐
        ▼               ▼               ▼
  ┌──────────┐   ┌──────────┐   ┌──────────┐
  │ 等待和观察  │   │ 手术治疗   │   │ 放射治疗   │
  └──────────┘   └──────────┘   └──────────┘
        ┌───────────────┼───────────────┐
        ▼               ▼               ▼
  ┌──────────┐   ┌──────────┐   ┌──────────┐
  │ 经迷路入路  │   │ 经颅中窝入路 │   │ 经乙状窦后入路 │
  └──────────┘   └──────────┘   └──────────┘
```

颈静脉球瘤诊疗路径

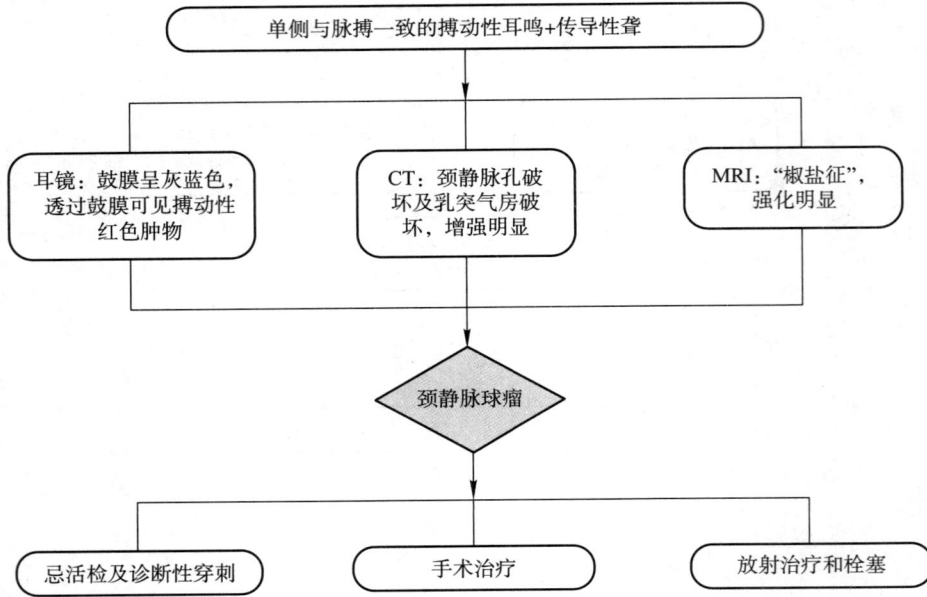

单侧与脉搏一致的搏动性耳鸣+传导性聋

耳镜：鼓膜呈灰蓝色，透过鼓膜可见搏动性红色肿物

CT：颈静脉孔破坏及乳突气房破坏，增强明显

MRI："椒盐征"，强化明显

颈静脉球瘤

忌活检及诊断性穿刺

手术治疗

放射治疗和栓塞

第一节　外　耳　肿　瘤

一、外耳良性肿瘤

（一）外耳道乳头状瘤

外耳道乳头状瘤（papilloma of external auditory canal）是发生于外耳道软骨部皮肤的良性肿瘤，为外耳道鳞状细胞或基底细胞长期受刺激增生的结果。中国南方较多见，好发于男性。多因素致病，主要是慢性化脓性中耳炎、外耳道炎、异物长期存留外耳道及经常挖耳等引起的慢性刺激。此外，病毒感染也是本病发病的重要因素，一般认为由乳头状瘤病毒感染引起局部皮肤的棘细胞肥大伴有乳头状增生而形成，有研究证明挖耳或为病毒传染的媒介。

初期症状为挖耳时易出血，当乳头状瘤充满外耳道时有阻塞感或听力减退。耳道有多发或单发、带蒂或无蒂、大小不等棕褐色桑葚样肿物，触之较硬，易出血。如血供不佳时可部分自行脱落。

本病有恶变倾向，应注意检查患耳周围有无肿大淋巴结。

【治疗】

治疗原则为彻底清除肿瘤组织。

1. 激光治疗　在局麻下用 YAG 激光或者半导体激光切除肿瘤。

2. 冷冻治疗　液氮冷冻既可使瘤体脱落坏死，又有创伤小的优点，但往往需要反复多次治疗。

3. 手术治疗　切除的范围应包括肿瘤边缘正常皮肤 1 mm 以上，应切除肿瘤所在部位的骨膜，可以防止肿瘤的复发。如皮肤缺损过大，则需植皮。肿瘤侵入中耳乳突或有恶变者应行乳突根治术。

无论何种治疗方案均有术后复发之虞，应告知患者。

（二）耳郭和外耳道血管瘤

【临床表现】

血管瘤（hemangioma）是耳部较常见的良性肿瘤，多为先天性血管发育畸形、血管异常增生引起。最常见于耳郭，可延及耳周皮肤及外耳道。按其组织病理类型，可分为毛细血管瘤、海绵状血管瘤、蔓状血管瘤等。

毛细血管瘤由毛细血管网组成，形状扁平，紫红色，皮温高。

海绵状血管瘤是指由众多薄壁血管组成的海绵状异常血管团，实际该病并非真正的肿瘤，而是一种缺乏动脉成分的血管畸形。其内毛细血管排列紊乱，故又名草莓瘤。表面呈结节状，微紫或微红色，有搏动。

蔓状血管瘤是指包含有小动脉和小静脉吻合的血管瘤，一般为单发性小动脉和小静脉瘘形成的血管瘤。可使耳郭变形增大，有搏动，局部温度高，可延及头皮。

【治疗】

1. 非手术治疗　冷冻、激光、放射、局部注射（硬化剂，如 5% 鱼肝油酸钠、平阳霉素等）。小儿可口服普萘洛尔治疗。

2. 手术治疗　对于局限性的血管瘤，局部切除并植皮。对有动静脉瘘的血管瘤，先将瘤体外围做环形缝扎，阻断血供，分区切除。

（三）耵聍腺瘤

【临床表现】

耵聍腺瘤（ceruminoma）常见为腺瘤（cerumenoma）和混合瘤（pleomorphicadenoma），好发于外耳道软骨部后下部的耵聍腺分布区，生长缓慢，有包膜，一般为良性病变，肿瘤较大时阻塞外耳道，可引起传导性聋。手术切除后易复发，且有一部分学者认为其为有恶变倾向的"交界性肿瘤"。

耳部检查常见外耳道后下方局限性隆起，表面皮肤可正常，无压痛，质韧。

【治疗】

本病容易恶变，应做手术彻底切除并长期随访。切除范围应略广，包括肿瘤周边至少 0.5 cm，切除肿瘤区的骨膜，并予植皮。

（四）外耳道骨瘤

【临床表现】

外耳道骨瘤（exostosis）是外耳道常见的良性肿瘤之一，为外耳道骨壁的骨质局限性过度增生而形成的结节状隆起。多发生于男性青壮年。双侧多见，常为多个。外耳道骨瘤早期可无症状，但肿瘤体积增大时可出现耳闷、听力下降、继发感染等，常有患者因掏耳时发现外耳道新生物就诊。耳镜检查可见外耳道骨性段有球形的隆起，皮肤正常，质硬。影像学检查颞骨 CT 片上可见骨性外耳道狭窄，有与骨质密度完全一致或相近似的半圆形高密度影，乳突正常。

【治疗】

无明显症状者可暂时不处理，忌挖耳。对于有症状者，应行手术治疗并重建外耳道，必要时可磨除部分外耳道骨壁，以减少骨疣复发，避免术后外耳道狭窄。

二、外耳恶性肿瘤

（一）耵聍腺恶性肿瘤

耵聍腺恶性肿瘤包括耵聍腺癌和腺样囊性癌，病因不明。

1. 耵聍腺癌（ceruminous carcinoma） 主要表现为无痛性外耳道出血或者挖耳易出血。有时伴耳部疼痛。外耳道肿物呈肉芽型，色红，由于肿块突破皮肤，表面粗糙不平。耵聍腺癌可突破外耳道软骨部侵犯到腮腺并引起耳垂周围腮腺区肿块；可向前侵犯到颞下颌关节，出现张口困难。CT 可显示外耳道或者乳突部的骨质破坏，MRI 可显示肿块向腮腺侵犯。

该病特点是发病缓慢，经常在发病数年后才有症状。无论是手术还是放射治疗，均容易复发，其复发率达到 40%~70%。

治疗以手术切除为主，辅以放疗。肿瘤侵犯腮腺较大者，应做腮腺浅叶或者全腮腺切除术，术中应保护面神经。术后放疗可以减少肿瘤的复发率。

2. 腺样囊性癌 外耳道腺样囊性癌（adenoid cystic carcinoma）是指来自外耳道耵聍腺肌上皮性细胞和腺上皮性细胞的恶性肿瘤。本病早期表现为外耳道软骨部肿物，呈浸润性生长，质地较硬，与周围组织无明显界限，表面皮肤呈橘皮状，肿瘤组织具有嗜神经性，易发生远处转移。耳部疼痛为本病临床特点之一：常为间断性或持续性的钝痛或刺痛，随着肿瘤增大可发展为持续性剧痛，并有放射性疼痛，有时可放射到患侧颞部、颈部、枕部及肩胛部；肿瘤阻塞外耳道时出现传导性耳聋；当肿瘤破溃或继发感染时，有脓性或脓血性分泌物。

☞ 典型病例（附分析）1-14-1
外耳道腺样囊性癌

外耳道腺样囊性癌为少见肿瘤，目前尚无统一的治疗方案，基本治疗方法有手术切除、放射治疗或辅以化学治疗，其中以手术治疗为首选的治疗方法。如果行单纯的局部肿瘤切除手术，很容易复发，复发后的肿瘤破坏范围更广，再次手术更难彻底切除，故主张首次做彻底根治性手术，必要时行扩大手术切除。早期肿瘤局限于外耳道者，可行外耳道及周围扩大切除，包括外耳道软骨、骨及周围组织；中晚期的肿瘤可切除耳郭、外耳道、鼓膜及听小骨、腮腺、下颌骨髁状突，同时行乳突根治术。

☞ 基础链接 1-14-1
耵聍腺肿瘤手术范围的选择

（二）外耳鳞状细胞癌

☞ 典型病例（附分析）1-14-2
外耳鳞状细胞癌

外耳鳞状细胞癌（squamous cell carcinoma of the external ear）是耳部最常见的恶性肿瘤之一，主要发生于耳郭，其次发生于外耳道。强烈的日光照射、低温冻伤、慢性疾病如慢性化脓性中耳炎疑为本病诱因。

本病初期多无自觉不适，可有瘙痒和疼痛，侵及软骨膜时疼痛较明显。耳郭病变多发生于耳轮，初起为屑状斑丘疹，易出血、糜烂，进一步发展为浸润性结节或菜花样肿块，常有溃烂，晚期可向耳前或颈淋巴结转移。外耳道病变可由于症状轻微而延误诊断，疼痛、听力丧失、流血或流脓为其主要特征，外耳道可见肿块，有时呈疣状，堵塞耳道并浸润周围组织，有时可破坏鼓膜并伴有中耳浸润。

治疗以手术切除为主，结合放疗，但安全边缘不易确定。术前放疗可缩小肿瘤体积，有利于手术切除。术后放疗可消除手术切缘周围残留的肿瘤病灶，减少肿瘤复发。

第二节 中耳肿瘤

一、中耳癌

☞ 典型病例（附分析）1-14-3
中耳癌

中耳癌（carcinoma of middle ear）占全身恶性肿瘤的 0.06%，占耳部肿瘤的 1.5%。中耳癌以鳞状上皮细胞癌最多见，40~60 岁为好发年龄。性别与发病率无显著差别。

【病因】

约 80% 的中耳癌患者有慢性化脓性中耳炎病史，中耳炎的病程一般在 10 年以上，故认为其发生可能与炎症有关。中耳乳头状瘤亦可发生癌变。外耳道癌可以侵犯至中耳乳突腔，临床上常常无法分辨原发部位。

【临床表现】

1. 耳道无痛性出血 外耳道自发性出血或挖耳后

耳道出血；慢性化脓性中耳炎有血性分泌物时，应考虑中耳癌的可能性。

2. 耳部疼痛 早期无明显疼痛。病情重者可出现明显耳痛，以夜间疼痛为主，表现为耳部的刺痛或者跳痛，可向耳后及咽部放射。

3. 同侧周围性面瘫 肿瘤侵犯面神经可出现周围性面瘫。

4. 听力障碍 多数患者表现为传导性聋。

5. 张口困难 晚期中耳癌侵犯到颞颌关节或翼肌，造成张口困难。

6. 眩晕 内耳受到侵犯时可出现眩晕。

7. 外耳道或者中耳腔新生物 多数患者有鼓膜穿孔，通过穿孔可见中耳腔新生物，触之易出血。当肿瘤破坏骨性外耳道，在耳道内也可以看到新生物，质脆，触之易出血。

8. 中耳癌颈淋巴结转移 发生率低，发生颈淋巴结癌转移是其预后不良的标志之一。

【诊断】

1. 影像学检查

（1）CT：表现为中耳腔或者乳突有不规则的软组织病灶，中耳乳突有不规则的大面积骨质破坏，边缘不整。尤其当中耳炎伴外耳道骨壁的破坏，形成外耳道软组织肿块，要高度怀疑中耳癌。肿瘤可累及颅中窝，颅后窝、乙状窦、颈静脉球窝、颈动脉管，内耳迷路及颞颌关节。

（2）MRI：中耳癌的组织含水量与脑组织相仿，其信号与脑组织近似。增强后病灶有强化表现。MRI可显示肿瘤向颅内或者腮腺侵犯的情况。

图 1-14-1
中耳癌的 CT、MRI 表现

2. 病理检查 中耳腔或者外耳道新生物活组织取材后做病理检查可以明确诊断。取材时尽量不要牵拉中耳腔新生物，防止误伤面神经。

【临床分期】

Stell 等根据国际癌症防治联合会制定的基本原则，提出了中耳癌临床分期的初步方案：

T_1：肿瘤局限于中耳乳突腔，无骨质破坏。

T_2：肿瘤破坏中耳乳突腔骨质，出现面神经管破

坏，但病变未超出颞骨范围。

T_3：肿瘤突破颞骨范围，侵犯周围结构，如硬脑膜、腮腺、颞下颌关节等。

T_x：无法进行分期。

【治疗原则】

以手术为主的综合治疗。

1. 手术治疗 根据病变范围选择合适的术式，原则为完整切除肿瘤并尽可能保留脑组织和其他重要结构。手术方式包括扩大的乳突切除术、颞骨次全切除术、颞骨全切除术，还包括颈淋巴结清扫术、腮腺切除术等。中耳癌淋巴结转移的首站为腮腺内淋巴结，颞骨切除常规包括切除腮腺腺体和颞下颌关节，前方要切除足够的组织确保切缘无肿瘤残留，尽量将颞骨及周围软组织整块切除。

（1）扩大的乳突切除术：适用于病灶局限在中耳腔，或者乳突腔，无面神经管、内耳、颞骨外侵犯。

（2）颞骨次全切除术：切除范围包括外耳道、乳突、部分颞下颌关节、颞骨鳞部及岩骨外 1/2～1/3，仅保留部分内耳道、部分颈内动脉管和颈内动脉管之内的岩尖部分。

（3）颞骨全切除术：除颞骨次全切除术的手术范围之外，还包括岩尖部切除。颈内动脉可以保留或切除。乙状窦、颈静脉、硬脑膜和脑组织根据肿瘤累及的范围来决定是否切除。

2. 放射治疗 由于中耳肿瘤被颞骨包裹，放疗难以彻底根治，因此手术加放疗可以明显提高疗效。对肿瘤侵犯到颈动脉管，无法清除时，可考虑先行放疗，缩小肿瘤范围，再行手术治疗。

3. 化疗 化疗仅作为手术或放射治疗的辅助治疗，对无手术指征的晚期病例具有缓解症状的作用。

【预后】

预后的关键在于早期诊断和早期治疗。影响疗效的主要因素有：患者年龄、肿瘤范围、类型及分化程度、治疗方式、放疗剂量等。中耳癌患者多数不能获得早期治疗，故预后较差。

第三节 侧颅底肿瘤

（华清泉）

复习思考题

1. 试述听神经瘤的临床表现及诊断。

2. 试述中耳癌的临床表现、诊断及治疗。

3. 试述颈静脉球瘤的临床表现。

网上更多······

本章小结   开放性讨论   教学PPT   自测题

第十五章

耳显微外科概论 🖱

关键词

耳显微外科　　中耳炎　　鼓室成形术　　手术

　　耳显微外科的建立已有 70 余年，耳科手术具有手术视野小、病灶深、器官结构纤细和功能复杂等特点。随着对颞骨显微应用解剖、CT和 MRI 等影像学检查方法、中耳炎认识的不断提高，耳显微外科技术迅速发展。随着高分辨率显微镜、微型电钻、面神经和听觉脑干反应监测、耳内镜、激光，术中导航系统，术中立体成像系统，术中 CT、MRI 等新技术和新型材料的应用，耳显微外科已从过去的去除病灶进入到微创、保存与功能重建、人工听觉植入的新阶段，并延伸出耳神经外科和侧颅底外科。本章重点介绍耳显微外科的概念和发展简史，化脓性中耳炎的外科治疗、鼓室成形术的概念以及各种分型方法等相关内容。

第一章

鼻科学基础

关键词

外鼻　　鼻腔　　鼻窦　　窦口鼻道复合体

　　鼻是人体重要的呼吸和嗅觉器官，是呼吸道的门户。鼻部主要由外鼻、鼻腔和鼻窦组成，各部分解剖结构都具有相应的生理功能。鼻腔、鼻窦的解剖结构、引流通道、神经血管分布以及毗邻关系等是学习的重点。了解鼻部解剖结构和生理功能的相关知识对理解和分析鼻科疾病，甚至全身相关疾病的病因和发病机制，从而正确地诊断和治疗具有重要的指导意义。熟练的鼻部解剖和生理知识更是鼻科专科医生日常工作的必备基础。

第一节　鼻的应用解剖学

鼻（nose）位于面部中央，上方与前颅窝和中颅窝相毗邻，两侧为眼眶，下方是口腔和鼻咽。鼻由外鼻、鼻腔和鼻窦三部分构成。

一、外鼻

（一）外鼻的形态

外鼻（external nose）位于颜面部的中央，为一基底向下的三棱锥体状隆起。其上端狭窄，位于两眶之间，与额部相连，为鼻根（nasal root）；向下延伸形成隆嵴，为鼻梁（nasal bridge）及两侧的鼻背（dorsum nasi）；下端隆起凸向前方，为鼻尖（nasal apex）；鼻尖的两侧呈半圆形隆起，为鼻翼（ala nasi），鼻翼下缘游离，围成前鼻孔（anterior naris）；两侧前鼻孔之间的间隔为鼻小柱（columella nasi）；锥体的底部呈三角形，称鼻底（basis nasi）；鼻翼外侧向外下至口角外侧有一弧形浅沟为鼻唇沟（nasolabial fold）（图 2-1-1）。

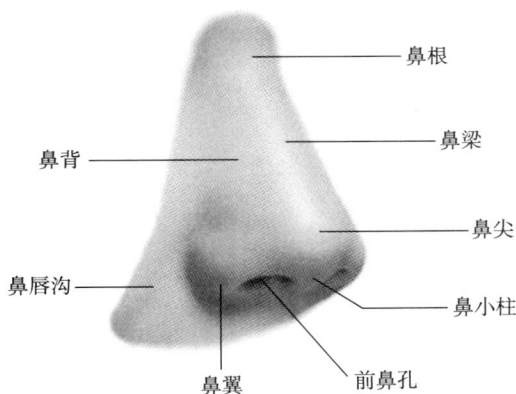

图 2-1-1　外鼻的形态

（二）外鼻的结构

1. 外鼻的软组织结构　外鼻的软组织由皮肤、浅筋膜、肌肉、鼻背筋膜和骨膜构成。外鼻由上而下皮肤和皮下组织由薄变厚，汗腺和皮脂腺由少变多，至鼻尖和鼻翼处皮肤最厚，皮脂腺最丰富，是粉刺、痤疮、疖肿及酒渣鼻的好发部位。

2. 外鼻的骨支架　直接支持外鼻的骨骼包括鼻骨、额骨鼻部、上颌骨额突和腭突。间接支持外鼻的骨骼为筛骨垂直板。

鼻骨（nasal bone）为左右成对的不规则四边形骨片，位于鼻梁的最高部位。其上缘、外侧缘和下缘分别与额骨、上颌骨额突及鼻外侧软骨上缘相连。鼻骨后面内半部有骨嵴，靠上方处较突出，与对侧的骨嵴合成一个粗嵴，名鼻骨嵴（nasal bone crest）。该嵴由上而下与额棘、筛骨垂直板及鼻中隔软骨相接。鼻骨下端较上端宽而薄，当有外力作用于鼻根部时，容易于鼻骨下 2/3 处发生骨折，若鼻骨下端发生内陷，则可造成鞍鼻。

鼻骨下缘、上颌骨额突内缘和上颌骨腭突游离缘围成梨状孔（pyriform aperture）。

3. 外鼻的软骨支架　外鼻的软骨支架大部分由鼻外侧软骨和大翼软骨组成，另外有籽状软骨和小翼软骨等参与。

（1）鼻外侧软骨（lateral nasal cartilage）：为外鼻最大的软骨，左右成对，三角形，位于鼻梁与鼻背的侧面。其上缘连接鼻骨下缘及上颌骨额突内侧缘；两侧鼻外侧软骨的内侧缘，在鼻中线会合，并与鼻中隔软骨的前上缘相接。

（2）大翼软骨（major alar cartilage）：左右成对，呈马蹄形。其外侧脚位于前鼻孔的外侧，为构成鼻翼的支架。内侧脚位于前鼻孔的内侧，左右内侧脚会合于鼻中隔软骨下缘，构成鼻小柱支架。

图集 2-1-1	微视频 2-1-1
外鼻的解剖	梨状孔

（三）外鼻的血管及淋巴回流

1. 动脉　外鼻的血供包括两部分，分别为来源于颈内动脉供血系统的鼻背动脉和筛前动脉以及来源于颈外动脉供血系统的内眦动脉、鼻外侧动脉、上唇动脉和眶下动脉的分支。

2. 静脉　与动脉伴行，分别通过内眦静脉和面前静脉汇入颈内静脉。内眦静脉通过眼上、下静脉与海绵窦相通。面部静脉无瓣膜，当鼻部或面部发生化脓性疖肿时，若处理不当，化脓菌可逆行侵入海绵窦，导致海绵窦血栓性静脉炎或其他颅内并发症，故由两侧口角至鼻根连线所围成的三角区称为"危险三角区"。

3. 淋巴管回流　外鼻淋巴主要汇入腮腺淋巴结和下颌下淋巴结。

（四）外鼻的神经

1. 感觉神经　来源于三叉神经眼支的滑车上神经、滑车下神经和筛前神经，以及三叉神经上颌支的眶下神经。

2. 运动神经　外鼻的肌肉运动由面神经的颞支支配。

二、鼻腔

鼻腔（nasal cavity）左右各一，间隔以鼻中隔，每侧鼻腔为一前后开放的狭长腔隙，前起前鼻孔，后止于后鼻孔。冠状切面呈三角形，顶部狭窄，底部较宽。鼻腔分为位于最前段的鼻前庭和位于其后占鼻腔绝大部分的固有鼻腔。

图集 2-1-2
鼻腔的解剖

（一）鼻前庭

鼻前庭（nasal vestibule）位于鼻腔最前端，相当于鼻翼内面的小空腔，其前界为鼻缘，后界为鼻内孔［又称鼻阈（limen nasi）为鼻翼内侧的弧形隆起］，外侧为鼻翼，内侧为鼻小柱。鼻前庭皮肤生有鼻毛，并富含皮脂腺和汗腺，较易发生疖肿，且疼痛明显。

（二）固有鼻腔

固有鼻腔简称鼻腔，前界为鼻内孔，后界为后鼻孔，并与鼻咽相通，由内、外、顶、底四壁组成。

1. 鼻腔内侧壁　为鼻中隔（nasal septum），分为骨部和软骨部。鼻中隔骨部位于鼻中隔后部，主要由筛骨垂直板（perpendicular plate of ethmoid bone）和犁骨（vomer）构成。鼻中隔软骨部位于鼻中隔前部，主要由鼻中隔软骨及大翼软骨内侧脚构成（图 2-1-2）。在骨膜与软骨膜表面覆盖有黏膜。

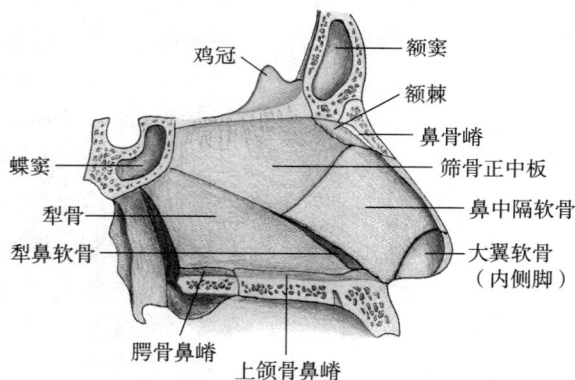

图 2-1-2　骨性鼻中隔

微视频 2-1-2
中鼻甲及鼻中隔内镜下表现（右侧）

2. 鼻腔外侧壁　为解剖结构最复杂和极为重要的部位。由上颌骨、泪骨、筛骨、下鼻甲骨、腭骨垂直板和蝶骨翼突等组成。外侧壁从下而上有三个呈阶梯排列

的长条骨片，外附黏膜，分别称之为下、中、上鼻甲，部分人可有最上鼻甲存在，其大小依次缩小约 1/3，其前端依次后移约 1/3。其上缘均附着于鼻腔外侧壁，游离缘均向内下悬垂于鼻腔，位于鼻甲与鼻腔外侧壁之间的间隙，称之为鼻道，分别为下、中、上鼻道，各鼻甲与鼻中隔之间形成的窄腔称总鼻道（图 2-1-3）。

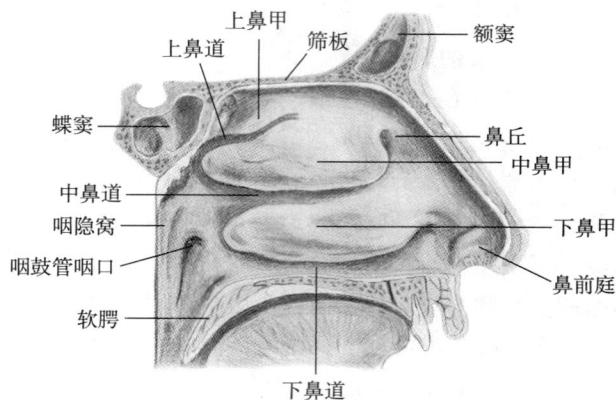

图 2-1-3　鼻腔外侧壁

（1）下鼻甲及下鼻道（inferior turbinate and inferior meatus）：下鼻甲为一独立呈水平卷曲状的薄骨片，附着于上颌骨内侧壁和腭骨垂直板，是三个鼻甲中最大者。其上有两个突起，分别为泪突和筛突。泪突位于前 1/3 处，与泪骨相接，并和上颌骨额突后方的骨槽共同构成骨性鼻泪管。筛突位于泪突之后，与钩突的尾端相接，共同构成上颌窦自然口和鼻囟门。其外侧面与鼻腔外侧壁及下鼻甲附着部共同形成下鼻道。下鼻甲前端接近鼻前庭，后端距咽鼓管口 1.0～1.5 cm。故下鼻甲肿胀或肥厚时可影响咽鼓管通气和引流，出现耳鸣和听力减退等耳部症状。下鼻道外侧壁前段近下鼻甲附着处，骨质较薄易刺透，是上颌窦穿刺冲洗的最佳进针位置。

（2）中鼻甲及中鼻道（middle turbinate and middle meatus）：中鼻甲属于筛骨的一部分。其最前方附着于上颌骨筛嵴，最后部附着于腭骨垂直板的筛嵴。中鼻甲可分为前、后两部分：前部呈矢状位，向上附着在筛顶与筛板交接处的颅底，中鼻甲后部向后延伸，其附着处由前部的前后位转向外侧附着在鼻腔外侧壁的后部，使中鼻甲的后附着部呈从前上向后下倾斜的冠状位，形成中鼻甲基板（lamella of middle turbinate）。中鼻甲基板将筛窦分为前组筛窦和后组筛窦。中鼻甲的变异如中鼻甲气化和中鼻甲反向弯曲等可引起中鼻道引流障碍，成为

鼻窦炎的重要原因之一。

中鼻道位于中鼻甲下外侧，是前组鼻窦开口所在，为鼻内镜手术进路中最重要的区域。其外侧壁上位于前下方的隆起为钩突（uncinate process），其后上方的隆起为筛泡（ethmoid bulla），二者之间的半月状裂隙为半月裂孔（semilunar hiatus），半月裂孔向前下及后上扩大呈漏斗状，称筛漏斗（ethmoid infundibulum），其内界为钩突，外界为眶纸板，向内经半月裂与中鼻道相通，筛漏斗前上端为额隐窝（frontal recess），额窦引流开口于此，后方为前组筛窦开口，最后为上颌窦开口。

窦口鼻道复合体（ostiomeatal complex，OMC）是以筛漏斗为中心的解剖结构，包括中鼻甲、钩突、筛泡、半月裂孔，以及额窦、前组筛窦和上颌窦自然开口等区域（图 2-1-4）。这一区域的解剖异常如钩突肥大等，会影响前组鼻窦的通气引流，导致鼻窦炎的发生。

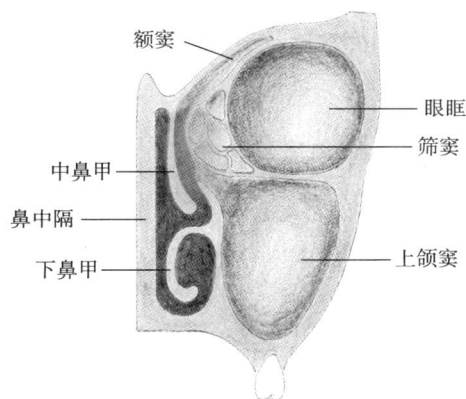

图 2-1-4 窦口鼻道复合体

（3）上鼻甲及上鼻道（superior turbinate and superior meatus）：上鼻甲属筛骨结构，附着于筛骨后部，是三个鼻甲中最小的一个，有时仅为一黏膜皱襞。后组筛窦则开口于上鼻道。上鼻甲后端的后上方有蝶筛隐窝（sphenoethmoidal recess），为蝶窦开口所在。

以中鼻甲游离缘水平为界，其上方鼻甲与鼻中隔之间的间隙成为嗅沟（olfactory sulcus）或嗅裂，有嗅区黏膜覆盖；在该水平以下，鼻甲与鼻中隔之间的不规则腔隙则称总鼻道（common meatus）。

☞ 微视频 2-1-3
内镜下中鼻道内结构－钩突及筛泡（右侧）

☞ 微视频 2-1-4
内镜下切除钩突，暴露筛泡（右侧）

☞ 微视频 2-1-5
内镜下切除筛泡暴露中鼻甲基板（右侧）

☞ 微视频 2-1-6
内镜下暴露骨性鼻泪管（右侧）

☞ 微视频 2-1-7
内镜下暴露鼻泪管（右侧）

3. 鼻腔底壁 即硬腭的鼻腔面，与口腔分隔。前 3/4 为上颌骨腭突（palatine process of maxilla）；后 1/4 由腭骨水平部（horizontal process of palate bone）构成。

4. 鼻腔顶壁 较狭窄，呈穹窿状。分为三段：前段倾斜上升，由鼻骨与额骨鼻部构成；后段倾斜向下，即蝶窦前壁；中段水平即为分隔鼻与前颅窝的筛骨水平板，板上有筛孔，又称筛板（cribriform plate）。筛板菲薄而脆，外伤或手术均易损伤筛板，出现嗅觉障碍，严重时出现脑脊液鼻漏。

5. 后鼻孔（posterior nares） 是鼻腔与鼻咽的通道，由中隔分为左右两侧，上由蝶骨体下部，下由腭骨水平部后缘，内由犁骨后缘，外由蝶骨翼突内侧板构成，双侧后鼻孔经鼻咽部相通。

（三）鼻腔的黏膜

鼻腔的黏膜包括两部分：嗅区黏膜及呼吸区黏膜。

1. 嗅区黏膜 分布于鼻腔顶中部，向下延续至鼻中隔上部和鼻腔外侧壁上部等嗅裂区。为假复层柱状上皮，由支持细胞、基底细胞和嗅细胞组成。嗅细胞为具有嗅毛的双极神经细胞，顶部的树突呈棒状伸向细胞表面，末端膨大呈球状（嗅泡），并发出 10～30 根纤毛，感受嗅觉。基部伸出细长轴突，形成无髓鞘神经纤维，通过筛骨水平板进入颅内，止于嗅球。

2. 呼吸区黏膜 鼻腔前 1/3 自前向后的黏膜上皮为鳞状上皮、移行上皮、假复层柱状上皮，鼻腔后 2/3 为假复层纤毛柱状上皮，由纤毛细胞、柱状细胞、杯状细胞和基底细胞组成。

鼻黏膜呼吸区上皮的纤毛细胞分布以鼻底最为密集，越向鼻腔上部分布越稀少。每个纤毛细胞表面有 200 根左右纤毛。鼻腔黏膜的纤毛向鼻咽部摆动，鼻窦内的纤毛向鼻窦自然开口摆动。这种方向一致的整体运动可以将进入鼻腔、鼻窦的细菌、病毒、灰尘、污染颗粒等有害物质以及鼻腔鼻窦的分泌物运送到咽部咽下或吐出，是鼻腔非特异性保护功能的重要功能单位。

鼻腔黏膜下层具有丰富的杯状细胞、黏液腺和浆液腺，为鼻分泌物的主要来源之一，鼻分泌物在鼻黏膜表面形成随纤毛运动而向后移动的黏液毯（mucous blanket），黏液毯由外层的黏蛋白和内层供纤毛运动的水样层构成，对鼻黏膜形成保护。

（四）鼻腔的血管及淋巴

1. 动脉　鼻腔的动脉主要来自颈内动脉的眼动脉和颈外动脉的上颌动脉。

（1）眼动脉：源自颈内动脉，在眶内分成筛前动脉和筛后动脉。两者穿过相应的筛前孔和筛后孔进入筛窦，均紧贴筛顶横行于骨嵴形成的凹沟或骨管中，然后离开筛窦进入前颅窝，并在鸡冠旁骨缝中进入鼻腔。筛前动脉供应前组筛窦和额窦以及鼻腔外侧壁和鼻中隔的前上部。筛后动脉则供应后组筛窦、鼻腔外侧壁及鼻中隔的后上部。如手术损伤筛前或筛后动脉的眼眶处，其可回缩至眼眶内，造成眶内血肿等严重并发症。

（2）上颌动脉：在翼腭窝内分出蝶腭动脉、眶下动脉、腭大动脉供应鼻腔，其中蝶腭动脉是鼻腔血供的主要动脉。蝶腭动脉经蝶腭孔进入鼻腔，分为内侧支和外侧支。外侧支分成鼻后外侧动脉供应鼻腔外侧壁后部、下部和鼻腔底。内侧支又叫鼻腭动脉（nasopalatine artery），分出鼻后中隔动脉，供应鼻中隔后部及下部。在鼻中隔前下部（易出血区）的黏膜下层，鼻腭动脉，筛前、后动脉，上唇动脉和腭大动脉吻合，构成丰富的动脉丛，即 Little 动脉丛，是鼻出血最常见的部位。

2. 静脉　鼻腔前部、后部和下部的静脉最后汇入颈内、外静脉，鼻腔上部静脉则经眼静脉汇入海绵窦，亦可经筛静脉汇入颅内的静脉和硬脑膜窦（如上矢状窦）。鼻中隔前下部的静脉亦构成丛，称克氏静脉丛（Kiesselbach plexus），也是鼻部常见的出血部位。老年人下鼻道外侧壁后部近鼻咽处有表浅扩张的鼻后侧静脉丛，称为吴氏鼻–鼻咽静脉丛（Woodruff's plexus），常是后部鼻出血的主要来源。

3. 淋巴　鼻腔前 1/3 的淋巴与外鼻淋巴管相连，汇入耳前淋巴结（anterior auricular lymph nodes）、腮腺淋巴结（parotid lymph nodes）及颌下淋巴结（submandibular lymph nodes）。鼻腔后 2/3 的淋巴汇入咽后淋巴结（retropharyngeal lymph nodes）及颈深淋巴结上群。鼻部恶性肿瘤可循上述途径发生转移。

☞ 动画 2-1-1
鼻中隔的动脉

☞ 微视频 2-1-8
筛前动脉内镜下表现

☞ 微视频 2-1-9
筛前神经内镜下表现

（五）鼻腔的神经

包括嗅神经、感觉神经和自主神经。

1. 嗅神经（olfactory nerves）　分布于嗅区黏膜，嗅细胞中枢突汇集成嗅丝（filae olfactoriae）穿经筛板上之筛孔抵达嗅球。嗅神经鞘膜即由硬脑膜延续构成，嗅神经周围的空隙与蛛网膜下隙直接相通。手术如损伤嗅区黏膜或继发感染，不仅导致嗅觉减退或丧失，感染也可循嗅神经进入颅内引起鼻源性颅内并发症。

2. 感觉神经　主要来自三叉神经第一支（眼神经）和第二支（上颌神经）的分支。

眼神经（ophthalmic nerve）的分支鼻睫神经（nasociliany nerve）分出筛前神经和筛后神经（anterior ethmoid nerve and posterior ethmoid nerve），进入鼻腔分布于鼻中隔和鼻腔外侧壁上部的一小部分和前部。

上颌神经（maxillary nerve）穿过或绕过蝶腭神经节后分出蝶腭神经，然后穿经蝶腭孔进入鼻腔分为鼻后上外侧支和鼻后上内侧支，主要分布于鼻腔外侧壁后部、鼻腔顶和鼻中隔。鼻后上内侧支又有一较大分支称鼻腭神经，斜行分布于鼻中隔后上部。从蝶腭神经又分出腭神经（palatine nerve），其分支腭前神经（即腭大神经，anterior palatine nerve）入翼腭管内进而分出鼻后下神经（posterior inferior nasal nerve）进入鼻腔，分布于中鼻道、下鼻甲和下鼻道。从上颌神经又分出眶下神经，分支分布于鼻前庭、上颌窦、鼻腔底和下鼻道前段。

3. 自主神经　交感神经来自颈内动脉交感神经丛组成的岩深神经（deep petrosal nerve），副交感神经来自面神经分出的岩浅大神经（greater superficial petrosal nerve）。两者在翼管内组成翼管神经（vidian nerve），经蝶腭神经节后入鼻腔。交感神经主司鼻黏膜血管收缩，副交感神经则主司鼻黏膜血管扩张和腺体分泌。在正常情况下，两者之作用互相制约，保持平衡。

三、鼻窦

鼻窦（nasal sinuses）是鼻腔周围颅面骨内的含气腔，共 4 对，依其所在的颅骨分别名为上颌窦、筛窦、额窦和蝶窦（图 2-1-5）。依鼻窦及其窦口引流位置，又将鼻窦分为前组鼻窦和后组鼻窦。前组鼻窦包括上颌窦、前组筛窦、额窦，引流至中鼻道；后组鼻窦包括后组筛窦和蝶窦，分别引流至上鼻道和蝶筛隐窝。

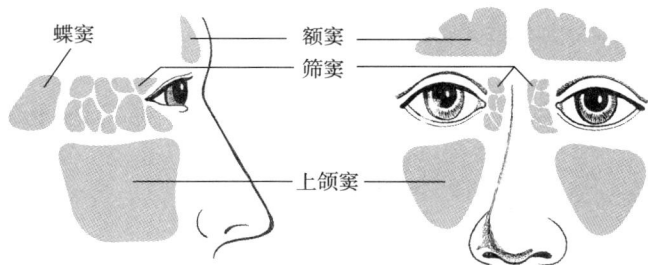

图 2-1-5　鼻窦的体表投影

（一）上颌窦

上颌窦（maxillary sinus）位于上颌骨体内，近似锥体，成人平均容积约为 13 mL。由 5 个壁构成，左右对称。

1. 前壁　为上颌骨体的前面，中央最薄，略凹陷称为尖牙窝。尖牙窝的上方，眶下缘之下有一孔，称眶下孔，有眶下神经和血管通过。

2. 后外侧壁　与颞下窝和翼腭窝毗邻。上颌窦恶性肿瘤破坏此壁，可侵犯翼内肌，导致张口困难。

3. 内侧壁　为鼻腔外侧壁的下部。其上部骨质较薄，下部骨质较厚，在下鼻甲附着处最薄，是上颌窦穿刺的最佳部位。上颌窦内侧壁有一骨性裂孔，称为上颌窦裂孔（maxillary hiatus），其下界为下鼻甲附着处，上界是与筛窦相连的上颌窦顶壁，前界为下鼻甲的泪突和泪骨下端，后界是腭骨垂直板。此骨性窦口被钩突和下鼻甲筛突呈十字形的连接分成四个象限。前上象限是上颌窦真正的自然开口，其余三个象限被双层黏膜和致密结缔组织封闭，称为鼻囟门。上颌窦自然开口直径大小不一，平均约为 2.8 mm。在经鼻内镜手术扩大上颌窦自然口时，可通过寻找钩突尾端或下鼻甲上缘上方的后囟门来定位。

4. 上壁　为眼眶的底壁，眶下神经和血管穿过此壁内的眶下管，出眶下孔至尖牙窝。

5. 底壁　相当于牙槽突，常低于鼻腔底。与上颌第二前磨牙的根部有密切关系。窦腔大者甚至尖牙根也位于窦腔底部。

🔗 图集 2-1-3
鼻窦的解剖

📹 微视频 2-1-10
上颌窦开口内镜下表现（右侧）

📹 微视频 2-1-11
内镜下开放上颌窦（右侧）

（二）额窦

额窦（frontal sinus）位于额骨内外两层骨板之间，前壁较坚厚，为额骨外骨板，内含骨髓，后壁为额骨内骨板，亦为前颅窝前壁，为薄的骨密质。后壁上部呈垂直状，下部向后倾斜，有导血管穿过此壁，通入硬脑膜下腔，故额窦感染可侵入颅内及颅底部。额窦底壁外侧 3/4 为眼眶顶部，其余部则为前组筛窦顶部。额窦底部为各壁的最薄者，急性炎症时该处有明显压痛。额窦的内壁即额窦中隔，多向一侧偏斜，两侧额窦形状，大小极不规则，可一大一小或都过度发育或不发育。出生时，额窦尚未形成，2 岁开始向额骨中气化，20 岁时发育至成年人形态。额窦通过额窦口与额隐窝相通。额隐窝的前界为鼻丘气房的后壁，后界为筛泡和筛泡上气房的前界。钩突向上的附着方式决定了额隐窝的引流，如钩突附着在纸样板，则额隐窝的外侧界即为钩突上端和纸样板，此时额隐窝将直接向内引流到中鼻道上部；如钩突附着在颅底或与中鼻甲融合，则钩突上端与中鼻甲上端组成额隐窝的内侧界，此时额隐窝将引流至筛漏斗的前上部（图 2-1-6）。

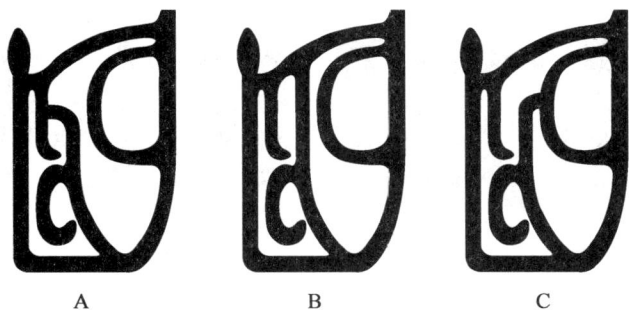

图 2-1-6　钩突向上附着部位与额窦引流
A. 钩突附着于中鼻甲，额窦引流于钩沟外侧；B. 钩突附着于筛顶，额窦引流于钩突外侧；C. 钩突附着于眶纸板，额窦引流于钩突内侧

📹 微视频 2-1-12
内镜下开放额窦

（三）筛窦

筛窦（ethmoidal sinus）是位居眼眶之间，蝶窦前方，鼻腔外侧壁上部之间，前颅窝之下的蜂窝状气房结构。为四对鼻窦中解剖关系最复杂，变异最多，与邻近器官关系最密切的解剖结构。成人筛窦每侧含 4~30 个

气房不等，筛小房的大小、多少不规律。筛窦被中鼻甲基板分为前组和后组筛窦，前组筛窦开口于中鼻道，后组筛窦开口于上鼻道。筛窦有 6 个壁。

1. 外侧壁　眶板（纸样板）和泪骨构成筛窦外侧壁。纸样板以矢状位方向，由内眦向后走行过程中，邻近眶尖部时可向外侧弯曲，故术中要注意勿损伤纸样板进入眶内，引起眶内并发症。此外，眶板与额骨连接处为眶筛缝，此缝相当于筛板水平，有筛前动脉、筛后动脉经此进入筛窦。

2. 顶壁　内侧与筛骨水平板相连，外侧与眶顶相延续，很薄，筛顶的上方即前颅窝。在筛窦顶壁，筛前动脉横行于筛顶凹沟中，筛前动脉是确定筛顶的重要标志。此外，筛顶向内侧与筛板的连接方式常有变异，水平式（平台式）连接中，筛顶的内外两侧与筛板几乎在同一水平。高台式：筛板位置较低，与筛顶内侧向形成一陡直的高度差，在手术时，如伤及此处可引起脑脊液鼻漏（图 2-1-7）。

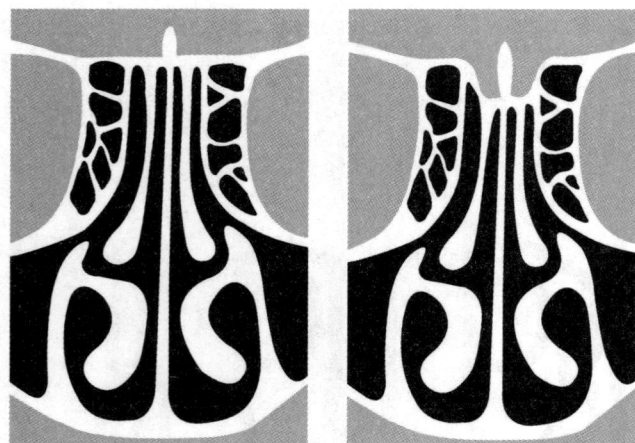

水平式　　　　　　　　高台式

图 2-1-7　筛顶与筛板的连接方式

3. 下壁　下壁为筛泡、钩突等中鼻道上方结构。

4. 前壁　筛窦的前壁由额骨筛切迹、鼻骨嵴和上颌骨额突构成。

5. 后壁　即蝶窦前壁，但由于后组筛窦气化程度的不同而有变异，如果后组筛窦气化到蝶窦上方，称为蝶上筛房。如视神经管隆突在最后组筛窦的外侧壁形成突向窦内的隆起，称视神经隆突，具有该结节的最后筛房，称为 Onodi 气房。

6. 内侧壁　筛窦的内侧壁为鼻腔外侧壁上部，附有中鼻甲、上鼻甲。

☞ 微视频 2-1-13
内镜下开放后组筛窦

（四）蝶窦

蝶窦（sphenoidal sinus）位于蝶骨体内，气化程度差异很大，两侧蝶窦常不对称，中隔偏于一侧，蝶窦开口位于其前壁上 1/3 处，引流于蝶筛隐窝中。可分为 6 个壁。

1. 顶壁　蝶窦顶壁是颅中窝底的一部分，上有蝶鞍，承托垂体。

2. 外侧壁　蝶窦外侧壁构成颅中窝的一部分，与海绵窦、颈内动脉及视神经管毗邻。气化良好的蝶窦，此壁菲薄或骨质缺如，视神经管和颈内动脉在外壁上形成隆起，手术不慎损伤将引起失明或致命的大出血。

（1）外侧壁与海绵窦的关系：海绵窦位于蝶鞍两侧，为两层硬脑膜间的不规则腔隙，窦内有第 Ⅲ、Ⅳ、Ⅴ 和 Ⅵ 脑神经通过。海绵窦前端借眼静脉与眼部、面部、头部的静脉有广泛的联系。向下借卵圆孔静脉丛经翼丛与面部静脉交通。以上各部的感染，都可能蔓延到海绵窦，引起海绵窦炎或血栓形成。

（2）外侧壁与视神经管的关系：视神经管位于蝶骨小翼上、下两个根基与蝶骨体相接处，内侧紧邻蝶窦，使其外上方骨壁呈丘状或半管状隆起，形成蝶窦外侧壁的上部视神经隆起，该处骨壁较薄，在视神经管内，包围视神经的三层脑膜在上方互相融合，并与上方骨膜紧密相连，故视神经管内部固定于骨管内，无活动余地，当头颅部受伤时，使该处视神经易于受伤。蝶窦外侧壁与视神经管的关系取决于后组筛窦、蝶窦的气化和发育程度；当出现 Onodi 气房时，手术时应注意勿伤及。

（3）外侧壁与颈内动脉的关系：颈内动脉分为颈部、岩部、海绵窦部和大脑部四个部分，颈部起自颈总动脉分叉处，至岩骨下面的颈动脉管外口；岩部在颈动脉管中，出破裂孔向上延续为海绵窦部。颈内动脉在颞骨岩尖出颈动脉管，在蝶鞍的后下角，相当于后床突的外侧，向前进入海绵窦，颈内动脉在海绵窦内形以"S"形双弯曲，紧贴蝶窦外侧壁的下部，并形成向窦内凸起的压迹，即颈内动脉管突起。

3. 后壁　蝶窦的后壁较厚，毗邻枕骨斜坡，脑桥及基底动脉位于其后的斜坡部位。

4. 前壁　蝶窦前壁参与构成鼻腔顶后段和筛窦的后壁。前壁上方有蝶窦开口到蝶筛隐窝。

5. 下壁　蝶窦的下壁为鼻咽顶部，骨壁较厚，翼管神经位于下壁外侧的翼突根部。

6. 内侧壁 蝶窦内常有隔分隔蝶窦腔，隔的大小、形态、厚薄、所在部位、完整与否以及与鞍底的关系有很多变异。

👉 微视频 2-1-14
蝶窦开口内镜下表现

👉 微视频 2-1-15
内镜下开放蝶窦

第二节 鼻的生理学

一、外鼻的生理

外鼻的形态和轮廓及其与面部其他结构的关系对人的容貌有重要影响。鼻翼的活动有助于面部表情和鼻阻力的调整。

二、鼻腔的生理

鼻腔的主要功能有呼吸、嗅觉功能，以及共鸣、反射、吸收和排泄泪液等功能。

1. 呼吸功能 吸入鼻腔的空气充分与鼻黏膜接触，使鼻腔充分发挥对空气的加温、加湿及引流作用。

鼻阻力是维持正常鼻通气的重要前提，由鼻瓣区的结构形成，且与下鼻甲大小相关。鼻瓣区（nasal valve area）包括鼻中隔软骨前下端，鼻外侧软骨前端和梨状孔的前下部。鼻阻力的存在，使进入鼻腔的气流被分为层流（laminar flow）和湍流（turbulent flow）。层流是指气流从前鼻孔朝后上方向弧形流向后鼻孔再散开，为鼻腔气流的大部分，也是肺部气体交换的主要部分。湍流是气流在鼻阈后方形成不规则的旋涡，是吸入空气的小部分，有利于气体充分汇合。鼻阻力有助于吸气时形成胸腔负压，使肺泡扩张以增加气体交换面积，同时也使呼气时气体在肺泡内停留时间延长，保证足够的气体交换时间。若鼻阻力降低，可出现肺功能下降；鼻阻力过大则可造成鼻腔通气不足，影响呼吸和循环功能。

正常人两侧下鼻甲黏膜内的容量血管呈交替性和规律性的收缩和扩张，表现为两侧下鼻甲大小和鼻阻力呈现昼夜及左右交替性改变，但两侧总鼻阻力仍保持相对恒定，2~7 h 出现一个周期，称生理性鼻甲周期（physiologic turbinal cycle）或鼻周期。其意义在于促使睡眠时反复翻身，有助解除睡眠疲劳。

鼻腔依赖大面积迂曲的黏膜及丰富的血供，可以将吸入的空气调节到近似正常体温，以保护下呼吸道黏膜不受损害。鼻腔黏膜内含有大量腺体，可以提高空气的湿度。鼻前庭的鼻毛对空气中的较粗大粉尘颗粒及细菌有阻挡和过滤作用。

人类鼻腔的鼻黏膜大部分为假复层纤毛柱状上皮，每个柱状上皮细胞有 250~300 根纤毛，长 5~7 μm，平均直径 0.3 μm，每根纤毛朝鼻咽方向摆动频率约 1 000 次/min。纤毛表面覆有由水、无机盐、黏多糖、黏蛋白、溶菌酶等组成的黏液毯，黏液毯以每分钟 5 mm 的速度形成由前向后的黏液波，以维持鼻腔正常的清洁功能。先天性纤毛摆动功能障碍影响纤毛系统的清除功能，并可能是反复上呼吸道感染的原因之一。

2. 嗅觉功能 嗅觉是空气中的不同种类的嗅分子刺激鼻腔黏膜上的嗅觉感受器所产生的反应。嗅觉功能通过鼻腔嗅区黏膜和嗅细胞实现，起到识别，警报，增加食欲和影响情绪等作用。

3. 发音共鸣功能 鼻腔在发声时起到共鸣作用，使声音悦耳动听，鼻腔阻塞可出现阻塞性鼻音，腭裂则出现开放性鼻音。

4. 反射功能 鼻腔内有丰富的神经分布，当鼻黏膜受到不同程度的刺激时，可出现广泛的呼吸、循环反应，强度从打喷嚏到呼吸心搏停止。鼻腔最重要的反射有鼻肺反射（nasopulmonary reflex）和喷嚏反射（sneeze reflex）。鼻肺反射传入支为鼻黏膜三叉神经，传出支为广泛分布于支气管平滑肌的迷走神经，以三叉神经核和迷走神经核为中枢，形成反射弧。鼻肺反射是鼻部疾病引起支气管病变的原因之一。喷嚏反射表现为当鼻黏膜三叉神经末梢受刺激时，发生一系列反射动作，如深吸气、腭垂下降、舌根上抬、腹肌和膈肌猛烈收缩，声门突然开放，气体从鼻腔急速喷出，借以清除鼻腔中的异物和刺激物。

5. 免疫功能 鼻黏膜是局部黏膜免疫系统的重要组成部分。来源于鼻黏膜的免疫防御物质分为两大类：一为溶菌酶，乳铁蛋白等非特异性免疫物质；二为抗原刺激下产生的如 IgA 和 IgG 等特异性免疫物质。二者共同构成鼻黏膜的免疫屏障。

另外，鼻腔呼吸区黏膜表层上皮细胞有许多微绒毛，增加了吸收的面积，黏膜上皮下层有丰富的毛细血管网等，能使吸收的药物迅速进入血液循环。鼻腔还是泪液排泄的终点，泪液经泪小点、泪小管、泪总管、泪囊和鼻泪管至下鼻道的前上方。

三、鼻窦的生理

鼻窦的生理功能有：增加呼吸区黏膜面积，促进对吸入空气的加温、加湿作用；共鸣作用；减轻头颅重量，维持平衡；缓冲撞击力，保护重要器官等。

（孙亚男　于好洋）

复习思考题

1. 某人白天时鼻腔通气很好，也没有喷嚏及流涕等任何不适症状，但就是觉得睡眠时交替出现一个鼻孔不通气，是否考虑为病理改变如鼻－鼻窦炎等；为什么？

2. 上唇或外鼻部疖肿能否挤压，为什么？

3. 上颌窦的哪些解剖特点使其容易发生炎症？

4. Little 动脉丛由哪些血管的分支构成？

5. 蝶窦外侧壁与颈内动脉关系密切，如外伤后出现的蝶窦外侧壁包块，首先考虑是什么病变？

网上更多⋯⋯

　本章小结　　　教学PPT　　　自测题

第二章
鼻的检查法

关键词

鼻腔检查　　鼻窦检查　　鼻内镜检查　　鼻功能检查

影像学检查

鼻部检查是了解鼻腔、鼻窦形态和功能的基础手段，包括鼻腔检查、鼻窦检查以及相关的辅助检查。检查方法既有简易的前鼻镜检查，也有日趋普及的鼻内镜检查、影像学检查和鼻功能检查，后者更是以其特殊的方式展现了鼻腔、鼻窦的形态和功能。鼻部检查可以为鼻部疾病的诊断和治疗提供客观的依据。由于鼻部与咽喉部和耳部密切相关，所以鼻部检查既要重视局部，也要注意与其相邻的部位及全身的状况。一般根据临床需要采用相应的检查方法，由简到繁、由外及里，逐步进行详细检查。鼻功能检查因其特殊的意义，近年来逐渐得到了重视。

第一节 外鼻及鼻腔的一般检查法

鼻部检查时患者可分别采取坐位、半卧位。通常使受检者面对检查者端坐，上身稍前倾，头颈放松以便头位随检查者需要作适当调整。不合作的小儿需由家长抱着固定位置（图2-2-1）。调整额镜使光焦点集中在受检部位。边询问病史，边注意听其发音是开放性还是闭塞性鼻音，其呼气有无臭味。

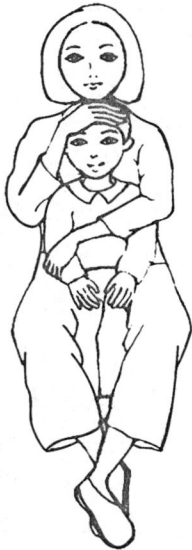

图 2-2-1 小儿受检时的体位

一、外鼻

观察外鼻形态及邻近部位有无畸形、缺损、肿胀或异常隆起。鼻梁歪斜、单侧鼻背塌陷可见于鼻骨骨折。鼻梁低凹可由于鼻中隔软骨受损所致，如鼻中隔外伤或手术不当等。鼻尖或鼻翼有显著触痛，提示有鼻疖或急性鼻前庭炎。鼻梁触痛可见于鼻中隔脓肿，鼻背触诊可知两侧鼻骨位置是否对称，骨折时一侧下塌并有触痛。

二、鼻腔

一般检查需使用前鼻镜（anterior rhinoscope），以便从前鼻孔观察鼻内变化。检查者左手执前鼻镜，右手扶持受检者的额部，调节受检者的头位，或手持枪状镊做必要的检查操作，如向鼻腔填入麻黄碱棉片收缩鼻甲（图2-2-2）。

1. 鼻前庭检查 观察鼻前庭皮肤有无红肿、糜烂、皲裂、结痂，以及鼻毛脱落情况。皮肤皲裂、结痂、鼻

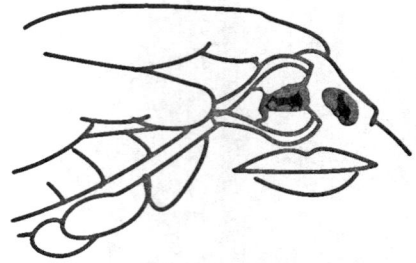

图 2-2-2 前鼻镜使用法

毛减少，轻度充血见于鼻前庭炎。局限性隆起，触痛明显或隆起顶端有脓点是为鼻前庭疖肿，隆起位于鼻前庭外下壁，无触痛见于鼻前庭囊肿。此外还应注意鼻前庭有无赘生物、乳头状瘤等。

2. 鼻腔检查 检查者持大小合适的鼻镜，镜唇前端勿超过鼻内孔以防损伤鼻黏膜。轻轻张开鼻镜镜唇，观察鼻内孔形态。鼻内孔狭细如缝，见于鼻翼塌陷或先天性梨状孔狭窄。右手扶持受检者额部，随检查需要变换体位。受检者头稍向前倾，可看到下鼻甲、下鼻道、总鼻道下部、鼻中隔前下区和鼻腔底部，有时可看到鼻咽部及软腭的运动。头后仰约30°，可看到中鼻甲、部分中鼻道、鼻中隔和总鼻道中部及嗅裂一部分。头再后仰30°，可看到中鼻甲前端、鼻丘、嗅裂后部和鼻中隔上部（图2-2-3）。

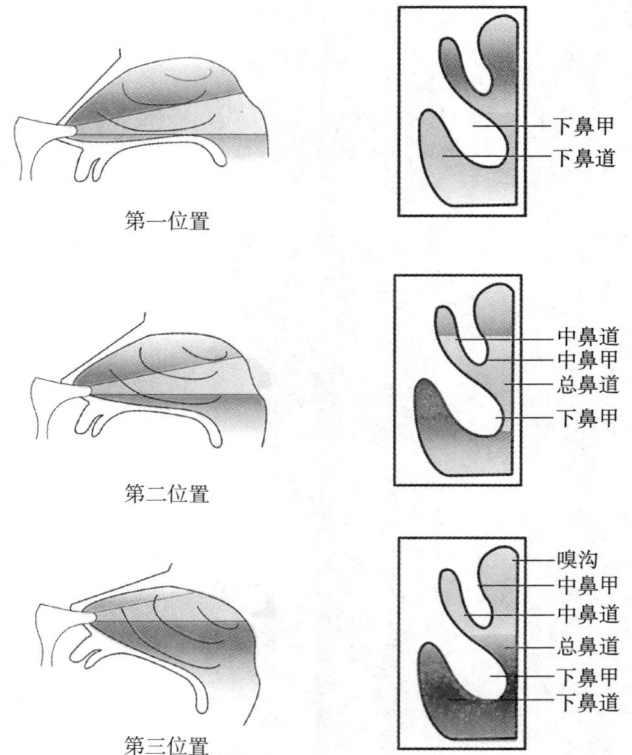

第一位置

第二位置

第三位置

图 2-2-3 前鼻镜检查的三种体位

前鼻镜检查通常不能窥见上鼻甲及上鼻道。如鼻腔分泌物较多，可嘱患者擤出或用吸引器吸出。若下鼻甲黏膜肿胀妨碍观察，可先将1%麻黄碱生理盐水棉片置于下鼻甲与鼻中隔之间，3 min后取出，或用1%麻黄碱生理盐水鼻内喷雾1～2次，待黏膜收缩后再行检查。

正常的鼻腔，其黏膜呈淡红色，光滑、湿润，探针触之柔软、有弹性。各鼻道无分泌物积聚。下鼻甲与鼻底、鼻中隔并不相贴，有2～3 mm宽的缝隙。判断下鼻甲大小时应注意和患者的主诉及症状结合。鼻甲肿大时以1%麻黄碱收缩鼻黏膜，如下鼻甲体积无明显变化，提示为慢性肥厚性鼻炎或药物性鼻炎。正常中鼻甲比下鼻甲小，黏膜颜色略淡。中鼻甲黏膜肿胀、肥大或息肉样改变可使中鼻道缝隙消失。

正常的鼻中隔完全垂直者少见，只有引起临床症状者方为病理性鼻中隔偏曲。鼻腔内新生物较易发现。应仔细观察肿物位置、表面形状、探查其硬度、活动度及表面是否易出血。

后鼻镜检查时患者正坐，头微前倾，用鼻轻轻呼吸。检查者左手持压舌板，压舌前2/3，右手持加温而不烫的间接鼻咽镜，镜面向上，由张口之一角送入，置于软腭与咽后壁之间。应避免接触咽后壁或舌根，引起恶心而影响检查。检查时应通过转动镜面，按顺序观察软腭背面、鼻中隔后缘、后鼻孔、各鼻道及鼻甲后端、右侧咽鼓管咽口、圆枕、咽隐窝、鼻咽顶部及腺样体、左侧咽鼓管咽口、圆枕、咽隐窝等结构。观察有无黏膜充血、粗糙、出血、溃疡、新生物等。咽隐窝是鼻咽癌好发部位，检查时应注意两侧对比，咽隐窝饱满常是鼻咽癌早期特征之一。咽反射敏感致检查不能合作者，可先行表面麻醉，待数分钟后再检查。如仍不成功，可用软腭拉钩拉开软腭；或用细导尿管插入前鼻孔（两侧或一侧均可），其前端由口拉出，后端留于前鼻孔之外，将两端系紧、固定，则软腭被拉向前，可充分显露鼻咽，并可进行活检。

☞微视频2-2-1
外鼻及鼻腔的一般检查法

第二节　鼻窦的一般检查法

一、望诊和触诊

鼻窦病变严重时与鼻窦相对应的面部皮肤出现不同程度的红肿、压痛，多见于炎性病变。急性上颌窦炎红肿部位在同侧面颊部，急性筛窦炎的红肿部位在鼻根两侧内眦部，急性额窦炎的红肿部位在眼眶内上角近眉根部。鼻窦感染若向眼眶扩散，可引起眼睑肿胀、结膜充血、眼球突出或移位等。鼻窦肿瘤若累及面部可有鼻窦的面部相应部位隆起，或向皮肤表面破溃，触诊质地硬韧感。上颌窦的后外壁为颞下窝和翼腭窝的前壁，上颌窦癌破坏此壁，可引起患侧颞下窝和翼腭窝饱满，并有张口困难。鼻窦囊肿引起窦腔扩大，窦壁变薄，也可使面部相应部位膨隆，触诊有乒乓球感。肿瘤或囊肿若侵入眼眶可引起眼球突出或移位。

二、前鼻镜检查

主要观察是否有阻塞中鼻道引流的病变如鼻中隔高位偏曲和黏膜结节，以及中鼻甲肿大或息肉样变。若嗅裂和中鼻道有脓液则表明鼻窦有化脓性感染。脓液在鼻腔不同位置有诊断意义，中鼻道前端出现脓性分泌物，多为额窦炎症；中部有脓，多为前组筛窦感染；中部稍后有脓，多为上颌窦炎。嗅裂部出现脓液则考虑后组筛窦或蝶窦的炎症。鼻窦肿物或可使鼻腔外侧壁内移，或破坏窦壁突入鼻腔，后者表面触之极易出血。

临床上疑有鼻窦炎的存在，但鼻镜检查未发现中鼻道有脓液，可行体位引流。方法：首先用1%麻黄碱生理盐水棉片置入鼻腔，收缩肿大的下鼻甲。然后再将棉片置入中鼻道，收缩中鼻道黏膜，促使窦口开放。疑为上颌窦积脓时，侧卧头低位，患侧在上；如疑为额窦或筛窦积脓，则取正坐位，10～15 min后取出棉片，再行前鼻镜检查，观察鼻道内有否脓液。

三、口腔检查

上颌窦底壁为上颌骨牙槽突，第二前磨牙和第一、二磨牙牙根感染常引起厌氧菌性上颌窦炎。故行鼻窦检查时应同时检查口腔，注意观察上列磨牙牙龈有否充血，有无病牙，必要时请口腔科医师会诊。不明原因的牙痛、牙齿松动甚至脱落，是上颌窦癌侵犯牙槽的表现。此时可见上列牙槽突宽粗，后期可有硬腭破溃。

四、上颌窦穿刺冲洗

上颌窦穿刺冲洗是诊断和治疗上颌窦病变的常用方法之一。通过上颌窦穿刺，可将冲洗液或抽吸物收集进行实验室和病理检查，以明确窦内病变性质和确定治疗方案。详见第八篇第二章相关内容。

┌ ☞微视频 2-2-2
│ 鼻窦的一般检查法 ┘

┌ ☞微视频 2-2-3
│ 上颌窦穿刺术操作示范 ┘

第三节 鼻内镜检查法

鼻内镜（nasal endoscope）以其多角度、视野广的特点，可完成对鼻腔内各个部分的检查，已逐渐成为鼻部常规的检查方法。此外还可通过鼻内镜的引导进行病变组织病理活检、发现鼻出血部位行电凝或激光止血。

鼻内镜包括 0° 和侧斜 30°、70°、120° 等多种视角镜，镜长 18 cm，外径 4 mm，一般常配备照相、显示和录像装置。使用时先用 1% 麻黄碱生理盐水棉片收缩鼻黏膜，再以 1% 丁卡因行黏膜表面麻醉。为防鼻内镜进入鼻腔因温差镜面有雾形成，可事先将镜面用适当加温后再进行检查。

鼻内镜自前鼻孔进入鼻腔，首先检查下鼻甲前端，并沿鼻底向后自下而上观察鼻腔黏膜形态，黏膜有无糜烂、血管扩张，分泌物性质，是否有新生物及其形态特征。

中鼻道是鼻内镜检查的重点，包括中鼻甲、钩突、筛泡、筛漏斗、半月裂、上颌窦开口、鼻丘和额隐窝的形态等。鼻腔后部应检查蝶筛隐窝、蝶窦开口和后组鼻窦开口的形态、有无分泌物等。鼻咽部主要检查后鼻孔、咽鼓管圆枕及开口、鼻咽顶及咽隐窝等。

┌ ☞微视频 2-2-4
│ 鼻内镜检查法 ┘

第四节 鼻功能检查法

一、鼻通气功能检查法

鼻通气功能的检查目的主要是判定鼻通气程度、鼻气道阻力大小、鼻气道狭窄部位、鼻气道有效横断面积等，通过这些指标的测定，对判定病情、确定治疗方案均有重要价值。

1. 鼻测压计（rhinomanometer） 用于测定呼吸时气流在鼻腔的阻力。正常成人鼻阻力是 196～294 Pa（2～3 cmH$_2$O）/（L·S）。鼻腔有阻塞性病变时，鼻阻力升高；萎缩性鼻炎或鼻甲切除过大导致空鼻症（nose

empty syndrome）时，鼻阻力明显减少。鼻阻力在客观评估鼻腔阻塞性疾病的严重程度中具有重要意义。如手术前后的鼻通气功能改变（图 2-2-4）。

2. 鼻声反射测量计（acoustic rhinometry） 主要用于定量判断鼻腔及鼻咽腔容积、最小横截面积，进而对鼻腔及鼻咽部疾病的病变程度、疗效，甚至疾病的性质作出客观评价。正常鼻声反射测量曲线可见曲线在鼻腔前部显示有两个明显狭窄处。第一狭窄处为鼻内孔位置，第二狭窄处为下鼻甲前缘位置。健康人鼻腔最小横截面积位于鼻腔前部，曲线从前向后呈渐增高趋势。鼻腔段曲线突然显著增高见于鼻中隔穿孔及萎缩性鼻炎患者，曲线增高程度与鼻中隔缺损面积或萎缩性鼻炎严重程度相关。鼻腔段曲线突然显著降低见于鼻炎、鼻息肉等鼻腔增生性疾病患者及鼻阈狭窄者。曲线后段显著增高见于腭裂患者。曲线后段低平见于腺样体肥大、阻塞性睡眠呼吸暂停综合征、鼻咽癌等鼻咽部增生性疾病患者。异常曲线的变异位置与鼻腔或鼻咽部病变位置基本一致（图 2-2-5，图 2-2-6）。

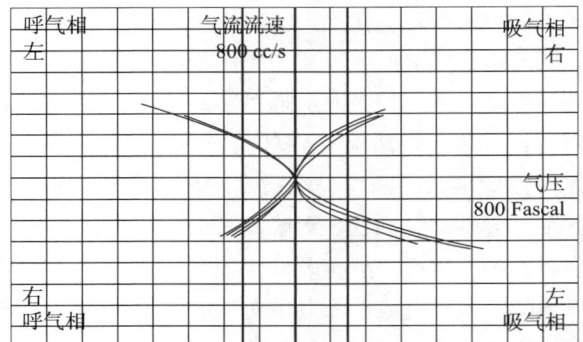

术前鼻阻力检查

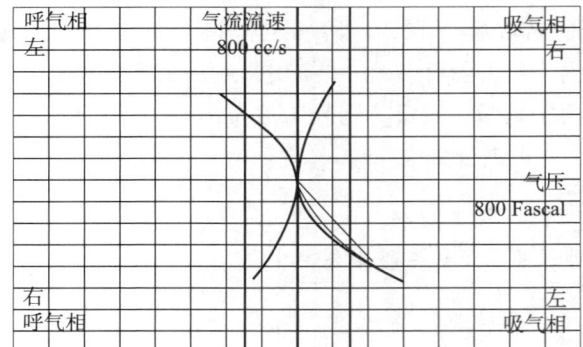

术后鼻阻力检查

图 2-2-4 鼻中隔矫正术术前、术后鼻测压计测量鼻阻力的变化

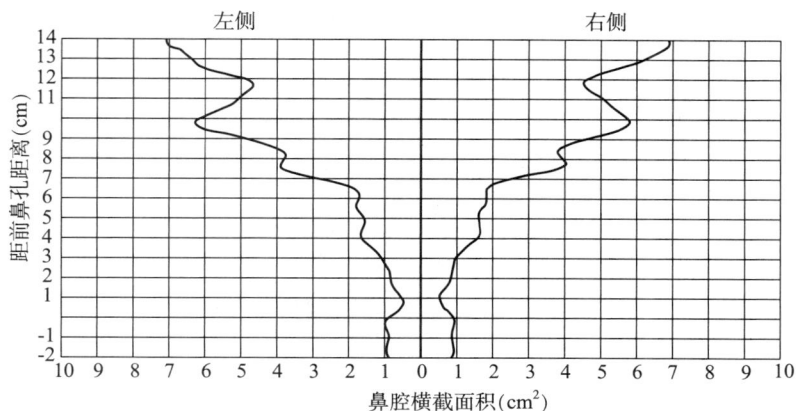

图 2-2-5　正常人双侧鼻腔鼻声反射测量曲线

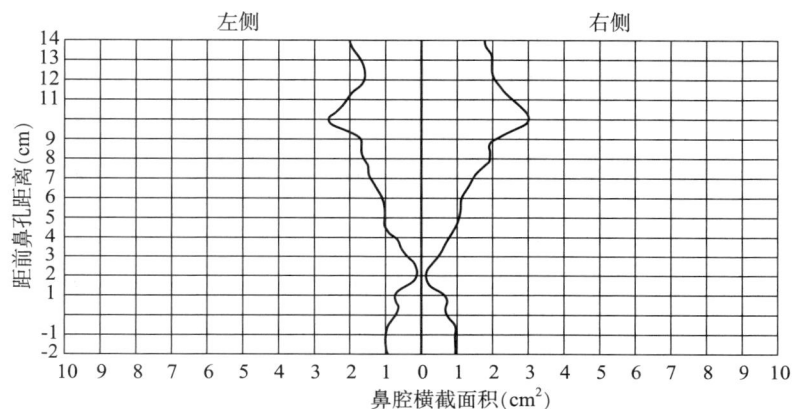

图 2-2-6　双侧鼻息肉患者双侧鼻腔鼻声反射测量曲线

二、鼻黏液纤毛清除功能检查法

鼻黏液纤毛清除功能检查（nasal mucociliary clearance test）可用于综合评估纤毛的功能，常用糖精试验（saccharintest）：取直径 0.5 mm 的糖精颗粒，置于下鼻甲上表面距鼻甲前端 0.5 cm 处。受检者每 15 s 吞咽一次，当其感到咽部有甜味时立即报道，记录从放置糖精颗粒到感到咽部有甜味时的时间即为糖精受黏液纤毛推动由前向后的移行时间。以细卷棉拭子由前鼻孔插至咽后壁，测量糖精放置处至咽后壁的距离，以此距离除以移行时间所得之商即为鼻黏液纤毛传输速度。成人正常值为 3.85 ~ 13.2 mm/s，平均为 7.82 mm/s。当有鼻腔炎症时可使黏液纤毛传输速度减慢，近年国内外常以糖精试验结果作为鼻、鼻窦疾病治疗效果、各种鼻部药物筛选的指标之一。

三、嗅觉功能检查法

1. 嗅瓶试验（smell bottles test）　将含有常见 5 种不同气味的溶液（如蒜、醋、香精、乙醇、煤油等）分别装于形状相同的 5 个褐色小瓶中，让受检者辨别各瓶的气味。能嗅出全部气味者为嗅觉存在。只辨出 2 种以下者为嗅觉减退。

2. 嗅阈检查（smell threshold test）　以多数人可嗅到的最低嗅剂浓度为一个嗅觉单位，将该嗅剂按 1 ~ 10 嗅觉单位配成 10 瓶，选出 7 种嗅剂，共配成大小相同的 70 个褐色瓶。让受检者依次嗅出各瓶气味，测出其最低辨别阈。也可以 7 × 10 小方格绘出嗅谱图，使结果更为直观。

四、嗅觉诱发电位

嗅觉诱发电位（olfactory evoked potentials，OEP）系由气味剂（odrants）或电脉冲刺激嗅黏膜，应用计

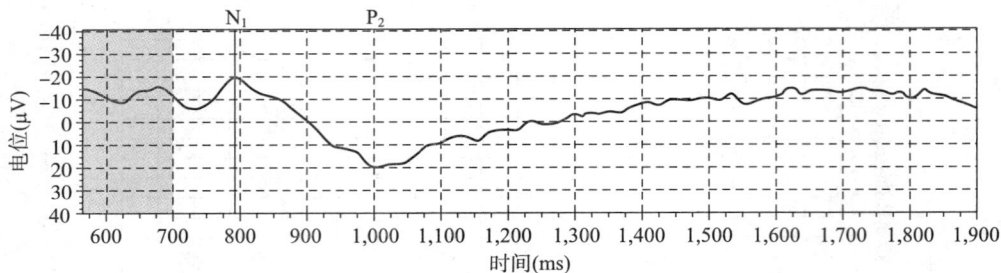

图 2-2-7　正常人嗅觉诱发电位波形

算机叠加技术，在头皮特定部位记录到的特异性脑电位（图 2-2-7）。由气味剂刺激诱发者亦称嗅性相关电位（olfactoryEvent-related potentials，OERP）。作为一项客观而灵敏的电生理指标，对于嗅觉系统及其相关疾病的诊断具有重要的临床应用价值。

1. 嗅觉障碍的诊断　可诊断嗅觉减退、嗅觉倒错和婴幼儿、脑损伤患者的嗅觉水平的检查。

2. 手术监测和评价　嗅觉系统邻近区域的手术，尤其是前颅窝和某些涉及筛顶的鼻部手术，很容易伤及嗅觉系统，引起嗅觉功能障碍。应用嗅性诱发电位对嗅觉水平作术中监测，可以降低手术并发症的发生率。术后应用嗅性诱发电位检查嗅觉水平，可以客观评价手术效果，降低手术并发症的发生率。

3. 某些临床疾病的辅助诊断　嗅觉系统疾病如嗅神经母细胞瘤，另外如帕金森病、阿尔茨海默病、多发性硬化、颞叶癫痫等疾病早期往往伴有嗅觉水平的下降，故嗅觉诱发电位可用于该类疾病早期诊断的参考。

第五节　鼻及鼻窦的影像学检查法

一、X 线普通检查

根据检查目的受检者须采取不同体位摄取平片。

1. 鼻骨　鼻骨侧位 X 线片可观察鼻骨骨折线的水平位置（图 2-2-8），轴位可判断骨折是哪侧。

2. 鼻窦　鼻颏位又称华特位（Water position）主要用于检查上颌窦，也可显示筛窦、额窦、鼻腔和眼眶（图 2-2-9）。鼻额位又称柯德威尔位（Caldwell position），主要用于检查额窦和筛窦，也可显示上颌窦、鼻腔和眼眶。因有多结构重影，故从 X 线平片上可大体了解窦腔形态、占位性病变、窦壁完整与否。对诊断鼻窦囊肿、窦内新生物、外伤及受累的邻近器官（眼眶、颅内）病变可提供一定信息。

二、CT 检查

CT 检查可清楚显示鼻、鼻窦及邻近部位（眼眶、

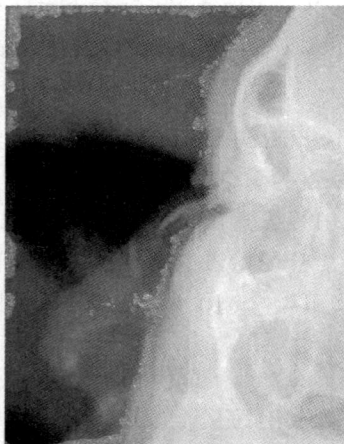

图 2-2-8　鼻骨骨折
X线侧位片示鼻骨中段骨皮质不连续

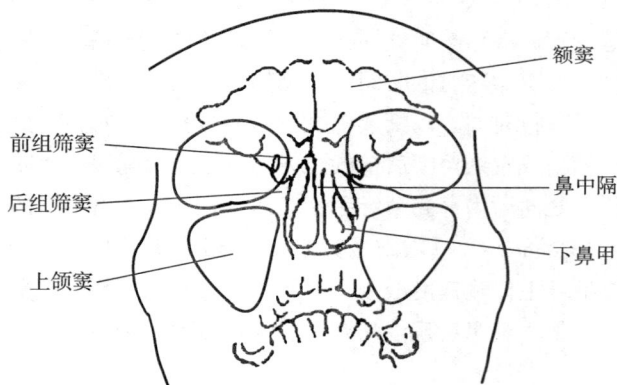

图 2-2-9　鼻颏位检查各组鼻窦示意图

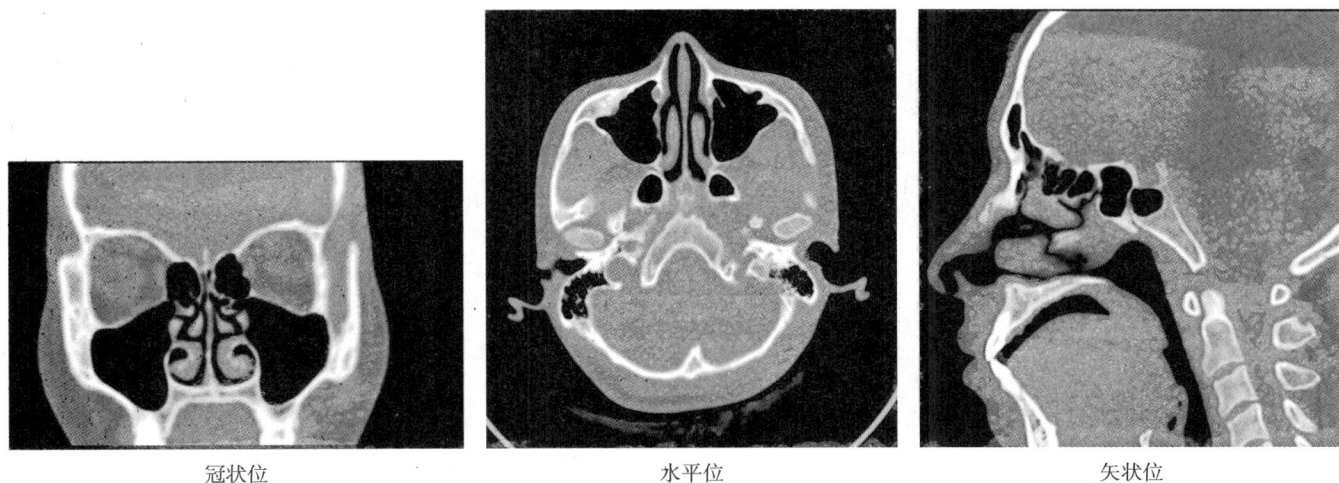

冠状位　　　　　　　　　水平位　　　　　　　　　矢状位

图 2-2-10　鼻部 CT 检查的三种扫描位置

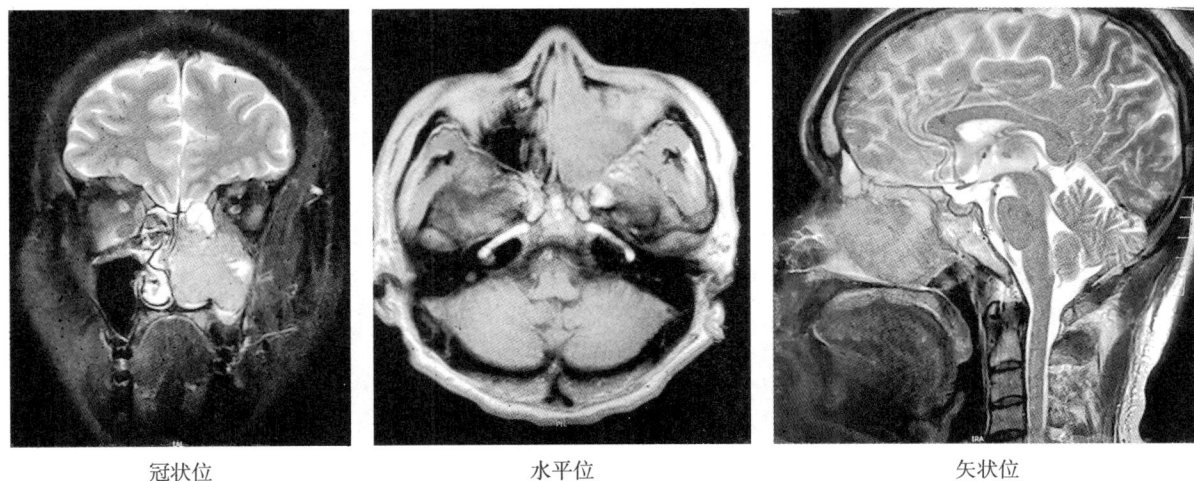

冠状位　　　　　　　　　水平位　　　　　　　　　矢状位

图 2-2-11　鼻腔、鼻窦肿物的 MRI 检查

颅底、翼腭窝及鼻咽部）等处解剖影像及病变范围。CT 扫描可分为冠状位、水平位和矢状位（图 2-2-10）。冠状位扫描可从前到后显示鼻窦与周围结构上下左右的关系。水平位扫描可用于观察筛窦、蝶窦与眼眶的关系，上颌窦周围及颅底结构的变化等。矢状位扫描可用于观察额窦、蝶窦形态及与颅底的关系，斜坡占位性病变上下范围等。

CT，能准确判定鼻、鼻窦肿瘤的位置、大小及浸润程度，并能详细观察肿瘤与周围软组织、淋巴结的解剖关系（图 2-2-11），由于血管内流动的血液使磁共振信号丢失所产生的"流空效应"，使得磁共振能准确反映出肿瘤与血管的关系。

（尹万忠　于红）

三、磁共振成像

磁共振成像不受骨影干扰，对软组织辨认能力高于

复习思考题

1. 前鼻镜鼻腔检查有几种体位？有哪些注意事项？

2. 上颌窦穿刺术有哪些注意事项？可能出现哪些并发症？

3. 常用的鼻功能检查法有哪些？

网上更多……

本章小结　　教学PPT　　自测题

第三章

鼻的症状学

关键词

鼻塞　　鼻溢液　　喷嚏　　鼻出血　　鼻源性头痛　　嗅觉障碍

　　鼻部疾病可有多种症状，但有时发生某一鼻部症状，不一定就是鼻病。如因环境温度突变，灰尘或异味刺激，或情绪波动等，可诱发暂时性鼻塞、流涕或喷嚏，属机体一种正常生理反应。只有症状每天发作，每周超过 4 d 才能视为病理表现。鼻部疾病可引起邻近区域和全身症状，鼻邻近部位或其他系统疾病也可出现鼻部症状。应仔细询问病史，分析症状特点以获得可靠诊断依据。

一、鼻塞

鼻塞（nasal congestion）即经鼻通气不畅，是鼻腔通气功能由于任何机械性、反射性、感染等原因使其通气不良或完全丧失。有单、双侧之分。视其原因或病变程度不同，鼻塞可分为完全性或不完全性、单侧鼻塞或双侧鼻塞、交替性或持续性、先天性或获得性等。持续性鼻塞常见于鼻内结构异常，如先天性后鼻孔闭锁、鼻中隔偏曲、过度气化的中鼻甲、增厚内移的上颌骨额突以及先天性梨状孔狭窄等。幼儿单侧持续性鼻塞并伴有呼气臭味、脓血涕者多为鼻腔异物引起。发作性、交替性鼻塞多见于鼻黏膜炎性或血管神经性反应，如感染、变态反应、自主神经功能紊乱、药物作用、内分泌失调等，此类鼻塞多为双侧。鼻塞进行性加重常与鼻内或邻近部位新生物有关，如鼻息肉、鼻及鼻窦肿瘤、鼻咽部肿瘤等。

对于主诉鼻塞的患者，应详细询问鼻塞是单侧还是双侧，程度（轻度——仅在有意识吸气时感到呼吸不畅；中度——感觉明显有时需张口呼吸配合，鼻音较重；重度——完全需张口呼吸），表现特点及病程时间，伴随症状，近期用药史等。长期鼻塞由于影响正常经鼻呼吸，可引起各种不良后果，如婴幼儿营养不良、颌面发育畸形、咽鼓管功能不良导致听力下降。长期经口呼吸导致慢性咽喉炎、鼻源性鼾症，严重时可导致睡眠呼吸紊乱，使患者产生头晕、困乏、记忆力下降等症状，久之影响心脑肺功能。

二、鼻溢液

鼻溢液或鼻漏（rhinorrhea）是指由于鼻分泌物过多而自前鼻孔或后鼻孔流出。鼻腔、鼻窦杯状细胞和黏膜下浆液黏液腺分泌黏液形成黏液毯，其分为两层：上层为黏液层，在纤毛之上；下层为浆液层，纤毛在其中运动，故黏液毯随纤毛运动而不停摆动。正常情况下鼻腔每日分泌约 1 000 mL 黏液，其中 700~800 mL 用于湿润吸入的空气，维持鼻腔正常湿度。其余的由纤毛运动逐渐被推向鼻咽部，由于经常不自主的咽下动作，而不自觉有后鼻溢液。任何原因导致鼻分泌物量增多或性状改变，以及任何原因所致的黏液纤毛系统功能障碍，均可产生鼻溢液的症状，严重者可终日流涕不止。由于病因和病变部位不同，分泌物可自前鼻孔流出，称前鼻溢液；或向后流入鼻咽部，自口中吐出，称后鼻溢液或后

鼻滴涕。鼻溢液按其性状可分为浆液性、黏液性、黏脓性、脓性或血性鼻溢液等。浆液性鼻溢液为稀薄透明、清水样，多为鼻黏膜血管渗出液与腺体分泌物的混合，常见于变态反应性鼻炎、血管运动性鼻炎和急性鼻炎早期。若颅脑外伤或剧烈活动后出现鼻溢液，清亮透明呈水样，无黏性，久置后不自行凝结，则应考虑脑脊液鼻漏。黏液性鼻溢液主要为黏膜腺体分泌物，半透明，含有多量黏蛋白故较为黏稠，常见于慢性鼻炎、慢性鼻－鼻窦炎，后者常经后鼻孔流下。黏脓性或脓性鼻溢液为黏液和脓的混合液，由细菌感染引起，呈黄白色，较浑浊，常见于慢性鼻－鼻窦炎或急性鼻炎恢复期。随着病情好转，脓性成分减少，黏液成分增多。若鼻溢液为黄绿色，混浊且有臭味，常见于牙源性上颌窦炎或鼻腔异物。鼻溢液中混有新鲜或陈旧性血液，量多少不定，可见于鼻和鼻窦黏膜的特异性炎症、外伤、异物或肿瘤等。血性鼻溢液混有血液，若仅有数日即消失，常为鼻黏膜急性炎症。若涕中带血超过 2 周，可见于鼻腔异物、真菌感染、鼻及鼻窦或鼻咽部肿瘤，此种情况多为单侧。对主诉鼻溢液患者，应询问发生时间及诱因、分泌物量、发作次数及病程，溢液性质及伴随症状，依此进行必要的检查。

若传输向鼻咽部的鼻分泌物量增多或性状改变，则出现后鼻滴涕的症状，并常伴鼻咽部不适感、痒感、干燥感和异物感。后鼻溢液为主要症状见于慢性蝶窦炎、后组筛窦炎、血管运动性鼻炎、咽囊炎和黏液纤毛系统功能障碍等。黏液纤毛系统功能障碍引起的后鼻溢液治疗困难。

三、喷嚏

喷嚏（sneezing）是正常的鼻内保护性反射，几乎所有哺乳动物都具有此种反射，系鼻内三叉神经末梢受到如粉尘、异味、冷气、炎性介质和对鼻黏膜的机械刺激等，通过神经反射，胸腔内压升高，鼻咽部开放，空气自口腔和鼻腔冲出引发喷嚏。如果喷嚏每天发生、每次连续 3~5 个甚至更多，病程连续 4 d 以上，则应视为异常。可见于急性鼻炎、变态反应性鼻炎、血管运动性鼻炎，并伴有鼻塞、涕多等症状。有文献将喷嚏分为变应性喷嚏、自主神经性喷嚏、刺激性喷嚏和光性喷嚏。遇有喷嚏为主诉的患者，应询问喷嚏发作的时间、频率、程度、发作诱因、伴有的其他鼻部症状，以及月经前期、妊娠期的有关鼻部症状。

四、鼻出血

鼻出血（epistaxis）是鼻部最常见的症状之一，系指血液经鼻流出。鼻出血多从出血侧的前鼻孔流出。当出血量大或出血部位邻近鼻腔后部时，可向后流至后鼻孔，或再经对侧鼻腔流出，或经鼻咽部流至口腔吐出或咽下。少数情况下也可经鼻泪管由泪小点处流出，多发生在鼻填塞不完全时。鼻出血可表现为涕中带血、滴血、流血、血流如柱。出血程度一般与出血原因和部位有关。鼻出血既可为鼻腔局部疾病所致，如外伤、黏膜炎症、畸形、肿瘤，也可为全身疾病在鼻部的表现，如遗传性毛细血管扩张症、肝功能异常、血液病、心血管疾病、发热性疾病、变应性或免疫性疾病等。头外伤后若伴有视力急剧减退的严重鼻出血，可能为来自蝶骨骨折导致的颅内假性动脉瘤破裂。

对鼻出血患者，应询问其首先出血侧，判断出血部位，寻找出血点，估计出血量。询问伴发症状，既往鼻病史，饮食习惯和全身相关疾病。若成人反复单侧出血应考虑鼻、鼻咽部新生物。女性患者应注意与月经周期的关系。对中老年人鼻出血应考虑高血压、动脉粥样硬化、肺心病等。应注意患者全身状态，有无贫血、休克等急症。

五、鼻痛及鼻源性头痛

鼻痛（rhinodynia）是鼻和鼻窦疾病常见症状之一，三叉神经眼支和上颌支的神经末梢广泛分布于鼻部皮肤和黏膜、小血管、毛细血管旁结缔组织，以及黏膜下层等处。鼻部的外伤或超强物理和化学刺激直接作用于游离神经末梢引起即疼痛。外伤、炎症、解剖畸形和肿瘤等病变引起的压迫、损伤、坏死以及细菌、毒素等的直接刺激使组织损伤而产生大量致痛化学物质（如缓激肽、5-羟色胺和组胺等），兴奋游离神经末梢产生迟缓痛。组织缺血和神经末梢裸露，可使痛觉感受器敏感化，故弱刺激也可引起较剧烈疼痛。还可引起头面部反射性疼痛或痛觉敏感。

由鼻病引起的头痛称为鼻源性头痛（rhinogenic headache），一般有两类：感染性和非感染性。感染性鼻源性头痛多为急性感染引起，而且具有部位性、时间性、规律性等特点。这些特点与病变鼻窦所在的解剖部位和窦口引流是否通畅有密切关系。局部疼痛常以闷痛胀痛为主。在低头、咳嗽、擤鼻、跳跃和用力时，静脉压增高而疼痛加重。头痛部位因鼻窦所在部位的表浅或深在而有所区别。如疼痛位于前额部、眼眶内上方或全头痛，见于急性额窦炎；如上午轻、下午重，见于急性上颌窦炎；早晨重，下午缓解，晚间消失，见于急性额窦炎。非感染性鼻源性头痛见于变应性鼻炎、萎缩性鼻炎、鼻中隔偏曲、鼻及鼻窦肿瘤等。对头痛为主诉的患者，判断其头痛是否为鼻源性，主要是根据疼痛的部位、发生的时间、鼻部症状以及必要的鼻科检查。以黏膜表面麻醉剂分别麻醉中鼻甲后端外方和中鼻甲前端的前方，若头痛很快减轻，甚至消失，是诊断鼻源性头痛的又一依据。因上述两个麻醉点分别为支配鼻部感觉的三叉神经第二支的蝶腭神经节和第一支的鼻睫神经。气压急骤改变，加上鼻部原有某些疾病（如鼻中隔偏曲、急慢性鼻炎、变应性鼻炎等）的影响，使鼻窦内外压力失去平衡，窦腔内形成相对负压而产生"真空性头痛"。多见于额窦或上颌窦，因此多表现为额部、面颊部或上颌牙齿疼痛。一般疼痛在数小时或数日内即可消退。并发鼻窦炎者疼痛迁延；随鼻窦炎的治愈疼痛方可消失。

六、嗅觉障碍

嗅觉障碍（olfactory dysfunction）在临床上并不少见，许多疾病表现有嗅觉障碍。根据病变性质分为器质性嗅觉障碍（传导性或呼吸性、感觉性、神经性和混合性）和嗅神经症。嗅神经症系嗅觉传导、感受系统正常，由于各种精神性因素造成的嗅觉功能紊乱，包括嗅觉过敏、嗅觉倒错、嗅觉畸变、幻嗅觉和恶嗅觉。临床上嗅觉障碍以嗅觉减退（全部嗅觉减退、部分嗅觉减退、特殊嗅觉减退）和嗅觉丧失（全部嗅觉丧失、部分嗅觉丧失、特殊嗅觉丧失）为常见，而嗅觉过敏、嗅觉倒错和幻嗅（olfactory hallucination）则较为少见。根据病变部位可以将嗅觉障碍分为外周性、中枢性和混合性嗅觉障碍。外周性嗅觉减退或丧失易发生在鼻塞为主诉的疾病，如鼻甲肥大、鼻息肉、鼻内肿瘤等，因这类疾病使含有气味的气流不能到达嗅区黏膜，引起所谓呼吸性嗅觉减退或丧失。但在某些变应性鼻炎、慢性鼻窦炎患者，虽经减充血剂治疗使鼻气道通畅，仍有渐进性嗅觉减退，这可能与嗅神经鞘膜水肿有关。上呼吸道病毒感染、萎缩性鼻炎、嗅神经炎、化学气体损伤、颅底骨折、颅内疾病、阿尔茨海默病等疾病可使嗅神经末梢、嗅神经、嗅中枢萎缩，失用而产生所谓感觉性嗅觉减退或丧失。病毒感染、化学气体损伤、颅脑外伤常引起嗅觉突然丧失。

嗅觉过敏是指患者对气味的敏感性增强，轻微的气味即感受极为强烈。嗅觉过敏一般是暂时性的，往往发生于嗅神经炎恢复期、鼻部炎症，妊娠、月经期或更年期等，颅内压增高也可有嗅觉过敏。嗅觉倒错系指患者感受到的气味与正常人相反。幻嗅则是患者的嗅幻觉，闻到恶臭或奇香。常见于癫痫、精神分裂症等。

对于主诉嗅觉障碍的患者，应注意询问嗅觉障碍发生的时间、诱因，是突发性抑或渐进性，发生前病史、伴有的鼻腔局部症状和全身症状。

☞ 基础链接 2-3-1
嗅觉受体

☞ 推荐阅读 2-3-1
嗅觉调控机制

☞ 研究进展 2-3-1
嗅觉检查或可早期诊断神经退行性疾病

七、共鸣障碍

上呼吸道参与发音共鸣作用，如有解剖或病理性变异，可产生共鸣障碍（resonance dysfunction），表现为闭塞性鼻音（rhinolalia clausa）和开放性鼻音（rhinolalia aperta）。前者系喉音不能有效地进入鼻腔影响共鸣，发生于鼻炎、鼻内阻塞性疾病。后者则为喉音进入与口腔开放的鼻腔使共鸣减弱，见于腭裂、腭麻痹、腭关闭不全。

（魏永祥　孙敬武　刘　佳）

复习思考题

1. 鼻塞的鉴别诊断有哪些？
2. 鼻溢液的鉴别诊断有哪些？
3. 鼻出血应注意的出血原因有哪些？
4. 简述嗅觉障碍的类型及病因。

网上更多……

本章小结　　教学PPT　　自测题

第四章
鼻的先天性疾病

关键词

后鼻孔闭锁　　脑膜脑膨出

　　新生儿鼻部先天性疾病最多见的是后鼻孔闭锁（congenital atresia of posterior nares）及脑膜脑膨出（meningo-encephalocele）。前者出生时即后鼻孔闭锁，不能经鼻通气，而新生儿多不会经口呼吸，故有窒息的危险。患儿经过约 4 周的适应后可经口呼吸。后者是脑部组织通过缺损的颅骨到颅外，进入鼻腔时可引起鼻塞，其程度与膨出到鼻腔或鼻咽部的多少有关。

诊疗路径

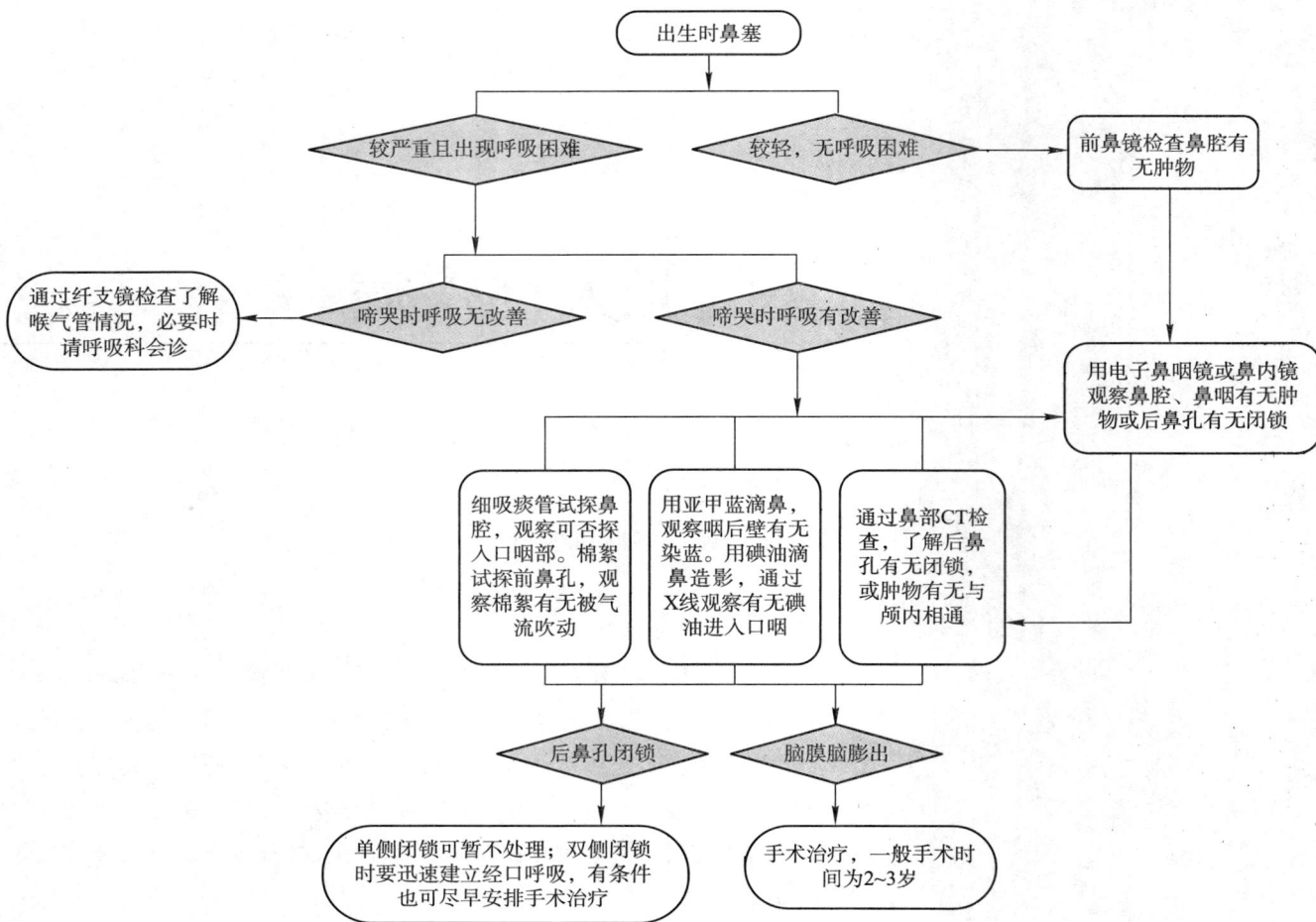

第一节　先天性后鼻孔闭锁

☞ 典型病例（附分析）2-4-1
先天性后鼻孔闭锁

☞ 基础链接 2-4-1
鼻部胚胎发育

先天性后鼻孔闭锁（congenital atresia of posterior nares）是胚胎 6 周时鼻颊腔内的间质组织不能吸收穿透而遗留，鼻腔无法与口腔相通，构成原始后鼻孔闭锁的间隔。可为单侧或双侧。

【病因】
胚胎期鼻颊膜遗留或颊咽膜遗留；后鼻孔被上皮栓块所堵塞；后鼻孔周围组织增生形成闭锁等。

【临床表现】
新生儿出生后不会经口呼吸，后鼻孔闭锁可导致吸气困难，甚至窒息。如能经过大约 4 周的时间，建立吸奶和呼吸交替进行的动作，则可进入童年期。单侧闭锁可无症状。

【诊断】
新生儿出生即呼吸困难，啼哭时呼吸可改善，不能正常吸吮者应考虑此病。用细吸痰管尝试经鼻腔插入口咽、棉絮试探前鼻孔、亚甲蓝滴鼻、碘油造影、电子鼻咽镜、鼻内镜及鼻部 CT 检查等方法可帮助诊断，具体要根据医院现有条件及患儿情况确定。

🔗 图集 2-4-1
后鼻孔闭锁 CT 及鼻内镜检查

【治疗】
对于单侧后鼻孔闭锁可暂时不予处理，而对于双侧后鼻孔闭锁的新生儿，要帮助患儿学会用口呼吸。简单的方法是将橡胶奶嘴的顶端剪去，放入患儿口中，用系带固定。如鼻腔发育有足够的空间，也可经鼻内镜行后鼻孔成形手术，术后用胶管扩张保留一段时间后再拔除。

第二节　脑膜脑膨出

脑膜脑膨出（meningo-encephalocele）为先天性疾病，多在新生儿或婴幼儿时发现，其发病率较低。按膨出的内容物可分为三种类型：脑膜膨出；脑膜脑膨出及脑室膨出。

【病因】
多为胚胎时期脑膜及脑组织经未融合的颅骨缝隙疝至颅外，多发生于颅底部，可自鼻根部、鼻腔、鼻咽腔或眼眶等部位膨出。也可为分娩过程中胎儿颅压增高而疝出形成。

【临床表现】
按脑膜脑膨出的部位与鼻腔的关系，临床上可分为两种类型。

1. 鼻内型　出生后可有经鼻腔呼吸不顺畅，前鼻镜检查或电子鼻咽镜检查可见鼻腔或鼻咽部有表面光滑的圆形肿物，触之较软。新生儿鼻腔表面光滑肿物不可贸然活检。

2. 鼻外型　出生后可见鼻根部或眶内侧有柔软肿物突起，表面光滑。肿物可随着年龄逐渐增大，眼距增宽。也可见于枕部。

【诊断】
新生儿出生时发现鼻腔、鼻根部或眼眶内侧肿物即可考虑此疾病。可行鼻部前颅底增强 CT 帮助确诊。CT 下可见肿物与颅内相通，颅骨局部缺损。

🔗 图集 2-4-2
脑膜脑膨出 CT

【治疗】
手术治疗，原则是切除膨出的脑膜脑组织，修补硬脑膜及缺损颅骨。最佳手术时机为 2～3 岁，也可根据病情适当提前。手术时机晚时，随肿物进一步增大可能导致颅面畸形。手术时机太早，鼻腔的可操作空间不够大，不便于颅底修补。

（陈彦球）

复习思考题

1. 新生儿鼻部常见的疾病有哪些?

2. 新生儿出生时即出现鼻塞,若考虑后鼻孔闭锁时应做哪些检查帮助诊断?

3. 若后鼻孔闭锁的新生儿出现呼吸困难,应如何处置?

4. 发现新生儿鼻腔有光滑肿物堵塞鼻腔,立刻进行肿物活检以帮助诊断是否正确? 试说明理由。

网上更多……

📇 本章小结　　⬇ 教学PPT　　✏ 自测题

第五章

鼻、鼻窦及颌面外伤

关键词

外伤	鼻骨骨折	鼻窦骨折	视神经管骨折
脑脊液鼻漏	颅内眶内并发症	外伤性视神经病	鼻眼相关外科
视神经减压	眶壁骨折		

　　鼻、鼻窦及颌面部是比较常见的外伤部位，涉及周围软组织、软骨和骨组织的改变，诊治处理可包括耳鼻咽喉头颈外科、口腔颌面外科、眼科、神经外科等多个学科，且可能对面貌及视力、颅脑等造成严重影响，及时正确的诊治对于其预后意义重大。本章根据主要外伤部位的不同分类进行阐述。

诊疗路径

```
                        ┌──────────────┐
                        │    鼻外伤     │
                        └──────┬───────┘
                               │
                        ┌──────┴───────┐
                        │ 软组织创伤，肿 │
                        │  胀，出血      │
                        └──────┬───────┘
                               │
   ┌──────────────┐    ┌──────┴───────┐    ◇──────────◇    ┌──────────┐
   │ 止血、清创缝合 │───▶│  影像学检查   │───▶│   无骨折   │───▶│ 临床观察 │
   └──────────────┘    └──────┬───────┘    ◇──────────◇    └──────────┘
                               │
                          ◇────┴────◇
                          │   骨折    │
                          ◇────┬────◇
```

| 鼻骨骨折 | 鼻窦骨折 | 眶壁骨折 | 视神经管骨折 | 脑脊液鼻漏 |

- 无畸形、无功能障碍 → 观察
- 有畸形或功能障碍 → 复位：闭合式或开放式手术
- 视力下降或失明 → 激素或手术
- 保守治疗或手术治疗

第一节　鼻骨骨折

鼻处于颜面部较突出部位，较易受外伤累及。鼻骨骨折（fracture of nasal bone）为鼻外伤中最常见者。鼻骨骨折可单独发生，严重者可合并鼻中隔骨折，软骨脱位，眶壁骨折等其他颌面骨折。

【病因】

鼻骨骨折多由直接暴力引起，如运动时的碰撞、拳击、斗殴、交通肇事、生产事故、小儿跌伤等。

【分类】

鼻骨上部厚而窄，下部薄而宽，故多数鼻骨骨折仅累及鼻骨下部。同时由于暴力的大小、方向、着力部位及受伤者年龄不同，因而产生不同程度和类型的骨折。根据皮肤的完整性与否，分为闭合性和开放性；根据鼻骨骨折的程度、对鼻梁外形的影响、累及鼻骨外结构的范围，鼻骨骨折分为：①单纯型，包括单侧鼻骨骨折、双侧鼻骨骨折、鼻骨骨折伴鼻缝分离；②复合型，包括鼻骨骨折伴鼻中隔骨折、鼻骨骨折伴上颌骨额突骨折、鼻骨骨折伴眼眶骨折等。根据骨折线方向也可分为：横向骨折、斜行骨折、粉碎性骨折等（图 2-5-1）。

【临床表现】

本病可发生于各个年龄段；男性多见，男女发病率之比约为 2∶1。因外伤原因和骨质类型不同，临床表现也不一。

常见症状有鼻出血、局部及其周围疼痛；如骨质移位，受伤后立即出现鼻梁歪斜或下陷，数小时后因局部软组织肿胀，轻度畸形可被掩盖，消肿后畸形复现。由于鼻腔内有血块积聚、鼻黏膜胀或鼻中隔血肿，可有鼻塞。检查可见外鼻软组织皮下淤血或裂伤。触诊可发现压痛点，骨质凹陷、移位或骨摩擦感。擤鼻后可出现皮下气肿，触之有捻发感。前鼻镜或鼻内镜检查，可见鼻出血或血块、黏膜肿胀、鼻中隔软骨脱位偏离中线或血肿和黏膜撕裂及骨折片外露。重度复合伤可有严重并发症：头痛、呕吐、意识障碍、脑脊液鼻漏、颅骨骨折等颅脑外伤表现，以及颌面骨折、四肢躯干脊柱骨折等。

【辅助检查】

鼻骨 X 线侧位片可显示鼻骨横行骨折线，上下有无移位；鼻颏位显示鼻背有无塌陷。但 X 线平片检查受投照体位、曝光条件、组织器官重叠、密度分辨率较差的影响，对诊断有一定的局限。CT 冠状位扫描可以很清晰地显示双侧鼻骨及鼻中隔有无骨折及移位。CT 水平位扫描能显示鼻骨周围情况。多层螺旋 CT 三维成像可立体显示鼻骨、上颌骨额突及周围细致结构的正常解剖，明确骨折的部位、类型和周围骨质情况。

📖 图集 2-5-1
鼻骨骨折移位

📖 图集 2-5-2
鼻骨、上颌骨额突、上颌窦前壁及眶壁骨折

📖 图集 2-5-3
鼻骨、鼻中隔和鼻窦复合性骨折

【诊断】

依据外伤史、鼻部视诊和触诊、影像学检查等，诊断并不困难。交通事故等高速撞击所致鼻骨骨折，可能伴有眼眶、鼻窦、颅底骨折，甚至颅脑损伤。

【治疗】

包括止血、清创缝合及骨折复位等。

1. 止血　若就诊时有前后鼻孔活动性出血，应先

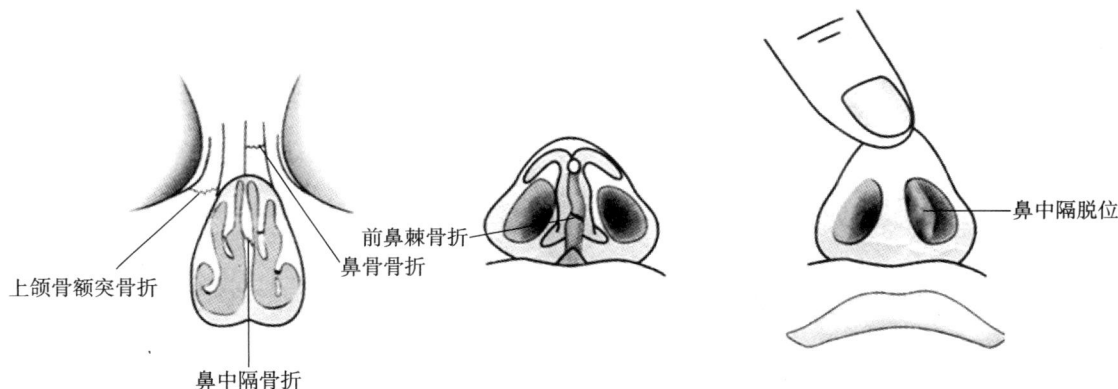

图 2-5-1　鼻部骨折和脱位

上颌骨额突骨折　前鼻棘骨折　鼻骨骨折　鼻中隔骨折　鼻中隔脱位

予以止血。可用肾上腺素丁卡因棉片进行鼻腔填塞止血。如仍不止血，可用凡士林纱条行前鼻孔填塞。严重者可行前后鼻孔填塞。但如合并脑脊液鼻漏，是否填塞应取决于出血是否危及生命。

2. 创口处理　开放性鼻骨骨折止血后检查鼻部创面。较简单的鼻骨骨折，可先清创缝合后行骨折复位。较复杂的骨折，特别是有鼻骨暴露或需行切开复位者，可先行骨折复位，再予以清创缝合，这样可在直视下复位，保证复位时骨折对位对线良好。

3. 骨折复位　鼻骨骨折治疗原则为矫正鼻部畸形和恢复鼻腔通气功能。

对于无移位的单纯性鼻骨骨折不需特殊处理。有外鼻畸形的鼻骨骨折的复位应尽早进行。生命体征平稳、一般情况良好患者应争取早期整复骨折，最好在外伤后2~3 h内处理。如局部肿胀明显，可推迟5~10 d，但不宜超过14 d，否则因骨痂形成发生错位愈合，难以满意整复。

闭合式鼻骨骨折复位术：适用于大多数鼻骨骨折的复位，在局部或全身麻醉下手术，用鼻骨整复钳或骨剥离子量出鼻翼至双内眦连线的长度，并以拇指标示。然后将其伸入塌陷鼻骨下方，将其抬起复位，拇指仔细将两侧鼻骨对齐复位，鼻骨复位时常能感到或听到骨擦音。双侧骨折时，用鼻骨复位钳伸入两侧鼻腔至鼻骨下方，向上、向外用力抬举复位。复位后仔细观察和触摸，确保鼻骨完全复位。可在鼻内镜下复位，内镜下可准确找到骨折部位，直视下可清晰地看到复位的全过程，减少手术盲目性，且易于掌握深度，避免并发症发生。可以及时发现伴有的鼻中隔骨折而行同期复位，避免了以后再行鼻中隔矫正术，减少发生鼻畸形和鼻中隔穿孔的危险。

开放性鼻骨骨折复位术：严重畸形或经鼻内路径复位不理想者，需采取鼻外开放路径来矫正畸形，如鼻骨与额骨鼻部或上颌骨额突分离，复杂的粉碎性骨折及已经畸形愈合的骨折等。

图 2-5-1　鼻骨骨折复位法

图 2-5-2　鼻骨骨折复位前后

第二节　鼻窦外伤性骨折

鼻窦外伤性骨折是常见的颌面部外伤，多由交通事故、撞伤、斗殴伤及战时火器伤所致。临床可分为闭合性和开放性鼻窦骨折；也可依据骨折鼻窦多少，分为单个鼻窦的单纯型骨折和多个鼻窦受累的复合型骨折。单个鼻窦骨折常见于上颌窦及额窦，而筛窦及蝶窦骨折见于严重复合型骨折。

【临床表现】

鼻窦骨折症状有骨折局部出现的症状和继发损伤并发症状。

1. 上颌窦骨折　面部肿胀、塌陷畸形、咬合不良、张口困难、颌面部皮下气肿、鼻出血或涕血、下眼睑皮下瘀血、眶下区和上唇麻木、复视等。

2. 额窦骨折　眼球结膜下出血、眶周淤血肿胀、皮下气肿、脑脊液鼻漏等。

3. 筛窦骨折　鼻梁凹陷、眶周瘀血或气肿、眼结膜淤血、眶内瘀血、眼球突出、眼球凹陷、复视、溢泪、脑脊液鼻漏、视力下降及鼻出血等。

4. 蝶窦骨折　脑脊液鼻漏、脑震荡、颅底骨折、严重鼻出血、视力下降或失明。

【诊断】

1. 明确的外伤病史，并出现上述临床症状。

2. 局部软组织凹陷或淤血肿胀，可能扪及骨擦感或骨擦音。

3. 鼻窦X线或CT检查提示骨折存在。

【治疗】

1. 鼻窦单纯骨折而无移位，且无功能受损者，无需特殊治疗；面部创口按常规清创缝合处理，鼻出血一般不剧烈，常规鼻腔填塞即可止血。

2. 鼻窦骨折且骨壁移位者，根据伤及的鼻窦和部位酌情处理。

（1）上颌窦前壁凹陷性骨折：可以经鼻内镜下行上颌窦自然开口扩大、下鼻道开窗或泪前隐窝入路进入上颌窦，直视下用弯形金属器械或球囊扩张将骨折部分抬起复位；亦可行柯－陆氏切口，暴露凹陷区域骨质，然后用鼻中隔剥离子将凹陷骨片撬起复位。如无明显颌面畸形者可不作骨折处理。

（2）上颌窦上壁骨折（眶下缘完整）：经鼻内镜或柯－陆氏切口上颌窦根治术径路，凿开上颌窦前壁，用器械抬起骨折区域，观察眼球复位是否满意，窦内填塞碘仿纱条5~7 d后，经下鼻道开窗处抽出纱条。上颌窦下壁骨折：因伤及牙槽骨出现咬合异常，复位后用不锈钢丝进行牙间固定。

（3）额窦前壁骨折：如果凹陷性骨折明显，需要复位。额部皮肤有创口时可直接经创口暴露额窦前壁，或适当调整为眶内上角弧形皮肤切口；如为闭合性损伤，可以经鼻内镜手术使用器械或球囊扩张复位；内镜手术复位困难者，可考虑行额部冠状切口。单纯凹陷性额窦前壁骨折可用金属器械撬起复位，粉碎性骨折者清理无生命活力的碎骨片，将有生命活力的骨片复位拼接，再用钢丝或螺丝金属网固定。

（4）额窦后壁骨折：一般伴有前壁骨折，径路与前壁骨折相同。单纯后壁无明显移位骨折，无须特殊处理。骨折明显移位影响额窦引流或脑脊液漏保守治疗无效者，采取眉弓切口或冠状切口暴露整个额窦，复位骨折并行脑脊液鼻漏修补，同时应保持窦腔引流通畅。

单纯筛窦或蝶窦骨折甚少见，如不出现严重鼻出血、视神经损伤、脑脊液鼻漏或其他颅内并发症，则无须特殊处理。

🌐 图集 2-5-4
左侧上颌窦前壁骨质伴鼻骨骨折

🌐 图集 2-5-5
鼻骨、额窦、筛窦和上颌窦复合性骨折

🌐 图集 2-5-6
左侧筛窦和视神经管骨折

第三节　视神经管骨折 🖱

第四节　眶壁爆裂性骨折 🖱

第五节　脑脊液鼻漏 🖱

（魏永祥　孙敬武　吴彦桥　袁先道　闫素英　张丽川）

复习思考题

1. 鼻骨骨折常见有哪些表现？

2. 如果鼻骨骨折合并有脑脊液鼻漏，应怎样处理？

3. 视神经管骨折的手术适应证是什么？

4. 脑脊液鼻漏的诊断要点有哪些？

网上更多……

👤☰ 本章小结　　⬇ 教学PPT　　📝 自测题

第六章

外鼻及鼻前庭炎性疾病

关键词

外鼻炎症　　鼻前庭炎　　鼻疖　　鼻前庭湿疹　　酒渣鼻

　　随着社会及经济的发展，外鼻及鼻前庭炎症性疾病越来越引起人们的关注及重视。此类疾病涉及皮肤科、美容科及其他交叉学科，会不同程度地影响人们的生活质量。

　　外鼻及鼻前庭炎性疾病是耳鼻咽喉科的常见病，以感染性和过敏性炎症为主。治疗主要采用局部用药。当伴有严重的并发症时，应及时使用抗生素。鼻部的疖肿挤压可导致严重并发症。

诊疗路径

```
                    ┌─────────────────────────────────┐
                    │  外鼻及鼻前庭疼痛、干痒、分泌物  │
                    └─────────────────────────────────┘
                                     │
          ┌──────────────────────────┼──────────────────────────┐
          │                          │                          │
  ┌───────────────┐         ┌───────────────┐         ┌───────────────┐
  │ 鼻前庭皮肤红肿、│         │ 外鼻局部红肿、 │         │ 颜面潮红、丘   │
  │ 增厚、痂皮      │         │ 触痛或有脓点   │         │ 疹、脓疮       │
  └───────────────┘         └───────────────┘         └───────────────┘
          │                          │                          │
      ◇ 鼻前庭炎 ◇              ◇ 鼻疖 ◇                  ◇ 酒渣鼻 ◇
          │                          │                          │
  ┌───────────────┐         ┌───────────────┐         ┌───────────────┐
  │ 病因治疗；     │         │ 勿挤压、控制感染；疖│      │ 去除病因；硫磺洗│
  │ 抗生素软膏外涂；│         │ 未成熟：局部热敷，涂│      │ 剂或甲硝唑洗剂 │
  │ 清洁、去除痂皮  │         │ 抗生素软膏；疖成熟：│      └───────────────┘
  └───────────────┘         │ 排脓；全身抗感染、镇痛│            │
                            └───────────────┘
```

去除病因；硫磺洗剂或甲硝唑洗剂

┌───────────────┐ ┌───────────────┐ ┌───────────────┐
│ 红斑期：   │ │ 丘疹脓疱期：   │ │ 鼻赘期：   │
│ 激光照射   │ │ 紫外线照射   │ │ 美容手术   │
└───────────────┘ └───────────────┘ └───────────────┘

第一节 鼻前庭炎

鼻前庭炎（nasal vestibulitis）是鼻前庭皮肤的弥漫性炎症，可分为急性和慢性两种。

【病因】

鼻腔内分泌物，尤其是脓性分泌物经常刺激鼻前庭皮肤所致，所以鼻腔内任何急性或慢性、特异性或非特异性炎症、鼻腔异物感染等，都可以并发鼻前庭炎。长期有害粉尘刺激、挖鼻或摩擦致鼻前庭皮肤损伤继发感染也是常见病因。

【临床表现】

急性者，感觉鼻前庭处疼痛较剧，检查见鼻前庭内及其与上唇交界处皮肤弥漫性红肿，或有皲裂及浅表糜烂，鼻毛上附有黏脓块。使用前鼻镜检查，患者疼痛明显。慢性者，感觉鼻前庭发热、发干、瘙痒等，检查见鼻前庭鼻毛稀少，局部皮肤增厚，有痂皮形成。

图 2-6-1
鼻前庭炎的表现

【诊断】

根据上述临床表现，诊断不困难，但应注意与鼻前庭湿疹鉴别，后者常是全身湿疹的局部表现，瘙痒较剧烈，常见于儿童。

【治疗】

1. 去除病因，治疗鼻腔及鼻窦疾病，避免有害粉尘的刺激，改正不良挖鼻习惯。

2. 急性者可用抗生素软膏外涂，局部湿热敷和局部理疗。酌情全身应用抗生素。

3. 慢性者可用生理盐水清洗，除去结痂，局部涂抗生素软膏。皮肤糜烂和皲裂处先用 10%~20% 硝酸银烧灼，再涂以抗生素软膏，每日 3 次。

第二节 鼻　疖

鼻疖（furuncle of nose）是鼻前庭毛囊、皮脂腺或汗腺的局限性化脓性炎症，有时也可发生于鼻尖或鼻翼。

【病因】

挖鼻、拔鼻毛或外伤致鼻前庭皮肤损伤，继发细菌感染，最常见的致病菌是金黄色葡萄球菌。糖尿病、全身抵抗力低者、鼻疖常继发于慢性鼻前庭炎。

【临床表现】

鼻前庭、鼻尖、鼻翼处触痛、灼热、红肿，可伴有低热和全身不适。随着病情发展，出现自发性疼痛，日益加重。检查时见一侧鼻前庭内有隆起，周围浸润发硬、发红。疖肿成熟后，顶部出现黄色脓点，溃破则流出脓液。病重者可引起上唇及颊部蜂窝组织炎，由于面部静脉无瓣膜，血液可正、逆向流动。鼻疖如被挤压，感染可由小静脉、面静脉、眼上静脉向上直达海绵窦（图 2-6-1），形成海绵窦血栓性静脉炎（thrombophlebitis of the cavernous sinus），其临床表现为寒战、高热、头痛剧烈、患侧眼睑及结膜水肿、眼球突出固定、视盘水肿，甚至失明，严重者危及生命。另外，还可并发眶内、颅内感染。

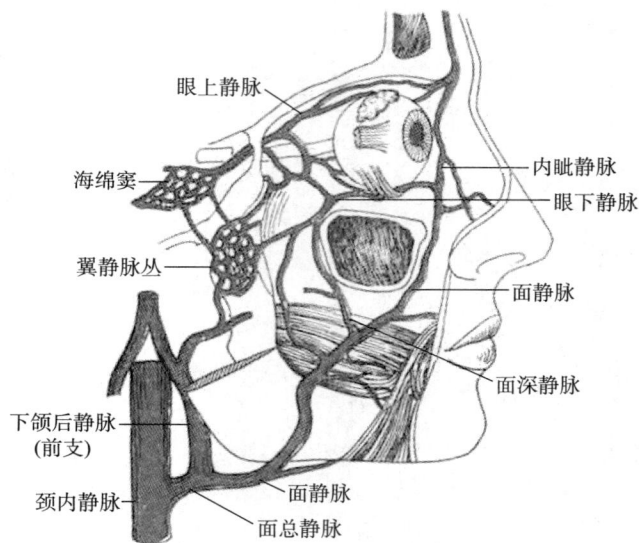

图 2-6-1　面部静脉回流示意图

图 2-6-2
鼻疖的表现

【诊断】

鼻尖部或鼻前庭皮肤红肿，肿胀可能侵及面部周围组织，有触痛。晚期有脓头突出，破溃后流出脓液。

【治疗】

1. 严禁挤压，控制感染，预防并发症。

2. 局部治疗　①疖未成熟者：局部热敷、理疗，以消炎止痛为主，患处涂以 10% 鱼石脂软膏或抗生素软膏。②疖已成熟者：可待自然穿破或促其破溃排脓，可用碘伏消毒后以锋利尖刀将脓头表面轻轻挑破，可吸出脓液并送细菌培养与药敏试验。切开时不可切及周围浸润部分，严禁挤压。③疖破溃者：局部消毒清洁，促进引流，使用抗生素软膏保护伤口不使其结痂。

3. 全身治疗　包括酌情使用抗生素，适当的镇痛剂，注意休息等。中医中药治疗以消炎、解毒、消肿为主，可用五味消毒饮等中药。如有糖尿病，应控制血糖。

4. 并发海绵窦血栓性静脉炎　必须住院，给予足量、有效抗生素治疗。

第三节　酒　渣　鼻

酒渣鼻（rosacea）是以外鼻为中心的慢性皮肤损害，多见于中年人。其特点为颜面部弥漫性潮红，伴发丘疹，脓疱及毛细血管扩张。

【病因】

病因未明，胃肠功能障碍、精神因素、病灶感染、心血管疾病、嗜酒、辛辣食物、冷热刺激可能是其诱发因素。毛囊蠕形螨是引起本病的病因之一，近年认为幽门螺杆菌在酒渣鼻的发病机制中扮演了重要角色，通过根除幽门螺杆菌感染可减轻或治愈酒渣鼻患者。

【临床表现】

临床上分为三期，各期之间界限不明显。

1. 红斑期　颜面中部（眉间、鼻部、两颊、颜面）皮肤潮红、皮脂腺开口扩大，分泌物增加，使皮肤呈油光状，进食辛辣食物或情绪激动后红斑尤为明显。

2. 丘疹脓疱期　红斑基础上成批出现痤疮样丘疹，脓疱，但无粉刺形成。毛细血管扩张明显，纵横交错，日久皮肤渐增厚呈橘皮样。

3. 鼻赘期　鼻部皮脂腺增大、结缔组织增生使鼻尖肥大，形成大小不等的结节状隆起，称之鼻赘（rhinophympa）。其表面凹凸不平，挤压有白色黏稠皮脂腺分泌物溢出，毛细血管明显扩张。

图 2-6-3
红斑期酒渣鼻

图 2-6-4
丘疹脓疱期酒渣鼻

图 2-6-5
鼻赘期酒渣鼻

【诊断】

皮损位于颜面中心，具有各期典型临床表现诊断不难。需与寻常痤疮，面部长期应用含氟糖皮质激素所致的毛细血管扩张及口周皮炎相鉴别。

【治疗】

1. 去除病因，避免刺激性食物，如酒、咖啡、可可。

2. 局部外用5%硫磺霜、复方硫磺洗剂或5%甲硝唑霜剂。

3. 可应用甲硝唑或替硝唑，严重明显或丘疹、脓疱较多者可用四环素或红霉素。中药宜采用清热凉血、活血化瘀制剂。

4. 红斑期可用固体脉冲激光照射，丘疹脓疱期可做紫外线照射，对毛细血管扩张者激光治疗效果好。

5. 鼻赘期可行酒渣鼻鼻赘美容切割术。

（尹万忠　于　红）

复习思考题

1. 鼻前庭炎的治疗措施有哪些？

2. 鼻疖有哪些临床表现？

3. 酒渣鼻临床上分为哪几期？

网上更多……

本章小结　　　教学PPT　　　自测题

第七章

鼻腔炎性疾病

关键词

急性鼻炎　　慢性鼻炎　　药物性鼻炎　　萎缩性鼻炎

　　鼻腔是呼吸道的门户，对保护和维持正常的呼吸生理功能具有重要作用。鼻腔炎性疾病简称鼻炎（rhinitis），作为鼻科领域里最常见的一类疾病，与细菌、病毒感染，外界有害因素侵扰和自身免疫功能异常关系密切，病理生理和临床表现也复杂多变。急性鼻炎俗称感冒，几乎每个人终生都有无数次的经历；而慢性鼻炎的发病率也远高于心血管疾病等，虽不直接威胁到生命，但其病因复杂、症状顽固和治疗不规范，可不同程度地影响患病者的生理功能和生活质量，甚至并发心理问题。本章重点介绍鼻腔非特异性炎症、变应性鼻炎等，鼻腔高反应性鼻炎在其他章节进行介绍。

鼻腔炎性疾病是耳鼻咽喉科领域的常见病、多发病，临床表现以不同类型的鼻阻塞为主，还可伴有多涕、嗅觉障碍、头痛等鼻部或全身症状。临床通常根据病因和发病机制把鼻腔炎症性疾病分为急性鼻炎（acute rhinitis）、慢性鼻炎（chronic rhinitis）两大类，此外将药物性鼻炎（drug-induced rhinitis, rhinitis medicamentosa）和萎缩性鼻炎（atrophic rhinitis）等特别类型的鼻炎也归为鼻腔炎性疾病的范畴。

第一节 急 性 鼻 炎

急性鼻炎（acute rhinitis）是由病毒感染引起的鼻腔黏膜急性炎症。通常称为"伤风""感冒"，国外称之为"cold"，中医辨证为外感风寒或风热，通常具有自限性。普通感冒有别于由特定流感病毒引起的流行性感冒（influenza）。急性鼻炎常波及与鼻腔黏膜相延续或邻近的鼻窦和咽喉部，引起相应部位的相关症状和全身症状，也可诱发全身并发症或使全身疾病加重。急性鼻炎具有传染性，多发于抵抗力下降和寒冷及换季之际受凉之时。

【病因】

病毒感染是引起本病的主要原因，有时也合并细菌感染而表现出相应的临床表现。最常见的病毒是鼻病毒，其次是冠状病毒和流感病毒，副流感病毒、呼吸道合胞病毒、腺病毒等很多种病毒都可见于感冒病例。由于感染的病毒种类繁多，所以临床表现可各不相同。主要感染途径是飞沫直接传播，其次可经被污染的食物进入体内。常见诱因有受凉、疲劳、营养不良、维生素缺乏等。幼儿、年老体弱，各种全身慢性疾病等原因导致的机体免疫功能和抵抗力低下时可能更易患本病。

【病理】

起病初期鼻腔黏膜血管收缩，局部缺血，继而血管扩张，形成黏膜充血、水肿、分泌物增加的炎性反应。初期为黏膜下单核细胞以及少量吞噬细胞浸润，继而白细胞逐渐增多，上皮纤毛形态和运动功能发生障碍，分泌物也由初期的浆液性变成黏液性，如果合并细菌感染则为黏液脓性分泌物。

【临床表现】

潜伏期1~3 d。早期症状为鼻腔刺激，鼻痒、喷嚏、干燥感，鼻咽异物感或烧灼感，结膜刺激感及周身不适。然后出现鼻塞并逐渐加重，夜里为重，鼻涕增多，初为稀薄浆液样，后变为黏液性，还可有嗅觉减

退、闭塞性鼻音。一般伴有不同程度的头痛、畏寒、发热、疲劳、食欲缺乏等全身症状。儿童则可表现出较重的全身和局部症状，可出现高热、惊厥、呕吐、腹泻，呼吸困难和鼻出血等症状。普通感冒具有自限性，在1周左右症状逐渐减退、消失，如果合并有细菌感染或全身疾病，病情可能迁延不愈。

鼻腔检查：初期鼻黏膜广泛缺血、干燥，随后转变为充血、肿胀，下鼻甲明显肿大，鼻腔通道狭窄，总鼻道或鼻底有浆液性、黏液性或黏脓性分泌物。

【诊断及鉴别诊断】

根据病史及临床表现，确诊不难。通常临床检验无特别异常，如未合并明显细菌感染，血液分析白细胞可以不增高。但由于某些症状与以下病症相似，应与其相鉴别。

1. 变应性鼻炎　以发作性喷嚏，大量清水样鼻涕，鼻塞为主要表现，可呈时间性和季节性，少有全身症状。变应原检测结果和抗过敏治疗有效有助于鉴别。

2. 流行性感冒　通常症状和普通感冒相似，但全身症状更为严重。表现为高热、咽痛、咳嗽、全身肌肉酸痛、乏力等，容易并发急性肺炎等全身并发病。近年来出现的人感染甲型H9和H1流感病毒实为动物流感病毒的变种，感染其导致的甲型流感比普通的流感症状更为严重，可继发严重肺炎、急性呼吸窘迫综合征、肾衰竭等多脏器损伤，甚至导致死亡。从患者的分泌物中分离出甲型流感病毒或流感病毒核酸检测阳性，特异性抗体明显升高可以确诊。

3. 急性传染病　麻疹、风疹、流脑和猩红热等急性传染病前驱期的发热、头痛等症状和感冒相似，但随后的几天内就能出现疾病特有的皮疹、相关脏器损害症状。

【并发症】

急性鼻炎可因感染直接蔓延或不当擤鼻向邻近器官扩散，可以产生多种并发症。如向邻近的鼻窦蔓延可引发急性鼻窦炎，其中以筛窦炎和上颌窦炎多见；经咽鼓管逆行感染形成中耳炎；沿呼吸道向下蔓延导致鼻咽炎、咽炎、喉炎、气管及支气管炎、肺炎。对于妊娠早期妇女可能导致胚胎发育异常。

【治疗】

由于目前对病毒感染尚无确定有效的治疗方法，而病毒感染常有自限性，因此对于急性鼻炎，主要治疗原则是对症治疗、缓解症状和防止并发症。

1. 一般治疗　应注意保暖，多饮热水，清淡饮食。

尽量隔离休息，勿到公共场所。

2. 对症治疗　通常的抗感冒药合剂都含有解热镇痛、镇咳、镇静、抗炎、抗组胺成分，口服抗感冒药可以有效减轻发热、头痛、鼻塞、咳嗽等局部和全身症状，有利于改善一般状态，但不能缩短病程。

3. 局部治疗　鼻腔减充血剂可以收缩鼻腔黏膜血管、减少分泌，能够有效缓解鼻阻塞等症状。可使用0.05%盐酸羟甲唑啉，小儿浓度减半。注意使用减充血剂滴鼻时频次不宜过多，每日应控制在1~2次，使用疗程不宜超过7 d，禁用副作用较大的盐酸萘唑啉（滴鼻净），以免形成药物性鼻炎。对于初期或鼻腔局部症状不重的病例，生理盐水滴鼻或喷鼻也可起到缓解鼻腔症状的作用。

4. 抗病毒药物　主张感染病毒后的1~2 d内早期应用，一般超过3 d症状明显后则疗效有限。常用的抗病毒药有利巴韦林、吗啉胍、金刚烷胺等，但此类药物对病毒的治疗作用有限。近年来临床应用的神经氨酸酶抑制剂如磷酸奥司他韦、扎那米韦对感冒和流感病毒的抑制作用更为确切，早期使用可以起到抑制症状、缩短病程的作用。此外，某些针对感冒和病毒感染中成药也可作为急性鼻炎治疗的辅助用药。当合并有细菌感染的并发症时可适当给予抗菌药物治疗。

第二节　慢性鼻炎

☞ 典型病例（附分析）2-7-1
慢性鼻炎

慢性鼻炎（chronic rhinitis）是鼻黏膜及黏膜下组织的慢性炎症。造成慢性鼻炎的病因种类繁杂，不甚明确，但都表现为不同类型和不同程度的鼻腔通气功能障碍。症状常反复发作，迁延不愈，可持续数周甚至数年。目前认为慢性鼻炎与外部不良刺激和鼻腔自身生理和免疫功能紊乱有关。

【病因】

除外高反应性鼻炎、免疫性炎症相关鼻炎、特异性感染性鼻炎及药物性鼻炎等，慢性鼻腔炎症性疾病的发生、发展可能与以下因素有关。

1. 全身疾病的局部表现　如贫血、低蛋白、营养不良、心功能不全、慢性肝肾疾病等，均可引起鼻黏膜长期水肿、淤血或反射性充血。

2. 激素水平失调　如甲状腺功能低下引起的鼻黏膜水肿；青春期、月经期和妊娠期鼻黏膜可处于充血、肿胀状态。

3. 鼻腔黏膜上皮结构功能异常　原发性纤毛运动障碍和囊性纤维化病会使鼻腔黏膜上皮纤毛功能缺失，分泌功能障碍，反复易患感染性疾病且病程迁延。

4. 鼻腔结构异常　鼻中隔偏曲，鼻甲结构相应的代偿性增生或萎缩，妨碍鼻腔、鼻窦通气引流，易反复发生鼻窦鼻腔炎症，使鼻黏膜长期受到炎性分泌物的刺激。

5. 滥用减充血剂　鼻腔使用减充血剂会使黏膜血管舒缩功能失调，扰乱鼻甲周期。长期无节制使用能导致鼻甲血管增生、扩张、弹性变差，纤维结缔组织增生和上皮形态和功能损伤，甚至导致药物性鼻炎。

6. 职业和环境因素　长期吸入各种刺激性气体、工业粉尘或空气雾霾，其中的有害化学物质可能损伤鼻腔黏膜纤毛上皮功能。寒冷、高温、干燥或环境温度剧烈变化则刺激鼻腔黏膜，扰乱鼻腔生理调节功能。

7. 神经精神因素　长期紧张、焦虑可能影响鼻腔神经调节功能。鼻腔感觉神经功能障碍和精神因素也可能影响对鼻腔通气状态的客观感知。

【病理】

主要表现为鼻腔黏膜不同程度充血、肿胀、增生肥厚甚至息肉样变。通常下鼻甲前端肿胀最为严重，而肥厚、息肉样变常出现于下鼻甲后端。中鼻甲前端也可表现为息肉样变，而鼻中隔上部可呈结节样增生。鼻黏膜深层动、静脉血管的增生或慢性扩张导致鼻黏膜肿胀，黏膜腺体增生，分泌活跃则表现为分泌物增多。血管、淋巴管和腺体周围可见淋巴细胞与浆细胞浸润。长期静脉淤血和淋巴管回流受阻，通透性增高，可导致黏膜水肿、息肉样变，纤维组织增生，黏膜肥厚，甚至鼻甲骨质增生肥大。同时可见黏膜上皮纤毛脱落，清除功能减弱或丧失。以往将慢性鼻炎分为慢性单纯性鼻炎（chronic simple rhinitis）和慢性肥厚性鼻炎（chronic hypertrophic rhinitis）两种类型，但两者在病理学上没有绝对的界限，后者是由前者逐渐过渡而来。由于鼻腔、鼻窦黏膜互相延续，炎症也会互相影响，称为慢性鼻-鼻窦炎，以上颌窦和筛窦最常受累。

☞ 基础链接 2-7-1
鼻甲周期

【临床表现】

不同程度的鼻塞、多涕为主要症状，还可伴有嗅觉减退、闭塞性鼻音、头痛等症状。

1. 鼻塞　鼻塞的特点一般为间歇性和交替性。间歇性表现为白天、运动时鼻塞减轻，夜间、静态时加重。交替性与鼻甲周期显现和体位静脉压有关，表现为平卧时鼻塞较重，侧卧时上侧通气较好，下侧较重，翻身后症状随之翻转。检查可见双侧或单侧为主的下鼻甲肿胀，黏膜表面光滑，可以没有明显的充血。下鼻甲黏膜触诊具有弹性，对血管收缩剂敏感，使用后可迅速缩小。当病程较长、病情较重时鼻黏膜则呈充血或淤血及增生趋势，表现为下鼻甲明显肥大，可呈结节状和桑葚状，触诊质韧，弹性差，对血管收缩剂反应差，表现为持续性鼻塞，张口呼吸或睡眠打鼾。

2. 多涕　多为黏膜腺体分泌增多产生的黏液性分泌物，继发感染后可为黏脓性。由于鼻阻塞鼻涕一般不宜擤出，可经后鼻孔倒流表现为"痰多"。

3. 邻近阻塞症状　如闭塞性鼻音，阻塞性嗅觉减退。下鼻甲后端肥大压迫咽鼓管咽口可引起耳鸣、听力下降。

4. 神经精神症状　鼻腔阻塞或压迫性刺激可引发头痛、头昏，在部分患者中可表现出烦躁、焦虑、精神萎靡等。

🌐 图集 2-7-1
慢性鼻炎的鼻腔检查

【诊断及鉴别诊断】

具有慢性鼻炎样症状的疾病非常繁杂，诊断较难，所以要仔细询问病史，结合全身和鼻腔检查，必要时通过辅助检查进行诊断。鼻部 CT 扫描等影像学检查可以显示鼻腔整体和与鼻窦之间的结构关系；鼻阻力检查和声反射鼻腔测量能够实时监测鼻腔通气状态及气道截面积，有助于客观判断鼻腔功能。应注意与变应性鼻炎、血管运动性鼻炎、特异性感染性鼻炎和鼻窦炎进行鉴别，在幼儿期应与腺样体肥大相鉴别。

🌐 图集 2-7-2
慢性鼻炎的影像学检查

【治疗】

1. 病因治疗　积极治疗可能引发鼻腔症状的全身疾病。加强对外界不良刺激的防护，尤其是抵抗力较差或自身免疫功能缺陷者，在恶劣环境应戴口罩，注意鼻腔保湿、保暖。戒除滥用减充血剂的随意行为。

2. 药物治疗

（1）糖皮质激素：具有抗炎、降低血管通透性、减轻黏膜水肿作用。鼻用糖皮质激素喷剂因其明确的治疗作用和极小的副作用而成为鼻腔局部治疗的一线药物。常用糠酸莫米松、丙酸氟替卡松和布地奈德，一般每日上午每鼻孔 2 喷，应持续使用不少于一个月，根据病情可适当延长使用时间。对于重症患者也可短期全身使用糖皮质激素，可用甲泼尼龙片或泼尼松片口服，0.5～1 mg/kg 体重，每日清晨一次性顿服，连续 5～7 d，使用剂量较大时注意逐渐减量停药。

（2）鼻用减充血剂：对于鼻塞较重或药物性鼻炎患者的治疗初期，鼻用减充血剂可以帮助缓解阻塞症状，改善患者一般状态，有利于鼻用糖皮质激素等治疗药物有效发挥作用。应注意在医生的指导下控制使用直至停用（使用方法、注意事项见本章第一节）。

（3）鼻用生理盐水：鼻腔生理盐水冲洗可以清除鼻腔分泌物，滴入或喷入生理盐水可以不同程度地减轻鼻塞，几乎适用于所有患者，尤其适用于婴幼儿、妊娠哺乳期妇女和老人。高渗盐水（2.3%）的减轻鼻塞作用更为明显。

3. 手术治疗　对于经上述治疗无效，致使鼻腔狭窄的不可逆性结构障碍，如鼻甲过度肥大、息肉样变，鼻中隔偏曲，鼻道狭窄等可行手术治疗。

（1）下鼻甲部分切除术：传统手术方法是以下鼻甲剪刀剪切下鼻甲下缘肥厚组织，常出血较多。后又有激光、微波、电凝烧灼方法，虽出血不多，但如对鼻甲黏膜损伤较重，可能影响鼻腔功能。目前下鼻甲手术多在鼻内镜下进行，主张尽可能保留鼻甲黏膜，以黏膜下切吸或等离子射频消融的方式对肥厚的鼻甲组织进行减容处理，对于以骨性肥大为主的鼻甲可只切除增生的骨质，保留软组织和黏膜，以求最大限度地保留鼻甲的功能。

（2）鼻腔矫形及扩容术：对于鼻甲肥大不重但弯曲过度影响鼻腔通畅者，可行下鼻甲外展、中鼻甲成形术；必要时可行中隔矫正术和筛窦开放术疏通鼻腔直流和涡流通道。

👉 微视频 2-7-1
下鼻甲消融术（左侧）

第三节　药物性鼻炎

药物性鼻炎（drug-induced rhinitis，rhinitis medica-mentosa）是指由于鼻腔局部或全身使用药物所导致的以鼻腔黏膜舒缩功能紊乱为主的一类鼻腔炎症性疾病。多为鼻用减充血剂使用不当所致，主要临床特征是鼻塞，具有药物耐受性和反跳性。

【病因】

鼻腔局部滥用减充血剂和长期使用某些具有鼻部副作用的全身用药。

1. 鼻用减充血剂　以长期无节制滥用鼻腔黏膜收缩剂如盐酸萘甲唑林（滴鼻净）最为常见，还可见于麻黄碱等拟交感神经胺类药物和某些中药的不当使用。

2. 全身用药　可引起鼻塞的药物主要有：①抗高血压药物：如 α 肾上腺素受体阻滞剂（利舍平、胍乙啶、甲基多巴等）；②阿司匹林等非甾体类消炎药；③避孕药物或雌激素。

【病理】

局部鼻用减充血剂引发药物性鼻炎的作用机制与鼻黏膜小血管舒缩功能紊乱有关；而在全身药物多因为其具有血管舒张作用。鼻黏膜富含血管，主要受交感神经纤维支配，较少由副交感神经纤维支配。局部减充血剂作为 α1 或 α2 受体的激动剂主要刺激血管收缩，但也能刺激 β 受体使血管舒张，而对 α 受体的作用虽强烈但时间短于对 β 受体的作用，所以会出现后续于血管收缩的反跳性扩张，是为反跳性充血导致的鼻塞加重。长期使用局部减充血剂因 α 受体的敏感性降低导致药物耐受，即需要更大剂量和更频繁地使用才能维持药效。此外，当长期使用减充血剂后突然停药也可因自身交感神经活性降低，副交感神经活性相对增高，导致血管扩张和鼻腔分泌物增加。鼻黏膜在药物作用下可出现黏膜下毛细血管通透性增加，小血管增生扩张，腺体分泌增加，上皮纤毛脱落，炎性细胞浸润。

【临床表现】

表现为持续或较重鼻塞，嗅觉减退，鼻腔分泌物增加，平卧或夜间较重，可伴有头痛、头昏等症状。过量使用药物可出现血压、脉搏异常等严重的心血管疾病症状，小儿因对药物毒性耐受差可能更为严重。局部使用减充血剂者表现为药物维持时间越来越短，效果越来越差，出现反跳性鼻塞和药物耐受，不用药则鼻塞更重，需不断增加药物使用剂量和缩短使用周期，最终因无法摆脱产生药物依赖。鼻腔检查如在轻症、局部使用药物直后，可见鼻腔黏膜收缩变薄，鼻甲体积明显缩小；更多见的是明显的黏膜肿胀、充血，触碰极易出血，鼻甲肥大，鼻中隔结节增生，鼻腔明显狭窄。长期重症者对

血管收缩剂已不敏感。

📷 图 2-7-1
药物性鼻炎的鼻腔检查

【诊断】

根据症状、体征，最重要的是鼻腔局部或全身药物使用史。需详细询问鼻用减充血剂情况或可引发鼻炎的全身药物的使用背景。

【预防及治疗】

1. 控制使用减充血剂　尽量少用或不用减充血剂，禁用盐酸萘甲唑林（滴鼻净）等对 α1 和 α2 受体均具刺激的强力短效减充血剂。如果为缓解严重的鼻塞必须使用，则应使用 0.05% 盐酸羟甲唑啉等 α1 单受体激动剂以减少全身不良反应。使用时需严格控制使用剂量、次数和疗程。一般能单侧使用就不双侧使用，每日使用不超过 2 次，疗程不超过 7 d。儿童只可使用浓度减半剂型，婴幼儿应禁用。

2. 停用致病药物　病因明确应立即停用原减充血剂，改用生理盐水或高渗盐水喷鼻或滴鼻以缓解鼻塞，如症状较重，难以短期戒断则可暂时改用正规鼻用减充血剂替代并逐渐阶段性减量至停药。对于全身药物所致者应排查用药，停用可引发鼻炎的药物，使用其他药物替代。

3. 糖皮质激素　鼻喷糖皮质激素可有效控制鼻腔黏膜炎症反应，有助于恢复黏膜功能。对于重症患者也可短期全身使用以提高疗效。

4. 其他药物　如全身使用抗组胺药和三磷腺苷等。

5. 手术治疗　对于难以戒断的重症患者或药物替代控制治疗效果不佳者，如鼻甲明显增生肥大，可以进行等离子射频消融术等鼻甲减容手术以减轻症状。手术前应评估鼻甲在使用减充血剂前后的状态，避免过度切除鼻甲组织。

▶ 微视频 2-7-2
药物性鼻炎下鼻甲消融术

第四节　萎缩性鼻炎

萎缩性鼻炎（atrophic rhinitis）是一种进行性缓慢发展的鼻腔萎缩性炎症。萎缩性病变不仅限于鼻腔黏膜，鼻甲骨膜和骨质也可发生萎缩。临床特征为鼻腔空旷、大量恶臭脓痂附着，可表现为鼻及鼻咽部干燥感、

鼻塞感、头痛、头昏等。病因大多不明，女性发病多于男性。

【病因】

本病可分为原发性与继发性。前者病因不明，后者继发鼻腔特殊炎症或创伤。

1. 原发性

（1）营养代谢：多见于营养条件、生活环境较差的人群。可能与脂溶性维生素、铁元素摄取不足或利用障碍有关。

（2）遗传倾向：可能与人类致病基因有关，有明显的遗传倾向。

（3）内分泌功能紊乱：可能与女性激素分泌功能紊乱有关。多在青春期后发病，月经期症状加重。

（4）自身免疫性疾病：多数患者可见不同程度的免疫功能紊乱，可能是一种自身免疫性疾病。

2. 继发性

（1）特殊感染：结核、麻风、梅毒等慢性肉芽肿性炎症侵袭鼻腔，可造成鼻腔结构毁损，后期遗留鼻腔不规则萎缩。

（2）创伤因素：外伤、手术、放射线照射后可导致鼻腔结构缺失，黏膜功能障碍或功能紊乱。

【病理】

早期为黏膜慢性炎症改变，随后出现黏膜甚至骨质血管炎，血管狭窄和闭塞，供血不足，呈现进行性黏膜萎缩，纤毛脱落，腺体减少，炎性细胞浸润，鳞状上皮化生和纤维化，后期鼻甲骨质吸收，鼻腔宽大，大量脓性痂皮堆积。

【临床表现】

1. 鼻腔及鼻咽部干燥感 由于鼻腔黏膜萎缩，腺体缺失，分泌功能减退，加之鼻腔宽大导致的通气过度所致。可有干燥性鼻黏膜出血。

2. 鼻塞 虽鼻腔空旷通气道增大，但因鼻腔内大量痂皮阻塞，或因鼻黏膜感觉神经萎缩，纵然有气流通过，因感觉迟钝不能客观感知而误认为鼻塞，故又称为矛盾性或反常性鼻塞。

3. 嗅觉减退 因嗅区黏膜萎缩或被痂皮堵塞能导致嗅觉减退甚至消失。

4. 头痛头昏 可因鼻腔调温、保湿功能减退，未经鼻腔调节的大量冷空气直接刺激，或因鼻内脓痂炎症刺激所致。

5. 他觉性恶嗅觉 由于鼻腔内克雷伯菌（臭鼻杆菌）、变性杆菌等细菌脓性分泌物和痂皮内的蛋白质分解，患者鼻腔内有特殊的臭味，故萎缩性鼻炎又称为臭鼻症（ozena）。但由于嗅觉减退或丧失，也可能长期耐受，患者本身却并不感知。

6. 邻近器官症状 病变波及鼻咽部，可出现咽鼓管功能障碍，表现为耳鸣、听力下降；向咽喉、气管延伸可出现如咽干、声嘶及刺激性干咳等。

7. 检查 鼻黏膜明显干燥、结痂，鼻腔明显宽大，鼻甲萎缩以下鼻甲最为明显，如鼻甲结构萎缩变小鼻腔空旷则可从前直视到鼻咽部。鼻腔深部可有大量黄绿色结痂堆积，伴有恶臭味，除去痂皮可见黏膜糜烂、出血。萎缩性病变多延及鼻咽部，形成鼻咽宽大，口咽黏膜则呈蜡纸状，也可见喉气管黏膜干燥、结痂。部分患者有鼻梁塌陷，鼻外形呈鞍鼻样变化。

📷 图 2-7-2
萎缩性鼻炎的鼻腔检查

【诊断及鉴别诊断】

根据鼻腔干燥、结痂，结构萎缩的特征性临床表现不难作出诊断。鼻内镜检查时应注意清除鼻腔深部的结痂，细菌学检查常见有臭鼻杆菌等细菌，但被认为是继发感染而并非真正致病菌。CT 检查鼻窦可有炎症样改变，但多不明显，但在部分病例可发现伴有额窦和上颌窦发育不全征象。鼻阻力检查和声反射鼻腔测量可对鼻腔、鼻咽腔的萎缩程度做出客观测量。临床还需注意与以下疾病进行鉴别。

1. 鼻部肉芽肿样疾病 如恶性肉芽肿的鼻腔表现，可有高热，免疫指标异常，鼻腔内以组织坏死性病变为主。可通过细菌学检查和病理检查进行鉴别。

2. 鼻硬结症 鼻硬结症（rhinoscleroma）是一种慢性进行性肉芽肿病变，初期与萎缩性鼻炎相似，但病变多位于鼻腔前部，痂皮无臭味。鼻腔分泌物中可培养出鼻硬结杆菌，病理检查可见泡沫细胞（Mikulicz）和品红小体（Russel 小体）可作为特征性诊断依据。

3. 干燥性鼻炎 干燥性鼻炎（rhinitis sicca）主要表现为鼻腔黏膜干燥，分泌物减少，被认为可能是萎缩性鼻炎的前期，但未达到黏膜和鼻甲萎缩程度。多与外界环境不良刺激和自身营养不良有关。

4. 空鼻症 又称"空鼻综合征"（empty nose syndrome），多有鼻甲部分切除等鼻腔手术史，检查鼻腔较正常宽大或并不宽大，黏膜可有干燥但痂皮不多。患者述求常有与客观不符的明显鼻腔干燥感、矛盾性鼻塞、张口呼吸等局部症状，部分患者可出现不典型面部疼痛和焦虑、抑郁、多疑、妄想等精神症状。鼻内镜、影像学检查和鼻阻力、声反射鼻腔测量等功能检查，神经精神科会诊评估等有助于与单纯继发性鼻腔萎缩性鼻炎进行鉴别。

【治疗】

目前尚无有效治疗方法，多以长期对症治疗，缓解症状为主。

1. 病因治疗　根据可能的病因或检查结果提示可进行以下治疗。

（1）补充维生素微量元素：口服或注射以脂溶性维生素为主的多种维生素，适当补充铁、锌等微量元素。

（2）抗生素治疗：全身或局部应用敏感抗生素，如链霉素液滴鼻，抑制细菌生长。

（3）雌激素治疗：复方雌二醇或己烯雌酚滴鼻剂。

2. 局部治疗　主要是清洁鼻腔，刺激黏膜功能恢复。

（1）鼻腔冲洗：每天用温生理盐水浸润鼻腔结痂，然后进行鼻腔冲洗，清除痂皮，保持鼻腔清洁，刺激黏膜功能再生。

（2）油性滴鼻剂：用复方薄荷液状石蜡滴鼻剂或植物油、鱼肝油等滴鼻，可起到润滑黏膜，改善干燥症状的作用，也有助于软化干痂，便于鼻腔清理。但老人、小儿慎用，以防吸入气道不易排出。

（3）黏膜刺激剂：50%葡萄糖滴鼻，可促进黏膜腺体分泌。1%新斯的明涂抹鼻腔，促进黏膜血管扩张。日常也可食用挥发性刺激性食物促进鼻腔黏膜腺体分泌增加。

（4）鼻孔阻隔：可试用金霉素、四环素等黏膜软膏置于鼻域后方的鼻瓣区以求缩窄鼻腔通气道，可能有助于改善症状。

3. 手术治疗　对于病情较重，保守治疗无效者可行手术治疗。手术目的是缩小鼻腔和减小鼻腔气流。

（1）鼻腔黏骨膜下埋藏术：取自体或人工材料，如自体骨、软骨或其他组织瓣以及硅胶，羟磷灰石人工骨等，埋藏置于鼻底或鼻腔侧壁黏骨膜下，以期缩小鼻腔，增加黏膜面积。但可出现埋藏物坏死、脱出等现象。

（2）前鼻孔缩窄术：在鼻域后做环形切开，向前翻转并作锁扣缝合，以缩小甚至完全闭合前鼻孔。完全性闭合者需在术后1~2年鼻黏膜大多恢复后重新打开。

☞ 推荐阅读 2-7-1
鼻炎研究的进展和方向

（李慧军　刘江涛）

复习思考题

1. 急性鼻炎需要和哪些疾病相鉴别？
2. 慢性鼻炎为何难以治愈？
3. 滥用鼻用减充血剂有哪些坏处？
4. 对于慢性鼻炎患者为什么手术治疗要慎重？
5. 鼻腔萎缩性病变的原因是什么？

网上更多……

　本章小结　　开放性讨论　　教学PPT　　自测题

第八章

鼻－鼻窦炎

关键词

急性鼻－鼻窦炎	慢性鼻－鼻窦炎	窦口鼻道复合体
真菌性鼻窦炎	儿童鼻窦炎	功能性鼻内镜手术

　　鼻－鼻窦炎（rhinosinusitis）是指鼻腔、鼻窦黏膜的炎症性改变，是鼻科常见疾病。之所以如此冠名，是由于鼻腔黏膜与鼻窦黏膜相连续，解剖结构毗邻紧密，发生炎症时，二者常会相互影响，共同发病。按照目前指南其病程在 12 周以内称为急性鼻－鼻窦炎，12 周以上称为慢性鼻－鼻窦炎。

　　鼻－鼻窦炎的病因复杂，发病与许多环境和宿主因素有关。鼻窦口小洞深、结构复杂的解剖特点是主要病因之一。目前，一般都认为，鼻窦口及邻近鼻道的引流和通气障碍是鼻－鼻窦炎发生的最重要机制，这也是功能性内镜鼻窦外科的理论基础。我们可以通过微创手术恢复窦口及邻近鼻道的通气引流，并辅以药物等综合治疗，大大提高鼻－鼻窦炎的治愈率。

诊疗路径

```
┌─────────────────────┐   ┌──────────────────────────────────────┐
│ 全身症状：发热、头痛等 │   │ 局部症状：鼻塞、流脓涕、嗅觉障碍等，可有视力障碍 │
└─────────────────────┘   └──────────────────────────────────────┘
```

┌──────────────────┐ ┌──────────────────┐ ┌──────────────────┐ ┌──────────────┐
│ 查体：鼻部局部压痛、 │ │ 内镜检查：病变窦口周 │ │ 影像检查：CT可明确 │ │ 细菌培养有助   │
│ 叩痛，可有红肿，前 │ │ 围脓性分泌物，黏膜红 │ │ 病变范围，初步判断 │ │ 于药物的选择   │
│ 鼻镜下可见鼻甲肿大， │ │ 肿明显，慢性炎症可见 │ │ 病变性质，慢性炎症 │ │ 与使用   │
│ 鼻腔内脓性分泌物   │ │ 息肉形成   │ │ 可见骨质增生   │ │   │
└──────────────────┘ └──────────────────┘ └──────────────────┘ └──────────────┘

┌──────────┐   ┌──────────┐
│ < 12周   │   │ > 12周   │
└──────────┘   └──────────┘

◇ 急性鼻-鼻窦炎 ◇   ◇ 慢性鼻-鼻窦炎 ◇

◇ 鼻腔鼻窦局限性炎症 ◇   ◇ 伴有眶内、颅内并发症 ◇   ◇ 伴有鼻息肉或明显的解剖结构异常 ◇

                          ┌──────────┐
                          │ 多学科会诊 │
                          └──────────┘

              ┌────────┐   ┌──────┐   ┌────────┐
              │ 药物治疗 │   │ 无效 │   │ 手术治疗 │
              └────────┘   └──────┘   └────────┘

第一节　急性鼻－鼻窦炎

急性鼻－鼻窦炎（acute rhinosinusitis）是鼻腔、鼻窦黏膜的急性炎症，常继发于急性鼻炎。其病理改变主要是鼻窦黏膜的急性卡他性炎症或化脓性炎症，严重者可累及骨质和周围组织及邻近器官，引起严重的眶内甚至颅内并发症。

【病因】

1. 全身因素　全身抵抗力降低时易患此病，例如过度疲劳、受寒受湿、营养不良等。上呼吸道感染、生活与工作环境不洁等是常见诱因。此外，很多全身性疾病如贫血，糖尿病，甲状腺，垂体或性腺功能减退症和急性传染病（流感、麻疹、猩红热和白喉等）等均可诱发本病。

2. 局部因素

（1）鼻腔鼻窦疾病：各种鼻炎、鼻中隔偏曲、鼻息肉、鼻腔异物和肿瘤等疾病阻塞窦口时，均可引起鼻窦的引流和通气障碍，从而导致鼻－鼻窦炎发生。

（2）邻近器官的感染病灶：常见的扁桃体炎、腺样体肥大等疾病可同时伴发鼻咽和鼻腔炎症，进而引起鼻－鼻窦炎。牙源性感染也是上颌窦炎的常见原因之一。

（3）创伤及污染：鼻窦外伤骨折或异物进入鼻窦，游泳跳水不当或游泳后用力擤鼻致污水挤入鼻窦，气压伤等，可将致病菌直接带入鼻窦，引发鼻－鼻窦炎。

（4）医源性：例如，鼻腔内填塞物、留置物留置时间过久，直接阻塞窦口或引起局部肿胀、继发感染而致鼻－鼻窦炎。

3. 病原体　细菌和病毒均可诱发该病，常为混合感染。最常见的致病菌为化脓性球菌，如肺炎链球菌、溶血性链球菌、葡萄球菌和卡他球菌，其他如流感杆菌、变形杆菌、大肠杆菌、厌氧菌感染也较常见。临床上常可表现为球菌与杆菌、需氧菌与厌氧菌的混合感染。由于抗生素的使用，近年来真菌感染也有增加趋势。

【病理】

鼻－鼻窦炎的病理变化与急性鼻炎相似，主要分为三期。

（1）卡他期：病初，鼻腔鼻窦黏膜短暂缺血，继而血管扩张和充血，上皮肿胀，通透性增强，浆液性或黏液性分泌亢进，纤毛运动减缓，白细胞浸润。

（2）化脓期：为鼻－鼻窦炎进展阶段。此时，卡他期病理改变加重，逐渐出现上皮坏死，纤毛脱落，小血管出血，分泌物转为脓性，窦腔内积脓。

（3）并发症期：为急性炎症期或其后阶段。炎症侵及骨质或经血行扩散，引起骨髓炎或眶内、颅内感染等严重并发症，多见于儿童。

上述病理过程并非是必然过程，及时地诊断和有效治疗可以使绝大多数患者在卡他期获得治愈。

【临床表现】

1. 全身症状　因该病常继发于上呼吸道感染或急性鼻炎，故可出现畏寒、发热、食欲减退、便秘、周身不适，精神萎靡等全身症状，儿童也可以出现呕吐、腹泻、咳嗽等消化道和下呼吸道症状。

2. 局部症状　主要表现为鼻部、头部及咽喉、耳部等邻近器官症状。

（1）鼻塞：多为患侧持续性鼻塞，也可双侧发病，为鼻黏膜炎性肿胀和分泌物蓄积所致。

（2）大量脓涕：鼻腔内大量脓性或黏脓性鼻涕，连续不断，脓涕中可带有少许血性分泌物。厌氧菌和大肠杆菌感染者脓涕恶臭，多见于牙源性上颌窦炎。脓涕可向后流至咽部和喉部，刺激鼻咽部或咽部黏膜引起咽痒、恶心、咳嗽和咳痰，常引起鼻后滴漏综合征。

图 2-8-1
急性鼻窦炎脓性分泌物流至总鼻道

（3）头面部疼痛：为本病最常见的症状，多为闷痛。其发生机制多是脓性分泌物及毒素刺激、黏膜肿胀和压迫神经末梢等多种原因共同所致。

各组鼻窦发生炎症时引起头痛的特点如下。

1）急性上颌窦炎：眶上、额部痛，可伴有同侧颌面部痛或上颌磨牙痛。一般晨起较轻，午后加重。

2）急性筛窦炎：一般头痛较轻，局限于内眦或鼻根部，也可向周围放散。由于位置毗邻，有时甚至共同发病，所以前组筛窦炎的头痛有时与急性额窦炎相似，后组筛窦炎则与急性蝶窦炎相似。

3）急性额窦炎：前额部疼痛。常晨起即感头痛，至午后开始减轻至消失，次日重复出现。目前认为可能是因为额窦炎患者晨起后，头呈直位，窦内分泌物积聚至下部，受重力和纤毛运动的作用逐渐被排出，在排空过程中额窦内产生负压，因此发生剧烈的"真空性头痛"。随着窦内分泌物逐渐排空，窦腔通气改善，疼痛缓解。

4）急性蝶窦炎：表现为颅底或眼球深处钝痛，可放射至头顶和耳后，亦可引起枕部痛。一般晨起较轻，午后加重。

（4）嗅觉改变：因鼻塞，常有患者出现传导性嗅觉减退。

【检查及诊断】

根据病史和查体所见，诊断不难，应注意鉴别病原体和病变部位。下述检查可用于诊断。

1. 鼻窦体表投影区检查　急性上颌窦炎可表现为颌面、下睑红肿压痛；急性额窦炎则经常表现为额部红肿及眶内上角压痛、叩痛；急性筛窦炎在鼻根和内眦处有时会发现红肿和压痛。

2. 前鼻镜检查　鼻腔黏膜充血、肿胀。鼻腔内大量黏脓涕，前组鼻窦炎主要位于中鼻道，后组鼻窦炎则多位于嗅裂处。若单侧鼻腔脓性分泌物恶臭，成人需考虑牙源性上颌窦炎，儿童则应考虑鼻腔异物。

3. 鼻内镜检查　收缩鼻黏膜并行黏膜表面麻醉后，鼻内镜检查鼻腔各部，可清楚地直视中鼻道脓性分泌物并可取分泌物培养。

4. 影像学检查　鼻窦 CT 可清楚地显示鼻腔、鼻窦病变范围、程度等。因此，CT 是鼻窦影像学检查的首选。在 CT 图像中鼻 – 鼻窦炎一般显示为受累鼻腔鼻窦黏膜组织增厚，窦口狭窄甚至封闭，窦腔内可见液平面。MRI 可较好地显示软组织病变，是与肿瘤性疾病鉴别的重要手段，但不作为鼻 – 鼻窦炎影像诊断的首选。X 线对鼻 – 鼻窦炎的诊断效果欠佳，目前已少用于临床诊断。

5. 上颌窦穿刺冲洗　为诊断性穿刺。若发现有脓液则应做细菌培养和药物敏感试验，有利于进一步治疗，现已少用。

【并发症】

主要包括颅内及眶内并发症，详见后续章节，由于抗生素治疗的广泛应用和治疗技术的进步，目前已少见。

【治疗】

治疗原则主要包括根除病因；解除鼻腔鼻窦通气引流障碍；控制感染，预防并发症。

1. 一般治疗　同上呼吸道感染和急性鼻炎，注意休息。

2. 药物治疗

（1）抗生素：针对致病菌全身使用敏感抗生素。有文献证明局部使用抗生素没有治疗作用。牙源性感染建议使用抗厌氧菌药物如替硝唑等。

（2）局部使用糖皮质激素：疗效甚至好于全身使用抗生素，建议与抗生素联合使用。

（3）其他药物：黏液促排剂可稀化分泌物，促进其排出；局部适量使用减充血剂（疗程小于 1 周）可有效减轻水肿，促进炎症消散。

3. 其他治疗

（1）负压置换疗法：简单易行有效，可明显改善症状。

（2）鼻窦穿刺冲洗：多用于上颌窦炎的诊断、治疗。

（3）鼻腔冲洗：有助于清除鼻腔分泌物，改善症状。

（4）手术治疗：急性炎症出现眼部、颅内严重并发症，保守治疗无效者可考虑手术，主要目的为通畅鼻腔鼻窦引流。

☞ 推荐阅读 2-8-1
欧洲鼻 – 鼻窦炎和鼻息肉意见书（2012 年）

☞ 研究进展 2-8-1
过敏和鼻科学国际共识声明：鼻窦炎

第二节　慢性鼻 – 鼻窦炎

☞ 典型病例（附分析）2-8-1
慢性鼻 – 鼻窦炎

慢性鼻 – 鼻窦炎（chronic sinusitis）：急性鼻 – 鼻窦炎迁延 12 周以上称为慢性鼻 – 鼻窦炎，多为双侧或多窦发病，也可单侧发病或单窦发病。现根据指南分为两型：慢性鼻 – 鼻窦炎不伴鼻息肉和慢性鼻 – 鼻窦炎伴鼻息肉，后者多与变应性因素相关。保守治疗效果欠佳的慢性鼻 – 鼻窦炎，尤其是伴鼻息肉者通过鼻内镜手术以及围手术期的系统药物治疗大多可以获得良好疗效。

【病因】

慢性 – 鼻窦炎病因非常复杂，传统认为其三大主要致病因素为呼吸道感染、呼吸道变态反应和鼻腔鼻窦解剖学异常。而其他因素，包括气压、外伤、胃食管反流、牙源性疾病、呼吸道纤毛系统疾病以及全身免疫系统疾病等多种疾病，也可以成为鼻 – 鼻窦炎的诱因。这些致病因素经常交织在一起，促进鼻 – 鼻窦炎的发生发展，因此对该病病因的认识必须具有整体性。近年来该领域的研究进展使人们对其有了更新的认识，从而改变了传统的临床治疗理念。

1. 感染因素　有研究资料表明，慢性鼻 – 鼻窦炎患者与正常对照组鼻腔、鼻咽部分泌物细菌培养没有显著差异，也没有急性细菌感染所具有的全身症状如发热、白细胞增高等，故越来越多的学者认为慢性鼻－鼻窦炎与细菌感染之间没有直接联系，而是一种更为复杂的多因素结果，因而抗生素治疗方案出现了重大改变。

2. 多因素导致的非感染性黏膜炎症　越来越多的证据表明，包括变态反应、真菌、细菌超抗原和细菌生物膜等诸多因素在慢性鼻－鼻窦炎的发生发展中起到了重要作用，它们介导的炎症因子释放引起黏膜的非感染性炎症反应，是慢性鼻－鼻窦炎的主要原因之一。

3. 鼻腔鼻窦解剖学异常　鼻腔鼻窦的解剖变异超过一定程度会造成鼻腔鼻窦的通气引流障碍，成为慢性鼻－鼻窦炎的另一主要致病因素，常见的有鼻中隔偏曲、中鼻甲反向弯曲或泡状中甲、下鼻甲及钩突增生等。

4. 其他致病因素　包括异物刺激，纤毛系统功能异常等，其详细机制有待进一步研究。

【病理】

不同原因造成的慢性鼻－鼻窦炎病理表现不尽相同。根据不同的病理改变，大致可分为水肿浸润型、浸润型和浸润纤维型。

黏膜病理改变主要表现为水肿、增厚、血管增生、淋巴细胞和浆细胞浸润、上皮纤毛脱落或鳞状化生及息肉样变，若分泌腺管阻塞，则可发生囊性改变。亦可出现骨膜增厚或骨质被吸收，后者可致窦壁骨质疏松或变薄。此外，黏膜亦可发生纤维组织增生而致血管阻塞和腺体萎缩，进而黏膜萎缩。

【临床表现】

1. 全身症状　个体差异明显，程度轻重不等，时有时无。多见精神萎靡、易倦、头痛头昏、记忆力减退、注意力不集中等。

2. 局部症状

（1）流涕：为慢性鼻－鼻窦炎的主要症状之一，量较多，常呈黏脓性或脓性。前组鼻－鼻窦炎者，鼻涕易从前鼻孔擤出；后组鼻－鼻窦炎者，鼻涕多经后鼻孔流入咽部。牙源性上颌窦炎的鼻涕常有特殊的腐臭味。

（2）鼻塞：是慢性鼻－鼻窦炎的另一主要症状，程度不一。由鼻黏膜肿胀、鼻甲黏膜息肉样变、息肉形成、鼻内分泌物较多或黏稠等原因所致。

（3）头痛或头面部闷胀感：一般情况下此症状不明显，出现时常表现为钝痛和闷痛。一般为细菌毒素被吸收所致的刺激性头痛，或因窦口阻塞、窦内空气被吸收而引起的真空性头痛。慢性鼻－鼻窦炎引起的头痛常有下列特点：①多伴随鼻塞、流脓涕和嗅觉减退等症状。②多有时间性或固定部位，一般为白天重、夜间轻，且常为一侧。前组鼻－鼻窦炎者多在前额部或周围痛，后组鼻－鼻窦炎者多在枕部、头顶部痛。③鼻内用减充血剂（疗程少于 7 d）、鼻腔雾化吸入等治疗后头痛可缓解。咳嗽、低头位或用力时头部静脉压升高，头痛经常加重。吸烟、饮酒和情绪激动时也可导致头痛加重。

（4）嗅觉减退或消失：多数属暂时性，少数为永久性。病程较短者多因鼻黏膜肿胀、肥厚等原因导致。少数嗅区黏膜本身出现变性甚至坏死时可出现永久性嗅觉障碍。

（5）视觉功能障碍：少见，为本病的眶内并发症之一，可表现为视力减退或失明（球后视神经炎所致），也有表现为眼球移位、复视和眶尖综合征等其他视功能障碍。多数与后组筛窦炎和蝶窦炎有关，是炎症累及管段视神经和眶内所致。

【检查】

根据病史和查体可初步诊断，影像学检查可帮助精确判定病变程度和范围。

1. 病史　注意是否有急性鼻－鼻窦炎发作史，鼻塞、流脓涕、鼻源性头痛为本病的典型症状。

2. 鼻腔检查　前鼻镜检查可见鼻黏膜慢性充血、肿胀或肥厚，中鼻甲肥大或息肉样变，中鼻道变窄、黏膜水肿或有息肉。鼻内镜检查可清楚准确地判断上述各种病变及其部位，并可发现前鼻镜不能窥视到的其他病变，如窦口及其附近区域的微小病变以及上鼻道和蝶窦口的病变，目前已经成为鼻部疾病诊断的必要手段之一。

3. 口腔和咽部检查　鼻－鼻窦炎患者必须注意邻近部位的检查。牙源性上颌窦炎患者同侧上列前磨牙或磨牙可能存在病变，后组鼻－鼻窦炎者咽后壁可见到脓液或干痂附着。

4. 影像学检查　鼻窦 CT 可清晰地显示窦腔大小、形态以及窦内黏膜不同程度增厚、密度增高、液平面或息肉阴影以及累及鼻窦范围等（图 2-8-1，图 2-8-2）。冠状位鼻窦 CT 对于精确判断各鼻窦病变范围、鉴别鼻窦占位性或破坏性病变有重要价值，对手术入路具有重要的指导作用。因此，鼻窦 CT 检查成为鼻窦影像学检查的首选。MRI 可较好地显示软组织病变，是与肿瘤性疾病鉴别的重要手段，对于真菌性鼻窦炎等疾病有特征性改变，但不能准确显示骨性标志和变异，故不作为鼻－鼻窦炎影像诊断的首选。鼻窦 X 线片因提供信息有限，目前临床已较少采用。

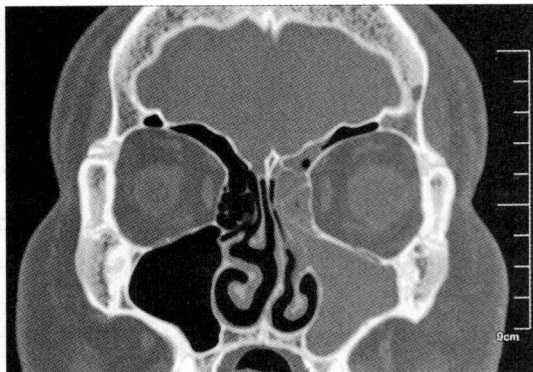

图 2-8-1 单侧慢性鼻－鼻窦炎 CT
单侧上颌窦、筛窦、额窦低密度影，无骨质破坏

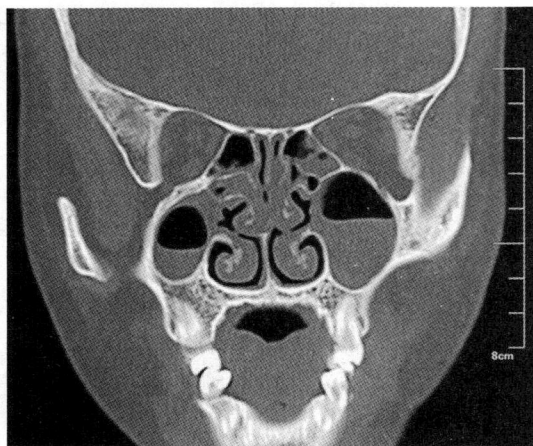

图 2-8-2 双侧慢性鼻－鼻窦炎 CT
双侧多组鼻窦低密度影，可见液平面，无骨质破坏

5. 上颌窦穿刺冲洗 可同时实现上颌窦炎的诊断与治疗。可通过穿刺冲洗了解窦内脓液的性质、量、有无恶臭等，并行脓液细菌培养和药物敏感试验，据此了解病变性质并选择敏感抗生素。随着影像技术的进步和药物治疗效果的提高，使用概率已大大减少。

6. 鼻窦超声检查 可用于上颌窦和额窦检查。临床较少使用。

【诊断】

根据患者病史、查体所见和影像学检查结果，诊断不难。但应对慢性鼻－鼻窦炎的诊断作出临床分型，并对病变范围、程度及是否伴有眶内及颅内并发症等进行综合评估。主观病情评估常采用视觉模拟量表（visual analogue scale，VAS）或鼻腔鼻窦结局测试-20（sino-nasal outcome test-20，SNOT-20），客观病情评估包括解剖变异、感染和变应性因素、伴发疾病的评估以及内镜和 CT 结果的评估。

【治疗】

治疗原则：慢性鼻－鼻窦炎不伴鼻息肉者首选药物治疗，系统药物治疗 3 个月以上症状无改善者可考虑手术治疗；伴有鼻息肉或鼻腔解剖结构异常者首选手术治疗；围手术期仍需系统的药物治疗。

1. 药物治疗

（1）首选鼻内糖皮质激素，具有抗炎抗水肿作用，可改善鼻腔通气和引流，一般连续使用数月。可适当使用减充血剂快速缓解症状，注意应用时间不超过 7 d。

（2）对重症病例或围手术期，可短期冲击量口服糖皮质激素，可有效抑制炎症反应，但需注意禁忌证，密切观察不良反应。

（3）可根据药敏试验选择抗生素。

（4）大环内酯类抗生素具有抗炎和免疫调节作用，可选择性小剂量长期口服。

（5）黏液促排剂有助于排出分泌物，恢复黏膜功能，可适当使用。

（6）可适当使用抗过敏药物减轻症状。

2. 鼻腔冲洗 可使用专用鼻腔冲洗液或生理盐水冲洗鼻腔。冲洗可以清除鼻腔内分泌物及外来污染物，改善黏膜环境，有利于鼻腔通气和引流的恢复。

3. 上颌窦穿刺冲洗 可用于诊断及治疗。因属有创处置，不作首选。

4. 鼻窦负压置换法 用负压吸引法使药液进入鼻窦，可用于慢性鼻－鼻窦炎不伴鼻息肉患者。

5. 鼻腔手术 患者如伴有鼻腔鼻窦的解剖异常，包括鼻中隔偏曲、泡状中鼻甲、中鼻道息肉、中鼻甲息肉样变、肥厚性鼻炎、鼻腔异物和肿瘤等，使窦口通气引流受阻，需手术矫正或切除。

6. 鼻窦手术 慢性鼻－鼻窦炎有以下情况可选择手术治疗：影响鼻道窦口复合体或各鼻窦引流的明显解剖学异常或息肉；经药物治疗症状改善不满意；出现颅内或眶内并发症。

手术方式可分为传统手术和鼻内镜手术。鼻内镜手术已在鼻科学中占据主流地位。手术的关键是解除鼻腔和窦口的引流及通气障碍，尽可能地保留鼻腔和鼻窦的基本结构，如中鼻甲、鼻窦正常黏膜和可良性转归的病变黏膜，其目的是保持和恢复鼻腔及鼻窦的生理功能。

（1）传统鼻窦手术：有上颌窦鼻内开窗术、上颌窦根治术（Caldwell-Luc operation）、鼻内筛窦切除术、鼻外筛窦切除术、额窦钻孔引流术、鼻外额窦根治术和鼻内蝶窦口扩大术等。此类手术多是切除窦内全部黏膜，并建立鼻窦与鼻腔之间长期稳定的引流和通气渠道。传统术式普遍存在诸多缺点，比如视野狭窄、照明不清、有一定程度的盲目操作以及病变切除不彻底、创伤较大和面部留有瘢痕等。

（2）功能性内镜鼻窦手术：功能性内镜鼻窦手术（functional endoscopic sinus surgery，FESS）是20世纪70年代中期随着手术设备的突破性进展，在传统的鼻窦手术方式的基础上建立的崭新的慢性鼻-鼻窦炎外科治疗方式。手术使用专用的内镜及配套器械，以清除窦口鼻道复合体（ostiomeatal complex，OMC）等关键结构的病变，恢复窦口的引流和通气功能为目的，通过小范围或局限性手术解除广泛的鼻窦阻塞性病变。与传统鼻窦手术相比，经鼻内镜手术具有照明清晰、全方位视野、操作精细、创伤小、面部无瘢痕以及能彻底切除病变又能保留正常组织和结构等优点，使临床治愈率提高到80%~90%，目前已经成为慢性鼻-鼻窦炎外科治疗的主要手术方式。

☞ 推荐阅读 2-8-2
中国慢性鼻-鼻窦炎诊断和治疗指南（2012年）

☞ 微视频 2-8-1
鼻窦炎内镜手术

第三节　真菌性鼻-鼻窦炎

真菌性鼻-鼻窦炎（fungal rhinosinusitis，FRS）是由真菌感染引起的鼻腔鼻窦的一种炎症，临床常见的一种特异性鼻-鼻窦炎症，多表现为鼻窦内。随着国民健康意识提高以及细菌学、组织病理学、分子生物学和影像医学的发展，FRS的发现诊断率在不断提高。

【病因及发病机制】

真菌在鼻窦内发病存在全身性因素和局部因素。全身因素包括机体感冒没有及时治疗导致的窦口堵塞、慢性消耗性疾病、严重的营养不良、免疫功能下降或长期滥用抗生素及激素类药物等；局部因素包括鼻腔及鼻窦先天或外伤引起的结构畸形，急性慢性鼻窦炎导致的窦口堵塞，慢性炎症的刺激，影响鼻窦通气引流等。

病原菌较常见的致病真菌有：曲霉菌（aspergillus）、

青霉菌（penicillium）、念珠菌（monilia）、暗色孢科菌属（如双极菌、弯孢菌、链格孢菌等）、毛霉菌（mucoraceae）等。曲霉菌最为常见，毛霉菌感染较少见，但致死率高。

【临床分型】

真菌性鼻-鼻窦炎（fungal rhinosinusitis，FRS）分为侵袭性和非侵袭性两大类。侵袭性真菌性鼻-鼻窦炎又分为急性侵袭性真菌性鼻-鼻窦炎（acute invasive FRS，AIFRS）、肉芽肿性侵袭性鼻窦炎（granulomatous invasive FRS）和慢性侵袭性真菌性鼻-鼻窦炎（chronic invasive FRS，CIFRS）三种类型；非侵袭性真菌性鼻窦炎（non-invasive FRS，NIFRS）分为变应性FRS（allergic FRS，AFRS）和真菌球两种类型。

【临床表现及诊断】

（一）侵袭性真菌性鼻-鼻窦炎

1. 急性侵袭性真菌性鼻-鼻窦炎（AIFRS）病程通常小于4周，常由毛霉菌引起的一种致命的感染，常发生在免疫功能严重低下或缺陷的患者，患者有中性粒细胞功能减退或减少症、慢性肾衰竭、肝功能衰竭、糖尿病晚期、血液病、化疗后、晚期艾滋病、器官移植后等患者。有免疫缺陷的患者如果合并有鼻窦炎症状应该高度怀疑AIFRS。

（1）病史：有免疫缺陷的全身疾病及进行性日益加重的鼻塞、鼻干、鼻涕、鼻涕带血，可出现面颊部肿胀，眼球突出，眼肌麻痹，视力减退，鼻塞，牙痛等症状，伴剧烈头痛、发热、无力，可迅速累及眼眶、颅内和面部、口腔、肝、脾、肺等组织，如不能及时有效的治疗，常在数小时或数天内死亡。

（2）鼻内镜检查：鼻腔鼻窦内大量干性坏死组织，鼻中隔或鼻窦结构破坏。可有鼻中隔或硬腭穿孔，大量黑色坏死结痂。鼻腔及鼻窦内局部分泌物图片可以协助诊断。

（3）鼻窦CT及MRI检查：早期鼻窦CT无明显特征，可以表现为鼻腔黏膜肿胀、增厚或者鼻窦内有液平，鼻腔及鼻窦内广泛软组织影，鼻中隔可有穿孔表现，鼻窦内可有双密度影，周围骨质有破坏。到晚期出现广泛骨质破坏，周围软组织受侵犯，颅内受累才有典型特征。头颅MRI可以很好地显示病变侵入颅内情况。

（4）病理：最后确诊需要病理组织检查。鼻腔内分泌物图片找到真菌菌丝对诊断帮助也很大。

（5）治疗：侵袭性真菌性鼻-鼻窦炎的预后差，病死率高，尽早诊断和恰当的治疗十分重要。AIFRS首先是治疗原发病、减少或逆转免疫抑制的诱因，纠正代谢和免疫功能紊乱。在全身状态稳定且麻醉允许的情况下应行鼻窦清创术，手术清除受累的或失去生机的组织，保证鼻窦和眼眶的充分引流。

2. 慢性侵袭性真菌性鼻－鼻窦炎 慢性侵袭性真菌性鼻窦炎可以发生在正常人，致病菌多为曲霉菌，病程至少4周以上，发病隐匿，进展缓慢，可达数月到几年，可见于艾滋病、糖尿病、激素治疗患者，但是CIFRS也可以见于正常人。

☞ 典型病例（附分析）2-8-2
慢性侵袭性真菌性上颌窦炎

（1）病史：长期慢性类似鼻窦炎病史，一般鼻窦炎治疗只能短时有效，持续性进展和间断性缓解。鼻塞、鼻涕、涕中带血，甚至面部肿胀、牙痛、头痛、眶内疼痛等。患者可有糖尿病史等疾病。

（2）体检：轻度侵袭性鼻窦炎外观无改变，严重的侵袭性真菌性上颌窦炎可以出现一侧面部肿胀，面部隆起，甚至皮肤破溃，眼球突出、隆起，眼球运动障碍，上颌窦压痛、眶周肿胀、硬腭黑色坏死性损伤或穿孔。侵袭性蝶窦炎可以表现为脑膜炎改变，头痛伴恶心、呕吐，脑膜刺激征阳性，严重者合并失明及海绵窦综合征。

（3）鼻内镜检查：鼻腔黏膜一般慢性炎症表现，鼻腔内可有脓性分泌物，结痂，黏膜或中隔可有溃疡面形成、上颌窦为主的侵袭性真菌病可以有上颌窦内侧壁明显的向内侧隆起，自然窦口处有脓性分泌物，如果是蝶窦侵袭性鼻窦炎，蝶窦窦口处可有息肉样改变及脓性分泌物，严重者可以有明显的骨壁破坏，骨质呈暗灰绿色。

（4）鼻窦CT及MRI检查：鼻腔、鼻窦内可有软组织影，一般发生在蝶窦多见，其次为上颌窦，早起侵袭性蝶窦炎表现为蝶窦骨壁增厚，蝶窦内软组织影密度不均匀，有时有明显的高密度影。上颌窦也可有骨壁增厚表现，晚期鼻窦内及鼻窦周围有大量软组织影，上颌窦病变可侵入面部软组织和眶内。蝶窦病变可侵入翼腭窝或颅内，鼻窦及周围组织和器官可有组织破坏，程度不同。

☞ 图集 2-8-1
上颌窦慢性侵袭性真菌性鼻－鼻窦炎影像学检查   ●

（5）病理检查：鼻窦抽取液直接镜检或细胞学检查，或培养呈真菌阳性。病理学检查为金标准。

（6）治疗：本病一经确诊，在全身状态允许的前提

下，进行全麻鼻内镜下鼻腔鼻窦及周围受累病变的广泛的清创手术治疗，清除鼻窦内真菌团块和受累的骨组织，同侧的全组鼻窦开放等。

改善局部环境，制造一个不利于真菌生长、繁殖的条件可达到治疗的目的。目前手术结合抗真菌药物是最佳的治疗方法。

本病在局部彻底清创的基础上，加上全身抗真菌药物和支持治疗，一般预后良好。

3. 肉芽肿性真菌性鼻窦炎（granulomatous invasive FRS） 此种类型见于免疫功能正常的人群，病程大于12周，通常见于苏丹、印度、巴基斯坦等国家，我国很少见。表现为面颊部、眼眶、鼻腔、鼻窦的肿物，通常可以出现眼球突出。组织病理学表现为在大量纤维变性组织中有肉芽肿改变。肉芽肿中可以看到异物或朗格汉斯巨细胞，有时有血管炎，血管增生及血管周围纤维变性。一般组织中无菌丝或有黄曲霉分离出来。

二、非侵袭性真菌性鼻－鼻窦炎

（一）真菌球型鼻－鼻窦炎

☞ 典型病例（附分析）2-8-3
真菌球型上颌窦炎

真菌球型是临床最常见的真菌性鼻窦炎形式，绝大部分由曲霉菌感染引起，通常发生在一个鼻窦，以上颌窦和蝶窦多见，偶见多个鼻窦发生。真菌球是指真菌及其碎片聚集在窦腔内形成非侵袭性团块样结构，合并脓性分泌物，黏膜水肿和炎性肉芽形成。大部分出现在正常成年人群，少部分出现在糖尿病患者或其他疾病患者。真菌在鼻窦内，大体形态如干酪样、碎屑样或砂粒状，呈黄色、暗褐或灰黑色团块状。鼻窦内病变不断增大可压迫窦口骨质使窦口扩大，但是窦壁其他部位骨质因炎症刺激增生。光镜下窦内病变组织内可见大量真菌菌丝、孢子、退变的白细胞和上皮细胞。鼻窦黏膜水肿或增生，但黏膜或骨组织内无真菌侵袭。常单窦发病，以上颌窦及蝶窦发病率最高。

1. 病史 临床表现为反复发作的间断性单侧鼻塞、流脓涕、脓血涕，可有鼻涕臭味、牙痛、头痛及面部不适等，亦可不表现任何症状，仅在鼻窦影像学检查时发现。一般无全身症状。患者通常免疫功能正常。

2. 鼻内镜检查 通常为一侧鼻腔内有脓性分泌物，也有两侧真菌性鼻窦炎的患者。被感染的鼻窦窦口通常黏膜肿胀，有脓性分泌物溢出，严重者窦口周围黏膜息

肉样变，真菌团块可以突到鼻腔内，少数患者原发在鼻腔内或筛窦内的真菌感染可见鼻腔内或筛窦口周围真菌团块。

图集 2-8-2
真菌球内镜下表现

3. 鼻窦 CT 及 MRI 检查　鼻窦 CT 显示上颌窦或蝶窦内有软组织密度影，大部分呈现不均匀密度增高影，病史长的患者大部分伴有不规则钙化斑或点状钙化，大部分因炎症刺激有窦壁骨质增厚，但是窦口通常会扩大，窦口周围骨质膨隆或吸收。鼻窦 CT 诊断符合率达到 95% 以上。头颅 MRI 在 T_1 和 T_2 为低信号影，周围黏膜在 T_2 或强化为高信号影。

图集 2-8-3
鼻窦影像学检查

4. 病理　术后病理检查为诊断金标准，骨质及黏膜内无真菌菌丝为非侵袭性真菌性鼻窦炎。

5. 治疗　此类真菌性鼻窦炎，在鼻内镜下行相应的鼻窦口扩大，彻底清除鼻窦内真菌球或黏蛋白和真菌碎片、不可逆的病变组织（如鼻息肉等），建立鼻窦宽敞永久性引流，保留鼻窦正常的黏膜和骨壁。术后用生理盐水反复冲洗，目前已经成为较为常规的手术治疗方式，手术微创，术后效果好。复发率很低。

本病手术可以彻底根治，术后不需应用抗真菌药物，局部冲洗用生理盐水或加用两性霉素局部冲洗。

微视频 2-8-2
真菌性上颌窦炎手术

（二）变应性真菌性鼻－鼻窦炎

典型病例（附分析）2-8-4
真菌性蝶窦炎

变应性真菌性鼻－鼻窦炎是真菌作为抗原释放免疫球蛋白 E（IgE）介导的或者由免疫复合物引起的Ⅲ型变天反应在特应性个体引起的鼻窦黏膜炎症。当敏感个体暴露于真菌浓度高的环境，上呼吸道或下呼吸道敏感性增加。常发生在有免疫功能的成人和青年人，患者多有特应性体质，变应原皮试或血清学检查证实为Ⅰ型变态反应为主。鼻窦广泛的炎症和黏蛋白容易堵塞鼻窦开口。如果真菌持续存在，就会产生局部破坏性的免疫反应，然后炎症扩展到相邻鼻窦，引起鼻窦扩张和骨质受侵。在扩大的鼻窦内积存的嗜酸性黏蛋白引起炎性介质的升高，如主要碱性蛋白，嗜酸粒细胞过氧化物酶，嗜酸性粒细胞来源的神经毒素，肿瘤坏死因子和白细胞介素等。长期反复发作的全组鼻窦炎或鼻息肉史或合并哮喘病、经历一次或多次鼻窦炎和鼻息肉手术史考虑有本病存在。

1. 病史　本病发病隐袭，进展缓慢，可以数月甚至数年，多累及两侧多窦，也有一侧多窦。临床表现与慢性鼻窦炎伴或不伴鼻息肉相似。多发生在额窦、筛窦和上颌窦，病变在鼻窦内扩展性发展，致鼻窦扩张性增大和鼻窦骨壁压迫性吸收。临床表现为眶侧或颌面部缓慢进展的隆起，隆起无痛、固定、质硬和呈不规则形，隆起不断增大压迫眼眶则引起眼球突出、移位，进而眼球活动受限、复视、上睑下垂等。一般患者表现为缓慢发展，个别患者急性发展，表现为短时间的眶周软组织肿胀、疼痛，累及眶内和视神经可致视力减退或失明。

2. 鼻内镜检查　变应性真菌性鼻窦炎典型的鼻内镜改变是鼻腔黏膜肿胀，鼻窦内有非常黏稠的分泌物，胶冻样，不易吸出。术后的鼻窦内也容易有鼻窦黏膜肿胀，鼻窦内有黏稠胶冻样分泌物。

3. 鼻窦 CT 和或 MRI 检查　鼻窦 CT 显示病变中央高密度的变应性黏蛋白影（较均匀的毛玻璃状或极不规则的线状，有星状分布的钙化点），骨窗表现更明显。鼻窦 MRI 显示病变中央低信号、周边强信号。

图集 2-8-4
变应性真菌性鼻窦炎影像学表现

4. 病理　FRS 最终诊断是依据组织病理学检查。由于常规 HE 染色法检出率较低，现多采用 Gomori 染色（六胺银染色），其检出率在 95% 以上。过敏性黏蛋白成分中含有真菌成分，没有组织破坏。

5. 治疗　变应性真菌性鼻－鼻窦炎治疗最基本的是鼻内镜下充分开放病变鼻窦引流通道，彻底清除病变黏膜和黏蛋白成分。单纯手术不能很好地控制 AFRS，还需要术后的持续治疗，包括术后立刻应用短疗程的糖皮质激素、白三烯受体拮抗剂、大环内酯类抗炎药物和伊曲康唑联合应用，能明显减轻炎症反应、黏膜水肿及息肉形成，降低术后复发率，有效控制病情。目前多采用围手术期短期口服醋酸泼尼松片、甲泼尼龙片或鼻内激素喷雾。但长期口服泼尼松时应注意并发症。

有学者对变应性真菌性鼻－鼻窦炎行免疫治疗，可明显降低患者对糖皮质激素的需要量，减少复发。

☞ 微视频 2-8-3
真菌性蝶窦炎手术

第四节　儿童鼻窦炎

儿童鼻窦炎（sinusitis in children）顾名思义是发生在儿童的鼻窦炎，是儿童常见的疾病之一，有其自身的年龄发病特点，如有腺样体肥大的儿童常反复急性鼻炎发作，进而又易导致鼻窦炎的发生。儿童上颌窦及筛窦形成较早，而额窦及蝶窦 2~3 岁才开始发育。

【病因】

儿童鼻窦炎与其年龄、生活习惯及鼻窦处于发育过程有关，它的病因有以下特点：①儿童鼻窦开口相对较大，易经窦口感染鼻窦；②各鼻道相对狭窄，窦腔发育不全，黏膜娇嫩，血管淋巴管丰富，一旦感染黏膜易显著肿胀且分泌物较多，导致窦口及各鼻道极易堵塞而使鼻腔的通气和引流功能障碍；③儿童时期腺样体组织增生肥大，易堵塞后鼻孔，影响鼻腔的通气和引流功能。另外先天性后鼻孔闭锁及腭裂等疾病也可影响鼻腔功能；④儿童时期机体抵抗力弱、对外界适应能力差，易上呼吸道感染及急性传染病，继而出现鼻窦炎；⑤特应性体质和免疫性疾病，如变应性鼻炎、哮喘、纤维囊性病等。⑥儿童的不健康习性，如鼻腔塞入异物、在不清洁的水中游泳等。

常见的致病菌是肺炎链球菌、流感嗜血杆菌和卡他莫拉菌等。

【病理】

儿童鼻窦炎急性者与成年人一致，表现为鼻窦黏膜充血、肿胀及炎性细胞渗出。分泌物为黏液或浆液，若窦口堵塞分泌物潴留则可逐步变为脓液。慢性者表现为水肿型、滤泡型或肥厚型，儿童发生纤维型病变一般少见。

【临床表现】

1. 急性鼻窦炎　早期症状与急性鼻炎相似，但儿童的全身症状较成人明显重。除鼻塞、脓涕外，可有发热、脱水、食欲差、精神萎靡等表现，可同时伴有咽痛、咳嗽。有些儿童还可有急性中耳炎、鼻出血的表现。年龄大的儿童可能诉头痛或面部疼痛。

2. 慢性鼻窦炎　可表现为反复间歇性鼻塞、黏脓涕，有时可诉鼻腔出血来就诊。一般情况尚可，严重者也可有精神萎靡、胃食欲缺乏、体重下降或低热等。可伴有腺样体肥大、慢性中耳炎、感冒、贫血、关节痛胃肠功能差或肾脏疾病。长期鼻塞者可导致儿童颌面、胸部及智力等发育不良。

【检查及诊断】

1. 前鼻镜检查　鼻前庭可见黏脓痂，合并有鼻前庭炎者可见鼻翼及鼻小柱附着处脱皮或皲裂，为脓性鼻涕刺激皮肤所致。鼻腔内可见黏脓涕，清理脓涕后可见鼻腔黏膜呈急性或慢性充血、肿胀，有时可见中鼻道或嗅裂有脓性分泌物。

2. 鼻内镜或电子鼻咽镜检查　内镜检查较前鼻镜检查更清晰，可精确观察下鼻甲黏膜有无充血、肿胀、肥厚，中鼻甲有无肥大或息肉样变，中鼻道及嗅裂有无脓性分泌物或息肉等，可观察鼻咽部有无腺样体增生或肥大，总之它能准确地看清病变部位及其他解剖学上的异常，对诊断有重要的意义。

3. 辅助检查　鼻窦 X 线检查对于诊断有一定的参考价值，而 CT 检查能更精确判断窦腔的大小、形态，有无液平、黏膜增厚，中鼻道有无解剖变异，窦壁骨质有无破坏等。由于在相当一部分无症状儿童中也可以见到鼻窦黏膜水肿等类似鼻窦炎样影像所见，所以影像检查需要结合临床表现，不能单独作为确定本病的诊断依据。

【治疗】

1. 急性鼻窦炎　全身应用足量抗生素、抗变态反应药物等。鼻腔局部可应用生理盐水鼻腔冲洗、减充血剂、鼻用抗组胺喷剂、鼻用糖皮质激素等，以帮助恢复鼻腔的通气和引流功能。黏液促排剂既可增强鼻黏膜纤毛摆动，又可稀化黏涕，能促进黏脓涕的排出。也可使用一些治疗鼻–鼻窦炎的中成药治疗。如有并发症发生，可同时对症治疗。

2. 慢性鼻窦炎　儿童鼻窦炎首先应药物保守治疗，以口服抗生素治疗为主，病程至少 2~3 周。鼻用糖皮质激素和减充血剂可同时使用。鼻窦负压置换也是有效治疗手段。对于较大儿童的慢性上颌窦炎，可行上颌窦穿刺冲洗。如有腺样体肥大堵塞后鼻孔时，可考虑切除之，恢复后鼻孔通畅。如合并有鼻息肉时，可鼻内镜下行鼻息肉切除和鼻窦开放术。

3. 并发症的治疗　儿童发育未完善及抵抗力低下，并发症的风险高于成人，尤其是低龄儿童。如急性中耳炎、分泌性中耳炎、腺样体炎或增生、支气管肺炎等。

☞ 推荐阅读 2-8-3
儿童鼻–鼻窦炎诊断和治疗建议（2012 年）

（曹志伟　吴彦桥　王　铭　陈彦球　边志刚）

复习思考题

1. 急性鼻 – 鼻窦炎为什么不首选手术治疗?

2. 急性和慢性鼻 – 鼻窦炎的治疗方法有哪些差别?

3. 鼻 – 鼻窦炎首选的影像学检查是什么? 为什么?

4. 如何根据头痛特点初步判断急性鼻 – 鼻窦炎病变部位?

5. 慢性鼻 – 鼻窦炎如何与鼻窦恶性肿瘤鉴别?

6. 真菌性鼻 – 鼻窦炎的形成原因是什么?

7. 真菌性鼻 – 鼻窦炎分型是什么?

8. 什么类型的真菌性鼻 – 鼻窦炎最常见? 为什么? 诊断和治疗是什么?

9. 变应性真菌性鼻 – 鼻窦炎专家共识是什么?

10. 慢性侵袭性真菌性鼻 – 鼻窦炎的诊断及治疗措施是什么?

11. 儿童易患鼻窦炎的主要原因有哪些?

12. 儿童鼻窦炎与成人鼻窦炎在诊断、治疗上有何不同?

网上更多……

本章小结　　开放性讨论　　教学PPT　　自测题

第九章

鼻息肉

关键词

鼻息肉　　窦口鼻道复合体　　上颌窦后鼻孔息肉

　　鼻息肉（nasal polyps）是鼻腔和鼻窦黏膜的常见慢性增生性疾病，以极度水肿的鼻黏膜形成单发或多发息肉为临床特征。人群中该病发病率较高，在成年人中的发病率达 1%～4%。各年龄组均有发病，中年以上较多，儿童较低，男女比例（2～4）：1。由于发病率高且发病机制不明，所以鼻息肉的诊断与治疗成为目前鼻科领域的研究热点之一。

诊疗路径

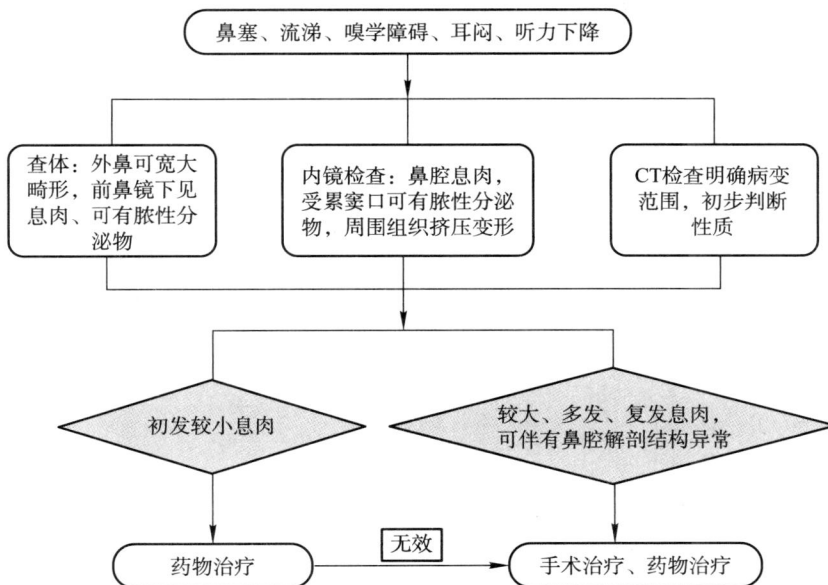

鼻塞、流涕、嗅学障碍、耳闷、听力下降

查体：外鼻可宽大畸形，前鼻镜下见息肉、可有脓性分泌物

内镜检查：鼻腔息肉，受累窦口可有脓性分泌物，周围组织挤压变形

CT检查明确病变范围，初步判断性质

初发较小息肉

较大、多发、复发息肉，可伴有鼻腔解剖结构异常

药物治疗

无效

手术治疗、药物治疗

典型病例（附分析）2-9-1
鼻息肉

【病因】

鼻息肉的病因和发病机制尚不明确，目前认为息肉的形成与发展是多因素共同作用的结果，这些因素包括感染、非感染性炎症、解剖异常、免疫因素等。目前的主要学说有：

1. 纤毛形态结构异常和功能障碍　鼻腔、鼻窦黏膜的纤毛结构或黏液出现质与量的异常时，会导致黏液纤毛运动功能障碍，并继发鼻窦和下呼吸道反复感染，息肉组织形成。多见于囊性纤维化（cyst fibrosis）、不动纤毛综合征（immotile cilia syndrome）和 Kartagener 综合征（支气管扩张、慢性鼻-鼻窦炎和内脏反位）等患者。

2. 中鼻道微环境学说　窦口鼻道复合体（ostiomeatal complex，OMC）区域的狭窄或局部黏膜的肿胀，可使黏膜互相接触，导致该部位纤毛活动障碍、黏膜血流减少，以致局部黏膜缺氧，黏液纤毛清除功能减弱，对鼻息肉形成可能有一定的促进作用。

3. 免疫反应　研究发现在 80% 欧美鼻息肉患者的息肉组织中嗜酸性粒细胞浸润明显，提示鼻息肉与嗜酸性粒细胞增多密切相关，而黏膜及黏膜下层聚集的嗜酸性粒细胞可释放多种细胞因子，调节多种免疫反应，导致鼻腔和鼻窦上皮损伤而促进息肉形成。另有新近的研究表明，嗜酸性细胞浸润程度与鼻息肉的复发也密切相关。因此，以嗜酸性细胞浸润为代表的免疫反应成为研究鼻息肉发生发展机制的一个重要方向。

4. 细胞因子的作用　鼻息肉黏膜上皮有明显的增生活性，并能合成和分泌多种上调局部炎性反应的细胞因子，导致上皮增生、血管生成、成纤维细胞增生和组织重塑，最终可以形成息肉。

5. 其他　遗传因素、一氧化氮学说等也被用来诠释鼻息肉的病因和发病机制，但仍有待进一步研究阐释。

【病理】

鼻息肉由高度水肿的鼻黏膜形成，表面为假复层纤毛柱状上皮，可伴有鳞状上皮化生；基底膜广泛增厚并扩展到黏膜下层，形成不规则的透明膜层；上皮下为水肿的疏松结缔组织，组织间隙明显扩大，可伴有腺体增生；组织中有较多浆细胞、嗜酸性粒细胞、淋巴细胞和肥大细胞浸润，继发感染时可见中性粒细胞。有资料表明东西方人种的浸润细胞构成有所不同。

图 2-9-1
鼻息肉大体标本

图 2-9-2
鼻息肉镜下病理表现

【临床表现】

1. 症状

（1）鼻塞：鼻息肉以双侧发病多见，患者常为双侧持续性鼻塞并渐进性加重，息肉体积过大可完全阻塞鼻腔通气。严重者说话可呈闭塞性鼻音，睡眠时打鼾；息肉蒂长者患者可感到鼻腔内有异物随呼吸移动；后鼻孔息肉除上述症状外，尚可因为影响软腭运动而出现吞咽不畅，咽异物感等症状。

图 2-9-3
腔多发鼻息肉

（2）鼻漏：鼻息肉患者鼻腔分泌物增多，多呈黏性或清涕，伴发感染可出现脓性鼻涕，甚至黄绿色脓涕，有时可伴血丝。

（3）嗅觉障碍：鼻息肉阻塞嗅裂通气时，患者常伴嗅觉减退或丧失，多为呼吸性嗅觉障碍。嗅区黏膜受累时，嗅神经末梢可被破坏导致感受性嗅觉障碍。

（4）耳部症状：当鼻息肉或分泌物阻塞咽鼓管咽口时，可引起耳闷、耳鸣和听力减退等中耳炎症状。阻塞解除后多可自愈。

（5）其他症状：鼻息肉阻塞并妨碍鼻窦通气引流，患者常继发鼻-鼻窦炎，出现头痛等症状。

2. 体征　前鼻镜或鼻内镜检查可见鼻腔内一个或多个表面光滑、灰白色或淡红色荔枝肉状半透明肿物，基底位置、宽窄不一，质软无痛，不易出血。复发性鼻息肉基底常较广，且多发，质较韧，周围结构破坏或瘢痕形成。息肉可向前突至前鼻孔，其前端因常受外界空气、尘埃等刺激呈淡红色或黄褐色，表面欠光滑，可有溃疡及痂皮，易误诊为肿瘤；息肉向后可突至后鼻孔和鼻咽，甚至脱垂至口咽部。鼻腔内可见到浆液、黏液性或脓性分泌物。病史长的巨大鼻息肉可致骨质受压变形，鼻背变宽，形似蛙腹，被称为"蛙鼻"。

图 2-9-4
蛙鼻

【并发症】

1. 鼻窦炎　鼻息肉阻塞窦口，出现鼻窦通气引流障碍时，常继发鼻-鼻窦炎。

2. 分泌性中耳炎　当息肉体积增大或并发鼻-鼻

窦炎时，因息肉压迫或炎症刺激可引起咽鼓管功能障碍，继发分泌性中耳炎。

3. 支气管哮喘　鼻息肉患者中哮喘的发病率高达20%～30%。早年曾认为与鼻肺反射有关，新近研究认为鼻息肉与支气管哮喘为同一气道的慢性黏膜炎症。此类患者若同时伴有阿司匹林耐受不良，则称为阿司匹林耐受不良三联征或称 Widal 三联征，目前认为与环氧化酶调节异常密切相关。

【诊断】

该病依靠病史、症状及体征并结合影像学检查较容易诊断。影像学检查首选鼻窦 CT，可见鼻腔、鼻窦内边缘光滑低密度影，常伴有鼻窦内炎性改变，可有局部骨质的压迫吸收（图 2-9-1）。确诊需病理检查。弥漫性、复发病例需注意是否是鼻息肉病等疾病。

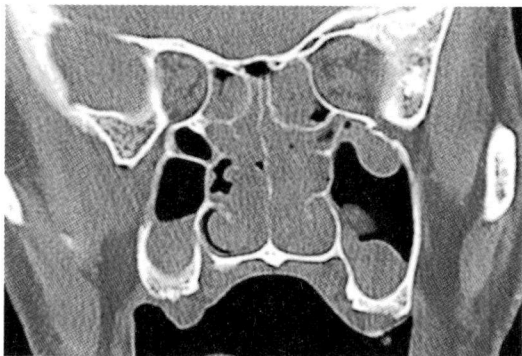

图 2-9-1　鼻息肉 CT
双侧鼻腔、多组鼻窦多发软组织影，部分骨质受压吸收

【鉴别诊断】

鼻息肉需与以下疾病相鉴别：

1. 鼻腔内翻性乳头状瘤　为代表的鼻腔良性肿瘤多为单侧发病，表面形态有时与多发息肉易混淆，色灰白或淡红，但表面粗糙不平，触之易出血。术后可复发，并有部分病例恶变。确诊需依据组织病理学检查结果。

2. 鼻咽血管纤维瘤　好发于青春期男性，有进行性鼻塞和反复鼻出血病史。肿瘤原发于鼻咽与后鼻孔交界处，基底多宽广，常为单侧，质较硬，表面可见血管纹，易出血，禁忌活检。

3. 鼻腔恶性肿瘤　病程相对较短，一般为单侧进行性鼻塞，反复少量鼻出血或有血性脓涕且有臭味，可有同侧上牙齿松动、疼痛或面部麻木、剧烈偏头痛；局部检查鼻腔内有不光滑新生物时，需考虑本病，病理活检可明确诊断。

4. 鼻内脑膜脑膨出　多发生于新生儿或幼儿。查体或内镜检查可见单一肿块，多位于鼻腔顶部、嗅裂或鼻中隔的后上部。表面光滑、触之柔软，有弹性。伴有脑脊液鼻漏者可出现单侧鼻腔清水样涕。颅骨 CT 或 MRI 可明确诊断。疑似该病者勿行活检。

【治疗】

治疗原则是药物治疗与手术切除相结合的综合治疗

1. 药物治疗　主要是激素治疗，适用于初发较小息肉和鼻息肉围手术期的治疗。

（1）局部糖皮质激素：初发较小息肉、围手术期或伴有明显变态反应因素者，可鼻腔内应用鼻喷糖皮质激素。

（2）口服糖皮质激素：伴有变态反应因素、阿司匹林耐受不良或哮喘的鼻息肉患者，可于围手术期或急性期口服激素。用药期间须注意保护胃黏膜，高血压、糖尿病等慢性病患者慎用。

（3）抗白三烯药物、大环内酯类抗生素可减轻局部炎症反应，但使用方法仍有争议，可酌情使用。

2. 手术治疗　手术是鼻息肉的主要治疗方法。尤其是多发和复发性鼻息肉者，一般均需鼻内镜手术治疗。手术是鼻息肉治疗的中心环节，但术后的定期内镜随访和综合治疗也是治疗成功的关键。随着内镜技术的日臻成熟，手术治愈率大大提高。但近期的研究结果表明，尽管手术可以做到内镜下完全切除，但远期复发率仍令人堪忧，这成为鼻科学发展过程中亟待解决的一个问题。

☞ 推荐阅读 2-9-1
欧洲鼻－鼻窦炎和鼻息肉意见书（2012 年）

☞ 微视频 2-9-1
鼻息肉内镜手术

附：上颌窦后鼻孔息肉

上颌窦后鼻孔息肉（antrochoanal polyps）于 1906 年被 Killian 发现，为起源于上颌窦内，并经上颌窦自然口或副孔突出并脱垂至后鼻孔和鼻咽部的一种息肉样病变，与一般鼻息肉有所不同。多发于青少年，儿童中更为常见，约占该年龄段鼻部息肉患者的 1/3，病因尚未明确。内镜检查证实息肉的根部可来源于上颌窦各壁，以上颌窦内侧壁最多见，多与窦壁囊肿相延续。息肉组织具有较多黏液腺泡，仅有少量浆细胞浸润。

【临床表现】

因多数为单发，故患者常诉单侧鼻塞，有时可感鼻内有异物随呼吸活动。脱垂至鼻咽部且较大的鼻息肉可致双侧鼻塞。巨大者可影响软腭运动，致发声变化，甚至脱至口咽影响吞咽。检查可见半透明、灰白色、光滑、蒂部位于中鼻道的息肉样新生物，表面可因受空气等刺激纤维组织增生，触之柔软并可移动。

🔍 图 2-9-5
上颌窦后鼻孔息肉

🔍 图 2-9-6
上颌窦后鼻孔息肉标本

【诊断及鉴别诊断】

根据症状、体征即可明确诊断。CT 检查可协助诊断（图2-9-2）。

应注意与下列疾病相鉴别。

1. 鼻咽部血管纤维瘤　青少年男性多见，常有反复鼻出血史；查体见新生物原发于鼻咽部，基底较广。瘤体表面可见显著血管纹，质地硬韧，瘤体血管丰富，易出血。增强 CT 可明显强化。

2. 鼻内脑膜脑膨出　婴幼儿多发，肿物质软，表面与鼻

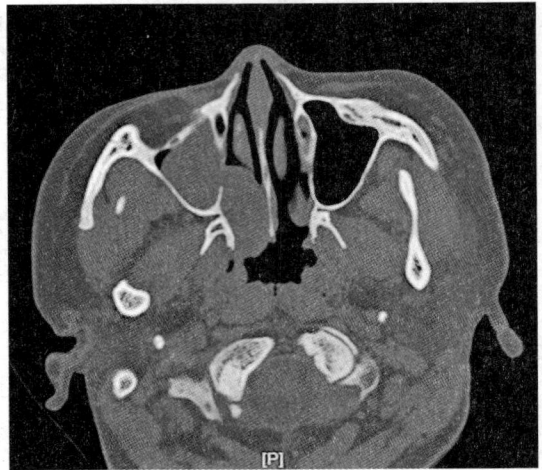

图 2-9-2　右上颌窦后鼻孔息肉 CT
右上颌窦低密度影经上颌窦口脱至右侧后鼻孔，密度均一，上颌窦口扩大

腔黏膜分界不清，常合并脑脊液鼻漏。鼻内镜检查提示其根蒂起源于颅底，多位于鼻腔前部，影像检查提示颅底缺损。

【治疗】

治疗原则为手术切除。经鼻内镜切除为常规手段，疑有基底残留超出内镜术野可联合柯陆氏入路切除。上颌窦后鼻孔息肉有复发倾向，术后需定期内镜随访。

（曹志伟　边志刚）

复习思考题

1. 简述鼻息肉和鼻腔鼻窦内翻性乳头状瘤的鉴别要点。

2. 单侧鼻腔进行性鼻塞可见于哪些疾病？

3. 鼻息肉的外观有哪些特点？

4. 简述鼻息肉引起分泌性中耳炎的机制。

5. 鼻息肉容易出血吗？为什么？

网上更多……

👤 本章小结　　👥 开放性讨论　　⬇ 教学PPT　　📝 自测题

第十章
鼻及鼻窦囊肿

关键词

鼻前庭囊肿　　鼻窦囊肿　　上颌窦牙源性囊肿

鼻及鼻窦囊肿除少部分与胚胎发育有关外，大多数与局部炎症导致的腺体腺管引流不畅有关。囊肿较小时一般无明显的临床症状，当囊肿增大到一定程度可出现占位压迫症状。鼻及鼻窦囊肿的来源各不相同，部分可能来源于牙根疾病，包括鼻前庭囊肿、鼻窦黏膜囊肿及上颌窦牙源性囊肿等。影像学检查有助于确诊，手术治疗是主要的治疗手段，但对于部分体积不大、无明显症状的囊肿可以进行临床观察。

诊疗路径

鼻周、鼻腔、鼻窦囊性肿物

鼻前庭底、梨状孔前外方囊性肿块

鼻部表现：间断溢液、鼻塞或嗅觉减退；眼部症状：眼球移位、溢泪、复视、头痛、眼痛；面部症状：内眦处隆起或面颊部隆起

面颊部隆起、畸形、鼻塞、乒乓球感

触诊：柔软、有弹性、有波动感、无痛性半球形囊性包块

CT和（或）X线检查

CT/X线检查：梨状孔底部低密度影

鼻窦CT检查

囊肿内含牙影

病牙根尖部圆形囊影

鼻前庭囊肿

鼻窦囊肿

上颌窦含牙囊肿

根尖囊肿

手术切除

观察或手术切除

手术治疗

第一节　鼻前庭囊肿

鼻前庭囊肿（cyst of nasal vestibule）是指发生于鼻前庭底部皮肤下、梨状孔的前外方及上颌骨牙槽突表面软组织内的囊性肿块。多见于 30~50 岁女性。

【病因】

1. 腺体潴留学说　由于鼻腔底的黏膜腺腺管因各种原因发生阻塞，以致腺体分泌物潴留而成囊肿，称为潴留囊肿。

2. 面裂学说　在胚胎发育期，上颌突、球状突和鼻外侧突互相联合处有残留或迷走的上皮组织发展而成。

【病理】

囊肿通常是圆形或椭圆形，常发生于一侧，随着囊肿压力增高可压迫使其下方骨质吸收，形成一浅盘状。囊壁由结缔组织构成，内含立方形的柱状上皮和大量杯状细胞。囊内含黄色或棕黄色黏液，多为透明或混浊如蜂窝状，不含胆固醇结晶，若合并感染则囊液为脓性。

【临床表现】

囊肿生长缓慢，早期无自觉症状。囊肿长大后鼻翼附着处、鼻前庭或梨状孔的前外方等处逐渐隆起。囊肿大者可有同侧鼻腔呼吸受阻，鼻内或上唇发胀。合并感染则囊肿迅速增大，伴有局部疼痛。

【诊断】

1. 局部检查　将拇指与食指分别放在口腔前庭及鼻前庭处，行口腔前庭及鼻前庭联合触诊。可触及柔软而有弹性、有波动感、可移动的无痛性半球形囊性包块。如有感染则可有压痛。穿刺可抽出液体，无胆固醇结晶。

2. 影像学检查　X 线片或 CT 检查可见梨状孔底部低密度影，无上列牙的病变。

图 2-10-1
鼻前庭囊肿 CT 表现

【鉴别诊断】

鼻前庭囊肿需要与鼻部牙源性囊肿相鉴别（表 2-10-1）。

【治疗】

若囊肿较大，引起面部畸形，鼻塞症状或有反复感染病史者，应取唇龈沟径路行手术切除。手术方法：囊肿隆起部唇龈沟或于沟上方作一横切口，朝梨状孔方向

分离软组织，暴露囊壁后仔细分离并完整切除。以彻底切除囊壁为原则。术后可行鼻腔填塞及鼻唇沟周围压迫术腔。对于向鼻内生长的囊肿可采用经鼻腔进路去除囊肿顶壁，吸净囊液后填入油纱条，使囊肿底壁逐渐与鼻底长平而治愈。

表 2-10-1　鼻前庭囊肿与鼻部牙源性囊肿的鉴别要点

鉴别点	鼻前庭囊肿	鼻部牙源性囊肿
好发部位	鼻前庭底部或鼻翼根部	上颌骨内或上颌窦内或上颌牙牙根部
一般检查	鼻前庭、鼻翼根部等处隆起，牙齿齐全	面颊部隆起，有缺牙或龋齿
囊肿穿刺	囊液呈黄色、棕黄色或琥珀色，含胆固醇	囊液呈姜黄色、酱色、黑或黄褐色，含有胆固醇结晶
影像学检查	多无骨质吸收，个别病例可出现鼻前庭囊肿下方骨质吸收	上颌窦底壁可被推移，骨质被吸收破坏，可囊内含牙

图 2-10-2
鼻前庭囊肿手术切口及术中所见

第二节　鼻窦囊肿

鼻窦囊肿（cyst of nasal sinus）指原发于鼻窦内的囊性肿物，分为鼻窦黏液囊肿（mucocele cyst of nasal sinus）及鼻窦黏膜囊肿（mucosa cyst of nasal sinus）。鼻窦黏液囊肿最为常见，以筛窦最多，额窦次之。此病多见于青年及中年人，单侧居多，囊肿增大时可累及周围结构。鼻窦黏膜囊肿多发生于上颌窦，常见于上颌窦底壁和内壁。

【病因】

1. 鼻窦黏液囊肿　多认为系多个因素综合所致：各种原因致鼻窦自然口阻塞，使窦腔内积液不能流出；鼻窦黏膜的炎性病变，包括变态反应所致的黏膜水肿产生大量渗出液，压迫鼻窦骨壁，导致骨质吸收，囊肿向周围扩散，产生畸形。目前认为骨壁的破坏还可能与淋巴细胞产生的破骨细胞激活因子、前列腺素 F 和前列腺素 E 等有关。

2. 鼻窦黏膜囊肿　病因一般包括黏膜内黏液腺阻塞，腺体内分泌物潴留并逐渐增多，在黏膜下形成囊肿，囊壁为黏液腺管上皮，囊液为浑浊黏液；以及黏膜

炎症或变态反应，毛细血管渗出的浆液潴留于黏膜下层结缔组织内，逐渐膨大形成囊肿。

【病理】

鼻窦黏膜多呈水肿和囊肿样改变，黏膜上皮化生，黏膜下炎性细胞浸润，囊内液体呈淡黄、黄绿或棕褐色黏液，多含有胆固醇结晶，如有感染则可有脓性分泌物。

【临床表现】

鼻窦囊肿增长缓慢，早期可无任何症状，若囊肿增大压迫甚至破坏鼻窦骨壁，视其扩展的方向不同则出现相应的临床症状。

1. 眼部症状　囊肿侵入眶内，可致眼球移位、溢泪、复视、头痛、眼痛等。压迫视神经及眶上裂，可引起第Ⅱ至Ⅵ对脑神经功能障碍，可致失明、眼肌麻痹、眼部感觉障碍和疼痛等症状，即眶尖综合征（orbital apex syndrome）。

2. 面部症状　额窦囊肿可致眶顶隆起，筛窦囊肿可因此内眦处隆起，上颌窦囊肿可引起面颊部隆起。有时可触及有乒乓球感，如骨壁完全被吸收而消失，触诊可有波动感。

3. 鼻部表现　囊肿自行破溃后囊液自鼻窦口流出，引起鼻部间断性溢液，如囊肿较大可出现鼻塞、嗅觉减退。行鼻内镜检查时额窦囊肿可致鼻顶下塌，筛窦囊肿可引起筛泡隆起或中鼻道向下膨隆；蝶窦囊肿可使嗅沟膨隆；上颌窦囊肿可引起鼻腔外侧壁内移，面部隆起，硬腭下塌。

【诊断】

根据病史、临床表现、影像学检查等，诊断较易。在局部膨隆处穿刺有棕色或灰色黏液可确诊。此外，CT对囊肿的诊断、定位有重要作用。

图 2-10-3 上颌窦囊肿 CT 表现

图 2-10-4 筛窦囊肿 CT 表现

图 2-10-5 蝶窦囊肿 CT 表现

【鉴别诊断】

本病应与眼眶肿瘤、脑膜脑膨出、泪囊囊肿，垂体肿瘤、脑膜瘤等鉴别。

【治疗】

对于无症状的小囊肿可观察，对于较大的囊肿或引起其他症状的囊肿可行手术治疗，治疗原则是开放引流，建立囊肿与鼻腔永久性通路，以防止复发。如发生在额窦或筛窦，以前多采用鼻外根治术，将囊肿全部切除，并切除额窦底部和筛窦内壁，以利永久性引流。随着内镜鼻窦外科应用于临床，现多首选鼻内镜鼻内进路进行。对较大囊肿破坏骨壁后，常与硬脑膜、大血管、眼眶等粘连，手术不能强求完全切除囊肿，否则会损伤邻近重要结构，出现严重并发症，可保留部分囊壁，建立永久通道。

图 2-10-6 上颌窦囊肿术中所见

第三节　上颌窦牙源性囊肿

上颌窦牙源性囊肿指由于上列牙发育障碍或病变形成并突入到上颌窦内的囊肿，包括含牙囊肿（dentigerous cyst）和牙源性角化囊肿，牙源性角化囊肿又分为根尖周囊肿（periapical cyst）和残余囊肿两种。

【病因】

1. 含牙囊肿的发生与牙齿发育的缺陷有关，常有未长出的恒齿或是额外齿，刺激造釉细胞而产生增殖性变化和分泌物，形成囊肿，囊肿内多含有牙齿。

2. 根尖周囊肿为牙根感染，牙髓坏死，根尖形成肉芽肿或脓肿，以后上皮细胞长入，形成囊肿内膜，病牙的根尖突入囊肿腔内。

【病理】

1. 含牙囊肿　停留在牙槽骨中的未萌出的牙可刺激成釉细胞，使之增殖和分泌而形成囊肿，牙釉质被包围在囊内。囊壁为纤维组织、上皮为扁平或矮立方上皮。囊液为棕黄色液体，含胆固醇结晶及脱落上皮。囊肿生长缓慢，增大的囊肿可压迫骨质而吸收变薄。

2. 根尖周囊肿　囊壁是鳞状上皮，有时是柱状上皮。囊液为黄色水样液或稀黏液，含胆固醇结晶。

【临床表现】

囊肿体积小时多无症状，当囊肿增大，向周围膨胀，造成面颊部隆起畸形，鼻腔堵塞，眼球向上移位及视力障碍等。根尖周囊肿较含牙囊肿为小，多发生于上颌切牙，尖牙和双尖牙根的唇面，如囊肿过大亦可使面颊膨隆，囊肿如出现感染则出现胀痛、发热等。

【诊断】

口腔检查常发现有牙齿缺如，亦可见由于囊肿的压迫所致的面部畸形，包括面颊部隆起，鼻腔外壁向内推移。囊肿前骨壁变薄，按之有乒乓球感，穿刺可抽出黄色黏液。X 线片或 CT 检查示窦腔扩大，囊肿阴影内含有牙影，含牙囊肿诊断即可确定。根尖周囊肿 X 线片示病牙根尖部圆形囊影，其周围骨质有吸收现象。

图 2-10-7
X 线检查显示上颌窦含牙囊肿

【鉴别诊断】

本病应与鼻及鼻窦肿瘤相鉴别，X 线片及 CT 检查可明确病变位置及性质。囊肿穿刺有助于诊断。

【治疗】

对于较小的囊肿，可采用唇龈沟进路切除；囊肿较大者，可采用上颌窦根治术，将囊肿完整切除。随着鼻内镜技术的发展，可采用经鼻内镜下鼻道或中鼻道开窗术，将囊肿及病牙切除，但应注意保护正常上颌窦黏膜。对于根尖周囊肿，清除囊壁后若病牙可保留，可行根尖切除及根管治疗以避免囊肿复发。

（尹万忠　于　红）

复习思考题

1. 简述鼻前庭囊肿与上颌窦囊肿的鉴别要点。

2. 鼻窦囊肿的手术方式有哪些？

3. 上颌窦牙源性囊肿可以有哪些临床表现？

网上更多……

本章小结　　教学PPT　　自测题

第十一章

鼻黏膜高反应性疾病

关键词

变应性鼻炎　　　过敏源　　　血管运动性鼻炎　　　免疫治疗

随着社会的发展，人类居住环境及生活方式发生了巨大改变，有鼻痒、打喷嚏、鼻塞及流清涕等症状的人越来越多，但其所患疾病可能不尽相同。有些可能与过敏有关，比如说变应性鼻炎，其发病率有增长的趋势，变应性鼻炎可对患者的生活质量造成不同程度的影响。另外一些与过敏无明显相关，如血管运动性鼻炎，它是非变应性鼻炎中最常见的一种类型，占 61% ~ 67%。其发生机制可能与交感神经和副交感神经系统不平衡有关：副交感神经活动过度，而交感神经活动减弱。

诊疗路径

```
                    ┌─────────────────────────┐
                    │  鼻痒、喷嚏、清涕、鼻塞  │
                    └─────────────────────────┘
                                 │
              ┌──────────────────┴──────────────────┐
              │                                      │
        ◇ 间歇性症状 ◇                          ◇ 持续性症状 ◇
              │                                      │
       ┌──────┴──────┐                      ┌───────┴───────┐
       │             │                      │               │
    ◇ 轻度 ◇     ◇ 中-重度 ◇            ◇ 轻度 ◇      ◇ 中重度 ◇
       │             │                      │               │
       │             └──────────┬───────────┘               │
       ▼                        ▼                            ▼
┌──────────────┐    ┌────────────────────┐    ┌────────────────────┐
│ 鼻内或口服抗 │    │ 鼻内或口服抗组胺药和│    │ 鼻内激素、抗组     │
│ 组胺药       │    │ （或）减充血剂或白三│    │ 胺药或白三烯受     │
│ 和（或）减充 │    │ 烯受体拮抗剂或鼻内激│    │ 体拮抗剂           │
│ 血剂或       │    │ 素                  │    │                    │
│ 白三烯受体拮 │    └────────────────────┘    └────────────────────┘
│ 抗剂         │              │                          │
└──────────────┘              ▼                          ▼
                      ┌────────────────┐        ┌────────────────┐
                      │   2~4周复查     │        │   2~4周复查     │
                      └────────────────┘        └────────────────┘
                              │                          │
                       ┌──────┴──────┐            ┌──────┴──────┐
                       │             │            │             │
                   ◇ 改善 ◇     ◇ 失败 ◇     ◇ 改善 ◇     ◇ 失败 ◇
                       │             │            │             │
                       ▼             ▼            ▼            ▼
                   ┌───────┐    ┌───────┐    ┌───────┐   ┌──────────┐
                   │ 继续治疗│    │ 升级   │    │ 降级   │   │ 回顾诊断；│
                   │ 1个月  │    │ 治疗   │    │ 治疗   │   │ 评价依从性│
                   └───────┘    └───────┘    └───────┘   │ 询问是否有│
                                                         │ 感染等因素│
                                                         └──────────┘
                                                              │
                              ┌───────────────────┬──────────┴──────┐
                              ▼                   ▼                 ▼
                      ┌────────────┐    ┌────────────┐    ┌──────────────┐
                      │ 加用或提高  │    │ 鼻漏加用异  │    │ 鼻塞加用减充血剂│
                      │ 鼻内激素剂量│    │ 丙托溴铵    │    │ 或短期口服激素 │
                      └────────────┘    └────────────┘    └──────────────┘
```

注：避免接触变应原，考虑特异性免疫治疗

第一节　变应性鼻炎

🖝 **典型病例（附分析）2-11-1**
变应性鼻炎

变应性鼻炎（allergic rhinitis，AR）是特异性个体接触致敏原后由 IgE 介导的介质（主要是组胺）释放，并有多种免疫活性细胞和细胞因子等参与的鼻黏膜非感染性炎症反应性疾病。以鼻痒、喷嚏、大量清水样涕及鼻塞为其主要的临床特点。

抗原（过敏源）分为两大类：吸入性抗原和食物性抗原，其中以吸入性抗原尤为重要。吸入性抗原中常见有螨（包括螨的皮屑及其代谢物）、屋尘、花粉、昆虫、羽毛、上皮脱屑、真菌、植物纤维和某些化学物质等。食物性抗原如奶、蛋、鱼、虾、花生、大豆、面粉及某些水果、蔬菜等。

传统分类是根据患者发病有无季节性分为常年性变应性鼻炎（perennial allergic rhinitis，PAR）和季节性变应性鼻炎（seasonal allergic rhinitis，SAR）两种，其中后者又称"花粉症"（pollinosis）。世界卫生组织"变应性鼻炎及其对哮喘的影响"（allergic rhinitis impact on asthma，ARIA）工作小组根据患者发病情况、病程和对患者生活质量的影响，将变应性鼻炎分为：轻度间歇性、中 - 重度间歇性、轻度持续性、中 - 重度持续性四种类型（图 2-11-1）。

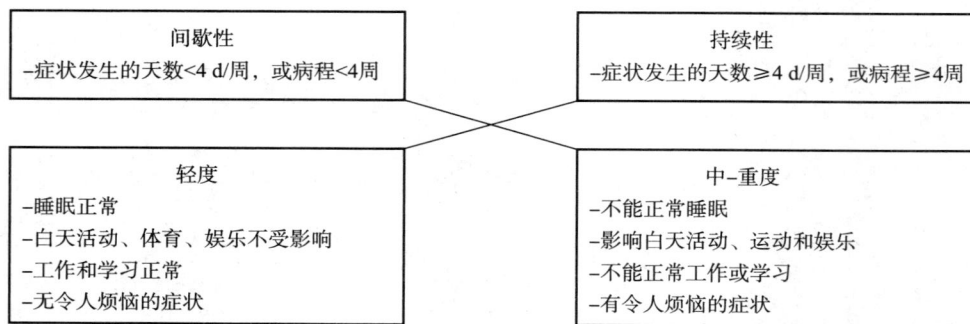

间歇性	持续性
-症状发生的天数<4 d/周，或病程<4周	-症状发生的天数≥4 d/周，或病程≥4周

轻度	中-重度
-睡眠正常 -白天活动、体育、娱乐不受影响 -工作和学习正常 -无令人烦恼的症状	-不能正常睡眠 -影响白天活动、运动和娱乐 -不能正常工作或学习 -有令人烦恼的症状

图 2-11-1　变应性鼻炎的分类

【发病机制及病理】

本病属 IgE 介导的 I 型变态反应，也与细胞因子、细胞间黏附分子（intercellular adhesion molecule，ICAM）及部分神经肽的相互作用密切相关。当特异性抗原进入机体后，鼻黏膜局部 CD4⁺T 淋巴细胞受细胞因子（IL-4）的刺激，分化成为 T$_H$2 细胞，释放多种细胞因子，进而激活血管内皮细胞表达 ICAM-1 等黏附分子，促进多种淋巴细胞（嗜酸性粒细胞、肥大细胞、嗜碱性粒细胞及 T 淋巴细胞）向鼻黏膜局部迁移、黏附及定位。变应原刺激机体产生的特异性 IgE 抗体结合在鼻黏膜局部的肥大细胞及嗜碱性粒细胞的细胞膜上，此时机体处于致敏状态。当该变应原再次进入机体时，变应原与 IgE 发生"桥连"，进而激发细胞膜发生一系列的生化反应，最终释放以组胺为主的多种介质，介质作用于鼻黏膜血管、腺体、神经末梢上的受体，引起相应的组织反应，表现为阻力血管收缩（鼻黏膜苍白），或容量血管扩张（鼻塞、黏膜呈浅蓝色），毛细血管的通透性增高（黏膜水肿），多形核细胞、单核细胞浸润，其中以嗜酸性粒细胞为主。同时副交感神经的兴奋性增高，腺体分泌功能旺盛（大量清水样涕），感觉神经的敏感性增强（连续性喷嚏）。

【临床表现】

以鼻痒、阵发性喷嚏、大量清水样涕和鼻塞为主要特征。

1. 鼻痒　鼻腔黏膜感觉神经受到刺激后引起的鼻内发痒，同时可伴有眼痒不适等。

2. 喷嚏　为反射性动作，阵发性喷嚏，可连续几个到数十个不等。

3. 清涕　鼻腺体分泌亢进，产生大量清水样涕。

4. 鼻塞　鼻塞程度不一，季节性鼻炎发作时鼻塞明显。

5. 嗅觉减退　鼻腔黏膜水肿可导致嗅觉有不同程度的减退。

【检查】

主要包括鼻专科检查、特异性抗原检查。

1. 一般检查　常年性者鼻黏膜可为苍白、充血或浅蓝色，季节性者在发作期鼻黏膜水肿明显。以上变化下鼻甲最为明显，总鼻道可见清水样涕。眼部体征主要为结膜充血、水肿。儿童患者可出现某些特殊体征：① "变应性敬礼"；② "变应性暗影"；③ "变应性皱褶"。

💿 图集 2-11-1
变应性鼻炎内镜检查

2. 特异性抗原检查　分体内法及体外法。

（1）体内法：包括皮肤试验及黏膜激发试验，其中皮肤点刺试验（skin prick test，SPT）最为常见。该试验一般以 1∶100 浓度的过敏源溶液 0.01 mL 于患者上臂外侧作皮内注射，以生理盐水作为对照，在 20 min 内皮肤点刺部位是否出现风团和红斑，风团直径≥3 mm 判定为 SPT 阳性。极个别高度敏感病例可在皮试时出现过敏性休克，故在做体内试验时应备有抢救措施。

（2）体外法：通过 UniCAP 系统等方法，直接检测血清中特异性 IgE 的浓度。当血清特异性 IgE≥0.35 kU/L，提示机体处于致敏状态。此法的抗原抗体反应在体外进行，机体不会出现过敏反应，且其灵敏度及特异性均高于传统方法。

【诊断】

根据发作期临床典型的症状、症状持续的时间，临床检查，结合实验室特异性抗原检查不难诊断。

【治疗】

包括对症治疗和对因治疗。前者主要是指药物治疗及手术治疗，后者主要是避免接触过敏源及免疫治疗。

1. 避免接触过敏源　对于已明确的过敏源，应尽量避免或减少接触，从而减少疾病的发作。如花粉过敏者在花粉传播期尽量减少外出或戴口罩外出。螨过敏者应搞好居住环境卫生，减少螨的滋生。

2. 药物治疗

（1）抗组胺药物：与组胺竞争细胞膜 H_1 受体，可迅速缓解鼻痒、喷嚏和鼻分泌亢进。第一代抗组胺药物如氯苯那敏，有一定的中枢抑制作用，表现为嗜睡及困倦。第二代全身抗组胺药物如咪哒丁醇、西替利嗪、氯雷他定等多种，对中枢抑制作用减弱，抗 H_1 受体作用增强，但也有一定的副作用。鼻用抗组胺药物以其局部作用明显，见效快，全身不良反应小，在临床使用的有左卡巴斯汀等。

（2）糖皮质激素：包括全身和局部两种用药。前者用药如口服泼尼松，后者应用于变应性鼻炎的治疗较广

泛，如丙酸氟替卡松、布地奈德、糠酸莫米松鼻喷雾剂等，其生物利用度低，可长期使用。

💿 图 2-11-1
鼻喷糖皮质激素作用机制

（3）膜保护剂：可稳定肥大细胞膜，减少化学介质的释放，临床常用的有色甘酸钠、酮替芬等。

（4）鼻腔冲洗：可用生理盐水或高渗盐水冲洗鼻腔，减少进入鼻腔的粉尘和过敏源的刺激，改善鼻腔通气。

（5）局部减充血剂：收缩血管缓解症状，但不能长期使用，如 1% 麻黄碱和盐酸羟甲唑啉等。

3. 免疫治疗（immunotherapy）　主要针对吸入性过敏源引起的变应性鼻炎。通过注射或舌下含服的方法，反复和逐步递增已确定变应原的剂量，以提高机体对变应原的耐受能力。分为剂量累加和剂量维持两个阶段，总疗程 3 年左右，推荐使用标准化变应原疫苗。

4. 手术及其他治疗　有多种手术应用于临床，如筛前神经切断术、翼管神经切断术等多种，近期疗效较为肯定，而远期效果尚有争议，目前较少使用。临床也有对鼻腔 "触发点" 黏膜进行微波、射频等热烧灼，以降低其敏感性。

☞ 推荐阅读 2-11-1
变应性鼻炎诊断和治疗指南（2015 年）

☞ 推荐阅读 2-11-2
变应性鼻炎诊疗指南的修订要点及意义

☞ 研究进展 2-11-1
变应性鼻炎的发病机制及诊治进展

☞ 研究进展 2-11-2
变应性鼻炎治疗新策略

第二节　血管运动性鼻炎

血管运动性鼻炎（vasomotor rhinitis，VMR）一般认为是神经内分泌对鼻黏膜血管、腺体功能调节失衡而引起的一种高反应性鼻病。其发病原因很多，精神紧张、焦虑、环境温度变化、内分泌功能紊乱等均可以引起副交感神经神经活动过度，递质释放过多，引起组胺非特

异性释放，血管扩张，腺体分泌增多，导致相应的临床症状。

【病因】

血管运动性鼻炎发病机制尚不十分清楚，目前主要有以下几种假说：

1. 鼻黏膜上皮损伤　各种刺激物、感染等因素对鼻黏膜上皮的损伤可引起上皮通透性增加，继而有可能导致对感觉神经末梢、血管和腺体的刺激增加，表现为鼻炎症状。干冷空气（cold dry air）被认为是血管运动性鼻炎的一个典型诱发因素。

2. 神经源性反应　血管运动性鼻炎是由交感神经和（或）副交感神经功能障碍引起的一种高反应性鼻病。鼻黏膜上皮受到多种理化因素刺激，其信号在向中枢传递的同时，还可以沿感觉神经末梢借助轴索反射逆向传递至附近的感觉神经，诱发多种炎性神经肽的释放，加重局部血管扩张、炎性渗出及腺体分泌。

3. 鼻黏膜局部炎性反应　传统观点认为，血管运动性鼻炎属于非IgE介导的高反应性鼻病。但最近的研究发现，一部分血管运动性鼻炎患者变应原鼻激发试验和鼻腔局部特异性IgE阳性，但没有全身变态反应的证据。因此，血管运动性鼻炎可能是一个由局部IgE介导的鼻黏膜炎性反应性疾病，但与全身变态反应的内在联系尚不清楚。

【临床表现】

血管运动性鼻炎多为30～60岁的成人发病，儿童少见，女性居多。其症状主要表现为：鼻塞、流涕、喷嚏等症状反复发作，交替存在，每天累计持续1 h以上；物理、化学（温度、湿度、气压、刺激性气味等环境因素）或精神心理因素可以诱导症状发作。临床上根据其主要症状可分为喷嚏型、鼻漏型和鼻塞型，但此分类也存在争议。

1. 鼻塞型　症状以鼻塞为主，多为间歇性。一些患者晨起时鼻塞严重，白天减轻或消失。也有的患者每晚加重，常伴有随体位变化的交替性鼻塞。如鼻黏膜发生息肉样变或鼻息肉，可有不同程度的持续性鼻塞。时有喷嚏，但程度较轻。喷嚏过后鼻可获短暂缓解。患者往往对气候和环境温度的变化异常敏感。

2. 鼻溢型　水样鼻涕增多为其主要症状，多伴有发作性喷嚏。发病常为连续数天，每天换洗数条手帕或耗用大量手纸。鼻内发痒，经过一定间歇期后在一些诱因作用下又可发病。本型以20～40岁女性多见，且精神状态多不稳定。

【检查】

鼻黏膜一般呈充血状态，也可表现为苍白；下鼻甲肿胀，可以伴有清水样或白色黏性分泌物。变应原检查包括皮肤点刺试验及血清特异性IgE均为阴性。血常规检查嗜酸粒细胞比例＜5%，鼻分泌物涂片嗜酸粒细胞计数比例＜5%。鼻分泌物涂片采用伊红亚甲蓝染色（瑞氏染色）。

【诊断】

血管运动性鼻炎的诊断依靠临床症状、体征和实验室检查，但无特异性诊断方法，多以排除法进行诊断。

【鉴别诊断】

需要和以下几种疾病相鉴别：

1. 变应性鼻炎　变应原皮肤试验阳性或血清IgE阳性，鼻分泌物中有嗜酸性粒细胞。季节性鼻炎呈季节性发作。

2. 感染性鼻炎　可分为急性鼻炎和慢性鼻炎。鼻分泌物常为黏液性或黏液脓性，分泌物中多为中性粒细胞。

3. 非变态反应性嗜酸细胞增多性鼻炎　鼻分泌物中有大量嗜酸性粒细胞，但无其他变态反应依据。

4. 阿司匹林不耐受三联征　有水杨酸制剂或其他解热镇痛药过敏史和哮喘史，鼻内有鼻息肉。鼻分泌物中可有大量嗜酸性粒细胞。

【治疗】

由于本病诱发因素多，发病机制错综复杂，治疗中应采取综合措施。

1. 避免或去除诱发因素　改善工作条件和环境，掌握生活节奏，稳定情绪，不要过度疲劳与紧张。对患者实施必要的心理治疗或暗示性语言，有时也会收到明显效果。

2. 药物治疗

（1）鼻用糖皮质激素：具有显著的局部抗炎、抗水肿作用，可有效改善鼻部症状，对缓解鼻塞效果较好。治疗血管运动性鼻炎的用药剂量可参考其治疗变应性鼻炎的剂量。应考虑每个患者的具体情况，进行个体化治疗，可按需给药。

（2）抗组胺药：具有一定的抗炎作用，鼻用或口服H_1抗组胺药物有助于缓解部分临床症状，对缓解喷嚏、流涕效果较好。可与鼻用糖皮质激素联合应用。

（3）鼻用抗胆碱能药：主要用于缓解严重的流涕症状，但对鼻塞无显著改善作用。

（4）减充血剂：鼻用减充血剂可减轻鼻塞症状，但长期使用会导致药物性鼻炎，建议连续用药不超过 7 d。禁用萘甲唑林（滴鼻净、鼻眼净）。口服减充血剂可引起全身不良反应，不推荐使用。

3. 外科治疗　如伴有鼻腔解剖结构异常，经规范化药物治疗，主要症状无明显缓解，可考虑外科干预。下鼻甲黏膜下部分切除或减容术对改善鼻腔通气和降低鼻黏膜反应性有一定效果。翼管神经切断术等以阻断神经传导为主的手术方式宜慎重选择。

4. 其他　可以选择中医中药、理疗等方法，临床疗效有待进一步观察。

☞ 推荐阅读 2-11-3
血管运动性鼻炎诊断和治疗建议

☞ 研究进展 2-11-3
血管运动性鼻炎的研究进展

☞ 研究进展 2-11-4
非变应性鼻炎的研究进展

（陈彦球）

复习思考题

1. 变应性鼻炎与血管运动性鼻炎的病因有何不同？
2. 特异性变应原检查方法有哪些？它们各有什么优缺点？
3. 试述变应性鼻炎免疫治疗的机制。
4. 血管运动性鼻炎的发生机制有哪些？
5. 血管运动性鼻炎如何进行药物治疗？

网上更多……

👤 本章小结　　📥 教学PPT　　📝 自测题

第十二章

鼻中隔疾病

关键词

鼻中隔偏曲　　鼻中隔矫正术　　穿孔　　血肿　　脓肿

　　鼻中隔（nasal septum）是鼻腔正中被覆黏膜的骨及软骨性支架，将固有鼻腔分为左右两个部分，对维持和调节鼻腔通气、嗅觉等生理功能都具有意义。常见的鼻中隔疾病是鼻中隔偏曲，鼻中隔穿孔可能破坏鼻甲周期，鼻中隔原发性感染性疾病和肿瘤比较少见。值得注意的是在正常人群中也常见不同类型、不同程度的鼻中隔偏曲，如果没有相应的症状则通常不应视为疾病，无须进行医学干预。

诊疗路径

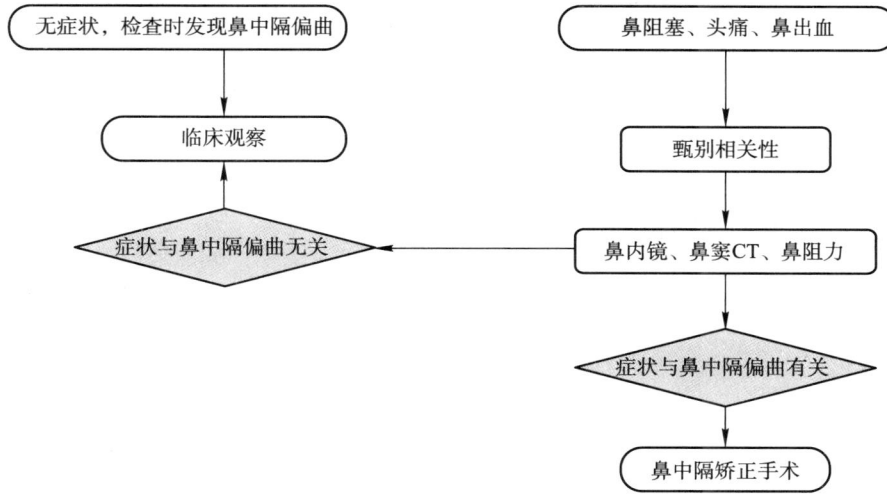

鼻中隔疾病是鼻科常见的一类疾病，其中最为常见的是鼻中隔偏曲。不同类型、不同程度的鼻中隔偏曲可能导致不同的临床症状，如鼻阻塞、鼻出血、头痛等。对于病理性鼻中隔偏曲，手术矫正是主要的治疗方法，而术后可能产生的并发症，如鼻中隔穿孔、鼻中隔血肿和继发于血肿感染形成的鼻中隔脓肿也需给予关注。

第一节　鼻中隔偏曲

☞ 典型病例（附分析）2-12-1
鼻中隔偏曲

鼻中隔偏曲（deviation of nasal septum）是指鼻中隔呈单向、双向偏曲或局部突起的一类鼻腔中线结构改变。形成鼻中隔偏曲的主要原因是鼻中隔骨、软骨发育不均衡或受到张力挤压所致，外伤、鼻腔占位压迫等其他原因也可导致鼻中隔偏曲。在人群中尤其是男性鼻中隔偏曲的发生率很高，但多数无明显不适，而当鼻中隔偏曲导致鼻腔功能障碍时可引发鼻塞、鼻出血和头痛等临床症状。

【病因】

1. 构成鼻中隔骨、软骨支架的各板块发育不均衡　尤以方形软骨与周围骨、软骨衔接处张力曲线形成不同程度、不同形状的偏曲最为多见。由幼儿期腺样体肥大导致的硬腭高拱为代表的颌面骨发育异常也可挤压鼻中隔造成偏曲。

2. 鼻外伤　外伤导致的鼻中隔结构损害或鼻腔占位等外力压迫形成的鼻中隔偏曲。

☞ 基础链接 2-12-1
鼻中隔解剖和生理功能

【临床表现】

1. 症状

（1）鼻塞：是最常见的症状。偏曲可致使单侧鼻腔狭窄导致鼻阻力增高形成不同程度的鼻阻塞，轻度的偏曲影响只在鼻腔炎症黏膜肿胀时才得以显现。而双侧鼻阻塞与鼻中隔双向偏曲或对侧鼻甲代偿性肥大有关。偏曲导致的鼻道受阻，通常是中鼻道引流障碍是引发鼻窦炎的解剖学基础。

（2）鼻出血：常见于嵴状偏曲凸出部位。由于该处黏膜菲薄，血管表浅，易受气流或干燥影响形成糜烂破溃引发出血。

（3）头痛：偏曲部位尤其是凸出的棘突或嵴突直接压迫刺激鼻腔外侧壁鼻甲可以引发反射性头痛。

2. 体征

（1）外鼻偏曲：在部分外伤和发育异常者可见歪鼻等外鼻亦有偏曲的表现。

（2）鼻中隔脱位：通过目视或触诊可发现鼻小柱内鼻中隔软骨前端脱离上颌骨鼻嵴脱入一侧鼻腔。

（3）鼻腔所见：各型鼻中隔偏曲，常见有C型、S型、棘突和嵴突（图2-12-1）。高位偏曲可影响中鼻道引流，成为鼻窦炎的解剖学病因；尖锐的棘突或嵴突刺激鼻腔外侧壁鼻甲等结构可引发头痛。

【诊断】

只有同时具备鼻中隔偏曲的体征和与其相关的症状方可做出病理性鼻中隔偏曲的诊断。值得注意的是，在相当部分人群中虽然可检出不同形态的鼻中隔偏曲，但由于鼻腔结构在发育过程中的代偿性调节，双侧鼻腔阻力达成了适应和平衡，因而没有明显的鼻阻塞等表现，只能诊断为生理性鼻中隔偏曲，不宜进行医学干预。对于复杂的病例可以通过鼻内镜检查或鼻CT等影像学检查帮助判断鼻中隔偏曲与鼻腔、鼻窦疾病的关系。也应该注意与软组织增生性鼻中隔结节相鉴别。

🔗 图 2-12-1
鼻中隔偏曲的影像学表现

【治疗】

对于生理性鼻中隔偏曲只需对鼻腔其他结构或功能

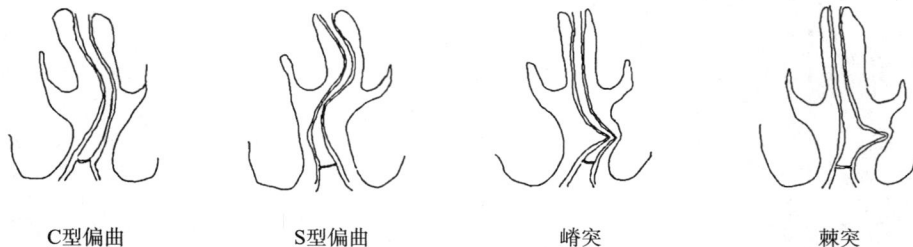

C型偏曲　　　S型偏曲　　　嵴突　　　棘突

图 2-12-1　各型鼻中隔偏曲

性疾病进行治疗，只有对于病理性鼻中隔偏曲方可采取手术治疗。手术方法主要有传统的鼻中隔黏膜下切除术和较为先进的鼻中隔黏膜下矫正术。近年来由于鼻内镜外科的进步，最大限度的保留鼻中隔骨软骨结构，只处理造成偏曲的张力作用线的"三线减张"技术的引入使鼻中隔手术更加符合恢复解剖结构，保存生理功能原则。

☞ 微视频 2-12-1
鼻中隔矫正术

☞ 推荐阅读 2-12-1
鼻中隔矫正术手术图解

第二节　鼻中隔血肿和脓肿

鼻中隔血肿（hematoma of nasal septal）为鼻中隔软骨膜下或骨膜下积血。鼻中隔脓肿（abscess of nasal septal）为鼻中隔骨、软骨膜下积脓。鼻中隔脓肿大多源于鼻中隔血肿继发感染所致，原发性鼻中隔脓肿较为少见。

【病因】

多源于鼻外伤或鼻中隔手术后，鼻中隔骨、软骨膜或鼻中隔骨折后发生血管破裂出血而鼻中隔骨、软骨膜完整性尚未破坏，血液聚集于由其张力所分离的鼻中隔膜性囊袋中而形成血肿。自发性血肿较为少见，可见于在出血性疾病的基础上略施外力所致。血肿形成后如未加处置可因化脓菌感染形成脓肿。

【临床表现】

1. 鼻中隔血肿　患者常有双侧渐进性、持续性鼻塞，颜面痛伴鼻梁部胀感。检查可见鼻中隔呈双侧半圆形隆起，黏膜色泽可正常，触之柔软，穿刺有空腔感，回吸有不凝血。

☞ 图 2-12-2
鼻中隔血肿

☞ 图 2-12-3
鼻中隔血肿 CT

2. 鼻中隔脓肿　除血肿症状外，可有畏寒、发热、全身不适等全身症状。鼻部疼痛或压痛比较明显。检查可见外鼻充血肿胀，鼻中隔两侧对称性膨隆，色暗红，触之柔软有波动感，穿刺抽吸有脓性分泌物。如未经及时有效治疗可因中隔软骨破坏吸收形成鼻尖回缩、塌鼻畸形。

【诊断】

根据鼻外伤或鼻中隔手术史、临床表现，特别是穿刺抽吸出不凝血或脓性分泌物即可诊断。如为脓肿应留取标本进行细菌培养和药敏试验以利于指导药物治疗。

【治疗】

1. 鼻中隔血肿　对于局限性血肿可穿刺抽出积血，双侧鼻腔施以填塞压迫即可。对于较大血肿或血肿已形成凝血块时，应在局部麻醉下行血肿前下部或鼻中隔手术样切口，充分暴露血肿腔，吸出血液或凝血块。如为外伤所致，有明显的鼻中隔骨折错位可同时进行整复或矫正手术。如为鼻中隔手术后发生的血肿，则应重新分开原切口，清除术腔内积血或血块，如有活动出血点应予以妥善止血。清除血肿后应用凡士林纱条或碘仿纱条进行可靠的双侧鼻腔填塞，48～72 h 后取出，密切观察。治疗同时应用抗生素预防感染。

2. 鼻中隔脓肿　一经确诊后应立即进行切开排脓，以防止中隔软骨坏死。可在局部麻醉下于脓肿一侧前下部切开，充分清除脓性分泌物和坏死组织，用生理盐水冲洗术腔，可留置引流。此后每日清洗换药，同时全身使用足量抗生素以控制感染。

第三节　鼻中隔穿孔 🖱

（李慧军　刘江涛）

复习思考题

1. 如何鉴别病理性鼻中隔偏曲？

2. 鼻中隔偏曲是否都需要手术矫正？

3. 鼻中隔手术的并发症有哪些？

网上更多……

👤 本章小结　　　⬇ 教学PPT　　　📝 自测题

第十三章
鼻源性并发症

关键词

鼻窦炎   纸样板   前颅底   蜂窝织炎   脓肿

　　鼻腔、鼻窦解剖毗邻眼眶和前颅底，较薄的区域仅以薄骨板相隔，且有神经、血管潜在相通。当免疫缺陷、身体抵抗力下降、手术或创伤破坏局部屏障，严重的、具有侵袭性的鼻腔鼻窦炎症有可能直接波及眶内或颅内；眶周、鼻颅底的肿瘤也可压迫、破坏眶纸板或前颅底侵及眶内或颅内。虽然此类并发症的发生率不高，但一旦发生会严重影响鼻、眼相关功能，甚至危及生命。

　　除此之外，鼻腔、鼻窦的急慢性感染也可直接延及邻近的咽、喉、中耳和气管、支气管，引发上、下呼吸道的感染性疾病。

鼻源性并发症通常是指由于鼻腔、鼻窦的病变，特别是筛窦和额窦炎症透过毗邻的眶壁或前颅底蔓延到眶内或颅内。及时有效的抗感染治疗是治疗的基础和主要手段，适时的手术开放引流是一定阶段的必要措施。

第一节　鼻源性眶内并发症

☞ 典型病例（附分析）2-13-1
鼻源性眶内并发症

鼻源性眶内并发症主要是鼻窦，特别是筛窦感染侵及眶内引发的不同程度的眶内感染，可导致不可逆性眼部功能障碍，甚至失明。主要发病原因是感染的致病菌毒力和耐药性强，而机体抵抗力弱或治疗不给力。鼻窦引流不通畅导致的鼻窦张力过大、鼻窦手术损伤或创伤突破鼻眶屏障是形成眶内感染的病理解剖基础。与眼科医生共同会诊、合作有助于更加专业的解决有关检查、诊断和治疗方面的问题。

【临床表现】

鼻源性眶内感染依发生、发展可临床划分为以下 5 个级别。

1. 眶前蜂窝织炎（preseptal cellulitis）　又称炎性水肿。是眼睑和眶隔前部的软组织感染，表现为眼睑的水肿或充血，眼裂开闭运动受限和轻压痛，但无眼球运动障碍或视力减退等症状。如眶前蜂窝织炎控制不力可以扩散到眶隔后引发眶内感染。

2. 眶内蜂窝织炎（orbital cellulitis）　常见于幼儿。表现为眼睑和结膜水肿、充血，眼球突出、运动障碍、运动疼痛，眼内压增高，可有明显的发热等全身症状。

3. 眶壁骨膜下脓肿（subperiosteal abscess）　常发生于与筛窦相邻的眶骨膜和眶内壁之间的潜在间隙，可向后侧扩散到球后。表现为眼球向外侧突出、内侧运动受限和疼痛。

4. 眶内脓肿（orbital abscess）　眶内蜂窝织炎进一步发展或眶壁骨膜下脓肿破溃可导致眶内化脓、脂肪液化，若炎症侵入眼球则发生全眼球炎。局部表现除眼睑和结膜水肿、眼球明显突出、运动障碍外，可有直接瞳孔反射消失、视力减退甚至消失等眼部神经功能损害。炎症侵及眼球后部也可出现眶尖综合征（orbital apex syndrome），表现为上睑下垂、眼球固定、复视、视力障碍、眶深部疼痛等症状。高热、头痛、周身不适等全身症状也会比较明显。

【诊断】

根据急、慢性鼻窦炎或鼻窦手术、创伤病史，结合眼部症状和体征，鼻窦和眼眶 CT、MRI 扫描等影像学检查不难作出诊断。应注意与急性结膜炎、泪囊炎等单纯外眼炎相鉴别，对于眶部击伤应注意判断是否有眶壁骨折伤及鼻窦。应注意上述眶内并发症可以同时出现或相互转化，应密切注意观察眼球运动、眼球位置、视力和对光发射等体征的变化，一般认为如果出现视力进行性下降和眼球固定标志着病情甚为严重。鼻窦和眼眶 CT、MRI 扫描可以显示造成眶内感染的鼻窦炎症范围、引流受阻的异常解剖结构、突破眼眶的部位，也可显示眶内眼球、肌肉、神经等结构的位置、脓肿或炎症组织的范围等情况，非常有助于对病情的判断，必要时可根据病情变化反复检查核实（图 2-13-1，图 2-13-2）。

🌐 图 2-13-1
鼻源性眶内感染眼部体征

【治疗】

1. 抗感染治疗　无论对于何种类型的鼻源性眶内感染，积极、有效的抗感染治疗都是治疗的重点和基础。为了挽救视力控制重症感染，特别是对小儿患者，应足量、规范的全身使用可靠的广谱抗生素。对于初期的眶内感染，积极治疗鼻窦炎，促进鼻窦通气引流，一般即可控制。如果病情严重，在没有细菌学检验报告提示敏感抗生素的情况下可以直接使用高等级的碳青霉烯类抗生素进行治疗，切忌从低到高逐级试用，以免贻误治疗时机，造成病情恶化甚至失明等严重后果。对于眶前蜂窝织炎和眶内蜂窝织炎通常经过积极有效的药物治疗辅以鼻腔处理即可控制。

2. 鼻腔、鼻窦局部治疗　适当应用鼻喷减充血剂或低压鼻腔生理盐水冲洗改善鼻腔通气引流状态。如感染源于上颌窦必要时可行上颌窦穿刺冲洗。在改善鼻腔通畅度的同时可使用鼻喷激素以期治疗黏膜水肿、充血等炎症反应。

3. 鼻窦开放引流和眶减压术　眶壁骨膜下脓肿一经形成应立即进行切开引流，其他眶内感染经积极抗感染治疗 2~3 d 后病情未能控制或加重，也应进行手术治疗。手术一般在鼻内镜下进行，术中尽量开放炎症鼻窦，解除眶壁压迫，对于眶内蜂窝织炎和眶内脓肿应进行与眼轴平行的眶骨膜切开引流和减压。如出血不多，术后可不填塞或尽早撤出填塞物以利鼻腔引流。部分严重的眶前蜂窝织炎发展为脓肿时也可进行眼外切口切开

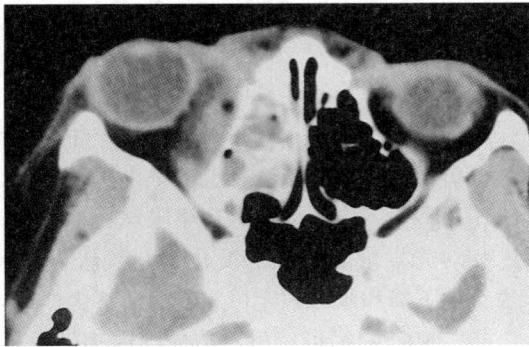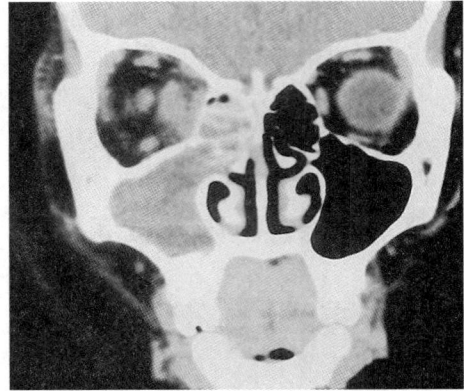

水平位　　　　　　　　　　　　　　冠状位

图 2-13-1　右侧鼻源性眶内感染的影像学检查

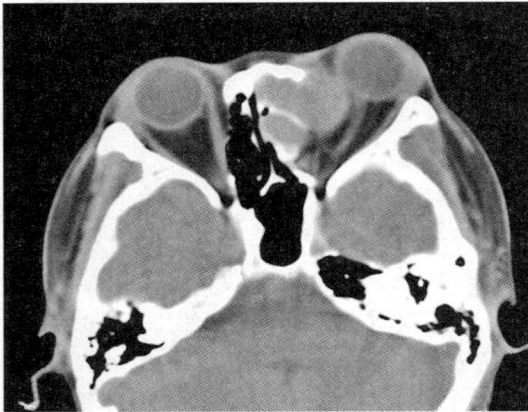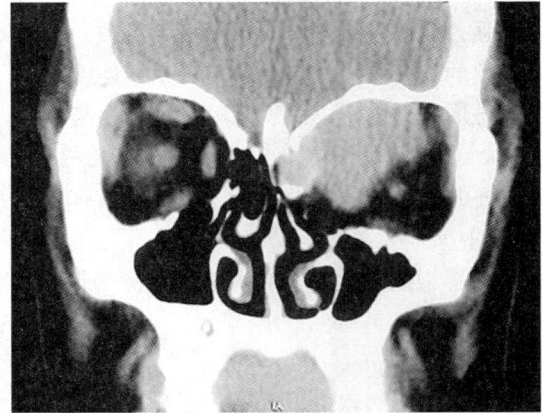

水平位　　　　　　　　　　　　　　冠状位

图 2-13-2　左侧鼻源性眶内感染的影像学检查

引流和减压。

4. 糖皮质激素治疗　对于重症感染，特别是视神经受到侵犯视力下降等情况，在足量抗生素控制感染的前提下，短程大剂量使用糖皮质激素有助于控制症状、减轻视神经水肿，促进视力恢复。

第二节　鼻源性颅内并发症

鼻源性颅内并发症主要是鼻源性颅内感染，主要发病原因是机体免疫力降低而致病菌侵袭力较强，鼻窦引流不畅，鼻面部及鼻窦外伤、手术损伤涉及颅底。其中以额窦和筛窦引起者居多，蝶窦次之，上颌窦所致者少见。

鼻颅底的紧密关系是发生鼻源性颅内并发症的解剖学基础。主要表现在鼻顶、筛板、额窦后壁、前颅底，可能存在先天性骨壁缺损；额窦静脉与硬脑膜和蛛网膜静脉相通，额骨板障静脉汇入上矢状窦，蝶骨板障静脉汇入海绵窦；嗅神经鞘膜经筛孔通过颅底与颅内结构相延续。

按鼻源性感染途径和部位不同，颅内并发症有脑膜炎、硬脑膜外脓肿、硬脑膜下脓肿、脑脓肿、海绵窦血栓性静脉炎等。注意其中可能有多种颅内并发症同时存在，亦可能同时合并眶内并发症。在诊断和治疗过程中与神经科、重症医学科等相关学科医生的密切合作是必不可少的。

【临床表现】

1. 脑膜炎（meningitis）　常见于急性鼻窦炎，可能有病期擤鼻或潜水等加压动作为诱因，外伤、手术损伤前颅底也可形成感染直接侵入颅内。主要症状为感染、颅压增高相关表现和脑膜刺激征，表现为头痛、发热、呕吐、颈项强直，可有 Kernig 征和 Brudzinski 征阳性，嗜睡、谵妄、惊厥和昏迷等不同程度的神经症状，后期出现呼吸节律异常。腰椎穿刺脑压增高，脑脊液检验符合化脓性脑膜炎改变。

2. 硬脑膜外脓肿（epidural abscess）　常继发于急性额窦炎和额骨骨髓炎。CT 或 MRI 扫描可见颅骨与硬脑膜之间积液征象。临床症状比较隐匿，可有额部头痛、发热和嗜睡。由额骨骨髓炎引起者，前额部可出现波特头皮肿胀（Pott puffy tumour）。

3. 硬脑膜下脓肿（subdural abscess）　为硬脑膜与蛛网膜下隙之间弥漫性或包裹性积脓，常同时合并脑膜炎等其他颅内感染。除有与脑膜炎相似的头痛、发热、颅内压增高等症状外，还可有神经精神症状或定位体征，CT 或 MRI 扫描可以帮助确定病灶。

4. 脑脓肿（intracerebral abscess）　多见由额窦炎引起额叶脓肿，筛窦、蝶窦炎症也可引起，个别蝶窦炎可以形成颞叶脓肿。初期脑炎脑膜炎期可有畏寒，发热、头痛、呕吐，意识障碍、抽搐和脑膜刺激征等，定位体征并不明显。随后的 2~3 周，由化脓期到包膜形成期上述症状可逐渐减轻甚至消失。脓肿形成后又逐渐出现以颅内压增高为主的系列症状，表现为头痛等前期症状再次复出且逐渐加重，还可出现特征性的相对缓脉、视盘水肿、血压升高以及神经定位体征。脓肿破裂或脑疝可直接导致死亡。适时的 CT 或 MRI 扫描可以跟踪脑脓肿的发生发展进程。

5. 海绵窦血栓性静脉炎（cavernous sinus throm-bophlebitis）　通常为鼻疖等面部化脓性感染的脓栓经面静脉回流入海绵窦所致，蝶窦炎和鼻源性眶内并发症等深部感染经眼静脉至海绵窦亦可引起本病。表现为高热、前额部剧烈头痛，鼻根部及眼睑、结膜充血水肿，眼球突出，视网膜静脉扩张充血，视神经乳头水肿。途径海绵窦的第Ⅲ、Ⅳ、Ⅵ脑神经支配的眼球运动和反射功能障碍，视力减退甚至失明。脓毒血症可将感染播散到颅内和全身多脏器而表现出相应症状，合并严重的颅内感染和败血症则可导致死亡。

【诊断】

根据鼻面部感染、鼻窦炎或鼻窦手术、创伤病史，结合局部和全身症状和体征，鼻部和头部 CT、MRI 扫描等影像学检查、腰椎穿刺等可以做出诊断。当怀疑鼻源性颅内并发症发生时应对全身、眼部、意识和神经精神症状和体征多加关注，特别是脑膜刺激征、颅内压增高症状和神经定位体征。除适时进行 CT、MRI 扫描检查外，腰椎穿刺脑脊液检查、颅内压测定对判断和掌握病情变化也很有价值，但注意勿在脑压过高时盲目放出脑脊液，以防脑疝发生（图 2-13-3，图 2-13-4）。

【治疗】

1. 抗感染治疗　积极控制鼻腔、鼻窦感染，尽可能根据细菌培养和药物敏感试验选择敏感抗生素进行治疗，同时兼顾药物可以透过血-脑屏障，必要时可以考虑分别针对鼻部和颅内感染的联合用药。注意药物正确使用方法，做到全程、足量，一般疗程不少于 14 d。

2. 鼻腔、鼻窦治疗　适当应用鼻喷减充血剂、鼻喷激素和鼻腔生理盐水冲洗，减轻鼻腔肿胀，改善鼻腔通气引流。在积极抗感染，一般状态允许的情况下尽早对引发颅内感染的病源鼻窦在鼻内镜下进行手术开放，对于额窦为原发病灶者也可行额窦外部切口配合神经外

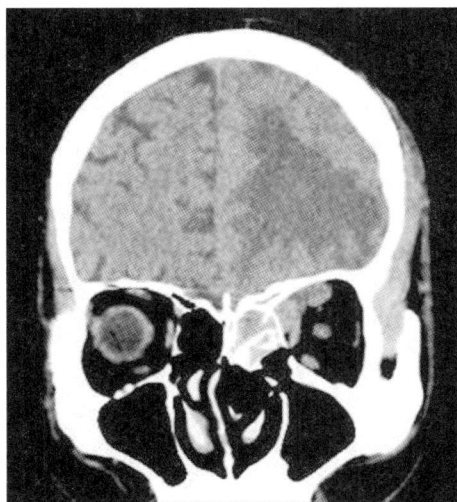 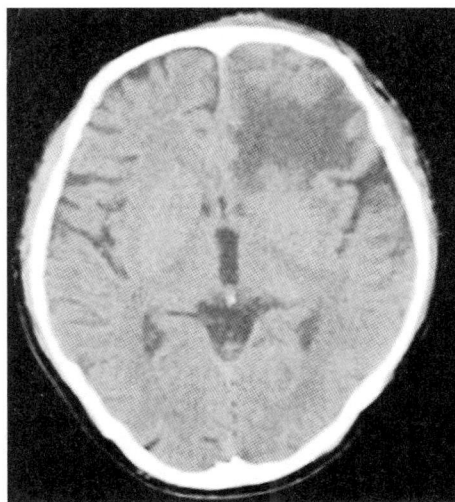

冠状位　　　　　　　　　　　　　　水平位

图 2-13-3　鼻源性颅内感染 CT 检查

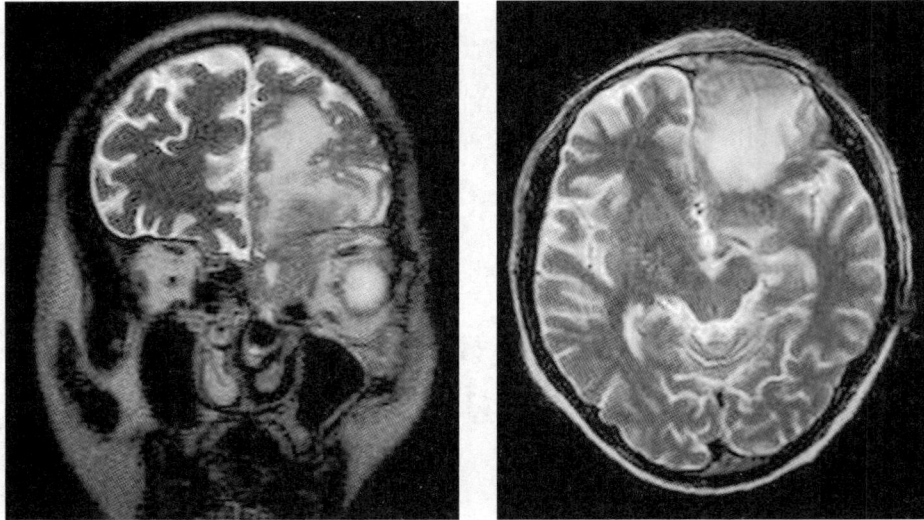

冠状位　　　　　　　　　　　　　水平位

图 2-13-4　鼻源性颅内感染 MRI 检查

科同时清理前颅底感染死骨等。

3. 颅内病灶的治疗　对于硬膜外脓肿和硬膜下脓肿，可通过神经外科开颅或钻孔引流手术进行处理。对于脑脓肿在积极的抗感染治疗和 CT 等影像学监测下，一旦进入包膜形成期后也应进行开颅脓肿清除术。在非手术时机，如果炎症性脑水肿等因素导致颅内压过高、脑室受压扩张，引发剧烈头痛、呕吐，面临脑疝风险时可先行脑室穿刺引流暂缓病情，一般不宜进行腰椎穿刺。

4. 支持和对症治疗　颅内压异常增高时，可用甘露醇快速滴注降低颅压，同时在保证水、电解质平衡的前提下控制液体摄入量。在积极抗感染的同时，如脑神经功能受到损害，可短程使用糖皮质激素控制症状，对海绵窦血栓性静脉炎可使用抗凝剂。

（李慧军　刘江涛）

复习思考题

1. 鼻源性感染并发症主要为哪几类？

2. 如何诊断鼻源性并发症？

3. 鼻源性并发症的治疗原则是什么？

网上更多……

👤本章小结　　　⬇教学PPT　　　📝自测题

第十四章

鼻出血

关键词

鼻出血　　　　　　出血点　　　　　朗－奥－韦综合征

遗传性出血性毛细血管扩张症　　　鼻腔填塞

动脉结扎　　　鼻内镜治疗

　　鼻出血（epistaxis）为耳鼻咽喉头颈外科常见急诊，出血可能由全身疾病引起，也可能只是源于鼻腔、鼻窦局部疾病，可分原发性和继发性，或儿童性、成人性和老年性，从小量的点滴出血，到大量的危及生命的出血。小量的鼻出血可以在门诊行局部填塞、鼻内镜下的出血点电凝或射频止血，大量的出血或合并鼻腔解剖异常等复杂病情者需要到手术室行鼻内镜下止血手术。

　　随着鼻内镜外科技术的进步，鼻出血的诊断和治疗也有了突飞猛进的发展，一般鼻出血的治疗也由传统的油纱条鼻腔填塞过渡到舒适可靠便于填塞的止血材料。对于难治性鼻出血或出血量较大的由颈外动脉结扎、筛前动脉结扎或数字减影血管造影血管栓塞的治疗，演变到目前的鼻内镜下蝶腭动脉电凝止血，到鼻内镜下准确找到责任出血血管和出血点，微波或者射频或电凝止血，达到了精准的止血效果。

诊疗路径

```
                        ┌─────────────┐
                        │   鼻出血    │
                        └──────┬──────┘
                 ┌─────────────┴─────────────┐
          ┌──────────────┐          ┌──────────────────┐
          │  前鼻镜检查  │          │ 全身状况评估和处理 │
          └──────┬───────┘          └──────────────────┘
         ┌───────┴───────┐
    ╱───────────╲    ╱────────────╲
   ╱  出血点明确  ╲  ╱  出血点不明确 ╲
   ╲             ╱  ╲              ╱
    ╲───────────╱    ╲────────────╱
         │                 │
  ┌──────────────┐  ┌──────────────┐
  │ 电凝止血或前  │  │  鼻内镜检查  │
  │   鼻孔填塞   │  └──────┬───────┘
  └──────────────┘  ┌──────┴───────┐
               ╱───────────╲   ╱────────────╲
              ╱  出血点明确  ╲ ╱  出血点不明确 ╲
              ╲             ╱ ╲              ╱
               ╲───────────╱   ╲────────────╱
                    │                │
             ┌──────────────┐ ┌──────────────────┐
             │   电凝止血   │ │ 前鼻孔或后鼻孔栓塞 │
             └──────────────┘ └────────┬─────────┘
                              ┌──────────────┐
                              │  血管凝固术  │
                              └────────┬─────┘
                              ┌──────────────────┐
                              │  血管造影和栓塞   │
                              └──────────────────┘
```

【病因】

1. 全身因素　凡是引起鼻腔内血管内压力增高、血管弹性减退和血管脆性增加、血小板及凝血因子数量减少和功能减退的原因都可以引起鼻出血。

（1）血管因素及血液系统疾病：引起血管压力增高的原发性高血压及继发性高血压；引起凝血障碍的血小板减少症、血友病；还有其他血液系统疾病再生障碍性贫血、真性红细胞增多症、白血病等。

（2）肝功能障碍及乙醇或其他药物中毒等。

（3）肾衰竭。

（4）营养不良、维生素类缺乏等。

（5）引起凝血功能障碍的药物：抑制血小板凝集的药物（阿司匹林、氯吡格雷等）、华法林、肝素、非激素类抗炎药物、可卡因等。

（6）其他：抗中性粒细胞胞质抗体相关血管炎、红斑狼疮等全身免疫性疾病也可以有频繁的鼻出血症状。

2. 局部因素

（1）炎症：急、慢性鼻炎，鼻窦炎，真菌性鼻窦炎，鼻硬结病，鼻结核等。

（2）外伤或解剖异常：手指挖鼻孔、鼻骨骨折、颌面部骨折、颅眶筛骨折、局部鼻喷激素长期应用、连续的经鼻正压通气、鼻腔异物、鼻中隔偏曲、鼻中隔穿孔等。

（3）肿瘤：

1）良性肿瘤：鼻中隔或下鼻甲的毛细血管瘤、上颌窦毛细血管瘤、鼻咽纤维血管瘤、乳头状瘤等。

2）恶性肿瘤：恶性黑色素瘤、嗅神经母细胞瘤、鼻腔癌、筛窦癌、恶性纤维组织细胞瘤、恶性血管外皮瘤、恶性淋巴瘤等

（4）遗传因素：遗传性毛细血管扩张症（HHT: hereditary hemorrhagic telangiectasis），按年龄分为儿童鼻出血、成人鼻出血、老年人鼻出血三类，引起出血的原因和疾病不同，各有特点。

（5）医源性损伤：鼻内镜鼻中隔矫正术后、鼻甲部分切除术后、鼻窦开放术后、鼻腔鼻窦肿瘤切除术后、鼻颅底、鼻眼相关疾病手术后。

☞ 基础链接 2-14-1
鼻部血供

【分类及治疗】

按年龄鼻出血分为儿童型、成人型和老年型，每个年龄段出血特点和病因各有不同。对于鼻出血的治疗传统上多以凡士林纱条鼻腔填塞为主，患者不适感明显且止血盲目不确切。对于难治性鼻出血或出血量较大的病例可行颈外动脉结扎、筛前动脉结扎或数字减影血管造影血管栓塞等治疗。近年来随着鼻内镜外科技术的进步新型止血材料的研发，对于一般鼻腔出血可以在鼻内镜下准确找到责任出血血管和出血点，进行精准止血，明显提高了治疗效率，降低了副损伤。当需要进行填塞止血时也可根据病情选择舒适可靠止血材料或进行镜下精准的微填塞从而实现微创治疗。

1. 儿童鼻出血　儿童鼻出血较常见，一般为小量出血，反复次数较成人多，主要病因有以下几个方面。

（1）鼻中隔利特区或 Kiesselbach's 静脉丛：儿童出血一般频繁、小量，常见于鼻中隔前端，冬天干燥时、感冒发热、上呼吸道感染及急慢性鼻窦炎时容易发生鼻腔黏膜破裂出血。患儿表现为反复鼻出血，量不大，主要向前流，一般情况下鼻和口腔内无明显血液。而且自己用纸或棉花很容易填住。

（2）异物或外伤或挖鼻孔：鼻腔异物在儿童时有发生，常见花生米、葵花籽、塑料球、卫生纸等，小孩自己塞进鼻孔后有的可以及时发现，有的没有及时发现，就会发展成为鼻腔异物及鼻腔结石。其中纽扣电池的危害最大，除引起鼻出血外，还可以引起鼻中隔穿孔。有时异物病史不清楚，患儿出现一侧鼻塞、鼻涕带血、鼻腔异味，甚至形成假性肿物即鼻腔结石。外伤也是儿童常见鼻出血原因，最常见的鼻骨骨折或鼻面部外伤等。还有儿童挖鼻孔也容易引起鼻出血发生。

（3）肿瘤：

1）毛细血管瘤：是儿童较常见的引起较严重出血的良性肿瘤，可以发生在鼻中隔或下鼻甲，出血量相对较多，鼻内镜检查可以确诊，儿童需要在全麻下行血管瘤射频或等离子切除。

2）鼻咽纤维血管瘤：是青春期另一种引起较大量出血的良性肿瘤，起源于鼻咽部，早期不明显，肿瘤增大后可以出现鼻出血及鼻塞，鼻出血为非常明显的鼻腔和/或口腔出血，为鲜红色血液，量大，不易自行止血，鼻内镜检查鼻咽部可见粉红色光滑肿物，质地较韧，不同于后鼻孔息肉。怀疑鼻咽纤维血管瘤不能行鼻咽部肿物活检，因为活检后肿物出血不止，非常不容易止血，可以引起失血性休克或窒息等生命危险。

🖼 图集 2-14-1
儿童鼻出血影像学表现

3）其他恶性肿瘤：另外还有横纹肌肉瘤和嗅神经母细胞瘤也可以见于儿童。其中儿童卡波西形血管内皮瘤可以引起剧烈出血。

（4）先天性异常：遗传性毛细血管扩张症可以从儿童时期开始出血，而且出血频繁，量较大，通常伴有其他部位毛细血管瘤或毛细血管扩张。

（5）内科疾病：再生障碍性贫血、白血病、肝炎、肾炎等内科疾病也可以引起鼻出血。尤其是再生障碍性贫血和白血病在儿童多见，应该排除。

治疗儿童鼻出血如果是单纯的干燥或上呼吸道感染所致，量小，不需处理，局部使用红霉素眼膏、保湿等即可；如果是反复的鼻中隔利特尔区鼻出血，量略大，一般采用硝酸银局部烧灼或双极电凝或射频止血即可；如果鼻出血时间长，量大，考虑其他原因引起的需要做相应检查，处理原发病；如果是肿瘤引起的需要进行鼻内镜下手术治疗或其他相应治疗。

2. 成人鼻出血　成人鼻出血比儿童多见，而且量多，大部分后鼻孔出血或难治性鼻出血或所谓隐匿性鼻出血绝大部分见于成人，引起成人鼻出血的原因较比儿童复杂得多，主要有以下因素。

☞ 微视频 2-14-1～2-14-18
不同位置鼻出血内镜下止血

（1）炎症：各种急、慢性鼻炎，急、慢性鼻窦炎，真菌性鼻-鼻窦炎均可以引起小量的鼻出血，擤鼻涕带血或几滴血，真菌性鼻窦炎通常表现为鼻腔干燥、鼻涕带血或血性鼻涕、面部不适、牙痛或眼眶周围疼痛。

（2）外伤：

1）鼻骨骨折或鼻窦骨折引起的颌内动脉分支出血：一般鼻骨骨折或鼻面部外伤同时伴有鼻出血，行鼻腔填塞或骨折复位即可达到止血目的，但是如果颌面部外伤合并上颌窦后外侧壁骨折，损伤到颌内动脉分支，患者可以出现较大量的鼻出血，有的是外伤当时出血，有的则表现为外伤后几天出现的咳嗽或用力后出现较大量的鼻出血，鼻腔填塞无效。治疗主要是鼻内镜下结合尖牙窝进路行颌内动脉分支电凝术。

2）颈内动脉假性动脉瘤：是引起最严重鼻出血的一个特殊疾病，患者鼻出血发生在颅脑外伤后一段时间，从几天到几个月不等，可以有患侧的眼睛失明，短暂性尿崩症状，鼻出血发生在颅脑外伤后不同时间，出血凶猛，鼻腔填塞无效，鼻腔内找不到出血部位，出血到患者血压变低接近休克时，出血停止，当患者血压回

升后可以再次出血，如此可以反复几次。颈内动脉假性动脉瘤的治疗可以通过数字减影，行颈内动脉假性动脉瘤处颈内动脉的带膜支架血管介入治疗。

（3）肿瘤：

1）良性肿瘤：有鼻咽纤维血管瘤、血管瘤、毛细血管瘤等。

✐ 图集 2-14-2
成人鼻出血影像表现

2）恶性肿瘤：

① 鼻咽癌：最常见，尤其是广东、香港、湖南等地多见，最主要的症状是涕中带血丝，尤其是回吸涕中带血丝为特点。鼻内镜检查鼻咽部尤其是咽隐窝是重点，如果咽隐窝变平或有菜花样肿物需要行鼻咽部肿物活检确诊。治疗主要是放射治疗，目前也有主张行鼻内镜手术切除后观察的。

② 鼻腔鼻窦癌：鼻腔鼻窦最常见的恶性肿瘤有上颌窦癌、筛窦癌等，也会出现鼻涕带血丝等，较少出现较大量的出血。其他还有恶性黑色素瘤、乳头状瘤癌变、血管外皮瘤等均可以引起鼻出血。

（4）先天性异常：遗传性毛细血管扩张症，很多患者成人后开始出血，有时合并内脏异常或消化道的出血。

（5）内科疾病：在成人最主要要排除肝炎、肾炎、血液病、糖尿病等。

（6）医源性损伤：鼻内镜下鼻腔鼻窦手术后出血，小量出血可以行局麻鼻腔填塞或局麻鼻内镜下填塞或电凝或射频止血，较大量的出血，患者门诊局部无法配合的，需要行全麻鼻内镜下止血治疗。

3. 老年人鼻出血　老年人是指70岁以上的老年患者，出血原因以高血压引起的鼻出血或长期口服抗凝药物引起的鼻出血多见，老年人血管脆性增加，弹性减退，一旦出血，出血量较大，以后鼻孔出血多见，需要更加仔细的询问病史，处理鼻出血时应注意老年人血压和心脏功能等密切观察和处理。

另外老年人还可以有鼻中隔、鼻甲毛细血管瘤，上颌的毛细血管瘤、鼻窦恶血管外皮瘤、鼻咽癌放疗后晚期、恶性黑色素瘤等的鼻出血，需要根据具体情况检查和处理。

4. 鼻出血的全身治疗　儿童和成人全身可适当使用止血药物治疗，已行鼻腔堵塞者可使用广谱抗生素预防感染，如果进食少者，可营养支持治疗。严重出血者应注意观察血压变化，有无休克倾向；间断反复出血

者，注意是否处于贫血状态。老年患者注意纠正高血压及心、脑等重要脏器的功能状况，最好不要使用全身止血药物，防止脑血栓形成，可针对不同的病因采用相应的治疗。

☞推荐阅读 2-14-1
鼻出血问诊的主要内容

☞推荐阅读 2-14-2
鼻出血治疗指南

（吴彦桥　王　鸣　陈彦球）

复习思考题

1. 鼻出血的局部病因包括什么？

2. 鼻出血的全身病因包括什么？

3. 鼻出血常用的止血方法有哪些？

4. 鼻出血的来源血管的大体判断方法是什么？

网上更多……

本章小结　　开放性讨论　　教学PPT　　自测题

第十五章
鼻腔及鼻窦异物

关键词

鼻腔异物　　鼻窦异物

　　鼻异物分为鼻腔异物和鼻窦异物，一般是指外源性异物。临床上比较常见的是鼻腔异物，多由小儿自行将异物塞入鼻腔所致；而鼻窦异物多由外伤所致。鼻腔异物试取时应注意防止异物向后滑落至鼻咽部，甚至误吸入呼吸道。而鼻窦异物取出术应在影像学定位后进行，必要时可在影像导航下进行。

诊疗路径

```
                    ┌─────────────────────┐
                    │  怀疑鼻腔、鼻窦异物   │
                    └─────────────────────┘
                               │
                               ▼
                    ┌─────────────────────┐
                    │      前鼻镜检查       │
                    └─────────────────────┘
                               │
              ┌────────────────┴────────────────┐
              ▼                                  ▼
         ╱─────────╲                        ╱─────────╲        ┌───────┐
        ╱  发现异物  ╲                      ╱  未发现异物 ╲ ────▶│ 观察  │
        ╲           ╱                      ╲           ╱       └───────┘
         ╲─────────╱                        ╲─────────╱
              │                                  │
              ▼                                  ▼
       ┌───────────┐                 ┌─────────────────────┐
       │  取出异物  │                 │   鼻内镜或影像学检查   │
       └───────────┘                 └─────────────────────┘
                                                │
                               ┌────────────────┴────────────────┐
                               ▼                                  ▼
                          ╱─────────╲                        ╱─────────╲
                         ╱ 未发现异物 ╲                      ╱  发现异物  ╲
                         ╲           ╱                      ╲           ╱
                          ╲─────────╱                        ╲─────────╱
                               │                                  │
                               ▼                                  ▼
                          ┌───────┐                   ┌──────────────┐
                          │ 观察  │                   │  必要时手术取出 │
                          └───────┘                   └──────────────┘
```

典型病例（附分析）2-15-1

鼻腔异物

鼻异物是指鼻腔鼻窦中存在外来的物质。异物可分为内源性和外源性两大类。前者如鼻石、凝血块、痂皮和死骨等。外源性异物则分为三大类：非生物类异物如纽扣电池、玻璃珠、纸卷、石块、泥土、弹片或弹丸等；植物类异物如花生、瓜子、豆类、果核等；动物类异物如昆虫、蛔虫、蛆、毛滴虫、水蛭等。临床以非生物类异物及植物类异物多见。

【病因】

1. 儿童玩耍时自己或他人将豆类、果核、玻璃珠、纽扣、纸卷、塑料玩具等塞入鼻孔内又难以自行取除，造成鼻腔异物。

2. 热带地区水蛭和昆虫较多，可爬入野浴或露宿者的鼻内。

3. 工矿爆破、器物失控飞出、枪弹误伤等使石块、木块、金属片、弹丸经面部进入鼻腔、鼻窦、眼眶及翼腭窝等处。

4. 鼻石、凝血块、痂皮和死骨滞留鼻腔，或鼻部手术后纱条、棉片或器械断端遗留在鼻腔内。

【病理】

异物滞留引起鼻腔或鼻窦黏膜继发性感染，导致鼻炎、鼻窦炎、甚至骨髓炎等。异物滞留鼻腔或鼻窦日久，炎性渗出物逐渐蒸发、浓缩，并分解多种无机盐类并逐步沉积于异物表面构成异物的外壳，此异物核心为"结石"，故称为鼻石。鼻石外壳成分为钙、镁、磷、氯化钠等盐类，因成分不同而颜色各异。

【临床表现】

鼻异物的临床表现各不相同，视异物性质、大小、形状、所在部位、刺激性强弱和滞留时间长短而定。儿童鼻腔异物多有单侧鼻塞、流黏脓涕、涕中带血及鼻腔异味等症状。石块、木块和铁锈类异物常带有泥土，有引起破伤风的可能。工伤、误伤或战伤者，其临床表现随异物大小、性质、滞留时间和所在位置症状有所不同，轻重不一。动物性异物多有虫爬感。医源性异物可引起滞留侧鼻塞，臭脓涕和头痛等症状。

【检查】

首先应该是前鼻镜检查，尤其是儿童，一般可能自行塞入鼻孔不深，通过前鼻镜检查就可能发现。如怀疑鼻腔有异物，而前鼻镜检查又不能窥及时，可行鼻内镜检查，用电子鼻咽镜检查鼻腔鼻咽部的情况，寻找异物。如为锐器异物，损伤经面部至鼻窦、鼻腔，甚至贯通颅底时，需行 X 线或 CT 检查，可明确异物周围组织损伤的情况。

图 2-15-1

鼻腔异物内镜检查

【诊断】

根据病史、临床表现、辅助检查不难诊断。儿童单侧鼻塞，伴脓涕或血涕且有臭味时，应首先考虑鼻腔异物。检查时需要吸干净鼻腔分泌物才易发现异物。

【治疗】

要根据异物大小、形状、部位及性质的不同，采取相应的方法取出异物。

对于儿童鼻腔异物可采用前端为环形或钩状器械，从前鼻孔进入绕至异物后方再回钩出来。一般不建议使用镊子，除非为纸屑等易夹取的异物，圆形光滑异物夹取时易滑落到鼻咽部，有被误吸入喉气管的风险。

若为动物性异物应先用 1% 丁卡因进行鼻腔黏膜麻醉，然后再用异物钳取出。

对于外伤经鼻外进入鼻腔、鼻窦者，首先要明确定位，然后再确定相应的手术进路和方法，必要时需要多学科合作。如异物贯通到颅底，甚至颅内时，必须与神经外科会诊确定手术进路，不可贸然拔出异物。对于一些金属类异物，如钢珠、子弹等，可能还需要在 X 线透视下或鼻内镜下寻找取出，而一些无症状的金属小异物若不在危险部位，不必急于取出，但需定期观察。

（陈彦球）

复习思考题

1. 儿童与成人鼻腔鼻窦异物有何特点？

2. 患者外伤时有一铁器自鼻翼左侧刺入鼻腔，是否可迅速拔出避免感染？请说明理由。

网上更多……

　　本章小结　　　　教学PPT　　　　自测题

第十六章
鼻腔及鼻窦肿瘤

关键词

血管瘤　　　　　　　内翻性乳头状瘤　　　骨瘤　　　　骨化纤维瘤

骨纤维异常增生症　　基底细胞癌　　　　　鳞状细胞癌

上颌窦癌

　　鼻腔及鼻窦肿瘤分为良性及恶性肿瘤，常见的良性肿瘤主要有血管瘤、乳头状瘤和骨瘤。在治疗时要考虑其在发展过程中对邻近重要器官功能产生影响和局部破坏。鼻腔及鼻窦恶性肿瘤也不罕见，占全身肿瘤的 2%～4%，耳鼻咽喉恶性肿瘤中鼻腔及鼻窦恶性肿瘤可占 25% 以上。鼻腔及鼻窦恶性肿瘤中，病理以上皮癌多见，上皮癌中又以鳞状细胞癌多见。

　　鼻腔及鼻窦肿瘤位置隐蔽，早期症状少，因而不易早期明确诊断。如何早期诊断鼻腔鼻窦肿瘤是亟待解决的问题。对于出现一侧涕中带血、单侧鼻塞进行性加重等单侧鼻腔症状的患者，要排除鼻腔鼻窦肿瘤的可能，要及时行前后鼻镜、鼻内镜、CT、MRI 等检查，以免漏诊。鼻腔及鼻窦恶性肿瘤常需综合治疗。

診療路径

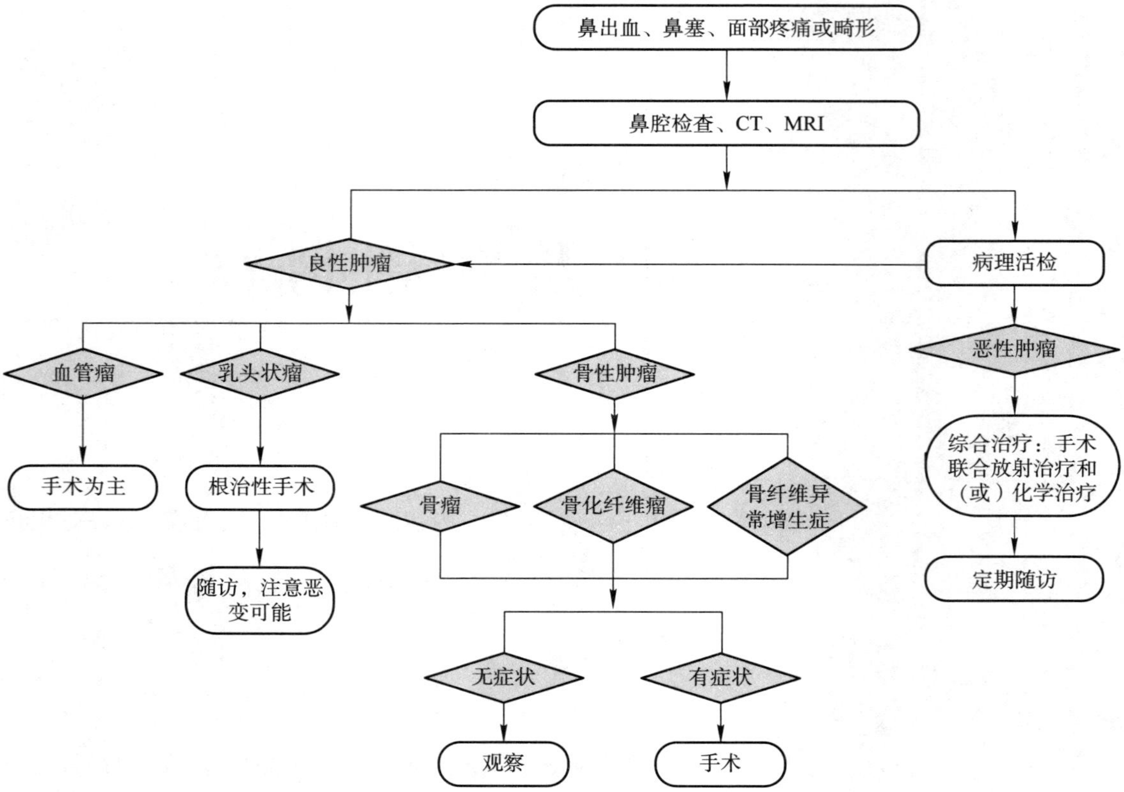

鼻出血、鼻塞、面部疼痛或畸形

↓

鼻腔检查、CT、MRI

良性肿瘤 ← 病理活检

病理活检 → 恶性肿瘤

良性肿瘤:
- 血管瘤 → 手术为主
- 乳头状瘤 → 根治性手术 → 随访,注意恶变可能
- 骨性肿瘤 → 骨瘤、骨化纤维瘤、骨纤维异常增生症
  - 无症状 → 观察
  - 有症状 → 手术

恶性肿瘤 → 综合治疗:手术联合放射治疗和(或)化学治疗 → 定期随访

第一节　鼻腔及鼻窦良性肿瘤

发生于鼻腔及鼻窦的良性肿瘤大约有 40 种，虽属于良性肿瘤，由于其局部的扩张性生长特性，可以侵入邻近器官，致使在临床上有时难以判断原发部位。部分肿瘤虽属良性，但在其扩展过程中对邻近眼眶、颅底及大脑等重要器官，造成类似恶性肿瘤的局部破坏。如手术切除不彻底，有的反复复发，有的则可恶性变。在组织病理学上鼻腔良性肿瘤分为上皮来源、间叶细胞来源、神经源性、血管性肿瘤和骨纤维性病变，这类肿瘤的临床表现大多相似，通常病理检查才能确诊。临床上常见的主要有血管瘤、乳头状瘤和骨瘤。

一、血管瘤

血管瘤（angioma，hemangioma）是先天性良性肿瘤或血管畸形，为脉管组织良性肿瘤。多发于身体血管分布较丰富处，鼻腔及鼻窦为其常发部位之一。本病可发生于任何年龄，但多见于青壮年。鼻部血管瘤一般分为毛细血管瘤（capillary hemangioma）和海绵状血管瘤（cavernous hemangioma），以前者为多见，多发于鼻中隔，后者好发于下鼻甲和上颌窦。

【病因】

病因至今未明，有人认为属于真性肿瘤，但较多人认为由于很少发生恶变、无转移等特点，从而认为是血管发育过程中血管发育障碍或畸形所致的错构瘤，但与真性血管瘤区分困难。其病因可能与慢性炎症、外伤、内分泌有关。亦有人认为血管瘤为先天性良性肿瘤，与胚性残余有关，认为鼻中隔血管瘤系自胚性成血管细胞所产生。

【病理】

1. 毛细血管瘤　最为多见，常见于 30~50 岁人群，男性多于女性，多发生于鼻中隔前部、下鼻甲前端、外鼻皮肤等处，体积小，常为有蒂的息肉样，表面光滑或形成溃疡，易出血。镜下见由多数成熟的薄壁毛细血管组成，紧密排列成丛状或分叶状，管壁内由单层内皮细胞覆盖，管外有多少不等的结缔组织基质，小管腔或无管腔，管腔内可见红细胞。

2. 海绵状血管瘤　多发生于鼻腔侧壁、下鼻甲前部、鼻骨，有时可累及鼻窦，尤其是上颌窦、筛窦。瘤体大小不一，基底一般较广，色红，质软，常无包膜，可直接侵犯周围骨质。镜下见组织内充满均匀的相互沟通的血窦，窦壁间质甚薄，基本属于一种勃起组织。

【临床表现】

1. 鼻部症状　主要症状常表现为反复鼻出血，亦可为血性鼻涕。肿瘤较大引起鼻塞。

2. 压迫症状　肿瘤较大可压迫窦壁，破坏骨质侵及邻近器官，引起面部畸形，眼球移位、复视，头痛等症状。

3. 全身症状　长期反复的小量出血可引起贫血。严重大出血可致失血性休克。

4. 鼻内镜检查　可见在鼻中隔前下部，鼻腔底及鼻甲处发现具一小蒂或广基新生物，常呈暗红色，表面光滑或呈桑葚状，探针触之易引起严重出血。发生在鼻窦时，有时可见中鼻道丰满或有息肉变性样物，中鼻道有血性分泌物等。若误以鼻息肉摘除，可引起严重出血。CT 扫描时，有时可见上颌窦扩大。上颌窦穿刺时，下鼻道骨壁可能变薄或缺损，抽出针芯，自针管内有回血。活检宜慎重，以免引起严重出血。

【诊断】

根据临床表现、体征、影像学检查、病理检查可确诊。发生于鼻窦者，诊断较为困难，注意与坏死性出血性上颌窦炎、出血性息肉、上颌窦恶性肿瘤相鉴别，CT 扫描示窦腔扩大，密度增高，有一定提示意义，有时须行上颌窦探查方能确诊。

【治疗】

治疗以手术切除为主。鼻腔血管瘤切除应包括瘤体及连同根部的黏膜，同时对创面作电凝固，以期止血和防止复发。对于鼻窦内或肿瘤较大者，依据瘤体位置、大小，可经鼻内镜手术、上颌窦根治术切口或鼻侧切开术切口，将瘤体完整切除。为减少术中出血，可于术前给予小剂量放疗或硬化剂注射，使其变硬、缩小，易于切除。血管瘤瘤体大、估计术中出血多者，可在术前经动脉插管行选择性上颌动脉栓塞术。

二、乳头状瘤

🔖 典型病例（附分析）2-16-1
鼻腔鼻窦内翻性乳头状瘤

乳头状瘤（papilloma）是比较多见的鼻腔鼻窦良性肿瘤，发病率仅次于鼻部血管瘤。肿瘤发生于鼻前庭者，其来源为鼻前庭皮肤的鳞状上皮，质较硬，呈桑葚状，多单发，其病理及性质与发源于其他处皮肤的乳头状瘤相似；肿瘤发生于鼻腔及鼻窦者，为一种黏膜上皮源性肿瘤，以鼻窦及鼻腔同时受侵犯为常见，其次为鼻腔外侧壁单发，鼻窦单发者居第三；发生于鼻窦者，以上颌窦为常见，筛窦次之，额窦极少见。

【病因】

发病原因及机制至今不清。认为与炎症长期慢性刺激有关；近年有研究发现本病发生与人类乳头状瘤病毒（human papilloma virus，HPV）感染有密切关系。而且感染 HPV 6、11、16 和复发率高者有恶变可能等。

【病理】

病理分类较多，可分为硬型和软型两类，硬型瘤体较小、质硬、色灰、局限而单发，呈桑葚状，多见于鼻前庭、鼻中隔前部或硬腭处。外观及组织结构与一般皮疣相似，上皮向体表增生，主要由鳞状上皮组成。软型瘤体较大、质软、色红，多呈弥散性生长，有细蒂或广基，起于鼻腔或鼻窦的 Schneiderian 膜（外胚层呼吸上皮），上皮类型有鳞状上皮、呼吸上皮和移行上皮。多发生在鼻腔及鼻窦黏膜，具有破坏力，可侵入颅内。

按照发生的部位、被覆上皮的性质和生长发展的形式，鼻腔和鼻窦乳头状瘤可分为三型。

1. 鳞状细胞乳头状瘤（squamous cell papilloma）是最常见的一种良性肿瘤。发生于鼻前庭的鳞状上皮或由鼻腔和鼻窦柱状上皮化生而来。鼻前庭或鼻中隔黏膜与皮肤交接处有一种角化型乳头状瘤（keratoticpapilloma），亦称鼻前庭疣（vestibularwart）。

2. 外生性"移行细胞性"乳头状瘤（exophytic transitional cell papilloma）　好发于鼻中隔，少数也可发生于鼻腔外侧壁或鼻窦。肿瘤发生于呼吸型的假复层纤毛柱状上皮，又称为柱状细胞乳头状瘤。

3. 内翻性"移行细胞性"乳头状瘤（inverted transitional cell papilloma）　此型较多见；发生于鼻腔或鼻窦侧壁。其病理特点为：表层上皮过度增生，向基质内呈乳头状同时存在。上皮向内翻转，形成实体性细胞巢或细胞团块。但基底膜完整，瘤细胞的异型性并不严重。外生性和内生性"变移上皮"乳头状瘤除生长方向不同外，被覆的上皮基本上相同。内翻性乳头状瘤切除后易复发，多次手术易恶变，多发性生长并易产生组织破坏。

【临床表现】

本病极少发生于少年时期，多见于 40 岁以上，50～70 岁高发；男性多于女性，3∶1。一般为单侧鼻腔发病，双侧发病罕见。出现持续性鼻塞，进行性加重；流黏脓涕时带血；偶有头痛和嗅觉异常；随肿瘤扩大和累及部位不同而出现相应症状和体征。常同时伴有鼻窦炎和鼻息肉，可能与肿瘤压迫静脉和淋巴回流有关。较易出血。检查见肿瘤大小、硬度不一，外观呈息肉样，红或灰红色，表面不平呈颗粒状、乳头状、桑葚样或分叶状。质地较硬，触之易出血。肿瘤多原发于鼻腔侧壁，大者可充满鼻腔，并侵入邻近部位，上颌窦和筛窦最易受侵犯。影像学检查对诊断和病变范围判断至关重要。CT 与 MRI 检查二者可以互补，CT 扫描显示鼻腔或和鼻窦为低密度阴影、不同程度的骨质吸收变薄或破坏，内翻性乳头状瘤起始部骨质可以增生。增强 CT 和 MRI 为中度增强，MRI T_1 显示脑回征是内翻性乳头状瘤特征性表现。

【诊断】

根据临床表现，体征、影像学检查、病理检查，确诊依靠病理检查，活检时应从肿瘤不同部位多切取几块组织送检，以免漏诊误诊。MRI 检查对内翻性乳头状瘤诊断、病变颅底侵犯及鼻窦分泌物潴留判断帮助较大。CT 扫描有助于确定病变部位，了解病变范围及骨质破坏情况，以利手术方式的选择。本病应与鼻息肉、乳头状腺瘤、乳头状纤维瘤、下鼻甲乳头样肥大等相鉴别。单侧鼻息肉患者，伴有血涕，术中易出血，手术中做快速病理切片检查有助于诊断。鼻息肉手术切除后，应将所有息肉样组织送病理检查，以防误诊。

【治疗】

此瘤对放疗不敏感，主要以手术治疗为主，手术务求彻底，切除不彻底是术后复发的根本因素。特别是内翻性乳头状瘤具有多发性生长、易复发和恶性变的特点，应作根治性切除术。目前多采取鼻内镜下切除。本术式的优点：创伤小，面部不留瘢痕。肿瘤侵及眶内和眶上、上颌骨、颅内、鼻骨或面部软组织，多采用鼻侧切开或上颌骨切除术、颅面联合手术。该术式能充分暴露术野，以便肿瘤的彻底切除。本病术后易复发、恶变及与癌症并存，因此术后应将全部病理组织送病检，以防漏诊，并应定期随访。有下列情况时，应考虑恶变可能：①全部切除后，迅速复发；②较快侵犯邻近组织；③反复鼻出血；④头面部疼痛示有骨及神经受累。恶变患者的处理同鼻部恶性肿瘤。

三、骨瘤

骨瘤（osteoma）是鼻窦的常见良性肿瘤，多见于青年，男性较多。发生于额窦者最为常见，其次为筛窦，上颌窦及蝶窦内较少发生。

【病因】

病因不明。近年来认为骨瘤由骨膜的胚性残余所发生，所以骨瘤易发于不同胚胎来源组织的交接处，如筛骨（软骨成骨）和额骨（骨膜成骨）的交界处。但蝶骨（软骨成骨）和上颌骨（骨膜成骨）交界处却极少发生，对此尚无满意解释。亦有学者认为是外伤、炎症引起鼻窦壁的骨膜增生造成。

【病理】

1. 密质型（硬型或象牙型）　质硬、较小、多有蒂，生长缓慢，多发生于额窦。

2. 松质型（软型或海绵型）　质松软，由骨化的纤维组织形成，广基、体积较大，有时中心可液化成囊腔，表面为较硬的骨囊，常见于筛窦。

3. 混合型　外硬内松，常见于额窦。

【临床表现】

骨瘤生长缓慢，小者多无症状。常于鼻窦或头颅X线片检查时偶然发现。大的额窦骨瘤阻塞额鼻管，可引起额部疼痛。亦可伴有额窦黏液囊肿，致额窦前壁渐发生隆起。如向其底部突出，常将眼球向前、向外下推移，引起突眼和复视等症状。筛窦骨瘤向眼眶发展者，眼球向外下移位。鼻内镜检查额窦骨瘤和较小的筛窦骨瘤，鼻内镜下无阳性所见。在超出筛窦范围向鼻腔扩张时，表现中鼻道饱满，触之硬，表面仍是正常黏膜，中鼻甲前下推移。来自筛窦的中鼻甲骨瘤，表现为中鼻甲增大、坚硬、失去原有的活动度和弹性。CT检查对于该疾病诊断有极高的价值，密质型骨瘤通常较小，呈致密增白影，内部不显示骨结构，圆形、卵圆形、乳头状或扁平状，边缘光滑。松质型骨瘤一般较大，呈不均匀的高密度影，类圆形或扁平状突起，边缘齐整，并与原发部位的骨皮质相延续（图 2-16-1 ~ 图 2-16-3）。

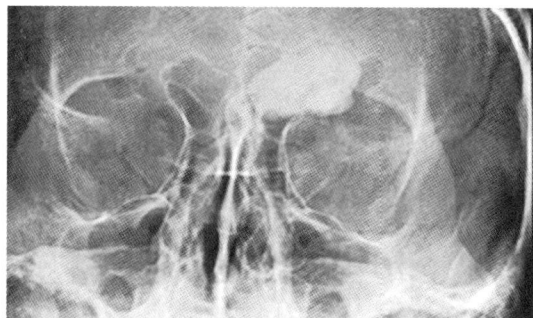

图 2-16-1　Caldwell 位鼻窦 X 线片
左侧额窦高密度阴影，压迫破坏眶顶进入眶内

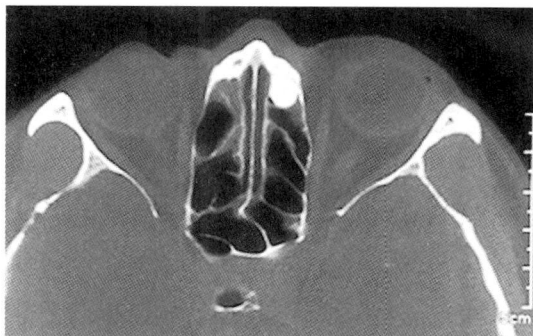

图 2-16-2　左侧筛窦轴位 CT
左侧筛窦高密度阴影

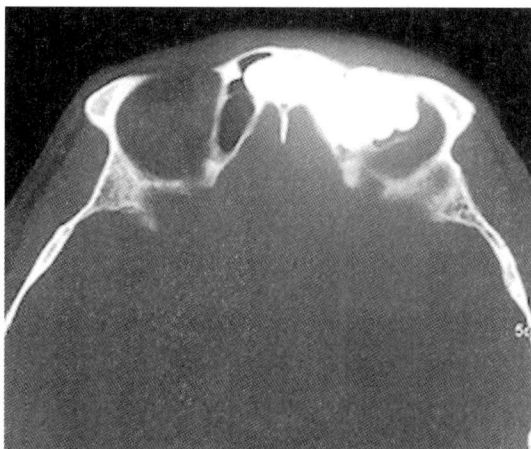

轴位　　　　　　　　　冠状位

图 2-16-3　左侧额窦 CT
左侧额窦巨大骨瘤，并压迫吸收眶顶进入眶内

【诊断】

根据临床表现、体征、影像学检查结果可诊断。CT 或 X 线鼻窦摄片可见圆形高密度阴影。注意与外生性骨疣（exostosis）相鉴别。后者由骨质过度增生而成，可引起面颊部隆起变形。

【治疗】

骨瘤较小尚未引起相应症状时可以密切观察，如肿瘤较大影响鼻腔鼻窦通气引流或症状明显时，应行手术切除。筛窦骨瘤可经鼻内镜手术切除，基底位于额窦后壁邻近额隐窝，骨瘤主体位于额窦底或额隐窝，可行 Draf Ⅱ 型或者改良经鼻内镜 Lothrop 手术。骨瘤主体位于额窦，且基底较广者采取鼻外入路手术。基底位于颅底、特别是基底较广的骨瘤，累及眼眶、重要神经和血管者，建议行保守性切除或小心磨除。

☞ 推荐阅读 2-16-1
骨化纤维瘤和骨纤维异常增生症

第二节　鼻腔及鼻窦恶性肿瘤

一、外鼻恶性肿瘤

外鼻恶性肿瘤多为原发性，以中老年人多见。常见的外鼻恶性肿瘤包括基底细胞癌、鳞状细胞癌，也有恶性黑色素瘤及肉瘤。

外鼻恶性肿瘤多属皮肤癌，恶性程度低，发展缓慢，又生长在体表，易于早期发现，可以早期治疗，预后一般较好。

【病因】

引起外鼻恶性肿瘤的原因较多，可能与以下因素有关。

1. 紫外线照射、放射线损伤　有研究表明外鼻癌患者可有长期暴露于阳光曝晒的病史，有的外鼻癌患者有多年前接受面部放射治疗的病史。

2. 化学致癌物刺激　长期接触有害化学致癌剂如砷、多环芳香族化合物、煤焦油等，患外鼻癌的概率大大增加。

3. 某些癌前皮肤病变　如日光角化病、色素痣、皮肤湿疹等患者，发生外鼻癌概率明显增加。

4. 某些慢性皮肤疾病　如鼻部皮肤慢性溃疡、红斑狼疮、鼻硬结病等也可引发外鼻癌。

5. 遗传因素　某些遗传性皮肤病如白化病患者外鼻癌发病率也较高。

【病理】

常见的外鼻恶性肿瘤包括基底细胞癌、鳞状细胞癌，病理特点如下。

1. 基底细胞癌　起源于表皮或皮肤附属器的多潜能基底样细胞，可向不同方向分化，癌细胞由类似表皮基底细胞的细胞组成，边缘部分呈栅状排列，且在瘤细胞团周围可出现裂隙样现象，此为特征性表现。

2. 鳞状细胞癌　发生于黏膜或皮肤的鳞状上皮，癌瘤系鳞状上皮增殖而成。增生的上皮侵入结缔组织内，形成许多互相连接的细胞巢（癌巢），在癌巢中进行着类似表皮的角化过程，形成轮层状小体即癌珠，位于基底层细胞位置的癌巢外围和结缔组织的间质相接。

【临床表现】

1. 基底细胞癌　外鼻基底细胞癌多发于 40 岁以上男性，发生于外鼻的上皮基底层，常见于鼻翼和鼻尖。本病开始先出现一个细小的结节，以后逐渐增大，中央破溃形成溃疡，其表面有痂皮，痂皮脱落可出血，无痛。溃疡周围较硬，常呈白色隆起，边缘内卷而较整齐，与周围正常皮肤分界清楚。病变发展较缓慢，通常不侵犯附近的淋巴结，也不发生转移，肿瘤对全身健康影响不大。

2. 鳞状细胞癌　外鼻鳞状细胞癌较基底细胞癌少见。早期表现为小疣状物，或呈乳头状、菜花样新生物，皮肤浅表溃疡，表面可覆痂皮。以后逐渐发展成难以愈合的、底部为红色肉芽构成的溃疡，边缘不整齐，触之易出血，疼痛明显，发展较快，可有耳前、颌下淋巴结转移。

【诊断】

外鼻恶性肿瘤部位表浅，易于早期发现，早期就诊。接诊医师要对外鼻恶性肿瘤有足够意识，对于发生于外鼻的硬结和溃疡，若经 2 周治疗无明显好转者，要怀疑本病。为明确诊断，应及时行鼻部活检或切除病灶后行病理检查。

【治疗】

对外鼻恶性肿瘤的治疗原则是对放射治疗敏感者，首选放疗或手术加放疗；对放疗不敏感者，则应先广泛切除肿瘤及其周围组织，再加术后辅助放疗；对肿瘤范围小者，可于术后行一期整形修复；对肿瘤范围大者，则在彻底切除肿瘤 1 年后，无复发迹象，才考虑整形修复。

二、鼻腔鼻窦恶性肿瘤

☞ 典型病例（附分析）2-16-2
鼻腔鼻窦恶性肿瘤

鼻腔及鼻窦恶性肿瘤（malignant tumor）并不罕见，占全身肿瘤的 2%～4%。据复旦大学附属眼耳鼻咽喉头颈外科医院统计 10 年病理标本，耳鼻咽喉恶性肿瘤共 7351 例，其中鼻腔及鼻窦恶性肿瘤 2 014 例，占 27.4%。鼻腔及鼻窦恶性肿瘤中，病理以上皮癌多于肉瘤，上皮癌中又以鳞状细胞癌多见。北京协和医院报道 539 例鼻腔及鼻窦恶性肿瘤中，癌 437 例，占 81.08%，肉瘤 102 例，占 18.9%。复旦大学附属眼耳鼻咽喉头颈外科医院统计 184 例上颌窦恶性肿瘤中，鳞状细胞癌 126 例，占 68.5%，腺癌 17 例，占 9.24%；未分化癌 17 例，占 9.24%，各种肉瘤 11 例，占 6%，其他肿瘤 13 例，占 7.1%。鼻腔鼻窦恶性肿瘤以上颌窦多见，其次为筛窦，额窦、蝶窦原发恶性肿瘤罕见。

鼻腔及鼻窦肿瘤位置隐蔽，早期症状少，因而不易早期确诊。鼻腔及鼻窦恶性肿瘤除早期外，两者常合并出现，多数患者就诊时，肿瘤已从原发部位向邻近组织扩展，很难分辨肿瘤原发于何处。且两者在病因、病理类型及临床治疗方面，有相似之处，故将鼻腔及鼻窦恶性肿瘤一并讲述。

☞ 推荐阅读 2-16-2
鼻腔鼻窦肿瘤

【病因】

目前对于鼻腔鼻窦肿瘤的病因还不是很明确，一般认为与以下因素有关：

1. **长期慢性炎症刺激**　大部分鼻窦癌的患者，有长期慢性鼻-鼻窦炎病史。长期炎症刺激可以使假复层柱状上皮鳞形化生，转化为鳞状上皮，从而诱发产生鳞癌。

2. **长期接触致癌物质**　实验研究表明，长期吸入镍、砷、铬及其化合物，或硬木屑及软木料粉尘，可能增加鼻腔鼻窦恶性肿瘤的风险。

3. **放射性损伤**　有些鼻咽癌放疗后的患者，可以发生鼻腔鼻窦恶性肿瘤，如骨肉瘤等软组织肿瘤。

4. **良性肿瘤恶变**　如内翻性乳头状瘤、神经鞘膜瘤、小唾液腺多形性腺瘤，在反复复发，多次手术后可以发生恶变。

5. **外伤**　鼻腔鼻窦肉瘤患者多有外伤史。

【病理】

鼻腔鼻窦恶性肿瘤在病理类型上表现为上皮来源的癌较软组织来源的肉瘤多见，癌中又以鳞状细胞癌居首位，其他可有腺癌、腺样囊性癌、未分化癌等。

【临床表现】

1. **鼻塞**　鼻塞是鼻腔肿瘤的早期症状，而对于鼻窦肿瘤而言，则是晚期症状。鼻塞多为单侧性，间歇性、进行性加重。肿瘤晚期，鼻塞为持续性，严重者可压迫鼻中隔或穿透鼻中隔到达对侧鼻腔，引起双侧鼻塞。

2. **涕中带血或鼻出血**　成人持续性的出现涕中带血是鼻腔鼻窦肿瘤的早期症状之一。鼻涕带血多为单侧性，也可表现为单侧鼻腔少量出血。后期随着肿瘤增大及出现肿瘤坏死，涕血增多或出血量增加，伴有感染时，可出现脓血涕，可伴有鼻腔臭味。

3. **疼痛与麻木**　鼻腔鼻窦肿瘤出现颜面部疼痛或麻木时，多为肿瘤侵及眶下神经或蝶腭神经节引起的神经痛。眶下神经受累时，可引起颊部、上唇及上列牙痛。当蝶腭神经节受累时，可产生"蝶腭神经痛"，疼痛部位在鼻根、眶内、面颊部及上牙槽处可出现针刺样痛，且可产生耳内及颞部放射痛。位于上颌窦底壁的肿瘤可累及上齿槽神经或侵及上齿槽，产生牙痛。肿瘤晚期侵及眼眶及颅底骨质，可产生剧烈头痛。

4. **流泪与复视**　当肿瘤压迫鼻泪管时，引起泪道阻塞，而产生溢泪。若肿瘤侵及眶内，造成眼球突出或侵及眼内肌，均可引起复视。若肿瘤侵及眶尖，压迫眶尖的视神经可引起失明，更严重者可引起眶尖综合征。

5. **张口困难**　肿瘤晚期侵及翼腭窝及颞下窝，影响翼内肌、翼外肌及颞肌，可影响颞下颌关节的运动，而引起张口困难。

6. **颌下或颈部肿块**　当鼻腔鼻窦肿瘤发生淋巴结转移时，可发现下颌下或颈部淋巴结肿大，质地硬且边界不清。

【体检发现】

1. **鼻腔肿瘤**　可见鼻腔外侧壁或鼻中隔、鼻前庭、鼻底部有外观呈菜花状，色红，基底广，质地脆，触之易出血，伴有溃烂或坏死的新生物。早期恶性肿瘤也可表现为息肉样物。晚期肿瘤可侵及上颌窦、筛窦，也可向下破坏硬腭。

2. **上颌窦恶性肿瘤**　早期肿瘤局限于上颌窦内，体检无阳性发现。肿瘤向内扩展时，可发现鼻腔外侧壁内移，甚至在中鼻道或下鼻道可见肿瘤样组织；肿瘤向前扩展，破坏上颌窦前壁时，可见面部皮肤隆起，扪及实质性肿块；肿瘤向后扩展时，可侵及翼腭窝、颞下窝，检查可见张口受限；肿瘤向上扩展，可侵及眶底，体检发现眶下缘隆起或骨质缺损，眼球突出，运动受限；肿瘤向下扩展时，可见牙龈肿胀，唇龈沟消失，硬腭下塌或硬腭见肿瘤组织。

3. 筛窦恶性肿瘤　早期肿瘤局限于筛窦内，体检无阳性发现。肿瘤向鼻腔扩展时，体检可见中鼻甲移位，鼻腔外侧壁上部饱满，中鼻道或嗅裂处可见血性分泌物；向眶内扩展时，体检可见眼球突出，眼球运动障碍，复视，甚至失明；肿瘤向颅内扩展时，检查可见第Ⅰ~Ⅳ对脑神经受损表现，如眼球运动障碍、视力下降等。

4. 额窦恶性肿瘤　额窦肿瘤向前扩展，检查可见额部皮肤隆起，扪及实质性肿块，向后扩展时可侵及颅内，体检可发现脑膜刺激征；向下扩展时，体检可见眶上骨质破坏，眼球向下、向外移位。

5. 蝶窦恶性肿瘤　蝶窦恶性肿瘤早期体检无阳性发现，当肿瘤侵及外展神经时，体检可见患侧眼球外展受限，侵及动眼、滑车神经时，体检可见眼球运动障碍，侵及视神经时，体检可见视力下降甚至失明。

【辅助检查】

1. 鼻内镜检查　用硬管鼻内镜或纤维鼻咽镜可观察鼻腔鼻窦肿瘤的部位、形态、范围以及鼻窦开口的情况，同时可进行肿瘤活检。

2. 鼻窦 X 线片　X 线片对诊断鼻腔鼻窦肿瘤有一定帮助，但随着 CT 及 MRI 的普及，X 线片已很少用于鼻腔鼻窦肿瘤的诊断。

3. CT 及 MRI　CT 扫描能全面准确地显示肿瘤的范围，了解肿瘤周围骨质的破坏情况，现已成为鼻腔鼻窦肿瘤诊断的常用影像学方法。MRI 在对软组织的成像时较 CT 有更大的优越性，因而在肿瘤侵及颅底或翼腭窝、颞下窝时，MRI 的影像对诊断更有帮助，且 MRI 可了解肿瘤与周围血管的关系。恶性肿瘤在 CT 及 MRI 上可表现为鼻腔鼻窦内增强明显的软组织团块，边缘不规则，向周围浸润性生长，鼻窦骨质呈虫蚀样破坏。

4. 活检或细胞涂片检查　肿瘤的确诊有赖于活检及细胞涂片等病理学检查。

【诊断及鉴别诊断】

根据患者病史及体检发现以及辅助检查，尤其是病理活检可以确诊。

1. 鼻腔鼻窦囊肿　多为青年发病，病程长，肿物生长慢，检查发现表面光滑的黏膜下隆起，多呈半球形，触之有弹性，与周围组织边界清楚。影像学检查示肿块呈膨胀性生长，穿刺可抽出液体。

2. 鼻腔鼻窦良性肿瘤　鼻腔鼻窦血管瘤、内翻性乳头状瘤等也可以产生反复鼻出血或鼻涕带血等症状，尤其出血坏死性息肉 CT 检查也可发现骨质破坏，需要与恶性肿瘤鉴别。鼻腔鼻窦良性肿瘤，在 CT 或 MRI 上多表现为边界清楚的肿块，呈膨胀性生长，增强不明显，骨质破坏是肿瘤压迫引起的骨质吸收样破坏，边缘较整齐。鼻腔鼻窦内翻性乳头状瘤在 MRI T_1 加权增强扫描时，可表现出特征性的"脑回征"或条索样改变。而恶性肿瘤在 CT 及 MRI 上表现为边界不清的肿块，肿瘤呈浸润性生长，增强明显，骨质破坏呈虫蚀状。病理活检可明确鉴别这两种肿瘤。

3. 上颌窦出血坏死性息肉　临床可表现为反复鼻出血、鼻塞等症状，检查发现鼻腔内有暗红色、触之易出血的新生物或血凝块，有时鼻腔内可见坏死样息肉。CT 及 MRI 多表现为无明显增强的软组织团块，伴有膨胀性生长，肿块内密度不均，窦壁骨质变薄或消失。病理活检可以明确鉴别。

4. 鼻窦骨纤维组织异常增殖症　患者发病年龄轻，多见于女性，可有面部隆起、鼻塞、突眼等症状，多无鼻出血或涕中带血等症状。CT 检查可见鼻窦骨质结构异常，骨质呈毛玻璃样改变，或有囊性变，骨质呈膨胀性生长。

【治疗】

对于鼻腔鼻窦恶性肿瘤的治疗要根据肿瘤的病理类型、肿瘤范围、患者体质等综合考虑后选择不同的治疗方案。总体以手术联合放射治疗和/或化疗的综合治疗为最佳。

1. 手术治疗　对多数鼻腔鼻窦恶性肿瘤而言，手术治疗是必需的。对于范围局限的早期肿瘤，可以单纯行根治性切除手术。对于范围较大、周围结构复杂，难以达到根治性切除的肿瘤，可于术前、术后配合放疗或化疗，以降低肿瘤复发率，提高临床疗效。

（1）上颌窦恶性肿瘤：手术术式包括鼻侧切开术、上颌骨部分截除术、上颌骨截除术，必要时可加眶内容摘除术、颈淋巴结清扫术。近年来随着鼻内镜手术技术的成熟，在鼻内镜下完成上颌骨截除术也已成功开展。

（2）筛窦恶性肿瘤：可经鼻外径路、鼻侧切开径路、鼻内镜下鼻内径路等切除筛窦及其内肿瘤，若肿瘤侵及颅内，可行颅鼻联合径路手术切除肿瘤。

（3）额窦恶性肿瘤：可行鼻外径路或鼻内镜下鼻内径路切除额窦内肿瘤组织，注意要彻底切除额窦内黏膜组织，并以电钻磨光额窦各个骨壁，必要时切除额窦骨壁，再行前额整复手术。

（4）蝶窦恶性肿瘤：可行鼻侧切开或鼻内镜下鼻内径路切除蝶窦内肿瘤组织，注意术前或术后辅以放射治疗。

2. 放射治疗　单纯根治性放射治疗只适用于放疗敏感的肿瘤，如未分化癌，但疗效并不完全满意；对于晚期肿瘤已丧失手术时机者，可行姑息性放疗，多数放疗是于手术前或手术后进行，作为综合治疗的一部分，以提高临床疗效。

3. 化学治疗　化疗可用于鼻腔鼻窦恶性淋巴瘤等敏感恶性肿瘤，化疗也可作为术后复发，不能再次手术者的姑息治疗，对不接受或不适应手术或放疗的恶性肿瘤患者，也可采用化疗。

☞ 微视频 2-16-1
鼻内镜下鼻腔外侧壁切除术

4. 随访及预后　恶性肿瘤的预后与肿瘤的病理类型及临床分期有关，一般而言，肿瘤发现早，范围局限，其预后也好。由于鼻腔鼻窦肿瘤位置隐蔽，早期症状不明显，难于早期发现，因而预后不佳。上颌窦癌即使采取综合治疗，其 5 年生存率也只有 30% ~ 40%。

☞ 人文视角 2-16-1
与鼻腔鼻窦肿瘤患者的沟通

☞ 研究进展 2-16-1
鼻腔鼻窦颅底良恶性肿瘤治疗进展

☞ 推荐阅读 2-16-3
鼻腔、鼻窦癌 TNM 分期

☞ 推荐阅读 2-16-4
鼻腔鼻窦恶性肿瘤临床路径

（魏永祥　孙敬武　袁先道　李厚勇）

复习思考题

1. 试述鼻腔鼻窦良性肿瘤的鉴别诊断。

2. 试述鼻腔鼻窦内翻性乳头状瘤的临床表现特点。

3. 骨化纤维瘤和骨纤维异常增生症的鉴别。

4. 试述鼻腔鼻窦内翻性乳头状瘤手术治疗方法和原则。

5. 试述鼻腔鼻窦恶性肿瘤的症状、体征及辅助检查。

6. 试述鼻腔鼻窦恶性肿瘤的鉴别诊断。

网上更多······

👤 本章小结　　👥 开放性讨论　　📥 教学PPT　　📝 自测题

第十七章

鼻内镜手术技术

关键词

内镜检查　　　　　功能性鼻内镜手术　　　　手术适应证

围手术期治疗　　　手术后并发症

　　回顾耳鼻咽喉科学的发展史，鼻内镜外科技术的发展之快、应用之广是令人瞩目的，这项技术的蓬勃发展，在鼻科学领域被冠以"一场革命"的美誉。鼻内镜外科技术是在功能性内镜鼻窦外科的基础上逐步发展起来的，鼻内镜外科技术正在更广泛地应用于鼻腔鼻窦肿瘤、鼻眼相关疾病、颅底病变的治疗，使得耳鼻咽喉头颈外科取得了很大进步。但随着鼻内镜外科技术的广泛应用，鼻内镜手术后并发症的发生也日益增多。尤其是严重并发症的发生也在增加，包括视力下降甚至失明以及脑脊液鼻漏引起颅内感染导致死亡的病例在不断增加。如何在鼻内镜外科迅速发展的同时，有效减少鼻内镜手术后并发症的发生，是我们当前面临的课题。制定和严格执行手术医师上岗前培训制度及分级手术制度是非常必要的。

第一节　概　　述

一、发展历史

回顾耳鼻咽喉科学的发展史，鼻内镜外科技术的发展之快、应用之广是令人瞩目的。其根本原因在于该手术相对易于普及、手术效果肯定，因而该技术引起耳鼻咽喉头颈外科学界广泛重视，从而得以迅速发展。这项技术的蓬勃发展，在鼻科学领域被冠以"一场革命"的美誉。

现代内镜技术起源于1879年，德国的泌尿科医师 Nitze 在医疗器械师 Leiter 的帮助下，首先使用前端配备照明装置的膀胱镜，开创了使用光学内镜的先例。1901年 Hirshman 对 Nitze 的膀胱镜进行了改良，首次对鼻腔和鼻窦进行了内镜检查。1925年美国鼻科医师 Maltz 成功应用 Wolf 公司的光学内镜，经下鼻道和尖牙窝观察了上颌窦，同时提出了鼻窦检查的概念，并提倡推广应用鼻内镜技术。

自20世纪70年代起，随着冷光源的研制成功和内镜光学技术的进步，鼻内镜辅助下的鼻及鼻窦手术开始应用于鼻及鼻窦炎性病变的治疗。奥地利学者 Messerklinger 撰写的《鼻内镜检查》（*Endoscopy of Nose*）一书，对鼻内镜解剖和鼻腔鼻窦病理生理作了深入研究，为鼻内镜的发展提供了理论支持。在此基础上，Stammberger 和 Kennedy 等在1986年先后提出并完善了功能性内镜鼻窦外科（functional endoscopic sinus surgery，FESS）的概念，为鼻内镜外科技术的发展奠定了坚实的理论基础。

我国学者卜国铉教授在1977年出版的《鼻科学》中指出："窦内黏膜肉眼观察正常或属可逆，应予保留，以便黏膜再生覆盖窦腔。而手术成功的关键，不是完全决定于窦内黏膜是否全部刮除，而是决定于永久的通畅引流。"这与 FESS 理论完全一致。

20世纪80年代中期，鼻内镜检查技术传入中国，赵焯然教授最早开始用鼻内镜检查鼻腔、鼻窦并进行疾病诊断。90年代初，韩德民院士和许庚教授学习了 FESS 理念，在国内开展了鼻内镜鼻窦手术，奠定了我国鼻内镜外科的基础。他们在1995年，总结了临床鼻内镜鼻窦手术的经验，首先在广州提出了慢性鼻窦炎的诊断、分期及疗效评定标准。随后于1997年在海口举办的全国鼻科学术会议上，制定了我国慢性鼻窦炎的诊断、分期及疗效评定标准，标志着我国鼻内镜外科的发展进入了一个新阶段。

同传统的手术方式比较，鼻内镜辅助的外科手术术野清晰、病变清除彻底、有利于操作时进行相关结构的保留，因而逐渐取代了传统的手术方式，成为目前诊治慢性鼻及鼻窦炎的核心技术。2008年全国鼻科专家基于广泛的临床实践和相关理论研究，借鉴欧洲鼻科学会及变态反应学会在2007年发表的有关鼻窦炎的指导性文件，提出了我国"慢性鼻-鼻窦炎诊断和治疗指南"，即"2008年南昌标准"。2012年全国鼻科专家又在临床实践和基础研究发展的基础上，对"2008年南昌标准"进行了修订。近年来随着鼻内镜操作技术的成熟，利用鼻内镜辅助进行颅底和眼眶疾病的一些探索性手术也取得了成功，鼻内镜手术技术在推动鼻科学发展上发挥了重要作用。

二、设备及手术器械

鼻内镜外科手术是在内镜直视或监视器显像下，利用各种不同设备（光源、摄像等设备）和手术器械完成的手术操作。设备和手术器械是完成鼻内镜外科手术所必需的。熟练使用手术设备和器械，正确、规范的手术操作是鼻内镜手术成功的关键。下面简要介绍一下鼻内镜手术的相关设备和器械。

1. 光源　采用250～350W 疝气灯冷光源，光亮度要可调节。

2. 成像记录系统　包括监视器、视频转化器、图像记录系统等。现在高清数字记录系统已用于临床，其成像清晰，便于查询和编辑图像，可上传网络进行远程教育。

📖 图 2-17-1
成像记录系统

3. 硬性鼻内镜　常用的硬性鼻内镜主要包括0°、30°或45°、70°，此外还有较少使用的110°、120°镜。

📖 图 2-17-2
硬性鼻内镜

4. 手术器械　包括电动器械和常规器械两类。电动器械包括不同型号的切割吸引器、电钻、气钻等动力设备。常规器械包括各种角度的黏膜钳、咬切钳、咬骨钳、吸引器、剥离子、反咬钳等。

📧 图 2-17-3
电动切割吸引器

📧 图 2-17-4
不同角度黏膜钳

📧 图 2-17-5
不同角度咬切钳及反咬钳

第二节　手术适应证及手术径路

鼻内镜外科技术是在 FESS 的基础上逐步发展起来的，随着临床应用范围的拓展，以及相关解剖学、病理生理学、影像学研究的深入，鼻内镜外科技术正在更广泛地应用于鼻腔鼻窦肿瘤、鼻眼相关疾病、颅底病变的治疗，使得耳鼻咽喉头颈外科取得了很大进步。

鼻内镜外科技术包括以下几个要点：①彻底清除鼻腔鼻窦内不可逆病变组织，②尽量保留鼻腔窦腔的可逆病变黏膜，③建立各窦腔通畅引流通道，④术后定期随访及综合治疗。

一、鼻内镜外科适应证

1. 鼻腔鼻窦病变　鼻腔鼻窦结构异常（鼻中隔偏曲、气化中甲等），急、慢性鼻 - 鼻窦炎，鼻出血，后鼻孔闭锁，腺样体肥大，鼻腔鼻窦内翻性乳头状瘤（NIP）等良性肿瘤，正在逐步扩展至鼻腔鼻窦恶性肿瘤。

2. 鼻眼相关疾病　眼眶爆击性骨折，眶周及眶内脓肿，慢性泪囊炎，创伤性视神经病，甲亢性突眼（Grave's 病）等。

3. 颅底病变　颅咽管瘤，脊索瘤，鞍区肿瘤（垂体瘤等），岩尖胆脂瘤，颅底及侧颅底囊肿等。

4. 头颈部肿瘤　良性肿瘤如鼻咽纤维血管瘤、鼻窦骨化纤维瘤等，恶性肿瘤如放疗后复发的鼻咽癌等。

鼻内镜外科技术的适应证正在不断扩大，体现了其在准确、彻底切除病灶的前提下，最大限度保留器官结构和功能的优势。同时也应注意，鼻内镜技术不能取代所有经典或传统手术。

二、Messerklinger 技术和 Wigand 技术

奥地利医师 Messerklinger 于 20 世纪 70 年代首创了内镜鼻窦手术，这种手术技术也称为 Messerklinger 技术，以后他的学生 Stammberger 和美国医师 Kennedy 对此技术进一步发展完善，而成为经典的 FESS。Messerklinger 技术是从前向后依次开放各个鼻窦。20 世纪 80 年代后期，德国医师 Wigand 提出了由后向前依次开放鼻窦的手术方法。

（一）Messerklinger 技术步骤

1. 切除钩突　沿钩突的附着缘（即与上颌骨额突、泪骨、下鼻甲上缘的连接）切开黏膜和骨连接，将钩突向内推移，使之与中鼻道外侧壁形成裂隙，在裂隙的上下端剪断钩突，然后取出。

2. 开放上颌窦　钩突切除后，即可见上颌窦自然口和鼻囟门，上颌窦自然口位于鼻囟门的前上象限。当鼻囟门处黏膜肿胀或有息肉时，上颌窦口不易发现。此时可用弯吸引器探查或切割吸引器切除鼻囟门处病变组织，找到上颌窦骨性裂口，沿此扩大切除鼻囟门的病变组织即可扩大上颌窦自然口。尽量避免从后囟处进入上颌窦，以免上颌窦后壁黏膜撕脱。

3. 开放前组筛窦　钩突切除后，其正后方就是筛泡，在筛泡内下切开筛泡前壁进入前组筛窦，然后切除前组筛窦内病变组织及气房。筛泡的上方和后方可能存在隐窝，为安全起见，可以在后组筛窦开放后，以后筛顶为标志，逆向处理前筛顶壁。

4. 开放后组筛窦　筛泡正后方的骨板就是中鼻甲基板垂直部（在手术体位时，该骨板是在筛泡之后下方），近乎向前倾倒的冠状位。在此骨板的内下切开之并进入后组筛窦，然后切除筛窦内病变组织及气房。

5. 开放额隐窝和额窦口　筛泡基板（筛泡前壁向筛顶的延伸）的前方是额隐窝，切除其外侧下方的鼻丘气房、额气房及钩突附着部，并以筛顶为额隐窝顶壁的参照平面，开放额隐窝并显露额窦口。多数情况下只要开放额隐窝，即可保持额窦通畅引流，不必扩大额窦口，以免损伤额窦口黏膜，引起术后瘢痕造成额窦口狭窄。

6. 开放蝶窦　经蝶窦自然口开放蝶窦，蝶窦自然口位于蝶窦前壁距后鼻孔上缘 10～15 mm 的蝶筛隐窝近中线处，即上鼻甲（最上鼻甲）下缘附着蝶窦前壁处的内侧。手术中定位蝶窦自然口比较恒定的标志是上鼻甲（最上鼻甲）的内侧。

（二）Wigand 技术步骤

Wigand 技术步骤是从后向前开放鼻窦。主要步骤是先切除中鼻甲后部，暴露蝶筛隐窝，找到蝶窦自然口并扩大之。以蝶窦顶壁作为颅底标志，由后向前依次开放筛窦、额窦和上颌窦。

Messerklinger 技术和 Wigand 技术均是鼻内镜手术的基本技术，Messerklinger 技术更适用于病变局限于前组鼻窦者（如上颌窦、筛泡、额隐窝和额窦病变），

Wigand 技术更适用于后组鼻窦病变（如孤立性蝶窦炎或后筛病变）及术后复发鼻腔标志不清者。当然两种手术技术均适用于全组鼻窦病变者。

第三节　围手术期的治疗

围手术期是指围绕手术的一个全过程，从患者决定接受手术治疗开始，到手术治疗直至术后基本康复，包含手术前、手术中及手术后的一段时间，具体是指从确定手术治疗时起，直到与这次手术有关的治疗基本结束为止。

鼻内镜手术是以清除不可逆病变、改善鼻腔鼻窦通气、引流以及黏膜保留为手术基本原则，为黏膜炎症的良性转归创造有利的局部环境的手术，多数学者认为鼻内镜手术后，鼻腔鼻窦黏膜完成上皮化才视为相关手术治疗结束。因此鼻内镜手术围手术期原则上应包括手术前期（术前准备期）10 ~ 15 d，手术期（住院治疗期）8 ~ 10 d，手术后期（术后随访期）3 ~ 6 个月。

一、手术前期治疗

欧美国家术前常规药物治疗的时间是 2 ~ 3 周，主要目的是减轻鼻窦黏膜的炎症、水肿及菌群数目，对减少术中出血和准确取舍病变黏膜以及预防手术并发症有很大帮助。治疗内容主要包括抗炎、抗感染、黏膜减充血。具体有以下药物可以选用。

1. 皮质类固醇激素　可以全身应用，包括口服或静脉用药，剂量一般相当于泼尼松 30 mg/d。也可以使用鼻喷激素，如布地奈德、糠酸莫米松、丙酸氟替卡松等。研究表明激素的使用能减轻黏膜炎症、防止细菌繁殖、促进上皮分化和黏膜再生。激素尚具有缩血管作用，可以减少术中出血。

2. 抗生素　治疗中通常选择广谱抗生素，主要为头孢类，但抗生素的应用多为 1 周左右，可以口服或静脉给药。

3. 大环内酯类抗生素　治疗不是利用这类抗生素的抗菌作用，而是利用其独特的抗感染原理，给予十四元环大环内酯类抗生素低剂量长疗程口服。

4. 抗组胺药　可以发挥抗炎作用，减少炎性递质，尤其伴有过敏体质的患者要常规使用。

5. 黏液促排剂　能恢复黏液纤毛清除系统的正常功能，有利于减轻鼻腔鼻窦黏膜的炎症。

二、手术期治疗

手术期治疗是患者住院至手术当日的治疗，包括对患者进行全面体检及实验室检查，了解患者心、肺、肾等全身器官机能，根据病情及影像学检查确定手术方案，并对患者解释之。全麻手术时，应依患者情况尽可能进行控制性低血压，平均动脉压降至 60 ~ 70 mmHg，降低血管内张力，减少出血，保证术野清晰，提高手术精确度，降低并发症的发生。

三、手术后期治疗

手术后期治疗包括 2 个内容：一是手术后至出院前的治疗，包括鼻腔填塞物的撤除、药物治疗、术后术腔清理；二是随访治疗（3 ~ 6 个月），包括术腔清洁护理、药物治疗、鼻腔灌洗等。

1. 鼻腔填塞物撤除　一般鼻内镜手术鼻腔填塞物可在 24 h 后撤除，鼻中隔手术其填塞物多于 48 h 后撤除。鼻腔填塞物越早撤除，越利于术腔恢复，患者痛苦也少。

2. 药物治疗　药物治疗的目的是缓解手术刺激引起的黏膜炎症及水肿，预防术腔继发感染。可以静脉给予头孢类抗生素及皮质类固醇激素，术后出血可以酌情使用止血药物，术后短期内可以使用鼻用减充血剂，以减轻术腔出血及黏膜肿胀。术后 4 ~ 5 d 内，建议不要使用鼻喷糖皮质激素和黏液促排剂。

3. 术后首次术腔清理　由于手术对鼻腔黏膜的刺激，引起黏膜炎症及水肿，同时创面渗出的存在也会影响术腔清理效果，因此过早的术腔清理会加重上述病理现象，不利于术腔的恢复。术后首次术腔清理时间在术后 5 ~ 7 天为宜。

4. 随访治疗　患者在术后 3 ~ 6 个月的时间里，要定期复查鼻内镜，及时清理术腔，同时要根据术腔恢复情况，调整用药。同时患者在此期间，要坚持用生理盐水灌洗鼻腔。在此阶段，抗感染治疗最为关键，建议使用鼻用糖皮质激素及十四元环大环内酯类药物，结合使用抗组胺药物及黏液促排剂。药物使用疗程可根据术腔恢复情况而定，可以用 3 ~ 6 个月。

第四节　鼻内镜手术并发症 🖱

（李厚勇）

复习思考题

1. 何为功能性内镜鼻窦外科?

2. 鼻内镜外科的基本术式有哪些?

3. 鼻内镜外科的手术适应证和禁忌证是什么?

4. 简述鼻内镜手术眶及眶周并发症。

5. 简述鼻内镜手术颅内并发症。

网上更多······

　本章小结　　　教学PPT　　　自测题

第一章

咽科学基础

关键词

咽	咽隐窝	腺样体	咽鼓管咽口	扁桃体
咽淋巴环	梨状窝	筋膜间隙	咽旁间隙	咽后间隙
咽丛	咽的生理学			

　　咽部的疾病以炎症性最为多见，如急性咽炎、急性扁桃体炎、慢性咽炎和慢性扁桃体炎。慢性扁桃体炎在机体内外环境发生变化的情况下，容易引起全身多器官疾病，如风湿性关节炎、风湿热、心脏病、肾炎等疾病。腺样体肥大可引起分泌性或化脓性中耳炎、鼻-鼻窦炎等疾病，而长期鼻塞和张口呼吸又可引起颌面骨发育障碍，影响患儿的生长发育。阻塞性睡眠呼吸暂停综合征可引起低氧血症和高苯酚血症，进而引起心、脑等器官的损害，严重者可引起睡眠中猝死，成为近年来睡眠医学关注的热点。咽部肿瘤性疾病，如鼻咽癌，是我国南方地区高发的恶性肿瘤之一。喉咽癌恶性程度高，对患者生命及生存质量有极大影响，早诊断、早治疗是提高临床疗效的重要环节。本章围绕咽科学疾病回顾相关的基础医学内容，以利于最终掌握临床疾病的发病机制、诊断、治疗等相关内容。

第一节 咽的应用解剖学

咽（pharynx）为上宽下窄、前后扁平、略呈漏斗形的肌性管道，是呼吸道与消化道的共同通道，上起颅底，下止于第6颈椎体及环状软骨下缘。上界为枕骨基底部及蝶骨体，下接食管；后壁与椎前筋膜相邻；前壁不完整，自上而下分别与鼻腔、口腔和喉腔相通；两侧与颈部大血管和神经相邻。成人咽部全长约12 cm，横径在颅底处约3.5 cm，在咽与食管的连接处的宽度仅1.5 cm。

一、咽的分部及构造

（一）咽的分部

咽以软腭及会厌上缘平面为界，自上而下为鼻咽、口咽和喉咽三部分（图3-1-1）。

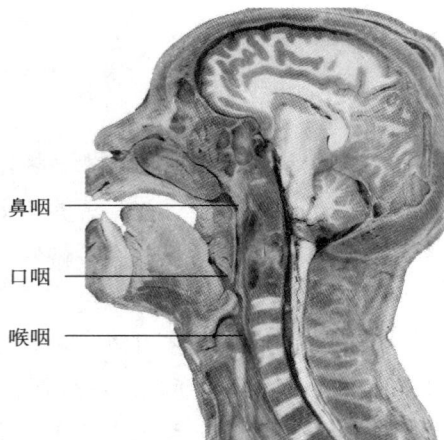

图 3-1-1 咽的分部

1. 鼻咽部（nasopharynx） 又称上咽（epipharynx）。平对第1~2颈椎，略呈不规则立方形，是呼吸道的一部分。顶部位于蝶骨体和枕骨基底部下方，下至软腭游离缘平面，向前经后鼻孔通鼻腔，后面向下经鼻咽峡续口咽。可分为6个壁，即前、后、顶、左右两侧和底壁。前壁的正中是鼻中隔后缘，两侧为后鼻孔，经此通鼻腔。顶壁向后壁移行，形似穹隆，两壁之间无明显界线，常合称为顶后壁，该壁邻近颅底的破裂孔和岩尖，肿瘤组织易借此通道易侵入颅内。顶部与后壁移行处黏膜内有丰富的淋巴组织集聚，称腺样体（adenoid），又称咽扁桃体（pharyngeal tonsil）。左右两侧主要结构有咽鼓管咽口及咽隐窝。其中咽鼓管咽口位于两侧下

鼻甲后端向后1~1.5 cm处，略呈喇叭形，其后上方有咽鼓管圆枕（torus tubalis），咽鼓管咽口周围有散在淋巴组织，称咽鼓管扁桃体（tubal tonsil）。咽鼓管是鼻咽通向中耳的管道，具有重要的生理功能。咽隐窝（pharyngeal recess）为咽鼓管圆枕后上方的凹陷，是鼻咽癌的好发部位。底壁由软腭背面及其后缘与咽后壁之间围成的鼻咽峡所构成，并经此与口咽相通。吞咽时，软腭上提与咽后壁接触，关闭鼻咽峡，鼻咽与口咽暂时隔开，防止饮食向鼻咽腔逆流（图3-1-2）。

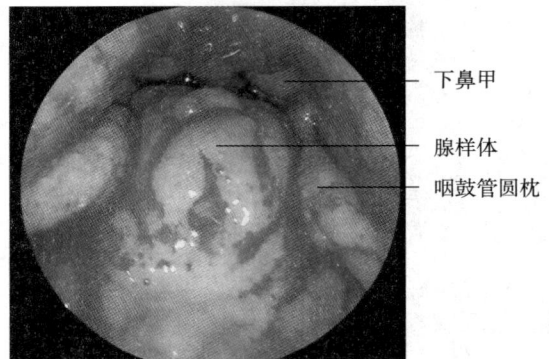

图 3-1-2 鼻咽部

2. 口咽部（oropharynx） 又称中咽（mesopharynx）。平对第2~3颈椎体，是口腔向后方的延续。介于软腭游离缘与会厌上缘平面之间，俗称咽部即指此区。其前壁上部为咽峡（fauces）：是由腭垂（uvula，又称悬雍垂）和软腭游离缘、舌背、两侧的腭舌弓（glossopalatine arch）和腭咽弓（pharyngopalatine arch）所围成的环形狭窄部分，口咽向前经此与口腔相通；前壁下部为舌根。侧壁前方由两个弓形黏膜襞围成，其中前方为前腭弓，又名腭舌弓；后方为后腭弓，又名腭咽弓；两弓之间为扁桃体窝，（腭）扁桃体（tonsilla palatina）即位于其中。侧壁后方，即两侧后腭弓后方各有纵行条索状淋巴组织，称为咽侧索（lateral pharyngeal bands），后壁黏膜与椎前筋膜之间，有疏松结缔组织相连，其中有小的咽后淋巴结，感染后可引起咽后脓肿。在舌根与会厌之间有舌会厌正中襞（median glossoepiglottic fold）及两侧舌会厌外侧襞（lateral glossoepiglottic fold），在三襞之间形成二个浅凹的会厌谷，常为异物停留之处（图3-1-3）。

3. 喉咽部（laryngopharynx） 又称下咽（hypopharynx）。平对第3~6颈椎，上宽下窄，为咽腔最狭窄的一段。上自会厌软骨上缘，下至环状软骨下缘平面，接食

图 3-1-3　口咽部

管入口，有环咽肌环绕。前面自上而下有会厌、杓会厌襞和杓状软骨所围成的入口，称喉入口，经此通喉腔。喉咽可分为三个区，即双侧的梨状窝（pyriform sinus）、咽后壁及环后区。在喉入口两侧各有两个较深的隐窝，称为梨状窝，其内侧壁为杓会厌皱襞，外侧壁为咽侧壁及壁内的甲状软骨和甲状舌骨膜，两者向前形成梨状隐窝尖部。梨状窝下端为食管入口，下咽癌以梨状窝最为多发。两侧梨状窝之间，环状软骨板之后称环后区（postcricoid space）。

（二）咽壁的分层

咽壁由内至外有 4 层，即黏膜层、纤维层、肌层和外膜层。

1. 黏膜层　与咽鼓管、鼻腔、口腔和喉的黏膜连续，活体呈粉红色，较鼻黏膜色浅，并与纤维层紧密附着，无明显黏膜下组织层。鼻咽部的黏膜主要为假复层纤毛柱状上皮，内有杯状细胞，向下至口咽部、喉咽部则逐渐转变为复层鳞状上皮，除含有丰富的黏液腺和浆液腺外，还有大量的淋巴组织聚集，与咽部的其他淋巴组织共同构成咽淋巴环。软腭黏膜在鼻咽面为假复层柱状上皮，在口腔面为复层鳞状上皮。

2. 纤维层　又称腱膜层，位于黏膜和肌层之间，由致密结缔组织构成，富含弹性纤维，上厚下薄，上端牢固附于颅底下面，称为颅咽筋膜。下部逐渐变薄而消失，而后部的纤维层附着于枕骨基底部的咽结节，向下形成一条纤维索，在咽后壁正中线上形成坚韧的咽缝（pharyngeal raphe），为咽缩肌附着处。

3. 肌层　咽肌按其功能的不同，分为 3 组，即咽缩肌组、咽提肌组及腭帆肌组等（图 3-1-4）。

（1）咽缩肌组：包括咽上缩肌、咽中缩肌和咽下缩肌三对。肌纤维斜行，自下而上依次呈叠瓦状排列，包绕咽侧壁及后壁。两侧咽缩肌相对应，在后壁中线止于咽缝。吞咽食物时，咽缩肌由上而下依次收缩，使咽腔

缩小，将食物压入食管。

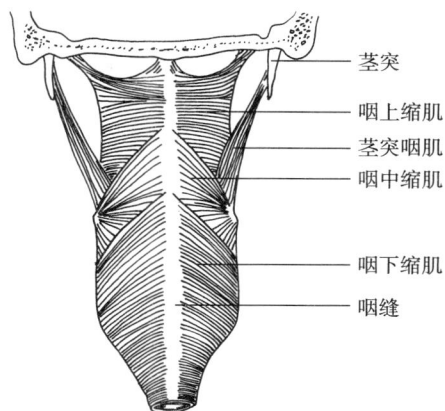

图 3-1-4　咽肌后面观

（2）咽提肌组：包括茎突咽肌、腭咽肌及咽鼓管咽肌。三对咽提肌纵行于咽缩肌内面下行，并渐次分散入咽壁，收缩时可使咽喉上举，封闭喉口，开放梨状窝，使食物越过会厌进入食管，协助完成吞咽动作。

（3）腭帆肌组：包括悬雍垂肌、腭帆张肌、腭帆提肌、腭舌肌及腭咽肌。收缩时上提软腭，缩小鼻咽峡，关闭鼻咽腔，同时，也使咽鼓管咽口开放。如发生麻痹，吞咽时鼻咽腔未能关闭，致食物向鼻咽、鼻腔反流（图 3-1-5）。

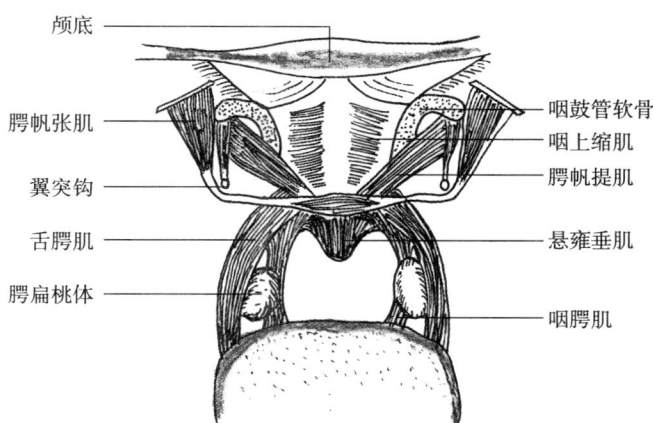

图 3-1-5　腭咽肌组示意图

4. 外膜层　又称筋膜层，系颊咽筋膜的延续。为咽肌的固有筋膜，由咽肌层周围的结缔组织所组成，上薄下厚，与椎前筋膜间充以疏松结缔组织。在疏松结缔组织内含有神经、血管和淋巴管等。咽后淋巴结位于此处。

（三）咽的筋膜间隙

在咽壁的后方及两侧，存在数个位于咽筋膜与邻近筋膜之间的疏松组织间隙。较重要的有咽后间隙、咽旁

间隙。这些间隙的存在，使得在吞咽动作及颈部活动时软组织保持协调一致，获得必要的生理功能。

1. 咽后间隙（retropharyngeal space） 位于咽后，椎前筋膜与颊咽筋膜之间，由颈深筋膜的中层、深层围成，上起颅底，下至第1、2胸椎平面，两侧以薄层筋膜与咽旁间隙相隔，中间有咽缝将其分为左右两部分，间隙内有疏松结缔组织和淋巴组织，在婴幼儿期，咽后隙有较多淋巴结，儿童期逐渐萎缩，至成人时仅有极少淋巴结。扁桃体、口腔、鼻腔后部、鼻咽、咽鼓管及鼓室等处的淋巴引流至此。以上各部位如发生感染，可引起咽后淋巴结感染，形成咽后脓肿，咽后脓肿常见于1岁以内婴幼儿，多偏于一侧。严重者可延至口咽、喉咽及纵隔，引起呼吸困难。

2. 咽旁间隙（parapharngeal space） 又称咽侧间隙或咽上颌间隙（pharyngomaxillary space）。位于咽后间隙两侧，左右各一，形如锥体。锥底向上至颅底，锥尖向下达舌骨，其间为疏松结缔组织。内侧为颊咽筋膜、咽缩肌及腭帆肌，与腭扁桃体相邻；外侧以翼内肌筋膜和腮腺被膜与翼内肌、腮腺深面及下颌骨升支相邻；后界为颈椎前筋膜。茎突及其附着肌肉（茎突舌骨肌、茎突舌肌、茎突咽肌）将此间隙分为两部分：茎突前间隙和茎突后间隙。前隙较小，为肌肉区，内容大量脂肪组织，并有腭帆张肌、腭帆提肌、下颌神经及其分支、上颌动脉分支等走形，内侧与扁桃体毗邻，扁桃体炎症可扩散及此隙。后隙较大，为血管神经区，内有颈内动脉、颈内静脉、舌咽神经、迷走神经、舌下神经、副神经、交感神经干等通过，另有颈深淋巴结上群位于此隙，咽部感染可向此隙蔓延。咽旁间隙向前下与下颌下隙相通；向内、后与咽后间隙相通；向外与咬肌间隙相通。咽旁间隙的炎症可循上述通道向其他筋膜间隙扩散（图3-1-6）。

3. 椎前间隙（prevertebral space）和咽内间隙（pharyngeal space） 椎前间隙为脊柱颈段与椎前筋膜后层之间的间隙。颈椎结核延展到此间隙中形成的寒性脓肿，位置常在正中，不受咽后正中线的限制。咽内间隙位于颊咽筋膜之间。此间隙也有淋巴结，化脓性淋巴结炎所形成的咽后脓肿，也常局限于一侧，易发生于婴幼儿中。此间隙从鼻咽部到环状软骨平面为止，并不向下延至纵隔。

二、咽的血管神经

1. 动脉 咽部的血液供应来自颈外动脉的分支，有甲状腺上动脉、腭升动脉、面动脉的咽升动脉和扁桃体动脉、上颌动脉的腭降支、舌动脉的舌背支等。

2. 静脉 咽部的静脉血经咽静脉丛与翼丛，流经面静脉，汇入颈内静脉。

3. 神经 咽的主要神经为咽丛（pharyngeal plexus），位于咽侧壁的筋膜内，在咽中缩肌之上，由迷走神经的咽支、舌咽神经的咽支和交感神经颈上神经节的节后纤维所组成。主要的运动神经是副神经的颅内部分，经过迷走神经的分支，分布到咽部和软膜所有的肌肉，但茎突咽肌由舌咽神经的咽支支配，腭帆张肌则由三叉神经下颌支支配。感觉神经主要是舌咽神经与迷走神经，鼻咽部黏膜由上颌神经（经过蝶腭神经节）的咽支分布，喉咽部黏膜则由喉上神经的咽支分布。软腭的黏膜和扁桃体由腭小神经和舌咽神经分布。

三、咽的淋巴组织

咽黏膜下淋巴组织丰富，较大淋巴组织团块呈环状排列，称为咽淋巴环（Waldeyer淋巴环），可分为内环组与外环组，两者互通，对咽部疾病的发生、发展、诊断、治疗有重要意义。其中外环主要由咽后淋巴结、下颌角淋巴结、下颌下淋巴结和颈下淋巴结等组成，这些淋巴结间互相交通，自成一环。内环主要由咽扁桃体（腺样体）、咽鼓管扁桃体、腭扁桃体、咽侧索、咽后壁淋巴滤泡及舌扁桃体等构成。内环淋巴流向外环。咽部的感染或肿瘤可经内环扩散或转移至相应的外环淋巴结。咽部淋巴均流入颈深淋巴结。鼻咽部淋巴先汇入咽后淋巴结，再流入颈上深淋巴结；口咽部的淋巴主要汇入下颌角淋巴结；喉咽部淋巴管穿过甲状舌骨膜，汇入颈内静脉附近的淋巴结。

（一）腺样体

腺样体又称咽扁桃体（pharyngeal tonsil），位于鼻

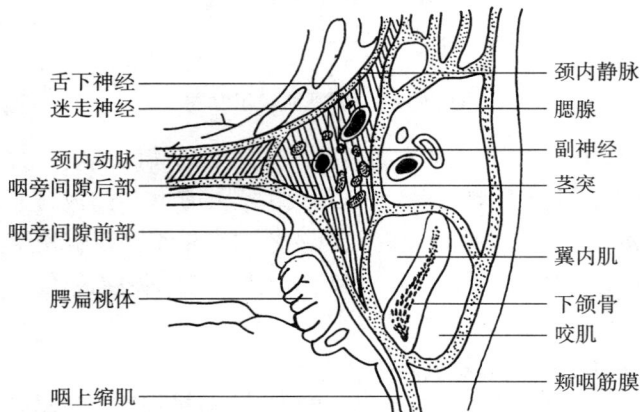

图3-1-6 咽的筋膜间隙

舌下神经
迷走神经
颈内动脉
咽旁间隙后部
咽旁间隙前部
腭扁桃体
咽上缩肌

颈内静脉
腮腺
副神经
茎突
翼内肌
下颌骨
咬肌
颊咽筋膜

咽部，顶壁与后壁移行处，形似半个剥皮橘子，表面凸凹不平，有 5～6 条纵形沟隙，居中的沟隙最深，在其下端有时可见一囊状小凹，称咽囊（pharyngeal bursa），为胚胎早期上皮随脊索顶端退化凹陷而成，随年龄增长大多逐渐消失，仅少数保留至成年。腺样体出生后即存在，6～7 岁时最显著，一般 10 岁以后逐渐萎缩。

（二）腭扁桃体

腭扁桃体俗称扁桃体（tonsil），位于口咽两侧的扁桃体窝内，为咽淋巴组织中最大者，其大小因年龄、个体和病理状态而不同。3～5 岁时淋巴组织增生，腭扁桃体可呈生理性肥大，中年以后逐渐萎缩，到老年只残余少量扁桃体淋巴组织。

1. 扁桃体窝　前壁为腭舌弓，后壁为腭咽弓，在顶部腭舌弓和腭咽弓连接形成半月状皱襞，在下部腭舌弓包绕扁桃体前下部形成三角皱襞。外侧壁为咽腱膜和咽上缩肌。

2. 扁桃体的结构　扁桃体呈扁卵圆形，分为内侧面、外侧面、上极和下极。内侧游离面朝向咽腔，表面有鳞状上皮黏膜覆盖，其黏膜上皮向扁桃体实质陷入形成 6～20 个深浅不一的盲管，称为扁桃体隐窝（crypts tonsillares），常为细菌、病毒存留繁殖的场所，易形成感染"病灶"。隐窝中有一最大且位置最高者，称扁桃体上隐窝。除内侧面外，其余部分均由结缔组织形成的被膜包裹。外侧面与咽腱膜和咽上缩肌相邻，咽腱膜与被膜间有疏松结缔组织，形成一潜在间隙，称扁桃体周围隙。扁桃体切除术时，需沿此间隙剥离，扁桃体周围脓肿即在此间隙发生。

扁桃体为淋巴组织构成，内含许多淋巴滤泡和结缔组织网，结缔组织形成扁桃体支架，称"小梁"，向外延伸与扁桃体的被膜融合。在"小梁"之间有许多淋巴滤泡，其外层为小淋巴细胞，含染色质较多，染色深；中央区淋巴细胞较大，染色质少，染色浅。淋巴滤泡内细胞多呈丝状核分裂，称为生发中心。

3. 扁桃体的血管　扁桃体血供丰富，动脉有五支，均来自颈外动脉的分支：①腭降动脉，为上颌动脉的分支，分布于扁桃体上端及软腭；②腭升动脉，为面动脉的分支，分布于扁桃体后面；③面动脉扁桃体支，分布于腭扁桃体实质，是主要供血动脉；④咽升动脉扁桃体支，分布于扁桃体上极。⑤舌背动脉，来自舌动脉，分布于扁桃体下极。除面动脉扁桃体支外，其他分支仅分布于邻近的黏膜及肌肉中，并不穿过包膜深入扁桃体中。扁桃体静脉血在被膜周围形成静脉丛，再经咽静脉丛及舌静脉汇入颈内静脉。

4. 扁桃体的神经　扁桃体由咽丛、三叉神经第二支（上颌神经）以及舌咽神经的分支共同支配。

（三）舌扁桃体

舌扁桃体位于会厌舌面前上的舌根处，大小因人而异，常为数个颗粒状淋巴团块，含丰富的黏液腺，有短而细的隐窝。

（四）咽鼓管扁桃体

咽鼓管扁桃体又称管扁桃体（tubal tonsil），为咽鼓管圆枕后下部的淋巴组织，炎症性肥大时可阻塞咽鼓管咽口，致中耳积液或听力减退。

（五）咽侧索

咽侧索为咽部两侧壁的淋巴组织，位于腭咽弓后方，呈垂直带状，由鼻咽下部下延至口咽部，与咽隐窝淋巴组织相连。

第二节　咽的生理学

咽为呼吸和消化的共同通道，具有呼吸、吞咽、保护、免疫和协助构语等重要功能。

（一）呼吸功能

呼吸时空气经鼻咽、口咽、喉咽、气管支气管到达肺部。鼻咽部黏膜上皮为柱状纤毛上皮，含有丰富的黏液腺，其黏液毯与鼻腔的黏液毯连成一片，除对吸入的空气进行加温、加湿外，还能吸附气流中的尘粒、细菌等，保持吸入空气清洁，另外黏液毯中的溶菌酶，具有抑制与溶解细菌的作用。

（二）言语形成

咽腔是共鸣腔之一。发音时口腔和咽腔改变形状，产生共鸣，使声音清晰、和谐、悦耳，同时软腭、口、舌、唇、齿等协同参与，构成各种语音。咽部结构和功能正常与否与声音清晰和音质、音色密切相关，如有缺陷或病变时，语言的清晰和音质特色会有所改变。

（三）防御保护功能

主要通过咽的吞咽、呕吐反射来完成。吞咽时，通过吞咽反射封闭鼻咽和喉，避免食物吸入气管或反流入鼻腔；当异物或有害物质接触咽部时，则发生恶心、呕吐，利于排除异物及有害物质。来自鼻腔、鼻窦、下呼吸道的正常或病理性分泌物，或借咽的反射功能吐出，或咽下由胃酸将其中的微生物消灭。

（四）调节中耳气压功能

咽鼓管咽口的开放对调节中耳鼓室的压力平衡至关

重要。咽鼓管咽口的开放，与咽肌的运动，尤其是吞咽运动密切相关。由于吞咽动作不断进行，咽鼓管经常得以开放，以维持中耳内气压与外界大气压平衡，这是保持正常听力重要条件之一。

（五）扁桃体的免疫功能

扁桃体可以产生多种具有天然免疫力的细胞和抗体，如T淋巴细胞、B淋巴细胞、吞噬细胞及免疫球蛋白等，可以清除从各种途径侵入机体的有害物质。随年龄增长，扁桃体免疫功能逐渐活跃，特别是3~5岁时，因接触外界变应原的机会较多，扁桃体显著增大，此时的扁桃体肥大应视为正常生理现象。青春期后，扁桃体的免疫活动趋于减退，体积逐渐缩小。

（六）吞咽功能

吞咽动作是一种复杂的由许多肌肉参与的反射性协同运动。吞咽的基本中枢位于延髓的网状结构内，参与吞咽反射的传入神经包括来自软腭、咽后壁等处的第Ⅴ、第Ⅸ、第Ⅹ脑神经的传入纤维，传出神经包括支配舌、咽、喉、食管等肌肉运动的第Ⅴ、第Ⅶ、第Ⅸ、第Ⅹ、第Ⅺ、第Ⅻ脑神经的传出纤维。根据吞咽时食物进入消化道的部位，吞咽过程可分为三期：即口腔期、咽腔期和食管期。咽部及喉部各组肌肉的运动在吞咽过程中起着重要的作用。

（皇甫辉　陈钢钢）

复习思考题

1. 咽的分部及各部的界限是什么？
2. 简述咽壁肌层的构成。
3. 咽旁间隙的位置及内容物有哪些？

网上更多……

本章小结　　开放性讨论　　教学PPT　　自测题

第二章

咽的检查法

关键词

咽　　　检查　　　间接鼻咽镜　　　压舌板　　　间接喉镜

电子鼻咽镜

　　咽部解剖结构隐匿，临床检查较为困难，尤其是小儿及其他不能配合检查的患者，常需要使用多种检查设备，如间接鼻咽镜、压舌板、间接喉镜、纤维或电子鼻咽喉镜来进行检查。检查前应详细询问病史，并进行详细地视诊、触诊和镜检，必要时还需辅以影像学检查。

第一节　鼻咽检查法

1. 鼻咽触诊　主要用于儿童。家属及助手正坐，抱好并固定患儿。检查者立于患儿右侧后方，左手示指紧压患儿颊部，用戴好手套的右手示指经口腔深入鼻咽，触诊鼻咽各壁，注意后鼻孔有无闭锁，腺样体大小，有无肿块及其大小，硬度如何，以及病变与周围的关系。撤出手指时，观察指端有无脓液或血迹。此项检查有一定痛苦，应向患者及其家属说明。检查者操作应迅速、准确而轻柔。

2. 间接鼻咽镜检查　患者正坐张口，用鼻呼吸使软腭松弛。检查者左手持压舌板，压下舌前 2/3，右手持加温而不烫的间接鼻咽镜，镜面朝上伸入口内，置于软腭与咽后壁之间，为避免因咽反射而妨碍检查，镜体勿触及周围组织。调整镜面角度，依次观察鼻咽各壁，包括软腭后面、后鼻孔、鼻中隔后部、咽鼓管咽口及圆枕、咽隐窝及腺样体。观察咽黏膜有无充血、出血、粗糙、溃疡、隆起及新生物等。

3. 鼻咽内镜检查　有硬质镜和电子镜两种。硬质镜可经口腔或鼻腔导入；电子镜是一种可弯曲内镜，从鼻腔导入后，可随意变换角度，全面观察鼻咽部。均可连接摄影录像系统，必要时进行图像录制。目前较为广泛应用于临床（图 3-2-1）。

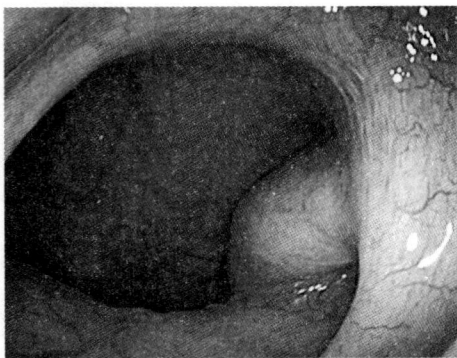

图 3-2-1　正常鼻咽部检查图

第二节　口咽检查法

受检者正坐放松，自然张口。观察牙、牙龈、硬腭、舌及口底有无出血，溃疡及肿块。压舌板下压患者舌前部，观察咽部的形态变化和黏膜色泽；观察软腭是否瘫痪，运动是否对侧；悬雍垂是否分叉或过长；双侧扁桃体及前后腭弓有无充血、肿胀及溃疡；扁桃体隐窝口是否有脓栓或干酪样物；咽后壁有无淋巴滤泡增生、肿胀及隆起。口咽部的触诊可对咽后、咽旁肿块的范围、大小、质地、活动度进行判断，便于鉴别诊断。方法是受检者端坐，检查者立于其右侧，右手戴手套或指套，用食指沿右侧口角伸入咽部。对扁桃体窝、舌根及咽侧壁的触诊有助于这些部位肿瘤的诊断。此外咽部触诊对茎突过长症、咽异常感觉的定位均有诊断意义（图 3-2-2）。

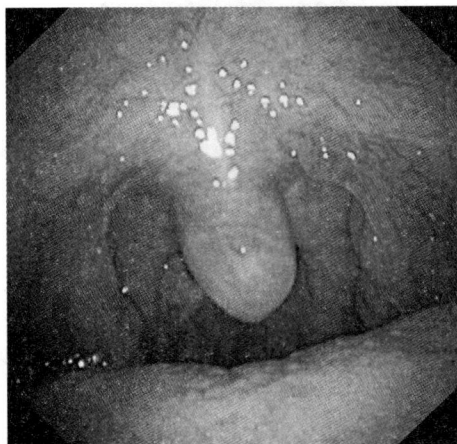

图 3-2-2　正常口咽部检查图

第三节　喉咽检查法

间接喉镜下可粗略观察下咽部，纤维 / 电子鼻咽喉镜可在明视下完成下咽部的检查。正常下咽部黏膜光滑，双侧梨状窝对称，环后区及咽后壁在发"衣"音或鼓气的状态下易于暴露（图 3-2-3）。

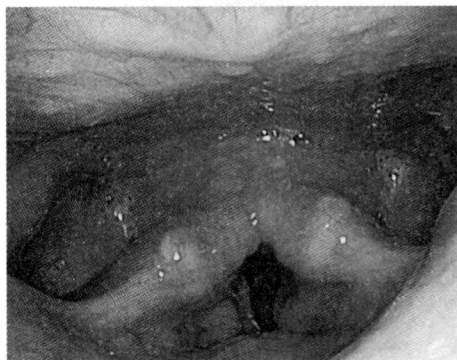

图 3-2-3　正常下咽部检查图

第四节　咽的影像学检查法

常用的咽部影像学检查包括 X 线颈侧位片、鼻咽侧位片及咽部 CT 和 MRI 检查等。其中 X 线颈侧位片主要用于观察咽后壁软组织的厚度；鼻咽侧位片可显示鼻咽部软组织阴影，主要用于显示小儿腺样体的大小及肿瘤对颅底的侵犯情况。CT 和 MRI 检查对骨骼和软组织有较高的分辨率，对咽部疾病的诊断有重要意义，目前已成为临床最为重要的影像学手段。

（皇甫辉　陈钢钢）

复习思考题

1. 临床咽部检查常用的手段有哪些？

2. 电子鼻咽镜喉镜检查路径有哪些？解剖学部位有哪些？

网上更多……

☰ 本章小结　　　👥 开放性讨论　　　💻 教学PPT

第三章

咽的症状学

关键词

咽痛　　咽感觉异常　　吞咽困难　　构音障碍　　呼吸障碍

　　咽作为消化道和呼吸道的共同通道，具有重要的生理功能。因此，咽部本身的疾病可以引起多种多样的症状。咽部的狭窄影响气道，可出现鼻塞、耳鸣、耳闷、吞咽障碍、张口呼吸、打鼾，伴或不伴睡眠呼吸暂停；咽部感染会出现咽痛、发热，严重时颈部活动受限，全身重症感染等；咽部异物感甚至会影响患者的精神状态等。同时，邻近咽部部位的疾病及全身疾病又可以影响到咽部，从而表现出咽部的症状，如鼻窦炎鼻腔分泌物倒流，刺激咽后壁，出现咽部异物感；胃咽食管反流刺激咽部，出现咽部烧灼感、异物感；全身多种疾病，如白塞氏病、淋巴瘤、艾滋病等可在咽部形成难治性溃疡等，出现咽痛、咽干、发热等。总之，咽部的症状可源于咽部本身、邻近器官及全身其他系统疾病。对咽症状学的了解和掌握，可为相关疾病的诊断提供思路。

咽部的症状多数是由咽部局部的疾病引起，但也可由相邻组织的疾病影响引发，或由全身性的疾病导致。因此，我们在疾病的诊断中根据症状要采用局部与整体相结合，点与面相结合的思维方式。咽部的常见症状主要有咽痛、咽感觉异常、吞咽困难、构音障碍、呼吸障碍以及听力的异常等，将分述如下。

一、咽痛

咽痛是咽部最为常见的症状，咽部急慢性炎症、创伤、异物、溃疡、良恶性肿瘤等以及全身的因素如某些白血病、艾滋病、结核病等均可引发咽痛，精神性因素对咽痛也有很大的影响。从疾病的特点，咽痛可有刺痛、烧灼痛、钝痛、隐痛等多种，从持续时间可以是持续性也可以是间歇性，疼痛的程度也轻重不一。

急性咽炎、扁桃体炎尤其是化脓性扁桃体炎、急性会厌炎、咽部溃疡、咽部间隙的感染、恶性肿瘤晚期、异物等多表现为剧烈的疼痛；而慢性咽炎、咽部的结核、胃食管反流、咽感觉异常等引起的咽痛多表现间歇性的钝痛与隐痛；有些患者疼痛的症状还与情绪、劳累、精神因素等非器质性因素相关。

二、咽感觉异常

咽部感觉异常同样也是咽部常见的临床症状，表现为咽部异物感，吞咽时症状加重，但不影响生理功能。另外还表现为咽痒、咽干、堵塞感等，常需要清理咽部甚至形成一些习惯性的动作，用力"吭""喀"以缓解咽部不适的症状。病因多种多样，可以由咽及周围组织的病变引起，如慢性咽炎、慢性鼻 - 鼻窦炎、扁桃体及腺样体急慢性炎症，悬雍垂过长，茎突过长。咽部良、恶性占位性病变，胃食管反流等引起；也可由非器质性病变引起，常是神经症的一种表现，多与某些精神因素如恐癌症、焦虑等有关。同时也可与某些内分泌功能紊乱有关，因而，临床咽感觉异常见于更年期的妇女，该类患者症状的较重。另外，咽感觉异常与情绪、劳累也密切关联。

三、吞咽困难

吞咽是由多器官协同完成的生理活动，任何环节的异常，包括参与吞咽运动的运动及感觉神经功能异常，相关肌肉及口腔、咽、喉与食管病变均可导致吞咽困难，就其病因可分为以下几类。

1. 功能障碍性　如急性扁桃体炎、急性会厌炎等引起的剧烈疼痛，从而影响吞咽出现吞咽困难。

2. 梗阻性　多种原因导致咽及食管的狭窄，可出现吞咽困难。

3. 麻痹性　舌咽神经和迷走神经等多组脑神经的麻痹，可由中枢性或周围性病变引起，均可影响咽部的感觉和（或）咽肌的运动。

四、构音障碍

咽腔是发音的共鸣腔，咽部的肌肉要参与言语运动，腭裂或软腭麻痹时可出现开放性鼻音；而口咽部狭窄，如扁桃体肿大、扁周脓肿、扁桃体巨大肿瘤，则可出现言语含糊不清等症状。

五、其他症状

咽腔的狭窄可影响上气道的通畅度，从而影响睡眠，出现打鼾，严重时出现睡眠呼吸暂停，将在第十章介绍；鼻咽部的狭窄还影响鼻腔的通气，出现鼻塞的症状；影响咽鼓管出现耳闷、听力下降的症状；软腭功能异常：吞咽时，软腭分隔鼻咽及口咽功能受限，可出现鼻咽反流等症状，常见于咽肌麻痹、阻塞性睡眠呼吸暂停低通气综合征患者行扁桃体和悬雍垂咽成形术术后等多种情况。

咽部症状为诊断疾病提供较好的思路，但有许多症状可由多种疾病引发，特异性不强，在疾病的诊断中需要多方面、多角度全面正确分析。

（皇甫辉　陈钢钢）

复习思考题

1. 咽痛的相关常见疾病有哪些？

2. 咽感觉异常的相关疾病有哪些？

网上更多……

👤☰ 本章小结　　👥👤 开放性讨论　　⬇ 教学PPT　　📝 自测题

第四章

咽 炎

关键词

咽部　　急性炎症　　慢性炎症　　急性咽炎　　慢性咽炎

　　咽部是呼吸道与消化道的共同通道，相邻器官众多。咽部拥有丰富的淋巴组织，其生理功能的要求及相邻器官疾病的影响，使咽部受外界影响因素的干扰机会大大增加，因此，临床急、慢性咽炎的发病率极高。同时某些全身性慢性疾病和经呼吸道传播的传染性疾病，均可影响到咽部，引起急、慢性咽炎的形成与发作。总之，咽炎的发病率极高，是耳鼻咽喉头颈外科的常见病与多发病之一。学习本章内容时需要掌握各型咽炎的诊断及治疗，并了解咽炎与全身性疾病的关联。

诊疗路径

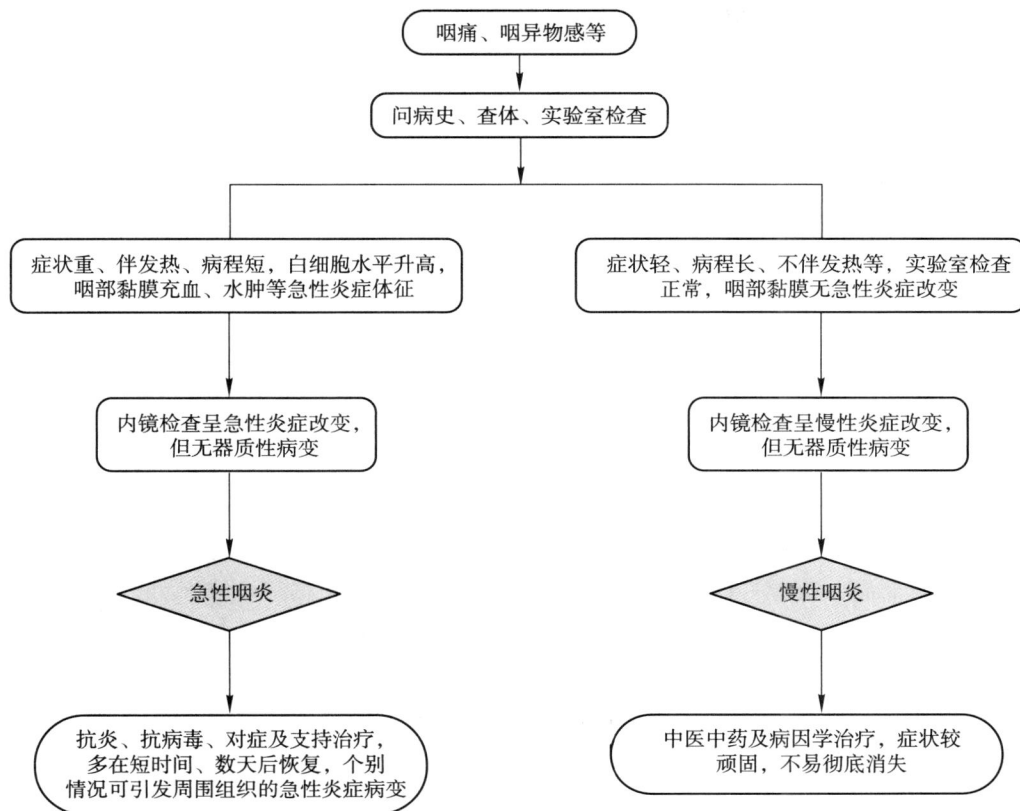

第一节 急 性 咽 炎

☞典型病例（附分析）3-4-1
急性咽炎

急性咽炎（acute pharyngitis）是咽黏膜、黏膜下组织及其淋巴组织的急性炎症，是最常见的上呼吸道感染性疾病，可单发，也可继发于急性鼻炎等呼吸道感染。季节交替，秋冬、冬春及寒冷季节多发。

【病因】

1. 病毒感染　以柯萨奇病毒、腺病毒、副流感病毒为主，鼻病毒及流感病毒次之。病毒可通过飞沫以及密切接触传播。

2. 细菌感染　以链球菌、葡萄球菌及肺炎双球菌为主，其中 A 组乙型链球菌引发感染症状较重。

3. 物理化学因素　高温、粉尘、刺激性气体等均可诱发急性咽炎。

各种因素间可相互协同，共同作用诱发疾病，另外，烟、酒过度，着凉、疲劳等因素也是发病的重要诱因。此外某些经呼吸道传播的传染性疾病，如麻疹、猩红热、流感、重症急性呼吸道综合征（severe acute respiratory syndrome，SARS）等的前驱症状也可表现为急性咽炎的症状。

【病理】

为咽部黏膜的急性炎症改变：表现为咽黏膜的充血、黏膜及黏膜下的水肿、血管的扩张、各种炎症细胞的浸润、腺体分泌亢进、黏膜下淋巴组织、淋巴滤泡的肿大，若为急性化脓性炎症，其病理除以上描述外，还可见大量的白细胞浸润，黏膜表现可有渗出物形成等。

☞基础链接 3-4-1
咽的淋巴组织

【临床表现】

多为急性发病，发病初期咽干、咽痒，继而咽痛，多为烧灼感，疼痛的程度可有较大的差别，吞咽时疼痛加重，影响进食，疼痛还可向耳部放散，常因炎症波及喉部而引起急性喉炎，出现声嘶。全身症状一般较轻，多表现为低热、乏力、头痛、食欲差等，少数重症多见于幼儿或老年患者，可出现较重的全身症状，如寒战、高热、恶心、呕吐、全身不适等症状。

局部查体多可见咽部黏膜的急性弥漫性充血、肿胀，咽侧索受累时可见咽侧索肿胀。咽后壁淋巴滤泡可见充血、肿胀，严重时可出现黄白色点状渗出物。悬雍垂及软腭可见水肿，内镜下检查鼻咽部及喉咽部也可呈充血、水肿等表现，部分病例可出现颌下淋巴结肿大。

【并发症】

急性咽炎随着炎症的波散可引发邻近器官的炎症，如急性鼻炎、鼻窦炎、急性中耳炎、急性喉炎、气管炎。尤其老人及婴幼儿，甚至可引起下呼吸道的急性炎症性疾病，如急性气管、支气管炎、肺炎、风湿热、败血症等。

【诊断】

急性咽炎属常见病，据病史、症状及体征，包括化验室的检查，如血细胞分析、咽部分泌物细菌培养等，都有助于诊断。需注意某些急性传染病，尤其多见于经呼吸道传播的疾病，如麻疹、猩红热、流感等，其前期症状可以是急性咽炎的表现，随病情的进展逐渐出现其他症状与体征。疑似该类疾病，需观察病情的发展，完善各项相应的化验检查，以免误诊或漏诊。诊断过程中，还需注意有无出现相关并发症，予以及时、全面诊断。

【治疗】

急性咽炎患者病情可轻重不一，对于大多数患者经基层医疗机构的治疗均可治愈，个别重证患者，需转诊到上一级医院诊治。

1. 无全身症状或症状较轻者　以局部治疗为主，包括咽部清洁、漱口，漱口时可使用医用漱口液或多饮水，配合各种含片（儿童慎用）。口腔清洁对治疗也很重要，有助于治疗。针对病因全身可使用抗病毒药物及 / 或抗生素药物。

2. 全身症状较重　尤其婴幼儿或老年患者，如伴有高热等其他全身症状，需根据病情调整治疗方案，避免严重并发症的发生。

3. 发病期　注意休息、多饮水，清淡饮食等对症治疗。可辅助中医中药的治疗。

4. 全身并发症出现　需及时与其他相关科室协同治疗。

第二节 慢 性 咽 炎

☞典型病例（附分析）3-4-2
慢性咽炎

慢性咽炎（chronic pharyngitis）是咽部黏膜、黏膜下及淋巴组织的慢性炎症，是上呼吸道慢性炎症的一部分，发病率极高，病程长，个别病例症状顽固，临床表现多种多样，缓解症状是治疗的主要目的。

【病因】

病因包括局部因素及全身因素，在发病中均起有重要的作用。根据病理可分为慢性单纯性咽炎、慢性肥厚性咽炎及萎缩性咽炎。

1. 局部因素

（1）急性咽炎的反复发作，逐渐转变为慢性炎症。

（2）邻近器官急、慢性炎症的刺激，如急、慢性扁桃体炎，急慢性鼻炎、鼻窦炎以及口腔的慢性炎症性疾病，对慢性咽炎的发病都起有一定的作用。

（3）长期的开口呼吸，多见于成人及儿童的鼾症患者，咽部黏膜的过度干燥可导致慢性咽炎。

（4）胃食管反流，反流液的反复刺激可形成慢性咽炎。

2. 全身因素　全身多种疾病，如贫血、慢性心功能不全、慢性呼吸道炎症、内分泌紊乱、肝肾功能不全均可引起慢性咽炎的发病。随着过敏性疾病发病率的增高，过敏因素在慢性咽炎的发病中也起有一定的作用。

3. 环境与职业因素　长期大量烟、酒刺激，环境污染，长期接触刺激性气体、粉尘等均可引发本病。某些职业用声过度，如教师、演员，过度用声者不仅影响喉部疾病的发生，对咽部疾病的形成也起一定的影响。

【病理】

1. 慢性单纯性咽炎（chronic simple pharyngitis）　病理的改变较轻，多表现为咽部黏膜的慢性充血，黏膜下结缔组织及淋巴组织轻度增生，以淋巴细胞为主的炎性细胞浸润，腺体分泌功能亢进等。

2. 慢性肥厚性咽炎（chronic hypertrophic phyaryngitis）　病理改变以局部组织增生为主，黏膜呈慢性充血、黏膜、黏膜下结缔组织及淋巴组织增生，形成咽后壁淋巴滤泡的增生，咽侧索的肥厚等改变。

3. 萎缩性咽炎（atrophic pharyngitis）　主要病理改变黏膜萎缩变薄，黏膜表面可有干痂附着，黏膜下层组织萎缩变薄，腺体萎缩，分泌功能下降，多继发或伴有萎缩性鼻炎。

【临床表现】

1. 症状　为慢性炎症，多无明显的全身症状，而局部表现"丰富多彩"，可表现为咽部的异物感、烧灼感、刺痛、干燥、多痰、刺激性咳嗽等。可形成习惯性排痰动作，但多无分泌物咳出，咽反射较敏感可出现恶心、呕吐等症状，严重病例无法刷牙，更无法配合咽部的临床检查。若伴全身疾患可出现相关疾病的症状。同时症状的轻重与患者对本病的关注程度也有很大的关联。

2. 体征　慢性单纯性咽炎，咽部的黏膜呈慢性充血状态，咽后壁淋巴滤泡可有轻度增生，咽腔的分泌物增多，咽反射较为敏感；慢性肥厚性咽炎病史较长，黏膜除慢性充血状态以外，可表现为局部组织的增生，包括咽后壁淋巴滤泡的增生，咽侧索的肥厚、舌根淋巴组织的增生等，咽腔的分泌物也较多；而萎缩性咽炎多可见咽部黏膜的萎缩、暗淡、干燥，表面有黏稠分泌物的附着等改变，鼻腔检查多伴有类似的黏膜改变。

【诊断】

慢性咽炎结合病史及体征较易诊断，但首先需排除是否有咽部及全身其他系统的相关疾病，需全面了解病史，完整诊断疾病，避免只考虑局部疾病的片面思维方式。要完善鼻、咽、喉、口腔、气管、颈段食管、甲状腺及颈部多部位的检查，排除相应的器质性病变，尤其占位性病变，方可诊断慢性咽炎。另外还需要注意患者的情绪及心理状况，是否处于更年期，是否合并有心理疾患等，该点对于诊断及治疗慢性咽炎有非常重要的意义。反对"先入为主"的诊断思路，减少误诊、漏诊的发生。间接喉镜检查非常重要，纤维或电子鼻咽喉镜为临床查体提供了更清晰、直观的"信息"，在慢性咽炎的诊断中占有重要的地位。

【治疗】

1. 病因治疗　积极治疗相关疾病，如鼻炎、鼻窦炎、扁桃体炎、气管、支气管炎、胃咽反流、OSAHS等多种邻近器官疾病。积极治疗全身的相关疾患。改变不良的生活习惯，如戒烟、戒酒、规律生活、合理有氧运动，注意保持口腔卫生等，同时保持良好的生活空间，如室内空气清新，工作环境的职业防护等，部分病例需进行心理治疗，更年期可行内分泌的相关治疗。

2. 局部治疗　多为局部清洁，对症治疗，如加强口腔及咽腔的清洁，可使用多种含片、漱口液等。对于慢性肥厚性咽炎，如咽后壁淋巴滤泡明显增生，可使用等离子、射频、激光等有创治疗，但治疗过程中需注意咽部黏膜的保护，以免影响咽部黏膜正常的生理功能。对于萎缩性咽炎治疗多为对症处理，局部咽后壁可涂抹2%碘甘油，促进腺体的分泌，同时全身口服多种维生素促进、改善咽部黏膜的功能，减轻临床症状。

3. 中医中药治疗　慢性咽炎属于慢性炎症性疾病，中医中药治疗有较好的临床疗效，中医学理论认为慢性咽炎属阴虚火旺，虚火上扰以致咽喉失养，治疗宜滋阴降火用增液汤加减进行治疗。

（皇甫辉　陈钢钢）

复习思考题

1. 急性咽炎常见的病因有哪些?

2. 慢性咽炎的诊断依据有哪些?

网上更多……

👤☰本章小结　　👥👤开放性讨论　　⬇教学PPT　　📝自测题

第五章

扁桃体炎

关键词

扁桃体　　急性炎症　　慢性炎症　　脓肿　　手术　　治疗

　　腭扁桃体是咽淋巴环中最大的淋巴组织团块。相关的各类疾病包括急、慢性扁桃体炎，生理、病理性肥大引起的相关疾病等，发病率极高，是本学科的常见病与多发病。严重的局部病变尚可影响到全身多系统，应予以高度的重视。

诊疗路径

```
                        ┌──────────────────┐
                        │   咽痛伴发热等症状   │
                        └──────────────────┘
                                 │
                                 ▼
                    ┌────────────────────────┐
                    │   问病史、查体、实验室检查   │
                    └────────────────────────┘
                                 │
        ┌────────────────────────┼────────────────────────┐
        ▼                        ▼                        ▼
┌────────────────────┐  ┌──────────────────┐  ┌──────────────────┐
│ 扁桃体充血、水肿，      │  │   血细胞检查多异常   │  │   轻重不一的全身症状  │
│ 严重者脓苔形成          │  └──────────────────┘  └──────────────────┘
└────────────────────┘
                                 │
                                 ▼
                        ◇──────────────────◇
                        │    急性扁桃体炎      │
                        ◇──────────────────◇
                                 │
                                 ▼
                        ┌──────────────────┐
                        │   抗生素、对症治疗    │
                        └──────────────────┘
                                 │
            ┌────────────────────┴────────────────────┐
            ▼                                          ▼
     ◇──────────────◇                        ◇──────────────────◇
     │     痊愈       │                        │   频繁急性发作       │
     ◇──────────────◇                        ◇──────────────────◇
                                                       │
                                                       ▼
                                              ◇──────────────────◇
                                              │   慢性扁桃体炎       │
                                              ◇──────────────────◇
                                                       │
                                    ┌──────────────────┴──────────────────┐
                                    ▼                                      ▼
                          ╭────────────────────╮            ╭────────────────────╮
                          │ 大部分保守治疗：锻炼身体、 │            │ 少部分符合手术适应证     │
                          │ 对症治疗、注意口腔卫生      │            │ 者行手术治疗            │
                          ╰────────────────────╯            ╰────────────────────╯
```

第一节　急性扁桃体炎

👉 典型病例（附分析）3-5-1
急性扁桃体炎

急性扁桃体炎（acute tonsillitis）是指腭扁桃体的急性非特异性炎症性疾病。发病率高，属常见及多发病，儿童与青少年多发，常继发于上呼吸道的感染，季节交替、气温变化较大时容易发病，多伴有咽部黏膜及淋巴组织的急性炎症（图3-5-1）。

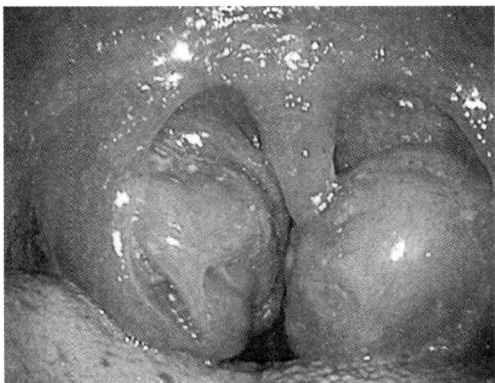

图3-5-1　急性扁桃体炎

【病因】

1. 病原体　乙型溶血性链球菌是主要的致病菌，非溶血性链球菌、葡萄球菌、肺炎双球菌、流感杆菌等也可引起发病；此外病毒，如腺病毒、鼻病毒或麻疹病毒也是常见的病原体；也可以是细菌与病毒的混合感染。急性扁桃体炎病原体可通过飞沫或直接接触传染，多为散发。

2. 解剖因素　腭扁桃体的黏膜上皮向扁桃体实质陷入形成深浅不一的小隐窝。正常情况下，病原体可滞留于扁桃体隐窝，当机体抵抗力下降时，病原体可大量繁殖，并作用于黏膜上皮，甚至波及扁桃体实质而引发疾病。与腭扁桃体相邻的解剖学结构如鼻腔、鼻窦、鼻咽、喉，也易于形成急性炎症性疾病而波及急性扁桃体炎。

3. 诱因　气温的大幅度变化、有害气体的刺激、劳累、着凉、烟酒过度、机体的抵抗力、全身的状况不佳等均在发病中起到一定的作用。

【病理】

病理学将急性扁桃体炎分为三型，各自的病理学改变分述如下：

1. 急性卡他性扁桃体炎（acute catarrhal tonsillitis）该型多由病毒感染引起，炎症多局限于黏膜表面，病变轻。扁桃体黏膜表面充血，无明显的渗出物，而扁桃体的实质多无明显的炎症波及。

2. 急性滤泡性扁桃体炎（acute follicular tonsiutis）该型炎症侵及扁桃体实质内的淋巴滤泡，引起扁桃体的充血、肿胀、甚至化脓性炎症。在隐窝口之间的黏膜下，可见有黄白色斑点形成。

3. 急性隐窝性扁桃体炎（acute lacunar tonsillitis）病变的中心集中于隐窝，隐窝内有渗出物形成，其中包括脱落上皮、纤维蛋白、脓细胞、细菌等经隐窝口排出，可在扁桃体表面形成假膜，假膜可拭去，扁桃体本身因局部的炎症表现为充血、肿大。

后两者为急性化脓性炎症，随着炎症进一步播散，如侵及扁桃体周围间隙，可在此间隙形成扁桃体周围脓肿（见本篇第七章第一节）。

【临床表现】

临床多将急性扁桃体炎分为急性卡他性扁桃体炎与急性化脓性扁桃体炎，其中后者包括了病理分型的后两型。急性扁桃体炎的临床表现相似，但在病情程度有较明显的差异，前者轻，后者重，与病理改变相一致。

1. 症状　包括局部症状与全身症状：局部症状以咽痛为主，多为剧烈的咽痛，吞咽时加强，影响进食，甚至影响口腔分泌物的吞咽，肿大的扁桃体可影响呼吸，儿童可出现睡眠打鼾或原有鼾声加重等气道不畅的相应症状，可伴有颌下区淋巴结肿大。全身症状轻重不一，急性化脓性扁桃体的全身症状重，急性卡他性扁桃体炎的全身症状轻。儿童及老人的全身症状较成年人的症状重，可表现为畏寒、高热、头痛、食欲缺乏、乏力，小儿患者可因发热引起高热惊厥等症状，老年人局部炎症可诱发气管、支气管，甚至肺部的炎症性疾病，出现咳嗽、咳痰等症状。

2. 体征　多因发热，患者呈急性病容，体温升高，出现相应的体征，咽部检查可见咽部的黏膜呈急性充血状态，和（或）合并黏膜的水肿，扁桃体可有不同程度的充血肿大，化脓性扁桃体炎，在其表面可形成脓点、假膜，但假膜不超过扁桃体的表面，可拭去。双侧颈部Ⅰ~Ⅱ区淋巴结，尤其颌下淋巴结肿大并有触痛，个别病例因炎症波及扁桃体周围间隙，出现张口受限，前腭弓或后腭弓黏膜充血、肿胀等体征，可出现颈部的触痛、颈部活动受限等颈深部间隙感染的体征（详见相关章节）（图 3-5-1，图 3-5-2）。

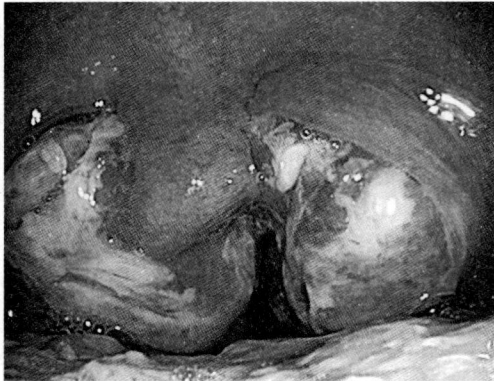

图 3-5-2　急性化脓性扁桃体炎

3. 辅助检查　血细胞分析多可见白细胞增多、中性粒细胞升高，咽拭子涂片和药敏检查，多为链球菌、葡萄球菌、肺炎双球菌感染，青霉素、头孢类抗生素为敏感药物。

【诊断及鉴别诊断】

依据典型的临床表现、体征和基本实验室检查，一般容易诊断，但需与咽白喉、猩红热、樊尚咽峡炎，及某些血液系统疾病引起的咽峡炎等疾病相鉴别。

1. 咽白喉　从流行病学角度而言，白喉在临床已罕见，多见于小儿患者，临床表现咽痛较轻，咽白喉时扁桃体表面的假膜常超出扁桃体的范围，达前、后腭弓，甚至软腭等，假膜不易拭出，强行剥除深层组织易出血。颈部淋巴结明显肿大，全身中毒症状明显。咽部分泌物涂片提示白喉杆菌，而化验室检查、白细胞多无明显变化。

2. 猩红热　多为流行性发作，发病急、发热、咽痛及全身弥漫性红疹为其主要的临床特征。咽部检查扁桃体表面有假膜，假膜深层一般无出血，咽部黏膜可见有小的红点，可见杨梅舌或草莓舌，全身症状重，可出现全身淋巴结肿大及风湿相关其他系统的疾病，化验室检查咽拭子检查提示为 A 组 β 型溶血性链球菌感染。

3. 樊尚咽峡炎　多为单侧发病，一侧扁桃体表面有假膜形成，可有溃疡形成，可伴有患侧颈部淋巴结的肿大，全身症状轻，咽拭子涂片可见有梭形杆菌及樊尚螺旋菌。

4. 单核细胞增多症性咽峡炎　为 EB 病毒感染所致，多见于儿童，起病急，全身症状重，可有高热、头痛、皮疹、肝脾大，淋巴结肿大、血细胞分析可见异常淋巴细胞，单核细胞的增多，Epstein-Barr 病毒血清抗体多呈阳性。

5. 粒细胞缺乏症　咽痛的程度轻重不一，局部可见有坏死性溃疡，被覆棕褐色的假膜，颈部及全身淋巴结多无肿大，但全身中毒症状重，咽拭子检查多为正常菌群，但血细胞分析可见白细胞显著减少，粒细胞明显减少或消失。

6. 白血病性咽峡炎　局部体征无特异性，全身淋巴结肿大，急性期体温升高，可有全身的出血倾向，血细胞分析及骨髓穿刺提示白细胞的增多，以原始细胞及幼稚白细胞为主。

【并发症】

1. 局部并发症　如炎症未得到良好的控制，波及邻近组织，可出现相应的感染性疾病，如扁桃体周围炎、进而形成扁桃体周围脓肿，咽旁脓肿。个别病例如糖尿病患者、长期使用糖皮质激素、免疫抑制剂患者等特殊情况，炎症进一步扩散可形成颈深部间隙的感染，颈部多间隙脓肿等重症感染性疾病。也是近年临床发病的新变化，另外也可并发急性中耳炎、急性鼻炎、鼻窦炎、颈部急性淋巴结炎等。

2. 全身并发症　急性扁桃体的反复发作，是链球菌侵入机体的门户，Ⅲ型变态反应可能是链球菌感染引起急性扁桃体炎，进而影响全身多系统发病机制。

【治疗】

1. 抗生素治疗　是治疗最重要的环节，对无青霉素过敏史患者，青霉素仍为首选抗生素，同时进行细菌培养加药敏，根据病情的变化及药敏试验调整抗生素的使用，一般如治疗 3 d 后，症状缓解差，应分析原因，调整治疗方案。

2. 局部治疗　可使用替硝唑漱口液、氯己定等多种漱口液漱口，保持口腔卫生，儿童不能配合的情况下，可采用清水漱口，保持口腔清洁。

3. 一般治疗　休息，鼓励进食，保证入量，据病情严重的程度可予以适当补液治疗。

4. 严密观察有无并发症出现，有无扁周脓肿形成，如脓肿形成，上述治疗的同时需行脓肿的及时引流。

5. 对症治疗　如疼痛剧烈，可使用解热镇痛药物来缓解症状。

【预防】

可针对病因采取相应的预防措施。

第二节　慢性扁桃体炎

慢性扁桃体炎（chronic tonsillitis）是急性扁桃体炎反复发作，多次急性炎症逐渐形成的腭扁桃体的慢性炎症改变，或者扁桃体隐窝内聚集的细菌、病毒及炎性渗出物反复刺激形成的扁桃体慢性炎症性疾病。

【病因】

发病机制不清楚，但多次反复扁桃体炎的急性炎症在慢性扁桃体炎的发病中具有重要的作用。常见致病菌为链球菌、金黄色葡萄球菌等，以及其他病原体，通过多种机制引起扁桃体的炎症性改变，影响扁桃体隐窝的引流，同时促使扁桃体组织慢性炎症改变的形成。

【病理】

1. 增生型　多见于儿童，由于反复的炎症刺激，扁桃体组织增生，包括淋巴组织及结缔组织的增生，淋巴结生发中心扩大，吞噬功能活跃，扁桃体组织整体肥大，隐窝可有分泌物聚积。

2. 纤维型　多见于成人，扁桃体淋巴组织和滤泡变性萎缩，间质内纤维瘢痕组织增生，整个扁桃体小而硬，可与腭舌弓、腭咽弓有粘连。

3. 隐窝型　扁桃体隐窝内大量脱落上皮细胞、细菌、渗出物聚集形成"栓子"，阻塞隐窝口，隐窝口引流不畅，明显扩大，成为病原体聚集的部位。

【临床表现】

1. 症状　反复多次急性扁桃体炎发作病史，是慢性扁桃体炎最主要的临床表现。其次的症状则多表现为咽干、咽痛，多为隐痛，咽痒、异物感、口臭、咽反射敏感性增强等慢性咽炎的症状。对于增生型的慢性扁桃体炎患者，因扁桃体肥大出现打鼾、吞咽及呼吸不畅、言语含糊等症状。也可有一定的全身症状，如乏力、低热等，尤其在出现或合并有风湿性疾病的患者，可有较明显的全身症状。

2. 体征　扁桃体的体积大小不一，黏膜呈慢性充血状态，隐窝可有白色干酪样点状物排出，随病情的发展，扁桃体与前后弓可有一定的粘连及瘢痕形成，尤其有扁桃体周围炎与扁桃体周围脓肿病史，更易形成局部的粘连，可伴有上颈部Ⅰ~Ⅱ区淋巴结肿大（图3-5-3）。

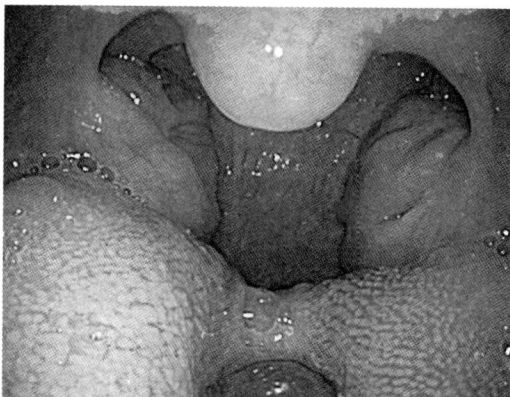

图 3-5-3　慢性扁桃体炎

【诊断】

反复急性扁桃体炎发作病史是最为重要的诊断依据。另外，局部体征扁桃体隐窝反复栓子形成、局部粘连、扁桃体的黏膜慢性充血，表现为凸凹不平、瘢痕等均提示慢性扁桃体炎，而单纯扁桃体的肥大不能作为诊断依据。

【并发症】

链球菌是引起急性扁桃体炎最为常见的致病菌，慢性扁桃体炎反复急性发作是链球菌侵入机体的"门户"，通过多种可能途径或机制引起全身其他系统的风湿性疾病，如风湿性心脏病、关节炎、肾脏疾病等。另外，也有学者认为某些疾病如过敏性紫癜、银屑病等也与慢性扁桃体炎存在有一定的关联性。但如何由局部病灶引发全身多系统疾病其机制尚不清楚。其依据多来源于病史，慢性扁桃体炎急性发作时往往伴有其他疾病的发作或加重，如慢性扁桃体炎合并慢性肾炎患者，当扁桃体急性发作时其肾功能的相关检查包括尿液的检查也会出现"波动"，相应随着扁桃体急性炎症得到控制或切除病灶扁桃体后肾脏疾病也趋于缓和。其次临床免疫学更认为两者之间可能是通过Ⅲ型变态反应相互关联，当然尚有多种学说如感染学说，原发灶细菌或毒素直接经血液循环、扩散引起全身多系统病变学说等。

【治疗】

1. 非手术治疗　增强机体的抗病能力，加强体育锻炼，改变不良的生活习惯，控制全身性疾病等。对于儿童期患者不愿或不能手术的病例，采用中医中药的治疗，也可获得一定的临床疗效。

加强局部清洁，包括良好的口腔卫生，饭后刷牙或漱口，扁桃体隐窝灌洗均可起到一定的作用。

2. 手术治疗　扁桃体切除术是目前治疗慢性扁

桃体炎的主要方法，也是耳鼻咽喉头颈外科常见手术之一。

第三节　扁桃体切除术

扁桃体切除术是临床常规手术之一。

一、适应证

目前大家共识的扁桃体切除术的适应证如下：

1. 急性扁桃体炎反复发作，经保守治疗无改善者，尤其合并扁桃体周围脓肿甚至咽旁间隙感染者，需考虑行扁桃体切除术，也可在扁桃体周围脓肿引流过程中切除脓肿侧扁桃体。

2. 因扁桃体过度肥大影响呼吸，妨碍吞咽及发音，该类患者多为阻塞性睡眠暂停低通气综合征患者，因而扁桃体切除术是阻塞性睡眠暂停低通气综合征患者手术治疗的一部分。

3. 长期慢性扁桃体炎病史已合并其他脏器病变，如风湿性关节炎、肾炎、风湿性心脏病等。另外尚有其他学科专业医师推荐认为切除扁桃体有助于控制该学科疾病的情况，如过敏性紫癜、银屑病等，但缺乏大样本资料证实术后全身疾病的临床转归。

4. 慢性扁桃体炎与邻近器官慢性炎症病变有密切关联者，如与中耳炎、鼻炎 – 鼻窦炎、颌下淋巴结炎等相关者。

5. 白喉带菌者，经保守治疗无效时，但目前流行病学观察白喉发病已非常少见，而因白喉带菌者切除扁桃体已非常少见。

6. 扁桃体的良性肿瘤，可切除扁桃体同时将肿瘤一并切除，而恶性肿瘤需明确诊断，并根据病理性质及病变范围来确定综合治疗方案。

二、禁忌证

1. 扁桃体急性炎症期一般不安排手术，手术应在急性炎症消退后 2~3 周安排；个别情况如频繁发作，可在使用抗生素的前提下缩短间隔的时间；另外，扁桃体周围脓肿形成，脓肿引流过程中可切除脓肿形成侧的扁桃体。

2. 血液系统疾病影响外科手术，如贫血、凝血机制障碍等，一般不宜手术或择期手术，原发病控制良好且需行相应的充分术前准备再行手术。

3. 严重的全身疾病，如高血压未控制，结核性疾病、风湿性疾病的活动期，精神性疾病未控制等。

4. 经呼吸道传播的传染性疾病的流行季节，尤其是流行地区，以及其他急性传染性疾病的流行期不宜手术。

5. 妇女月经期、妊娠及哺乳期不宜手术。

6. 患者及家属中免疫球蛋白缺乏或自身免疫性疾病发病率高，白细胞计数特别低者，不宜手术。

三、术前准备

扁桃体切除术可在局麻或全麻下进行，需完善以下术前准备。

1. 详细询问病史，完善查体及各项术前辅助检查：明确原发病灶的相关病史及近期有无呼吸道感染病史，有无出血倾向性疾病，包括血液系统疾病、肝肾疾病、高血压、心脏病病史等，女性适龄患者需询问月经史，有无药物过敏史，包括麻醉药物及抗生素等药物，有无传染病病史等。详细的全身查体，相应的术前辅助检查应包括血细胞分析、肝炎系列、性病、艾滋病、凝血酶原时间、X 线胸片、心电图、血生化、尿常规等常规检查，必要时尚需行心脏超声、肺功能等检查。

2. 全麻者术前禁食 6 h，局麻患者术前禁食 4 h，高血压患者可根据麻醉医师的意见术前口服降压药。局麻患者可术前 30 min 给予阿托品及地西泮肌内注射，术前使用 1% 丁卡因咽部喷雾黏膜表面麻醉，对于合并有全身脏器病变者，采用相应的治疗，使全身各脏器功能正常或近于正常再行手术。

四、手术方法简介

有两种手术方法：扁桃体剥离术与扁桃体挤切术。均可在局麻或全麻下进行。局麻扁桃体手术较简便，避免了全麻的各种风险及并发症。而全麻下手术无需患者配合，克服了咽反射对手术的影响，避免了手术对患者心理的影响，尤其对儿童患者，手术的不适及疼痛对心理有较大的影响，而且全麻下手术无须患儿配合，手术可"从容"进行，避免了局麻下扁桃体挤切术"忙中出错"的风险。目前多数情况儿童手术建议全麻下完成。

☞ 微视频 3-5-1
扁桃体切除术

五、术后治疗

1. 体位　全麻患者术后未完全清醒前，取平卧位，头偏向一侧，完全清醒后可取半卧位。局麻手术体位无特殊要求，注意观察咽腔的分泌物，唾液中含有少量血性液属正常，但明显的血性液要考虑术腔出血。

2. 术后出血的处理 对于少量不明显出血，可上颈部冷敷，口含冰块观察变化。对于明显出血，需检查伤口局部，观察有无活动性出血，可在手术室清理血凝块后仔细观察有无活动性出血，同样使用压迫、电凝、射频等方法可靠止血。另外，术后 7～10 d 白膜脱落，创面暴露，也是术后易发生出血的时期，需要提醒患者注意。

3. 饮食 术后 6 h 可进凉流食，后术 3d 最好以流食为主，患儿术后因疼痛影响进食，入量不够时，需

适当补液，维持水、电解质平衡，术后 2 周内以半流食为主。

4. 抗生素的使用 结合病情，合理使用抗生素。术后第二天扁桃体窝出现白膜属正常现象，对创面有保护作用，如白膜污秽需考虑有感染存在，可适当延长抗生素的使用时间。

5. 术后镇痛 扁桃体手术术后疼痛明显，可在术后 48 h 以内使用镇痛治疗。现临床多由麻醉医师使用镇痛泵给予相应的镇痛药物，缓解疼痛，改善术后生活质量。

（皇甫辉 陈钢钢）

复习思考题

1. 急性扁桃体炎的诊断依据及治疗原则有哪些？
2. 慢性扁桃体炎可能对全身的影响有哪些？
3. 扁桃体切除术的适应证及禁忌证各是什么？
4. 扁桃体切除术后常见的并发症有哪些？

网上更多……

📇 本章小结   ⬇ 教学PPT   📝 自测题

第六章

腺样体疾病

关键词

腺样体　　炎症　　腺样体肥大　　儿童阻塞性睡眠暂停低通气综合征

　　腺样体为咽淋巴环的重要组成部分，又称之为咽扁桃体。出生后即存在，6～7岁时最为显著，10岁以后趋于萎缩，常易受到细菌及病毒的影响，形成炎症性疾病。另外，小儿鼻咽部空间有限，多种原因可导致腺样体肥大，阻塞鼻咽部、后鼻孔、咽鼓管而出现相应的症状，是本章讨论的重点。

诊疗路径

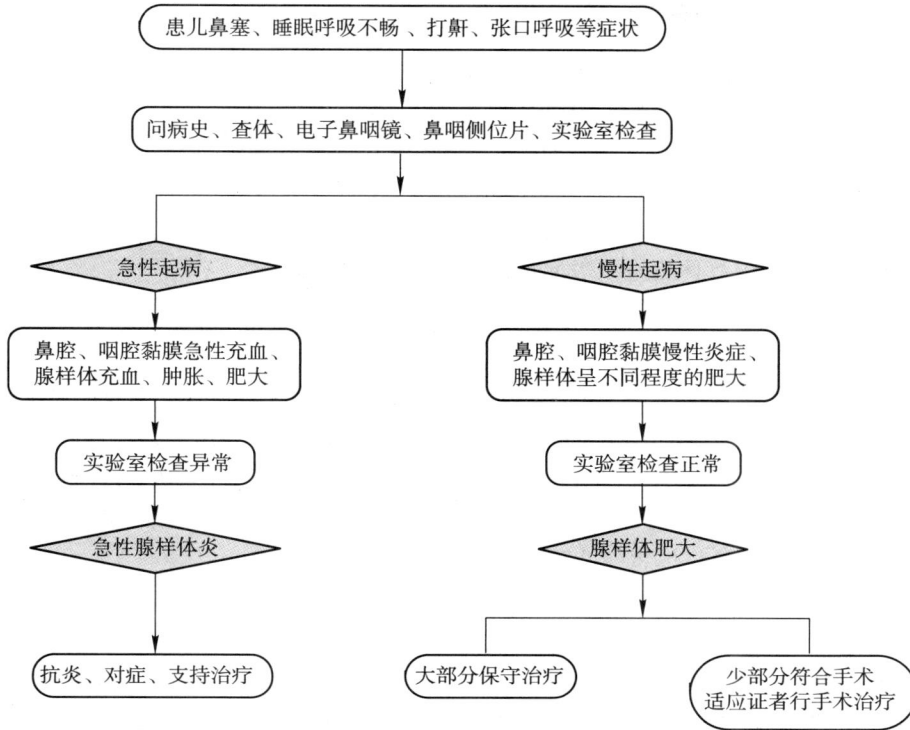

患儿鼻塞、睡眠呼吸不畅、打鼾、张口呼吸等症状

问病史、查体、电子鼻咽镜、鼻咽侧位片、实验室检查

急性起病 | 慢性起病

鼻腔、咽腔黏膜急性充血、腺样体充血、肿胀、肥大 | 鼻腔、咽腔黏膜慢性炎症、腺样体呈不同程度的肥大

实验室检查异常 | 实验室检查正常

急性腺样体炎 | 腺样体肥大

抗炎、对症、支持治疗 | 大部分保守治疗 | 少部分符合手术适应证者行手术治疗

第一节　急性腺样体炎

☞ 典型病例（附分析）3-6-1
急性腺样体炎

急性腺样体炎（acute adenoiditis）是腺样体急性非特异性的炎症，是儿童常见的呼吸道炎症性疾病，以3~10岁儿童最为常见，成人因腺样体组织已萎缩、退化，很少罹患此病。

【病因】

1. 细菌及病毒的感染是主要病因，与急性扁桃体炎病原体类同，参阅相关章节。

2. 儿童局部解剖空间狭小，在发病中起有很重要的作用。

3. 着凉、感冒、急性胃肠炎等机体抵抗力下降时易发病。

【临床表现】

1. 症状　多为急性起病，似急性鼻炎，鼻塞、张口呼吸、睡眠可出现打鼾或原有打鼾症状加重，吞咽疼痛，炎症波及咽鼓管或腺样体肿大，影响咽鼓管均可出现耳闷、听力下降，甚至耳痛等症状，严重可引发急性中耳炎。因鼻塞及炎症的影响，可引起急性鼻炎、鼻窦炎，出现相应的症状，如流清涕或脓涕等。患儿可有不同程度的全身症状、发热、食欲缺乏及其他全身症状。

2. 体征　发热、倦怠、烦躁、进食差，鼻腔可见黏膜充血、水肿、清涕或脓涕，张口呼吸，咽部黏膜可有充血，耳部可见鼓膜充血，严重时鼓室积液等。

3. 辅助检查

（1）小儿电子鼻咽镜：可见鼻黏膜充血、清或脓涕、腺样体充血、肿胀，表面可覆有渗出物，阻塞后鼻孔，影响咽鼓管咽口等。

（2）鼻咽 X 线侧位片：多提示腺样体肥大。

（3）纯音测听：多提示轻度传导性聋。

（4）声导抗：可有不同程度中耳负压存在，常呈 B 型或 C 型曲线。

【诊断】

病史及体征可明确诊断，但要注意是否合并的急性鼻炎、急性咽炎、中耳炎，甚至气管、支气管炎，需有完整诊断，来指导治疗。

【治疗】

患儿应注意休息，对症治疗。对于发热、白细胞增高，症状较重的患儿，需选用足量有效抗生素，同时针对不同的并发症采用不同的治疗方法及措施，进食差伴高热患儿需注意维持体液平衡，必要时请小儿科医师共同诊治。

第二节　腺样体肥大

☞ 典型病例（附分析）3-6-2
腺样体肥大

腺样体肥大（adenoid vegetation）无论是生理发育，还是外界环境的刺激，以及周围组织炎症性疾病的影响，腺样体组织增生肥大，影响周围器官的生理功能进而形成病理性腺样体肥大。本病好发于 3~5 岁儿童，之后随年龄的增加发病率呈下降趋势。

【病因】

1. 解剖因素　腺样体属咽淋巴环的一部分，位于鼻咽的顶后壁，儿童期腺样体随年龄可增大，10岁以后渐萎缩。在这一年龄段儿童本身鼻咽部空间"狭小"，"肿大"的腺样体占据鼻咽部，常可向前经后鼻孔突入鼻腔，堵塞鼻腔，向两侧影响咽鼓管咽口，影响咽鼓管功能出现咽鼓管功能异常。

2. 急、慢性炎症因素的反复刺激　包括急、慢性鼻咽炎，急、慢性咽炎、扁桃体炎，急、慢性鼻炎、鼻窦炎的刺激在发病中均起到一定的作用。

【临床表现】

1. 症状　肥大的腺样体阻塞相应的部位而出现相应的症状。

（1）阻塞后鼻孔，出现鼻塞，可诱发鼻炎、鼻窦炎，出现鼻炎、鼻窦炎的症状（参阅相关章节）。

（2）阻塞咽鼓管咽口，影响咽鼓管的功能，鼻咽部的炎症也容易波及咽鼓管，引起急性中耳炎，从而出现耳闷、耳痛、听力下降，严重者出现的化脓性中耳炎的症状（详见相关章节）。

（3）腺样体的炎症可向下波及口咽、下咽部及喉部，引起邻近器官相应的炎症性疾病，表现为咽部不适、刺激性咳嗽、声嘶，严重者可引起气管、支气管及肺部的炎症性疾病。

（4）腺样体肥大是儿童 OSAHS 最为常见的病因之一，患儿睡眠中出现打鼾、张口呼吸、睡眠躁动，严重时可出现呼吸暂停、觉醒等症状，因睡眠质量差，患儿可出现精神倦怠、白天嗜睡、食欲缺乏，严重时影响患儿局部与全身发育。

2. 体征

（1）严重的情况，因长期鼻塞、睡眠中张口呼吸可影响颌面骨的发育，表现为硬腭高拱，上颌骨突出，牙齿排列不齐，口唇肥厚，面部缺乏表情所谓的"腺样体面容"。

（2）鼻部查体：多可见有下鼻甲肥大，可有脓涕、干痂等，少数情况可经鼻腔观察到突入后鼻孔区肥大的腺样体。

（3）耳部查体：若合并有急、慢性中耳炎，可观察到相应的体征，如鼓膜充血、内陷、鼓室积液，严重时鼓膜穿孔等。

（4）咽部查体：腺样体肥大的患儿常伴有腭扁桃体的肥大及咽后壁淋巴滤泡的增生。

（5）长期睡眠质量差，可影响患儿的发育，出现营养不良、反应迟钝、注意力不集中等全身的症状和体征。

【辅助检查】

1. 小儿电子鼻咽镜或小儿鼻内镜检查　内镜下可直接观察到鼻咽部有无腺样体的肥大、后鼻孔堵塞及咽鼓管受阻的程度，腺样体及鼻腔的黏膜是否有急、慢性炎症（图3-6-1）。

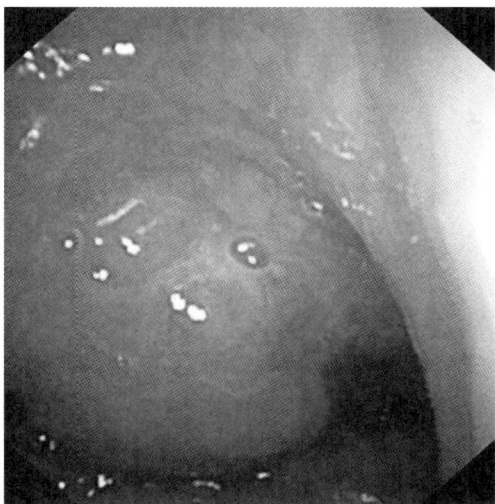

图 3-6-1　腺样体肥大

2. 鼻咽部 X 线侧位片　简便易行，不需患儿的特殊配合，接受的放射线少，是临床最为常用的检查手段，通过鼻咽顶后壁软组织的增厚程度及对局部气道的影响可诊断腺样体肥大（图3-6-2），不主张单纯因考虑腺样体肥大行 CT 检查，避免大剂量放射线给患儿造成不良影响。

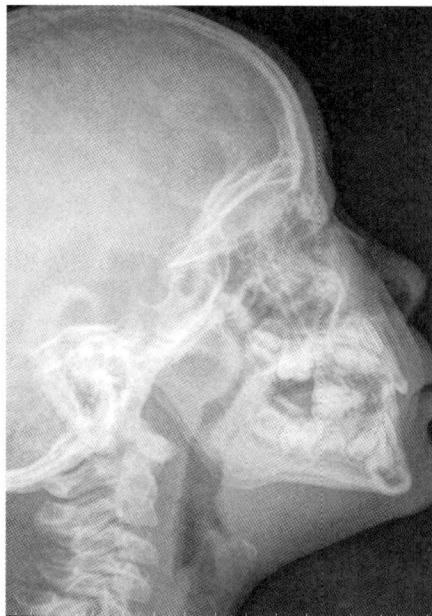

图 3-6-2　腺样体肥大鼻咽部侧位片

3. 听力学检查　纯音测听多表现为轻度传导性聋，声导抗常提示及咽鼓管功能的异常。

4. 多导睡眠监测　对于有较明显睡眠障碍的患儿需行小儿多导睡眠监测，判定睡眠气导阻塞的性质、程度，对治疗有重要的指导意义。简便方法：可由家长提供患儿睡眠时的视频资料，对诊断也有重要的参考意义。

【治疗】

1. 保守治疗　对于大部分患儿，尤其临床症状较轻的患儿，应该首选保守治疗，包括合理营养、提高抵抗力，减少上呼吸道感染性疾病的发病，小儿中医药调理等治疗。随年龄的增加，鼻咽部空间的增大及腺样体发育及增生的趋势下降，大部分病例可免于手术。

2. 手术治疗　年龄>3岁，临床症状重，且保守治疗无效，患儿睡眠质量差，张口呼吸，伴睡眠呼吸暂停，打鼾明显，鼻腔通气差，严重时睡眠躁动、觉醒，PSG 明显异常或反复急性中耳炎，已出现典型的腺样体面容，反复的急性鼻炎、鼻窦炎，炎症缓解期仍有明显的鼻塞，辅助检查提供肥大腺样体严重阻塞后鼻孔等多种情况均应考虑手术治疗。对于症状重，年龄<3岁患儿可适当放宽手术年龄，但要慎重选择手术及手术的方式。手术需在全麻下进行，需有充分的术前准备，手术方式主要采用鼻内镜下经口或经鼻及口腔联合完成，应用鼻动力系统或低温等离子刀，明视下"理想"切除肥大的腺样体，充分开放被肥大腺样体堵塞的后鼻孔，咽鼓管咽口及鼻咽部。腺样体手术如与扁桃体手术同期进

行，需先切除肥大的扁桃体组织后再进行腺样体的手术。传统的腺样体刮除术因手术残留腺样体组织较多，手术不精细已不主张使用。

☞ 微视频 3-6-1
腺样体切除术

单纯腺样体手术后治疗较为简单，予以全麻术后护理常规，术后 6 h 即可经口进流质饮食，手术当天及术后 3 d 预防性使用抗生素，鼻腔可使用鼻腔护理液清洁，术后需严密观察伤口渗血情况，术后出血仍是最为常见的术后并发症。

（皇甫辉　陈钢钢）

复习思考题

1. 腺样体肥大为何会引起分泌性中耳炎甚至化脓性中耳炎？
2. 腺样体切除术的手术时机如何选择？
3. 腺样体肥大考虑手术治疗时，术前需要进行哪些必要检查和准备工作？
4. "腺样体面容"包含哪些特征？"腺样体面容"是如何形成的？
5. 急性腺样体炎的临床表现有哪些？

网上更多……

👤☰ 本章小结　　👥 开放性讨论　　⬇ 教学PPT　　📝 自测题

第七章

咽部脓肿

关键词

咽　　扁桃体　　咽后间隙　　咽旁间隙　　脓肿　　引流

因致病菌及患者本身的因素，咽部脓肿近年来发病率逐渐升高，且临床重症病例逐渐增多，各型脓肿如得不到及时的诊断与治疗，可能会导致严重的后果，需予以足够的重视。咽部脓肿治疗的重点在于充分地引流、足量敏感抗生素的应用，以及全身对症支持治疗。

诊疗路径

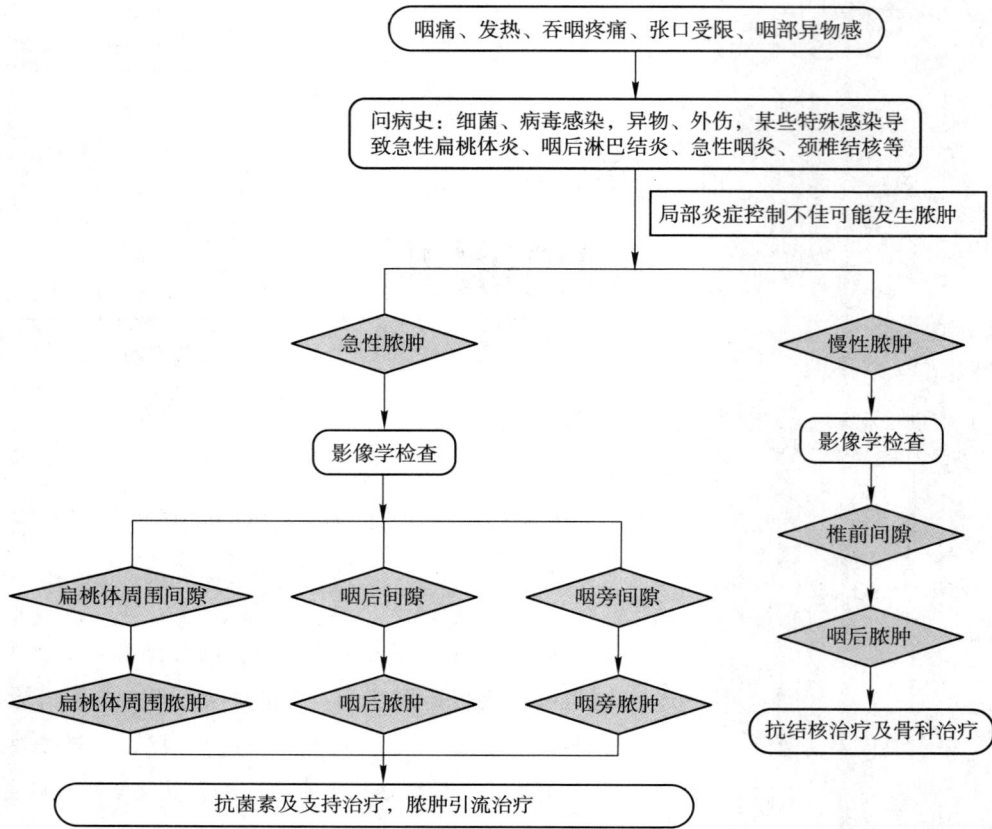

第一节　扁桃体周围脓肿

☞ 典型病例（附分析）3-7-1
扁桃体周围脓肿

扁桃体周围脓肿（peritonsillar abscess）是指扁桃体周围间隙的急性化脓性炎症，多继发于急性扁桃体炎，进而形成扁桃体周围炎，炎症若仍未控，逐渐形成扁桃体周围脓肿。

【病因】

多继发于急性扁桃体炎，尤其是急性化脓性扁桃体炎，常见致病菌包括溶血性链球菌、金黄色葡萄球菌和厌氧菌等。慢性扁桃体炎反复多次急性发作，影响扁桃体隐窝的引流，急性炎症期，炎症向扁桃体实质深层侵犯，在扁桃体周围隙形成脓肿。分前上型与后上型两种，前者较多见，脓肿位于腭舌弓与扁桃体上极之间，临床最为常见，后上型脓肿位于扁桃体与腭咽弓之间，临床较为少见。严重时，脓肿可影响到颈深部间隙，形成颈深间隙的感染。

☞ 基础链接 3-7-1
溶血性链球菌简介

【病理】

属急性化脓性炎症伴脓肿形成，同时合并口咽、扁桃体的急性炎症改变。

【临床表现】

1. 症状　因继发于急性扁桃体炎，早期表现见相关章节，但一旦形成扁桃体周围炎、周围脓肿，发热、咽痛的症状持续存在并加重。多表现为一侧明显的咽痛，吞咽时加重，疼痛可向同侧耳部放散，严重时流涎、张口困难、颈部活动受限，同侧Ⅰ、Ⅱ区淋巴结肿大，可伴有较为明显的全身症状。

2. 体征　急性病容，强迫体位，表情极为痛苦，头颈部活动受限，偏向患侧，流涎、言语含糊不清，不同程度的张口受限，上颈部有时可触及肿大淋巴结伴触痛，口咽局部黏膜充血、水肿，一侧腭舌弓或腭咽弓充血、肿胀，局部隆起，触诊可有波动感。前上型脓肿挤压扁桃体，推移扁桃体至内下方，而后上型将扁桃体推移至前下方。扁桃体表面充血，伴或不伴有脓苔形成。多无吸气性呼吸困难，但若炎症波及下咽及喉部可出现相应的体征，如下咽部黏膜的水肿、喉部黏膜的充血、

水肿等。全身状况差、精神差、食欲差，严重时可影响基本生命体征，如心率加快、体温升高等（图3-7-1）。

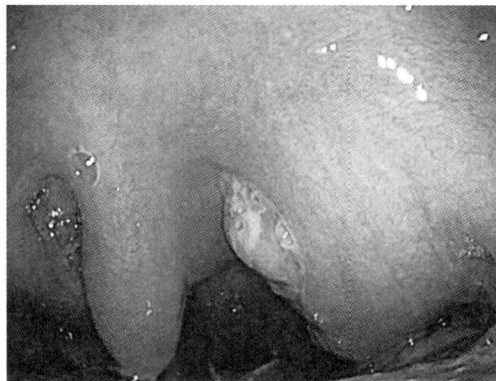

图 3-7-1　扁桃体周围脓肿

【辅助检查】

1. 穿刺　对于怀疑扁桃体周围脓肿形成者，可诊断性穿刺，若为脓性液可明确诊断，同时也是治疗的重要方法。

2. 超声检查　对诊断有一定的帮助。

3. 血细胞分析　白细胞总数升高，且中性粒细胞升高。

【诊断】

病史、体征、局部穿刺可明确诊断，超声检查可判定有无脓肿形成。

【鉴别诊断】

1. 咽旁脓肿　脓肿位于咽旁间隙，可表现为咽痛及上颈部的疼痛，但扁桃体及口咽部的黏膜多无明显的炎症表现，脓肿可推移扁桃体内移，同时可出现强迫体位，颈部活动受限，颈部超声及增强CT检查有助于诊断，病情未得到控制可形成颈深间隙的感染。

2. 智齿冠周炎　可继发下颌阻生齿引起的冠周炎，可表现为咽痛，但查体可见阻生齿及周围牙龈的红肿、触痛，而腭舌弓黏膜的充血等，但扁桃体多无明显的炎症反应。

3. 扁桃体恶性肿瘤　多表现为一侧扁桃体肿大，渐进性，伴或不伴有发热，如表面伴有溃疡形成，可出现咽痛等症状，病史较长，可伴有上颈部Ⅰ、Ⅱ区淋巴结的肿大。查体：扁桃体不同程度的肿大，多不伴有充血肿胀，触诊无波动感，表现为扁桃体实性占位，某些恶性肿瘤如淋巴瘤还可伴有全身多处淋巴结的肿大，详见相关章节，可依据病理进行鉴别诊断。

【并发症】

扁桃体周围脓肿可因多种原因导致炎症的扩散，进

而形成咽旁脓肿、颈深部脓肿等。近年该类疾病的发病有所增加。

【治疗】

1. 扁桃体周围脓肿未形成前，使用足量有效的抗生素是主要的治疗方法，同时口咽部漱口促进扁桃体隐窝口的开放。

2. 脓肿形成后，在原治疗的基础上，需行脓肿的充分引流，包括脓肿的穿刺引流与切开引流，穿刺常需多次进行，切开引流较为充分。相关资料报道可在切开引流的同时切除患侧扁桃体，即充分引流脓肿，又因脓肿恰好位于扁桃体周围间隙，术中易于分离扁桃体，同期完成患侧扁桃体切除术，避免 II 期手术，因局部组织粘连增加手术的难度与风险。

第二节　咽后脓肿

☞ 典型病例（附分析）3-7-2
咽后脓肿

咽后脓肿（retropharyngeal abscess）是咽后隙内的化脓性炎症。

【病因】

咽后脓肿分急性与慢性，两者发病机制截然不同。急性型是各种原因引起咽后间隙内咽后淋巴结的急性化脓性炎症，进而形成局部的脓肿，多见于 3 岁以内的婴幼儿。周围器官鼻腔、咽腔、中耳及咽鼓管、腮腺的急性炎症等均可引发本病。其致病菌以链球菌、葡萄球菌最为多见。另外也可由某些急性的传染病引发，多见于猩红热、麻疹、流感等。而慢性型是由颈椎结核在椎体与椎前筋膜之间的椎前间隙形成的寒性脓肿，严格意义上讲，脓肿所在部位不属于咽后脓肿，但临床症状类同，多见于成年人，也可见于儿童，多有全身原发结核灶，伴或不伴有明显的结核中毒症状。

【临床表现】

1. 急性型　发病急，前期多伴有上呼吸道感染的症状，渐加重，患儿出现发热、烦躁、哭闹、拒食、吞咽时反呛，不同症状的呼吸困难。表现为鼻塞、张口呼吸、睡眠打鼾、吸气性呼吸困难等。因脓肿占据咽腔还可出现语言与哭声含糊，同时为减轻脓肿的张力，减轻疼痛，患儿可出现强迫体位，头向一侧偏斜。严重时还可继发出现腹泻、水、电解质平衡紊乱、肺炎、心力衰竭等全身多系统的并发症，如脓肿破裂，脓性液可吸入肺内引起下呼吸道的感染。严重时可引起窒息。

查体：患儿多呈急性病容，咽后壁一侧隆起，咽部黏膜充血，有时可见异物，强迫体位及不同程度吸气性呼吸困难，查体过程需尽可能轻柔，以免导致脓肿的破裂。

2. 慢性型　多见于成人，病程较长，多表现为咽部异物感，吞咽时加重，多无咽痛、发热等症状，可伴或不伴有结核的全身表现，查体在咽后壁中央可见黏膜隆起，但多无黏膜的充血、水肿等。颈部 X 线或 CT 检查可见颈椎前方软组织影，提示脓肿形成，慢性型多，同时可见颈椎骨质骨破坏征象，提示颈椎结核。

普通 CT 检查，一次接受的放射剂量对婴幼儿有一定的影响，目前临床多采用锥形束计算机断层扫描技术，放射量小，可为咽后脓肿的诊断提供良好依据。

【诊断】

根据病史和查体，辅助颈部 X 线或 CT 检查可明确诊断。

【并发症】

1. 呼吸困难　脓肿体积的不断增大，阻塞咽腔与喉前庭影响呼吸，或急性炎症波及喉部引起小儿急性喉炎，或脓肿破溃，脓液堵塞喉及气道均可导致呼吸困难，同时可引起吸入性肺炎，严重时可出现窒息。

2. 咽旁脓肿及颈深部脓肿　咽后脓肿突入咽旁间隙引起咽旁间隙的感染，如炎症进一步扩散可波及颈深筋膜间隙引起颈深间隙的感染。

☞ 基础链接 3-7-2
颈筋膜间隙相关解剖知识

【治疗】

1. 急性型　脓肿未形成前，治疗同急性咽炎、急性扁桃体炎，但需严密观察病情变化。如脓肿形成，充分的引流就成为治疗的最重要环节，手术多在局麻下进行，最好有麻醉医师配合，采用仰卧头低位，经口径路，直达喉镜或麻醉喉镜暴露口咽，观察脓肿情况，充分引流。操作过程中，始终要有良好的吸引装置，可先穿刺或取小的切口切开脓肿，吸引器吸引脓液后再扩大切口，以免脓液大量溢出，引起误吸。术后配合抗生素治疗及对症治疗。

2. 慢性型　局部脓肿，可经口穿刺引流，同时脓腔内注射抗结核药物，可与骨科医师联合诊治，多数情况随颈椎结核的治愈，脓肿也得到控制。

第三节　咽旁脓肿

典型病例（附分析）3-7-3
咽旁脓肿

咽旁脓肿（parapharyngeal abscess）是咽旁间隙的化脓性炎症，近年来发病呈上升趋势。

【病因】

常见致病菌多为溶血性链球菌，其次金黄色葡萄球菌、肺炎双球菌及某些厌氧菌及耐药菌也参与发病。

1. 相邻组织及器官的急性化脓性炎症　如急性咽炎、急性扁桃体炎、牙源性感染、扁桃体周围脓肿、咽后脓肿等，炎症均可波及咽旁间隙引起发病。

2. 多种原因引起的损伤　比如异物，医源性的损伤（如拔牙、扁桃体切除、咽部局部注射等均可引起相应的感染，感染控制不佳则易形成咽旁间隙的感染）。

3. 全身状况　如糖尿病控制不佳，长期使用激素或免疫抑制剂等在发病中也起一定的作用。

【临床表现】

1. 症状　发病前多有原发感染灶相应的症状，随疾病的发展出现咽痛及同侧颈部的疼痛，吞咽时加重可伴有吞咽障碍、言语含糊、颈部活动受限、张口受限等症状，因属于化脓性炎症多伴有明显的全身症状，如发热、精神倦怠、乏力、头痛、食欲缺乏等。

2. 查体　急性病容，多呈强迫体位，颈部活动受限，咽腔黏膜可伴有充血，患侧扁桃体及咽侧壁向中线内移，但扁桃体本身多无充血及其他炎症改变，上颈部颌下区及下颌角后方肿胀，触痛明显。随脓肿范围的扩大，颈部肿胀的范围也可增大，严重者因颈深部多间隙感染、炎症进而波及下颈部及上纵隔、胸腔等。患者可出现全身中毒体征。

【辅助检查】

1. 颈部B超　可提示咽旁间隙及颈深部有无脓肿

形成，脓肿的范围及主要血管的关系。

2. 颈部CT　颈部增强CT可明确病变的性质、范围及与周围解剖学结构的关系，尤其与血管的关系。

【诊断】

根据病史症状及体征，辅助颈部超声及CT检查可明确诊断，需与扁桃体周围脓肿、咽旁间隙的肿瘤及第二鳃裂囊肿合并感染脓肿形成等相鉴别，同时需注意感染灶的范围是否波及纵隔及胸腔，以免漏诊。

【并发症】

1. 咽旁脓肿未得到控制，感染可波及咽后隙引起咽后隙的感染，波及颈深间隙引起颈深部多间隙的感染，进而引起纵隔感染胸腔的感染，严重时形成脓胸、脓气胸，甚至发生中毒性休克。

2. 咽旁间隙的后隙内走行有颈内动脉、颈内静脉，可因感染导致大出血及深静脉的血栓形成。

【治疗】

根据影像学资料，明确脓肿的范围及与颈部主要血管的关系，尤其颈内动脉、颈总动脉、颈内静脉与脓肿的毗邻空间关系，确定脓肿引流的方法及路径。

1. 颈外径路脓肿切开引流　对于脓肿范围大，颈部脓胀明显者多行颈外径路脓肿切开。如情况允许，手术在全麻下进行，取患侧上颈部横行切口，沿皮纹设计切口，切开皮肤、皮下组织，明确颈鞘内主要血管的位置及与脓肿的位置关系后，切开脓肿，充分引流，术腔内放置两根引流管，关闭切口，尽可能保留颈部外观。术后术腔负压引流，定期冲洗，全身使用敏感抗生素及支持治疗。个别脓肿突向咽腔者，血管向外侧移位，脓肿范围较为局限，可在全麻下经口纵行切口切开脓肿引流，该引流方法术后无法进行冲洗，引流欠充分，但避免了颈部切口。

2. 全身用药及支持对症治疗　全身使用有效抗生素，积极控制全身疾患。

（皇甫辉　陈钢钢）

复习思考题

1. 扁桃体周围脓肿形成的组织解剖基础及病因机制是什么？

2. 咽后脓肿与咽旁脓肿有何联系与区别？

3. 扁桃体周围脓肿的临床处理原则是什么？

4. 结核引起的咽后脓肿在治疗过程中有何特殊注意事项？

5. 咽旁脓肿有哪些临床并发症？如何预防这些并发症出现？

网上更多……

本章小结　　开放性讨论　　教学PPT　　自测题

第八章
咽神经性疾病和精神性疾病

关键词

咽   感觉   运动   神经   功能障碍

咽部的感觉非常敏感,各种诱因均可导致咽感觉异常,其中包括器质性病变引起的及非器质性病变引起的,需明确病因后确定治疗方案。

咽的运动由多组脑神经支配,多器官、多组肌肉协同完成,任一环节异常均可引起咽部运动障碍,出现相应的功能障碍。

诊疗路径

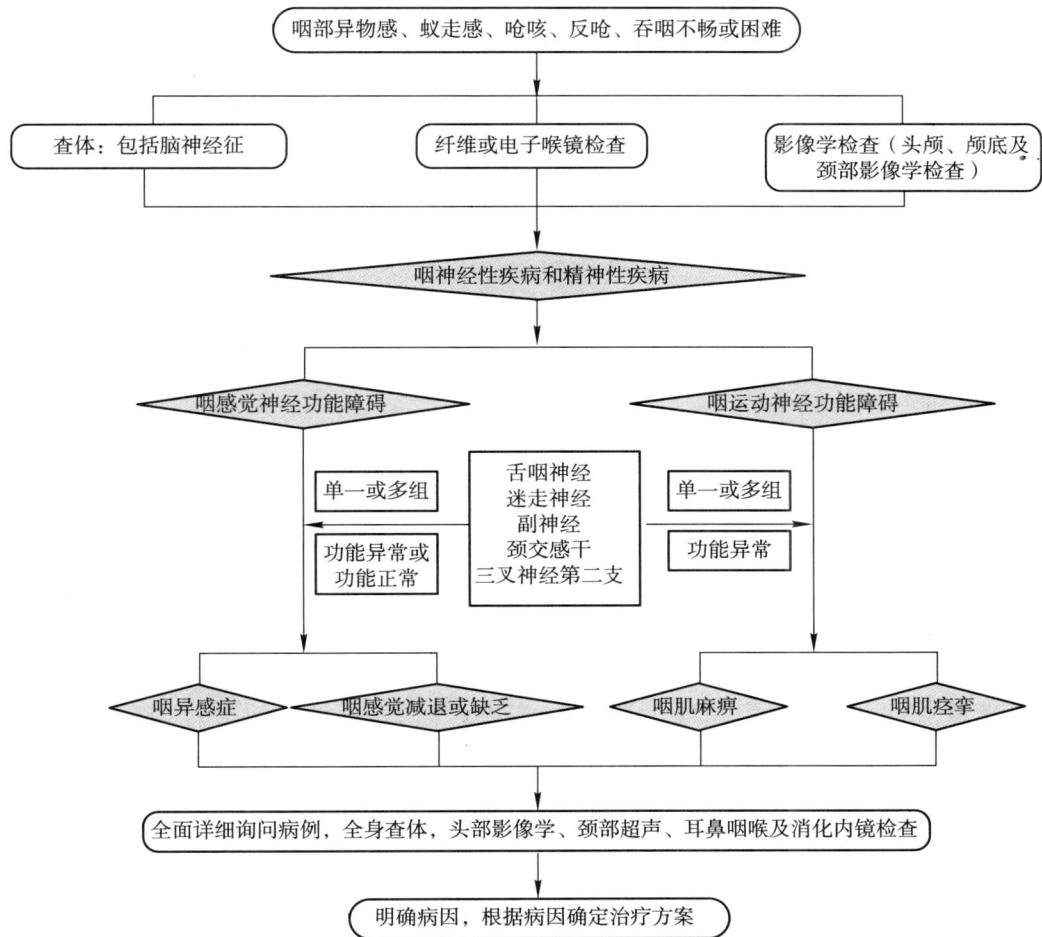

咽部异物感、蚁走感、呛咳、反呛、吞咽不畅或困难

查体：包括脑神经征　　纤维或电子喉镜检查　　影像学检查（头颅、颅底及颈部影像学检查）

咽神经性疾病和精神性疾病

咽感觉神经功能障碍　　　　　　　　咽运动神经功能障碍

单一或多组　　舌咽神经　　单一或多组
迷走神经
副神经
功能异常或　　颈交感干　　功能异常
功能正常　　三叉神经第二支

咽异感症　　咽感觉减退或缺乏　　咽肌麻痹　　咽肌痉挛

全面详细询问病例，全身查体，头部影像学、颈部超声、耳鼻咽喉及消化内镜检查

明确病因，根据病因确定治疗方案

第一节　咽感觉神经功能障碍

一、咽异感症

☞ 典型病例（附分析）3-8-1
功能性感觉异常

咽异感症（abnormal sensation of throat）常指除疼痛以外的各种咽部异常感觉，表现多种多样，如异物感、梗阻感、痒、灼热感、憋胀感等，中医学常称之为"梅核气"。

【病因】

支配咽部感觉的神经极为丰富，因而咽部的感觉也极为敏感，正常咽反射起保护作用。多种诱因、多种疾病均可引起咽异感症，包括局部与全身疾病、精神性等因素，分述如下。

1. 咽部与邻近器官的疾病　各种急、慢性咽炎，包括过敏性炎症，咽部的占位性病变，如咽部的乳头状瘤、咽后壁淋巴滤泡增生、鼻咽癌、口咽癌、下咽癌、舌根部良、恶性肿瘤、会厌舌面的占位如会厌囊肿等。咽部异物、咽部各种手术术后均可出现咽部异物感。

同时邻近器官疾病如急、慢性鼻炎、鼻窦炎，喉部的急、慢性炎症，口腔的各种炎症性疾病，胃咽反流、颈段气管及甲状腺的炎症及占位性病变也均可引起咽部异物症。

2. 全身性疾病的影响　消化道疾病如胃咽反流综合征，阻塞性睡眠呼吸暂停综合征，心血管系统疾病如心肌供血不足、高血压性心脏病等，肺部疾病如COPD、结核等，血液系统疾病如恶性淋巴瘤、严重的缺铁性贫血、白血病等，结缔组织病及风湿性病等也可引起咽部异物感。

3. 环境因素　如空气污染、烟、酒长期的刺激。

4. 精神因素和功能性疾病　随着精神、心理性疾病发病率的不断升高，精神因素在咽异感症的发病中占有越来越重要的地位，并与器质性病变相互叠加。某些自主神经功能紊乱者、更年期、抑郁症、焦虑病、恐癌症等多种疾病引起的咽异感症症状非常顽固，而且治疗也非常困难。

☞ 基础链接 3-8-1
咽的神经

【临床表现】

1. 症状　可表现为咽部异物感，异物形状不明显，可呈球形、片状等，空咽时出现但不影响进食。似为咽部的分泌物，但又无法咳出。也可表现为咽部烧灼感、痒、黏着感等等。常伴有焦虑、抑郁等精神症状，恐癌症患者更为明显，多见于更年期女性患者。

2. 体征　无论是功能性病变还是器质性病变引起的咽异感症，均应进行全面的查体，以明确病因，只有排除器质性病变才能考虑非器质性病变引起的咽异感症。查体应包括咽部及相邻器官的检查及全身的详细体检，以明确诊断。并根据病史、查体提示的思路有目标性选择相应的辅助检查来明确诊断。

【诊断】

详细询问病史、全面查体、有针对性的辅助检查如电子喉镜、胃镜检查、胸部X线、颈椎X线检查、颈部超声等多项检查，明确咽异感患者的病因，排除器质性病变的前提下方可诊断为功能性咽感觉异常。

【治疗】

1. 病因治疗　针对各种病因进行相关的治疗。

2. 心理治疗　对于由心理及精神因素导致的咽异感症，需对患者进行心理治疗，严重情况需与精神卫生科医师共同诊治。

3. 对症治疗　功能性咽异感症患者，需行对症治疗，如戒烟、酒，保持口腔卫生等，同时使用中医药治疗，规律安排生活，包括工作的节奏及适当的有氧运动，合理的睡眠、饮食等内容。

☞ 推荐阅读 3-8-1
中医"梅核气"辨证论治

二、咽感觉减退或缺失

【病因】

咽感觉减退或缺失与咽部运动障碍常同时出现，发生的原因包括中枢性病变及周围性病变两类，以中枢性最为多见。多因脑干、延髓的病变，如占位、出血、梗死、炎症等病变引发，而周围性多由颈静脉孔区病变引起后组脑神经功能异常引起。

【临床表现】

1. 症状　单纯咽感觉减退，患者多无明显的症状，但若同时存在有喉的感觉减退则可表现为呛咳等症状。若咽部感觉消失及喉部感觉的丧失，则表现为进食时吞咽困难、反呛、误吸，严重时可引起肺部的反复感染。

2. 体征　咽部检查，咽反射明显减弱或消失，若影响到喉部的感觉则同时可出现喉部反射消失。该种情况尚需注意有无软腭活动受限，有无舌下神经功能障碍，会厌及声带活动是否正常，注意有无中枢神经系统延髓，脑干疾患相应的体征，包括后组脑神经的麻痹相关体征，三叉神经功能异常的相应体征。

3. 辅助检查　耳鼻咽喉头颈外科专科检查及神经系统的全面检查，包括电子鼻咽喉镜检查、头颅 MRI 和 DWI 检查，以及颈部 B 超及颈部大血管超声检查。

4. 诊断　病史、体征、辅助检查可提示咽感觉异常存在，但需与神经科医师共同诊治，明确病因学的诊断。

5. 治疗

（1）明确原发病的情况，如为神经系统疾病，应积极治疗原发病。

（2）耳鼻咽喉科的治疗多为对症治疗，严重情况下建立鼻饲通路维持营养，加强口腔护理等。

第二节　咽运动神经功能障碍

咽部的肌肉主要由咽丛的神经支配，因此在病因学上与咽部感觉异常有共同的病因，如前所述，主要分为咽肌麻痹与咽肌痉挛两大类。

一、咽肌麻痹

（一）软腭麻痹

软腭麻痹常伴有同侧后组脑神经麻痹，出现相应症状，可同时有舌及喉肌的麻痹。

单侧软腭麻痹可无临床症状，而双侧的麻痹则可因软腭功能异常影响到正常的吞咽功能，吞咽时软腭不能上提，不能有效分隔鼻咽与口咽，食物经口腔进入咽腔时，可发生反呛进入鼻腔，尤其进流食时症状更为明显。如合并有舌肌的麻痹及喉肌的运动功能障碍，患者的吞咽及发音功能受到明显的影响，可出现误呛、声嘶，严重时可发生误吸，形成呼吸道异物及肺炎等，如影响到咽鼓管的功能，还可出现中耳炎的症状与体征。

（二）咽缩肌麻痹

咽缩肌麻痹常与咽部其他肌肉的麻痹共同存在。咽缩肌的麻痹主要影响到正常的吞咽功能，尤其与食管

相关肌肉同时麻痹时症状更为明显。除与软腭麻痹有相同病因之外，该病还常出现在流行性脊髓灰质炎患病之后。

1. 症状　主要为吞咽不畅、呛咳，尤其进流食时更为明显。若有喉肌运动障碍，则易将食物误吸形成呼吸道异物，严重时可发生窒息，是某些脑梗死患者常面临的问题。

2. 体征　多可见双侧梨状窝大量分泌物潴留，合并舌及喉肌运动障碍，则出现伸舌偏向患侧、会厌抬举活动受限、声带活动受限等。

3. 诊断　详细的询问病史和全面的查体，尤其是全面神经系统的检查，辅助电子鼻咽喉镜检查、头颅 MRI 检查，同时请神经科会诊明确诊断共同诊治。

4. 治疗

（1）积极治疗原发病。

（2）如吞咽功能受限可建立鼻饲通路或经皮内镜下胃造口术、空肠造口，行肠内营养治疗。

二、咽肌痉挛

咽肌痉挛一部分病例原因不明，慢性咽炎、长期烟酒过度、理化因素和鼻腔分泌物长期刺激咽部等可引发咽肌痉挛。另一组病例可以由多种器质性疾病引起。咽肌痉挛临床分为两类，分别为强直性咽肌痉挛与节律性咽肌痉挛。

【临床表现】

强直性咽肌痉挛常发生于狂犬病、破伤风、癫痫、脑膜炎和癔症等，严重者伴有牙关紧闭、张口困难等症状，轻者有吞咽障碍、咽部不适、作呕等。节律性咽肌痉挛常见于脑干特别是下橄榄区病变，软腭和咽肌发生规律性或不规律性收缩运动，发作时，患者可出现他觉性耳鸣等症状。

【治疗】

1. 尽可能明确病因，并针对病因进行治疗。

2. 包括心理疏导、暗示治疗、镇静、解痉药物的治疗等。临床疗效较差。咽部的神经性及精神性疾病发病机制复杂，可能由较为严重的器质性病变引起，不易诊断，治疗疗效差，全面完整的诊断在整个疾病的诊治中占有重要地位。

（皇甫辉　陈钢钢）

复习思考题

1. 舌咽神经痛与三叉神经痛之间有什么联系？

2. 咽感觉神经功能障碍的解剖基础有哪些？

3. 咽肌麻痹和喉麻痹如何鉴别？

4. 咽肌痉挛的临床分类及具体表现是什么？

5. 诊断功能性咽异感症之前，需要做哪些必要的辅助检查除外器质性病变？

网上更多……

♟◫本章小结　　⬇教学PPT　　✎自测题

第九章

咽外伤及异物

关键词

咽外伤　　咽异物　　咽狭窄　　咽闭锁

　　咽外伤可由外力打击或高温及化学物质引起，近年来发病率逐渐上升，而且危重病例越来越多，应引起关注。咽异物是耳鼻咽喉头颈外科的常见急诊疾病。随着咽、喉部内镜在临床的广泛应用，咽异物的救治比较容易，但有些特殊病例仍可导致严重的后果。咽狭窄及闭锁的发病率低，但会严重影响咽的生理功能，影响患者的生活质量，治疗困难，一旦形成应高度重视。咽狭窄及闭锁可发生于任何年龄，常由炎症、外伤以及先天性疾患等各种原因引起。

第一节　咽　外　伤

咽外伤包括闭合性或开放性外伤，另外高温或者化学物质可导致咽部烧伤。因咽部紧邻喉部及气管，咽外伤常累及喉和气管，严重时导致患者窒息死亡，故治疗时首先注意保持呼吸道通畅。

【病因】

1. 咽创伤　根据颈部皮肤有无伤口，可分为闭合性咽喉外伤和开放性咽喉外伤。可由交通事故、工伤、或者遭受暴力攻击等引起。

2. 咽烧伤　可因火焰、高热气体、食物引起，另外误吞强酸强可以引起咽部化学烧伤。

【临床表现】

1. 疼痛和吞咽困难　咽外伤引起疼痛或者咽部水肿时可导致吞咽困难。另外，外伤后期如果咽部有瘢痕狭窄，亦可导致吞咽困难。

2. 出血　出血较小时可仅表现为痰中带血，开放性损伤伤及颈动脉，可致大出血死亡。

3. 呼吸困难　咽喉部紧密毗邻，外伤累及喉部时可导致呼吸困难。

【检查】

闭合性外伤时可见咽部黏膜淤血或者血肿形成。开放性外伤时可见咽部黏膜破溃断裂，由颈部贯穿时可合并有颈部伤口。愈合不良时可以形成瘢痕狭窄和畸形。

【诊断】

患者有明确的外伤史或者酸碱化学物质吞服史，伤后立即出现疼痛、出血、流涎等，伴喉水肿时，有发声障碍、呼吸困难。查体可见咽部黏膜充血、水肿、破损等。

【治疗】

1. 局部处理　及时进行止血及局部清创缝合。

2. 中和治疗　强酸或强碱所致的咽烧伤，根据不同原因，采取不同中和剂，尽量减少日后出现瘢痕狭窄引起的吞咽困难等并发症。

3. 抗感染治疗　抗生素控制和预防感染。

4. 激素治疗　及时运用糖皮质激素可预防和缓解水肿，抑制结缔组织增生。

5. 呼吸困难处理　可应用抗生素及激素治疗，严密观察，并应做好随时进行气管切开术的准备，呼吸困难危及生命时，立即行气管切开术。

第二节　咽　异　物

咽异物（foreign bodies in pharynx）是异物存留咽部引起，异物多见于口咽部及喉咽部，鼻咽异物少见。可发生于任何年龄。异物种类较多，最常见有鱼刺、另外有骨头、果壳、义齿等。

【病因】

1. 进食不慎，误将鱼刺、肉骨、果核等卡入。

2. 儿童因牙齿萌发不全，咀嚼功能尚不完善，好奇心强，易将玩物放入口中，嬉闹或跌倒时异物易坠入咽喉部。

3. 老年人因牙齿脱落，咀嚼功能减退，或因义齿托板覆盖，口腔黏膜感觉下降，易吞入异物。

4. 昏迷、醉酒、麻醉、痴呆、癫痫及脑外伤后遗症患者可发生误咽。

5. 精神失常及自伤者有意吞咽异物。

【临床表现】

因异物大小、形状、性质、滞留部位及滞留时间不同而临床症状各异。

1. 口咽部常有异物感和刺痛感，吞咽疼痛症状明显，部位大多固定并持续。

2. 异物尖锐若刺破黏膜，可有少量出血，表现为血性唾液。

3. 异物多存留在扁桃体窝内、舌根、会厌谷、梨状窝等处。鼻咽异物较少见。

【诊断】

患者多有明确的误咽病史，通过询问病史，口咽视诊或用间接喉镜、纤维喉镜或直接喉镜可发现口咽及喉咽异物。

【治疗】

1. 口咽异物，如扁桃体窝内鱼刺，可用镊子取出。

2. 位于舌根、会厌谷、梨状窝等处异物，可用间接喉镜、纤维喉镜或直接喉镜取出。

3. 若异物穿入咽壁而并发咽后或咽旁脓肿时，经口或颈侧切开排脓，取出异物。

4. 已继发感染者，可应用抗生素控制炎症后再取出异物。

☞微视频 3-9-1
电子喉镜下咽异物检查视频

第三节　咽狭窄及闭锁

各种原因引起软腭、腭咽弓、舌根与咽后壁粘连、挛缩而使咽部变窄称为咽狭窄（pharyngeal stenosis），若完全不通，则称为咽闭锁（pharyngeal atresia）。

【病因】

1. 外伤　咽部重度灼伤，黏膜广泛坏死和溃疡形成，愈合后形成瘢痕性狭窄甚至闭锁。腺样体切除术、扁桃体切除术及鼻咽部肿瘤切除术等咽部手术中，若损伤黏膜及软组织过多，可继发术后瘢痕狭窄。

2. 特异性感染　结核、梅毒、硬结病及麻风等均可引起咽部狭窄。

3. 先天性异常　多为先天性鼻咽闭锁，常与后鼻孔闭锁并存。

【临床表现】

鼻咽狭窄或闭锁患者轻者可无症状，重者表现为鼻阻塞、呼吸困难、张口呼吸、发声时有闭塞性鼻音，睡眠时有鼾声，嗅觉减退，鼻腔分泌物常潴留鼻腔，不易擤出。若咽鼓管阻塞可有听力下降和耳闷等症状。口咽和喉咽狭窄者，常有吞咽和进食困难，呼吸不畅和吐字不清，病程长者有营养不良的表现。

【诊断】

经询问病史、临床表现、咽部视诊、鼻咽镜或间接喉镜、纤维鼻咽镜或纤维喉镜，结合X线片及碘油造影可明确闭锁范围及程度。电子喉镜可直视狭窄的部位及程度，而影像学（CT或MRI）检查可显示狭窄的部位、程度及其与周围组织的关系（图3-9-1，图3-9-2）。疑为特异性感染者，需行血清学、病原学和病理学检查。

【治疗】

1. 特异性感染者先治疗原发病，待病情稳定后，再进行手术修复。

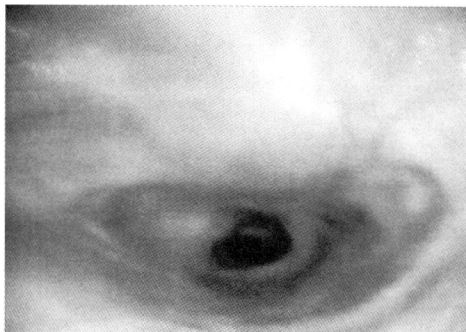

图3-9-1　咽部粘连电子喉镜表现

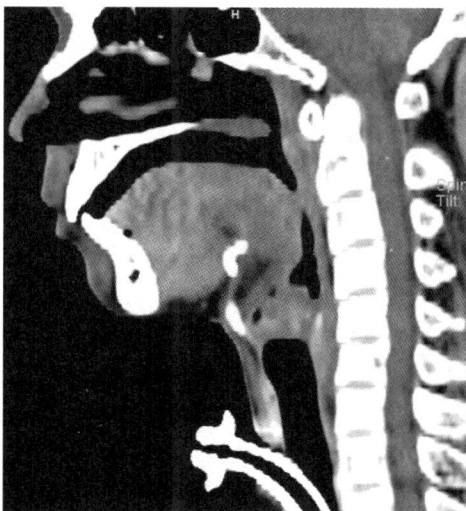

图3-9-2　咽部粘连CT表现

2. 根据病情可选用咽部黏膜瓣修复术、舌组织瓣修复术、软腭瓣修复术、胸锁乳突肌皮瓣修复术和颈阔肌皮瓣修复术等手术修复。

（唐安洲）

复习思考题

1. 简述咽外伤的救治原则。

2. 咽异物常见的病因有哪些？如何预防？

3. 咽狭窄及闭锁常见的病因有哪些？

网上更多……

本章小结　　开放性讨论　　教学PPT　　自测题　　微课

第十章
阻塞性睡眠呼吸暂停低通气综合征

关键词

睡眠医学　　睡眠呼吸障碍　　睡眠呼吸暂停　　睡眠低氧血症

呼吸紊乱

　　睡眠呼吸障碍是20世纪70年代首次提出，近年来已成为睡眠医学关注的焦点，在多学科研究人员的共同努力下，大家从各自学科的角度进行研究，目前在临床已形成了完整的临床诊治体系，并被医学界及社会广泛关注。阻塞性睡眠呼吸暂停低通气综合征发病率高，对患者全身，尤其呼吸系统、循环系统、中枢系统等有重要的影响，治疗方案包括控制体重、药物、手术、持续正压通气等，其中手术由耳鼻咽喉头颈外科及口腔颌面外科共同完成，也是本学科治疗该类疾病的工作重点。

诊疗路径

```
                          ┌─────────────────────┐
                          │   睡眠打鼾伴呼吸暂停   │
                          └─────────────────────┘
                ┌──────────────────┴──────────────────┐
        ┌───────────────┐                      ┌───────────────┐
        │     查体       │                      │   多导睡眠监测   │
        └───────────────┘                      └───────────────┘
                                   ┌───────────────┼───────────────┐
              ◇ OSAHS ◇            ◇ 单纯性鼾症 ◇        ◇ 其他SDB疾病 ◇
                 │                      │                      │
        ┌───────────────┐      ┌───────────────┐      ┌───────────────┐
        │   综合治疗方案   │      │   保守或手术    │      │  与其他学科共同诊治 │
        └───────────────┘      └───────────────┘      └───────────────┘
                 │
    ┌────────────────────────┐
    │  减肥、手术、持续正压通气等  │
    └────────────────────────┘
```

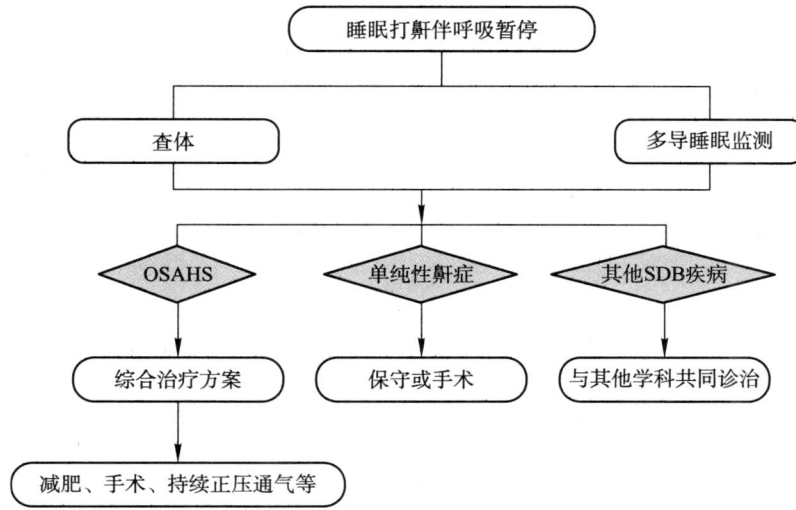

注：OSAHS：阻塞性睡眠呼吸暂停低通气综合征；SDB：睡眠呼吸障碍。

阻塞性睡眠呼吸暂停低通气综合征

睡眠呼吸障碍（sleep disordered breathing，SDB）包括有阻塞性睡眠呼吸暂停低通气综合征（obstructive sleep apnea-hypopnea syndrome，OSAHS）、中枢性睡眠呼吸暂停低通气综合征、睡眠相关通气不足 / 血氧不足综合征、内科疾病引起的睡眠相关通气不足 / 低氧血症及其他睡眠相关呼吸障碍，OSAHS 是本章节讨论的重点内容。

【概念】

成人 OSAHS 是指睡眠时上气道塌陷阻塞引起的呼吸暂停和低通气，通常伴有打鼾、睡眠结构紊乱，频繁发生血氧饱和度下降、白天嗜睡、注意力不集中等症状，并可能导致高血压、冠状动脉硬化性心脏病、2 型糖尿病等多器官、多系统损害的一种全身性疾病。

呼吸暂停（apnea）是指睡眠过程中口鼻气流停止（较基线水平下降 $\geq 90\%$），持续时间 ≥ 10 s。

低通气（hypopnea）是指睡眠过程中口鼻气流较基线水平降低 $\geq 30\%$，并伴动脉血氧饱和度（arterial oxygen saturation，SaO_2）下降 ≥ 0.04，持续时间 ≥ 10 s；或者是口鼻气流较基线水平降低 $\geq 50\%$，并伴 SaO_2 下降 ≥ 0.03 或微觉醒，持续时间 ≥ 10 s。

呼吸努力相关微觉醒（respiratory effort related arousal，RERA）是指未达到呼吸暂停或低通气标准，但有 ≥ 10 s 的异常呼吸努力并伴有相关微觉醒。

睡眠呼吸暂停低通气指数（apnea-hypopnea index，AHI）是指平均每小时睡眠中呼吸暂停和低通气的次数（单位：次 /h）。

睡眠呼吸紊乱指数（respiratory disturbance index，RDI）是指平均每小时睡眠中呼吸暂停、低通气和呼吸努力相关微觉醒的次数（单位：次 /h）。

【病因】

OSAHS 的病因尚不完全清楚，有多种高危因素存在，目前大家公认的主要有以下因素。

1. 上气道解剖结构异常导致不同平面气道的狭窄（图 3-10-1）

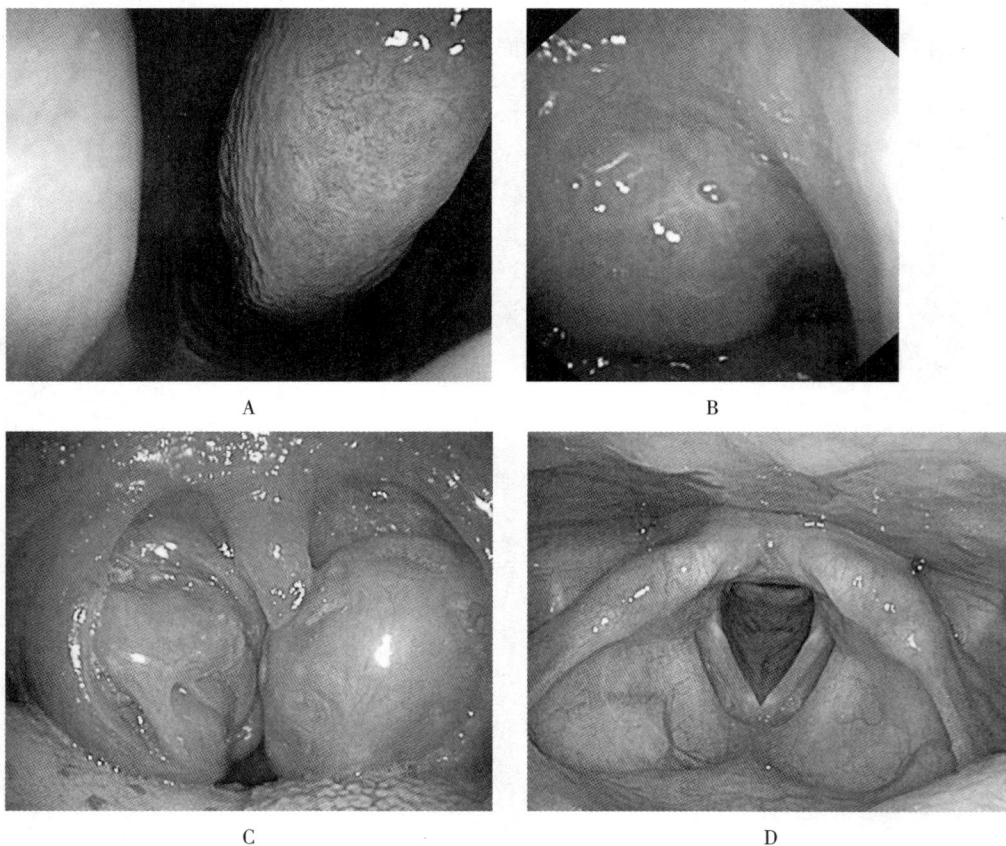

A

B

C

D

图 3-10-1　睡眠中气道解剖空间图及常见的气道狭窄部位

A. 鼻腔结构狭窄，下鼻甲肥大；B. 鼻咽部狭窄，腺样体肥大；C. 口咽部狭窄，扁桃体肥大；

D. 喉腔狭窄，包括喉占位、声带麻痹、粘连等

（1）鼻腔及鼻咽部的狭窄：多种鼻部疾病如鼻中隔偏曲、下鼻甲肥大、鼻黏膜水肿、鼻息肉及其他鼻腔占位性病变等，影响鼻腔通气。另外，儿童 OSAHS 鼻咽部腺样体的肥大是引起气道阻塞的常见病因。

（2）口咽部狭窄：腭扁桃体的肥大、软腭肥厚及松弛、咽侧壁肥厚、舌根肥大、舌根的后缩、小颌畸形均可引起口咽的狭窄，肥胖患者软组织的堆积也加重了气道的狭窄，口咽部的狭窄是 OSAHS 患者的常见狭窄部位。

（3）喉咽及喉腔的狭窄：如大的会厌囊肿、双声带的巨大息肉、喉及下咽的占位、双侧声带的麻痹、喉狭窄等，都可引起喉部平面的狭窄。

另外，上、下颌骨发育的异常也是导致气道狭窄的原因之一。

2. 上气道扩张肌张力的异常　主要包括颏舌肌、咽侧壁肌肉、软腭张力的下降、肌力下降、睡眠中咽壁更容易塌陷形成气道的阻塞，但发病机制不十分清楚。

3. 呼吸中枢调节功能的异常　睡眠时中枢对呼吸肌的调控减弱、呼吸肌的收缩减弱，另外睡眠时中枢对血液中 CO_2 浓度变化反应性下降，通气不能相应增加，加重睡眠中氧分压的下降。其机制也存在有许多不清楚的环节。

4. 肥胖　肥胖是成人 OSAHS 发病的独立危险因素，肥胖可增加咽腔及颈部软组织的"堆积"，导致上气道狭窄；同时也影响了咽壁组织的顺应性，睡眠时更易塌陷；从全身的角度肥胖可影响到呼吸泵的功能，导致典型的肥胖低通气综合征。

5. 某些全身的疾患　如妊娠、甲状腺功能减退症、糖尿病等多种全身疾患在 OSAHS 发病中起有重要的作用。

随病程的发展，OSAHS 的发病常常是多因素共同作用的结果，也是临床治疗需多环节综合治疗的原因所在。

【病理生理】

OSAHS 患者由于睡眠时反复发生上气道塌陷阻塞而引起呼吸暂停和（或）低通气，从而引发一系列的病理生理改变。

1. 低氧及二氧化碳潴留　呼吸暂停发生后，血氧分压逐渐下降，二氧化碳分压逐渐上升，严重时出现呼吸性的酸中毒。低氧可导致儿茶酚胺分泌增高，导致高血压、心律失常的形成，是睡眠中诱发猝死的原因之一。低氧还可以使促红细胞生成素升高、红细胞升高、血小板活性升高、纤溶活性下降，从而诱发冠心病和脑血栓等。低氧还可以导致肾小球滤过率增加，使夜尿增加，并且能使排尿反射弧受到影响，在儿童患者表现为遗尿。

2. 睡眠结构紊乱　由于睡眠过程中反复发生呼吸暂停和（或）低通气，反复出现微觉醒，造成睡眠结构紊乱，III、IV 期睡眠和快速眼动（rapid eye movement，REM）期睡眠明显减少，使患者的睡眠质量下降，从而导致白天嗜睡、乏力、注意力不集中、记忆力减退等。

☞ 基础链接 3-10-1
人体正常睡眠结构

3. 胸腔压力的变化　发生睡眠呼吸暂停时，吸气时胸腔内负压明显增加，由于心脏及许多大血管均在胸腔内，胸腔内压的剧烈波动会对心血管系统产生巨大影响，如心脏扩大和血管摆动等。同时由于咽腔胸腔高负压的抽吸作用，使胃内容物反流至食管和（或）咽喉部，引起反流性食管炎、咽喉炎、气管支气管炎等。在儿童患者，长期的胸腔高负压还可引起胸廓发育的畸形。

另外，OSAHS 患者往往有很高的血清瘦素水平，而高瘦素水平可影响到呼吸中枢功能，可直接引起呼吸暂停。OSAHS 患者长期缺氧和睡眠结构紊乱还可造成机体免疫功能下降。

总之，OSAHS 患者长期睡眠缺氧可影响到全身多系统多种疾病的发病。

☞ 微视频 3-10-1
典型 OSAHS 患者的睡眠视频

【临床表现】

1. 症状

（1）睡眠打鼾、呼吸暂停：随着年龄和体重的增加，鼾声可逐渐增加，同时鼾声呈间歇性，出现反复的呼吸节律紊乱和呼吸暂停的现象，严重者可有夜间憋醒现象。多数患者在仰卧位时症状加重。

（2）白天嗜睡：因睡眠质量差，患者白天精神差，嗜睡。轻者表现为轻度困倦、乏力，对工作、生活无明显影响。重者严重妨碍社交和职业活动。

（3）记忆力减退，注意力不集中，反应迟钝。

（4）晨起口干、咽干、咽喉异物感。

（5）部分重症患者可出现性功能障碍，夜尿次数增加，甚至遗尿。

（6）烦躁、易怒或抑郁等性格改变，一般见于病程较长的患者。

（7）儿童患者还可出现颌面发育畸形、生长发育迟缓、胸廓发育畸形、学习成绩下降等表现。

（8）全身多系统疾病的相应症状。

2. 体征

（1）一般体征：成年患者多数比较肥胖或明显肥胖，颈部短粗，部分患者有明显的上、下颌骨发育不良。儿童患者可出现"腺样体面容"，发育迟缓等。

（2）上气道征象：咽腔尤其是口咽腔狭窄，可见扁桃体肥大、软腭肥厚松弛、悬雍垂肥厚过长、舌根或和舌体肥厚、舌根淋巴组织增生，咽侧索肥厚等。小儿患者多可见腺样体及扁桃体的肥大；鼻部可见鼻阈狭窄、鼻中隔偏曲、下鼻甲肥大、鼻息肉、鼻及鼻窦的占位病变等；下咽及喉部包括会厌囊肿、双侧声带巨大息肉、声门狭窄、下咽及喉腔的恶性占位影响声带活动，影响声门裂宽畅度等。

四、辅助检查

1. 多导睡眠监测　是目前诊断 OSAHS 最主要的依据，通过监测患者睡眠中的睡眠结构及各项生命体征的变化进行分析，确定睡眠障碍的性质程度等。

☞ 微视频 3-10-2
多导睡眠监测（PSG）

2. Müller 检查法　应用纤维或电子鼻咽喉镜观察上气道各部位的截面积及引起狭窄的情况。嘱患者捏鼻闭口，用力吸气来模拟上气道阻塞状态，尤其是咽、喉腔塌陷的情况。是目前评估上气道阻塞部位常用的方法之一。

☞ 微视频 3-10-3
Müller's 检查法

3. 上气道持续压力测定　即应用含有微型压力传感器的导管自鼻腔置入上气道内并达食管，该导管表面含多个压力传感器，分别位于鼻咽、舌根上口咽、舌根下口咽、喉咽、食管等部位，正常吸气时全部传感器均显示一致的负压变化，如气道某一部位发生阻塞，阻塞平面以上的传感器则无压力变化，据此可判定气道阻塞的部位，是目前认为最为准确的定位诊断方法。

4. X 线检查　可以对颌面部骨性组织结构形态进行评估。

5. CT 及 MRI 检查　可拍摄上气道各平面的三维结构并可计算截面积和容积。

6. 儿童 OSAHS　多可采用鼻咽 X 线侧位片或小儿鼻咽镜观察狭窄的部位。

【诊断】

1. OSAHS 诊断依据　患者睡眠打鼾，伴呼吸暂停、白天嗜睡、注意力不集中、情绪障碍等症状，或合并高血压、缺血性心脏病或脑卒中、2 型糖尿病等，同时 PSG 检查 AHI≥5 次 /h，呼吸暂停和低通气以阻塞性为主，可诊断 OSAHS，如有条件以 RDI 为标准。

2. 定位诊断及病因分析　可应用以下手段评估 OSAHS 患者上气道阻塞部位和分析可能的病因。

（1）纤维或电子鼻咽喉镜辅以 Müller 检查法：可观察上气道各部位截面积，确定引起气道狭窄的结构性原因。

（2）上气道持续压力测定：确定阻塞平面。

（3）头颅 X 线测量：拍摄定位头颅侧位片，主要用于评估骨性气道狭窄。

（4）头颅 CT、MRI：可拍摄上气道各平面的三维结构，清晰并可计算截面积。

3. OSAHS 病情程度和低氧血症严重程度判断依据见表 3-10-1 和表 3-10-2。

表 3-10-1　OSAHS 病情程度判断依据

程度	AHI（次 /h）
轻度	5 ~ 15
中度	>15 ~ 30
重度	>30

表 3-10-2　低氧血症程度判断依据

程度	最低 SaO_2
轻度	≥0.85 ~ 0.9
中度	0.65 ~ <0.85
重度	<0.65

注：以 AHI 为标准对 OSAHS 病情程度评判，注明低氧血症情况。例如：AHI 为 25 次 /h，最低 SaO_2 为 0.88，则报道为"中度 OSAHS 合并轻度低氧血症"。即使 AHI 判断病情程度较轻，如合并高血压、缺血性心脏病、脑卒中、2 型糖尿病等相关疾病，应按重度诊断并积极治疗

4. 嗜睡程度判断依据　嗜睡是 OSAHS 主要的症状之一，其严重程度判定依据如下。

（1）轻度：嗜睡症状仅见于久坐时或不需多少注意力的情况下，而且不一定每天存在，对社交和职业活动仅有轻度妨碍；ESS（epworth sleep scale）评分≤12分。

（2）中度：嗜睡每天存在，发生于轻微体力活动或中等程度注意力的情况下（如开车、开会或看电影时等），对社交和职业活动有中度妨碍；ESS评分13～17分。

（3）重度：嗜睡每天存在，发生于重体力活动或需高度注意力的情况下（如开车、谈话、进食或步行时等），严重妨碍社交和职业活动；ESS评分18～24分。

【治疗】

根据患者主要病因、病情及全身状况，可选择不同的综合治疗方法，形成个体化综合治疗方案。

1. 一般治疗　减肥、控制体重是治疗的重要环节，戒烟、戒酒及规律睡眠也有非常重要的意义。

2. 无创气道正压通气治疗　包括持续正压通气治疗（continous positive pressure，CPAP）和双水平气道正压通气（bi-level positive airway pressure，BiPAP），是综合治疗的非常重要组成部分。其原理是通过一定压力的机械通气，使患者的上气道保持开放状态，保证睡眠过程中呼吸通畅。

3. 口器治疗　即睡眠时佩戴特定口内装置，将下颌向前拉伸，借以使舌根前移，以扩大舌根后气道。主要适用于以舌根后气道阻塞为主、病情较轻的患者。

4. 外科治疗　外科治疗是治疗OSAHS的重要手段之一。若鼻腔及鼻咽平面阻塞，可行鼻腔扩容术、腺样体切除术等；若口咽平面阻塞，可行悬雍垂成形术及改良术式、硬腭截短软腭前移术、Pillar小柱植入、舌根牵引术、舌骨悬吊术、上气道低温等离子消融术；针对颌面畸形，可行颌骨前徙术等；气管切开术对于某些严重的OSAHS患者也是一种较好的选择。以上手术方法可单独或联合、同期或分期进行。其中，改良的悬雍垂成形术应用最为广泛，已获得较好的临床疗效。各类手术术前均需行充分的评估与术前准备。

5. 其他治疗方式　包括舌下神经电刺激、药物治疗等均是近年来逐渐探索中的方法。

☞微视频 3-10-4
改良悬雍垂成形术手术过程

经上述治疗，大多数OSAHS患者病情可得到有效控制，生活质量有了很好的改善，而治疗更深层次的目的在于降低OSAHS相关全身疾病的发病率和死亡率，改善和提高患者生活质量。目前OSAHS的临床各环节仍存在一定的问题，需进一步研究探索。

☞推荐阅读 3-10-1
阻塞性睡眠呼吸暂停低通气综合征诊治指南（2011年修订版）

（皇甫辉　陈钢钢）

复习思考题

1. OSAHS常见的气道阻塞平面有哪些？

2. OSAHS的主要临床表现哪些？

3. OSAHS综合治疗的方法有哪些？

网上更多……

📖本章小结　　👥开放性讨论　　⬇教学PPT　　📝自测题

第十一章
咽部及咽旁肿瘤

关键词

咽　　　咽旁　　　肿瘤　　　鼻咽纤维血管瘤　　　鼻咽癌

口咽癌　　喉咽癌

　　咽部包括鼻咽、口咽及喉咽（又称下咽）。咽旁间隙是上起颅底，下至舌骨，位于翼内肌、腮腺深部与咽侧壁之间，呈倒立的锥体形的解剖间隙。咽部及咽旁间隙可发生各种良恶性肿瘤。咽部肿瘤以恶性肿瘤多见，其中鼻咽癌为我国南方最高发的头颈部肿瘤，口咽部恶性肿瘤以扁桃体癌最见，下咽部恶性肿瘤以下咽癌多见。咽部良性肿瘤少见，但是可有多种不同的组织类型，其中鼻咽血管纤维瘤主要发生于青少年男性。而咽旁肿瘤以良性肿瘤多见。不同种类的咽部及咽旁的良恶性肿瘤治疗方法也不尽相同，咽部良性肿瘤以手术为主，扁桃体癌及下咽癌往往需要手术加放、化疗等综合治疗，而鼻咽癌的治疗则是以放疗为主。

诊疗路径

```
┌──────────────────────────────────────────┐
│  鼻塞，鼻腔、口腔出血，耳闷，吞咽困难，颈部肿物  │
└──────────────────────────────────────────┘
                     │
                     ▼
┌──────────────────────────────────────────┐
│  病史、查体、鼻内镜及电子喉镜检查、影像学检查   │
└──────────────────────────────────────────┘
```

┌────────────────┐   ┌──────────────┐   ┌──────────────┐
│ 青春期男性患 │   │ 鼻咽部粗糙肿物 │   │ 下咽部粗糙肿物 │
│ 者，鼻咽部鲜 │   └──────────────┘   └──────────────┘
│ 红光滑圆形易 │   │
│ 出血肿物   │   ┌──────────────────────┐
└────────────────┘   │ 肿物活体组织病理检查 │
        │   └──────────────────────┘
        ▼
    ◇ 鼻咽血管纤   ◇ 鼻咽癌 ◇   ◇ 下咽癌 ◇
      维瘤 ◇
        │   │   │
        ▼   ▼   ▼
 ┌──────────┐   ┌──────────┐   ┌────────────────┐
 │ 手术治疗 │   │ 放疗为主 │   │ 手术治疗，术后   │
 └──────────┘   └──────────┘   │ 放疗、化疗等综合治疗 │
                                        └────────────────┘

第一节　咽部良性肿瘤

一、鼻咽血管纤维瘤

☞典型病例（附分析）3-11-1
鼻咽血管纤维瘤

鼻咽血管纤维瘤（angiofibroma of nasopharynx）为鼻咽部良性肿瘤，常发生于 10 ～ 25 岁青年男性，瘤体富含血管，易出血，故又名"男性青春期出血性鼻咽血管纤维瘤"。病因不明。

【病理】

肿瘤多原发于鼻咽蝶骨或枕骨。瘤体主要由丰富的胶原纤维及多核成纤维细胞组成，其间分布大量管壁薄且无收缩能力的血管，这种血管受损后极易出血。

【临床表现】

1. 出血　多表现为阵发性鼻腔或口腔出血，且常为患者的首诊症状，出血可为鲜红色。如反复多次大出血，患者可有不同程度的贫血。

2. 鼻塞　肿瘤堵塞后鼻孔并侵入鼻腔可致鼻塞，初为单侧，肿瘤体积增大堵塞双侧后鼻孔可致双侧鼻塞，常伴流涕、闭塞性鼻音、嗅觉减退等症状。

3. 其他症状　由于瘤体不断增长引起邻近骨质压迫吸收和相应器官的功能障碍，肿瘤侵入邻近结构则出现相应症状，如侵入眼眶，则出现眼球突出，视神经受压，视力下降；侵入翼腭窝或颞下窝可引起面颊部或颞部隆起；侵入鼻腔可引起外鼻畸形；侵入颅内压迫神经，引起头痛及脑神经瘫痪。

【检查】

1. 前鼻镜检查　可见一侧或双侧鼻腔有炎性改变，收缩下鼻甲后，可见鼻腔后部淡红色肿瘤，伴或不伴出血征象。

2. 间接鼻咽镜或鼻内镜检查　可见鼻咽部圆形或分叶状红色肿瘤，表面光滑且富有血管；瘤体侵入后鼻孔和鼻腔，可引起外鼻畸形或软腭下陷（图 3-11-1）。

3. 触诊　用手指或器械触诊可触及肿块基底部，瘤体活动度小，中等硬度，通过触诊可了解瘤体基底与邻近部位的粘连情况。但触诊要轻柔，因触诊极易引起大出血，临床应尽量少用。

4. 影像学检查　CT 和 MIR 检查可清晰地显示瘤体位置、大小、形态，了解肿瘤累及范围、有无骨质破坏

以及与周围解剖结构的关系（图 3-11-2，图 3-11-3）。DSA 可了解血供并进行血管栓塞，以减少术中出血。

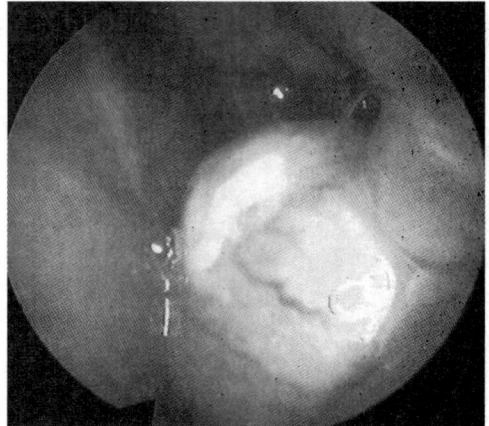

图 3-11-1　鼻咽血管纤维瘤内镜表现

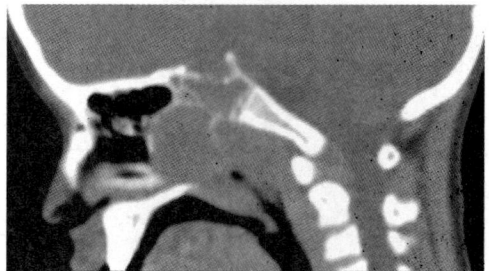

图 3-11-2　鼻咽血管纤维瘤 CT 矢状位表现

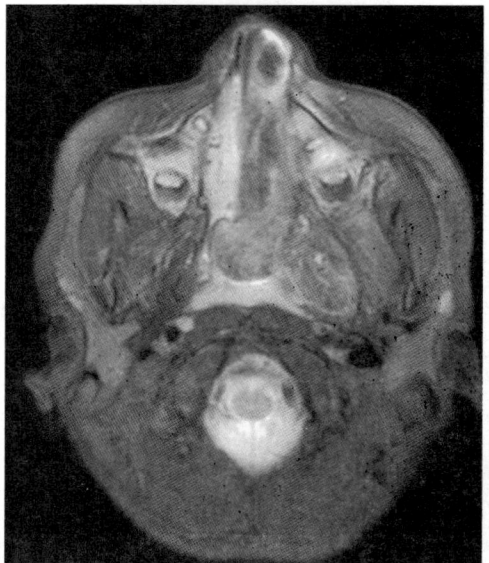

图 3-11-3　鼻咽纤维血管瘤 MRI 轴位表现

【诊断】

本病的诊断主要根据患者病史及检查结果，结合发

病年龄和性别。因肿瘤极易出血，不宜术前活检。对于病史不典型或肿瘤扩展至邻近结构而出现相应症状者，有时难以诊断，常需与后鼻孔出血性息肉、鼻咽部脊索瘤及鼻咽部恶性肿瘤相鉴别。确诊有赖于术后病理检查。

【治疗】

主要采取手术治疗。根据肿瘤的范围和部位，可采取不同的手术进路。肿瘤位于鼻咽部或侵入鼻腔、鼻窦者，采用硬腭进路；肿瘤侵入翼腭窝者，采用硬腭进路加颊侧切口或面正中揭翻进路；肿瘤侵入颅内者，需采用颅颌联合进路。因手术出血多，术前行 DSA 及血管栓塞和术中进行性控制低血压可减少出血。近年来，鼻内镜技术发展迅速，鼻内镜下行鼻咽血管纤维瘤切除术已逐渐取代了以上传统的术式，若肿瘤范围局限于鼻咽部或侵及鼻腔鼻窦，甚至部分瘤体侵及翼腭窝，未广泛累及颅底或波及颅内者均可采用鼻内镜下鼻咽血管纤维瘤切除术；该术式有肿瘤暴露好、创伤小、恢复快等优点。

二、咽部其他良性肿瘤

（一）口咽及咽旁良性肿瘤

口咽部肿瘤以恶性肿瘤为主，良性肿瘤较恶性肿瘤少见，但良性肿瘤种类繁多。较常见的有乳头状瘤、纤维瘤、潴留囊肿、多形性腺瘤及血管瘤等，其他肿瘤如脂肪瘤、淋巴管瘤、畸胎瘤等少见。咽旁肿瘤为位于咽旁间隙的肿瘤，以良性肿瘤多见。病理组织学分类包括腮腺或小涎腺混合瘤、神经鞘膜瘤、神经纤维瘤及副神经节细胞瘤等。

【临床表现】

口咽部良性肿瘤生长缓慢，较局限，无特异性临床表现。肿瘤较小时多无自觉症状，常于体格检查或检查咽部其他疾病时，偶然发现。肿瘤较大时，可出现咽异感症，甚至可引起吞咽障碍，当瘤体向下延伸至喉咽时可引起呼吸和发声功能障碍。

【检查】

乳头状瘤多发生于悬雍垂、扁桃体、腭弓等处表面呈颗粒状，色白或淡红色，根部带蒂或较广。纤维瘤发生部位同乳头状瘤，肿瘤多呈圆形突起，表面光滑，覆有正常黏膜，触之较硬。潴留囊肿多发生于软腭、咽后壁、咽侧壁及扁桃体，呈圆形或椭圆形，表面光滑。多形性腺瘤多发生于软腭，表面光滑。血管瘤常发生于软腭、咽后壁及侧壁，呈紫红色不规则肿块，易出血。

【治疗】

瘤体较小时，可采用激光、电凝、冷冻等治疗；瘤体较大时，需采用手术治疗，主要为局部病变切除。通常采用经口进路，肿瘤累及咽旁间隙或颈部时，需采用经颈侧进路或颞下窝进路。

（二）喉咽良性肿瘤

喉咽部良性肿瘤较为少见，偶有发生者多为血管瘤、纤维瘤、脂肪瘤。常发生于梨状窝、咽后壁及咽侧壁。血管瘤表现为红色不规则隆起，易出血，纤维瘤及脂肪瘤则表现为黏膜下隆起。喉咽部良性肿瘤多起源于上皮或结缔组织，瘤体生长缓慢，一般不发生转移。

【临床表现】

早期症状不典型，可有吞咽异物感或哽噎感。血管瘤者可咯血，尤其是进食硬性粗糙食物后即可出血。肿瘤较大时可引起吞咽及呼吸困难。

【诊断】

喉咽部肿瘤由于自身解剖部位隐匿，不易检查。间接喉镜可发现肿瘤，但早期病变较小时难以发现，需行纤维喉镜检查。喉咽部 CT 或 MRI 检查有助于了解病变范围。

【治疗】

血管瘤可采用激光、冷冻等治疗。纤维瘤、脂肪瘤需手术切除。

第二节　咽部恶性肿瘤

一、鼻咽癌

🔗 典型病例（附分析）3-11-2
鼻咽癌

鼻咽癌是我国南方常见的恶性肿瘤之一，其中广东、广西、湖南、福建、江西为高发区；男性发病率为女性的 2~3 倍，40~50 岁为高发年龄段。

【病因】

目前认为鼻咽癌的发生主要与遗传、EB 病毒及环境因素等相关。

1. 遗传因素　鼻咽癌患者有明显的种族易感性和家族聚集性。据相关文献报道，广州地区一个家族三代 9 人中有 5 人患鼻咽癌；移居国外的广东、福建人仍保持较高的鼻咽癌发病率。研究认为人类白细胞抗原的类型与鼻咽癌发病密切相关。

2. EB 病毒　Epstein-Barr 病毒（EB 病毒）与多种疾病及恶性肿瘤相关。鼻咽癌中可以检测到 EB 病毒

DNA 及多种 EB 病毒成分的相关特异性抗体。研究发现，EB 病毒与鼻咽癌发生、发展、转移以及预后密切相关。

3. 环境因素　我国鼻咽癌高发区居民多有进食咸鱼、腊味等腌制食品习惯，目前主要认为，可能与这类食物中所含的亚硝酸盐和亚硝胺有关，此外，还发现某些微量元素、吸烟和化学燃料等都可能与鼻咽癌的发病有关。动物诱癌实验发现亚硝胺类化合物可在大鼠诱发出鼻咽癌。鼻咽癌高发区的大米和水中微量元素镍含量较低发区高，鼻咽癌患者头发中镍含量亦较高，动物实验证实镍可以促进亚硝胺诱发鼻咽癌。

【病理】

目前病理分型主要依据 2001 WHO 分型，可分为基底样鳞状细胞癌、角化性鳞状细胞癌和非角化性癌，其中非角化性癌又分为分化型非角化性癌和未分化型非角化性癌，在我国绝大多数患者为非角化性癌，而其中又以未分化型非角化性癌多见。非角化性鼻咽癌与 EB 病毒感染密切相关，且对放疗敏感，预后相对较好。

【临床表现】

鼻咽癌由于发病部位隐匿，早期症状不典型，缺乏特异性，临床上容易延误诊断，所以必须提高警惕。其常见症状为：

1. 鼻部症状　鼻咽癌早期即有易出血倾向，表现为回吸涕中带血或擤鼻涕中带血，时有时无，多未引起患者重视，瘤体增大可阻塞后鼻孔，引起鼻塞，始为单侧，继而双侧，易误诊为鼻炎。

2. 耳部症状　肿瘤发生于咽隐窝者，早期可压迫或阻塞咽鼓管咽口，引起该侧耳鸣、耳闭塞感及听力下降，可伴有鼓室积液，因此，常可被误诊为分泌性中耳炎。

3. 颈部淋巴结肿大　颈淋巴结肿大为首发症状者约占 60%，转移常出现在颈深部上群淋巴结，始为单侧，继之发展为双侧，并可向颈中、下部扩大。

4. 脑神经症状　瘤体经患侧咽隐窝由破裂孔侵入颅内，常先侵犯第 V、第 VI 脑神经，继而累及第 II、第 III、第 IV 脑神经而发生头痛，面部麻木，眼球外展受限，上睑下垂等脑神经受累症状；由于瘤体的直接侵犯或因转移淋巴结压迫均可引起第 IX、第 X、第 XI、第 XII 脑神经受损而出现软腭瘫痪、呛咳、声嘶、伸舌偏斜等症状。

5. 头痛　主要因为肿瘤侵袭颅底骨质引起。

6. 远处转移　晚期鼻咽癌可出现远处转移，常见转移部位有骨、肺、肝。

【检查】

1. 间接鼻咽镜检查　鼻咽癌常好发于咽隐窝和鼻咽顶后壁，常呈小结节状或肉芽肿样隆起，表面粗糙不平，易出血，有时仅表现为病变局部黏膜隆起或一侧咽隐窝较饱满而表面光滑，对这些病变要特别重视，以免漏诊。

2. 颈部触诊　颈上深部可触及质硬、活动度差或不活动、无痛性肿大淋巴结。

3. 纤维鼻咽镜或鼻内镜检查　有助于发现早期微小病变（图 3-11-4）。

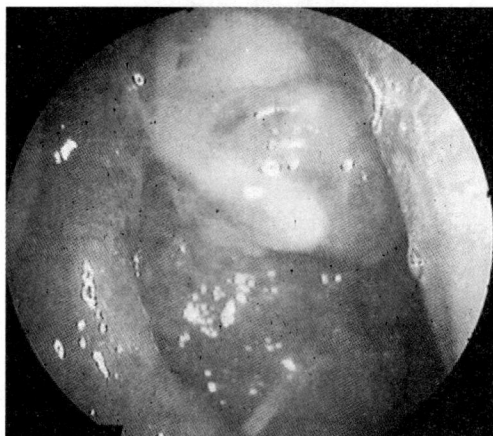

图 3-11-4　鼻内镜下鼻咽癌表现

4. EB 病毒血清学检查　可作为鼻咽癌诊断和判断治疗后是否复发的辅助指标。EB 病毒相关检测包括 EB 病毒壳抗原 - 免疫球蛋白 IgA 抗体（EBV-VCA-IgA）、EB 病毒核心抗原 1-IgA 抗体（EBNA1-IgA）、EB 病毒壳早期抗原 - 免疫球蛋白 IgA 抗体（EBV-EA-IgA）和 EB 病毒 DNA 酶抗体等。

5. 影像学检查　CT 和 MRI 检查有利于了解肿瘤侵犯的范围及颅底骨质的破坏情况（图 3-11-5，图 3-11-6）。

【诊断】

以病理诊断为金标准。若患者出现不明原因的回吸涕中带血、单侧鼻塞、耳鸣、耳闭塞感、听力下降、头痛或颈上深淋巴结肿大等症状，应及早进行间接鼻咽镜或内镜检查，必要时进行病理活检，同时行 EB 病毒血清学、影像学等必要的检查。必须注意的是，对于部分黏膜下型的病例，往往需要多次活检才能获得阳性结果。因此，对于可疑的患者，应注意密切随访。对于颈部淋巴结肿大而高度怀疑鼻咽癌的患者，应重点检查鼻咽部，不要轻易行颈部的淋巴结切开活检，以免促进癌瘤的扩散。

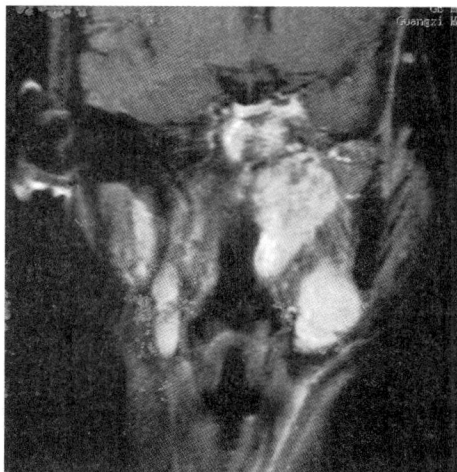

图 3-11-5　鼻咽癌并颈淋巴结转移 MRI 冠状位表现

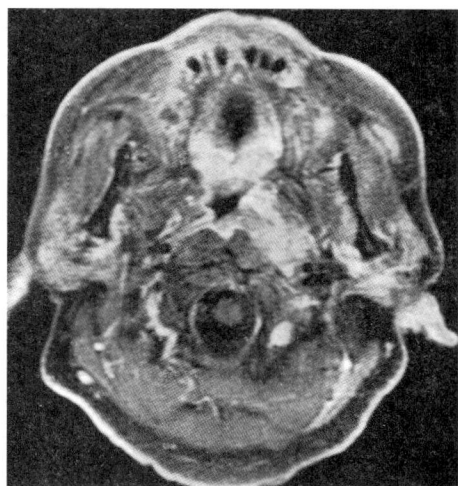

图 3-11-6　鼻咽癌 MRI 轴位表现

【治疗】

我国鼻咽癌大部分为非角化性癌，对放射治疗敏感，治疗上首选放疗。化疗可作为辅助治疗。手术治疗主要用于放疗后原发灶或者转移淋巴结残留及复发患者。部分放疗不敏感的鼻咽癌亦可考虑手术治疗。

二、口咽恶性肿瘤

扁桃体恶性肿瘤为口咽部最常见的恶性肿瘤，病因尚不明，可能与长期炎性刺激、角化症等癌前病变及吸烟、饮酒等因素有关。

【病理】

扁桃体表面被覆鳞状上皮，其内为淋巴组织，不同组织可发生相应的恶性肿瘤。扁桃体癌（鳞状细胞癌、淋巴上皮癌、未分化癌、腺癌）发病率较高，肉瘤（淋巴肉瘤、网织细胞肉瘤、横纹肌肉瘤等）次之，其他恶性肿瘤（恶性淋巴瘤、恶性血管内皮瘤、恶性黑色素瘤）较少见。

【临床表现】

早期症状不典型，常为咽部不适、异物感，逐渐可出现一侧咽痛，吞咽时较明显。晚期咽痛加剧，引起同侧反射性耳痛、吞咽困难、言语含糊不清、呼吸困难等。

【检查】

一侧扁桃体明显肿大，表面溃烂不光滑或呈结节状隆起，质地硬，触之易出血，扁桃体与周围组织粘连。同侧下颌下可触及肿大淋巴结，质硬，不活动，无压痛。

【诊断】

对于中年以上出现单侧扁桃体明显肿大，表面溃烂，质地较硬，不活动，伴有同侧下颌下淋巴结肿大，应高度怀疑扁桃体恶性肿瘤。但遇一侧扁桃体肿大充血，表面光滑，颈部无肿大淋巴结者，易误诊为急性扁桃体炎，应特别警惕，必要时活检送病理确诊。

【治疗】

扁桃体恶性肿瘤的治疗需根据病变范围和病理类型采取不同的治疗措施。放射治疗是主要的治疗手段，尤其是针对对放射线敏感的恶性淋巴瘤、未分化癌或手术难以切除的病变范围较广的高分化鳞癌，同时配合化疗和免疫治疗。对早期扁桃体癌可行扁桃体切除术，伴有颈部淋巴结转移者行颈淋巴结清扫术，术后辅以放疗及化疗等。

三、喉咽恶性肿瘤

原发于喉咽（下咽）的恶性肿瘤按发病部位可分为梨状窝癌、喉咽后壁癌、环后癌。发病情况相对少见，但近年来有增多的趋势，多见于 40～50 岁以上男性，在我国喉咽癌发病主要与长期酗酒有关。另外，喉咽癌发病还与人类乳头状瘤病毒感染有关。以梨状窝癌及喉咽后壁癌为主，女性以环后癌多见。喉咽癌早期症状不典型，出现症状就诊时多为晚期，约有半数以上的患者治疗时已发现颈淋巴结转移，预后差。

【病理】

喉咽癌 95% 为鳞状细胞癌，且大多数分化较差，易侵犯邻近组织器官如喉、颈段食管、气管、甲状腺等。极易发生颈部淋巴结转移，主要为颈深中组淋巴结。肉瘤、腺癌少见。

【临床表现】

喉咽癌早期症状不典型，仅表现为喉咽部异物感、吞咽哽噎感等非特异性表现。肿瘤增大，表面发生溃烂时，可引起吞咽疼痛，并出现同侧放射性耳痛，常伴进行性吞咽困难，流涎及痰中带血。肿瘤累及环杓关节、喉返神经及声带时可出现声音嘶哑。

【诊断】

早期因症状不显著，易被漏诊。间接喉镜检查应仔细观察咽喉各解剖区域有无肿瘤，注意黏膜有无水肿，梨状窝有无饱满及积液。早期病变难以发现者，宜采用纤维喉镜检查，发现可疑病变及时送病理学检查。CT 及 MRI 检查可进一步了解肿瘤侵犯范围、软骨破坏情况、颈淋巴结转移情况（图 3-11-7，图 3-11-8）。

【治疗】

采用手术、放疗及化疗等综合治疗。手术方式应依据肿瘤部位、大小、侵犯范围等而定。若肿瘤累及喉部，需同时行全喉或半喉切除加下咽部肿瘤切除。大多数情况下需要同时行颈淋巴结清扫术。根据术后创面大

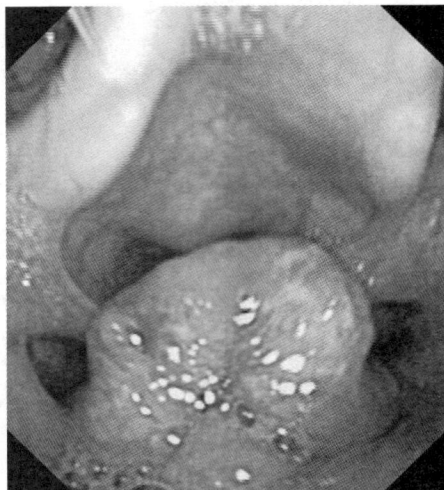

图 3-11-7　环后区下咽癌电子喉镜表现

小，采用带蒂皮瓣、肌皮瓣、胃上提、空肠代食管等进行修复，术后辅以放疗和化疗。本病预后较差。

（唐安洲）

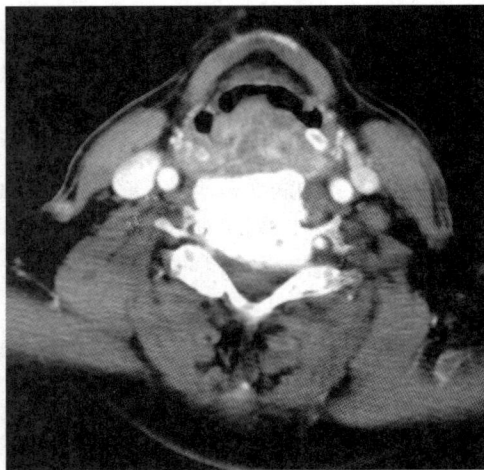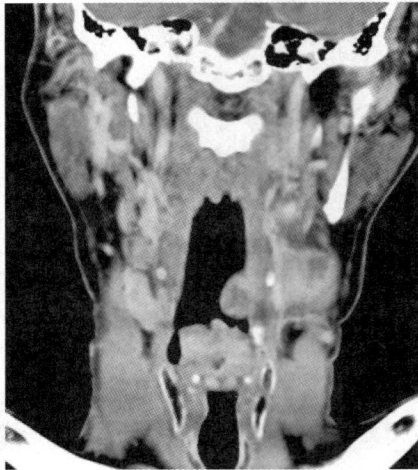

水平位　　　　　　　　　　　　　　　冠状位

图 3-11-8　下咽癌并颈淋巴结 CT 表现

复习思考题

1. 咽部常见的良性肿瘤有哪些？

2. 鼻咽癌的流行病学特点有哪些？

3. 鼻咽癌的相关病因有哪些？

4. 鼻咽癌的临床表现有哪些？

5. 鼻咽癌的治疗原则有哪些？

网上更多……

👤 本章小结　　👥 开放性讨论　　⬇ 教学PPT　　📝 自测题

第一章

喉科学基础

关键词

甲状软骨	环状软骨	会厌软骨	杓状软骨	喉弹性膜
环甲膜	方形膜	弹性圆锥	声带外展肌	声带内收肌
声带紧张肌	声带松弛肌	Reinke 间隙	声门上区	声门区
声门下区	喉上神经	喉返神经	喉的生理学	

喉源性呼吸困难常发生得比较突然或发展迅速，因而临床表现为严重缺氧，常需抢救；慢性喉阻塞造成的长期缺氧可影响儿童发育和引起全身各系统的损害。发声障碍持续时间长可引起性格和心理上的病态。喉部疾病不但可引起全身性的病理改变，也可能是全身性疾病的反应，所以检查和治疗喉部疾病，其意义绝不仅仅在于解决喉本身的问题。

喉的解剖学与生理学是基础医学的重要内容，掌握喉的解剖学与生理学有助于了解喉部疾病的发生机制及临床表现。本章节的重点内容为喉部发声机制、诊断、治疗等相关内容。

第一节 喉的应用解剖学

喉（larynx）是呼吸的重要通道，下呼吸道的门户，上通喉咽，下连气管。喉位于颈前正中，舌骨之下，上端是会厌上缘，下端为环状软骨下缘。成人喉的位置相当于第 3~5 颈椎平面，女性及儿童喉的位置较男性稍高。喉由软骨、肌肉、韧带、纤维结缔组织和黏膜等构成。喉的前方为皮肤、皮下组织、颈部筋膜及带状肌，两侧有甲状腺上部、胸锁乳突肌及其深面的重要血管神经，后方是喉咽及颈椎（图 4-1-1，图 4-1-2）。

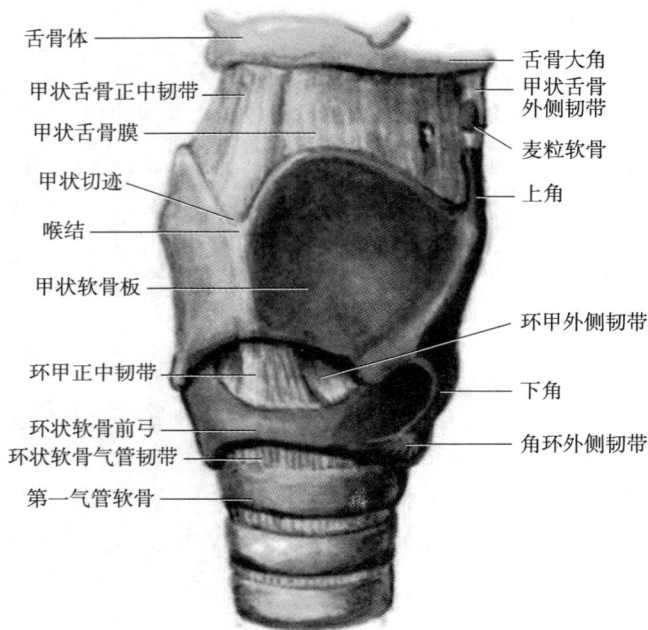

图 4-1-1 喉的前面观

图 4-1-2 喉的后面观

图 4-1-3 喉软骨

（一）喉的软骨

软骨构成喉的支架。单块软骨为甲状软骨、环状软骨和会厌软骨，成对的软骨为杓状软骨、小角软骨和楔状软骨，共计 9 块（图 4-1-3）。小角软骨和楔状软骨很小，临床意义不大。

甲状软骨（thyroid cartilage）是喉部最大的软骨，由两块对称的四边形甲状软骨板在前方正中融合而成，和环状软骨共同构成喉支架的主要部分。男性甲状软骨前缘的角度较小，为直角或锐角，上端向前突出，形成喉结，是成年男性的特征之一。女性的这一角度近似钝角，故喉结不明显。甲状软骨上缘正中为一 V 形凹陷，称为甲状软骨切迹（thyroid notch）。甲状软骨板的后缘

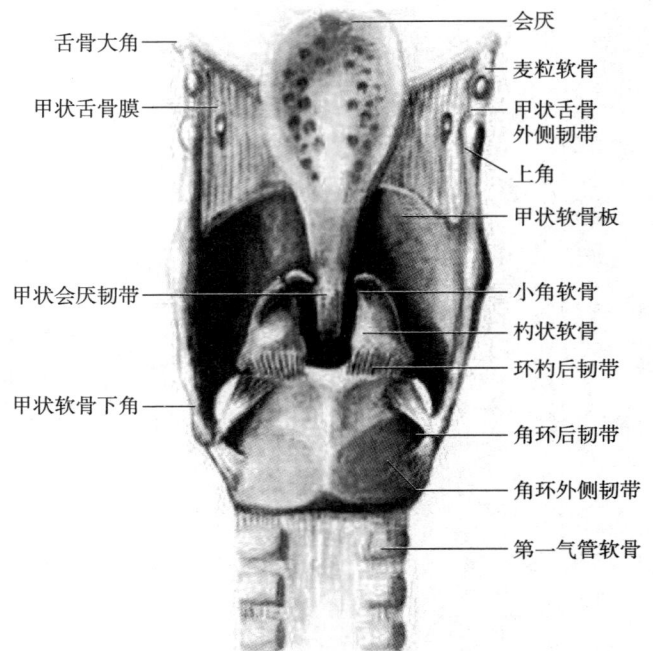

上、下各有一个角状突起，分别称为甲状软骨上角和下角。上角较长，下角较短。两侧下角的内侧面分别与环状软骨的后外侧面形成环甲关节（cricothyroid joint）。

环状软骨（cricoid cartilage）位于甲状软骨之下，第一气管环之上，它的形状经典的描述为印章戒指，前弓厚 3~7 mm，后弓厚 20~30 mm。下界几乎是水平的，借助环气管韧带与第一气管软骨连接。环状软骨的前部较窄，为环状软骨弓；后部较宽，为环状软骨板。该软骨是喉气管中唯一完整的环形软骨，对保持喉气管的通畅至关重要。如果外伤或疾病引起环状软骨缺损，

常可引起喉狭窄。

会厌软骨（epiglottic cartilage）通常呈叶片状，稍卷曲，较硬，其上有一些小孔，有小的血管和神经通过，并使会厌喉面和会厌前间隙相通。该软骨下部较细，称为会厌软骨茎。会厌软骨位于喉的上部，其表面覆盖黏膜，构成会厌（epiglottic）。吞咽时会厌盖住喉入口，防止食物进入喉腔。会厌可分为舌面和喉面，舌面组织疏松，感染时容易出现肿胀。会厌舌面正中的黏膜和舌根之间形成舌会厌皱襞（glossoepiglottic fold），其两侧为舌会厌谷（glossoepiglottic vallecula）。小儿会厌呈卷曲状。会厌结节（epiglottic fold）是会厌黏膜及其下的结缔组织形成的隆起，位于会厌喉面的根部，紧接室襞在甲状软骨附着处的上方。

杓状软骨（arytenoid cartilage）形似三棱锥体，骑跨于环状软骨板上缘的外侧，两者之间构成环杓关节（cricoarytenoid joint）。杓状软骨的基底呈三角形，前角名声带突（vocal process），是声韧带及声带肌的附着处；外侧角名肌突（muscular process），环杓侧肌及部分甲杓肌外侧部的肌纤维附着于其前方，环杓后肌附着于肌突的后方。

小角软骨（corniculate cartilage）和楔状软骨（cuneiform cartilage）小角软骨和楔状软骨是小的成对的纤维弹性软骨。小角软骨位于杓状软骨的顶部，居杓会厌皱襞之中后端。楔状软骨形似小棒。在小角软骨的前外侧，杓会厌皱襞的黏膜之下，形成杓会厌皱襞上白色隆起，称之为楔状结节。

（二）喉的韧带及膜

喉的各软骨之间，喉和周围组织如舌骨、舌及气管之间均由纤维韧带相连接。

1. 甲状舌骨膜（thyrohyoid membrane）　又称甲舌膜或舌甲膜，为连接甲状软骨上缘和舌骨下缘之间的弹性纤维韧带组织。膜的中央部分增厚，名舌骨甲状中韧带（median thyrohyoid ligament），两侧较薄，喉上神经内支与喉上动脉、喉上静脉经此穿膜入喉。膜的后外侧缘名舌骨甲状侧韧带（lateral thyrohyoid ligament）。

2. 环甲膜（cricothyroid membrane）　是环状软骨弓上缘与甲状软骨下缘之间的纤维韧带组织，中央部分增厚，称为环甲中韧带。

3. 甲状会厌韧带（thyroepiglottic ligament）　连接会厌软骨茎和甲状软骨切迹后下方，由弹性纤维组成，厚而坚实。

4. 环甲关节韧带（capsular ligament of cricothyroid）

为环甲关节外表面的韧带。

5. 环杓后韧带（posterior cricoarytenoid ligament）　为环杓关节后面的纤维束。

6. 舌骨会厌韧带（hyoepiglottic ligament）　为会厌舌面、舌骨体与舌骨大角之间的纤维韧带组织。会厌、舌骨会厌韧带和甲状舌骨膜的中间部分构成会厌前间隙（preepi glottic space）其内为脂肪组织。

7. 舌会厌韧带（glossoepiglottic ligament）　为会厌软骨舌面中部与舌根之间的韧带。

8. 环气管韧带（cricotracheal ligament）　为连接环状软骨与第一气管环上缘之间的纤维膜。

9. 喉弹性膜　为一宽阔的弹性纤维组织，属喉黏膜固有层的一部分，左右各一，被喉室分为上、下两部，自喉入口以下至声韧带以上者为上部又名方形膜（quadrangular membrane），较薄弱；在室襞边缘增厚的部分，名室韧带（ventricular ligament）。室韧带前端附着于甲状软骨交角内面，声韧带附着处的上方，后端附着于杓状软骨前外侧面的中部。

下部为弹性圆锥（elastic cone），为一层坚韧而具弹性的结缔组织薄膜，其下缘分为两层，内层附着于环状软骨的下缘，外层附着于环状软骨的上缘。向上，此膜前方附着于甲状软骨交角内面的近中间处，后附着于杓状软骨声带突，其上缘两侧各形成一游离缘，称声韧带（vocal ligament）。在甲状软骨下缘与环状软骨弓上缘之间，弹性圆锥前部的、可伸缩的、裸露在两侧环甲肌之间的部分，名环甲膜（cricothyroid membrane），其中央增厚而坚硬的部分称为环甲中韧带（median cricothyroid ligament），为环甲膜切开术入喉之处。

（三）喉的肌肉

喉肌分为喉外肌和喉内肌。喉外肌位于喉的外部，是喉与周围结构相连并使喉上、下运动及固定的肌肉。喉内肌位于喉的内部（环甲肌例外），是与声带及会厌运动有关的肌肉。

1. 喉外肌　按其功能分为升喉肌群及降喉肌群，前者有甲状舌骨肌、下颌舌骨肌、二腹肌、茎突舌骨肌；后者有胸骨甲状肌、胸骨舌骨肌、肩胛舌骨肌、咽中缩肌及咽下缩肌。

2. 喉内肌　按其功能可分为5组（图4-1-4，图4-1-5）：

（1）声带外展肌：环杓后肌（posterior cricoarytenoid muscle），起自环状软骨板背面的浅凹，止于杓状软骨肌突的后面。该肌收缩时使杓状软骨向外、稍向上，使

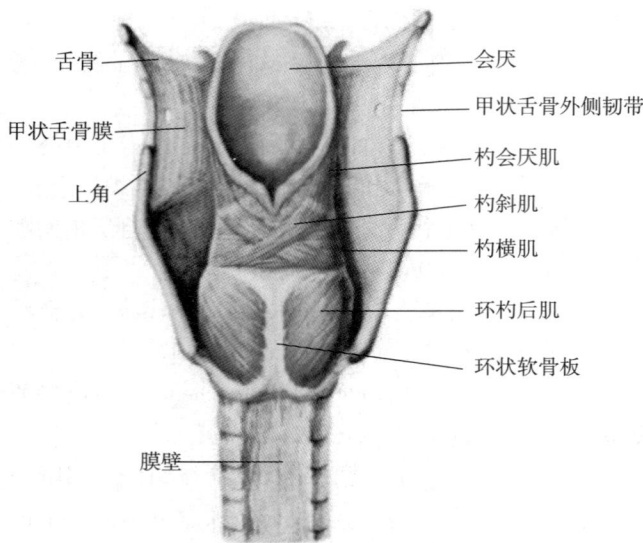

图 4-1-4　喉内肌正面观

舌骨
甲状舌骨膜
上角
膜壁

会厌
甲状舌骨外侧韧带
杓会厌肌
杓斜肌
杓横肌
环杓后肌
环状软骨板

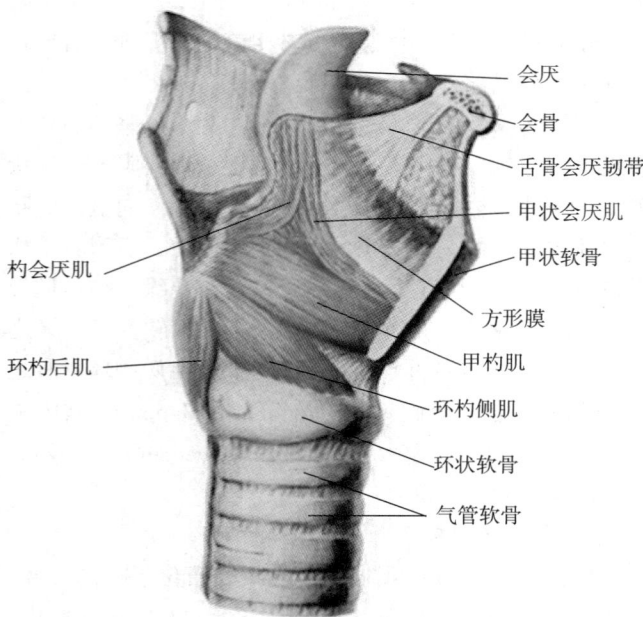

图 4-1-5　喉内肌侧面观

会厌
会骨
舌骨会厌韧带
甲状会厌肌
甲状软骨
方形膜
甲杓肌
环杓侧肌
环状软骨
气管软骨

杓会厌肌
环杓后肌

声带外展，声门变大。

（2）声带内收肌：为环杓侧肌（lateral cricoarytenoid muscle）和杓肌（arytenoid muscle），杓肌又由横行和斜行的肌纤维组成（也有称为杓横肌和杓斜肌）。环杓侧肌起于同侧环状软骨弓上缘，止于杓状软骨肌突的前外侧。杓肌附着在两侧杓状骨上。环杓侧肌和杓肌收缩使声带内收声门闭合。

（3）声带紧张肌：为环甲肌（cricothyroid muscle），该肌起自于环状软骨弓前外侧，止于甲状软骨下缘，收

缩时以环甲关节为支点，甲状软骨下缘和环状软骨弓之间距离缩短，使甲状软骨前缘和杓状软骨之间的距离增加，将声韧带拉紧，使声带紧张度增加。

（4）声带松弛肌：为甲杓肌（thyroarytenoid muscle），该肌起于甲状软骨内侧面中央前联合，其内侧部止于杓状软骨声带突，外侧部止于杓状软骨肌突。收缩时使声带松弛，同时兼有声带内收、关闭声门的功能。

（5）使会厌活动的肌肉：有杓会厌肌（aryepiglottic muscle）及甲状会厌肌（thyroepiglottic muscle）。杓会厌肌收缩将会厌拉向后下方使喉入口关闭，甲状会厌肌收缩将会拉向前上方使喉入口开放。

（四）喉的黏膜

喉的黏膜大多为假复层柱状纤毛上皮，仅声带内侧、会厌舌面的大部以及杓会厌皱襞的黏膜为复层鳞状上皮。会厌舌面、声门下区、杓区及杓会厌皱襞处有疏松的黏膜下层，炎症时容易发生肿胀，引起喉阻塞。除声带外的喉黏膜富有黏液腺，会厌喉面、喉室等处尤为丰富。

（五）喉腔

喉腔上界为喉入口（laryngeal inlet），它由会厌游离缘、两侧杓会厌皱襞和杓区以及杓间区构成；其下界是环状软骨下缘。喉腔侧壁上有两对软组织隆起，上一对称为室带，又称假声带，下一对称为声带。室带与声带之间的间隙名为喉室（图 4-1-6）。

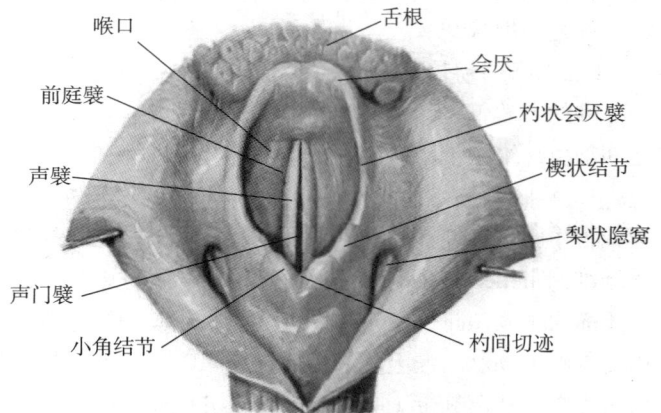

图 4-1-6　喉的额状切面前面观

喉口
前庭襞
声襞
声门襞
小角结节

舌根
会厌
杓状会厌襞
楔状结节
梨状隐窝
杓间切迹

声带的组织学结构如下：声带内侧游离缘附近的黏膜为复层鳞状上皮，其外侧为假复层柱状纤毛上上皮。黏膜下的固有层可分为 3 层：浅层为任克间隙，是一薄而疏松的纤维组织层（又称 Reinke 间隙）。中层为弹力纤维层，深层为致密的胶原纤维层。固有层下为肌层

（即甲杓肌的内侧部）。上皮质和浅固有层构成声带的被覆层（cover），中固有层和深固有层构成声韧带。声韧带和其下的肌层为声带的体部（body）。

以声带为界可将喉腔分为声门上区（supraglottic portion）、声门区（glottic portion）、声门下区（infraglottic portion）（图4-1-7）。

1. 声门上区　声带以上的喉腔称为声门上区，其上界为杓状隆突、杓会厌皱襞及会厌游离缘组成的喉入口（laryngeal inlet）。

2. 声门区　两侧声带之间的区域称之为声门区。

3. 声门下区　声带以下喉腔称为声门下区，其下界相当于环状软骨下缘，声门下区和气管相连。

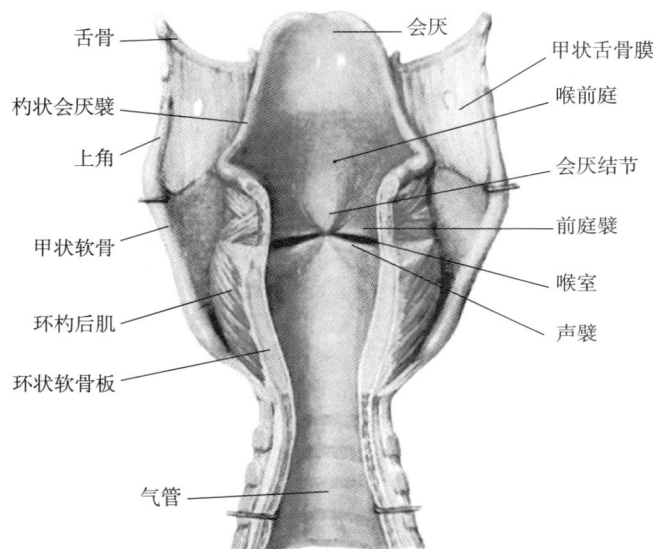

图4-1-7　喉的额状切面后面观

（六）喉的血管、淋巴及神经

1. 喉的动脉

（1）甲状腺上动脉分出的喉上动脉（superior laryngeal artery）和环甲动脉（cricothyrhyroidartery）：喉上动脉和喉上神经内支及喉上静脉伴行穿过舌甲膜进入喉内，环甲动脉穿过环甲膜进入喉内。喉上部的供血主要来自喉上动脉，环甲膜周围的供血主要来自环甲动脉（图4-1-8）。

（2）甲状腺下动脉的分支喉下动脉（inferior laryngeal artery）和喉返神经、伴行在环甲关节的后方进入喉内，喉下部的供血主要来自喉下动脉。

2. 喉的静脉　和各同名动脉伴行，分别汇入甲状腺上、中、下静脉，最终汇入到颈内静脉。

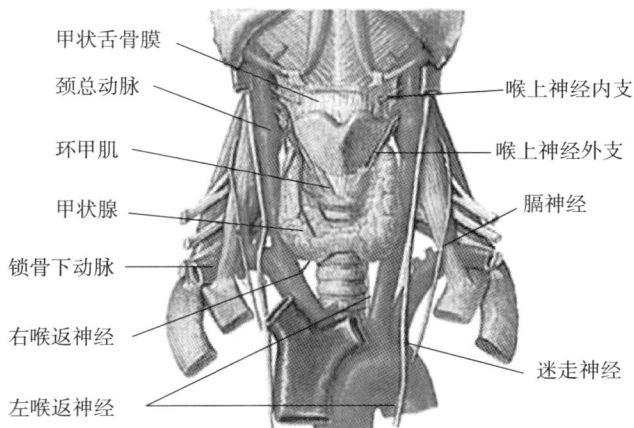

图4-1-8　喉的血管、神经

3. 喉的淋巴　以声门区为界，分为声门上区组和声门下区组。声门上区的组织中有丰富的淋巴管，汇集于杓会厌皱襞后形成较粗大的淋巴管，穿过舌甲膜与喉上动脉及静脉伴行，主要进入颈内静脉周围的颈深上淋巴结，有少数淋巴管汇入颈深下淋巴结或副神经链。声门区的声带组织内淋巴管甚少。声门下区组织中的淋巴管较少，汇集后通过环甲膜，进入喉前淋巴结、气管前和气管旁淋巴结、再进入颈深下淋巴结。

4. 喉的神经　喉的神经为喉上神经和喉返神经，两者均为迷走神经分支。

（1）喉上神经（superior laryngeal nerve）：是迷走神经在结状神经节发出的分支为以感觉为主的混合神经，下行约2 cm到达舌骨大角平面处分为内、外两支。内支主要司感觉，外支主要司运动。内支和喉上动、静脉伴行穿过舌甲膜，分布于声门上区黏膜，司该处黏膜的感觉。外支支配环甲肌运动。

（2）喉返神经（recurrent laryngeal nerve）：是以运动为主的混合神经。迷走神经进入胸腔后在胸腔上部分出喉返神经，左侧喉返神经绕主动脉弓，右侧绕锁骨下动脉，继而上行，行走于甲状腺深面的气管食管沟内，在环甲关节后方入喉，入喉后又分为前支及后支，前支配除环甲肌以外的喉内各肌的运动，后支沿环杓后肌表面上行，与喉上神经一个降支吻合构成嘎氏神经吻合支（Galen's ansa），司声门下区黏膜的感觉。

（七）喉的间隙

1. 会厌前间隙　位于会厌软骨前缘，舌骨、舌骨会厌韧带下方，舌骨甲状中韧带后方，内含少量脂肪及淋巴管。声门上型喉癌有时累及会厌前间隙。

2. 声门旁间隙　前外界是甲状软骨，内下界是弹性圆锥，后界为梨状窝黏膜。原发于喉室的癌肿，甚易向外侧的声门旁间隙扩散。

3. 任克间隙　位于声带黏膜固有层浅层，是一薄而疏松的纤维组织层（又称 Reinke 间隙），过度发声或喉炎时易在该处造成局限性水肿，形成声带息肉。

（八）小儿喉部的解剖特点

小儿喉部的解剖与成人有不同之处，其主要特点是如下。

1. 小儿喉部黏膜下组织较疏松，炎症时容易发生肿胀。小儿喉腔尤其是声门区又特别窄小，所以小儿发生急性喉炎时容易发生喉阻塞，引起呼吸困难。

2. 小儿喉的位置较成人高，3 个月的婴儿，其环状软骨弓相当于第 4 颈椎下缘水平；6 岁时降至第 5 颈椎。

3. 小儿喉软骨尚未钙化，较成人软，行小儿甲状软骨和环状软骨触诊时，其感觉不如成人的明显。

第二节　喉的生理学

喉的生理功能主要有 4 个方面，现分述如下。

1. 呼吸功能　喉是呼吸通道的重要组成部分，喉的声门裂又是呼吸通道最狭窄处，正常情况下中枢神经系统通过喉神经控制声带运动，调节声门裂的大小。当人们吸气时声带外展，声门裂变大，以便吸入更多的空气。反之呼气及发音时声带内收关闭，以利于发音。

2. 发声功能　喉是发声器官，人发声的主要部位是声带。但喉如何发出各种声音的机制尚未完全清楚，目前多数学者认为：发声时中枢神经系统通过喉神经使

声带内收收，再通过从肺呼出气体使声带发生振动，经咽、口、鼻的共鸣，舌、软腭、齿、颊、眉唇的运动，从而发出各种不同声音和言语。

关于声带是如何振动有不同的学说，目前比较公认的是"体-被覆层（Body-Cover）"黏膜波学说。其主要原理：时声带内收，声门闭合。声韧带和其下肌层构成声带体部，起固定声带、保持声带一定张力、维持声门一定阻力的作用。由于声门下管气流的力作用，冲开上皮质和浅固有层构成的被覆层，引起声门开放、关闭、再开放、再关闭。被覆层在开放关闭时形成的黏膜波可被动态喉镜观察到。

3. 保护下呼吸道功能　喉对下呼吸道有保护作用。吞咽时，喉被上提，会厌向后下盖住喉入口，形成保护下呼吸道第一道防线。两侧室带内收向中线靠拢，形成第二道防线。声带也内收、声门闭合，形成第三道防线。在进食时，这三道防线同时关闭，食管口开放，食物经梨状窝进入食管。偶有食物或分泌物进入喉腔或下呼吸道，则会引起剧烈的反射性咳嗽，将其咳出。

4. 屏气功能　当机体在完成某些生理功能时，例如咳嗽、排便、分娩、举重物等时，需增加胸腔和腹腔内的压力，此时声带内收、声门紧闭，这就是通常所说的屏气。屏气多随吸气之后，此时呼吸暂停，胸腔固定，膈肌下移，胸廓肌肉和腹肌收缩。声门紧闭时间随需要而定，咳嗽时声门紧闭时间短，排便、分娩、举重物等时声门紧闭时间较长。

（何晓光）

复习思考题

1. 简述喉腔的分界。

2. 喉返神经的走行如何？

3. 小儿喉部的解剖特点是什么？

4. 喉的应用生理学特点是什么？

网上更多……

本章小结　　教学PPT　　自测题　　微课

第二章
喉的检查法

关键词

喉镜检查　　喉功能检查

　　喉的外部检查主要通过物理查体进行。间接喉镜检查是最古老的检查方法，但其在临床使用最为广泛；直接喉镜检查主要在手术过程中使用。纤维／电子喉镜可直视喉部，而且操作方便，在临床广泛使用。动态喉镜主要应用于嗓音疾病的诊治。影像学检查的优势体现在全身各个部位的检查，其在喉部检查的意义也是其他检查不可替代的。

第一节 喉的外部检查法

喉的外部检查包括喉的视诊、触诊、听诊。

1. 喉部视诊 首先观察喉的外观是否正常，位置是否在颈前正中，两侧是否对称。平静呼吸时，喉体无上下移动，深呼吸时，吸气相喉体下降，呼气时上升。

2. 喉部触诊 用拇指、食指捏住喉体向两侧推移以检查喉体活动度，并稍向后压使与颈椎摩擦，以检查其摩擦音。另外注意喉部有无触痛；有无血管搏动。

3. 喉的听诊 借助听诊器在正常人甲状软骨板两侧可听见柔和平缓的呼吸音；喉阻塞者可闻及明显喉喘鸣音；下呼吸道活动性异物可闻及异物撞击声门的拍击音，下气道分泌物潴留可闻及痰鸣音。

☞ 微视频 4-2-1
喉的外部检查法

第二节 喉镜检查法

一、间接喉镜检查法

间接喉镜检查是临床最常用、最简便的喉部检查法。受检者取坐位，上身微向前倾，头稍后仰，张口，将舌伸出。检查者坐其对面，将间接喉镜置于口咽部，观察镜中喉部的影像。

检查者先对光，调整额镜使焦点光线能照射到悬雍垂，然后用无菌纱布包裹舌前 1/3，以左手拇指和中指夹持舌部，食指向上推开上唇，无名指和小指托于颏部轻轻上抬，把舌拉向前下。用右手执笔式持间接喉镜，稍加热镜面，使不受水气附着，以手背试测，切勿过热。①将喉镜伸入咽内，镜面与水平面呈 45°，镜背紧贴悬雍垂，将悬雍垂及软腭推向上方，注意避免接触咽后壁引起恶心。检查者可根据需要，转动和调整镜面的角度及位置。嘱受检者发"一"的声音，使会厌上举，此时可观察到会厌、喉口、杓会厌襞、杓间区、室带及声带运动情况，有时面对会厌蜷缩或抬举受限受检者，为窥及前联合，可请助手于颈前牵拉喉体，便于检查。

对于咽反射敏感者，可于悬雍垂、软腭和咽后壁处喷以 1% 丁卡因 2~3 次，表面麻醉黏膜后再进行检查。

在正常情况下，喉腔黏膜淡红色，表面光滑，会厌无肿胀，抬举可，声带呈白色条状，运动良好。梨状窝左右对称，无积液。

间接喉镜检查不成功，可使用直接喉镜、喉纤维内镜、电子喉镜或喉动态镜检查。

☞ 微视频 4-2-2
间接喉镜检查法

二、直接喉镜检查法

直接喉镜（direct laryngoscope）检查属于喉的特殊检查方法，其原理是通过使用直接喉镜，使口腔及喉腔处于同一条直线上，利于直接观察喉部并进行治疗。

（一）适应证

1. 间接喉镜检查不成功或未能详尽者。

2. 喉部活组织标本采取或直接涂拭喉部分泌物检查。

3. 气管插管，用于全麻插管和抢救喉阻塞患者。

4. 部分喉部及声门上手术，如声带息肉切除术、喉异物取出术等。

（二）检查方法

1. 检查前准备 禁食 4~6 h，必要时术前 30 min 予以患者地西泮 10 mg、阿托品 0.5 mg 肌内注射；嘱患者平静、规律呼吸。

2. 麻醉 多采用局麻，予以 1% 丁卡因喷雾行黏膜表面麻醉，可重复 3 次，每次间隔 5 min；必要时可于间接喉镜下，嘱患者发"一"时将 1% 丁卡因滴入喉腔及声带表面。

3. 体位和检查法 受检者行平卧仰头位，检查者站在患者头端，用纱布保护上切牙，左手持镜，右手食指轻推开上唇，沿舌背右侧将镜送入口腔，并渐移入中线，到达舌根时稍向下压，从喉镜中看到会厌缘，提起会厌，左手以平行向上的力量提起喉镜，加压于会厌，使其完全提起，暴露声门，观察声门情况，右手可从事相应的操作。

4. 退镜 检查完毕，缓慢退镜，再一次观察喉咽部及口咽部，注意有无口腔黏膜损伤，或软腭拉伤，严重者需予以处理。

（三）注意事项

1. 对体质十分虚弱、严重高血压、严重心脏病、妊娠晚期、急性上呼吸道感染、严重颈椎病患者需十分谨慎。

2. 如发生喉痉挛，应立即停止手术，撤出喉镜，嘱受检者有规律深呼吸或予以吸氧，好转后决定是否继续手术。

三、电子、纤维喉镜检查法

喉纤维喉镜（fiberoptic laryngoscope）又称纤维喉镜，是目前在耳鼻咽喉头颈外科应用最广的导光显微内镜，它可经前鼻孔插入而检查鼻咽、口咽、喉咽和喉部，故又称为纤维鼻咽喉镜。

电子喉纤维内镜（electronic laryngoscope），全称电子计算机辅助的光导纤维鼻咽喉镜，它的外形与纤维喉镜相似，但采用电子导像系统替代导光纤维束，能实时进行动态处理、重建放大，从而获得高清晰的图像。

（一）适应证

相对直接喉镜，除了包括其适应证，由于其独特优点还适用于以下两种受检者，①咽部敏感、牙关紧闭、张口困难、颈椎强直等不宜行间接喉镜或直接喉镜检查者。②怀疑鼻咽及喉咽部皆有病变者。

（二）检查方法

1. 术前准备　予以 1% 丁卡因喷雾行鼻腔及喉腔黏膜表面麻醉，可重复 3 次，每次间隔 5 min，方法同直接喉镜检查。

2. 体位和检查法　检查时患者取坐位或仰卧位。检查者左手握镜柄的操纵体，右手持镜体的远端，轻轻送入鼻腔，沿鼻底经鼻咽部，进入口咽，调整远端伸入喉部。可依次观察鼻咽部、舌根、会厌、会厌谷、构会厌壁、梨状窝、室带、喉室、声带、前连合、后连合及声门下区，观察喉黏膜的颜色、形态、有无溃疡、充血及新生物。需要时活检钳可插入通道，进行局部活检。

（三）注意事项

对上呼吸道有急性炎症伴有呼吸困难者，心肺有严重病变者，丁卡因过敏者禁用。另外，由于喉纤维内镜物镜镜面较小，镜管较长，易产生鱼眼效应，图像容易失真变形，颜色保真程度较低。

☞ 微视频 4-4-3
电子纤维喉镜检查法

四、喉动态镜检查法

喉动态镜（stroboscopy）作为嗓音功能检查的重要手段之一，主要用于观察发声时声带活动形态，借以研究发声障碍和声带振动之间的关系。频闪喉镜下观察的指标包括声带的振动方式、振动对称性及周期性、黏膜波特点、声门闭合特点、声门上结构代偿情况等。黏膜波是评价声带振动的重要特征。通过观察声带振动的振幅、频率及黏膜波，发现声带的早期病变。

（一）适应证

1. 导致发声障碍的声带良恶性病变。

2. 协助音域测定及发声生理研究。

（二）检查方法

1. 麻醉　行 1% 丁卡因溶液咽喉部喷雾，做黏膜表面麻醉。

2. 体位和检查法　受检者取坐位，上身前倾，摆正头部，颈部放松，左右对称；打开喉动态仪电源，放置微音器麦克风于喉部，将喉内镜置于声门位置，嘱受检者发"一"的声音，观察声带运动；通过脚踏控制器，可调节频闪光源频率，观察声带细微变化，看到声带边缘形状及表面黏膜波的形状。

☞ 推荐阅读 4-2-1
丁卡因—表面麻醉中的"双刃剑"

（三）注意事项

受检者配合欠佳，会厌抬举差，会影响检查结果。对检查者要求较高，需掌握正常声带运动规律，才能识别声带病理活动。

（崔万明）

复习思考题

1. 喉部常用的内镜检查有哪些？

2. 对于咽反射敏感的受检者有哪些方法可以检查喉部？

3. 试比较电子鼻咽纤维喉镜和喉动态镜的优缺点。

网上更多……

👤 本章小结　　　⬇ 教学PPT　　　📝 自测题

第三章
喉的先天性疾病

关键词

先天性喉蹼   先天性喉软化症   先天性喉囊肿

　　喉的先天性疾病是指与生俱来的喉部疾病，发生原因与胚胎发育异常有关，表现各异，一般在新生儿或婴儿期即已出现症状或体征，最常见的为喉呼吸、发音、保护功能障碍，严重者可危及生命。喉的先天性疾病有多种类型，先天性喉蹼，先天性喉软化症，先天性喉囊肿，是我们本章学习的重点。

诊疗路径

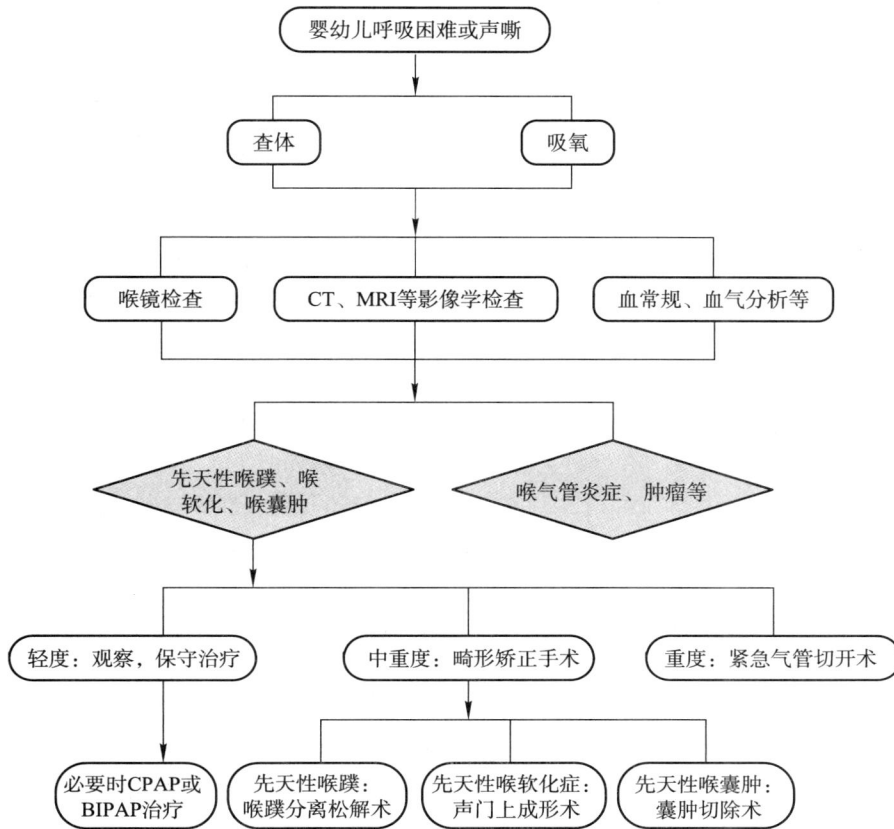

第一节　先天性喉蹼

胚胎早期，在喉腔间的膜状物，名为喉蹼，大者可占喉腔之大部称为喉隔。喉蹼厚薄不一，为结缔组织，有少数毛细胞血管、覆有喉部黏膜上皮质。喉蹼分声门上、声门及声门下三型，以发生于声门区者多见，发生于声门上、下及喉后部者极少，偶有近于完全闭锁的。在喉先天性疾病中发病率较高。

【病因】

其发生原因与胚胎发育异常有关，当胚胎第 10 周左右，胚胎 30 mm 时，原声门杓间的封闭上皮开始吸收，重新建立管道，若吸收不全，则可形成声门处先天性喉蹼。喉蹼之厚薄不一，为结缔组织，有少数毛细胞血管、覆有喉部黏膜上皮质。

【临床表现】

根据患者年龄，喉蹼处于不同的部位和累及的范围不同，症状也不同。婴幼儿喉蹼与儿童或成人喉蹼的症状不同，症状亦随喉蹼的大小而异。范围较大的喉蹼婴幼患儿，于出生后无哭声，呼吸困难或窒息，有呼噜样之喉鸣音，吸气时有喉阻塞现象，常有口唇发绀及不能吮乳的症状。喉蹼中等度大者，喉腔尚可通气，但声音嘶哑，伴吸气性呼吸困难。喉蹼较小者，则哭声低哑，无明显呼吸困难。成人和儿童喉蹼一般皆无明显症状，偶有声嘶或发音易感疲倦，在剧烈活动时有呼吸不畅感。

【检查】

新生儿和婴幼儿必须用直接喉镜检查诊断。儿童或成人喉蹼可行间接喉镜检查或电子喉镜等检查诊断。在喉镜下可见喉腔有膜样蹼或隔，呈白色或淡红色，其后缘整齐，多呈弧形，少数呈三角形（图 4-3-1）。当发音时此膜折皱，被挤于声带之上部或下部，吸气时蹼扯平，但在哭或发音声门关闭时，蹼向下隐藏或向上突起如声门肿物。

喉蹼长度和厚度各不相同，声门型喉蹼较薄，为一透明"U"形膜覆盖于真声带前 2/3 表面，外侧端附着声带突，中间成拱形。这种变化包括声带表面一层很薄的膜及声带前面一半的融合，甲状软骨畸形通常伴有声门下喉蹼。

【诊断】

喉蹼呈现为蹼样突起，色泽淡红。成人行间接喉镜即可观察到，小儿不能配合者需行直接喉镜检查，硬质喉内镜、纤维或电子喉镜检查对确定喉蹼具体部位、累及范围很有帮助。影像学 CT 扫描、MRI 对确定喉蹼的厚度，尤其是声门下和少见的双喉蹼有一定的作用。

【鉴别诊断】

婴幼儿先天性喉蹼应与其他先天性喉发育异常，如先天性声门下梗阻及先天性喉鸣等相鉴别。对儿童或成人，还应根据病史鉴别喉蹼为先天性或属后天性。先天性喉蹼患者常伴有其他部位先天性异常，诊断时应注意。

【治疗】

治疗方法决定于喉蹼的类型。首先为恢复气道通畅，次为改善音质。

新生儿患喉蹼若发生窒息时，应立即在直接喉镜下将婴儿型硬式气管镜插入气管，吸出分泌物，给氧和人工呼吸，治疗效果颇佳，因此时喉蹼组织尚未完全纤维化，经气管镜扩张后多不再形成。对较大儿童有呼吸困难者应用喉刀或喉剪在直接喉镜下切开喉蹼，术后再行喉扩张术，防止复发。如无呼吸困难可待患儿长大后再行处理。喉蹼可在支撑喉镜显微镜下剪开或切开，或应用 CO_2 激光切开，必要时可放置硅胶模固定并持续扩张 2 周以上，直到创面上皮化以避免再度粘连形成蹼。不易切除的厚和较大的喉蹼，可在气管切开术后，再据具

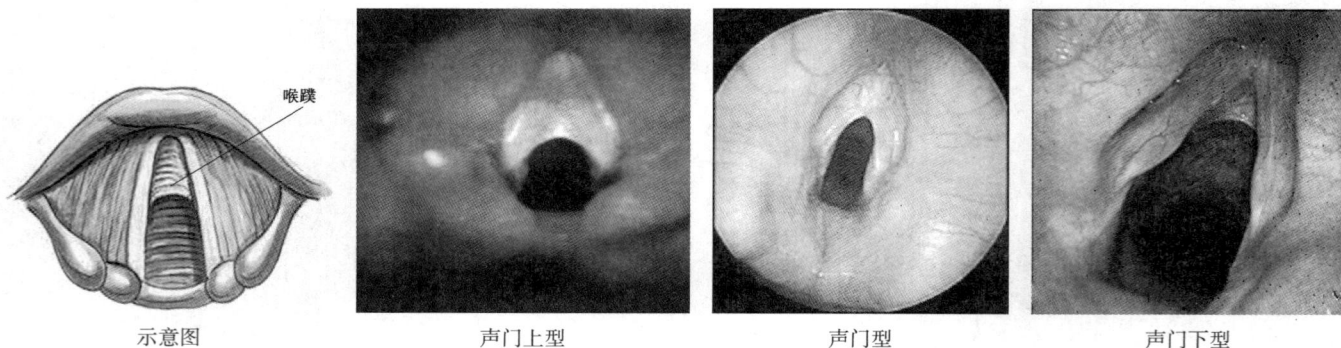

示意图　　　　　声门上型　　　　　声门型　　　　　声门下型

图 4-3-1　先天性喉蹼

体情况行经颈外切口喉裂开行喉蹼分离松解术或支撑喉镜显微镜下松解术，并于相应的前联合根部放置硅胶模进行持续扩张。

对于创面处理，目前大多是将一半圆形硅胶片或管通过喉镜插入，用缝针线将环甲膜缝合固定于颈部皮肤表面，以防前连合粘连及喉蹼复发。

第二节　先天性喉软化症

先天性喉软化症（congenital laryngomalacia）是新生儿和婴儿喉喘鸣的最常见的原因，2 周左右出现明显症状，大多数于 1 岁半～2 岁时症状消失。10% 左右的喉软骨软化症需要手术干预。

【病因】

由于妊娠期营养不良，胎儿缺钙，致使喉软骨软弱，吸气时负压增大，使会厌软骨两侧边缘向内卷曲接触，或会厌软骨过大而柔软，两侧杓会厌襞互相接近，喉腔变窄成活瓣状震颤而发生喉鸣。吸气性杓状软骨脱垂为另一原因。这种患儿之喉鸣并非因喉软骨软弱所致，而是当吸气时杓状软骨向前向下转动，其上的松弛组织向声门前部突起，阻塞声门而发生喉鸣。

【发病机制】

喉软化症的特征表现为极度松弛的声门上软组织坠入喉口引起喘鸣。喉喘鸣仅发生于吸气时，喉阻塞和喘鸣的程度决定于声门上软组织坠陷的程度，常因活动、啼哭等刺激使喘鸣或呼吸困难加重，俯卧位声门上组织前移使喘鸣减轻，因上呼吸道感染黏膜充血水肿而加重。

【临床表现】

婴儿出生时呼吸尚正常，于出生后 1～2 个月逐渐发生喉鸣。多为持续性或呈间歇性加重。喉软化症的特征表现为两个方面：一方面极度松弛的声门上软组织坠入喉入口引起喘鸣。喉喘鸣仅发生于吸气时，喉阻塞和喘鸣的程度决定声门上软组织坠陷的程度，常因活动、啼哭等刺激使喘鸣或呼吸困难加重，俯卧位声门上组织前移使喘鸣减轻，因上呼吸道感染黏膜充血水肿而加重。喘鸣发生时多为持续性。另一方面由于呼吸困难，导致患儿喂食困难、呛咳、肺部感染、发育迟缓等。

严重的喉软骨软化症婴幼儿常常有以下 8 种症状：吸气性喉鸣、胸骨上窝凹陷、胸骨下窝凹陷、喂养困难、呼吸困难、吐奶、发育迟缓及发绀、脸色苍白。

纤维喉镜或电子喉镜检查，可见会厌软骨两侧边缘向内卷曲接触，或会厌软骨过度柔软，两侧杓会厌襞互相接近，喉腔窄小（图 4-3-2）。

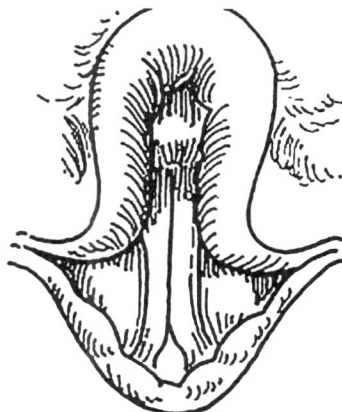

示意图

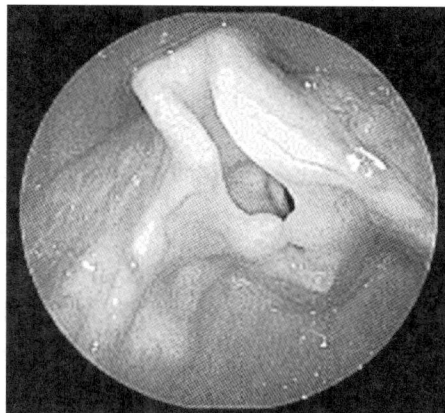

内镜下表现

图 4-3-2　先天性喉软化症

根据检查临床将喉软化症分为 3 型。Ⅰ 型：杓状软骨黏膜脱垂。Ⅱ 型：杓会厌襞缩短。Ⅲ 型：会厌后移。部分患儿为 Ⅰ、Ⅱ 型的混合型（图 4-3-3）。

也有学者建议根据解剖学原因分为以下 5 型（图 4-3-4）。

【诊断】

主要依据婴儿出生后不久即发生喘鸣，直接喉镜或纤维声带镜检见有喉软化症表现，另外可在喉镜下将金属吸引管置于喉入口处，其吸引负压会引起会厌和杓状软骨向喉腔内脱垂，此称 Narcy 征阳性，为本病直接的诊断依据。影像学检查，如 CT 扫描和 MRI 检查也有助于诊断和排除其他先天性喉疾病。

Roger 等制定了重度喉软化症的诊断标准：①平静时呼吸困难和 / 或活动时重度呼吸困难。②进食困难。

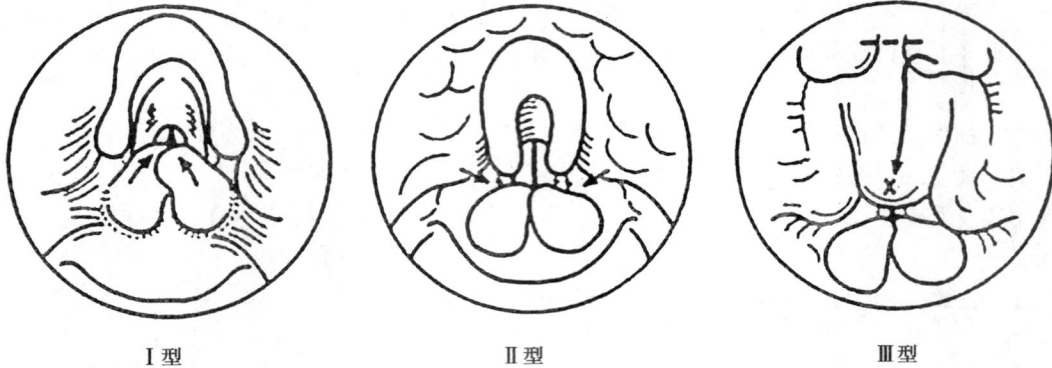

Ⅰ型　　　　Ⅱ型　　　　Ⅲ型

图 4-3-3　先天性喉软化症

③身高和体重增长迟缓。④睡眠窒息或阻塞性通气不足。⑤无法控制的胃食管反流。⑥有因阻塞性呼吸困难而行气管插管的病史。⑦活动时低氧血症。⑧活动时高二氧化碳血症。⑨随窒息或阻塞性通气不足加重而出现睡眠监测的异常记录。

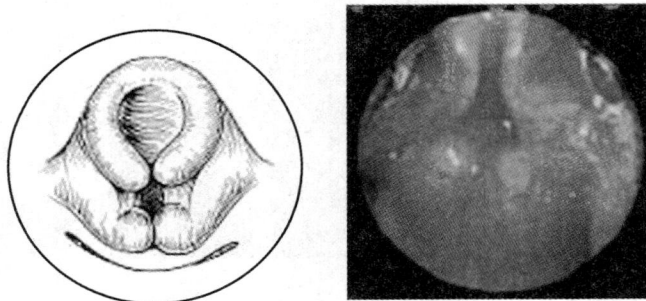

1型：杓会厌皱襞向内塌陷

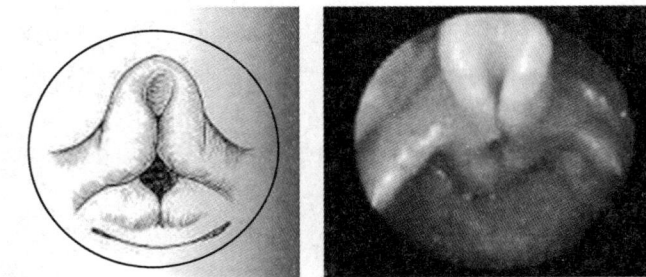

2型：会厌过长、卷曲

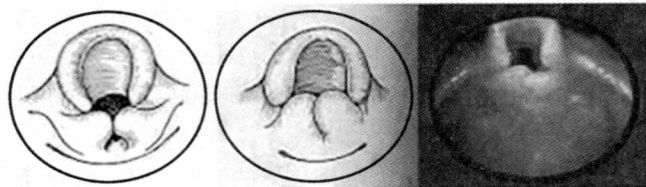

3型：小角软骨和锲型软骨向前内塌陷

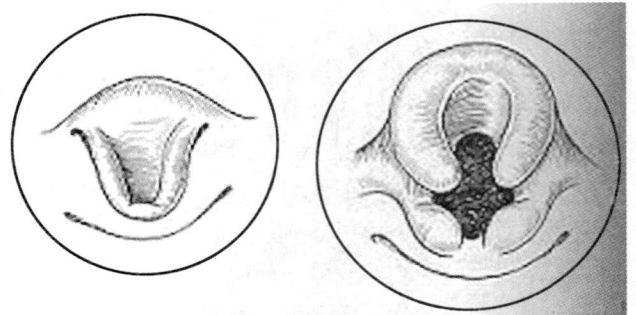

4型：会厌吸气时向后移位接触咽喉壁或向喉内塌陷接触声带

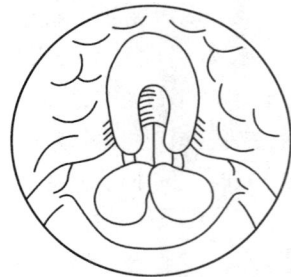

5型：杓会厌皱襞过短

图 4-3-4　先天性喉软化症分型

【治疗】

喉软化症为一自限性疾病，轻度不影响发育的孩子可以观察，大多数于 1.5～2 岁时症状消失；故一般可待其自愈。对有严重的呼吸道阻塞，或未能自愈的患儿可采取 CPAP 或 BIPAP 治疗及外科手术治疗。早期的标准治疗方法为气管切开术但并发症多。近年来更多地采用支撑喉镜显微镜下声门上成形术，主要为用显微喉钳或喉剪或 CO_2 激光切除覆盖于杓状软骨上多余的黏膜，必要时连同楔状软骨和杓会厌襞上臃肿的黏膜一并切除，但必须保留杓间区黏膜以免瘢痕粘连。如杓间区有粘连，可用 CO_2 激光将其切开分离。

第三节　先天性喉囊肿

先天性喉囊肿（congenital laryngeal cysts）种类较多，包括先天性囊肿（congenital cysts）、喉黏膜下单纯潴留囊肿（simple retetion cyst）、内源性甲状舌管囊肿（internal thyroglossal duct cysts）以及喉室和附属器异常（abnormalities of the its appendix）等。

喉气囊（laryngocele）即与喉腔相通的喉室附器，与喉小囊为一充满气体的扩张囊腔。此气囊可以向上沿血管神经束，形成限于假声带和杓会厌襞水平的囊腔（内源性），也可向上外经甲舌膜形成囊腔（外源性），另外两者均有混合型（图 4-3-5）。

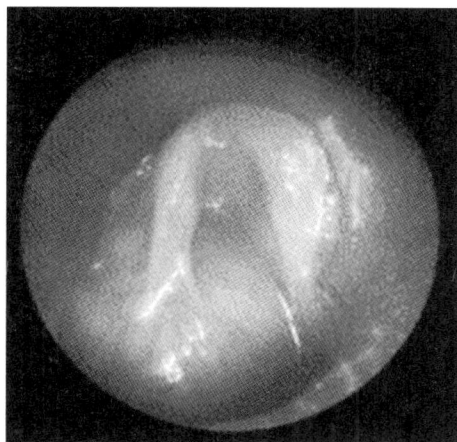
内镜下

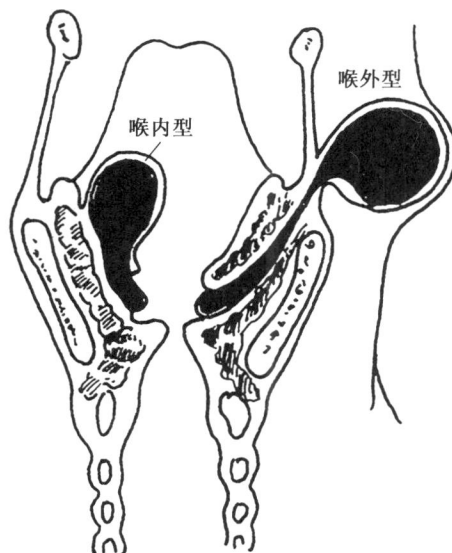
喉内型　喉外型
示意图

图 4-3-5　先天性喉气囊肿

喉小囊囊肿或是喉黏液囊肿，均为黏液充满喉的囊腔而又未能与喉腔相通。外源性从后上延伸至假声带和杓会厌襞，前型延伸至中后的真假声带之间。

【病因及发病机制】

喉囊肿的发病机制不清楚。病因有鳃裂口发育异常、喉囊发育障碍、甲状舌管喉内型、来源于喉气囊和黏液腺管阻塞以及来自于异位甲状腺等学说。组织学上大多数先天性喉囊肿限于呼吸道上皮，其他的有复层鳞状上皮、柱状上皮、立方上皮，以及部分混合性上皮。大约一半以上的病例可观察到弥散或聚集的淋巴组织，但显示有淋巴组织既不能诊断本病，也不支持这类囊肿的鳃裂口异常病因学说，因为喉发生于内脏性小囊的中间部。

【临床表现】

先天性喉囊肿的症状可发生于新生儿期至生长过程的任何时候，也有病例症状出现于数十年以后。症状主要决定于囊肿的大小和位置，以及患者的年龄。这些症状包括囊肿顶部较大引起的呼吸不畅吞咽不畅，喂养时憋气、喘鸣、间断性哭声。喉气囊囊肿常无临床症状，有的可能有咽喉梗阻感。婴幼儿常有声嘶、哭声微弱，小儿或成人鼓气时有气肿性肿块。

【诊断及鉴别诊断】

根据症状，小儿可行直接喉镜或较细的电子喉镜纤维喉镜等检查，成人可行间接喉镜、电子喉镜或纤维喉镜检查，也可行喉气管和颈部的 CT、MRI、超声等影像学检查，可显示一边界清楚的肿块。直接喉镜下用空针抽吸如有液体或气体可确定诊断。

【治疗】

先天性喉囊肿如症状轻，又为婴幼儿期可待其年龄稍大再处理。为使呼吸道通畅而行切开引流仅能暂时缓解症状，最好手术彻底切除。切除术可在支撑喉镜下进行并彻底去除囊壁，对于气道堵塞严重的婴儿需先行气管切开术。对于无明显症状的喉气囊，无须手术，如有感染可待抗生素治疗炎症消退后再行手术切除。

（田文栋）

复习思考题

1. 简述先天性喉蹼的处理原则。

2. 简述先天性喉软化症的表现。

3. 简述先天性喉囊肿的类型。

网上更多……

本章小结   开放性讨论   教学PPT   自测题

第四章

喉外伤

关键词

闭合性喉外伤　　　开放性喉外伤　　　喉烫伤及烧灼伤

喉插管损伤

　　喉外伤是指喉部受到外界多种外力及伤害造成的损伤，表现各异，多数有呼吸困难，结合病史及辅助检查，多能明确诊断。多采用手术治疗，效果明显。由于喉与重要神经、血管和骨骼结构毗邻，喉的损伤可能会漏诊。在处理任何颈部外伤时多一些临床考虑是必要的。此外，由于长期气管插管的病例越来越多，医源性的喉损伤也逐渐常见。喉外伤有多种类型：闭合性喉外伤、开放性喉外伤、喉烫伤及烧灼伤、喉插管损伤，这是我们本章讨论的重点。

诊疗路径

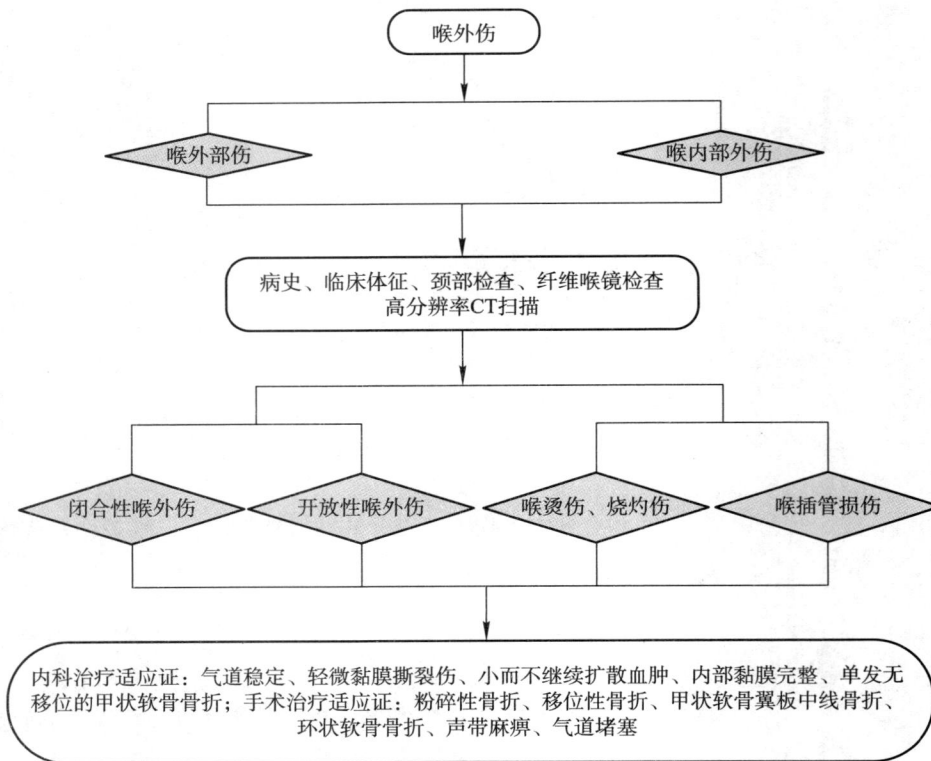

内科治疗适应证：气道稳定、轻微黏膜撕裂伤、小而不继续扩散血肿、内部黏膜完整、单发无移位的甲状软骨骨折；手术治疗适应证：粉碎性骨折、移位性骨折、甲状软骨翼板中线骨折、环状软骨骨折、声带麻痹、气道堵塞

第一节　闭合性喉外伤

闭合性喉外伤（closed injury of larynx）指颈部皮肤及软组织无伤口，喉气管管腔与颈部伤口无贯通的损伤，轻者仅有颈部软组织损伤，重者可发生喉软骨移位、骨折（图 4-4-1）、喉软骨骨膜、喉黏膜损伤。包括挫伤（cautusion）、挤压伤（crush injury）、扼伤（strangulated injury）等。

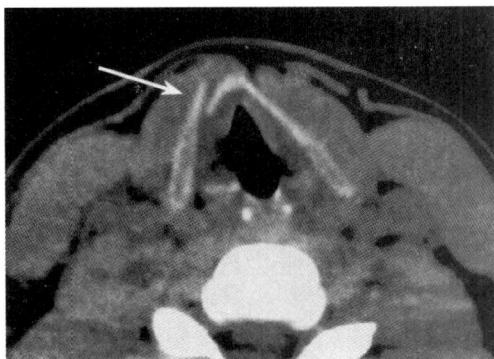

图 4-4-1　CT 扫描示甲状软骨板骨折（箭头）

【病因】

颈部遭受外来暴力直接打击，如拳击、交通事故、工伤事故、钝器打击、扼伤、自缢等。偶尔强烈张口与剧烈呕吐可致环甲关节与环杓关节脱位而至喉损伤。喉部损伤程度可因外力大小及作用方向而有很大差别。来自侧方的外力，因喉体可向对侧移动，故伤情多较轻，常无骨折、仅有黏膜损伤、环杓关节脱位等；来自正前方的外力多损伤较重，因此时头或颈部处于相对固定状态，外力由前向后将喉部推挤到颈椎上，常造成甲状软骨中部及上角处骨折，环状软骨骨折较少见，但可造成喉黏膜损伤、环甲关节及环杓关节脱位。

【临床表现】

1. 疼痛　喉及颈部为著，触痛多明显。随发声、吞咽、咀嚼、咳嗽而加重，且可向耳部放射。

2. 声音嘶哑或失声　因声带、室带充血、肿胀、软骨脱位、喉返神经损伤所致。

3. 咳嗽及咯血　由于挫伤刺激而引起咳嗽（cough），喉黏膜破裂轻者仅有痰中带血，重者可致严重咯血（hemoptysis）。

4. 颈部皮下气肿　喉软骨骨折、黏软骨膜破裂的严重喉挫伤、咳嗽时空气易于进入喉部周围组织，轻者

气肿局限于颈部，重者可扩展到颏颌下、面颊、胸、腰部，若累及则出现严重呼吸困难。

5. 呼吸困难　喉黏膜出血、水肿、软骨断裂均可致喉狭窄，双侧喉返神经损伤可引起吸气性呼吸困难（dyspnea）。若出血较多，血液流入下呼吸道，引起呼吸喘鸣（stridor），重则可导致窒息（asphyxia）。

6. 休克　严重喉挫伤（喉气管离断）可导致外伤性或出血性休克（shock）。

【检查】

1. 查体　颈部肿胀变形，皮肤片状、条索状淤斑。喉部触痛明显，可触及喉软骨碎片之摩擦音，有气肿者可扪及捻发音（crepitus）。

2. 间接喉镜检查和纤维喉镜检查　常见喉黏膜水肿、血肿、出血、撕裂、喉软骨裸露及假性通道等。声门狭窄变形、声带活动受限或固定。

3. 影像学检查　颈部正侧位片、体层片可显示喉骨折部位、气管损伤情况。胸部 X 线片可显示是否有气胸及气肿。颈部 CT 扫描对诊断舌骨、甲状软骨及环状软骨骨折、移位及喉结构变形极有价值。颈部 MRI 对喉部、颈部软组织、血管损伤情况的判断具有重要价值。

【诊断】

根据外伤史、临床症状及检查所见多不难确诊。如仅有颈部皮肤红肿和淤斑，则难以确立诊断，若有咯血则可确定诊断。喉部 X 线片、CT 扫描、MRI 对确定诊断有重要价值。

【治疗】

1. 按一般外科挫伤治疗　适于仅有软组织损伤，无咯血、无喉软骨移位或骨折及气道阻塞的喉部外伤。让患者保持安静、颈部制动、进流质或软食、减少吞咽动作。疼痛剧烈者可给予止痛剂、喉黏膜水肿、充血者可给予抗生素及糖皮质激素。严密观察患者呼吸及皮下气肿变化情况，做好气管切开术准备。

2. 气管切开术　有较明显吸气性呼吸困难者应行气管切开术。极危急情况下可行喉内插管术或环甲膜切开术，但要尽快施行标准的气管切开术。

3. 直接喉镜下喉软骨固定术　适用于中度喉挫伤、有喉软骨骨折及轻度移位的患者。先行气管切开术，然后行直接喉镜或支撑喉镜检查（self-retaining laryngoscopy），将移位的喉软骨复位，最后经喉镜放入塑料或硅胶制的喉模（laryngophantom），上端用丝线经鼻腔引出固定，下端经气管造口固定于气管套管。

4. 喉裂开喉软骨复位术　适用于喉挫伤严重、喉软骨破碎移位、颈部气肿、呼吸困难及直接喉镜下复位固定术失败的患者。先行气管切开术，然后行喉裂开术，将破裂的软骨尽量保留，复位、仔细缝合黏膜。局部组织瓣或会厌、颊黏膜游离黏膜瓣、颈前肌肌膜瓣均可用于修复喉内黏膜缺损。如果一侧杓状软骨完全撕脱并移位，可予以切除。部分杓状软骨撕裂可行复位并用黏膜修复之。将喉软骨骨折进行复位，用钢丝或尼龙线固定，喉内放置喉模，其上端丝线经鼻腔引出，下端经气管切开口引出，并分别加以固定，以扩张喉腔，防止术后喉狭窄（laryngostenosis）的发生。术后 8～12 周经口取出喉模，继续随访。如有狭窄趋势，可行喉扩张术（laryngeal dilation）。

5. 鼻饲饮食　伤后 10 d 内应给予鼻饲饮食，以减少喉部活动，减轻疼痛及呛咳，以利于创面愈合。

第二节　开放性喉外伤

开放性喉外伤（open trauma of the larynx）指喉部皮肤和软组织破裂，喉气管伤口与外界相通的喉外伤。可伤及喉软骨、软骨间筋膜，穿通喉内，包括切伤（incised wound）（图 4-4-2）、刺伤（stab wound）、炸伤（burst wound）、子弹伤（bullet trauma）等。开放性喉外伤易累及颈动脉及颈内静脉，发生大出血，枪弹伤则易形成贯穿伤，且可伤及食管及颈椎，战时较多见。

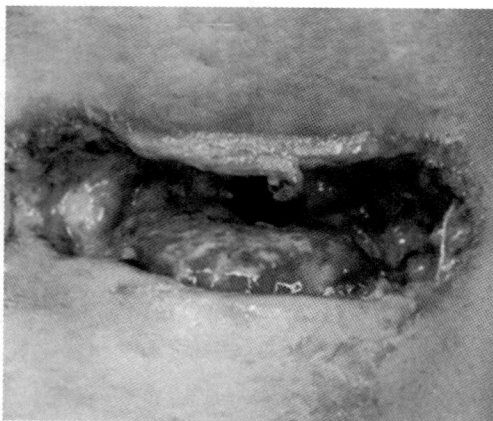

图 4-4-2　甲舌膜切割伤

【病因】

1. 战时火器伤，包括枪炮伤、弹片及刺刀伤、子弹所致喉部贯通伤等。

2. 工矿爆破事故或车间工作时为碎裂物击伤。

3. 交通事故中，破碎风挡玻璃及铁器等物撞伤。

4. 匕首、砍刀等锐器伤。

5. 精神病患者或自杀者用刀剪等锐器自伤。

【临床表现】

1. 出血　因颈部血运丰富，出血较凶猛，易发生出血性休克。若伤及颈动脉、颈内静脉，因出血难以控制，多来不及救治而立即死亡。

2. 皮下气肿　空气可通过喉内及颈部伤口进入颈部软组织内，产生皮下气肿，若向周围扩展，可达面部及胸腹部，向下可进入纵隔，形成纵隔气肿。

3. 呼吸困难　其成因：①喉软骨骨折、移位，喉黏膜下出血、肿胀所致喉狭窄、梗阻；②气肿、气胸；③喉内创口出血流入气管、支气管，造成呼吸道阻塞。出血、呼吸困难、休克是开放性喉外伤的三个危机现象，应给予高度重视。

4. 声嘶　声带损伤、环杓关节脱位、喉返神经损伤均可导致声嘶乃至失声。

5. 吞咽困难　喉痛、咽损伤所致吞咽疼痛，使吞咽难以进行。若伤口穿通咽部、梨状窝或颈部食管，吞咽及进食时则有唾液和食物自伤口溢出，造成吞咽障碍。

6. 休克　若伤及颈部大血管，将在极短时间内丢失大量血液而引起失血性休克。

【检查】

1. 常规检查　患者的意识、呼吸、脉搏、血压等情况。

2. 伤口情况　注意观察伤口部位、大小、形态、深浅及数目。如果伤口未与喉、咽相通，则与一般颈部浅表伤口相同。若伤口与咽喉内部相通则可见唾液从伤口流出。由伤口可见咽壁、喉内组织及裸露的血管及神经。伤口内的血凝块及异物不可轻易取出，以免发生大出血。

【治疗】

1. 急救措施

（1）控制出血：找到出血血管并将其结扎。如果找不到，可用纱布填塞止血。已贯穿喉腔的伤口不可加压包扎，以防发生喉水肿或加重脑水肿及脑缺氧。出血凶猛者，可用手指压迫止血，并探查颈部血管，如果动脉有裂口可行缝合术或血管吻合术；如果颈内静脉破裂，可于近心端将其结扎。颈总或颈内动脉结扎术仅万不得已时方可施行。因其可以引起严重的中枢神经系统并发症，如偏瘫、昏迷甚至死亡。

（2）呼吸困难的处理：解除呼吸困难或窒息极为重

要，应先将咽喉部血液、唾液吸出，同时给予吸氧，取出异物。紧急情况下，可行环甲膜切开术，待呼吸困难缓解后再改行正规气管切开术。危急情况下可将气管插管或气管套管由伤口处插入，插管或套管气囊应充足气，伤口内填以纱布，以防止血液流入气道。预防性气管切开术可视患者具体情况而定。有气胸时，可行胸腔闭式引流术。

（3）休克的处理：多为失血性休克，应尽快给予静脉输入葡萄糖液、平衡盐溶液、代血浆和全血，并给予强心剂。

（4）全身用药：全身应用抗生素、糖皮质激素、止血药物、注射破伤风抗毒素。

2. 手术治疗

（1）咽喉浅表伤：伤后时间短、无污染者，用苯扎溴铵、过氧化氢和生理盐水反复清洗伤口，清创，将筋膜、肌肉、皮下组织、皮肤逐层缝合。有可能污染者，彻底清创后延期缝合。

（2）咽喉切伤及穿通伤：应尽量保留受损的喉软骨，并用黏膜覆盖裸露的软骨，按解剖关系将黏膜、软骨、肌肉逐层对位缝合。如有咽及/或食管瘘，将其周边黏膜严密缝合。喉腔内置塑料或硅胶喉模并加以固定，防止形成喉狭窄。如有喉返神经断裂伤，在具备条件的情况下，可一期进行喉返神经吻合术。

（3）异物取出术：浅表异物可于手术中取出。X线片可明确显示异物的位置及与周围各种解剖结构如颈动脉等的关系，充分估计手术危险性和复杂性，做好充分准备后再予以取出。

3. 营养支持治疗　在关闭咽喉部伤口前，在明视下由前鼻孔插入鼻饲管。必要时，可行颈部食管造瘘术或胃造瘘术，以保证营养供给并减少吞咽动作，以利伤口愈合。

第三节　喉烫伤及烧灼伤

喉、气管、支气管黏膜受到强的物理因素刺激或接触化学物质后，引起局部组织充血、水肿，以至坏死等病变，称为喉部与呼吸道烧伤（burn of the larynx and respiratory tract）。它包括物理因素所致的喉烧灼伤（thermal burn of larynx）、喉烫伤（scald of larynx）（图4-4-3）、放射损伤（radiation injury）及化学物质腐蚀伤（chemical caustic trauma）。呼吸道烧伤占全身烧伤的2%～3%。由于声门在热气、有毒烟雾或化学物质刺激

下反射性关闭，因而上呼吸道烧灼伤较下呼吸道者多见且伤情较重。

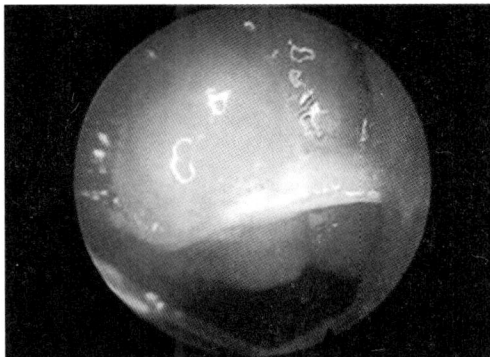

图 4-4-3　喉烫伤

【病因】

1. 咽、喉与气管直接吸入或喷入高温液体、蒸气或化学气体。

2. 火灾时吸入火焰、烟尘及氧化不全的刺激物等。

3. 误吞或误吸化学腐蚀剂，如强酸、强碱、酚类等。

4. 遭受战用毒剂如芥子气、氯气等侵袭。

5. 放射线损伤，包括深度X线、钴60、直线加速器等放射治疗时损伤及战时核武器辐射损伤。

【发病机制】

上呼吸道黏膜具有自然冷却能力，可吸收热气中的热能。当上呼吸道受热力损害时，声门可反射性关闭，保护支气管和肺。蒸气在声门反射未出现前即进入下呼吸道，故下呼吸道受损害较重。烧伤后表现为鼻、口、咽、喉及下呼吸道黏膜充血、水肿及坏死，可累及黏膜下层、软骨，引起窒息、肺不张、肺感染。放射性损伤早期有炎症反应，数月后可发生纤维化、放射性软骨炎、软骨坏死。

【临床表现】

1. 轻度　损伤在声门及声门以上。有声音嘶哑、喉痛、唾液增多、咽干、咳嗽多痰、吞咽困难等。检查可见头面部皮肤烧伤，鼻、口、咽、喉黏膜充血、肿胀、水疱、溃疡、出血及假膜形成等。吞食腐蚀剂及热液者可见口周皮肤烫伤，食管、胃黏膜烧灼伤及全身中毒症状。

2. 中度　损伤在隆突以上。除上述症状外，有吸气性呼吸困难或窒息，检查除轻度烧灼伤所见外，还可有喉黏膜水肿和糜烂，听诊肺呼吸音粗糙，闻及干啰音及

哮鸣音。常伴有下呼吸道黏膜烧伤，易遗留喉瘢痕狭窄。

3. 重度　损伤在支气管、甚至达肺泡。除有上述喉烧伤的表现外，有下呼吸道黏膜水肿、糜烂及溃疡，甚至坏死。患者呼吸急促、咳嗽剧烈，可并发肺炎或膜性喉气管炎，可咳出脓血痰和坏死脱落的气管黏膜。误吞腐蚀剂者可致喉、气管、食管瘘。若烧伤范围广泛，可导致严重而广泛的阻塞性肺不张、支气管肺炎、肺水肿，进而出现呼吸功能衰竭。

【治疗】

1. 急救措施

（1）早期处理：热液烫伤可口含冰块或冷开水漱口、颈部冷敷。强酸、强碱烧伤者应立即用清水冲洗口腔、咽部并采用中和疗法。强酸烧伤者可给予牛奶、蛋清或2%～5%苯酚氢钠溶液；强碱烧伤者可给予食醋、1%稀盐酸或5%氯化氨等涂布伤处或吞服、用中和药物雾化吸入。

（2）全身治疗：充分补液，维持水、电解质平衡，吸氧。重度者需行紧急气管插管，也可给予高压氧治疗。纠正休克、保护心肺功能。全身应用抗生素预防感染，糖皮质激素防止呼吸道黏膜水肿。

2. 保持呼吸道通畅

（1）上呼吸道阻塞、分泌物多而咳出困难者，为防止窒息，可行气管内插管或气管切开术。

（2）应用解痉药物，以解除支气管痉挛。

（3）每日雾化吸入，气管内滴入抗生素生理盐水，以防气道被干痂阻塞。

3. 放置胃管　给予鼻饲饮食，改善营养。在强酸、强碱烧伤时，放置胃管可防止下咽和食管因瘢痕挛缩而封闭。

第四节　喉插管损伤

喉插管损伤（intubation trauma of larynx）多发生于全身麻醉、危重患者抢救等需要经口、经鼻行喉气管插管术（laryngotracheal intubation）的情况下。因此，近年来此类喉部损伤日渐增加；长期留置鼻饲管亦可造成环后区黏膜损伤。其发病率国内外报道在10%～60%之间。

【病因】

1. 插管技术不熟练，操作粗暴，声门暴露不清时盲目地强行插入；清醒插管时，表面麻醉不充分，致使患者频频咳嗽或声门痉挛；插管过程中过多地搬动患者

头部；插管过浅，气囊压迫声带黏膜；经鼻腔盲目插管时，更易造成喉腔内损伤。

2. 选用插管型号偏大、过长；套管外气囊充气过多。

3. 插管时间久、喉黏膜受压迫、摩擦时间过长。

4. 插管质量不佳，质地过硬，或管壁含有对黏膜有害的成分，压迫、刺激喉气管黏膜。

5. 鼻饲管留置时间过长，摩擦环后区黏膜，造成局部损伤。

6. 患者呕吐物或鼻咽分泌物吸入喉腔，对喉黏膜产生刺激。

7. 患者自身有过敏体质，对外界刺激反应敏感而强烈。

【临床表现】

1. 溃疡及假膜形成　由于插管损伤乃至撕裂喉黏膜，上皮剥脱并继发感染而形成溃疡，多见于声带后部，位于杓状软骨声带突处，继而发生纤维蛋白及白细胞沉积，形成假膜。表现为喉部不适、声嘶、喉痛、咳嗽及痰中带血。喉镜检查可见喉黏膜水肿、充血、局部溃疡及假膜。

2. 肉芽肿　系在上述喉黏膜溃疡及假膜基础上发生炎症及浆细胞浸润，大量成纤维细胞及血管内皮细胞增生而形成的。喉镜检查可见声带后联合区肉芽肿，表面光滑、色灰白或淡红，如息肉样（图4-4-4）。患者感喉部不适，有异物感，发声嘶哑，经久不愈。若肉芽肿过大，可阻塞声门，引起呼吸困难。

3. 环杓关节脱位　患者拔管后即出现声嘶，说话无力、咽部疼痛，且长期不愈。多为一侧脱位，双侧同

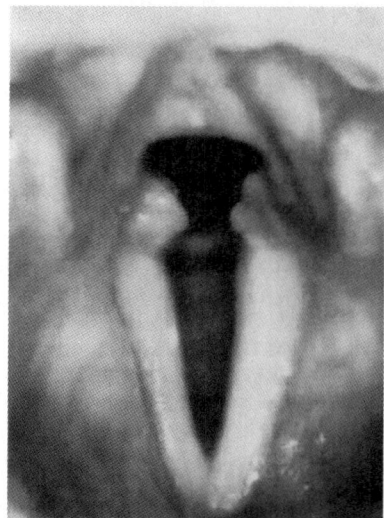

图4-4-4　喉插管损伤致双侧声带肉芽肿形成

时脱位者罕见。杓状软骨可向前或向后移位，但以向前并向外侧移位者多见。喉镜检查可见一侧杓状软骨和杓会厌襞充血、水肿、且突出于声门上，掩盖声门的后部。声带运动受限，发声时杓状软骨多不活动，使声门不能完全闭合。

4. 声带瘫痪 由于膨胀的气囊位于喉室部而未完全到达气管内，因而压迫喉返神经前支所致。患者术后即出现声嘶。喉镜检查见一侧声带固定于旁正中位。

【治疗】

1. 插管术后发现喉黏膜有溃疡及假膜形成时，应嘱患者少讲话，禁烟酒，不要作用力屏气动作。给予抗生素、糖皮质激素等超声雾化吸入。

2. 肉芽肿形成者，有蒂者可于喉镜下钳除；无蒂者可于全麻下行支撑喉镜下切除；若采用纤维内镜或支撑喉镜下激光切除，效果更佳。

3. 环杓关节脱位者，应尽早于间接喉镜下行环杓关节复位术，以免形成瘢痕后不易复位。

4. 声带瘫痪者，可行音频物理疗法并给予神经营养药物，以促进其恢复。长期单侧声带麻痹而声嘶严重者，可考虑行声带注射术或甲状软骨成形声带内移术以改善声嘶症状。

（何晓光）

复习思考题

1. 简述闭合性喉外伤的常见表现。

2. 简述开放性喉外伤的处理原则。

3. 简述喉烫伤及烧灼伤的常见并发症。

4. 简述喉插管损伤的治疗。

网上更多……

本章小结　　教学PPT　　自测题　　微课

第五章

喉炎性疾病

关键词

炎症　　会厌炎　　喉炎　　反流性咽喉炎　　声带小结
声带息肉

　　喉炎性疾病是喉部疾病中最为常见的，炎症是指组织损伤的局部反应，病理特征为毛细血管扩张和白细胞渗出，典型症状包括声音嘶哑、喉部不适感、喉部疼痛，典型体征有喉部水肿和充血。成人中，喉炎最常见的病因是胃咽食管反流，而婴儿和儿童喉炎最常见的原因是急性感染。喉部炎症性疾病往往是多种诱发因素，故而增加了其复杂性。例如，吸烟导致的喉部炎症可促进任克水肿发生和增大咽喉部反流，进一步加重声带水肿的可能性，同时也是喉癌发生的危险因素。掌握喉部疾病的病因、发病机制、临床表现、鉴别及治疗，对于临床是尤为重要的。

诊疗路径

```
                    ┌─────────────────────┐
                    │  咽痛、声嘶、呼吸困难  │
                    └──────────┬──────────┘
                               ▼
         ┌──────────────────────────────────────────┐
         │                                            │
    ┌─────────┐                    ┌──────────────────────────┐
    │ 物理查体 │                    │  鼻咽电子喉镜或影像学检查  │
    └─────────┘                    └──────────────────────────┘
                               │
                               ▼
                        ◇ 喉炎性疾病 ◇
                               │
     ┌─────────────┬───────────┴───────────┬─────────────┐
     ▼             ▼                       ▼             ▼
 ◇急性会厌炎◇   ◇  喉炎        ◇      ◇小儿急性喉气◇  ◇声带小结、◇
              （急慢性、反流性）         管炎           息肉
     │             │                       │             │
     ▼             ▼                       ▼             ▼
┌─────────┐  ┌─────────────┐      ┌─────────────┐  ┌─────────────┐
│雾化治疗、激素│  │病因治疗、雾化治疗、抗气│  │解除喉梗阻、雾│  │行为干预、嗓音治│
│治疗、抗生素治│  │素治疗（急性炎症）、激素│  │化治疗、抗生素│  │疗、药物治疗、手│
│疗、气管切开  │  │治疗（急性炎症）      │  │治疗、激素治疗│  │术治疗        │
└─────────┘  └─────────────┘      └─────────────┘  └─────────────┘
```

第一节　急性会厌炎

急性会厌炎（acute epiglottitis）是一种特殊的、主要累及喉部声门上区的会厌及其周围组织（包括会厌谷、杓会厌襞等）的急性炎症病变，以会厌高度水肿为主要特征。可分急性感染性会厌炎和急性变态反应性会厌炎二类。

一、急性感染性会厌炎

急性感染性会厌炎（acute infective epiglottitis）为一以会厌为主的声门上区喉黏膜急性非特异性炎症。Woo利用纤维喉镜观察，炎症不仅累及会厌，同时或多或少地波及声门上区各结构，因此称为"急性声门上喉炎"。成人、儿童皆可发生，男性多于女性，男女之比（2~7）∶1，早春、秋末发病者多见。

【病因】

1. 细菌或病毒感染　最常见的原因，以 B 型嗜血流感杆菌最多，血培养阳性率儿童为 80%~90%，成人为 16%~70%。身体抵抗力降低，喉部创伤、年老体弱者均易感染细菌而发病。其他常见的致病菌有金黄色葡萄球菌、链球菌、肺炎双球菌、奈瑟卡他球菌、类白喉杆菌等，也可与病毒混合感染，如呼吸道合胞病毒、鼻病毒及 A 型流感病毒。各种致病微生物可由呼吸道吸入，也可由血行感染，或由邻近器官蔓延。

2. 创伤、异物、刺激性食物、有害气体、放射线损伤　这些都可引起声门上黏膜的炎性病变。

3. 邻近病灶蔓延　如急性扁桃体炎、咽炎、口腔炎、鼻炎等蔓延而侵及声门上黏膜。亦可继发于急性传染病后。

【病理】

声门上区如会厌舌面与侧缘、杓会厌襞、声门下区等黏膜下结缔组织较疏松，炎症常从此处开始，引起会厌高度的充血肿胀，有时可增厚至正常的 6~10 倍。炎症逐渐延及杓状软骨或室带，严重者可向杓会厌皱襞、咽侧邻近组织及颈前软组织蔓延。因声带黏膜附着声带黏膜下层较紧，故黏膜下水肿常以声带为界，声门上区炎症一般不会向声门下扩展。

病理组织学的改变可分 3 型：

1. 急性卡他型　黏膜弥漫性充血、水肿，有单核及多形核细胞浸润，会厌舌面之黏膜较松弛，肿胀更明显，可增厚到正常的 6~10 倍。

2. 急性水肿型　会厌显著肿大如圆球状，间质水肿，炎性细胞浸润增加，局部可形成脓肿。

3. 急性溃疡型　较少见，病情发展迅速而严重，病菌常侵及黏膜下层及腺体组织，可发生化脓、溃疡。血管壁如被侵蚀，可引起糜烂出血。

【临床表现】

1. 症状

（1）发病情况：起病急骤，常在夜间突然发生，病史很少超过 6~12 h。多数患者入睡时正常，半夜突感咽喉疼痛或呼吸困难而惊醒。

（2）畏寒、发热：成人在发病前可出现畏寒发热，多数患者体温在 37.5~39.5℃，少数可达 40℃以上。患者烦躁不安，精神萎靡不振，全身乏力。发热程度与致病菌的种类有关，如为混合感染，体温大多较高。幼儿饮水时呛咳、呕吐。

（3）咽喉疼痛：为其主要症状，疼痛剧烈，吞咽时加重。

（4）吞咽困难：吞咽动作或食团直接刺激会厌，导致咽喉疼痛，口涎外流，拒食。疼痛时可放射至下颌、颈、耳或背部。如会厌及杓状软骨处黏膜极度肿胀，可发生吞咽困难。

（5）呼吸困难：因会厌黏膜肿胀向后下移位，同时杓状软骨、杓会厌襞、咽后壁等处黏膜也水肿，使喉入口明显缩小，阻塞声门而出现吸气性呼吸困难。如病情继续恶化，可在 4~6 h 内突然因喉部黏痰阻塞而发生窒息。患者虽有呼吸困难，但发音多正常，声音低钝、含糊，很少发生嘶哑。

（6）昏厥、休克：患者可在短时间内出现昏厥或休克，表现为呼吸困难、精神萎靡、体弱、四肢发冷、面色苍白、脉快而细、血压下降等。因此要密切观察，做好抢救准备，一旦出现上述情况，应立即抗休克治疗。

（7）颈淋巴结肿大：一侧或两侧颈深淋巴结肿大、压痛，有时向耳部放射。

2. 检查

（1）喉外部检查：先观察颈部外形，再进行触诊。急性会厌炎严重者炎症可向邻近组织扩散，出现颈前皮下红肿、甲状舌骨膜处压痛。一侧或两侧颈深上群淋巴结肿大伴压痛。手指触压颈部舌骨和甲状软骨上部时压痛明显。

（2）咽部检查：由于幼儿咽短、会厌位置较高，张大口时稍一恶心，约 30% 可见红肿的会厌。压舌根检查时宜轻巧，尽量避免引起恶心，以免加重呼吸困难而发生窒息。切勿用力过猛，以免引起迷走神经反射发生心跳停止。卧位检查偶可引起暂时窒息。

（3）间接喉镜检查：可见会厌舌面弥漫性水肿，重者如球形，如有脓肿形成，常于会厌舌面的一侧肿胀，急性充血，表面出现黄色脓点（图4-5-1）。室带、杓状突黏膜充血肿胀。由于会厌明显肿胀，使声带、声门无法看清。

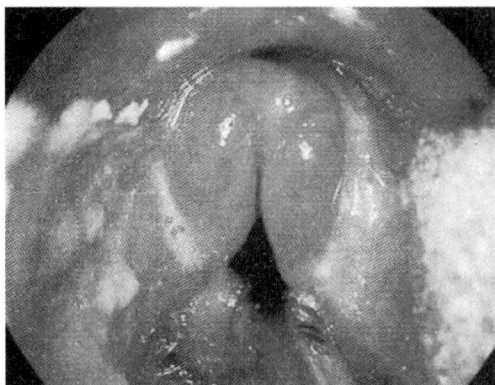

图4-5-1　急性会厌炎

（4）硬质喉内镜或纤维喉/电子镜检查：一般可以看到会厌及杓状软骨，检查时应注意吸痰、吸氧，减少刺激。最好在有立即建立人工气道的条件下进行，以防意外。

（5）实验室检查：白细胞总数增加，常在1.0万～2.5万/mm³，中性粒细胞增多，有核左移现象。

（6）影像学检查：必要时可行影像学检查，CT扫描可显示会厌等声门上结构肿胀，喉咽腔阴影缩小，界线清楚，喉前庭如漏斗状缩小，会厌谷闭塞。CT扫描还有助于识别有无脓肿形成。

【诊断】

对急性咽痛、吞咽时疼痛加重，口咽部检查无特殊病变，或口咽部虽有炎症但不足以解释其症状者，应考虑到急性会厌炎，应行间接喉镜检查。咽痛和吞咽困难是成人急性会厌炎最常见的症状，呼吸困难、喘鸣、声嘶和流涎在重症患者中出现。成人急性会厌炎亦有缓慢型和速发型之分。呼吸道梗阻主要见于速发型，在病程早期出现，一般在起病后8 h内。可危及生命，因而早期诊断十分重要。

【鉴别诊断】

此病易与其他急性上呼吸道疾病混淆，必须与以下疾病鉴别。

1. 急性喉气管支气管炎　多见于3岁以内的婴幼儿，常先有轻微咳嗽，随后出现哮吼性干咳、喘鸣、声音嘶哑及吸气性呼吸困难。检查可见鼻腔、咽部和声带黏膜充血，声门下及气管黏膜亦显著充血肿胀，会厌及杓状软骨正常。

2. 喉白喉　常见于儿童，约占白喉的20%，起病较缓慢，全身中毒症状较重，常有"空空"声咳嗽，进行性呼吸困难，声嘶或失声。白喉杆菌外毒素可致上皮坏死，白细胞浸润，渗出的大量纤维蛋白和细菌一起在咽喉部形成片状灰白色白膜，不易擦去，强行剥离易出血。颈部淋巴结有时肿大，重者呈"牛颈"状。咽喉部拭子涂片及培养可找到白喉杆菌。

3. 会厌囊肿　发病缓慢，无咽痛、无全身症状。检查会厌无炎症或水肿表现，多见于会厌舌面（图4-5-2）。会厌囊肿合并感染时，局部有脓囊肿表现。

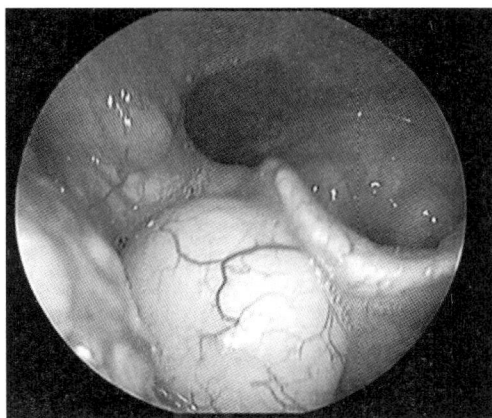

图4-5-2　会厌囊肿

【治疗】

成人急性会厌炎较危险，可迅速发生致命性呼吸道梗阻。欧美国家均将急性会厌炎患者安置在监护病房内观察和治疗，必要时行气管切开或气管插管取半坐位。治疗以抗感染及保持呼吸道通畅为原则。门诊检查应首先注意会厌水肿程度、声门大小和呼吸困难程度等。患者应急诊收入住院治疗，床旁备置气管切开包。

1. 控制感染

（1）使用足量强有效的抗生素和糖皮质激素：一旦确诊为急性会厌炎，应首先选择足量的糖皮质激素，可在第一时间予以肌内注射地塞米松5～10 mg，应用黏膜表面激素、布地奈德混悬液2 mg雾化吸入，快速建立静脉输液通路后，持续使用激素静脉滴注。因其致病菌常为 B 型嗜血流感杆菌、葡萄球菌、链球菌等，故首选头孢类抗生素。

（2）局部用药：局部用药的目的是减轻水肿、保持气道湿润、稀化痰液及消炎。用喷雾器喷入咽喉部或氧气、超声雾化吸入，每日 2 次。

（3）切开排脓：如会厌舌面脓肿形成，可在吸氧、保持气道通畅的前提下，切开引流。体位多采用仰卧头低位。感染病灶尚未局限时，不可过早切开，以免炎症扩散。不能合作者应用全麻，成人可用表面麻醉。

2. 保持呼吸道通畅 建立人工气道（环甲膜切开、气管切开或气管插管）是保证患者呼吸道通畅的重要方法，应针对不同患者选择不同方法。有下述情况者，应考虑行气管切开术：

（1）起病急骤，进展迅速，且有Ⅱ度以上吸气性呼吸困难者。

（2）病情严重，咽喉部分泌物多，有吞咽功能障碍者。

（3）会厌或杓状软骨处黏膜高度充血肿胀，经抗炎给氧等治疗，病情未见好转者。

（4）年老体弱、咳嗽功能差者。

出现烦躁不安、发绀、三凹征、肺呼吸音消失，发生昏厥、休克等严重并发症者应立即进行紧急气管切开术。

实施气管切开术时，注意头部不宜过于后仰，否则可加重呼吸困难或发生窒息。因会厌高度肿胀，不易插管。进行气管切开也有一定危险，在有限的时间内也须做好充分准备。环甲膜位置表浅而固定，界限清楚，对于严重呼吸困难高龄的喉下垂，颈短肥胖，并有较重的全身性疾病的患者，选用环甲膜切开具有快速、反应轻等优点。

3. 其他 保持水、电解质酸碱平衡，注意口腔卫生，防止继发感染，鼓励进流汁饮食，补充营养。

二、急性变态反应性会厌炎

【病因】

急性变态反应性会厌炎（acute allergic epiglottitis）属Ⅰ型变态反应，当抗原进入机体后，产生相应的 IgE 抗体，再次接触相同的抗原时，发生肥大细胞和嗜碱细胞脱颗粒，释放大量血管活性物质，引起血管扩张，通透性增加。抗原多为药物、血清、生物制品或食物。药物中以青霉素最多见，阿司匹林、碘或其他药物次之；食物中以虾、蟹或其他海鲜多见，个别人对其他食物亦

有过敏。多发生于成年人，常反复发作。

【病理】

会厌、杓会厌襞，甚至杓状软骨等处的黏膜及黏膜下组织均高度水肿，有时呈水泡状，黏膜苍白增厚，甚至增厚达正常的 6～7 倍。活体组织检查可见黏膜水肿、增厚，嗜酸性粒细胞浸润，其基底膜破坏，嗜碱性粒细胞和肥大细胞增多。

【临床表现】

1. 症状 发病急，常在用药 0.5 h 或进食 2～3 h 内发病，进展快。主要症状是喉咽部堵塞感和说话含混不清，但声音无改变。无畏寒发热，亦无疼痛或压痛，全身检查多正常。间接喉镜、硬喉内镜和纤维/电子喉镜检查可见会厌明显肿胀。本病虽然症状不很明显，但危险性很大，有时在咳嗽或深吸气后，甚至患者更换体位时，水肿组织阻塞声门裂，突然发生窒息，抢救不及时可致死亡。

2. 体征 检查可见会厌水肿明显，有的成圆球状，颜色苍白，组织疏松。杓会厌襞以及杓状软骨处亦多呈明显水肿肿胀。声带及声门下组织可无改变（图4-5-3）。

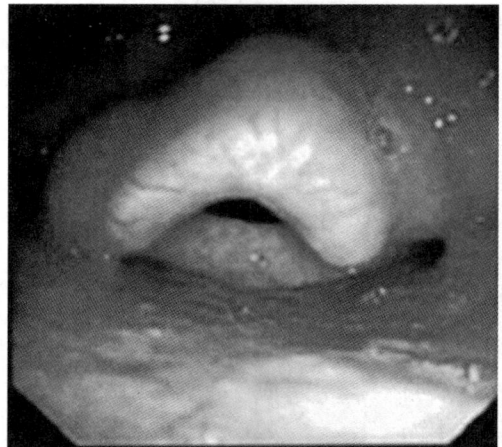

图 4-5-3 急性变态反应性会厌炎

【辅助检查】

实验室检查可见：末梢血或会厌分泌物涂片检查嗜酸性粒细胞增多至 3%～7%，其他血细胞均正常；变应原皮内试验多呈阳性。

【诊断】

询问有无变态反应性疾病的过去史和家族史。诊断不难，但症状不典型时易漏诊或误诊（表4-5-1）。

表 4–5–1 急性感染性会厌炎与急性变态反应性会厌炎的鉴别诊断

鉴别点	急性感染性会厌炎	急性变态反应性会厌炎
病因	细菌或病毒感染	过敏反应
症状	喉部疼痛	喉部堵塞感
压痛	舌骨及甲状软骨处有压痛	无压痛
体温	升高	正常
实验室检查	白细胞总数增多中性粒细胞增多	白细胞总数正常或略低嗜酸性粒细胞增多
局部检查	会厌红肿	会厌水肿
治疗	抗生素为主	糖皮质激素为主
预后	积极抗感染治疗，预后较好	可突然窒息，抢救不及时可致死亡

【治疗】

首先进行抗过敏治疗，成人皮下注射 0.1% 肾上腺素 0.1 ~ 0.2 mL，同时肌内注射或静脉滴注氢化可的松 100 mg 或地塞米松 10 mg，或氟美松 5 mg。会厌及杓会厌襞水肿非常严重者，应立即在水肿明显处切开 1 ~ 3 cm，减轻水肿程度。治疗中及治疗后应密切观察。1 h 后，若堵塞症状不减轻或水肿仍很明显，可考虑作预防性气管切开术。因声门被四周水肿组织堵塞而较难找到，可用喉插管或硬管支气管镜使气道通畅，也可选择紧急气管切开术或环甲膜切开术，如窒息应同时进行人工呼吸。

【预防及预后】

采用嗜血流感杆菌结合菌苗接种可有效地预防婴幼儿急性会厌炎及其他嗜血流感杆菌感染疾病（脑膜炎、肺炎等）。

预后与患者的抵抗力、感染细菌的种类及治疗方法密切相关。如能及时诊断、治疗，一般预后良好。

第二节 喉 炎

一、小儿急性喉炎

小儿急性喉炎（acute laryngitis in children）是小儿以声门区为主的喉黏膜的急性炎症，常累及声门下区黏膜和黏膜下组织，多在冬春季发病，1 ~ 2 月为高峰期，婴幼儿多见，其易于发生呼吸困难，因为：①小儿喉腔较小，喉内黏膜松弛，肿胀时易致声门阻塞；②喉软骨柔软，黏膜与黏膜下层附着疏松，罹患炎症时肿胀较重；③喉黏膜下淋巴组织及腺体组织丰富，炎症易发生黏膜下肿胀而使喉腔变窄；④小儿咳嗽反射较差，气管及喉部分泌物不易排出；⑤小儿对感染的抵抗力及免疫力不如成人，故炎症反应较重；⑥小儿神经系统较不稳定，容易受激惹而发生喉痉挛，加重喉梗阻。

【病因及发病机制】

常继发于急性鼻炎、咽炎。大多数由病毒引起，最易分离的是副流感病毒，占 2/3。此外还有腺病毒、流感病毒、麻疹病毒等。病毒入侵之后，为继发细菌感染提供了条件。感染的细菌多为金黄色葡萄球菌、乙型链球菌、肺炎双球菌等。小儿营养不良、抵抗力低下、变应性体质，以及上呼吸道慢性病，如慢性扁桃体炎、腺样体肥大、慢性鼻炎、慢性鼻窦炎，易诱发喉炎。

小儿急性喉炎亦可为流行性感冒、肺炎、麻疹、水痘、百日咳、猩红热等急性传染病的前驱症状。

【病理】

病变主要发生于声门下区，炎症向下发展可累及气管。声门下区黏膜水肿，重者黏膜下可发生蜂窝织炎，化脓性或坏死性变。

【临床表现】

发病较急，多有发热、声嘶、咳嗽等。早期以喉痉挛为主，声嘶多不严重，表现为阵发性犬吠样咳嗽或呼吸困难，继之有黏稠痰液咳出，屡次发作后可能出现持续性喉梗阻症状，如哮吼性咳嗽，吸气性喘鸣。也可突然发病，小儿夜间骤然重度声嘶、频繁咳嗽、咳声较钝、吼叫。严重者，吸气时有锁骨上窝、肋间隙、胸骨上窝及上腹部显著凹陷，面色发绀或烦躁不安，呼吸变慢，10 ~ 15 次 /min，晚期则呼吸浅快。如不及时治疗，进一步发展，可出现发绀、出汗、面色苍白、呼吸无力，甚至呼吸循环衰竭、昏迷、抽搐、死亡。

【诊断】

根据其病史、发病季节及特有症状，如声嘶，喉喘鸣，犬吠样咳嗽声，吸气性呼吸困难，肺部无明显体征，可初步诊断。对较大能配合的小儿可行间接喉镜检查。如有条件可行电子喉镜检查。血氧饱和度监测对诊断亦有帮助。

【鉴别诊断】

1. 气管支气管异物 起病急，多有异物吸入史。在异物吸入后，可出现剧烈呛咳，不同程度吸气性呼吸困难和发绀等初期症状。相关体征及辅助检查请参阅相关章节内容。

2. 小儿喉痉挛　常见于较小婴儿。吸气期喉喘鸣，声调尖而细，发作时间较短，症状可骤然消失，无声嘶。

3. 先天性喉部疾病　如先天性喉软化症等。各种喉镜检查和实验室血常规、咽喉拭子涂片或分泌物培养等检查均有助于鉴别。

此外，还应注意与喉白喉、麻疹、水痘、百日咳、猩红热、腮腺炎的喉部表现相鉴别。

【治疗】

1. 治疗的关键是解除喉梗阻，及早使用有效、足量的抗生素控制感染。同时给予糖皮质激素，常用泼尼松口服，$1 \sim 2$ mg/（kg·d）；地塞米松肌内注射或静脉滴注 $0.2 \sim 0.4$ mg/（kg·d）。

2. 可用超声雾化吸入或经鼻给氧。若声门下有干痂或假膜及黏稠分泌物，经上述治疗呼吸困难不能缓解，可在直接喉镜下吸出或钳出。

3. 对危重患儿应加强监护及支持疗法，注意全身营养与水、电解质平衡，保护心肺功能，避免发生急性心功能不全。

4. 安静休息，减少哭闹，降低耗氧量。

5. 重度喉梗阻或经药物治疗后喉梗阻症状未缓解者，应及时作气管切开术。

二、成人急性喉炎

成人急性喉炎（acute laryngitis），指以声门区为主的喉黏膜的急性弥漫性卡他性炎症，亦称急性卡他性喉炎，是成人呼吸道常见的急性感染性疾病之一，占耳鼻咽喉头颈外科疾病的1% ~ 2%。急性喉炎可单独发生，也可继发于急性鼻炎和急性咽炎，是上呼吸道感染的一部分，或继发于急性传染病。男性发病率较高，多发于冬、春季。

【病因】

1. 感染　为其主要病因，多发于"感冒"后，在病毒感染的基础上继发细菌感染。常见感染的细菌有金黄色葡萄球菌、溶血性链球菌、肺炎双球菌、卡他莫拉菌、流感杆菌等。

2. 有害气体　吸入有害气体（如氯气、氨、硫酸、硝酸、二氧化硫、一氧化氮等）及过多的生产性粉尘，可引起喉部黏膜的急性炎症。有作者报道空气中灰尘、二氧化硫、一氧化氮浓度高的地区急性喉炎发病率明显升高。

3. 职业因素　如使用嗓音较多的教师、演员、售货员等，发声不当或用嗓过度时，发病率常较高。

4. 喉创伤　如异物或器械损伤喉部黏膜。

5. 烟酒过多、受凉、疲劳　这些因素导致机体抵抗力降低易诱发急性喉炎。空气湿度突然变化，室内干热也为诱因。

【病理】

初起为喉黏膜急性弥漫性充血，有多形核白细胞及淋巴细胞浸润，组织内渗出液积聚形成水肿。炎症继续发展，渗出液可变成脓性分泌物或成假膜附着。上皮若有损伤和脱落，也可形成溃疡。炎症若未得到及时控制，则有圆形细胞浸润，逐渐形成纤维变性。有时病变范围深入，甚至可达喉内肌层，也可向气管蔓延。

【临床表现】

1. 症状

（1）声嘶：是急性喉炎的主要症状，多突然发病，轻者发声时音质失去圆润和清亮，音调变低、变粗。重者发声嘶哑，甚至仅能耳语或完全失声。

（2）喉痛：患者喉部及气管前有轻微疼痛，发声时喉痛加重，感喉部不适、干燥、异物感。

（3）喉分泌物增多：常有咳嗽，起初干咳无痰，呈痉挛性，咳嗽时喉痛，常在夜间咳嗽加剧。稍晚则有黏脓性分泌物，因较稠厚，常不易咳出，黏附于声带表面而加重声嘶。

（4）全身症状：一般成人全身症状较轻。重者可有畏寒、发热、疲倦、食欲缺乏等症状。

（5）鼻部、咽部的炎性症状：因急性喉炎多为急性鼻炎或急性咽炎的下行感染，故常有鼻部、咽部的相应症状。

2. 体征　喉镜检查可见喉黏膜的表现随炎症发展于不同时期而异，其特点为双侧对称，呈弥漫性改变。黏膜红肿常首先出现在会厌及声带，逐渐发展至室带及声门下腔，但以声带及杓会厌襞显著。早期声带表面呈淡红色，有充血的毛细血管，逐渐变成暗红色，边缘圆钝成梭形，声门下黏膜明显红肿时，托衬于声带之下，可呈双重声带样。发声时声门闭合不全，偶见喉黏膜有散在浅表性小溃疡，黏膜下淤斑。喉黏膜早期干燥，稍晚有黏液或黏液脓性分泌物附着于声带表面时声嘶较重，分泌物咳出后声嘶减轻。鼻、咽部也常有急性炎症的相应表现。

【诊断及鉴别诊断】

根据症状及检查，可初步诊断，但应与喉结核鉴别：喉结核多继发于较严重的活动性肺结核或其他器官结核。病变多发生于覆有复层鳞状上皮处的喉黏膜，如喉的后部（杓间区、杓状软骨处），以及声带、室带、会厌等处。喉结核早期，喉部有刺激、灼热、干燥感等。声嘶是其主要症状，初起时轻，逐渐加重，晚期可完全失声。常有喉痛，吞咽时加重，当喉软骨膜受累时喉痛尤为剧烈。

【治疗】

1. 使用抗生素和激素 及早使用足量广谱抗生素，充血肿胀显著者加用糖皮质激素。雾化吸入可使用布地奈德混悬液超声雾化 1 ~ 2 mg/ 次，2 次 /d。

2. 护理和全身支持疗法 嗓音休息，随时调节室内温度和湿度，保持室内空气流通，多饮热水，注意大便通畅，禁烟、酒等。

【预后】

急性单纯性喉炎的预后一般良好，很少引起喉软骨膜炎、软骨坏死和喉脓肿。成人急性喉炎一般也不会发生喉梗阻。

三、慢性喉炎

慢性喉炎（chronic laryngitis）是指喉部黏膜的非特异性病菌感染所引起的慢性炎症。本病是最常见的喉科疾病之一，主要表现为双侧声带黏膜炎性病变，发病率有增加趋势。根据病变程度、特性的不同，一般可分为慢性单纯性喉炎（chronic simple laryngitis）、慢性萎缩性喉炎（chronic atrophic laryngitis）和慢性增生性喉炎（chronic hyperplastic laryngitis）。

（一）慢性单纯性喉炎

慢性单纯性喉炎（chronic simple laryngitis），是主要发生在喉黏膜的慢性非特异性炎性病变，可累及黏膜下组织，临床常见，多见于成人。

【病因】

1. 鼻炎、鼻窦炎、慢性扁桃体炎、慢性咽炎等邻近部位炎症直接向喉部蔓延或炎性分泌物的刺激，下呼吸道分泌物的刺激也是常见的病因，在慢性喉炎的发病中起重要作用。

2. 鼻腔阻塞，张口呼吸，使咽喉黏膜易干燥、充血。

3. 有害气体（如氯气、氨、硫酸、硝酸、二氧化硫、一氧化氮等）及烟、酒、灰尘等长期刺激。

4. 胃食管咽反流及幽门螺杆菌感染。

5. 用声过多或发音不当。

6. 全身性疾病如糖尿病、肝硬化、心脏病、肾炎、风湿病、内分泌紊乱等使全身抵抗力下降。

【病理】

喉黏膜血管扩张，炎细胞浸润，上皮及固有层水肿及以单核细胞为主的炎性渗出。继而黏膜肥厚，腺体肥大。多数患者喉内肌亦呈慢性炎症。黏液腺受刺激后，分泌物增加，有较稠厚的黏痰。

【临床表现】

1. 症状

（1）不同程度的声音嘶哑为其主要症状，初为间歇性，逐渐加重成为持续性，如累及环杓关节，则在晨起或声带休息较久后声嘶反而显著，但失声者甚少。

（2）喉部微痛及紧缩感、异物感等，常做干咳以缓解喉部不适。

2. 体征 间接喉镜检查可见喉黏膜弥漫性充血，两侧对称。声带失去原有的珠白色而呈浅红色，声带表面常见扩张的小血管，与声带游离缘平行（图 4-5-4）。黏膜表面可见有稠厚黏液，常在声门间形成黏液丝。杓间区黏膜充血增厚，在发音时声带软弱，振动不协调，两侧声带闭合不好。

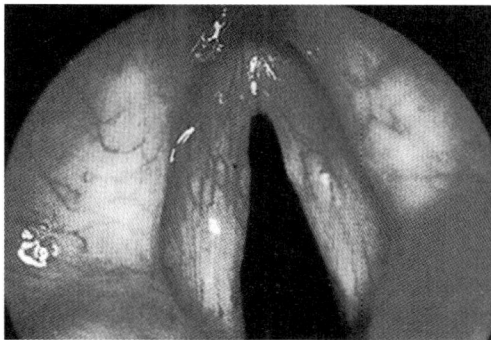

图 4-5-4 慢性喉炎

根据病变的轻重不同，电声门图和动态喉镜检查可出现相应的改变：电声门图（electroglottography，EGG）在声带病变较轻时可保持基本波形，声带慢性充血时可见闭相延长，开相缩短。动态喉镜（strobolaryngoscope）又称喉闪光镜或频闪喉观察仪，在声带水肿时振幅、黏膜波、振动关闭相可增强，对称性和周期性不定。

【诊断及鉴别诊断】

根据上述症状及体征可作出诊断，但应考虑鼻、咽、肺部及全身情况，查出病因。对声嘶持续时间较长者，应与喉结核、早期喉癌等鉴别，必要时行纤维 / 电子喉镜检查或活检。

【治疗】

1. 积极治疗鼻炎、鼻窦炎、咽炎、肺部及全身疾病，对发音不当者，可进行发音训练。

2. 局部使用抗炎药物。

3. 改变不良的生活习惯，去除刺激因素，包括戒除烟酒、声休。

4. 氧气或超声雾化吸入，黏膜表面激素雾化，必要时加用抗生素。

5. 直流电药物离子（碘离子）导入或音频电疗、超短波、直流电或特定电磁波等治疗。

6. 发声矫治包括有声练习和发声练习等，不少国家具有专业语言矫治师、言语疾病学家进行矫治。

7. 有胃食管咽反流者，成人给予：①西咪替丁 0.8 g 静脉滴注 /d；②奥美拉唑 20 mg 睡前服用；③西沙必利 5～10 mg，3 次 /d。剂量可酌情增减。

【预防】

1. 锻炼身体，增强体质，提高对外界气候的适应能力。

2. 积极治疗全身疾病。

3. 注意休息，尤其是嗓音休息。

（二）慢性萎缩性喉炎

萎缩性喉炎（atrophic laryngitis）亦名干性喉炎或臭喉症（ozena of the larynx），因喉黏膜及黏液腺萎缩，分泌减少所致。中老年女性多见，经常暴露于多粉尘空气中者更为严重。

【病因】

分为原发性和继发性两种。

1. 原发性　目前病因仍不十分清楚，多数学者认为是全身疾病的局部表现，可能与内分泌紊乱、自主神经功能失调、维生素及微量元素缺乏或不平衡有关。或因各种原因导致黏膜及黏膜下组织营养障碍，分泌减少。

2. 继发性　多为萎缩性鼻炎、萎缩性咽炎、咽喉部放疗及长期喉部炎症引起。也可为 Sjogren 综合征的一部分。

【病理】

喉黏膜及黏膜下层纤维变性，黏膜上皮化生，柱状纤毛上皮渐变为复层鳞状上皮，腺体萎缩，分泌减少，加之喉黏膜已无纤毛活动，故分泌液停滞于喉部，经呼吸空气蒸发，可变为脓痂。除去痂皮后可见深红色黏膜，失去固有光泽。可有浅表的糜烂或溃疡。病变向深层发展可引起喉内肌萎缩。炎症向下发展可延及气管。

【临床表现】

1. 症状

（1）喉部有干燥不适，异物感，胀痛。

（2）声嘶，因夜间有脓痂存留，常于晨起时较重。

（3）阵发性咳嗽为其主要症状。分泌物黏稠、结痂是引起阵发性咳嗽的原因，常咳出痂皮或稠痰方停止咳嗽，咳出的痂皮可带血丝，有臭气。咳出脓痂后声嘶稍有改善，但常使喉痛加剧。

2. 检查　间接喉镜检查可见喉黏膜慢性充血、发干，喉腔增宽，黄绿色脓痂常覆于声带后端、杓间区及喉室带等处，去除后可见喉黏膜呈深红色，干燥发亮如涂蜡状。如喉内肌萎缩，声带变薄、松弛无力，发音时两侧闭合不全，故发声漏气，声音沙哑，说话费力。少数患者气管上端亦显相同病变。继发于萎缩性鼻炎、咽炎者可见鼻腔、咽腔增宽，黏膜干燥。也可进一步用纤维喉镜、电子喉镜或频闪喉镜观察。

【诊断】

根据以上特点，常易诊断，但应积极寻找病因。

【治疗】

一般治疗可予碘化钾 30 mg，3 次 /d，或氯化钾口服，刺激喉黏液分泌，减轻喉部干燥。蒸气雾化或用含有芳香油的药物，口服维生素 A、维生素 E、维生素 B_2 等。有痂皮贴附时可在喉镜下湿化后取出。

（三）慢性增生性喉炎

慢性增生性喉炎（chronic hyperplastic laryngitis），为喉黏膜一种慢性炎性增生性疾病。

【病因】

病因与慢性单纯性喉炎相同，多由慢性单纯性喉炎演变发展。有人认为慢性喉炎，尤其是增生性喉炎可能与 EB 病毒、单纯疱疹病毒和肺炎支原体的感染有关。

【病理】

黏膜上皮不同程度增生或鳞状化生、角化，黏膜下淋巴细胞和浆细胞浸润，喉黏膜明显增厚，纤维组织增生、玻璃样变性导致以细胞增生为主的非炎性病变。增生性改变可为弥漫性或局限性。

【临床表现】

1. 症状　同慢性喉炎，但声嘶较重而咳嗽较轻，急性或亚急性发作时喉痛明显。

2. 体征　除慢性喉炎的表现外，喉黏膜广泛增厚，杓状软骨处黏膜及杓会厌襞常增厚，以杓间区显著，其中央部隆起或呈皱褶，常有稠厚的黏液聚集。声带充血，边缘圆厚，表面粗糙不平，可呈结节状或息肉样。如病变发展至声门下区，两侧声带后端靠拢受阻而出现裂隙。室带亦常肥厚，粗糙不平，有时轻压于声带上，掩蔽声带。

【辅助检查】

电声门图多表现为闭相延长，开相缩短。动态喉镜观察可见对称性和周期性差，严重者振幅和黏膜波消失，声带闭合差。

【诊断及鉴别诊断】

根据以上症状和体征，一般诊断不难，但应与喉癌、梅毒、结核等鉴别，活检有助于鉴别。

【治疗】

治疗原则同慢性喉炎。对声带过度增生的组织早期可加用直流电药物离子（碘离子）导入或音频电疗，局部理疗有助于改善血液循环、消炎、软化消散增生组织。重者可在手术显微镜下手术或激光烧灼、冷冻治疗，切除肥厚部分的黏膜组织，但注意勿损伤声带肌。

（四）反流性咽喉炎

反流性喉炎（reflux laryngitis），以往称为酸性喉炎（acid laryngitis），是因食管下端括约肌短暂松弛，导致含有胃酸的胃液向食管反流达到喉部所致，可能与胃酸的直接刺激和通过迷走神经反射引起慢性咳嗽有关（图4-5-5）。

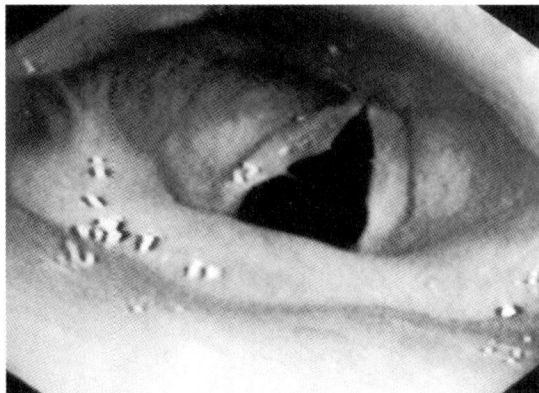

图4-5-5　反流性咽喉炎

【病因】

1. 直接刺激　反流液直接刺激咽喉黏膜引起损伤及不适主诉。正常的喉部上皮中具有保护作用的物质在喉咽反流患者中缺失，共同减弱了黏膜防御机制。同时，咽部黏膜缺乏食管的运动廓清能力及唾液中和作用，故较后者明显对反流刺激更敏感。

2. 迷走反射　反流的物质可以刺激远端食管，引起迷走反射，引发的慢性咳嗽和清嗓可以对声带黏膜造成损伤，同时可以引起食道上括约肌的松弛反射，而使反流物进入到咽喉部引起损伤。

【临床表现】

1. 症状　咽异物感；慢性咳嗽：多为刺激性干咳；还有清嗓、咽痛、发音困难、口臭、咽部黏性分泌物增多、咽干等症状，其中前两者被认为尤其常见。

2. 体征　喉咽反流患者在喉镜下有一些特定表现，杓间水肿、假声带沟、环后区水肿红斑、黏膜肥厚、声带息肉和溃疡、喉室变浅或消失、咽部卵石样改变、弥漫性喉炎、喉肉芽肿等被认为在喉咽反流患者中经常出现。但目前尚缺乏公认的可用于明确诊断的特异性镜下表现。

【辅助检查】

1. pH监测和阻抗监测　目前认为，可活动多通道腔内阻抗和pH监测设备是对喉咽反流较好的诊断方法，因为其可以对两个金属电极之间不同的流动物质（气体、液体、团块）的阻抗变化及pH监测结合，能对酸反流、非酸反流、液体、气体等有一个完整的描述和较为客观真实的记录。

2. 行为改变及经验治疗有效　有学者认为质子泵抑制剂的经验性治疗诊断喉咽反流有较高的敏感性，但对抑酸治疗无反应的患者，不能就此认为不存在喉咽反流疾患。

3. 无线Bravo胶囊pH监测器　通过鼻腔将胶囊探测器置入环咽肌下方，可以避免导管置入引发的鼻出血、咽喉部不适、吞咽困难等并发症，尤其适于无法耐受置管的患者。对正常活动影响较小，为诊断提供了新的方式。

4. 嗓音学分析　可以提供重要的辅助信息：专业的嗓音功能评估主要包括声带振动特征评价，发音质量的主、客观评估，气流动力学喉功能评估，喉神经肌肉电功能评估等。嗓音喉咽反流的患者常有声嘶、间断的发音困难或发音易疲劳等，因为炎症和声带水肿增加了声带的质量，张力减低，僵硬度增加，减弱了其运动，患者声音质量和发音功能受限，测量嗓音学参数可有异常。所以，嗓音学分析可以为喉咽反流的诊断提供有效地辅助信息。

【诊断及鉴别诊断】

根据患者的症状以及辅助检查可以对喉咽反流患者进行诊断。目前喉咽反流的诊断仍然需要依靠综合上述多种方法做出。

与胃食管反流的鉴别：喉咽反流虽然常和胃食管反流并存，但目前仍然倾向于认为喉咽反流和胃食管反流是两个不同的整体。譬如，喉咽反流常发生于白天，站立或坐位，常以发音困难、声嘶、清嗓、咽异物感、长期咳嗽、喉部分泌物多、吞咽不畅感等为主要症状，纤维喉镜有相应的杓区及声带的特异表现，和上食管括约肌功能不良有关，而胃食管反流常发生于夜间平卧时，以反酸、烧心、胸痛、吞咽困难等为主要不适，胃镜可见食管炎、胃食管疝、Barrett食管等相应表现，主要与下食管括约肌功能异常有关。

【治疗】

1. 抑酸治疗联合生活方式改变　仍然是目前主流的治疗方法：后者主要包括避免睡前进食、抬高床头、减少晚餐摄入、避免过食、戒烟酒浓茶咖啡及高脂类食物、甜食、酸性水果（橘子，杨梅等）、减重等，前二者被认为尤为重要，甚至研究发现单纯生活方式改善即可以使咽喉部不适症状获得明显缓解，从而提出把生活方式的改善作为主要治疗的观点。

（1）质子泵抑制剂：质子泵驱动细胞内 H^+ 与小管内 K^+ 交换，质子泵抑制剂阻断了该交换途径，抑酸作用强且时间长、服用方便。因此，在喉咽反流的抑酸治疗中占据主导地位，治疗有效后应逐渐减量。

（2）H_2 受体阻滞剂：用于拮抗组胺引起的胃酸分泌，主要有西咪替丁、雷尼替丁、法莫替丁等。常在睡前应用。

2. 复发或疗效不佳病例的治疗　对质子泵抑制剂疗效不佳的病例，需要考虑是否存在非酸反流，可添加组胺受体阻滞剂、促胃动力剂等，并调整生活方式。

3. 嗓音治疗　最近的研究发现，对于喉咽反流的患者，加用嗓音治疗，可以增强喉咽反流的治疗效果，声嘶、气短等症状以及部分嗓音学参数可以获得令人满意的改善。

嗓音治疗包括间接嗓音治疗和直接嗓音治疗。其中前者指以嗓音教育为目的，为患者讲授正常声带解剖和嗓音病理的知识以及嗓音卫生相关知识。直接嗓音治疗的目的是提高患者的说话技巧，以达到增加发声效率和改善嗓音质量的目的。包括嗓音休息、共鸣训练、腹式呼吸、增加软起声、减少硬起声、气流训练、咬音训练以及局部的喉部按摩等方法。

4. 外科治疗　有症状的非酸反流（在职业用声者中常见）、药物及生活方式联合疗效不佳、反流严重、下食管括约肌功能不良、不良反应严重、年轻患者避免长期用药或经济原因等均作为外科治疗的适应证。胃底折术是最常见的术式，现在多采用在腹腔镜下进行操作。将胃底部的黏膜折叠环绕于下端食管，从而加强食管括约肌，来达到控制反流的目的。

第三节　小儿急性喉气管支气管炎

急性喉气管支气管炎（acute laryngotracheobronchitis）为喉、气管、支气管黏膜的急性弥漫性炎症。多见于 5 岁以下儿童，2 岁左右发病率最高。冬、春季发病较多，病情发展急骤，病死率较高。按其主要病理变化，分为急性阻塞性喉气管炎和急性纤维蛋白性喉气管支气管炎，二者之间的过渡形式较为常见。

一、急性阻塞性喉气管炎

急性阻塞性喉气管炎（acute obstructive laryngotracheitis），又名假性哮吼（pseudocroup），流感性哮吼，传染性急性喉气管支气管炎。

【病因】

病因尚不清楚，有以下几种学说：

1. 感染　病毒感染是最主要的病因。本病多发生于流感流行期，故许多学者认为与流感病毒有关，与甲型、乙型和亚洲甲型流感病毒以及 V 型腺病毒关系较密切。也有学者认为副流感病毒为主要致病因素。除流感外，本病也可发生于麻疹、猩红热、百日咳及天花流行之时。病变的继续发展，与继发性细菌感染有密切关系。常见细菌为溶血性链球菌、金黄色葡萄球菌、肺炎双球菌、嗜血流感杆菌等。

2. 气候变化　本病多发生于干冷季节，尤其是气候发生突变时，故有些学者认为与气候变化有关。因呼吸道纤毛的运动和肺泡的气体交换均须在一定的湿度和温度下进行，干冷空气不利于保持喉、气管和支气管正常生理功能，易罹患呼吸道感染。

3. 局部抵抗力降低　呼吸道异物取出术、支气管镜检查术，以及呼吸道腐蚀伤后也易发生急性喉气管支气管炎。

4. 体质状况　体质较差者，如患有胸肺疾病（如肺门或气管旁淋巴结肿大），即所谓渗出性淋巴性体质的儿童易患本病。

【病理】

本病炎症常开始于声门下区的疏松组织，由此向下呼吸道发展。自声带起始，喉、气管、支气管黏膜呈急性弥漫性充血、肿胀，重症病例黏膜上皮糜烂，或大面积脱落而形成溃疡。黏膜下层发生蜂窝织炎性或坏死性变。初起时分泌物为浆液性，量多，以后转为黏液性、黏脓性甚至脓性，有时为血性，由稀而稠，如糊状或粘胶状，极难咳出或吸出。

基于小儿喉部及下呼吸道的解剖学特点，当喉、气管及支气管同时罹病时，症状较成人更为严重。气管的直径在新生儿为 4~5.5 mm（成人为 15~20 mm），幼儿每公斤体重的呼吸区面积仅为成人的 1/3，当气管、支气管黏膜稍有肿胀，管腔为炎性渗出物或肿胀的黏膜所阻塞时，即可发生严重的呼吸困难。

【临床表现】

1. 症状

一般将其分为 3 型。

（1）轻型：多为喉气管黏膜的一般炎性水肿性病变。起病较缓，常在夜间熟睡中突然惊醒，出现吸气性呼吸困难及喘鸣，伴有发绀、烦躁不安等喉痉挛症状，经安慰或拍背等一般处理后，症状逐渐消失，每至夜间又再发生。常在夜间发病的原因，可能与常伴有急性或亚急性鼻咽炎，潴留于鼻咽部的黏液夜间向下流入喉，入睡后黏液积聚于声门，引起喉痉挛有关。若及时治疗，易获痊愈。

（2）重型：可由轻型发展而来，也可以起病为重型，表现为高热，咳嗽不畅，有时如犬吠声，声音稍嘶哑，持续性渐进的吸气性呼吸困难及喘鸣，可出现发绀。病变向下发展，呼吸困难及喘鸣逐渐呈现为吸气与呼气均困难的混合型呼吸困难及喘鸣。呼吸由慢深渐至浅快。患儿因缺氧烦躁不安。病情发展，可出现明显全身中毒症状及循环系统受损症状，肺部并发症也多见。

（3）暴发型：少见，发展极快，除呼吸困难外，早期出现中毒症状，如面色灰白，咳嗽反射消失，失水，虚脱，以及呼吸循环衰竭或中枢神经系统症状，可于数小时或一日内死亡。

2. 检查　局部检查咽部不一定有急性炎症表现。小儿电子喉镜或纤维支气管镜检查，可见自声门以下，黏膜弥漫性充血、肿胀，以声门下腔最明显，正常的气管软骨环显示不清楚。气管支气管内可见黏稠分泌物。喉内镜检查不仅可使呼吸困难加重，还有反射性引起呼吸心搏骤停的危险，因此，最好在诊断确有困难并做好抢救准备时使用。血氧饱和度检测对诊断很有帮助。胸部听诊呼吸音减低，间有干啰音。肺部透视有时可见因下呼吸道阻塞引起的肺不张或肺气肿，易误诊为支气管肺炎。同时应行分泌物及血液的细菌培养加药敏试验，以便选用敏感的抗生素。

【诊断】

根据上述症状，尤其当高热传染病之后，患儿出现喉梗阻症状，表明病变已向下发展。结合检查，常可明确诊断。

【鉴别诊断】

需与气管支气管异物、急性细支气管炎、支气管哮喘、百日咳、流行性腮腺炎、猩红热等相鉴别。

1. 气管支气管异物　起病急，多有异物吸入史。在异物吸入后，立即出现哽噎，剧烈呛咳，吸气性呼吸困难和发绀等初期症状。气管内活动性异物胸部触诊可有撞击感，听诊可闻及拍击声。对不透 X 线的异物，X 线片可显示异物形状和存留部位。支气管部分阻塞可引起肺叶（段）气肿，完全阻塞可使肺叶（段）不张。

2. 急性细支气管炎　多见于婴儿，有发热、咳嗽、多痰、气急及呼吸困难，临床症状酷似急性喉气管支气管炎，但一般无声嘶，呼气时相较吸气时相明显增长。可闻及呼气哮鸣音及中小湿啰音，无明显的喉梗阻症状。

3. 支气管哮喘　患儿有反复发作病史，常突然发作，有哮喘及呼气性呼吸困难，无声音嘶哑，可闻及呼气哮鸣音。麻黄碱、氨茶碱等支气管扩张剂药能使之缓解。

4. 百日咳　百日咳杆菌侵入呼吸道后，先附着在喉、气管、支气管、细支气管黏膜上皮细胞的纤毛上，在纤毛丛中繁殖并释放内毒素，导致柱状纤毛上皮细胞变性，增殖的细菌及产生的毒素使上皮细胞纤毛麻痹，蛋白合成减少，使黏稠分泌物不易排出。滞留的分泌物又不断刺激呼吸道末梢神经，引起痉挛性咳嗽。临床上以日益加重的阵发性痉挛性咳嗽为特征。咳嗽发作时，连续 10 余声至数十声短促的咳嗽，继而深长的吸气以满足肺换气的需要，吸气时空气急速通过痉挛狭窄的声门而发出犬鸣样吸气声，紧接着又是一阵痉挛性咳嗽，如此反复发作，可持续数分钟，直到排出大量潴留的黏稠痰液。咳嗽一般以夜间为多，多为自发，也可因受寒、劳累、吸入烟尘、情绪波动、进食、通风不良、检查咽部等诱发。咳嗽发作前可有喉痒、胸闷等不适，痉挛性咳嗽发作时常使患者恐慌。年龄小、体质弱、咳嗽重者常易并发支气管炎及肺炎、百日咳脑病、心血管损害而危及生命。很少并发急性喉炎。由于咳嗽剧烈，可引起喉部不同程度的损伤。治疗首选红霉素和大环内酯类抗生素，镇静剂能减少因恐惧、忧虑、烦躁而诱发的痉挛性咳嗽。

【治疗】

对轻型者，治疗同小儿急性喉炎，但须密切观察。

对重症病例，治疗重点为保持呼吸道通畅。

1. 吸氧、解痉、化痰、解除呼吸道阻塞 对喉梗阻或下呼吸道阻塞严重者需行气管切开术，并通过气管切开口滴药及吸引，清除下呼吸道黏稠的分泌物。中毒症状明显者，需考虑早行气管切开术。

2. 使用足量敏感的抗生素及糖皮质激素 开始剂量宜大，呼吸困难改善后逐渐减量，至症状消失后停药。

3. 抗病毒治疗。

4. 室内保持一定湿度和温度（湿度 70% 以上，温度 18～20℃ 为宜）。

5. 忌用呼吸中枢抑制剂（如吗啡）和阿托品类药物，以免分泌物更干燥，加重呼吸道阻塞。

二、急性纤维蛋白性喉气管支气管炎

急性纤维蛋白性喉气管支气管炎（acute fibrinous laryngotracheobronchitis），也称纤维蛋白样 - 出血性气管支气管炎，纤维蛋白性化脓性气管支气管炎，流感性（或恶性，超急性）纤维蛋白性喉气管支气管炎，急性膜性喉气管支气管炎，急性假膜性坏死性喉气管支气管炎等。多见于幼儿，与急性阻塞性喉气管炎虽同为喉以下呼吸道的化脓性感染，但病情更为险恶，病死率很高。

【病因】

1. 阻塞性喉气管炎的进一步发展。

2. 流感病毒感染后继发细菌感染。

3. 创伤、异物致局部抵抗力下降，长时间气管内插管，呼吸道烧伤后易诱发。

【病理】

与急性阻塞性喉气管炎相似，但病变更深。主要特点是喉、气管、支气管内有大块或筒状痂皮、黏液脓栓和假膜。呼吸道黏膜有严重炎性病变，但无水肿，黏膜层及黏膜下层大片脱落或深度溃疡，甚至软骨暴露或发生软化。因黏膜损伤严重，自组织中逸出的血浆、纤维蛋白与细胞成分凝聚成干痂及假膜，大多易于剥离。

【临床表现】

也如急性阻塞性喉气管炎，但发病更急，呼吸困难及全身中毒症状更为明显。

1. 突发严重的混合性呼吸困难。可伴有严重的双重性喘鸣。咳嗽有痰声，但痰液无法咳出。如假膜脱落，可出现阵发性呼吸困难加重，气管内有异物拍击声，哭闹时加剧。

2. 高热，烦躁不安，面色发绀或灰白。可迅速出现循环衰竭或中枢神经系统症状，如抽搐、惊厥、呕吐。发生酸中毒及水、电解质失衡者也多见。

【检查及诊断】

检查参见急性阻塞性喉气管炎，常有混合性呼吸困难，胸骨上窝、肋间隙、上腹部等处有吸气性凹陷，伴以锁骨上窝处呼气性膨出。呼吸音减弱或有笛音，甚至可闻及异物拍击声。气管切开后可咳出大量黏稠的纤维蛋白性脓痰及痂皮，咳出后呼吸困难可明显改善。如行支气管镜检查，可见杓状软骨间切迹、气管及支气管内有硬性痂皮及假膜。

【治疗】

同急性阻塞性喉气管炎，应及早进行血氧饱和度监测和心电监护。较严重者，需行气管切开术，术后通过气管套管内点药消炎稀释，一般的吸痰方法常不能将阻塞于下呼吸道的痂皮及假膜顺利吸出。有时需反复施行支气管镜检查，将痂皮及假膜钳出和吸出，才能缓解呼吸困难。

第四节 声带息肉及声带小结

一、声带息肉

喉息肉（polyp of larynx）发生于声带者称为声带息肉（polyp of vocal cord），喉息肉的绝大多数均为声带息肉。

【病因】

1. 机械创伤学说 过度、不当发声的机械作用可引起声带血管扩张、通透性增加导致局部水肿，局部水肿在声带振动时又加重创伤而形成息肉，并进一步变性、纤维化。

2. 循环障碍学说 声带振动时黏膜下血流变慢，甚至停止，长时间过度发声可致声带血流量持续下降，局部循环障碍并缺氧，使毛细血管通透性增加，局部水肿及血浆纤维素渗出，严重时血管破裂形成血肿，炎性渗出物最终聚集、沉积在声带边缘形成息肉；若淋巴、静脉回流障碍则息肉基底逐渐增宽，形成广基息肉或息肉样变性。

3. 炎症学说 声带息肉是因局部慢性炎症造成黏膜充血、水肿而形成。

【病理】

声带息肉的病理改变主要在黏膜固有层，弹力纤维和网状纤维破坏，间质充血水肿、出血、血浆渗出、血管扩张、毛细血管增生、血栓形成、纤维蛋白物沉着黏液样变性、玻璃样变性、纤维化等。间质黏液变性（主要为酸性黏多糖类）最多见。可有少量炎细胞浸润，偶见有钙化。黏膜上皮呈继发性改变，大多萎缩、变薄，上皮较平坦。PAS 染色示上皮内糖原显著减少。

☞ 微视频 4-5-1
声带息肉喉镜检查

【临床表现】

1. 症状　主要为声嘶，因声带息肉大小、形态和部位的不同，音质的变化、嘶哑的程度也不同。轻者为间歇性声嘶，发音困难，发声易疲劳，音色粗糙，重者沙哑、甚至失声。巨大的息肉位于两侧声带之间者，可完全失声，甚至可导致呼吸困难和喘鸣。息肉垂于声门下腔者常因刺激引起咳嗽。

2. 体征　喉镜检查常在声带游离缘前中份见有表面光滑、半透明、带蒂如水滴状新生物（图 4-5-6）。有时在一侧或双侧声带游离缘见呈基底较宽的梭形息肉样变，亦有遍及整个声带呈弥漫性肿胀的息肉样变。息肉多呈灰白或淡红色，偶有紫红色，大小如绿豆、黄豆不等。声带息肉一般单侧多见，亦可两侧同时发生。带蒂的声带息肉可随呼吸气流上下活动，有时隐匿于声门下腔，检查时容易忽略。

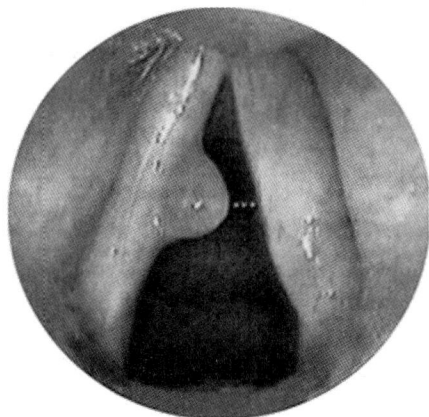

图 4-5-6　声带息肉

【治疗】

以手术切除为主，辅以糖皮质激素、抗生素、维生素及超声雾化等治疗。

声门暴露良好的带蒂息肉，可在间接喉镜下摘除。若息肉较小或有蒂且不在前联合，可在电子喉镜下行声带息肉切除术。局麻不能配合者，可在全麻气管插管下经支撑喉镜切除息肉，有条件者可行显微切除或激光显微切除术。

术中避免损伤声带肌，若双侧声带息肉样变，尤其是近前联合病变，视情况宜先做一侧，不要两侧同时手术，以防粘连。切除的组织常规送病理检查，明确诊断，防止肿瘤性病变的误诊。

二、声带小结

声带小结（vocal nodules）发生于成人者又称歌唱者小结，发生于儿童者称喊叫小结（screaner's nodules），是慢性喉炎的一型更微小的纤维结节性病变，常由炎性病变逐渐形成。

【病因】

与声带息肉相似，多数学者倾向"机械刺激学说"。

1. 用声不当与用声过度　声带小结多见于声带游离缘前中 1/3 交界处，因为：①该处是声带发声区膜部的中点，振动时振幅最大而易受损伤，还可产生较强的离心力，发声时此处频繁撞击致使疏松间质血管扩张，通透性增强，渗出增多，在离心力的作用下渗出液随发声时声带震颤聚集至该处形成突起，继之增生、纤维化；②该处存在振动结节（vibration node），上皮下血流易于滞缓；③该处血管分布与构造特殊，且该处声带肌上下方向交错，发声时可出现捻转运动，使血供发生极其复杂的变化。声带振动时血流变慢，甚至可停止。如振动剧烈可发生血管破裂形成血肿。到一定程度，继发炎性细胞浸润。也有学者认为发假声过度容易发生声带小结。

2. 上呼吸道病变　感冒、急慢性喉炎、鼻炎、鼻窦炎等可诱发声带小结。

【病理】

声带小结外观呈灰白色小隆起。其病理改变主要在上皮质，黏膜上皮局限性棘细胞增生，上皮表层角化过度或不完全角化，继发纤维组织增生、透明样变性，基底细胞生长活跃，上皮脚延长、增宽；固有层水肿不明显。弹性纤维基本完整。

【临床表现】

1. 症状　早期主要是发声易疲倦和间隙性声嘶，声嘶每当发高音时出现。病情发展时声嘶加重，由沙变哑，由间歇性变为持续性，在发较低调音时也出现。

2. 体征　喉镜检查初起时可见声带游离缘前、中 1/3 交界处，发声时有分泌物附着，此后该处声带逐渐隆起，成为明显小结（图 4-5-7）。小结一般对称，也有一侧较大,对侧较小或仅单侧者。声带小结可呈局限性小突起,也可呈广基梭形增厚,有些儿童的声带小结,当声带松弛时呈广基隆起,声带紧张时呈小结状突起。

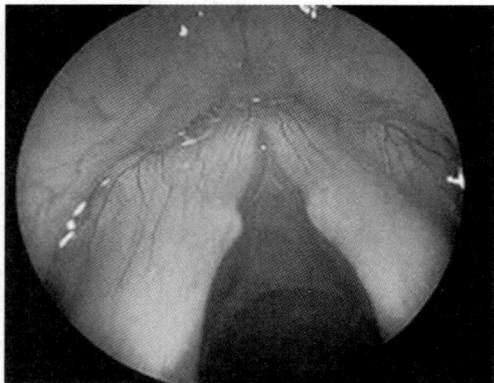

图 4-5-7 声带小结

【诊断】

根据病史及检查,常易作出诊断。但肉眼难予鉴别声带小结和表皮样囊肿,常需手术切除后病理检查方可确诊。

【治疗】

注意声带休息,发声训练,手术和药物治疗。

1. 声带休息 早期声带小结,经过适当声带休息,常可变小或消失。较大的小结即使不能消失,声音亦可改善。若声带休息 2~3 周,小结仍未明显变小,应采取其他治疗措施,因声带肌长期不活动反而对发声不利。

2. 发声训练 国外报道声带小结成功的治疗主要通过语言疾病学家指导发声训练完成,经过一段时间(约 3 个月)的发声训练,常可自行消失。发声训练主要是改变错误的发音习惯。此外,应忌吸烟、饮酒和吃辛辣刺激食物等。

3. 药物治疗 对于早期的声带小结,在声带休息的基础上,可辅以中成药治疗,如金嗓开音丸、金嗓散结丸等。

4. 手术切除 对不可逆较大、声嘶明显的小结,可考虑手术切除,在手术显微镜下用喉显微钳咬除或剥除。操作时应特别小心,切勿损伤声带肌。术后仍应注意正确的发声方法,否则可复发。除此,可适当使用糖皮质激素。儿童小结常不需手术切除,至青春期可以自然消失。

(何晓光)

复习思考题

1. 急性成人喉炎常见的病因有哪些?

2. 引起慢性喉炎的全身因素有哪些?

3. 由急性喉炎诱发的局部及全身症状有哪些?

4. 慢性喉炎的临床表现有哪些?应如何鉴别诊断?

网上更多……

👤📖本章小结　　💾教学PPT　　📝自测题　　🖥微课

第六章

喉神经性疾病和精神性疾病

关键词

喉麻痹　　声带麻痹　　喉痉挛　　声带后端切除术

　　喉主要具有发音、呼吸及协助吞咽等功能，本章主要论述由于喉的神经损害而导致喉的功能障碍的疾病，如喉返神经的损伤可引起声嘶、呼吸困难等；喉上神经的损伤可引起进食呛咳、声音低钝等。喉功能异常严重影响患者的生活质量，其中，喉返神经麻痹是本章论述的重点。其次，本章论述了喉混合性神经麻痹和部分无器质性病变的喉功能障碍，包括小儿喉痉挛和癔症性失声。

诊疗路径

```
                              声嘶
                               │
                               ▼
              问病史、一般查体、脑神经检查、咽喉专科检查
                               │
              ┌────────────────┴────────────────┐
              ▼                                  ▼
        声带运动障碍                         其他声嘶疾病
              │                                  │
        ┌─────┴──────────────────────────────────┘
        ▼                                            ▼
  神经源性声带运动障碍                          机械性声带运动障碍
        │                                            │
   ┌────┴────┐                        ┌──────────────┼──────────────┐
   ▼         ▼                        ▼              ▼              ▼
 喉痉挛     喉麻痹                 环杓关节半      声带良、恶      其他喉部
   │         │                    脱位          性肿物          疾病
   ▼         │                      │              │              │
 明确病因    │                      ▼              ▼              ▼
   │         │                  复检或对症    手术治疗，恶性肿瘤   针对病因
   ▼         │                  治疗          必要时行综合治疗     进行治疗
 对症治疗    │
            │
    ┌───────┴────────────────────┐
    ▼                            ▼
 单侧声带麻痹                 双侧声带麻痹
    │                            │
 ┌──┴──────┐              ┌──────┴──────┐
 ▼         ▼              ▼             ▼
有明确病因  无明确病因      急性：呼吸困难   慢性：呼吸不畅
 │         │              │             │
 ▼         ▼              ▼             ▼
病因治疗   药物保守治疗     气管切开术，缓解  CO₂激光声带后端切
           │             呼吸困难         除术，改善呼吸功能
           ▼
      保守治疗无效：手术治疗
           │
    ┌──────┴──────┐
    ▼             ▼
 喉返神经修复手术  声带充填术，声带内移术等
```

诊疗路径图：

声嘶 → 问病史、一般查体、脑神经检查、咽喉专科检查

声带运动障碍 / 其他声嘶疾病

神经源性声带运动障碍 → 喉痉挛、喉麻痹
- 喉痉挛 → 明确病因 → 对症治疗
- 喉麻痹 → 单侧声带麻痹 / 双侧声带麻痹
  - 单侧声带麻痹 → 有明确病因（病因治疗）/ 无明确病因（药物保守治疗 → 保守治疗无效：手术治疗 → 喉返神经修复手术 / 声带充填术，声带内移术等）
  - 双侧声带麻痹 → 急性：呼吸困难（气管切开术，缓解呼吸困难）/ 慢性：呼吸不畅（CO₂激光声带后端切除术，改善呼吸功能）

机械性声带运动障碍 → 环杓关节半脱位（复检或对症治疗）/ 声带良、恶性肿物（手术治疗，恶性肿瘤必要时行综合治疗）/ 其他喉部疾病（针对病因进行治疗）

第一节　喉感觉神经性疾病

喉部单纯的感觉神经性障碍较少见，常伴有运动性障碍。喉感觉神经性疾病有感觉过敏、感觉异常和感觉减退、麻痹两种。

一、喉感觉过敏及感觉异常

喉感觉过敏（laryngeal paraesthesia）为喉黏膜对普通刺激特别敏感，如平时的食物与唾液等触及喉部时，常引起呛咳及喉痉挛。喉感觉异常是喉部发生不正常感觉，如刺痛、瘙痒、烧灼、干燥或异物感等异常感觉。多因急、慢性喉炎，长期嗜烟嗜酒，及咽喉部疾病通过迷走神经的反射作用所致。也常见于神经衰弱、癔症、贫血、更年期等患者，亦可发于用声较多的演唱人员、教师培训人员、营销客服人员等。

【临床表现】

患者觉喉内不适、灼痛感、蚁行感、瘙痒感、异物感等，频繁咳嗽、吐痰或吞咽等动作企图清除分泌物，易发生反射性呛咳。

【检查】

喉镜检查可有慢性咽喉炎的表现，或无明显异常发现。应注意梨状窝有无积液，环状软骨后方有无病变，排除环后区、下咽部肿瘤。

【治疗】

进行认真检查，治疗原发疾病，合理用嗓，详细解释病情，消除患者顾虑。

二、喉感觉麻痹

喉感觉麻痹（Laryngeal anaesthesia）一般为喉上神经病变，分单侧性、双侧性，部分感觉麻痹或完全感觉麻痹，常伴有喉肌瘫痪。

【病因】

影响到喉感觉神经中枢、通路及末梢感受器的疾病均可引起喉黏膜感觉障碍，包括以下几种。

1. 中枢神经性疾病　颅内肿瘤、颅脑外伤、脑出血、脑血栓、癫痫、延髓型脊髓灰质炎、多发性硬化症、意识丧失等。

2. 外周神经疾病与损伤　喉或其他头颈部手术及创伤、颅底或颈部肿瘤、急性神经炎症性疾病等。其中以甲状腺手术误伤喉上神经及喉返神经为多见，常伴有喉运动麻痹症状。

3. 其他因素　食管反流、喉插管黏膜损伤、头颈部放射线治疗损伤、中毒等，以及缺氧、遗传、年龄因素等。

【临床表现】

单侧喉感觉麻痹可无症状。两侧麻痹者，饮食时因失去反射作用，而易误呛入下呼吸道，故有吞咽呛咳；气管切开的患者气管分泌物中含有大量的唾液和食物，将唾液或食物的颜色标记亦有助于明确诊断。

☞ 微视频 4-6-1
双侧声带麻痹

【检查】

喉镜检查如以探针触及喉黏膜，可发现喉黏膜反射减退或消失。胸部 X 线片有时可发现吸入性肺炎和肺不张。目前空气脉冲刺激喉上神经分布区黏膜来进行喉感觉功能评估的方法最为客观，空气脉冲刺激经前端有孔的纤维喉镜释放，对梨状窝和杓会厌襞黏膜进行刺激，测定喉咽感觉阈值。

【治疗】

轻症患者于饮食、吞咽时，宜少用流质，采用糊状黏稠团块状食物，进行吞咽锻炼。重症者留置胃管行鼻饲法。同时查出病因，予以治疗，以促使喉部感觉的恢复。抗病毒类药物的应用，维生素 B_1、维生素 B_{12}、甲钴胺等神经营养剂、三磷腺苷及改善血管微循环障碍药物的临床应用也有一定意义。目前，喉感觉神经的重建，包括耳大神经与喉上神经吻合术等取得了一定的进展。

第二节　喉运动神经性疾病

支配喉肌的运动神经受损，引起声带运动障碍，称为喉瘫痪（laryngeal paralysis）或喉麻痹，也可称为声带麻痹（paralysis of vocal cord）。喉内肌除环甲肌外均由喉返神经支配，当喉返神经受压或损害时，外展肌最早出现麻痹，次为声带张肌，内收肌麻痹最晚。喉上神经分布到环甲肌，单独发生麻痹少见。喉瘫痪是一种临床表现，而不是一个独立的疾病。

【病因】

按病变部位分中枢性、周围性两种，周围性多见，两者比例约为 1∶10。由于左侧迷走神经与喉返神经行径长，故左侧发病者较右侧约多一倍。

1. 中枢性　每侧大脑皮质的喉运动中枢有神经束与两侧疑核相联系，故每侧喉部运动接受两侧皮质的冲动，因此皮质引起喉麻痹者极罕见。常见的中枢性病因如脑出血、脑血栓形成、脑肿瘤、脑脓肿、脑外伤、脑脊髓空洞症、延髓肿瘤、小脑后下动脉血栓栓塞等。迷走神经颅内段位于颅后窝，可因肿瘤、出血、外伤、炎症等，引起喉麻痹。

2. 周围性 因喉返神经以及迷走神经离开颈静脉孔至分出喉返神经前的部位发生病变，所引起的喉麻痹。按病因性质可分：①外伤：包括颅底骨折、颈部外伤、甲状腺等颈胸部手术损伤等。②肿瘤：鼻咽癌向颅底侵犯时，可压迫颈静脉孔处的迷走神经而致喉麻痹；颈部转移性淋巴结肿大、甲状腺肿瘤、霍奇金病、颈动脉瘤等亦可压迫喉返神经而发生喉麻痹；胸腔段喉返神经可由主动脉瘤、肺癌、肺结核、食管癌、纵隔肿瘤等压迫而发生麻痹。③炎症：原因不明或特发性功能障碍如白喉、流行性感冒等细菌或病毒感染性疾病；铅、砷、乙醇等中毒引起；急性风湿病、麻疹、梅毒等也可发生喉返神经周围神经炎而致喉麻痹。

【临床表现】

声带运动时会处于不同的位置（表4-6-1，图4-6-1）。由于神经受损伤程度不同，可出现4种类型麻痹。

表4-6-1 声带不同位置

位置	声门宽度（mm）	功能	作用喉肌	瘫痪喉肌
完全外展	19	深吸气	外展肌	无
轻外展位	13.5	平静呼吸	外展肌	内收肌
正中位	0	发音	内收肌	外展肌
旁中位	3.5	耳语	环甲肌	内收肌、外展肌
中间位	7	发音困难	无	全部

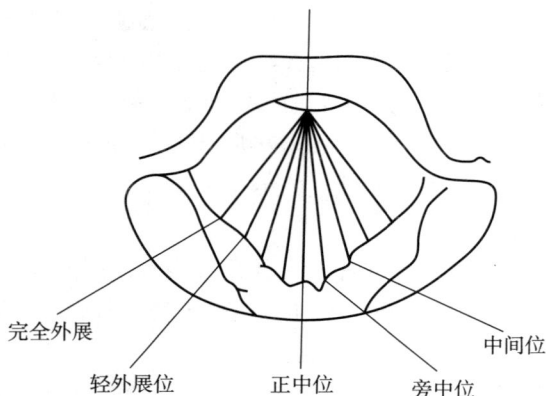

图4-6-1 声带运动的各种位置

1. 喉返神经不完全麻痹（incomplete recurrent Laryngeal nerve paraLysis） 单侧麻痹者症状不显著，常在体检中发现。曾有短时期的声嘶，随即恢复。除在剧烈运动才可出现气促外，常无呼吸困难。间接喉镜检查，在吸气时，患侧声带居旁正中位不能外展，而健侧声带外展正常。发音时声门仍能闭合。

双侧喉返神经不完全麻痹，因二侧声带均不能外展，可引起喉阻塞，呼吸困难为其主要症状，如不及时处理，可引起窒息。间接喉镜检查见二侧声带均居旁正中位，其间仅留小裂缝。发音时，声门仍可闭合。

2. 喉返神经完全麻痹（complete recurrent Laryngeal nerve paralysis） 单侧麻痹发音嘶哑，易疲劳，说话和咳嗽有漏气感。后期有代偿作用，发音好转。间接喉镜检查，因患侧除环甲肌以外的外展及内收肌的功能完全丧失，患侧声带固定于旁正中位.即介于中间位（尸位）与正中位（发声位）之间。初期发音时，健侧声带闭合到正中位，两声带间有裂隙，后期出现代偿，健侧声带内收可超越中线向患侧靠拢，发音好转。呼吸时，因健侧声带运动正常，故无呼吸困难。

两侧喉返神经完全麻痹时，发音嘶哑无力，音频单调，说话费力，犹如耳语声，不能持久。自觉气促，但无呼吸困难。因声门失去正常的保护性反射，不能关闭，易引起误吸和呛咳，气管内常积有分泌物，且排痰困难，呼吸有喘鸣声。间接喉镜检查，双侧声带固定于旁中位，边缘松弛，不能闭合，也不能外展。

3. 喉上神经麻痹 喉上神经麻痹后声带张力丧失，不能发高音，声音粗而弱。间接喉镜检查，声带皱缩，边缘呈波浪形，但外展、内收仍正常。单侧性者，对侧喉黏膜的感觉仍存在。两侧麻痹者因喉黏膜全麻木，饮食、唾液误吸入下呼吸道，可发生吸入性肺炎。

4. 混合性喉神经麻痹 系喉返神经及喉上神经全部麻痹，单侧麻痹者常见于颈部外伤、手术损伤。发音嘶哑更为显著。喉镜检查见患侧声带固定于中间位。以后因健侧声带代偿，发音稍好转。双侧麻痹者两侧声带均呈中间位。

【诊断】

喉瘫痪表现多样，病因复杂，容易漏诊误诊。因此应注意诊疗程序及策略。

1. 仔细询问病史 是声音嘶哑还是发音过弱，是否有吞咽困难和误吸，是否伴随呼吸困难，是否有肺部症状，有无神经源性的无力、震颤、发音困难等。有无手术、外伤史，吸烟史。是否接触神经毒性药物等。

2. 体格检查　颈部体检，仔细检查甲状腺、喉体、气管、双侧颈部淋巴结等，是否有肿块存在及肿物的大小、位置、质地等；咽喉专科检查：间接喉镜下仔细检查喉腔的各结构形态及运动；脑神经专科检查，尤其后组脑神经需重点检查。

3. 咽喉专科检查　电子喉镜、频闪喉镜等可更精确了解声带的运动、声带肌是否饱满，杓状软骨的动度及位置，是否向内脱入喉入口，双侧声带是否在同一平面。

4. 影像学检查　需行喉神经全程部位从颅底到主动脉弓或右侧锁骨下层面的 CT 或 MRI 等影像学检查。

5. 喉肌电图　对 6 个月内的声带麻痹可提供预后信息，可为神经源性和机械性声带麻痹的鉴别提供一定依据。

【治疗】

1. 病因治疗　对有明确病因者，给予相应的治疗，积极解除病因。

2. 气管切开术　对双侧声带麻痹引起急性呼吸困难者，要及早行气管切开术，以改善患者呼吸状况。

3. 喉返神经的恢复治疗

（1）药物治疗：对病毒感染或其他无明确病因的单侧喉返神经麻痹，随着时间的推移有自我改善倾向。可以根据情况应用神经营养药、糖皮质激素及扩张血管的药物，对神经功能恢复有一定辅助作用，当患者存在严重的吞咽困难、误吸现象，则需要手术干预。

（2）手术治疗：对于完全声带麻痹后半年甚至更长时间，仍未改善，如有手术适应证的患者可行喉返神经探查，行喉返神经两断端的直接神经吻合术、神经肌蒂移植术、舌下神经或舌下神经降袢喉返神经吻合术、膈神经喉返神经吻合术等治疗，是恢复声带张力、促进自主运动的最积极办法。但临床观察，神经移植手术后通常能够增加声带的体积和张力，却很难恢复声带的正常生理运动。

4. 恢复和改善喉功能的治疗　对半年以上，神经功能无恢复可能性者可行以下治疗：

对于双侧喉返神经麻痹，观察 12 个月以上无恢复者，可行经支撑喉镜显微镜下 CO_2 激光单侧声带后端切除术，无条件做激光手术的单位可行杓状软骨切除术或声带外展移位固定术，使声门后部开大，改善呼吸功能。如 3 个月后仍无改善，可再次行对侧经支撑喉镜显微镜下 CO_2 激光声带后端切除术。

对单侧喉返神经麻痹的患者，可行声带黏膜下脂肪组织或胶原蛋白等充填术、甲状软骨成形术，使声带向内移位，改善发音。

☞ 推荐阅读 4-6-1
经支撑喉镜显微镜下 CO_2 激光声带后端切除术

☞ 微视频 4-6-2
声带后端切除术

第三节　喉痉挛

小儿喉痉挛（infantile laryngeal spasm）是喉肌痉挛性疾病，好发年龄为 2~3 岁，男孩多于女孩。

【病因】

多发生于体弱、营养不良、发育不佳的儿童，可能和血钙过低有关。此外如受惊、便秘、肠道寄生虫、腺样体肥大及消化道疾病等也与本病有关。

【临床表现】

往往于夜间突然发生呼吸困难，吸气时有喉鸣声，患儿惊醒，手足乱动，头出冷汗，面色发绀，似将窒息。但每在呼吸最困难时作一深呼吸后，症状骤然消失，患儿又入睡。发作时间较短，仅数秒至 2 min。频发者一夜可以数次，也有一次发作后不再复发者，患儿次日晨醒来往往犹如平常。如作喉镜检查，多无异常可见。

【诊断】

应与喉异物、先天性喉鸣等相鉴别。异物病例常有异物史。先天性鸣患者出生后症状即已存在，且发作多在白天，2~3 岁后多可自愈。

【治疗】

对体弱、易发喉痉挛的患儿，给予钙剂及维生素 D，多晒太阳。扁桃体炎、腺样体肥大等病灶应予处理。发作时应保持镇静，解松患儿衣服，以冷毛巾覆盖面部，必要时撬开口腔，使其做深呼吸，症状多可缓解，有条件时可给氧气吸入。

第四节　癔症性失声

癔症性失声（hysterical aphonia）亦称功能性失声，是一种以癔症为病因的暂时性发声障碍。以青年女性居多。

【病因】

癔症性失声是癔症的一种喉部表现。一般均有情绪激动或精神刺激的病史，如过度悲哀、恐惧、忧郁、紧张、激怒等。

【临床表现】

常表现为突然发作的发声障碍。患者于受到精神刺激后，可立即失去正常发音功能，轻者仍可低声讲话，重者仅能发出虚弱的耳语声，但很少完全失声。失声主要表现在讲话时，但咳嗽、哭笑时声音仍正常，呼吸亦完全正常。发声能力可以骤然恢复正常，但在某种情况下又可突然复发，说明此为功能性疾病。

【检查】

间接喉镜检查可见声带的形态、色泽并无异常，吸气时声带能外展，声门可以张开，但在发"衣"声时声带不能向中线合拢。嘱患者咳嗽或发笑时，可见声带向中线靠拢，此点可与真性内收肌瘫痪相鉴别。

【诊断】

检查前应详细了解患者有无精神受到刺激的病史，有无癔症病史。检查时必须详细观察喉的各处，尤其是有无声带小息肉、声门下肿瘤或环杓关节的病变。对有器质性病变可疑者应密切观察，直至完全排除为止，不可轻易作出癔症性失声的诊断。

【治疗】

多采用暗示疗法，首先要使患者建立定能治愈的信心。有信心者经治疗常迅速见效。可供选用的暗示疗法有颈前注射、针刺、共鸣火花等。

最简单的方法是用 2 mL 注射用水，在颈前作皮下注射，一面注射，一面嘱患者大声读 1、2、3、4、5 等数字。并在注射前暗示患者，此为特效药物，大部分患者能在注射中立即见效。

亦可选用针刺廉泉穴。边捻针，边发音，常能见效。理疗多选用共鸣火花疗法，在颈前皮肤作共鸣火花的同时，令其讲话，常能发出声音。

亦可在作间接喉镜检查时鼓励发声，嘱患者咳嗽，或用力发"衣"声，此时如能发出声音，即抓住时机，嘱其数 1、2、3、4、5 等数字。继之，嘱其连续高声发音，鼓励谈话，发声功能常可恢复正常。

同时还需根据患者的具体发病情况，向患者解释此病完全可以治愈，以解除其忧虑、恐怖或不安情绪，以免日后复发。亦可适当给予镇静药物。

（田文栋）

复习思考题

1. 简述声带麻痹的分类及各类的临床表现。

2. 简述喉痉挛的病因临床表现及治疗方案。

3. 简述声带后端切除术的适应证及手术要点。

网上更多……

本章小结　　开放性讨论　　教学PPT　　自测题

第七章

喉部肿瘤

关键词

喉　　肿瘤　　喉乳头状瘤　　喉癌

喉部肿瘤发病率高，因疾病的性质及病变部位给患者的生活质量及生命造成极大的影响。喉部肿瘤的病理表现多种多样，良性病变以喉乳头状瘤最为多见，恶性肿瘤则以喉的鳞状细胞癌最为多见，这是本学科的重点内容。

诊疗路径

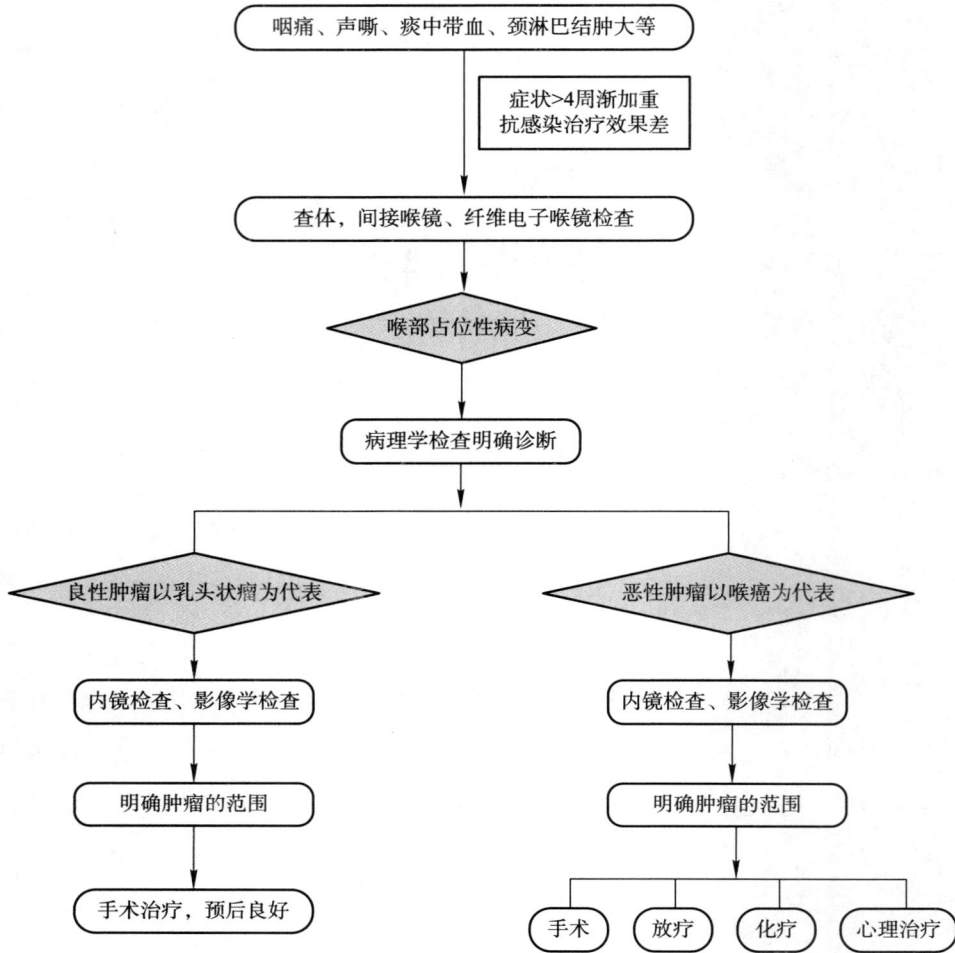

第一节　喉部良性肿瘤

喉部的良性肿瘤包括：喉乳头状瘤、血管瘤、纤维瘤、神经纤维瘤、神经鞘膜瘤、软骨瘤、脂肪瘤、淋巴管瘤等多种。其中，喉乳头状瘤最为常见。

一、喉乳头状瘤

喉乳头状瘤（papilloma of larynx）是喉部最常见的良性肿瘤，约占喉部良性肿瘤的 80%。根据发病年龄的不同，分为成人型喉乳头状瘤和儿童型喉乳头状瘤两种。成人喉乳头状瘤的发病率男女无明显差别，可发生于任何年龄，多为单发，有恶变倾向。儿童型喉乳头状瘤好发于 2~4 岁儿童，常为多发，生长较快，易复发。

【病因】

目前认为该病与人类乳头状瘤病毒（HPV）感染密切相关。现已检出 HPV 病毒的亚型有 90 多种，其中 HPV_{16} 和 HPV_{11} 是人类喉乳头状瘤的主要致病病毒。可能发病机制：HPV 病毒通过进入上皮的基底层细胞转录 RNA 并翻译病毒蛋白而致病。在病灶周围外观正常的黏膜中也发现了 HPV 病毒颗粒，可能是术后易复发的病理基础。

【病理】

为来自上皮组织的良性肿瘤，由复层鳞状上皮及上皮下的结缔组织向表面呈乳头状生长而成，基底膜完整，中心可富含血管。可单发或多发。

【临床表现】

儿童型喉乳头状瘤多见于 2~4 岁发病，75% 的儿童型喉乳头状瘤在 4 岁前发病，女性多见。其临床表现与成人型相比更易复发，且发病年龄越小，复发、进展性越强。成人型喉乳头状瘤可发生于任何年龄，多见于 20~40 岁，其发病率低于儿童型。部分患者也可表现为复发和进展性，并有恶变倾向。

喉乳头状瘤典型的临床表现为：进行性声嘶，可伴有咳嗽，吸气性喉喘鸣和吸气性呼吸困难。儿童型常因多发，生长较快，易出现喉阻塞。

喉镜下可见肿瘤呈苍白、淡红或暗红色，表面不平，呈乳头状增生（图 4-7-1）。

【诊断】

据患者症状和喉镜检查可诊断，确诊需依据病理。幼儿患者常多部位发生，基底较广，常发生于声带、室带和声门下区，可扩展至咽或气管、支气管。成人多次

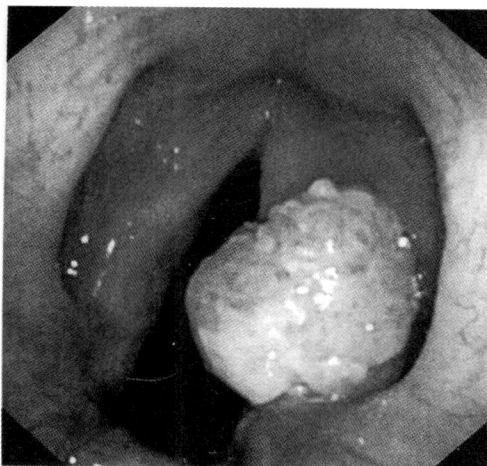

图 4-7-1　喉乳头状瘤

手术而复发者，应注意恶变的可能。

【治疗】

1. 外科治疗　其治疗原则是在尽可能保留喉功能的前提下，切除病变以改善和保留呼吸道的通气功能。

外科手术方法包括：显微支撑喉镜手术、CO_2 激光切除术、低温等离子射频消融术、微型吸切器手术。其中 CO_2 激光切除术为目前主流的手术方法。

2. 辅助治疗　对于喉乳头状瘤反复复发或一年内多次手术的患者，建议加用辅助药物治疗。常用的药物为：干扰素、吲哚 -3- 甲醇、阿昔洛韦、异维酸、甲氨蝶呤、利巴韦林等。

【预后】

儿童喉乳头状瘤可引发喉梗阻，侵及气管、支气管危及患儿生命，成人多次复发病例有一定的恶变率。

二、其他良性肿瘤

喉部血管瘤（fibroma of larynx）较为少见，病理上分为：毛细血管瘤、海绵状血管瘤和蔓状血管瘤三种类型。以毛细血管瘤最为多见。其病变由成群的薄壁血管组成，间以少量的结缔组织。若结缔组织较多，则称为纤维血管瘤。毛细血管瘤可发生于喉的任何部位，但以发生于声带者多见，有蒂或无蒂，色红或略紫，大小不一。海绵状血管瘤多见于婴幼儿，有人认为该病系先天性的，由窦状血管构成，质软如海绵，无蒂色暗红，表面不光滑，病变广泛者侵及颈部皮下组织而呈青紫色。蔓状血管瘤又称静脉血管瘤，除了具有海绵状血管瘤的临床表现外，因其病理特点是动静脉沟通丰富，往往有较粗的动脉，所以触摸常有搏动感。

喉血管瘤患者症状多不显著，发生于声带者可有声嘶，婴幼儿血管瘤可因体积大而有呼吸困难。如有损伤可有程度不等的出血。

喉血管瘤无症状者可暂时不予治疗。症状明显者可行显微激光手术、硬化剂注射、冷冻手术，也可采用平阳霉素局部注射。对于巨大喉部血管瘤需行颈部入路肿物切除，并做好术前备血和术中的止血措施。

第二节　喉部恶性肿瘤

一、喉癌

☞ 典型病例（附分析）4-7-1
喉癌

喉癌（carcinoma of the larynx）是头颈部常见的恶性肿瘤，发病率约占全身恶性肿瘤的 2.1%，占头颈肿瘤的 12%～14%，且近年有明显增长趋势。喉癌患者以男性居多，男女之比为（7～10）∶1，好发于 40～70 岁。从喉癌的原发部位来看：声门区最多见，占 50%～70%，声门上区次之，约占 30%，声门下区为 5% 左右。

【病因】

迄今仍未明确，可能与下列因素有关，是多种致癌因素共同作用的结果。

1. 吸烟　大部分喉癌患者均有长期大量吸烟史，烟草燃烧时产生的焦油中含有致癌物苯并芘，可使呼吸道纤毛运动迟缓或停止，黏膜充血水肿，上皮增生和鳞状上皮化生，成为致癌的基础。

2. 饮酒　尤其声门上区癌可能与饮酒有关。当吸烟与饮酒共同存在时，可产生相互叠加致癌作用。

3. 空气污染　空气质量的下降与呼吸道疾病的发病密切相关，尤其长期大量接触有毒化学物质、吸入生产性粉尘或废气，如石棉、芥子气、镍等，有致癌的可能。

4. 病毒感染　HPV-16、18 已被认为与喉癌的发生，发展有关。

5. 癌前期病变　所谓癌前病变是指具有癌变潜能的良性病变，喉的癌前病变主要有喉角化症、喉白斑病、成人慢性肥厚性喉炎及成人有明显复发倾向的喉乳头状瘤等。

6. 微量元素缺乏　某些微量元素是体内一些酶的重要组成部分，缺乏可能会导致酶的结构和功能改变，影响细胞分裂增殖，发生基因突变。

7. 性激素及其受体　喉癌的发病可能与性激素及其受体相关。

8. 放射线　长期接触放射性核素，如镭、铀、氡等可引发恶性肿瘤。

9. 胃食管反流　近年来，胃食管反流对咽、喉部疾病的影响受到大家的关注，认为胃食管反流对喉癌的发病有一定的影响。

【病理】

鳞状细胞癌占全部喉癌的 93%～99%。腺癌，未分化癌等极少见。在鳞状细胞癌中以分化较好（Ⅰ-Ⅱ级）者为主。

镜下所见：组织学上分为高、中、低分化三种类型，高分化鳞状细胞癌最常见，癌细胞呈多角形或圆形，胞浆较多，有明显角化和细胞间桥，可见少量核分裂。中度分化的鳞状细胞癌较少见，癌细胞呈圆形，卵圆形或多角形，细胞大小形态不一，核分裂常见，可见少量细胞角化，一般看不到细胞间桥。低分化鳞癌少见，癌细胞呈梭形，椭圆形或不规则形，体积及胞浆较少，核分裂常见，未见角化和细胞间桥。

喉癌的大体形态可分为：溃疡型、结节型、菜花型、包块型。

喉部转移癌较少见，一般系直接从邻近器官，如喉咽或甲状腺等的癌肿浸润而来。

【扩散转移】

喉癌的扩散转移与肿瘤的原发部位，肿瘤细胞的分化程度，癌肿的大小及患者对肿瘤的免疫力等密切相关，其途径有如下。

1. 直接扩散　喉癌易循黏膜表面，或黏膜下浸润。原发于会厌喉面的声门上型喉癌可经会厌软骨上的血管神经小孔或破坏会厌软骨向前侵犯会厌前间隙、会厌谷、舌根。杓会厌皱襞癌向外扩散至梨状窝，喉咽侧壁。声门型喉癌易向前侵及前联合到对侧声带；亦可向前破坏甲状软骨，使喉体膨大，并侵犯颈前软组织。声门下型喉癌向下蔓延至气管，向前外可穿破环甲膜至颈前肌层，向两侧侵及甲状腺；向后累及食管前壁。

2. 淋巴转移　喉癌颈淋巴结转移与肿瘤的原发部位、肿瘤的分化程度以及患者对肿瘤的免疫力密切相关。一般来讲，肿瘤分化越差，患者免疫力越低，则发生颈淋巴结转移越早。肿瘤所在部位淋巴管越丰富，颈淋巴结转移率越高。声门上型喉癌多数分化程度较低，声门上区淋巴管丰富，因而易早期发生颈淋巴结转移。声门型喉癌因多数分化程度较高，而且声门区淋巴管稀少、早期很少发生转移。转移的部位多见于颈深淋巴结上群，之后再沿颈内静脉转移至颈深淋巴结下群。声门下型喉癌多转移至喉前及气管旁淋巴结。

3. 血行转移 少数晚期患者可发生血行转移至肺、肝、骨、肾、脑等。

【临床表现】

据病变部位和发生的情况，不同类型喉癌都有其特有症状。

1. 声门上型 初期无明显症状，或仅表现为感到咽部不适和/或异物感。肿物表面溃烂，则患者可有轻度咽喉疼痛，随病情的进展可逐渐加重。当癌肿向喉咽部发展时，疼痛可放射到同侧耳部，并可影响进食，但和喉结核相比，疼痛要轻。可有咳嗽，但不剧烈。癌肿溃烂后，常痰中带血，并有臭痰咳出，多见于晚期患者。早期无声音嘶哑，当肿瘤侵及声带，则有声音改变。因癌肿阻塞所致呼吸困难，多在晚期才出现。声门上区癌多发生于会厌喉面根部，室带及杓会厌襞。

声门上型喉癌的淋巴结转移较早，常发生于同侧颈总动脉分叉处颈静脉链淋巴结转移，无痛、质硬，逐渐长大，并可向上、下沿颈内静脉深处的淋巴结发展。由于此型喉癌在早期无明显症状，不易引起注意，确诊时患者多晚期。

2. 声门型 是最常见的类型。声带癌好发于声带前、中1/3交界处的边缘，肿瘤很小就可以影响到声带的闭合和发声，所以声音嘶哑出现最早。肿瘤的发展较为缓慢，开始声嘶时轻时重，随癌肿增长，影响声带闭合，声嘶逐渐加重。癌肿表面出现溃烂，则痰中可带血，但很少有大量咯血。声门为喉腔最狭窄的部位，癌肿长到一定体积，就可以阻塞声门，引起呼吸困难。声带癌局限于声带时，颈部转移极少；当癌肿向声门上、下区发展，到疾病的晚期，也可发生颈深淋巴结及/或喉前、气管前淋巴结转移。

3. 声门下型 病变比较隐匿，早期常无症状，间接喉镜检查不易发现。40%以上的患者就诊时已有颈淋巴结转移或/和甲状腺受累。可有刺激性咳嗽，痰中带血。如癌肿向上发展，侵犯声带深层组织，或侵及喉返神经或环杓关节，影响声带活动，则出现声音嘶哑。癌肿继续增大，也可堵塞气道，引起呼吸困难。位于后壁的癌肿，易侵及食管前壁可以影响吞咽，预后较差。

【检查及诊断】

喉癌的诊断应综合患者病史、症状及体征及相应辅助检查，并应与其他疾病相鉴别。询问病史后，应对患者进行详细的检查。

1. 颈部的检查

（1）望诊：观察注意外喉是否饱满对称。可因癌肿侵蚀甲状软骨板，并可向颈前软组织侵犯所致。此外，还应注意颈侧有无肿大的淋巴结，有无吸气性呼吸困难相关体征。

（2）听诊：主要是听患者的发声。早期，声嘶常轻微，可以时轻时重，随病情发展逐渐加重，很难好转。晚期的患者因喉狭窄还可以听到不同程度的喉喘鸣音。

（3）触诊：触诊也很重要。先摸清舌骨和甲状软骨上缘连接处，如有饱满现象，提示癌肿可能已侵及会厌前间隙；若甲状软骨一侧隆起，可能癌肿已经穿破翼板；环甲膜常为癌肿穿破之处，检查时不可遗漏。也应注意甲状腺的大小和硬度，一旦甲状腺肿胀或质地变硬，常为癌肿侵及的后果。若正常的软骨摩擦音消失，提示癌肿已到晚期。

颈部淋巴结的检查非常重要，在患侧舌骨平面，应特别注意颈总动脉分叉处的淋巴结是否有转移及全颈淋巴结的情况，仔细检查淋巴结的大小、硬度、数目及活动度。

2. 辅助检查

（1）间接喉镜检查：是基本的检查方法，可以初步了解喉部病变的外观、范围。为喉癌的分期、分型提供资料。

（2）纤维、电子喉镜检查：最为直接的检查方法，局麻下进行，坐位或卧位均可经鼻或口腔导入喉镜，同时可以拍片、录像、病理组织活检，窄带成像技术（narrow band image，NBI）可提示早期病变。镜下所见如下。

1）声门上型：可分为会厌癌、室带癌、杓会厌襞癌和喉室癌4种。①会厌癌发生于会厌喉面的癌肿，外观可呈菜花样、结节样或块状的癌肿病变，有时表面出现溃疡。随癌肿逐渐长大，癌组织常超出会厌边缘，此时诊断较容易。会厌癌易侵入会厌前间隙，会厌谷有结节状肿块，逐渐长大，并向舌根部扩展。②室带癌主要表现为一侧室带红肿，外观呈结节样或菜花样，有时发生表面溃疡，也可向前侵及会厌根部，或绕至对侧。由于室带的隆起，同侧声带常被遮挡。③杓状会厌襞癌多数是由会厌或室带癌发展而来，原发于本区的癌肿极少。检查时可见杓状会厌襞出现隆起，表面可能呈菜花样或结节样，如侵及杓状软骨，则声带运动受到阻碍，进而患侧声带固定，晚期可发生溃疡，侵及梨状窝。④典型的喉室癌在喉镜下可看到有乳头样新生物自喉

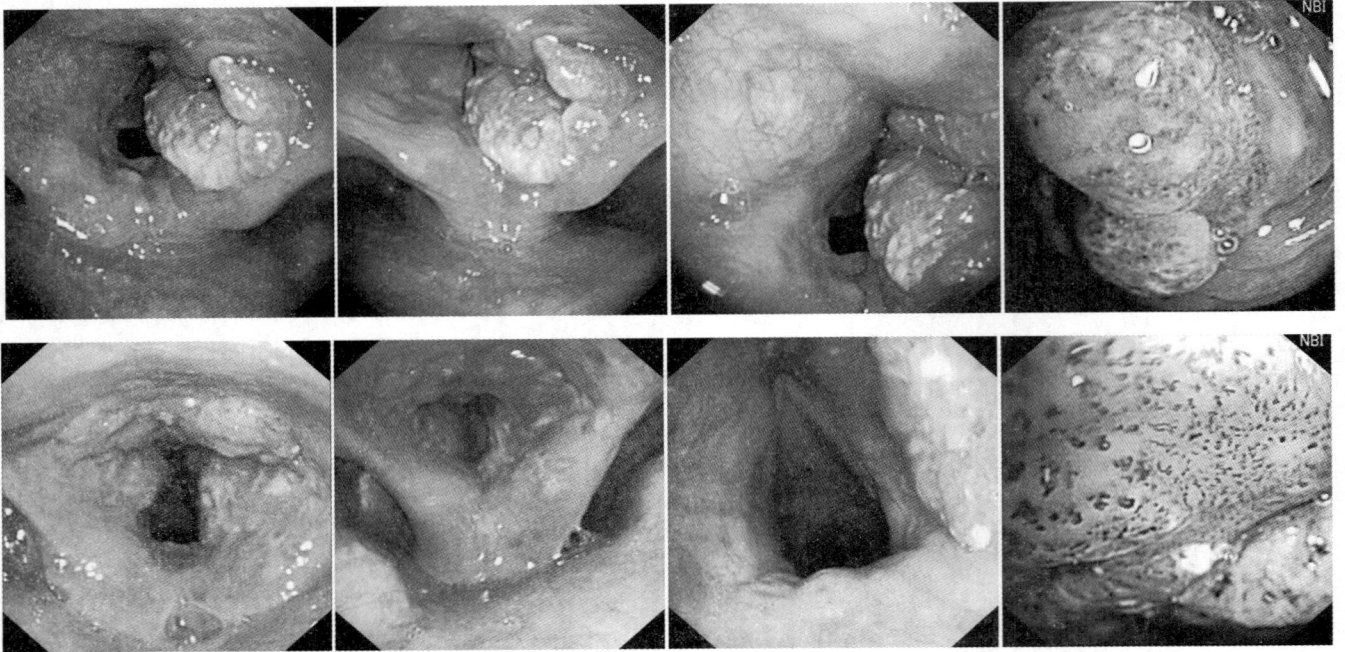

图 4-7-2　声门上型喉癌

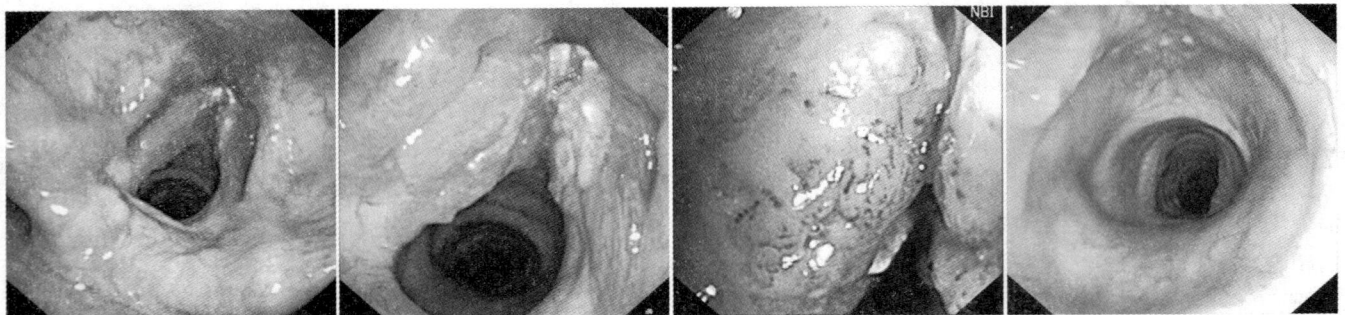

图 4-7-3　声门型喉癌

室突出，声带和室带间距离增宽，如癌肿发生于喉室深部，从喉室小囊向上发展，则可见喉室带肿起，但表面光滑，为正常黏膜所覆盖，活检时不易取到癌肿组织。如癌肿向后发展则在喉镜中看到同侧梨状窝内壁肿起，使其变窄，但黏膜表面很少出现溃疡（图 4-7-2）。

2）声门型：早期病变为声带边缘粗糙、增厚，随后发展成乳头状粉红色或灰白色新生物。其基底部声带略有充血，声带活动正常，但闭合不紧密。少数癌肿表面光滑，基底较宽，癌肿可向前发展，超越前联合达对侧声带；向后近后联合时，声带运动常受限，最后固定。局限于声带部位的癌肿，以乳头状或结节状为多见，极少出现溃疡（图 4-7-3）。

3）声门下型：早期声门下癌因被声带所遮挡，喉镜检查不易发现。待癌肿逐渐长大，可在声带边缘露出乳头状或块状新生物（图 4-7-4）。如发现一侧声带固定，应排除有声门下癌的可能性。

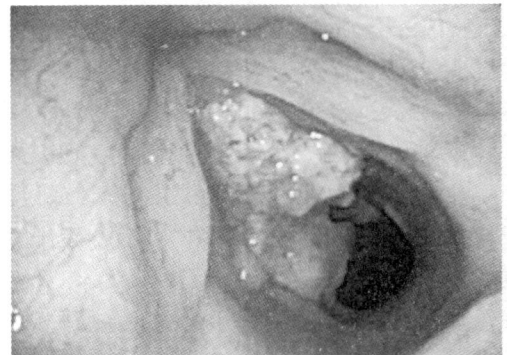

图 4-7-4　声门下型喉癌

（3）CT检查：颈部增强CT有非常重要的诊断价值，是喉癌诊断必不可少的内容，可明确病变的范围及与周围组织的关系，并对治疗有直接的指导意义（图4-7-5）。

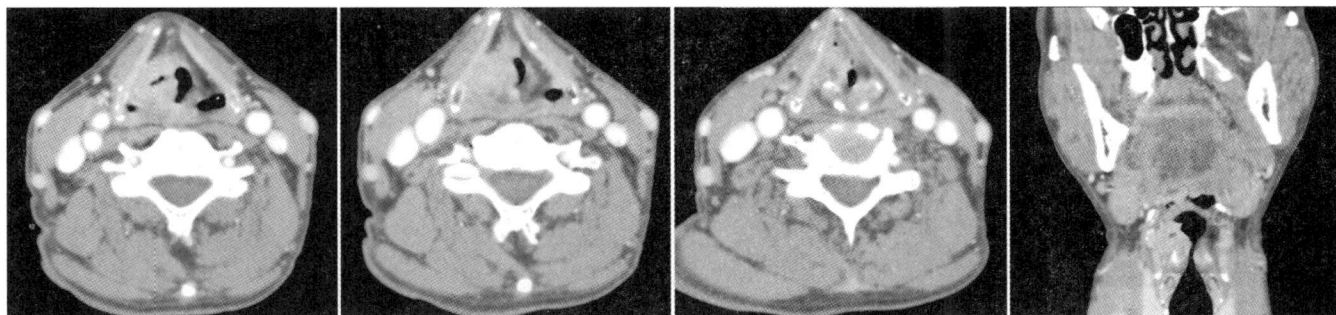

图 4-7-5　声门上型喉癌 CT

【鉴别诊断】

喉癌应与以下疾病相鉴别：

1. 喉结核　主要症状为声嘶及咽喉部疼痛，声音哑而低弱，疼痛较剧烈，常影响进食。多发生于喉的后部，喉镜检查可见喉黏膜苍白、水肿，有多个浅表溃疡，呈"虫蚀状"。多有全身结核原发灶存在，喉部活检可确诊。

2. 喉乳头状瘤　主要表现为声嘶。对发生于中年以上的乳头状瘤应注意与喉癌鉴别。乳头状瘤可单发或多发。乳头状瘤仅发生于黏膜表层，一般无声带活动障碍。病理学检查可以确诊。

3. 喉角化症　多发于声带游离缘，有长期声音嘶哑。病变为扁平或疣状白色斑块，边界清楚，不影响声带活动。活检病理确诊。

4. 梅毒　梅毒瘤多发于喉的前部，常有梅毒结节形成的局部隆起或深溃疡，喉痛轻，有性病史、血清学检查及喉部活检可明确诊断。

5. 喉淀粉样变　是由于慢性炎症、血液和淋巴循环障碍，新陈代谢紊乱引起。检查见声带、喉室或声门下区有暗红色肿块，其表面光滑，可引起声带活动障碍，外观不易与癌肿相鉴别，质地较硬，活检可确诊。

6. 喉部其他恶性肿瘤　如淋巴瘤、肉瘤以及其他细胞类型的恶性肿瘤等。

7. 喉返神经麻痹或环杓关节炎　表现为声带活动受限或固定，亦有可能被误认为喉癌。

8. 其他疾病　如声带息肉、喉黏膜白斑病、呼吸道硬结病、异位甲状腺、喉气囊肿，喉软骨瘤，喉 Wengerner 肉芽肿等，需结合病史、检查尤其是活检相鉴别。

【治疗】

喉癌的治疗包括有手术、放疗、化疗、心理、生物学等多方面，需根据肿瘤的分期、患者的状况综合治疗，目前手术治疗仍然是喉癌的主要治疗手段。

1. 手术治疗　手术治疗是喉癌的主要治疗手段。原则上应根据肿瘤的部位、范围、患者的年龄以及全身状况选择适当的手术方式，要求在彻底切除癌肿的前提下，尽可能保留或重建喉的功能，以提高患者的生存质量。

喉部分切除术是指在彻底切除喉癌病变的基础上将喉的正常部分安全地保留下来，经过整复恢复喉的生理功能的手术。包括：喉显微 CO_2 激光手术、喉裂开声带切除术、喉垂直部分切除术、喉额侧部分切除术、喉扩大垂直部分切除术、喉声门上水平部分切除术、喉水平垂直部分切除术（3/4）、环状软骨上喉部分切除术等多种术式。全喉切除术仍然是治疗晚期喉癌的良好选择。手术治疗还应包括颈淋巴结转移癌的手术治疗：分区性颈淋巴结清扫术、功能性颈淋巴结清扫术，常被用于喉癌的手术治疗，根治性颈淋巴结清扫术针对晚期颈部转移灶。

☞ 微视频 4-7-1

气管切开术 +CHEP

☞ 微视频 4-7-2

水平半喉切除术 + 双侧颈部淋巴结清扫术

2. 喉癌的放射治疗　放射治疗在喉癌的治疗中占重要的地位，尤其近年放射技术的提高，放疗的适应证有了进一步的扩展。

（1）根治性放疗：以声门上癌和声门癌早期病变

（T_1、T_2）为主要治疗对象。

（2）术前放疗：声门癌及声门上癌 术前放疗的价值尚有争议，为减少术后局部复发，提高治愈率可考虑行术前放疗。主要适用于 T3、T4 患者。

（3）术后放疗：对难以彻底切除的病变或术中切除不满意时，常在术后附加放疗，应在术后 2～4 周进行。

（4）姑息性放疗：极晚期病例，患者全身状况差，无法接受其他治疗可行姑息治疗延缓病情发展，提高患者的生存质量。

3. 喉癌的综合治疗 综合治疗是恶性肿瘤治疗的最新理念。根据喉癌的治疗指南，目前喉癌的综合治疗是根据肿瘤的分期及患者的全身状况，采用包括手术、放疗、化疗、靶向治疗的有机结合来确定治疗方案。

☞ 推荐阅读 4-7-1
喉部肿瘤 TNM 分期（2010）

【预后】

喉癌整体预后较全身其他部位恶性肿瘤为好。声门型喉癌 5 年生存率 80%～85%，声门上型为 65%～70%，声门下型最差，约为 40%。影响喉癌预后的主要因素有：TNM 分期，患者年龄、全身状况，手术并发症，肿瘤切缘是否安全，是否有转移淋巴结等。

☞ 推荐阅读 4-7-2
其他恶性肿瘤

（王斌全）

复习思考题

1. 儿童喉乳头状瘤与成人乳头状瘤的临床表现有何不同？

2. 喉癌的相关病因有哪些？

3. 喉癌目前的治疗原则有哪些？

4. 喉癌综合治疗的原则有哪些？

网上更多……

☷ 本章小结　　⤓ 教学PPT　　✐ 自测题

第八章

喉阻塞

关键词

呼吸困难　　喉水肿　　喉喘鸣

　　喉阻塞是耳鼻咽喉头颈外科常见的临床急症之一，可由多种不同的病因引起，是多种疾病的共同的症状，可导致不同程度的吸气性呼吸困难，严重者可在短时间内危及生命，需予以高度重视。本章节就喉梗阻的病因、临床表现、分度及救治原则进行阐述。

诊疗路径

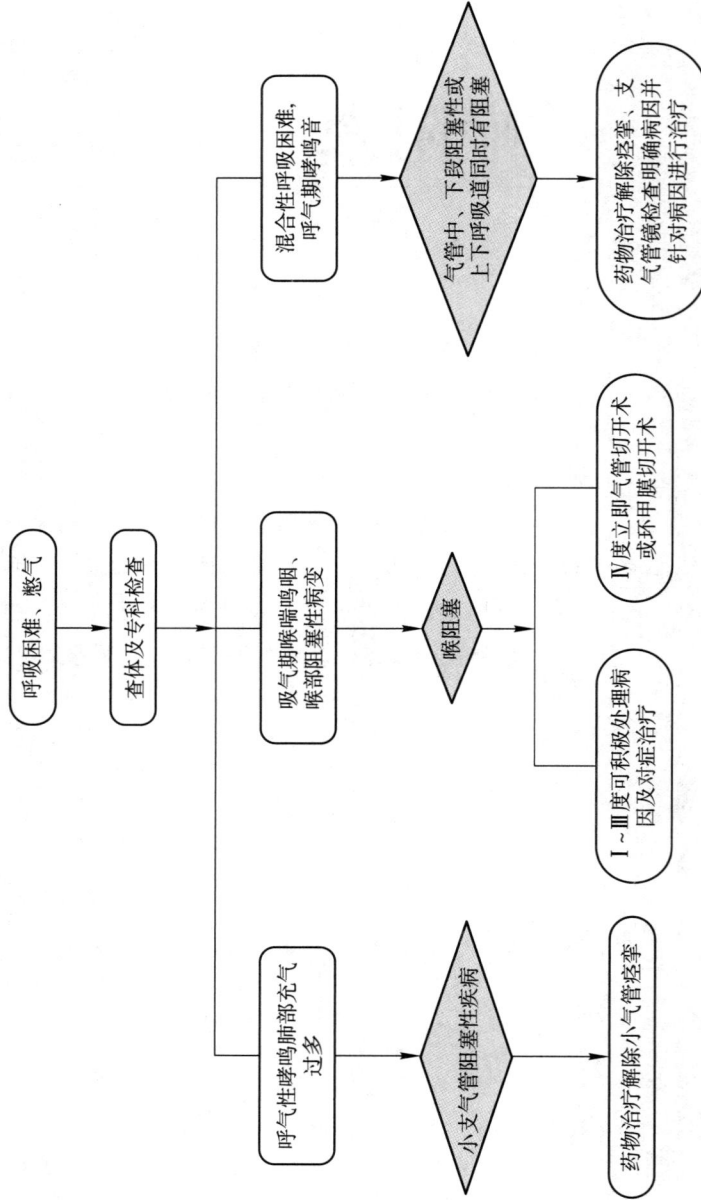

呼吸困难、憋气 → 查体及专科检查

查体及专科检查 → 吸气期喉鸣喘鸣，喉部阻塞性病变

吸气期喉鸣喘鸣，喉部阻塞性病变 → 喉阻塞

喉阻塞 →
- Ⅰ～Ⅲ度可积极处理病因及对症治疗
- Ⅳ度立即气管切开术或环甲膜切开术

呼气性喘鸣肺部充气过多 → 小支气管阻塞性疾病 → 药物治疗解除小支气管痉挛

混合性呼吸困难，呼气期喘鸣音 → 气管中、下段阻塞性或上下呼吸道同时有阻塞 → 药物治疗解除痉挛、支气管镜检查明确病因并针对病因进行治疗

☞ 典型病例（附分析）4-8-1
喉阻塞

喉阻塞（laryngeal obstruction）亦称喉梗阻，是指因喉部或其邻近组织的病变，使喉部通道（特别是声门处）发生狭窄或阻塞，引起呼吸困难的一组临床症状。

【病因】

1. 喉部急性炎症　如小儿急性喉炎、急性会厌炎、急性喉气管支气管炎、喉白喉等。

2. 喉外伤　喉挫伤、切割伤、烧灼伤、火器伤、高热蒸气吸入或毒气吸入。

3. 喉水肿　如喉血管神经性水肿，药物过敏反应等致喉黏膜高度水肿，声门狭窄，影响呼吸。

4. 喉异物　喉异物或下气道异物不仅造成机械性阻塞，还可引起喉痉挛。

5. 肿瘤　喉癌、多发性喉乳头状瘤、甲状腺肿瘤、喉咽肿瘤等。

6. 先天性畸形　较少见，如喉蹼、喉软骨畸形、先天性喉鸣。

7. 声带瘫痪　各种原因引起的双侧声带外展麻痹，声带固定于中线，不能外展，可引起严重喉阻塞。

【临床表现】

1. 吸气性呼吸困难　是喉阻塞的主要症状。吸气时气流将声带斜面向下向内推压，使声带向中线靠拢，正常情况下，声带外展，使声门裂开大保持正常呼吸，而当喉部黏膜肿胀或声带固定时，声门裂随吸气动作进一步狭窄，呼吸困难进一步加重。而呼气时气流向上推开声带，声门裂开大，故呼吸困难相对吸气较轻。

2. 吸气性喘鸣　吸入的气流，挤过狭窄的声门裂，形成气流漩涡冲击声带，气流的摩擦和声带的颤动发出的一种尖锐的喉鸣音。

3. 吸气性软组织凹陷　因吸气时空气不易通过声门进入肺部，为助呼吸进行，胸腹辅助呼吸肌代偿运动加强使胸廓扩张，而肺叶不能相应的膨胀，故胸腔内负压增加，将胸壁及其周围软组织吸入，乃出现胸骨上窝、锁骨上、下窝、肋间隙、剑突下和上腹部吸气性凹陷，称为三凹征或四凹征。

4. 声音嘶哑　常有声音嘶哑，严重者甚至失声。

5. 缺氧症状　初期症状不明显，随着阻塞时间延长，程度加重，开始出现呼吸快而深，心率加快，血压上升；若进一步加重，则出现缺氧而坐卧不安、烦躁、发绀；终末期出现有大汗淋漓、脉搏微弱、快速或不规

则，呼吸快或浅表，惊厥，昏迷，甚至呼吸循环骤停。

【临床分期】

根据呼吸困难程度将病情分为4度。

Ⅰ度：安静时无呼吸困难表现，活动时或哭闹时有轻度吸气性呼吸困难，有轻度吸气性喉喘鸣和吸气性胸廓周围软组织凹陷。

Ⅱ度：安静时也有轻度吸气性呼吸困难、吸气性喉喘鸣和吸气性胸廓周围软组织凹陷，活动或哭闹时加重，但不影响睡眠和进食，亦无烦躁不安等缺氧症状。脉搏尚正常。

Ⅲ度：吸气性呼吸困难明显，喉喘鸣声较响，胸骨上窝、锁骨上窝、锁骨下窝、上腹部、肋间等处软组织吸气凹陷明显。并因缺氧而出现烦躁不安、不愿进食、不易入睡、脉搏加快等症状。

Ⅳ度：呼吸极度困难。由于缺氧及二氧化碳增多，患者坐卧不安、手足乱动、出冷汗、面色苍白或发绀、定向力丧失，心律失常，脉搏细弱，血压下降，大小便失禁等。如不及时抢救，可因窒息、昏迷及心力衰竭而死亡。

【诊断及鉴别诊断】

根据病史、症状和体征，对喉阻塞不难做出诊断，一旦诊断明确，首要判断喉阻塞的分期，至于病因查明可根据疾病的轻重和发展速度而定。轻者，可做喉镜检查以明确喉部病变情况及声门裂大小，喉部侧位 X 线摄片也可帮助了解声门受累情况。重者要先行解除喉梗阻，再行病因的追查和诊治。

喉梗阻引起的呼吸困难，临床上还必须与支气管哮喘、气管支气管炎等引起的呼吸性、混合性呼吸困难相鉴别（表 4-8-1）。

表 4-8-1　呼吸困难的鉴别诊断

鉴别点	吸气性呼吸困难	呼气性呼吸困难	混合性呼吸困难
病因	气管上段及咽喉的阻塞性疾病如咽后脓肿、喉炎、肿瘤、异物白喉、双侧声带外展受限	小支气管阻塞性疾病，如支气管哮喘，肺气肿	气管中下段或上下呼吸道同时患阻塞性疾病，如喉支气管炎，气管肿瘤
呼吸深度和频率	吸气运动增强，吸气相延长，呼吸频率基本不变或减慢	呼气相延长，呼气运动增强，吸气运动略增强	呼气和吸气均增强

续表

鉴别点	吸气性呼吸困难	呼气性呼吸困难	混合性呼吸困难
胸壁周围软组织凹陷	明显三凹征或四凹征	无	不明显，以吸气性呼吸困难者为主者可见
肺部听诊	吸气性喉喘鸣；咽喉部有阻塞性病变，肺部有充气不足体征	呼气性哮鸣肺部有充气过多体征	一般不伴发明显声音，可闻及呼气期哮鸣音

【治疗】

对急性喉梗阻患者的治疗要依据患者呼吸困难的程度选择合理的治疗方法。

1. Ⅰ度 明确病因，进行积极治疗，一般不必行气管切开。由炎症引起者，使用足量糖皮质激素和抗生素控制炎症。

2. Ⅱ度 炎性病变者，及时使用糖皮质激素和抗生素药物治疗，多可避免做气管切开，并做好气管切开的准备工作；若为异物，应予以立即手术取除；如为肿瘤，双侧声带麻痹，可考虑行气管切开术。

3. Ⅲ度 较短时间的炎症病变尚可先用药物治疗，严密观察病情，做好气管切开术的准备。若药物治疗不好转，且全身状况较差者，宜早行气管切开术。若为肿瘤，则立即行气管切开。

4. Ⅳ度 立即行气管切开术，情况十分危急时，先行环甲膜切开术。

（崔万明）

复习思考题

1. 简述喉阻塞的分度及其各自的治疗原则。

2. 喉阻塞临床分期如何？

3. 简述喉阻塞鉴别诊断。

网上更多……

本章小结　　开放性讨论　　教学PPT　　自测题　　微课

第九章

喉的其他疾病

关键词

喉异物　　喉癌前病变　　喉气管狭窄

　　喉异物是耳鼻咽喉头颈外科常见疾病，严重时甚至危及生命，必须予以重视，本章重点讲解临床表现、治疗手段及预防措施。

　　喉癌前病变一直为近年来的研究热点。正常上皮由增生发展到恶性肿瘤，常需经历由量变到质变的过程，即由正常上皮→不典型增生→原位癌；其中不典型增生的过程属于癌前病变的阶段。本章部分内容为大家讲解慢性肥厚性喉炎、喉角化病、成人乳头状瘤、喉淀粉样变等的临床表现及治疗方案。

　　喉狭窄常是复合性病变，以声门下区瘢痕性狭窄居多，常合并颈段气管狭窄，故统称为"喉气管狭窄"，按发病时间可分为儿童先天性喉狭窄和成人后天性喉狭窄。本章主要讲解成人喉狭窄的病因、临床表现及治疗方案。

一、喉异物

喉异物（foreign bodies in larynx）是一种非常危险的疾病，多发生于学龄前儿童，严重时可造成喉痉挛，引起呼吸道完全梗阻而危及生命。喉部异物种类甚多，花生米、各种豆类等坚果最多见；其次是鱼骨、果核、骨片等；大头钉、笔帽等也不少见。

【临床表现】

1. 症状　异物进入喉腔可有咽喉部异物感，堵塞声门可引起剧烈咳嗽、憋气、喘鸣、声嘶，异物较大者失声甚至呼吸困难，严重者可于数分钟内窒息死亡。

2. 检查　喉镜检查常可见声门上异物。声门下异物常呈前后位，多为声带所遮盖而不易发现。听诊可闻及吸气时喉鸣音。

【诊断】

依据异物吸入史、间接喉镜检查、喉影像学检查、喉纤维内镜检查等多可确诊。

【治疗】

1. 海姆利希手法（Heimlich maneuver）　紧急情况下使用，急救者从背后环抱患者，双手一手握拳，另一手握紧握拳的手，于患者上腹部向内上方推压，通过瞬间上抬的横膈，增加胸腔及气管内压力使嵌顿于喉部的异物排出。

☞ 微视频 4-9-1
成人海姆利希手法

2. 间接喉镜或喉纤维内镜下喉部异物取出术　适用于异物位于声门以上，较小、不影响呼吸的异物，患者配合良好，表面黏膜麻醉后，间接喉镜下以喉钳或喉纤维内镜下直接取出异物。

3. 直接喉镜下取出术　多用于间接喉镜或喉纤维内镜无法取出者，成人、儿童均可采用，可给予全身麻醉，术前注射阿托品减少唾液分泌。对于较大的异物，气道严重阻塞，呼吸困难严重的病例，估计难以迅速在直接喉镜下取出时，可先行气管切开术，呼吸困难症状缓解后，再于直接喉镜下取出。

4. 喉异物取出术前伴随感染或术后损伤较重者　可给予抗生素、激素雾化吸入等治疗。

【预防】

教育儿童进食时不要嬉笑打闹；注意生活习惯，不要将笔帽、硬币等物含在口中；幼儿进食鱼肉及可能混有碎骨的食物等，家属需谨慎。

二、喉癌前病变

☞ 典型病例（附分析）4-9-1
喉乳头状瘤

喉癌前病变（laryngeal premalignant lesions）是一些具有恶变潜能的喉部良性疾病，主要包括喉角化症、喉黏膜白斑病、慢性肥厚性喉炎和成人喉乳头状瘤等。正常上皮由增生逐步发展成为恶性肿瘤，要经过一个由量变到质变的过程，组织病理学改变的顺序为：正常上皮→单纯增生→异常增生→非典型增生→癌变。

喉角化症包括喉白斑病和喉厚皮病，主要症状是持续性声音嘶哑，临床上喉白斑病较为常见。病变可以发生于喉内不同部位，最多见于声带，其次为杓间区。黏膜表面呈白色斑块状隆起，也可呈白色点状锥形突起。主要病理变化为喉黏膜上皮增生，并有不全角化，黏膜下组织有轻度增生但基底膜完整。目前认为本病的治疗多采用喉显微手术，如 CO_2 激光行声带黏膜剥脱手术。术后注意休声，忌烟酒，定期随访。

☞ 微视频 4-9-2
CO_2 激光声带白斑手术

慢性肥厚性喉炎主要症状为声音嘶哑，喉部发干。喉部表现为单侧或双侧声带和（或）室带肥厚，有的伴有充血，一般表面光滑，部分出现隆起或浅溃疡。主要病理变化为喉部黏膜上皮增生，上皮下多有广泛的炎症细胞浸润。

成人喉乳头状瘤是喉部最常见的良性肿瘤，好发于一侧声带边缘或声带前连合，肿瘤可呈苍白、淡红或暗红色，表面粗糙不平或呈桑葚状，有的带蒂，随呼吸气流上下移动。发病缓慢，常见症状为声嘶或失声，病程难以预计，常可向下侵犯气管、支气管、甚至肺部。主要病理变化是多层鳞状上皮及其下的结缔组织向表面呈乳头状突起生长。本病的治疗以手术切除为主，尽可能完整切除肿物。目前多采用显微镜下 CO_2 激光精确切除肿瘤，术中视野清楚，损伤小，出血量少，但易复发。对于范围较广或侵犯黏膜下层的多发肿瘤，或青春期后多次复发的病例，可行喉裂开术。辅助治疗可选用 α-干扰素，也有一定疗效。

☞ 微视频 4-9-3
CO_2 激光喉乳头状瘤手术

☞ 推荐阅读 4-9-1
CO_2 激光与低温等离子消融术治疗喉乳头状瘤的手术简介

喉淀粉样变又称淀粉样瘤，是淀粉样组织沉积于喉组织的一种病变，非真性肿瘤。喉淀粉样变以室带、喉室、声门及声门下区多见也可多个位置同时出现。临床表现为声嘶、喉干燥感、刺激性咳嗽，严重时可引起呼吸困难。专科检查可见声带、喉室、声门下区或杓会厌襞有暗红色或橘红色肿块，息肉样或肉芽样，也可表现为弥漫性上皮下浸润，致声带变窄或运动受限。治疗以手术切除为主；肿瘤基底不广泛时，可于喉镜下切除或 CO_2 激光切除；范围较广者，宜行喉裂开术，严重病例，术后可并发喉狭窄。对于呼吸困难患者，可先行气管切开，解决气道梗阻后，再行手术切除肿瘤。

三、喉气管狭窄

喉气管狭窄（laryngotracheal stenosis）是指由各种原因所致喉部及颈段气管瘢痕组织形成，使喉及气管腔变窄甚至闭锁，从而影响通气和发音功能的一种病理状态。

☞ 基础链接 4-9-1
喉气管狭窄的病理过程

【病因】

1. 外伤 包括喉开放性外伤和闭合性外伤。其中开放性外伤切割伤、爆炸伤等尚且能引起人们重视，而闭合性外伤如车祸伤、拳击伤等，伤后虽有呼吸困难，但行气管切开后，症状缓解，喉内部情况极易被忽略，导致遗留喉狭窄，故建议术前行喉部 CT 明确损伤程度、术中行支撑喉镜喉咽部探查，防止遗漏。

2. 医源性损伤 气管插管损伤、喉部手术喉裂开、各种喉部分切除术后、高位气管切开术等，引起喉支架或喉内软组织破坏导致喉腔狭窄，气管插管时间过长或压力过高引起喉气管黏膜局部缺血坏死，局部瘢痕形成，也可引起狭窄。

3. 慢性炎症 如喉梅毒、喉结核、白喉、麻风病、喉硬结病等特异性炎症，愈合后瘢痕形成。

4. 系统性疾病 如 Wegener 型恶性肉芽肿、肉瘤样病、淀粉样变、胃食管反流、复发性多发性软骨膜炎等均可引起喉气管狭窄。

5. 原因不明 多为声门下区狭窄，较少见。

【临床表现】

1. 呼吸困难、喉喘鸣 不同程度的呼吸困难，平静时轻，活动后加重，严重者可闻及喉喘鸣音。对已行气管切开的患者，主要表现为不能堵管和拔管困难。

2. 声音嘶哑、发声无力或失声 主要表现为声音嘶哑、发音无力或失声，有时可伴有进食呛咳。

3. 阵咳 分泌物潴留可引起阵发性咳嗽。

4. 全身症状 严重喉气管狭窄可并发全身症状，如酸中毒，右心积血、肺淤血、烦躁、发绀等症状。

【专科检查】

喉部或气管内有带状、膜状或环状瘢痕组织，遮盖或闭锁声门，声带固定，或在声门下区粘连，颈段气管狭窄，仅有小的孔隙或完全不通。

【辅助检查】

喉及气管正侧位 X 线片、喉螺旋 CT 扫描及多层面重建、喉 MRI 对诊断和治疗均有重要帮助。

【诊断】

喉气管狭窄病史缓慢，其诊断并不困难，可结合病史、临床表现，喉镜及影像学检查做出诊断。

【治疗】

喉气管狭窄的治疗十分复杂，治疗方案需取决于患者的年龄、病因，狭窄的部位、范围和程度，下面介绍一下几种常见的治疗方法。

1. 气管切开术 适用于危重性喉狭窄，尤其是颈段气管狭窄，切除气管腔内瘢痕组织，尽量保留腔内黏膜，但高位气管切开会造成新的瘢痕狭窄。气管切开术后能拔管则是治疗成功的标志。

2. 激光治疗 显微镜下二氧化碳激光切除瘢痕组织是近年来最常用的治疗方法。优点：术野清晰，定位准确，出血少、恢复快等。

3. T 形管扩张术 T 型管多用于声门下及颈段气管瘢痕狭窄，T 型管上端置于狭窄的声门下，下端置于颈段气管内，而侧管从气管切开口处穿出。

4. 喉成形术 多行喉裂开径路，术中切除瘢痕狭窄组织，必要时依据情况行创面皮肤或黏膜移植，移植物覆盖创面，减少肉芽形成，预防再狭窄。移植物可选用舌骨、第 5、第 6 肋软骨等。

5. 喉气管吻合术 适用于颈段气管狭窄的患者；该术式包括气管与环状软骨吻合术、气管与甲状软骨吻合术。将狭窄的气管段于气管环游离后切除，行断端吻合。但仅限于气管狭窄上下长度不超过 5 cm 的患者，气管软化或周围组织被纤维组织包绕、术中难以松解游离者不适用。

（崔万明）

复习思考题

1. 喉的常见癌前病变有哪些？   2. 喉气管狭窄的病因有哪些？

网上更多……

👤📄 本章小结　　　👥 开放性讨论　　　⬇️ 教学PPT　　　✏️ 自测题

第十章
气管插管术及气管切开术

关键词

气管插管术　　气管切开术

气管插管术、气管切开术及环甲膜切开术是临床用于解除呼吸困难、建立有效呼吸通道的常用方法。其中气管插管术是心肺复苏建立呼吸道的重要手段，而气管切开术及环甲膜切开术则是耳鼻咽喉头颈外科医生抢救喉梗阻所致吸气性呼吸困难患者的重要术式。本章重点讲解三种术式的手术适应证、手术方法及术后并发症。

第一节　气管插管术

一、概念

气管插管术（trachea intubation）为紧急解除上呼吸道阻塞、清理下呼吸道分泌物和进行辅助呼吸的有效急救方法，一般常用于患者静脉全身麻醉时保证呼吸道通畅。

二、适应证

1. 病情十分紧急，患者不能耐受气管切开者，可用气管插管，迅速解除呼吸困难。

2. 呼吸困难预计短期可缓解，而不必做气管切开术。

3. 紧急气管切开术　预先置入气管插管，为气管切开术争取时间及减少并发症。

4. 辅助正压呼吸　各种原因所致的呼吸衰竭，需进行人工呼吸者。

5. 下呼吸道分泌物储留　如各种呼吸系统疾病、循环系统疾病、神经系统疾病、破伤风等。

6. 各种手术需实施静脉全身麻醉者。

三、禁忌证

喉部严重水肿、喉部肿瘤或有异物存留及严重的喉外伤、喉结构紊乱及明显喉狭窄致插管困难者，不易采用气管插管术。下呼吸道分泌物不易经气管插管清理，需行气管切开。鼻道不通畅、鼻咽部纤维血管瘤、鼻息肉或有反复鼻出血者，禁忌经鼻气管内插管。

四、手术方法

患者取仰卧，头后仰，根据不同的插管目的，行相应的插管前准备。术者左手持喉镜压迫舌根挑起会厌暴露声门中后部分，右手持管经右侧口角轻巧地过声门插入气管。拔出气管芯，双上肺听诊，确定已插入气管后，插入气管的深度，以双肺呼吸音对称为宜；将导管和牙垫固定于颊部，防止脱出，建立有效呼吸通道。本方法操作简单，但妨碍吞咽，不易固定。

☞ 微视频 4-10-1
气管插管术

五、并发症

1. 插管时动作粗暴所致，有上切牙松动、鼻腔及喉腔黏膜损伤、撕裂。

2. 喉腔内肉芽肿形成。

3. 环杓关节脱位。

4. 喉部水肿，拔管后出现喉鸣、声嘶，严重者甚至呼吸困难。

术者应具有熟练的插管技术，为减少并发症，在保证呼吸的前提下，尽量选用管径较小的导管；导管保留的时间不宜超过 48 h；带有套囊的导管，不宜充气过多，且应定时释放气囊内气体，避免发生局部压迫性缺血、坏死。

第二节　气管切开术

☞ 典型病例（附分析）4-10-1
喉梗阻气管切开

气管切开术（tracheotomy）是一种切开颈段气管前壁、造口插入气管套管，建立临时或长期呼吸通路的一种抢救或预防性手术，具有解除喉阻塞、清理下呼吸道分泌物和麻醉给氧、预防手术后呼吸道阻塞的治疗作用。

一、解剖结构

颈段气管位置较浅，位于颈部正中，上接环状软骨下缘，下至颈静脉切迹平面，环状软骨水平线以下与双侧胸锁乳突肌前缘、胸骨上窝构成的倒置三角区，即气管切开术的操作区，称安全三角区，可避免伤及颈部重要血管神经。气管前面覆有皮肤、皮下组织及筋膜，两侧胸骨舌骨肌及胸骨甲状肌借颈深筋膜于颈前中线处相连形成白色筋膜线，术时沿此分离肌肉，可使手术限于中线，较易暴露气管。

颈段气管有 7~8 个 "C" 形气管环，软骨环的缺口向后，构成气管后壁，与食管前壁相接。术中切开气管时，切入不宜过深，以免伤及气管后壁和食管。气管前方有颈前静脉及其吻合支，术时可拉向两侧或结扎。甲状腺峡部一般位于第 2~4 气管环前，为气管前筋膜所包绕，手术时可将甲状腺峡部向上或向下推移，必要时需切断、缝扎。

颈部气管环根部前方与甲状腺下动、静脉或无名动、静脉邻近，损伤后可引起严重的大出血，故切开气管的位置应在第 2~4 气管环之间进行，不应低于第 5 环。两侧肺尖的胸膜顶可随呼吸向颈根部膨出而高出第 1 肋骨，小儿尤为常见，术时分离不宜过于向下，以免损伤胸膜，并发气胸。

二、适应证

1. 上呼吸道梗阻，喉阻塞　如喉部炎症水肿、外伤、肿瘤、异物等或喉旁组织病变引起的上呼吸道狭窄，病因不能迅速解除时应及时行气管切开术。

2. 下呼吸道分泌物潴留　如昏迷、颅脑病变、呼吸肌麻痹、胸部外伤或胸腹部手术后，吞咽与咳嗽反射减弱或消失，多种原因致使呼吸功能减退，分泌物潴留，行气管切开术可吸出分泌物，维持下呼吸道的通畅。

3. 某些头颈部手术的前置手术　如颌面部、舌、口底、下咽、喉或颈部食管、气管等多种手术，为保持术中、术后呼吸道通畅，可先行气管切开术，建立临时或长期呼吸通路。

4. 辅助呼吸　病情需长时间的辅助呼吸。

5. 经气管切开途径取出气管异物　有时可从气管切开处插入支气管镜进行检查或支气管异物取出术。

三、手术方法

（一）术前准备

1. 备好气管切开包、吸引器等。

2. 选择适宜型号的气管套管。成年男性一般选用 10 mm 管径套管，成年女性选用 9 mm 管径套管，7 mm 以下用于儿童。

（二）麻醉

一般采用局麻。1% 利多卡因于颈前中线做皮下及筋膜下浸润注射。

（三）手术过程

1. 体位　一般取仰卧位，垫肩，头后仰，保持正中位。如垫肩呼吸困难加重，可先取平卧位，待暴露气管后，再垫肩切开气管。如呼吸困难严重，患者不能仰卧，可在半卧位或坐位进行手术。

2. 消毒与麻醉　按外科手术方法消毒颈部皮肤。麻醉一般采用局部麻醉，通常用 1% 普鲁卡因或 1% 利多卡因做颈前中线皮下及筋膜下浸润麻醉。紧急情况（病情危急或昏迷）可不予麻醉。

3. 切口　有纵、横两种。纵切口：从环状软骨上缘至胸骨上窝上一横指处，沿颈正中线纵行切开皮肤、皮下组织，并分离、结扎血管，暴露颈前正中白线。横切口：在环状软骨下约 3 cm 处横行切口。

4. 分离颈前带状肌　用小圆刀沿颈前白线锐性切开或以止血钳沿颈中线钝性分离。用甲状腺拉钩将胸骨舌骨肌、胸骨甲状肌从中线用相同力量拉向两边，防止偏斜。

5. 暴露气管　甲状腺峡部覆盖于第 2~4 环气管前壁，用左手示指触摸气管前壁，遇甲状腺峡部时，可沿其下缘稍行分离，向上牵拉或将其切断、缝扎暴露气管。不宜过多分离气管前筋膜和向气管两侧分离，避免发生气肿。

6. 确认气管并切开气管　暴露气管前筋膜后，可隐约地看到气管环，用手指摸到环形的软骨结构，可用带液体的注射器穿刺，视有无气体抽出，避免把颈部大血管或食管误以为气管。并向气管腔内注射 1% 利多卡因 1~2 mL。在第 2~4 气管环范围内，用尖刀刀尖向上挑开 2 个气管环软骨，也可以"∩"形切开气管前壁，形成一个舌形气管前壁瓣。将该瓣与皮下组织缝合固定一针，防止气管套管脱出后，或换管时不易找到气管切开的位置。

7. 插入气管套管　插入大小适合的带有管芯的气管套管，迅速抽出管芯，即有分泌物咳出，吸出分泌物，并置入套管内管。如无分泌物咳出，可用少许纱布纤维置于管口，视其是否随呼吸飘动，如无飘动，则套管不在气管内，应拔出套管，重新插入。

8. 固定气管套管　将两侧系带缚于颈部，其松紧要适当，以免套管脱出。

9. 缝合切口　检查术区，充分止血，纵行切口仅缝合套管上方的切口 1~2 针，套管下方的切口不予缝合，以免发生气肿。

☞ 微视频 4-10-2
气管切开术

四、术后并发症

1. 皮下气肿　术后最常见的并发症，其发生原因主要有：①气管周围软组织分离过多；②气管切口过长或气管前筋膜小于气管切口；③切开气管或插入套管时发生剧烈咳嗽；④皮肤切口缝合过紧。一般不需要特殊处理，数日后可逐渐自行吸收。

2. 纵隔气肿　由于过多分离气管前筋膜，致使气体自气管切开口逸出进入纵隔形成。严重时沿气管前下区向下分离，放出纵隔气体，必要时请胸外科协助诊治。

3. 出血　因术中止血不彻底或患者凝血功能障碍等所致。少量渗血可以凡士林纱条或碘仿纱条压迫止血；如出血较多，需打开伤口结扎止血。

4. 气胸　手术暴露气管时过于向下分离，损伤胸膜顶引起；或呼吸极度困难，胸膜腔内负压过高，剧烈咳嗽使肺泡破裂，形成自发性气胸。轻度气胸可自行吸收，气胸明显时应抽除积气，或于锁骨中线第 2 肋间处做胸腔闭式引流术。

5. 拔管困难　切除气管环位置过高伤及环状软骨；过多切除气管环造成前壁塌陷；多次进行气管切开导致瘢痕增生狭窄；气管造瘘口肉芽组织形成；原发疾病未彻底治愈；套管型号偏大，患者依赖性心理等，都可造成拔管困难。

☞人文视角 4-10-1
对气管切开患者的人文关怀

第三节　环甲膜切开术

环甲膜切开术（cricothyroid laryngotomy）适用于病情危重、需紧急抢救的喉阻塞者，一般经此手术待呼吸困难缓解后，为常规气管切开术赢得时间。

1. 确定甲状软骨与环状软骨的位置后，用左手拇指和中指固定，于环状软骨与甲状软骨之间做一个长 3～4 cm 的横切口，分离颈前肌，用小尖刀于环甲膜做 1 cm 横切口，以止血钳撑开切口，插入塑料套管并固定，以不超过 24 h 为宜，尽早行常规气管切开术。术中避免选用金属套管，以免磨损环状软骨，造成喉狭窄。

2. 紧急情况下，可用环甲膜穿刺器或粗大的静脉注射针头进行环甲膜穿刺，恰当掌握穿刺深度，可迅速缓解喉阻塞症状。

（崔万明）

复习思考题

1. 简述气管切开的手术适应证。

2. 简述气管切开的术后并发症。

3. 简述气管插管的并发症。

网上更多……

👤📃本章小结　　⬇教学PPT　　📝自测题

第十一章

临床嗓音学及言语病理学

关键词

言语病理　　临床嗓音　　艺术嗓音

　　言语和语言能力是人与人之间交流的核心行为，言语和语言疾病可以造成严重后果而影响生活的各个方面。言语是指语言的口头表述，按照顺序分别为接受、处理和表达具有某种意义的符号的能力。依据每个人文化背景的不同以及对言语感受认知能力的差异，语言可以用口头表达（言语）、用手势表达（手语）、用图形表达（印刷或书写），或用其他方式表达。纵观世界，言语是最初和最先获得的语言方式。嗓音是言语的基础，是由发音器官发出的声音。

　　临床嗓音学及言语病理学是对发音机制、疾病形成以及疾病治疗进行研究所形成的一门新的亚分科。嗓音分析系统使嗓音疾病的诊断达到定性、定量的诊断水平，各种喉显微手术为嗓音疾病的治疗提供了手段。同时嗓音训练也成为嗓音疾病保守治疗及术后言语恢复过程中不可缺少的治疗方法。

第一章

气管、支气管及食管科学基础

关键词

气管　支气管　食管　应用解剖　呼吸　免疫　吞咽

　　气管、支气管是人体进行呼吸的通道，气管与支气管连接于喉与肺之间，属于下呼吸道。气管及支气管具有呼吸调节、清洁、防御性咳嗽反射与免疫等生理功能。食管位于消化道上部，为一富有弹性的肌性管腔，上接漏斗状的喉咽部，下通胃贲门，食管主要功能是通过蠕动将咽下的食团与液体运送到胃。通过本章节的学习，要求掌握气管、支气管及食管的基本解剖知识与生理功能。

第一节　气管、支气管的应用解剖学

气管、支气管呈倒置的树状，连接于喉与肺脏之间，位于颈前下部及胸腔内，属于下呼吸道。气管（trachea）上起自环状软骨下缘，相当于第6颈椎平面，向下至气管隆嵴（carina of trachea），相当于第5胸椎上缘水平（图5-1-1）。气管是由16~20个透明软骨、黏膜、平滑肌和结缔组织连接而构成的管腔。透明软骨位于外层和黏膜下层之间，为马蹄形不完整环，占气管前2/3；后壁由纤维结缔组织和平滑肌构成。成人气管长度为10~12 cm，气管腔左右径稍大于前后径，左右径为2~2.5 cm，前后径为1.5~2 cm。从环状软骨下缘至胸骨上窝，有7~8个气管环称为颈段气管，自胸骨上窝至气管隆嵴，有9~12个气管环称为胸段气管。气管末段最后一个气管环呈三角形突起，位于左右两侧主支气管交角处，组成气管杈（bifurcation of trachea）。其内形成一边缘光滑锐利的矢状嵴突，称为气管隆嵴，是左右主支气管的分界，也是支气管镜检查时定位的一个重要解剖标志。

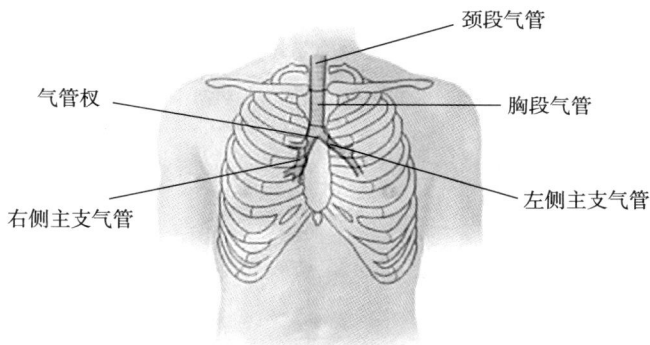

图5-1-1　气管体表投影

支气管（bronchus）的结构与气管相似，由软骨环、结缔组织与平滑肌组成，支气管进入肺门后，如树枝状反复分支，形成支气管树，此时分支愈分愈细，软骨环数目逐渐减少，软骨环也不完整，气道分为细支气管后管壁内软骨消失。主支气管属第1级支气管，进入肺门按肺叶分为肺叶支气管，右肺3支，左肺2支；肺叶支气管进入肺段分出肺段支气管，而后肺段支气管逐渐分为肺亚段支气管、小支气管、细支气管、终末细支气管，直至呼吸性细支气管，呼吸性细支气管又依次分为三级，最后通过肺泡管进入肺泡（表5-1-1）。细支气

管及以上气道称为导气部，呼吸性细支气管及以下气道称为呼吸部。

右侧主支气管较粗短，长2.5~3.0 cm，直径1.4~2.3 cm，与气管纵轴延长线成20°~30°。右主支气管约在第五胸椎下缘平面进入肺门，分为上叶、中叶与下叶3个肺叶支气管。左侧主支气管较右侧长而细，位置较水平，与气管纵轴延长线成40°~55°，长度约为5 cm，直径1.0~1.5 cm，在主动脉弓下方及食管、胸淋巴管与降主动脉的前面，约在第6胸椎水平进入肺门，分为上叶与下叶两肺叶支气管。由于右主支气管较左侧管径粗，与气管纵轴夹角小，呼吸道异物易落进右主支气管。

表5-1-1　肺叶及肺段支气管分支

右侧主支气管		左侧主支气管	
右肺上叶支气管	尖段支气管（Ⅰ）后段支气管（Ⅱ）前段支气管（Ⅲ）	左肺上叶支气管	尖后段支气管（Ⅰ、Ⅱ）前段支气管（Ⅲ）
右肺中叶支气管	外侧段支气管（Ⅳ）内侧段支气管（Ⅴ）		上舌叶支气管（Ⅳ）下舌叶支气管（Ⅴ）
右肺下叶支气管	上段支气管（Ⅵ）内侧基底段支气管（Ⅶ）前基底段支气管（Ⅷ）外侧基底段支气管（Ⅸ）后基底段支气管（Ⅹ）	左肺下叶支气管	上段支气管（Ⅵ）内侧基底段支气管（Ⅶ）前基底段支气管（Ⅷ）外侧基底段支气管（Ⅸ）后基底段支气管（Ⅹ）

气管壁自内向外有黏膜层、黏膜下层、软骨及肌层、外膜层。黏膜层为假复层纤毛柱状上皮，含有很多杯状细胞；黏膜下层为疏松的脂肪结缔组织，内含血管、淋巴管、神经纤维及大量腺体，腺体包括含有分泌浆液与黏液的两种不同腺体，散布在整条气管内；软骨纤维层由透明软骨及致密结缔组织构成，背侧软骨环间隙由平滑肌连接；外膜为疏松结缔组织，含有丰富脂肪组织、血管、淋巴管与神经。

气管的血供呈节段分布，上段主要来自甲状腺下动脉气管支，下段主要来自支气管动脉；气管静脉主要汇入甲状腺下静脉及奇静脉。支气管的血供主要来自甲状

腺下动脉气管支及支气管动脉，支气管动脉可发自胸主动脉或肋间后动脉，支气管动脉与肺动脉之间有侧支循环，支气管动脉由后壁进入支气管内；支气管静脉主要汇入奇静脉及副半奇静脉，部分静脉可汇入肺静脉、甲状腺下静脉、头臂静脉。

气管肌肉与黏膜的感觉神经由喉返神经支配，交感神经主要是由中部颈神经节发出的节后纤维支配，并与喉返神经相联系。支气管的神经包括交感神经与副交感神经成分，交感神经纤维来自星状神经节，副交感神经纤维来自迷走神经。交感神经兴奋时使平滑肌舒张，气管、支气管扩张，减少支气管腺体分泌；副交感神经兴奋时使气管、支气管收缩，增加支气管腺体分泌。

气管、支气管淋巴结包括气管旁淋巴结、气管支气管淋巴结、支气管肺（肺门）淋巴结、肺内淋巴结等。支气管淋巴回流方向为从肺、支气管淋巴引流至肺内淋巴结，而后引流至支气管肺（肺门）淋巴结，至气管支气管淋巴结，而后引流至气管旁淋巴结，而后汇入支气管纵隔干。

⊜ 图集 5-1-1
气管、支气管解剖

☞ 微视频 5-1-1
气管解剖

第二节　食管的应用解剖学

食管（esophagus）为一富有弹性的肌性管腔。上接喉咽部，起自环状软骨下缘、环咽肌下缘，下通胃贲门，相当于第 10～11 胸椎体平面（图 5-1-2）。食管长度随年龄而增长，新生儿为 8～10 cm；成人男性食管长 21～30 cm，平均 24.9 cm；成人女性食管长 20～27 cm，平均 23.3 cm。平时食管前后壁几乎相贴，吞咽时可作不同程度的扩张。

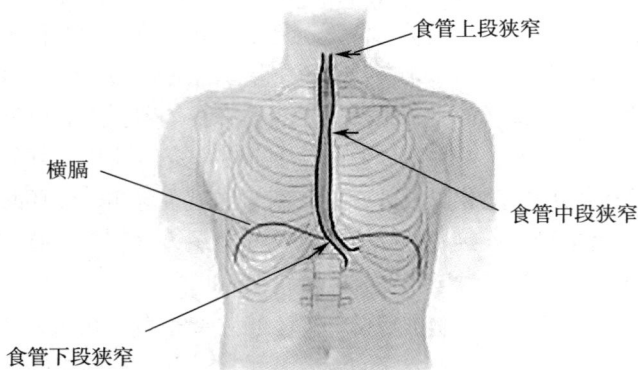

图 5-1-2　食管投影

1. 食管的分段　食管可分为颈、胸、腹三段（图5-1-3）。颈段食管起自食管入口，向下至胸廓入口，长约 5 cm，前方与气管膜部相邻，后部与脊柱及椎前肌肉相邻，两侧气管食管沟内走行喉返神经，外侧有甲状腺、甲状旁腺及颈动脉鞘；胸段食管自胸廓入口至食管裂孔，长约 16 cm，以气管分叉为标志又可以分为胸上段食管和胸下段食管，在上胸部食管的两侧为胸腔，左侧有主动脉弓横越其前侧方，左侧锁骨下动脉在食管前方，由主动脉弓处分离后走向食管的上前侧方与胸导管伴行。气管分叉的下方，心包膜及左心房在食管的前方，胸段食管的下 1/3 转向前向左而进入横膈裂孔，左心室就在食管前右方；腹段食管介于食管裂孔与贲门之间，长约 4 cm，横膈下食管有时可受到正常肝脏的压迫。

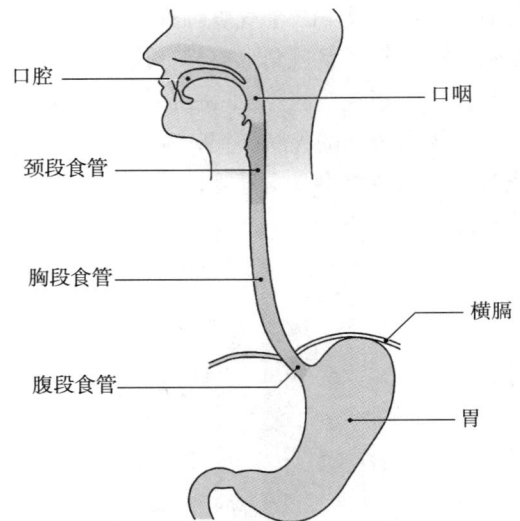

图 5-1-3　食管分段

2. 食管壁的分层　食管壁厚度为 3～4 mm，共有 4 层即黏膜层、黏膜下层、肌层与纤维层。

（1）黏膜层：又可分为上皮质、固有膜与黏膜肌层。食管与胃之间的组织学连接称为齿状线，其边界不规则，口侧端为食管复层鳞状上皮，肛侧端为胃单层柱状上皮。

（2）黏膜下层：为疏松活动的弹性结缔组织，含有大量交织成网状的纤维、脂肪、动静脉血管丛、淋巴管丛、神经丛及黏膜腺，侵及黏膜下层食管癌易向周围扩散。

（3）肌层：由内层环状肌与外层纵行肌二种肌纤维组成，肌层内包括平滑肌与横纹肌，食管上端为横纹肌，食管中部以下为平滑肌。食管两端环形肌增厚，形成食管上括约肌（环咽肌）及食管下括约肌（食管贲门括约肌）。食管纵行肌在环状软骨下 3 cm 食管后面中线相遇，上方遗留一个纵行肌缺损区，称 Laimer 三角，食管后方环咽肌上方与咽下缩肌之间亦有一三角形肌肉缺损区，称 Killian 三角，此上下两三角是食管比较薄弱的地方，食管镜检查防止损伤此部位。

（4）纤维层：肌层之外裹有薄层结缔组织，形成食管的外膜，但不存在浆膜层。

3. 食管的生理性狭窄　食管有 4 个生理性狭窄（图 5-1-4），其与上切牙间的距离因年龄不同、食管长度不一而各异。第 1 狭窄位于食管入口处，也称食管上段狭窄，由环咽肌收缩所致，距上切牙约 16 cm 处，为食管最狭窄部位，异物最易嵌顿该处。第 2 狭窄位于主动脉弓处，由主动脉弓压迫食管所产生，位于距上切牙约 23 cm 处，相当于第 4 胸椎水平，食管镜检查时局部可见搏动。第 3 狭窄为支气管处狭窄，由左主支气管横越食管前壁压迫食管所致，位于第 2 狭窄下 4 cm 处。因第 2、第 3 狭窄位置邻近，临床上常合称为第 2 狭窄或中段狭窄。第 4 狭窄为横膈处狭窄，亦称食管下段狭窄，位于距上切牙约 40 cm 处，食管通过横膈裂孔时因受到横膈肌与横膈脚的收缩，使内腔缩小。

4. 食管的动脉血供　具有节段性、多源性特点，食管的主要动脉有甲状腺下动脉、胸主动脉食管支、胃左动脉，食管动脉也可起源于支气管动脉、右肋间动脉或左膈下动脉，另有一些动脉可能分支营养食管。食管上段静脉经甲状腺下静脉或左侧头臂静脉汇入上腔静脉；中段静脉回流至奇静脉系统；下段处静脉经胃左静脉注入门静脉系统，因此，门静脉血流受阻时，食管下段静脉易充盈曲张。

5. 食管神经分布　左侧迷走神经及右侧迷走神经向下延续为迷走前干及迷走后干，迷走神经及迷走干发出神经纤维，加入交感神经干节后神经纤维后形成食管神经前丛及后丛，进入食管支配食管运动及腺体分泌，食管神经中副交感成分要多于交感成分。食管神经丛进入食管壁后形成 Meissner 黏膜下神经丛与 Auerbach 肌间神经丛，两个神经丛发出神经支配食管壁运动。

6. 食管的淋巴引流　食管黏膜及黏膜下层淋巴管形成一个复杂互联网络，其贯穿食管全长，黏膜下淋巴管主要为纵行，其穿过食管壁肌层回流至局部淋巴结，有时可直接回流至胸导管。食管内纵向引流大于横向环流，上 2/3 淋巴主要引向口侧，下 1/3 主要引向肛侧。食管淋巴组织丰富，与颈部、气管旁、纵隔、主动脉旁及胃周等淋巴结有密切关系。食管癌易发生纵向转移或跳跃转移。

图集 5-1-2
食管解剖图片

微视频 5-1-2
食管解剖

第三节　气管、支气管的生理学

一、呼吸调节功能

呼吸时，气道管径及压力改变，可以调节呼吸作用。

吸气时，气管、支气管扩张，刺激位于气管、支气管内平滑肌中的感受器，兴奋由迷走神经纤维传至延髓呼吸中枢，抑制吸气中枢，使吸气转为呼气。当呼气时，气管、支气管缩小，对感受器刺激减弱，进而减少了对吸气中枢的抑制，吸气中枢又逐渐处于兴奋状态，开始了又一次的呼吸周期。

吸气时，气管、支气管腔增宽、胸廓扩张与膈肌下降，呼吸道内压力低于外界压力，有利于气体吸入。反

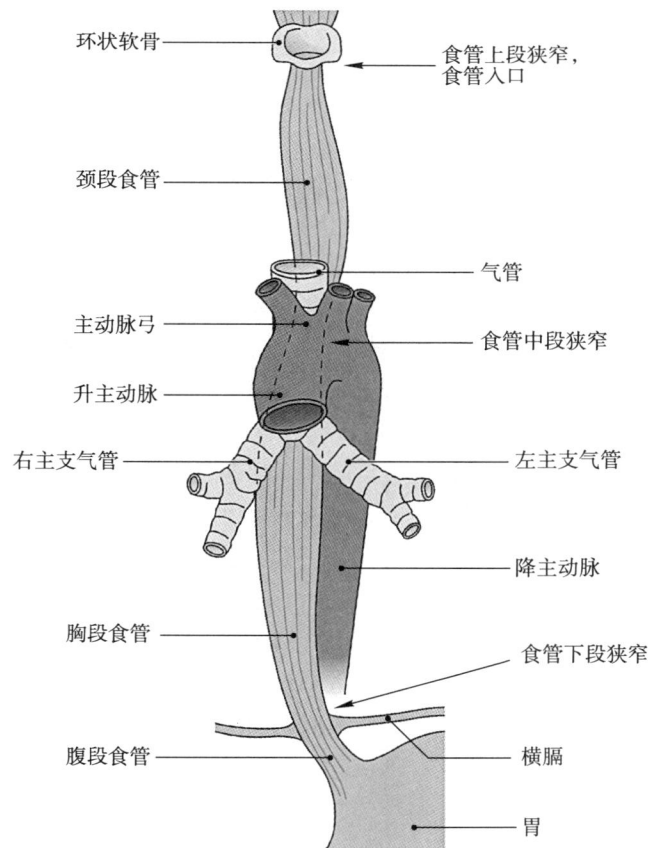

环状软骨
食管上段狭窄，食管入口
颈段食管
气管
主动脉弓
食管中段狭窄
升主动脉
右主支气管
左主支气管
降主动脉
胸段食管
食管下段狭窄
腹段食管
横膈
胃

图 5-1-4　食管狭窄

之，呼气时，呼吸道内压力高于外界，利于气体排出。呼吸道内有病变时，如气管、支气管炎时，由于黏膜肿胀，分泌物增多，气管、支气管管腔变窄，气道阻力增加，妨碍气体交换，导致氧分压降低，二氧化碳分压增高，血氧饱和度也随之降低。收缩支气管肌的药物可缩小支气管管径70%，而肌肉松弛药物可增宽管径达25%。

二、免疫功能

呼吸道免疫功能包括非特异性免疫与特异性免疫。非特异性免疫包括黏液纤毛廓清作用、非特异性可溶性因子抗感染作用和非特异性吞噬作用。非特异性可溶性因子包括溶菌酶、乳铁蛋白、补体和 α_1- 抗胰蛋白酶等，与 sIgA 共同起溶菌作用。

黏液纤毛廓清作用，有赖于气管、支气管内黏液与纤毛的协同作用。呼吸道的黏液，主要来源于气管、支气管黏膜上皮质中的黏液腺，而细支气管、肺泡等气体交换部分没有腺体，表面只有一层脂质薄膜物质。正常情况下，黏液借纤毛的运动排出，仅少量作为吸入空气的湿润。黏液可湿润呼吸道黏膜，维持黏膜层纤毛的正常运动，对细菌、机械性刺激与化学性损伤起表面保护作用。气管、支气管黏膜为假复层柱状纤毛上皮，每一上皮细胞约有200根纤毛，呼吸道内有黏液情况下，纤毛以每分钟1 200次速度自下而上进行运动，将沉积在支气管内的细菌、颗粒等移送到较大支气管或气管内，然后咳出，以净化与保护呼吸道。绝大部分空气中吸入的 8~20 μm 粒状物皆附着在支气管黏液层，经纤毛运动排除。局部感染或有卡他炎症时，分泌增多，分泌物象地毯样吸附细菌，然后通过纤毛运动以排出之。病理状态下，如缺氧可减慢或停止纤毛运动，呼吸道内分泌物过于黏稠，黏膜过于干燥时，可抑制纤毛运动，使呼吸道保护功能减退。高渗液、低渗液与 pH 改变也会影响到纤毛运动。

特异性免疫包括体液免疫与细胞免疫。体液免疫表现为在呼吸道分泌物中含有与抗感染有关的免疫球蛋白，如 IgA、IgG、IgM 与 IgE 等，这些免疫球蛋白来自于气管、支气管黏膜层内的浆细胞，具有增强呼吸道防御能力的功能。呼吸道分泌物中的免疫球蛋白，一般以分泌性 sIgA 为主，具有抑制细菌生长及中和毒素的作用，是使呼吸道免受感染的主要免疫球蛋白；在婴幼儿出生4个月后逐渐形成，至 4~12 岁后，达到正常水平。故小儿易发生呼吸道感染炎症。呼吸道中的细胞免疫作用表现为巨噬细胞集聚与激活，能吞噬细菌及呈递抗原。

正常情况下，由于呼吸道免疫功能，能使下呼吸道免受病毒或细菌侵犯。免疫功能减退时，则呼吸道发病率增加。

三、防御性咳嗽反射

气管、支气管内壁黏膜下具有丰富的传入神经末梢，主要来自迷走神经。冷、热等机械性刺激，烟尘、刺激性气体等化学性刺激，均能刺激神经末梢而引起咳嗽反射。气管、主支气管处感受器对机械性刺激较敏感，而肺叶支气管以下部位的感受器则对化学性刺激比较敏感。感受器受刺激后，沿迷走神经传入延髓，再经传出神经传至声门及呼吸肌而产生咳嗽。咳嗽时先做深吸气，接着关闭声门，并发生强烈的呼气动作，同时肋间肌、腹肌收缩，膈肌上升，胸腔缩小，肺内压、胸内压升高，然后声门突然开放，呼吸道内气体以极高速度咳出，并排出呼吸道内分泌物或异物。咳嗽具有维持呼吸通畅作用，由于小儿咳嗽反射能力较弱，排出呼吸道分泌物功能也较差，易发生下呼吸道分泌物潴留。

图集 5-1-3
气管、支气管生理功能

第四节　食管的生理学

食管上连咽部，下接贲门，其主要生理功能是传输作用，主要通过其蠕动功能来完成的。食管平时入口呈闭合状态，使呼吸时空气不进入胃内，吞咽时食物由口腔进入食管后，食管舒张收缩交替进行呈现波形状蠕动将食团送入胃中。食物在食管中通常不能被消化和吸收。

吞咽运动分三期，口腔期、咽期及食管期，这些复杂的咽下运动都是受到各种神经反射支配所完成的，口腔期吞咽活动为随意运动，当食管进入咽部后，则引发一系列非随意运动。吞咽开始于某些感受区，它分布于舌根、软腭与咽后壁黏膜上，当这些感受体受到食物接触即发出神经冲动，经由舌咽神经、三叉神经与喉上神经，传入到达位于第四脑室底的吞咽运动中枢。这些感受体存在极为重要。如口腔与咽部黏膜被麻醉后，则吞咽运动受到影响；若神经被各种疾患所损害也将发生吞咽功能障碍。

1. 口腔期　由口腔到咽。由来自大脑皮质冲动的影响下随意运动开始。开始时舌尖上举及硬腭，然后主要由下颌舌骨肌的收缩，把食团推向软腭后方而至咽部。舌的运动对于这一期的吞咽动作是非常重要的。

2. 咽期　由咽到食管上端，通过一系列急速的反射动作而实现。由于食团刺激了软腭部的感受器，引起一系列肌肉的反射性收缩，结果使软腭上升，咽后壁向前突出，封闭了鼻咽通路；声带内收，喉体升高并向前紧贴会厌，封闭了咽与气管的通路；呼吸暂时停止；由于喉体前移，环咽肌舒张，食管上口张开，食团就从咽被挤入食管。这一期进行得极快，通常短于 2 s。

3. 食管期　沿食管下行至胃。由食管肌肉的顺序收缩而实现的。食管肌肉顺序收缩又称蠕动（peristalsis），是一种向前推进的波形运动。在食团的下端为一舒张波，上端为一收缩波，这样，食团就很自然地被推送前进。食管蠕动可分为原发性及继发性。原发性蠕动为吞咽引发的食管蠕动，推动食物向胃运动，是食物团块前进的主要动力。继发性蠕动由食管内残留物（食物或反流物）引起的食管扩张所启动。当原发性蠕动不能使食物完全排空时，继发性蠕动的作用非常重要。此时，食管不断产生继发性蠕动直至食管内所有存留食物均排出。

食管上端约 3 cm 处，食管腔内静止压力较高，称为食管上扩约肌，主要由环咽肌及 3~4 cm 的上段食管组成，吞咽时，食管上括约肌松弛，压力下降，食物通过后，括约肌立即收缩，括约肌收缩引起的蠕动从咽部沿食管向下传递，利于食物传送。食管上括约肌功能不全，导致进食困难，多见于脑血管病、脊髓炎、周围神经炎及肌炎等。食管与贲门之间有 4~6 cm 高压区，静止状态下压力高于胃部，称食管 – 胃括约肌或食管下括约肌（lower esophagus sphincter，LES），有利于防止胃液反流。食物通过食管时，反射引起 LES 舒张，食物

进入胃内，当食物进入胃内引起促胃液素释放，加强括约肌收缩，防止胃内容反流。当 LES 压力异常降低或出现自发性频繁松弛，或者胃内压增高时，均可能发生胃内容物向食管反流，反流时间较长，可发生胃食管反流病等；当 LES 压力升高或不能正常松弛时可引起贲门失迟缓症。

吞咽是一种典型、复杂的反射动作，具有一连串按序发生的环节，每一环节由一系列活动过程组成，前一环节活动又可引起后一环节的活动。吞咽反射传入神经包括来自软腭（三叉、舌咽神经）、咽后壁（舌咽神经）、会厌（迷走神经）和食管（迷走神经）等脑神经传入纤维。吞咽基本中枢位于延髓内，支配舌、喉、咽部肌肉动作的传出神经在三叉神经、舌咽神经、迷走神经及舌下神经等中，支配食管传出神经是迷走神经。

吞咽开始至食物到达贲门所需时间，与食物性状及体位有关。液体食物需 3~4 s，糊状食物约 5 s，固体食物较慢，需 6~8 s，一般不超过 15 s。

☞ 微视频 5–1–3
吞咽过程

逆蠕动极少在正常食管内发现，但若有堵塞情况，则可见逆蠕动由阻塞处向上进行，使食物由食管退出至口内。正常状态下，经常有少量空气与食物同时咽下，积留于胃底部，饭后部分空气常被嗝出，这是正常现象，由于食管内经常有蠕动，所以空气很少在食管内停留。

食管在生理上也是一个排泄引流管，口腔、鼻腔、喉和气管的分泌经过食管而至胃，在胃内被胃液所消化，细菌则被消灭。

（祝　威）

复习思考题

1. 支气管分段的临床意义是什么？

2. 食管生理性狭窄的临床意义是什么？

3. 食管淋巴回流特点及临床意义是什么？

4. 气管、支气管的免疫功能如何实现？

5. 食管在吞咽过程中如何实现其功能？

网上更多……

👤 本章小结　　⬇ 教学PPT　　📝 自测题

第二章

气管、支气管及食管的症状学

关键词

| 咳嗽 | 咳痰 | 咯血 | 呼吸困难 | 喘鸣 | 胸痛 |
| 吞咽困难 | 呃逆 | 胸骨后灼热感及疼痛 | 呕血 |

气管、支气管发生病变时，可出现咳嗽、咳痰、咯血、呼吸困难、胸痛及喘鸣等症状；食管疾病可引起消化系统、呼吸系统及心血管系统症状，其中以消化系统症状为主，包括吞咽困难、反呕、胸骨后疼痛及呕血等。各种疾病症状有各自特点，掌握不同症状规律，有助于疾病的鉴别诊断及辅助检查的选择。

第一节　气管、支气管的症状学

一、咳嗽

☞ 典型病例（附分析）5-2-1
咳嗽变异性哮喘

咳嗽（cough）是呼吸道重要的防御反射之一，可以帮助机体清除呼吸道的分泌物及异物，同时咳嗽也是临床常见的呼吸道症状之一。咳嗽主要病因为呼吸道及胸膜疾病，同时也可发生于心血管疾病、胃食管反流疾病或中枢神经因素等。判断咳嗽临床意义时，应注意以下几方面。

1. 咳嗽的性质　咳嗽无痰或少痰，称干性咳嗽，可见于急性支气管炎或哮喘等，咳嗽伴有痰液称湿性咳嗽，多见于肺炎、支气管扩张等。

2. 咳嗽的时间及节律　突然出现的发作性咳嗽，常见于急性气管支气管炎或支气管异物，慢性发作性咳嗽可见于支气管哮喘，长期慢性咳嗽多见于慢性呼吸道疾病等。

3. 咳嗽的音色　咳嗽伴声音嘶哑多见于喉部疾病，金属音调咳嗽可见于纵隔肿瘤、支气管癌或淋巴结压迫气管等；阵发性咳嗽伴高调吸气回声见于百日咳、气管压迫等；咳嗽声音低微见于严重肺气肿、极度衰弱等。

4. 咳嗽的伴随症状　患者是否有发热、胸痛、呼吸困难、咯血、脓痰及哮鸣音等。

☞ 推荐阅读 5-2-1
咳嗽的诊断及治疗指南（2015 版）

二、咳痰

咳痰（expectoration）是通过咳嗽动作将呼吸道内分泌物排出口腔外的过程。痰液的性质、气味、颜色与量对诊断有重要的临床意义：急性呼吸道炎症时痰量较少，多呈黏液性或黏液脓性；慢性阻塞性肺病时多为黏液泡沫样痰；支气管扩张、肺脓肿时痰量较多，静置后可分层，脓痰带恶臭提示厌氧菌感染，绿色痰提示铜绿假单胞菌感染；泡沫状粉红色血性痰见于肺水肿；铁锈色痰见于肺炎球菌性肺炎；痰中带血，可能是气管、支气管结核或支气管肺癌。

三、咯血

咯血（hemoptysis）是喉及下呼吸道出血经口腔咯出。咯血的病因很多，主要见于支气管疾病、肺部疾病及心血管疾病，另外也可见于血液性疾病、风湿性疾病或替代性月经等疾病。咯血需与口腔、鼻腔、咽腔等上呼吸道出血或上消化道出血引起的呕血相鉴别：鼻腔、口腔以及咽部等的出血可沿咽后壁流下，而呛入气管又咯出；下呼吸道出血时则先有咳嗽而后咯血；食管及胃部出血时为上腹部不适、恶心后将血呕出。询问咯血症状时需注意患者发病年龄及性别、病程及咯血量，是否伴有咳嗽、咳痰及发热等症状。

四、呼吸困难或气促

☞ 典型病例（附分析）5-2-2
支气管肿物

呼吸困难（dyspnea）是患者感到空气不足、呼吸费力；客观表现为呼吸运动用力，重者鼻翼扇动、张口呼吸、辅助呼吸肌参与活动，伴有呼吸频率、深度及节律改变。呼吸困难病因很多，主要为呼吸系统及心血管系统疾病导致，同时还包括中毒性因素、神经精神因素及血液疾病等。肺源性呼吸困难可分为吸气性呼吸困难、呼气性呼吸困难与混合型呼吸困难三型。吸气性呼吸困难患者吸气明显困难，严重者吸气时可出现胸骨上窝、锁骨上窝、肋间隙与剑突下明显凹陷的“四凹征”，此提示喉、气管及大支气管狭窄与阻塞；呼气性呼吸困难表现为呼气费力，呼气时间延长，多见于下呼吸道疾病。判断患者呼吸困难症状时，首先分清患者呼吸困难类型，同时询问患者呼吸困难发病缓急，发生原因和诱因以及相应伴随症状等，根据病史结果选择相应辅助检查结果。

☞ 推荐阅读 5-2-2
呼吸困难诊断、评估与处理的专家共识

五、喘鸣与喘息

☞ 典型病例（附分析）5-2-3
儿童气管支气管异物

气管及支气管炎症、异物、肿瘤、外伤、过敏、水肿狭窄等，呼吸时气体通过气管、支气管狭窄处，可发生高音调鸡鸣样呼吸音，多见于吸气时，称喘鸣或啸鸣（stridor）音。喘息（wheeze）指小气道狭窄导致的持续粗糙哨鸣样呼吸音，多于呼气相闻及，可伴呼气延长。

六、胸痛

胸痛（chest pain）主要有胸部疾病引起，包括胸壁疾病、心血管疾病、呼吸系统疾病及纵隔疾病等。胸痛的评价主要包括胸痛的发病特点、部位及性质等，伴随症状可提示胸痛来源。患者胸痛伴咳嗽、咳痰和发热，提示气管、支气管、肺部炎症疾病；咯血提示支气管肺癌、肺栓塞等；胸痛伴吞咽困难或吞咽痛，提示食管疾病等。气管、支气管晚期病变，如恶性肿瘤侵入软骨或胸膜，可出现严重持续性胸痛。

第二节　食管的症状学

一、吞咽困难

☞ 典型病例（附分析）5-2-4
吞咽困难

吞咽困难（dysphagia）指食物由口腔经食管进入胃部过程受到阻碍的一种症状。表现为胸骨后疼痛、哽咽感、食物停滞或通过缓慢的感觉。根据吞咽过程可分为口咽性吞咽困难及食管性吞咽困难。食管性吞咽困难根据病因不同又可分为机械性吞咽困难及动力性吞咽困难。

1. 机械性吞咽困难
（1）腔内因素：食团过大或食管异物。
（2）管腔狭窄：包括炎症，食管良性狭窄，恶性肿瘤，食管蹼及黏膜环等。
（3）外压性狭窄：包括咽后壁肿物，甲状腺压迫及纵隔占位等。
（4）食管裂孔疝。
2. 动力性吞咽困难　食管横纹肌及平滑肌功能障碍时可出现，如重症肌无力、运动神经元疾病、系统性硬化、贲门失弛缓等。

有时，两种机制可同时存在，如早期食管癌管腔狭窄导致机械性吞咽困难，同时癌肿侵及管壁导致食管蠕动减弱或消失等。不同疾病导致吞咽困难特点不同，食管癌吞咽困难呈进行性，一般半年内从干食发噎、半流质到流质难以下咽，食管良性肿瘤吞咽困难症状较强，

动力性吞咽困难无液体、固体之分，吞咽反射性障碍者吞咽液体比固体食物更加困难。不同病因，亦有各自伴随症状，机械性吞咽困难可有流涎、恶心、呕吐等伴随症状，反流物误呛气管可引起咳嗽；动力性吞咽困难常伴有构音障碍、声嘶及呛咳等。评价吞咽困难主要从吞咽困难的起病情况、病程及经过、与饮食种类关系、吞咽梗阻部位及伴随症状等方面询问病史。

☞ 推荐阅读 5-2-3
WGO 全球指南：吞咽困难（2014 版）

二、呃逆

呃逆是膈肌和肋间肌等辅助呼吸肌的阵挛性不随意收缩，伴吸气期声门突然关闭，空气迅速流入气管内，发出特殊声音。呃逆频繁或持续 24 h 以上，称为顽固性呃逆，常见于以下疾病。

1. 中枢性疾病　为位于延髓器质性病变，包括脑肿瘤、脑血管意外、脑炎、脑膜炎、多发性硬化等；代谢性疾病如尿毒症、乙醇中毒等。
2. 外周性疾病　膈神经刺激包括纵隔肿瘤、食管癌、主动脉瘤等，膈肌周围病变如肺炎、心包炎、膈下脓肿、食管裂孔疝及颈部疾病等。
3. 其他疾病　手术后、药物、精神因素等引起的疾病。

三、胸骨后灼热感及疼痛

☞ 典型病例（附分析）5-2-5
食管溃疡

胸骨后灼热感及疼痛（retrosternal burning and pain）可由多种病因引起，包括食管疾病、心脏疾病及肺部疾病等，常见疾病有胃食管反流疾病、食管炎、心绞痛、肺栓塞、主动脉夹层及焦虑等。食管疾病导致胸骨后不适多以灼热感为主，发作与饮食有关。急性食管炎、食管溃疡、食管憩室、食管外伤或化学刺激物作用于食管黏膜皆可引起胸骨后灼热感及疼痛，灼热感可为持续性，但多为间歇性，饮食后尤以吞咽粗糙、灼热或有刺激性食物时疼痛加剧，疼痛的性质可为灼痛、钝痛、针刺样或牵扯样痛。食管癌也可有上述疼痛症状，初期呈间歇性，晚期侵及邻近组织时疼痛剧烈而持续。原因不明的胸骨后疼痛，一般治疗无效时，应进行影像学或食管镜检查。

四、呕血

呕血（hematemesis）是指上消化道出血，血液经口呕出，主要病因包括食管疾病、胃及十二指肠疾病、肝胆胰疾病、血液及其他疾病等，也可为口腔、鼻腔或咽腔血液咽下后吐出。呕血前常有上腹部不适、疼痛、恶心，呕吐出血性胃内容物，呈暗红色或咖啡样，多混有食物残渣。呕血量可多少不等。常见的食管原因有食管炎、表层脱落性食管炎、食管损伤与穿孔、食管癌、腐蚀性食管炎、食管异物、食管静脉曲张、食管结核等。食管静脉曲张破裂多为鲜红色或暗红色血液，剧烈呕吐后呕血，可为食管贲门黏膜撕裂。评价呕血时首先需明确是呕血还是咯血，然后询问呕血诱因、呕血颜色、呕血量及伴随症状等。

（祝　威）

复习思考题

1. 咳嗽症状需从哪些疾病中鉴别？鉴别点有哪些？

2. 咯血的诊断思路是什么？

3. 呼吸困难的分类及病因有哪些？

4. 有哪些疾病可引起吞咽困难？其特点如何？

5. 胸痛症状如何分析？

网上更多……

本章小结　　　教学PPT　　　自测题

第三章

气管、支气管及食管的内镜检查法

关键词

支气管镜　　　食管镜　　　硬质内镜　　　可弯曲式内镜

诊断及治疗

　　支气管及食管位置深在，往往需要辅助检查来完成诊断及治疗。其中内镜检查是最重要的检查手段之一，其不仅可以通过直视下观察帮助诊断，同时其可以完成如活检、止血、异物取出及手术等多种治疗。内镜检查法按镜体可弯曲程度可以分为硬质内镜检查及可弯曲式内镜检查。本章主要对内镜检查的基本器械、适应证、禁忌证、操作方法等进行介绍。随着医疗器械的发展，内镜诊治的范围正不断扩大，内镜检查法在气管、食管领域的应用愈发重要。

第一节　支气管镜检查法

一、支气管镜检查概述

支气管镜检查法是通过支气管镜检查患者气道的一项操作，可用于诊断气道、肺部及胸部淋巴结疾病，同时可以治疗气道内部分疾病如异物或新生物等。

支气管镜可分为 2 类。

1. 可弯曲式支气管镜（flexible bronchoscopy）是一种可弯曲的软性细长型内镜，配备有导光系统及呈像系统。20 世纪 60 年代最早研制的为纤维支气管镜，检查者直接通过镜头观察气管腔内情况，而后 20 世纪 80 年代在纤维支气管镜基础上在引入电视呈像系统，发展出电子支气管镜。由于可弯曲式支气管镜检查一般不需要全麻，患者配合性更好，可同时观察小气道内病变，因此应用较硬管支气管镜更广泛。

2. 硬管支气管镜检查（rigid bronchoscopy）检查时使用中空的直金属内镜检查，光源通过光纤导入内镜内，内镜远端为一斜面，利于减少对组织损伤。检查时通常需要全身麻醉，主要用于治疗作用，如取出气道内较大异物、巨大组织活检及治疗、气道扩张及气道内出血较多需吸引时。

图集 5-3-1
支气管镜检查器械

二、硬管支气管镜检查法

（一）适应证

硬管支气管镜最初主要应用于治疗方面，如气管内异物取出等，同时可以用于诊断气管、支气管内病变等，随着可弯曲式支气管镜的发展，其诊断应用逐渐被取代，但科学技术的发展扩大了硬管支气管镜治疗适应证。现在硬管支气管镜治疗应用包括气管、支气管内异物取出，气道内激光治疗，气道狭窄的扩张，气道内支架的植入，气道腔内放疗及气道大出血的治疗等。

（二）禁忌证

严重的心肺疾病如严重的心脏病和高血压、主动脉动脉瘤、活动性肺结核应为硬管支气管镜检查禁忌证，颈椎疾病及张口困难患者可行可弯曲式支气管镜检查。由于硬管支气管镜不能弯曲，某些上叶支气管开口等部位病变使用硬管支气管镜有一定困难。

（三）并发症

硬管支气管镜较可弯曲式支气管镜存在较高操作风险，包括：

1. 全麻风险。
2. 口鼻及咽腔出血，牙齿损伤。
3. 喉及声门下气道损伤，气道阻塞等。
4. 气道穿孔、气胸、纵隔气肿，气道内大出血等。
5. 心血管意外、心律失常等。

（四）术前准备

1. 术前禁食 6 h，以防手术时呕吐，引起误吸。
2. 酌情应用阿托品及镇静剂。
3. 常规体检，颈胸部 X 线检查，必要时行 CT 扫描。对于呼吸道异物的患者，术前应了解异物的种类、性质、形状、大小等，以便选择合适的手术器械。全麻患者需行心电图检查。
4. 保护牙齿，取下活动义齿。
5. 手术器械的准备。
（1）直接喉镜。
（2）支气管镜：应按年龄大小，选用合适的支气管镜（表 5-3-1）。
（3）吸引器、氧气、光源等。
（4）根据病情选用异物钳或活检钳。

表 5-3-1　年龄与支气管镜适用规格

年龄	支气管镜	
	内径（mm）	长度（cm）
<3 个月	~3.0	20~25
4~6 个月	3.0~3.5	25
7 个月~2 岁	3.5~4.0	25
3~5 岁	4.0~4.5	25
6~12 岁	5.0	30
13~17 岁	5.0~7.0	30
成人	7.0~9.0	30~40

（五）麻醉

1. 局麻　适用于成年人或年龄较大能合作的儿童。分为表面麻醉法和喉上神经麻醉法。表面麻醉法有喷雾法、声门区涂布法、气管内滴入法和气管内注射法等。先以 1% 丁卡因作咽喉部表面麻醉后，再选用上述方法，其用药总量不超过 60 mg。

2. 全麻　适用于儿童，或因病情较复杂，局麻下施术未成功者。呼吸道内活动性异物与呼吸困难严重者，应与麻醉师协商配合。全麻术中的关键在于气道安全性的管理，常用全麻药物为丙泊酚。同时气道内可局部喷雾利多卡因，减少咳嗽反射。

2. 支气管镜的导入

（1）直接法：适用于成人。左手持支气管镜柄，右手扶住镜管的前段，沿舌面中部导入支气管镜，经悬雍垂至舌根部，向下暴露会厌，然后以支气管镜之远端挑起会厌，见杓状软骨后，沿会厌喉面继续深入，窥见室带、声带时，顺势将支气管镜通过声门，进入气管。

（2）间接法：适用于儿童。检查时先以直接喉镜暴露声门，再插入支气管镜。由于小儿支气管镜的内径较细、视野较小，不易窥见声门；因此，先以直接喉镜暴露声门，然后经声门将支气管镜插入气管内。支气管镜通过声门时，为了减少阻力和组织损伤，宜将支气管镜向右转90°，使其前端镜口之斜面朝向左侧声带，然后导入支气管镜（图5-3-2）。

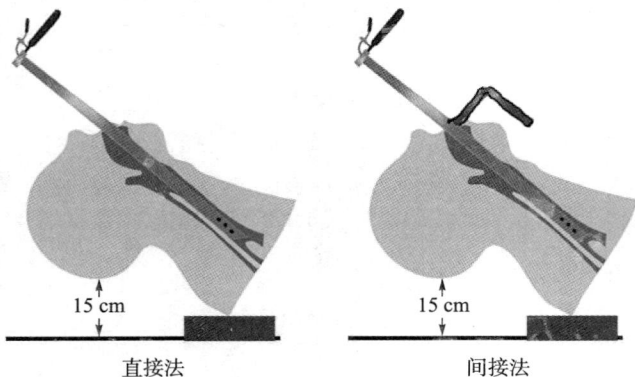

图 5-3-2　支气管镜的导入

3. 支气管内镜检查所见　于气管之末端，可见一自前向后的纵形间隔，称隆嵴，为左右主支气管的分界。

检查右侧支气管时，将受检查之头略转向左侧，以便支气管镜可经隆嵴右边进入右侧主支气管。在其外上

（六）检查方法

1. 体位　取仰卧位，肩部与手术台前缘平齐。助手固定受检者头部，将头后仰并高出于手术台面约15 cm，使口、咽、喉基本保持在一直线上，以利检查（图5-3-1）。

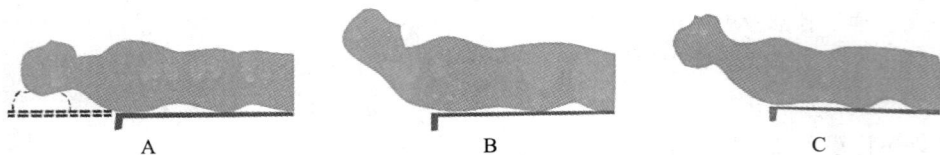

图 5-3-1　支气管镜检查体位
A. 肩胛骨中部平手术台边缘；B. 头部前屈；C. 颈部位置不变，头部在寰枕关节处后仰

方、于隆嵴稍下水平，有右肺上叶支气管开口；由于角度关系，于硬管支气管镜检查时，此开口暴露较差。若继续插入支气管镜1~1.5 cm，在近前壁处，相当于时钟11：00~13：00部位有一横嵴（横膈），其前上与后下分别为右肺中叶与右下肺下叶支气管开口。

右侧支气管检查完毕后，将支气管镜前端退至隆嵴处，并使受检者之头转向右侧，然后将支气管镜进入左侧主支气管。约于隆嵴下方5 cm处，相当于时钟2：00~8：00部位可见一斜嵴（斜隔），其前上方为左肺上叶支气管开口，后下方则为左肺下叶气管开口。由于左主支气管较细，与气管纵轴间所形成的夹角较大，因而进入左侧主支气管时，不如右侧方便。

微视频 5-3-1　硬管支气管镜检查法
微视频 5-3-2　气管及支气管解剖特点

（七）注意事项

1. 为了使手术顺利进行，首先应注意保持呼吸道通畅，术前须对手术器械、光源、吸引器、抢救物品等作充分准备，以防手术过程中发生意外。

2. 直接喉镜、硬管支气管镜检查时若用力不当，可使上切牙受损或脱落，应尽量设法避免。

3. 手术时动作应轻巧，以异物钳夹持异物或以活检钳取组织后，如退出钳子受阻时，应避免用力牵拉，以免损伤管壁，产生并发症。

4. 术后需注意呼吸，为了避免并发喉水肿，应选用粗细合适的支气管镜。支气管镜过粗或手术时间过长，均易诱发喉水肿。

5. 术后可给予患者雾化吸入治疗，减轻气道炎症反应。

☞研究进展 5-3-1
应用硬质支气管镜治疗中心气道狭窄

三、可弯曲式支气管镜检查法

（一）适应证

可弯曲式支气管镜既可用于诊断，也可用于治疗。

诊断应用包括：诊断气道疾病病因：如不明原因咯血、呼吸困难及慢性咳嗽等。明确气管、支气管及肺部病变原因、范围和性质，气道狭窄的评估，纵隔淋巴结活检等，支气管镜检查的诊断方式包括支气管检查、支气管内冲洗，支气管肺泡灌洗，支气管内刷检，支气管内活检，经支气管穿刺及支气管内腔内超声检查等。

治疗适应证包括：肺冲洗、气道内异物取出，气道狭窄或软化等困难气道的辅助插管等。

（二）禁忌证

血氧饱和度低是纤维支气管镜检查的绝对禁忌证，心功能不稳定、呼吸衰竭及出血倾向是支气管镜检查的相对禁忌证，医师行相关检查前需充分评估患者的风险。

（三）并发症

纤维支气管镜较硬管支气管镜风险较小，主要并发症包括出血、呼吸骤停、心率失常等。

（四）术前准备

1. 详细询问病史及体检，认真阅读 X 线片、CT 片，熟悉气管、支气管的解剖。

2. 术前禁食 4~6 h，术前半小时皮下注射阿托品 0.5 mg，必要时肌内注射地西泮 10 mg。

3. 器材：纤维或电子支气管镜，活检钳或异物钳子

（五）麻醉

通常选用黏膜表面麻醉。视插入以不同途径（鼻腔、口咽、气管切口），采用不同部位的麻醉，当纤维支气管镜进入气管或深入到支气管引起剧烈咳嗽时，可分次通过活检镜道再滴入 1% 丁卡因或 2% 利多卡因，但应严格控制其总剂量，防止麻醉药中毒。

（六）检查方法

1. 可根据病情及全身状况等，取卧位或坐位。

2. 检查时通过口腔或鼻腔，然后经喉进入气管、支气管。由于其镜管较细，管镜的末端可向上下左右各方弯曲，能对较细的支气管腔和硬管支气管镜下不易窥视部位的检查提供方便，如上叶支气管开口等处进行检查。

3. 取卧位检查时，镜中所见与硬管支气管镜检查时方位相同。坐位时，因受检者与术者相对而坐，所见的方位与卧位时相反。

☞微视频 5-3-3
电子支气管镜检查视频

（七）注意事项

1. 术中应密切注意患者的全身情况，对年老体弱者应配有心电监护。

2. 注意随时吸除气管、支气管内的分泌物和血液。

3. 麻醉必须完善，呛咳时应分次、少量滴入低浓度的表麻药液，严格控制总剂量，以防麻药中毒。

4. 保持镜体末端清洁，发现血液或分泌物附着妨碍观察时，可用少量生理盐水冲洗，或将镜体后撤，吸净分泌物，看清管腔后再重新插入进行检查。

5. 镜体内导光纤维易折断损坏，使用时应细致轻巧，术后要注意保养。一般情况下，夹取较大异物时，宜用硬管支气管镜。

☞研究进展 5-3-2
支气管镜临床应用的新进展

☞推荐阅读 5-3-1
诊断性可弯曲支气管镜应用指南（2008 版）

☞推荐阅读 5-3-2
儿科支气管镜术指南（2009 版）

第二节 食管镜检查法

一、食管镜概述

食管镜检查是指应用硬管或可弯曲式内镜检查食管内病变的检查法，明确食管病变部位、范围和性质，有助于进一步的诊断和治疗，临床上可以按分为 3 种。

1. 硬管食管镜 常用的为扁圆形金属硬管，光源在镜管的前端，管腔的左右径略大于上下径。因其内径较支气管镜大，故视野较大，有利于病变的观察。

2. 经口可弯曲式食管镜 包括经口的纤维食管镜及上消化道电子内镜，是由光导纤维构成的软食管镜。由于镜体较细，并可弯曲，故检查时患者痛苦较少。有张口困难、脊椎疾病或全身情况较差者，也可进行手术。

3. 经鼻食管镜　经鼻食管镜是一种经鼻腔插入的可弯曲式的软食管镜，由于其不需全身麻醉，可以用于食管疾病的诊断及治疗，其使用方便、高效。

食管镜根据其长度及镜管之内径，有不同的规格，应按年龄、病变部位或异物种类等选用合适的硬管食管镜（表5-3-2）。

表5-3-2　年龄与食管镜适用规格

年龄	食管镜	
	内径（cm）	长度（cm）
2岁以下	0.6×1.0	18~20
3~5岁	0.7×1.0	20
6~10岁	0.8×1.1	20~25
11~15岁	0.9×1.3	20~25~35
成人	1.0×1.4	35~40~45
取食管上段较大异物	1.3×2.0	20~30

4. 食管镜钳　有异物钳和活检钳2类。常用的异物钳有鳄口式异物钳、转钳、抱钳等。活检钳则多呈杯状，有平头或翘头2种。

图集5-3-2
食管镜器械

二、硬管食管镜检查法

（一）适应证

硬管食管镜主要应用于食管疾病治疗，同时可以应用于食管疾病的诊断，具体适应证包括：

1. 诊断时使用
（1）明确食管异物的诊断。
（2）了解食管狭窄的部位、范围及程度。
（3）查明食管肿瘤之病变范围，并取组织送病理检查。
（4）查找吞咽困难和吞咽疼痛的原因。

2. 治疗时使用
（1）取出食管异物。
（2）施行食管瘢痕性狭窄扩张术或放置金属支架。
（3）食管静脉曲张的出血填塞或硬化剂注射治疗。
（4）食管憩室切除术前的灌洗。
（5）食管溃疡药物涂布或出血面上次苯酚铋粉的喷撒。
（6）激光、微波、射频、电灼辅助下食管各种良性

肿瘤的切除或病变的治疗。

（二）禁忌证

1. 食管腐蚀伤急性期、重度食管静脉曲张者。
2. 有严重的全身疾病者，尤以心脏病、主动脉动脉瘤、失水、全身衰竭或兼有呼吸困难等，如非绝对必要，不宜施行食管镜检查。
3. 颈椎病变或脊椎显著前突者。
4. 除急诊外，吞钡X线透视检查后不足24 h者不宜立即施行食管镜检查。

（三）术前准备

1. 对于食管异物患者，除常规体检、食管X线泛影葡胺检查外，应详细询问异物的种类、性质和形状，以便选择合适的手术器械。
2. 了解全身情况，明确有无并发症，因食管异物或合并感染而影响进食者，术前需补液并应用抗生素治疗。
3. 术前禁食6 h，以免术时发生呕吐，并酌情给予适量的阿托品和镇静剂。

（四）麻醉

1. 局麻　成年人多采用黏膜表面麻醉，以1%丁卡因喷在口咽及喉咽部。
2. 全麻　用于儿童和局麻检查不成功的成人。取出义齿托等大型、不规则等尖锐食管异物时，为使食管壁松弛和减少手术损伤，宜采用全麻。

（五）检查方法

1. 体位　手术时需调整受检者头位，使食管镜与食管之纵轴走向一致。检查食管上段时，患者体位与支气管镜检查时相同（图5-3-3）。当食管镜进入中段后应将头位逐渐放低。检查下段时，患者头位常低于手术台2~5 cm。

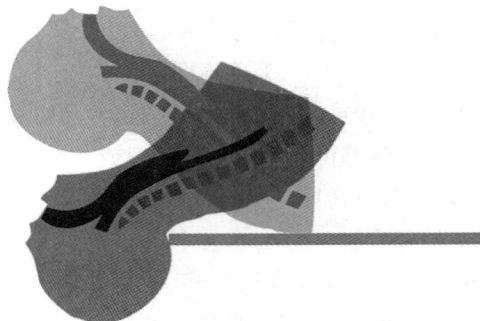

图5-3-3　食管镜检查体位

2. 操作步骤
（1）经梨状窝导入法：左手持食管镜柄，右手扶住

镜管之前段沿右侧舌根进入喉咽部。看见会厌及右侧杓状软骨后，则转向右侧梨状窝，然后将食管镜之远端逐渐移向中线，此时如向上提起食管镜，可见呈放射状收缩的食管入口。吞咽或恶心时，环咽肌松弛，食管入口张开并清晰可见时，顺势导入食管镜。

（2）中线导入法：操作时，将食管镜从口腔正中置入，从镜中看清悬雍垂和咽后壁，压伏舌背、会厌，看清两侧小角结节后，注意保持食管镜与鼻尖、喉结中点与胸骨上切迹中点的连线同在一直线上，不经梨状窝而直接从杓状软骨后方送下，并以右手拇指向前抬起镜管，将环状软骨板推压向前，稍稍送下食管镜，远端即可到达食管入口。

检查时应注意将食管镜置于食管之中央，使食管各壁充分暴露。仔细观察黏膜有无充血、肿胀、溃疡、狭窄、新生物等情况。一般成人的食管入口约位于距上切牙 16 cm 处。于食管中段距上切牙约 23 cm 处，可见主动脉搏动。呈放射状的贲门腔隙可于距上切牙约 40 cm 处窥见。

☞ 微视频 5-3-4
硬管食管镜检查

（六）注意事项

1. 食管入口处由于环咽肌的收缩，将环状软骨拉向颈椎，并在后壁形成一隆起使食管入口经常呈闭合状，使食管镜不易进入食管入口，检查时必须待看到食管入口张开后，方可插入食管镜，以减少组织损伤，避免并发食管穿孔。

2. 体位不当、麻醉不充分、患者过分紧张，局部组织肿胀、食管镜过粗等，均可使食管镜不易进入食管入口，术中应认真分析原因，予以纠正。

3. 小儿或选用较粗的食管镜时，由于压迫气管后壁，有时可致呼吸困难，因此，于全麻检查时，宜采用气管插管。局麻时如发生呼吸困难，应及时退出食管镜，以保持呼吸道通畅。

三、纤维食管镜检查法、上消化道电子内镜检查法

（一）适应证

上消化道电子内镜检查的适应证有：

1. 诊断不明的吞咽困难或吞咽梗阻感。

2. 久治不愈的胸骨后疼痛。

3. 反复少量的上消化道出血。

4. 长期存在的咽、喉部异物感，不能排除器质性

病变者。

5. 食管 X 线泛影葡胺造影或食管 CT 疑有占位性病变，须进一步排除或确定病变的性质、部位及范围者。

6. 食管癌筛查及术后的复查，多重癌的筛查

（二）禁忌证

1. 食管静脉曲张，近 2 周内有大出血者。

2. 主动脉瘤压迫食管，有破裂危险者。

（三）术前准备

1. 详细询问病史及体检，认真阅读 X 线片、CT片，熟悉食管解剖。

2. 术前禁食 4~6 h，术前半小时皮下注射阿托品 0.5 mg，必要时肌内注射地西泮 5 mg。

（四）麻醉

一般采用黏膜表面麻醉即可。用 1% 丁卡因喷入口咽及下咽部 3~4 次，每次间隔 3~5 min；或口服达克罗宁胶浆。

（五）检查方法

患者取左侧卧位，头部垫枕，双腿弯曲，上肢放在胸前，全身肌肉放松，口含牙垫，下面放置一空弯盘。经口腔插入镜管，随吞咽动作调节镜管前端，利用可以弯曲的特点经咽喉梨状窝至环后区，待食管入口张开时进入食管，逐渐向下深入检查，镜下所见同硬管食管镜。

（六）注意事项

1. 操作轻柔，密切注意患者的全身情况。

2. 注意观察食管黏膜皱襞及管腔的形态，发现病变后应记录其距上切牙的距离，病变的方位及范围。

3. 疑为食管静脉曲张或血管瘤，切勿进行活检。

☞ 微视频 5-3-5
上消化道内镜检查

四、经鼻食管镜检查法

经鼻食管镜检查适应证、禁忌证及术前准备同电子上消化道镜检查。

（一）麻醉

一般采用黏膜表面麻醉即可。用 1% 丁卡因及羟甲唑啉喷入鼻腔，同时丁卡因喷入口咽下咽部 3~4 次，每次间隔 3~5 min。

（二）检查方法

患者取坐位，经鼻插入镜管，到达食管入口前，检查方法同电子鼻咽喉镜检查，到达下咽时嘱患者头部向

前倾并做吞咽动作，环咽肌舒张，镜管进入食管内，检查食管内病变。当接近胃食管交界处时，可嘱患者发音，使食管下括约肌舒张，食管镜进入胃贲门部。镜管旋转 360° 检查胃底及贲门部。经鼻食管镜检查最常见并发症为鼻腔出血，检查时注意动作轻柔。

☞研究进展 5-3-3
经鼻食管镜应用

（祝　威）

复习思考题

1. 硬管气管镜有哪些优点及不足？

2. 可弯曲式气管镜的适应证有哪些？

3. 不同食管异物选用何种食管镜检查？

4. 食管癌的筛查方法有哪些？

5. 食管镜并发症如何避免及处理？

网上更多……

👤≣ 本章小结　　　💾 教学PPT　　　📝 自测题

第四章
气管、支气管异物

关键词

呼吸道异物　　支气管镜检查　　气道急症

　　气管、支气管异物耳鼻咽喉头颈外科是最常见的危重急症之一，治疗不及时可发生窒息及心肺并发症而危及患者生命。常发生于儿童，临床所指气管、支气管异物大多属于外源性异物，异物在进入气管、支气管后，引起局部病理变化，与异物性质、大小、形状、停留时间、有无感染等因素有重要密切关系，异物存留于支气管内，因阻塞程度不同，可导致阻塞性肺气肿、气胸与纵隔气肿、肺不张、支气管肺炎或肺脓肿等病理改变。本章将重点介绍气管、支气管异物的病因、病理、临床表现、并发症、诊断、治疗、预后及预防。

诊疗路径

```
                              ┌─────────────────┐
                              │  可疑或已知异物吸入  │
                              └────────┬────────┘
                    ┌──────────────────┴──────────────────┐
          ┌─────────────────┐                    ┌─────────────────┐
          │ 患者无症状或有症状, │                    │ 患者有症状,一般状  │
          │   但一般状态稳定   │                    │    体不稳定      │
          └────────┬────────┘                    └────────┬────────┘
          ┌─────────────────┐                    ┌─────────────────┐
          │   X线胸片检查    │                    │  处理急性气道阻塞  │
          └────────┬────────┘                    └─────────────────┘
        ┌──────────┴──────────┐
   ╱─────────────────╲    ╱─────────────╲
  ╱  正常X线胸片或疑诊  ╲  ╱   异物可见    ╲
  ╲─────────────────╱    ╲─────────────╱
     ┌─────┴─────┐
 ╱────────────╲  ╱──────────────╲
╱ 临床怀疑可    ╲ ╱  中度或高度临床  ╲
╲  能性低       ╱ ╲   怀疑可能性    ╱
 ╲────────────╱  ╲──────────────╱
                   ┌─────────────┐
                   │   肺部CT    │
                   └──────┬──────┘
              ╱─────────╲  ╱──────────╲
             ╱ 未见异物   ╲╱  可疑异物   ╲
             ╲──────────╱╲────────────╱

  ┌─────────────────────────┐    ┌─────────────────────┐
  │ 观察;治疗潜在疾病;随访2~3d,  │    │ 支气管镜检查,取出异物  │
  │  如果有症状进一步评估        │    └─────────────────────┘
  └─────────────────────────┘
```

注:中度或高度临床怀疑可能性包括:明确异物吸入史,有相应呼吸道症状或影像学怀疑异物。如果高度怀疑异物吸入,即使平片正常也可以直接行支气管镜检查;另外也可先行肺部 CT 检查以进一步排除异物可能。一般对于异物诊断不明或位置不明的情况,可先行可弯曲式支气管镜检查,若发现异物,则进一步行硬管支气管镜异物取出术。

气管、支气管异物是耳鼻咽喉头颈外科常见急症之一,严重者可危及生命。

👉 典型病例（附分析）5-4-1
支气管异物

【病因】

气管、支气管异物主要发生于儿童，80%~90%发生于5岁以下儿童，老年人咽反射减弱，易发生误吸。

1. 年龄　5岁以下儿童易发生呼吸道异物吸入，由于儿童缺少磨牙，不易将食物磨碎，同时儿童有时将异物放入口中玩耍，增加呼吸道异物吸入概率。

2. 无意识患者　昏迷、深睡、醉酒或麻醉等无意识患者容易发生异物吸入，如食物、唾液、义齿及血液等。

3. 干扰正常吞咽过程　正常吞咽同时进行大笑、讲话、哭闹、咳嗽及拍打后背等动作可导致异物吸入呼吸道。

4. 咽喉感觉减弱　舌咽神经、迷走神经等病变导致咽喉部感觉麻痹导致误吸发生。

【异物部位与病理】

气管、支气管异物停留部位与异物的性质、大小、形状、轻重、异物吸入时患者体位及解剖因素等有密切关系。一部分较大及不规则异物嵌顿于声门区附近及声门下区成为喉异物；一部分轻而光滑异物在气管内，可随呼吸气流上下活动；大多数异物位于支气管内，由于右主支气管与气管长轴相交角度较左主支气管与气管长轴相交角度小，同时右主支气管短而管径较粗，气管隆凸偏于左侧，故右侧支气管异物的发病率高于左侧支气管。多数异物存在活动变位可能。

异物进入气管、支气管后，所引起的局部病理变化，与异物性质、大小、形状、停留时间与有无感染等因素有密切关系。

1. 异物性质　根据异物对呼吸道的刺激性可以分为刺激性异物及非刺激性异物，刺激性异物包括植物性异物（花生、豆子、种子等）和呕吐物等，植物性异物由于其含有游离脂酸，对气道黏膜刺激性大，而发生弥漫性炎症反应，促使气管与支气管黏膜充血、肿胀、分泌物增多，伴有发热等全身症状，临床上称"植物性支气管炎"。非刺激性异物包括塑料、玻璃、金属等，非刺激性异物对气道刺激小，炎症反应轻，在气道内较长时间内可不出现症状。

2. 异物大小与形状　光滑细小异物的刺激性小，很少引起炎症；尖锐、形状不规则异物可穿透损伤附近软组织，容易引起并发症。

3. 异物存留时间　异物存留越久，危害越甚，尤其以刺激性较强、易变位或在气道内形成阻塞的异物为严重。长久存留异物，加重支气管阻塞，进而引起肺气肿、肺不张，若合并感染，可引起肺炎与肺脓肿等。

4. 异物阻塞部位及程度　异物存留于支气管内，阻塞程度不同，可导致不同的病理改变。

（1）不全阻塞：异物较小部分阻塞气道时，吸入及呼出气体减少，可出现干啰音及一侧呼吸音减弱。异物进一步增大、局部黏膜轻度肿胀，可出现单向吸气活瓣效应，吸气时支气管扩张，空气尚能经异物周围间隙吸入；呼气时支气管收缩，管腔变窄将异物卡紧，空气排出受阻，致远端肺叶出现阻塞性肺气肿，严重者肺泡破裂而形成气胸与纵隔气肿等。

（2）完全性阻塞：异物较大或局部黏膜肿胀明显时，使支气管完全阻塞，空气吸入受阻，远端肺叶内空气逐渐被吸收，而发生阻塞性肺不张（图5-4-1）。病程若持续过久，远段肺叶因引流受阻，可并发支气管肺炎或肺脓肿等。

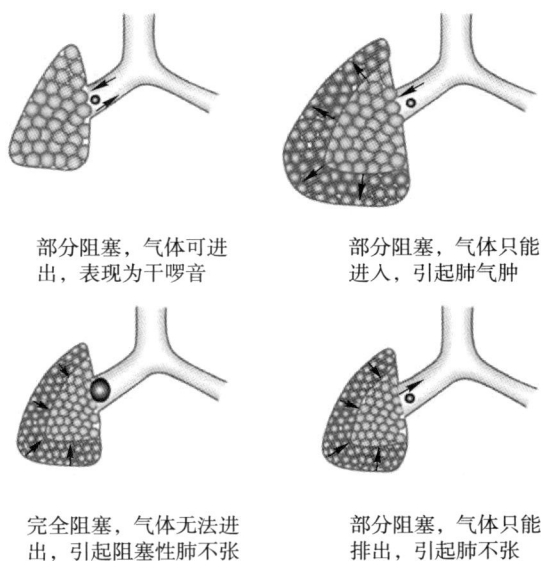

部分阻塞，气体可进出，表现为干啰音

部分阻塞，气体只能进入，引起肺气肿

完全阻塞，气体无法进出，引起阻塞性肺不张

部分阻塞，气体只能排出，引起肺不张

图5-4-1　阻塞性肺气肿及肺不张机制

【临床表现】

气管支气管异物的症状与体征一般分为四期。

1. 异物进入期　异物经过声门进入气管时，患者可出现剧烈呛咳、呕吐，伴面红耳赤、憋气、呼吸不畅等症状，有时小异物可被咳出；若异物嵌顿于声门或完全阻塞气道，可发生极度呼吸困难，甚而窒息死亡；异物若更深进入支气管内，除有轻微咳嗽或憋气外，可没有明显的临床症状。

2. 安静期　异物进入气管或支气管后，可停留于大小相应的气管或支气管内，此时无症状或只有轻微症状，例如咳嗽、轻度呼吸困难或类似喉炎的咳嗽声，上述症状常被忽略，个别病例完全无症状。安静期长短不一，取决于异物种类及大小，短者可立刻出现气道阻塞进入症状表现期，一般非植物性异物较植物性异物安静期长。

3. 刺激及炎症期　异物局部刺激及阻塞气道，出现相应症状及体征，也称症状表现期。症状表现期出现时间取决于异物位置、性质、大小及形状等。气管内异物可出现咳嗽及咯血症状，查体时气管内可闻及气管拍击声，为异物随气流向上撞击声门下区所致，以咳嗽时更显著，置听诊器于胸部气管区即可闻及此声，有时可闻及喉鸣音及喘鸣音。异物部分或完全阻塞支气管可出现阻塞性肺气肿及肺不张相应表现，可有发热、咳嗽、咳痰、呼吸困难等症状，肺部听诊患侧呼吸音较弱或消失。

4. 并发症期　若异物长时间停留在管腔内，可出现相应并发。包括异物转位，异物由一侧支气管进入另一侧健康支气管，导致双肺通气不良，患者出现突发呼吸困难；急性喉气管支气管炎，植物性异物引起的化学性刺激及感染导致患者出现急性喉气管支气管炎表现；自发性气胸，阻塞性肺气肿及肺大疱破裂导致；肺部感染，轻者有支气管炎和肺炎，重者可有肺脓肿和脓胸等，临床表现有发热、咳嗽、咳多脓性痰、呼吸困难、胸痛、咯血及体质消瘦等。并发症期时间长达数年或数十年，时间长短视异物大小、有无刺激性及患者体质与年龄等而定。

【诊断及鉴别诊断】

1. 病史与体征　患者有异物吸入病史或可疑病史、有典型症状及肺部体征，可高度怀疑气道异物的存在。但是某些情况下，儿童吸入异物时家长未观察到，进入炎症期才出现某些症状，这时就需要临床医师警惕气道异物的存在，包括儿童突发的呼吸困难、反复的喘鸣及哮喘、慢性咳嗽及常规治疗效果不佳的肺部感染等。

2. X线检查及CT检查　胸部X线检查对诊断气管支气管异物有很大辅助作用，不透光金属异物在正位及侧位X线透视或拍片下可直接诊断。对透光异物则可根据其阻塞程度不同而产生肺气肿或肺不张等间接证据而诊断。胸部透视较胸部X线片具有更高诊断准确率，可直接观察纵隔摆动的情况。阻塞性肺气肿：胸部

X线透视时，可发现患侧肺部透亮度明显增加，横膈下降，活动度受限，呼气时支气管变窄，空气不能排出，患侧肺内压大于健侧，心脏及纵隔被推向健侧；吸气时健侧肺内压力增加，心脏及纵隔又移向患侧，从而出现纵隔摆动现象。阻塞性肺不张：X线透视时，患侧肺野阴影较深，横膈上抬，心脏及纵隔移向患侧，呼吸时保持不变。但气道异物有约25% X线检查正常，则进一步可行肺部CT检查。肺部CT可观察支气管内阻塞情况及肺部感染情况，进行支气管三维CT重建可提高支气管异物诊断能力。

3. 支气管镜检查　支气管镜有诊断、鉴别诊断及治疗作用，气管支气管异物的确切诊断与治疗最终要通过支气管镜来完成。对于怀疑气道异物吸入，相应影像学检查无法排除时，都应行支气管镜检查。支气管镜检查包括硬性支气管镜检查及电子支气管镜检查。

气管支气管异物临床上应与急性喉炎、支气管肺炎与肺结核等疾病进行鉴别。

📖 图集 5-4-1
支气管异物影像学表现

【治疗】

气管支气管异物是危及患者生命的急重症，应在患者安全前提下以最小创伤及时经内镜取出异物，凡通过支气管镜确实无法取出的异物，可行开胸手术、气管切开取出异物。

婴幼儿气管支气管异物取出，一般不用任何麻醉，俗称"无麻"，适合于中小型急症气管支气管异物。但是，气管支气管对呼吸功能影响较大，异物性质、大小、形状及所在部位以及患儿年龄因素等都影响其通气功能，异物尚可引起肺炎、肺不张及肺气肿等并发症，致使肺泡交换面积减少、无效腔及残气量增加，肺活量减少，加重呼吸功能障碍。无麻下为患儿行气管支气管异物取出，患儿恐惧与烦躁不安，代谢增加，氧耗量更大，插入支气管检查时，气管管腔更狭小，更加重患儿呼吸功能障碍严重性；喉、气管及支气管均有迷走神经支配，小儿神经系统又不够稳定，施行支气管镜检查时，手术器械刺激，易诱发喉痉挛与其他一些反射，加重缺氧与二氧化碳蓄积，诱发心搏骤停等危险，无麻手术将承担较大手术风险。现多数人主张气管及支气管异物均应在全麻下手术，"无麻"仅在紧急情况下使用。

全麻下，患儿安静、咳嗽少、肌肉较松弛，喉反射减弱或消失，支气管检查操作时可避免迷走神经反射，

可耐受较长时间的检查与取出操作。全麻适合于支气管异物较大或不规则形状；主支气管内大而易碎的植物性异物；支气管阻塞性异物；肺段支气管的细小异物；诊断不明确或预计手术操作需时较长者以及无麻探取异物失败的大部分患者。全麻方法为静脉吸入复合麻醉，麻醉诱导可使用七氟烷吸入麻醉，镇静药物常使用丙泊酚，诱导后使用利多卡因或丁卡因表面麻醉喉腔、声门下及气管内，静吸复合麻醉配合局麻优点在于在减弱神经反射同时保留了自主呼吸，支气管镜检查中通气给氧方式可选择患者自主通气或采用高频喷射通气方式辅助给氧。

1. 支气管异物取出方法

（1）直接喉镜下气管支气管异物取出法：操作简便，成功率高，节省时间，可避免使用支气管镜后所引起的喉水肿。仰卧位，用直接喉镜挑起会厌，充分暴露声门裂，用鳄鱼嘴式异物钳闭合，趁吸气时声门裂张开之际，伸入声门下区，在呼气或咳嗽时将钳口上下张开，在异物随气流上冲时瞬间，夹住异物。夹住异物后，应迅将钳柄作逆时针旋转90°，使钳嘴两叶与声带平行，趁吸气声门张开时，退出声门裂。即临床上所谓的"守株待兔"方法。在气管或支气管内探取异物时，若夹住黏膜、气管隆凸或支气管分叶隆凸时，轻轻牵拉异物钳时则有弹性阻力感觉，切忌将异物钳强行拉出，以免造成严重损伤。异物取出后应立即详细检查异物是否完整，如有残余，应再次夹取。在直接喉镜下多次试取未果，则视情况立即或缓期改用支气管镜法取异物。

（2）经支气管镜异物取出法：喉镜下不能取出的异物，尖锐有刺非活动性异物，已发胀破碎的异物及绝大多数支气管异物均应以支气管镜法取出。取仰卧位，直接喉镜挑起会厌，暴露声门，以大小适当的支气管镜于患者吸气之际越过声门裂，送入气管内，然后取下直接喉镜。成人可不用喉镜而直接插入支气管镜。窥见异物后，将支气管镜远端接近异物，察看并根据露出部分的异物形状、位置、黏膜肿胀情况及空隙，伸入异物钳夹取异物。若异物为易碎异物，用力不可太大以免夹碎；若系金属类异物，要用力夹紧；异物体积小可将其从镜管内取出，不完整的碎块，可反复夹取，或用吸引管吸出，直至取尽为止；异物较大不能由镜内取出者，宜夹紧异物，将之拉拢固定于支气管镜远端，使支气管镜、异物钳连同异物以相同速度缓缓向外退出。探取异物手术中，应随时吸净呼吸道内分泌物。

（3）电子支气管镜异物取出法：近年来儿童电子支气管镜技术不断发展，行电子支气管镜检查时，同时可行支气管异物取出术。

2. 术前准备

（1）手术时机：气管支气管异物一般应尽早取出，以避免或减少发生窒息及并发症的机会。如病情允许，建议禁食水4~6h，以免术中发生误吸。若患者近日已行支气管镜检查而异物未取出，估计异物嵌顿支气管内，暂时病情相对稳定，观察1~2d后再行支气管镜检查术。

（2）患者情况：患者若无明显呼吸困难，但因支气管炎、肺炎等并发症且伴有高热、体质虚弱者，宜先行抗炎补液支持疗法，密切观察有无突发呼吸困难征象，略待体温下降，一般情况好转后再行异物取出术。若呼吸困难加重，应立即手术；病情危重，呼吸极度困难，可先行气管切开术，以免发生窒息；已有气胸、纵隔气肿等并发症时，应首先治疗气胸或纵隔气肿，待积气消失或明显缓解后再行异物取出术；伴有心力衰竭时，应予以相应治疗；对于患儿极度虚弱，伴有严重并发症心脏疾患者，应请专科医生监护，以防不测。

（3）器械准备：术前应了解异物的种类、大小、形状及部位，同时挑选适当器械，根据患儿年龄大小选择合适的直接喉镜、支气管镜、喉与支气管异物钳及吸引器管等。准备好急救用品。对于特殊物品，最好有一个相同的异物做样本，模拟钳取过程。同时气道异物取出术具有一定危险性，术前应准备后相应急救药品及器械，并做好人员分工。

3. 术中注意事项

（1）支气管镜检查时应先探查健侧支气管后再探查患侧支气管，探查时将异物周围分泌物或血液吸出后，观察清异物与周围情况，争取一次取出。

（2）钳取异物时防止钳拉气管间隔及气管壁。

（3）钳取异物时一定要将异物钳住，防止异物脱落入健侧支气管。异物通过声门时，防止滑脱。较大异物时可靠近支气管镜口提供保护，并是异物长轴与声门平行。

（4）若术中患者呼吸突然停止，尽力迅速钳取异物，恢复气道通畅，若一时难以取出，则可通过支气管镜给氧，保持一侧支气管通畅，待呼吸好转后再行操作。

（5）预防喉水肿：选取合适口径支气管镜，减少支气管镜进出声门次数，减少手术时间，同时合理使用糖皮质激素。

4. 术后注意事项

（1）加强护理，密切观察病情，若有喉水肿发生伴严重呼吸困难，应做气管切开术。

（2）酌情使用抗生素及糖皮质激素，以防发生并发症。

（3）异物未取尽或术后仍有异物的症状与体征者，应选择适当时机，再次行支气管镜检查。

（4）经多种方法多次试取仍无法取出异物或异物嵌顿较紧，应请胸外科协助，行开胸手术。

【预后】

气管支气管异物若不及时诊治，预后严重。早期由于窒息，晚期由于心肺部并发症，以及手术治疗中或术后，均可发生危险或引起死亡。根据国内外报导，异物自然咳出可能性为 $2\% \sim 4\%$，死亡率为 $1.6\% \sim 7\%$。一般气管支气管异物未发生并发症，经取出后，预后良好。选择合适的支气管镜及异物钳，技术操作熟练，时间短，支气管镜检查，一般术后不致发生喉水肿，可避免作气管切开术。已发生肺不张、肺气肿或支气管肺炎等并发症，时间较短，异物顺利取出后一般都能很快恢复。若肺不张已存在 $2 \sim 3$ 周，必然发生化脓性支气管炎，异物虽经取出，支气管炎也需 $2 \sim 3$ 周后，才能恢复通气。较长时间支气管阻塞性异物如笔帽、螺丝钉等所致的长期肺不张、炎症数月甚至半年以上，取出异物后可遗留支气管扩张或同时有肺的纤维化病变。

【预防】

气管支气管异物是一种完全可以预防的疾病，其预防要点：

1. 开展宣教工作，教育小孩勿将玩具含于口中玩耍，若发现后，应婉言劝说，使其自觉吐出，切忌恐吓或用手指强行挖取，以免引起哭闹而误吸入气道。

2. 家长及保育人员应管理好小孩的食物及玩具，避免给 $3 \sim 5$ 岁以下的幼儿吃花生、瓜子及豆类等食物。

3. 教育儿童及成人吃饭时细嚼慢咽，勿高声谈笑；小儿进食时，不要嬉笑、打骂或哭闹；教育儿童不要吸食果冻。

4. 重视全身麻醉及昏迷患者的护理，需注意是否有义齿及松动的牙齿；将其头偏向一侧，以防呕吐物吸入下呼吸道；施行上呼吸道手术时应注意检查器械，防止松脱；切除的组织，应以钳夹持，勿使其滑落而成为气管支气管异物。

☞ 推荐阅读 5-4-1
气道异物取出术麻醉专家共识（2014）

☞ 人文视角 5-4-1
预防气管异物的工业设计

（汪　欣）

复习思考题

1. 气道异物的危险因素有哪些？

2. 儿童反复咳嗽及鉴别诊断有哪些？

3. 儿童急性气管异物如何处理？

4. 支气管异物麻醉如何选择？

5. 支气管异物的并发症及如何处理？

网上更多……

👤 本章小结　　💻 教学PPT　　📝 自测题

第五章

食管异物

关键词

食管异物　　食管镜检查

　　食管异物是耳鼻咽喉头颈外科常见的急症之一，进食匆忙或注意力不集中，食物未经仔细咀嚼而咽下等均可引起食管异物，异物最常见于食管入口处，其次为食管中段，发生于下段者较少见。一般以成年人多见，异物种类以鱼刺、肉骨、鸡鸭骨等动物异物为常见，可有消化道与呼吸道症状等临床表现，尚可引起食管穿孔、颈部皮下气肿或纵隔气肿、食管周围炎、纵隔炎、大血管溃破与气管食管瘘等并发症。本病确诊后，应及时经食管镜取出异物。本章将重点介绍食管异物病因、病理、临床表现、并发症、诊断、治疗及预防。

诊疗路径

```
┌─────────────────────────────────────────────────┐
│ 异物误咽史，吞咽困难、疼痛，呼吸困难、呛咳等 │
└─────────────────────────────────────────────────┘
                        │
        ┌───────────────┴───────────────┐
┌───────────────┐              ┌───────────────────────┐
│  一般状态良好  │              │  全身情况差或有局部感染  │
└───────────────┘              └───────────────────────┘
        │                               │
  ┌─────┴─────┐                         │
┌─────────────┐         ┌─────────────┐
│  食管镜检查  │         │  影像学检查  │
└─────────────┘         └─────────────┘
```

```
┌──────────────┐      ┌──────────────┐      ┌──────────────────┐
│  食管异物无    │      │  食管异物合    │      │  食管异物合并纵隔脓  │
│  严重并发症    │      │  并颈部脓肿    │      │  肿或异物嵌顿      │
└──────────────┘      └──────────────┘      └──────────────────┘
        │                     │                       │
┌──────────────┐      ┌──────────────┐      ┌──────────────┐
│  食管异物取出术  │      │   颈侧切开    │      │   开胸手术    │
└──────────────┘      └──────────────┘      └──────────────┘
```

食管异物

【病因】

食管异物（foreign bodies in the esophagus）是食管常见病，其发生与年龄、性别、饮食习俗、精神状况及食管疾病等因素有关，常见病因如下。

1. 进食匆忙或注意力不集中，食物未经仔细咀嚼咽下发生食管异物。

2. 老年人牙齿脱落，咀嚼功能较差，口内感觉欠灵敏，食管口较松弛等，易误吞异物。

3. 小儿磨牙发育不全，食物未经充分咀嚼或有口含小玩物的不良习惯，是小儿发生食管异物常见原因。

4. 成人因嬉闹或有自杀企图而吞咽较大物品，而发生食管异物。

5. 食管本身的疾病如食管狭窄或食管肿瘤时引起管腔变细，也是食管异物发生原因。

食管异物常嵌于食管入口处，其次为食管中段第二狭窄处，发生于下段者较为少见。异物种类以鱼刺、肉骨、枣核、义齿等为最多见。

【病理】

异物嵌于食管某一部位后，食管局部黏膜产生炎症反应，其程度轻重依据异物有无刺激性、边缘是否锐利以及异物存留时间长短等而不同。光滑无刺激异物如硬石等，可在食管内存留数月或数年之久，食管仅有局部轻度肿胀及炎症；骨类、枣核等异物潴留，食管局部黏膜迅速出现炎症肿胀，发生溃疡或穿孔，进而形成食管周围炎、纵隔炎或脓肿等；长期存留在食管内异物可产生食管狭窄，其上段可有扩大或有憩室形成；极少数病例逐渐破溃进入气管而形成气管食管瘘，进入胸腔则可并发气胸或脓胸，如破溃至主动脉弓或其他大血管则可引起大出血而死亡。

【临床表现】

1. 吞咽困难（dysphagia） 其程度与异物形状、大小、有无继发感染等有关，小者虽有吞咽困难，但仍能进流质食；异物较大、尖锐性异物或继发感染时，可完全堵塞不能进食，严重者饮水也困难。吞咽困难明显时，可伴有流涎、恶心、反呕等症状。

2. 吞咽疼痛（swallow pain） 疼痛程度因异物形状、大小与性质及有无继发感染等而不同。异物较小或较圆钝时，常仅有梗阻感，疼痛较轻；尖锐异物或棱角异物位于食管入口时，疼痛局限于颈正中或颈侧，伴有压痛，吞咽时疼痛更甚，患者常能指出疼痛部位；异物位于食管上段时，疼痛部位常在颈根部或胸骨上窝处；胸段食管异物则出现胸骨后疼痛，可放射至背部；食管穿孔并发纵隔感染与脓肿时，疼痛加剧，伴有高热。

3. 呼吸道症状 异物较大，向前压迫气管后壁，或异物位置较高，未完全进入食管内，外露部分压迫喉部时，均可出现呼吸困难。可发生于小儿，唾液潴留流入喉内，或气管穿破形成食管气管瘘，常可引起呛咳。

4. 颈部活动受限 以食管入口处有尖锐异物或已有食管周围炎者为著，因颈部肌肉痉挛使颈项强直，头部转动困难。

5. 发热 引起食管炎、食管周围炎、纵隔炎和颈深部感染等并发症时，患者可有体温升高、全身不适等症状。

6. 食管异物致食管穿破而引起感染 发生食管周围脓肿或脓胸，则可见胸痛、吐脓，损伤血管则可有出血、黑便等。

【诊断】

1. 异物史 根据患者明确的异物误吞史，并有咽下困难、疼痛或其他症状，可初步诊断食管异物。

2. 颈部检查 在胸锁乳突肌前缘向内侧压迫食管时有刺痛，或移动气管有疼痛，此对尖形刺激性异物有诊断意义。异物位居食管上段时，患者颈部常有轻微压痛。用间接喉镜检查下咽部，发现梨状窝有唾液存留。若出现皮下气肿，可能有食管穿孔。

3. 影像学检查 对不透射线的如金属异物具有决定性诊断意义。对于枣核、鱼刺、肉骨等在 X 线不显影的异物，应做食管 CT，以确定异物是否存在及所处位置。也可行或是食管造影检查，但凡疑有食管穿孔时，禁用钡剂食管造影，改用泛影葡胺食管造影。

4. 食管镜检查 可作为最后的诊断依据。但做检查时因恶心、呕吐而致食管扩大，异物可脱落咽下，可能已见不到异物。

图集 5-5-1
食管异物影像学表现

【并发症】

1. 颈部皮下气肿或纵隔气肿 食管穿孔后，吞咽下空气经穿孔外溢，进入颈部皮下组织或纵隔内，处理及时并无明显感染时，可逐渐自行吸收。

2. 食管周围炎 食管异物最常见并发症，多发生于尖形、粗糙不规则异物或嵌顿于食管时间较长异物，可发生食管破裂穿孔，致炎症向外扩散引起食管周围炎症。感染较重，形成积脓时，称为食管周围脓肿；化脓性炎症经食管后隙侵及咽后隙，可并发咽后脓肿。

3. 纵隔炎与脓肿　食管穿孔后，颈部食管可形成颈深部蜂窝织炎与脓肿，炎症可由此扩散至上纵隔形成纵隔炎与脓肿。胸部食管，异物常嵌顿于主动脉弓及支气管分叉部位，一旦发生穿孔称为化脓性纵隔炎，是最常见一种较严重并发症，患者多有高热、脓毒血症等全身中毒表现，X 线显示为纵隔明显增宽。炎症继续发展，还可引起胸膜炎、脓胸、血气胸、心包炎、肺坏疽等并发症。

4. 溃破大血管　食管中段异物嵌顿，未及时取出致食管管壁穿破者，易导致食管周围化脓性感染；病变累及主动脉弓或锁骨下动脉等大血管，引起致命性大出血。临床表现为大量呕血或便血。其中以穿破主动脉弓为最多，其他尚有左锁骨下动脉、颈总动脉、降主动脉及心包等，若穿通心包，进入右心房，则形成食管心包瘘。怀疑大血管穿孔，应采取积极措施，如开胸探查，修补血管穿孔等，可挽救生命。

5. 气管食管瘘及食管狭窄　异物嵌顿压迫食管壁致管壁坏死，累及气管、支气管时，可并发气管食管瘘。食管狭窄发生于食管异物所引起的局部糜烂与溃疡后。

6. 下呼吸道感染　非尖形异物长期存留于食管内可并发支气管炎、支气管肺炎、肺不张、支气管扩张及肺脓肿等，原因多为食管分泌物逆流入气管或形成气管食管瘘等所致。

此外，食管异物尚可出现颈椎关节炎与骨髓炎等并发症，甚至可压迫脊髓。

【治疗】

1. 食管镜检查　对怀疑有异物的患者都应做食管镜检查，可起诊断与治疗作用。若已诊断为异物，唯一的方法是在食管镜下取出，越早越好，以免炎症加剧或出现并发症。

患者就诊时间在发病后 12～24 h 以内，一经确诊，应尽快做食管镜检查，行异物取出。患者就诊时间在发病后 24 h 以上，或全身情况较差，局部有感染时，可进行短时的支持疗法及控制感染后再行异物取出。若已发生食管穿孔，有气肿或食管周围尚无脓肿形成时，先采用广谱抗生素及支持疗法，适当时机取出异物。食管异物合并颈段食管周围脓肿或咽后脓肿且积脓较多时，应考虑施行颈侧切开术、咽侧切开术，充分引流脓液。

异物已穿破食管壁，合并有纵隔脓肿等胸外科病变，或异物嵌顿甚紧，食管镜难以取出时，宜请胸外科协助开胸处理。

2. 食管异物的麻醉　可在局麻下进行，但对精神紧张的患者，不合作的患者，小儿及年老体弱者等应行全麻，可避免因不配合出现损伤，同时也避免食管镜压迫所致呼吸困难。而嵌顿于食管的义齿或其他难取的异物，全麻下可使食管肌肉松弛，解除食管痉挛，有利于异物的取出。

3. 食管镜异物取出手术方法　食管上段异物多卡在环咽肌上下，均呈横的水平位，尖形异物两端卡于食管壁上，硬币等扁圆形异物则常紧贴于食管后壁。作食管镜时，必须逐步深入，食管镜经常保持在食管内正中位置，可同时看到食管前后左右四壁，进而避免超越异物而致漏诊。

异物上方常停留食物等，如发现有食物存留，则可判断其下方必有异物。应将一切腐烂的食物耐心地吸出或取出，充分暴露异物的位置及其周围情况。若异物与食管镜远端尚有一定的距离，夹住异物后应将食管镜推下接触到异物，然后将食管镜与钳子一并取出。这样，食管远端可以缓解异物周围的痉挛以利于异物的取出，也保护了食管壁不被异物的尖端所损伤，异物也不被痉挛的食管卡住。

如异物直径较食管镜内腔为大，不能由食管镜内取出，必须与食管镜一并取出，有的长形异物卡于食管内可以先夹异物的一端，使其转位松脱，然后由食管镜内取出之。发生于婴儿或 2 岁以内儿童的异物，如枣核、杏核等大多停留在环咽肌入口之上，可用直达喉镜下夹取较方便。

嵌顿性巨大异物，疑与主动脉弓有关联，应开胸取出异物；掉入胃内的食管异物，应采用长食管镜或腹腔镜取出异物。

4. 食管镜异物取出术的注意事项

（1）术前：行食管镜检查异物取出术前，需充分了解患者一般状况，有脱水发热，应先给予补液及应用抗生素；查阅 X 线片；判定异物位置，根据其部位、异物形状、大小，选用长短粗细合适的食管镜与手术器械。

（2）术中：食管镜内若视野清楚，可直视操作；需充分暴露异物，调整食管镜使其暴露部分适于夹取；用钳夹取前，定要看清异物周围间隙，以便更好地送入钳子夹取；根据异物大小、形状选择最合适异物钳，二者有不同感觉；夹取异物时，若有阻力，不可用暴力，以免撕裂食管壁；应充分保护食管壁，避免损伤；食管镜应尽量接近或接触异物，以便于夹取，同时退出食管镜时，镜远端也能对食管壁及异物起保护作用；对较大异物或尖锐带钩如义齿等食管异物，应尽量选用特制扩张食管镜，食管口远端可调节扩张，以利暴露清楚，顺利取出异物，避免食管壁损伤。

（3）术后：食管异物发生后，24 h 内来医院经食管镜检查无显著炎性反应，异物已顺利取出，可回家休息，进流质或半流质饮食 1~2 d 后可照常饮食，并口服抗生素；异物超过 24 h，且为粗糙尖形异物，食管局部反应明显，疑有食管黏膜损伤者，应作鼻饲或禁食补液；疑有食管穿孔或已有穿孔者，忌作钡剂造影，取出异物后，需住院密切观察，禁饮食、补液，给以足量抗生素。

【预防】

1. 进食时要细嚼慢咽，不宜匆忙。

2. 教育儿童不要把玩具放入口内，以免不慎误咽。

3. 睡前、全麻或昏迷患者，应将活动的义齿取下。

4. 误吞异物后，切忌强行吞咽大口食物以图压下，以免加重损伤，增加手术困难，应立即来医院诊治。

☞ 推荐阅读 5-5-1

中国上消化道异物内镜处理专家共识意见（2015）

（汪　欣）

复习思考题

1. 食管异物的发病特点是什么？

2. 食管异物的临床表现有哪些？

3. 食管异物的并发症如何处理？

4. 食管异物的手术方法如何选择？

5. 食管异物伴有腐蚀伤如何处理？

网上更多……

👤≣ 本章小结　　　⬇ 教学PPT　　　✍ 自测题

第六章

食管腐蚀伤

关键词

食管腐蚀伤　　酸性腐蚀伤　　碱性腐蚀伤　　食管狭窄

人们预防保健意识不断增强，食管腐蚀伤的发病率呈明显下降趋势，但本病仍是耳鼻咽喉科的急重症之一。食管腐蚀伤通常指误吞或吞服强酸、强碱等腐蚀剂后引起口、咽及食管的损害。按其损伤程度分为三度：Ⅰ度病变局限于黏膜层；Ⅱ度病变累及黏膜层及肌层；Ⅲ度病变累及食管全层和周围组织。临床上分急性期、缓解期与瘢痕形成期三期。急性期表现疼痛、吞咽困难、声嘶及呼吸困难，可伴发热、恶心、昏睡与休克等全身症状，本章重点介绍食管腐蚀伤的病理、临床表现、并发症、检查与诊断、治疗原则及预防。

诊疗路径

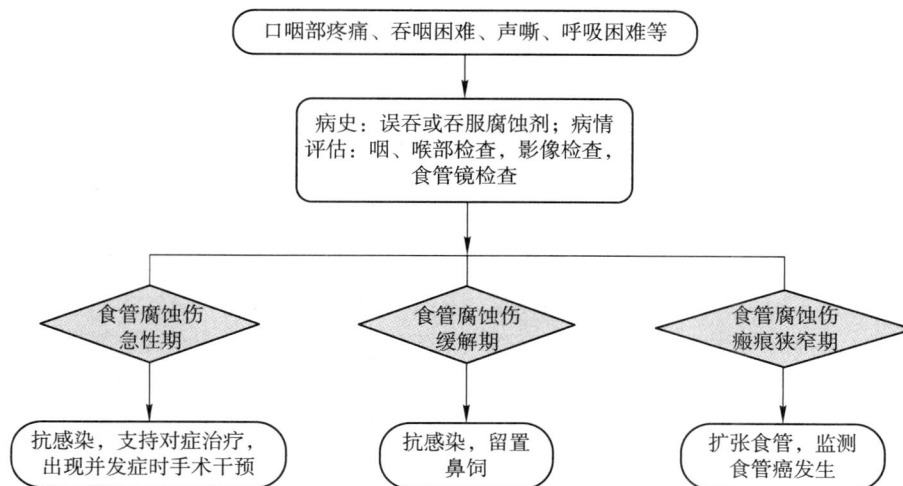

☞ 典型病例（附分析）5-6-1
食管腐蚀伤

食管腐蚀伤（caustic injuries of esophagus）是指误吞或吞服含有强酸、强碱等腐蚀剂的液体后引起的咽部与食管的损害。本病是耳鼻咽喉科急重症之一，若处理不当，可引起食管穿孔、食管瘢痕狭窄或食管闭锁。

吞服腐蚀性液体大多数发生于儿童，其余发生于精神病个体、自杀者和酗酒者。最常见的病因是摄入含有强碱（氢氧化钠或氢氧化钾）的管道清洁剂、其他家用清洁产品或纽扣电池。而含有高浓度酸（盐酸、硫酸和磷酸）的洁厕剂或游泳池清洁剂、除锈剂或蓄电池液的摄入则相对少见。

【病理】

腐蚀剂摄入所致食管和胃损伤的严重程度和范围取决于以下因素。

1. 摄入物质的腐蚀性。

2. 摄入物质的数量、浓度和物理形态（固态还是液态）。

3. 与黏膜接触的持续时间。

腐蚀剂可分为强酸及强碱两大类，通常摄入碱对食管的损伤比对胃或十二指肠的损伤更为严重，而强酸可引起更严重的胃部损伤。强碱与消化道黏膜接触，使脂肪皂化、蛋白质溶解，引起液化性坏死，因而碱液可迅速穿透黏膜层及肌层甚至穿透食管进入纵隔，从而引起食管穿孔及纵隔炎。液化性坏死通常持续 3～4 d，可引起血管内血栓形成及黏膜炎症反应，导致黏膜坏死脱落，形成溃疡面。随后的 2 周，食管内肉芽组织修复及纤维化，导致食管壁变薄及食管狭窄。纽扣电池常含有高浓度碱性溶液，电池释放碱、局部电流放电以及直接导致压迫性坏死可加重食管损伤，需紧急处理。酸液可导致黏膜表面凝固性坏死，黏膜下血管血栓形成，黏膜表面形成保护性焦痂，减缓损伤速度，同时酸溶液刺激口咽部黏膜引起疼痛，摄入量相对较少，相对于黏稠的碱性溶液、酸性液体往往更快速进入胃部，因此酸溶液对食管损伤较小，但高浓度酸仍可导致食管严重损伤。

食管腐蚀按其损伤程度分为三度：

Ⅰ度（轻度）：病变局限于黏膜层，黏膜局部或弥漫性充血、肿胀，随后黏膜层坏死脱落，创面愈合无瘢痕形成。

Ⅱ度（中度）：病变累及黏膜层及肌层，急性期黏膜及黏膜下层损伤，溃疡形成，表面有渗出及假膜附着，1～2 周后创面肉芽组织修复，3～4 周后瘢痕形成，导致食管狭窄。

Ⅲ度（重度）：可累及食管全层及食管周围组织，表现为深部溃疡及穿孔，可并发纵隔炎等。

【临床表现】

1. 急性期　1～2 周。

（1）局部症状：包括：①疼痛：吞服腐蚀剂后，立即发生口、咽、胸骨后或背部疼痛，并可引起食管的痉挛。②吞咽困难：主要与吞咽疼痛密切相关，进而出现吞咽障碍，流涎，儿童尤为明显，通常仅能进流质或半流质饮食，严重时滴水难进。③声嘶及呼吸困难：病变累及喉部，出现喉黏膜水肿，导致声音嘶哑、呼吸急促、呼吸困难等临床症状发生。

（2）全身症状：吞咽药物量过多或浓度较大，可出现中毒现象，有发热、恶心、脱水、昏睡或休克等表现，若食管发生穿孔可致迅速死亡。

2. 缓解期　急性期后 1～2 周，未发生并发症，疼痛逐渐消失，吞咽功能有所恢复，创面逐渐愈合，饮食量增加，患者自觉轻快。

3. 瘢痕狭窄期　病变累及肌层，经上述两期，3～4 周后，由于结缔组织的增生，继而瘢痕挛缩发生食管狭窄，再度出现吞咽障碍，逐渐加重，甚至滴水难进，勉强吞入后立即吐出。由于营养障碍与脱水情况，可迅速出现衰竭现象。

【并发症】

1. 全身并发症　服毒量较多，具有全身中毒现象，重者在数小时内或 1～2 d 内死亡。

2. 局部并发症

（1）出血：服毒后数日内，出现小量吐血，大量出血则为坏死组织脱落所致，常发生于 1～2 周，多在 10 d 左右突然发生大量出血，重者因无法制止而迅速死亡。

（2）食管穿孔与纵隔炎：并发于吞服毒液过浓，量又大的患者，碱性腐蚀剂较酸性者更易发生食管穿孔，一般在食管下端破裂至左侧胸腔，有时穿孔到气管，而形成气管食管瘘。

（3）胃烧伤、胃穿孔与腹膜炎：并发于酸性腐蚀剂者为多。

（4）喉水肿、吸入性肺炎、肺脓肿与支气管扩张症：腐蚀剂损伤喉部及腐蚀剂误吸入肺部导致。

（5）食管瘢痕狭窄：是难以避免的并发症，胃瘢痕狭窄也常并发于吞咽酸性腐蚀剂的患者中。

（6）食管癌：食管腐蚀伤患者食管癌风险较正常人明显增高。

【检查及诊断】

1. 咽、喉部检查　吞服腐蚀剂后，口、咽黏膜充血肿胀，上皮脱落后有假膜形成，继发感染，呈糜烂样外观。喉部受累时，间接喉镜可发现会厌、杓状软骨等处黏膜水肿。

2. 影像检查　患者吞服腐蚀性液体后可行胸、腹平片或 CT 检查，明确有无并发症的发生，并辅助判断食管、纵隔及肺部损伤程度。

3. 食管镜检查　摄入腐蚀剂后应在 24 h 内行上消化道内镜检查，评估食管及胃部损伤情况，指导治疗并评估预后情况。但患者存在血流动力学不稳定、有食管穿孔风险、严重呼吸窘迫或严重咽部肿胀及声门肿胀者，禁行内镜检查。

根据内镜下表现，食管损伤分级如下：

0 级 - 正常

1 级 - 黏膜水肿和充血

2A 级 - 浅表溃疡、出血和渗出液

2B 级 - 深部的局部溃疡或环形溃疡

3A 级 - 局灶性坏死

3B 级 - 广泛坏死

图集 5-6-1
食管腐蚀伤食管镜图片

【治疗】

1. 急性期

（1）急性期首要是抢救生命，预防狭窄形成。急性期以保守治疗为主，包括抗感染、支持对症治疗。

1）抗生素：食管腐蚀伤发生后应及时使用抗生素，预防感染的发生。

2）支持疗法：患者因咽痛，不能进食或进食很少，此时根据病情变化，给予补液、维持水、电解质及酸、碱平衡，必要时给予鼻饲饮食。

3）对症治疗：给予质子泵抑制剂抑制胃酸来预防胃部应激性溃疡，给予止痛药物缓解患者疼痛。

4）急诊手术：患者有穿孔、纵隔炎或腹膜炎的临床征象是需要紧急手术的指征，喉梗阻症状明显时，应行气管切开，以保持呼吸道通畅。

（2）急性期治疗时应注意以下事项：

1）禁止使用催吐剂：因呕吐物可使食管及咽部再次暴露于腐蚀剂，从而加重损伤。

2）禁止使用鼻胃管洗胃等方式清除胃内残留腐蚀性物质：因操作可导致呕吐，加重消化道损伤，并导致消化道穿孔。

3）不建议使用中和物质（弱酸或弱碱）：中和反应产热及可导致组织产生热损伤，反应产生气体可导致穿孔发生。

2. 缓解期　根据病情轻重使用抗生素及糖皮质激素数周，逐渐减量至停用；疑有食管狭窄者，应继续保留或尽早置入鼻饲胃管。

3. 瘢痕狭窄期　已发生食管瘢痕狭窄的患者，可采用以下治疗方法。

（1）食管镜下探条扩张法：适于狭窄程度轻、病变范围较局限的病例。扩张在食管镜直视下进行，扩张时忌用暴力，插入大小合适的扩张探条，放入后留置数分钟取出，酌情每 5~7 d 扩张 1 次，多次扩张后，可使食管腔恢复到一定宽度，以利于进食。

（2）顺线扩张法：吞咽一根长约 7 m 粗丝线入肠，线端系以小铅丸，既便于吞服，又便于通过 X 线透视确知此丸是否已入肠内。线远端已入肠内时，拉紧口外线端，觉线已固定而不能拉出。将口端丝线穿过弹性扩张探条中央小孔，将此探条循线送入食管进行扩张，直抵达贲门为止，视情况换用较大一号探条进行扩张。

（3）逆行扩张法：适于食管狭窄程度较严重，范围较广或经口扩张有危险、有困难或无效者，是一种较安全可靠方法。先作胃造瘘，将经口腔、食管吞下尼龙线自胃造瘘口处引出，与大小合适梭形扩张子的一端连接，使尼龙线与扩张子两端互相连接成环状，便于进行循环扩张。一般每周 2~3 次，扩张时，扩张子即可随线经胃入食管，从下而上最后由口腔牵出，如此反复进行循环扩张。酌情逐渐增大扩张子，对食管狭窄有一定疗效，但疗程较长。

（4）食管内置入记忆型钛网合金支架：食管镜下将记忆型钛网合金支架放入食管狭窄处。

（5）外科手术治疗：烧伤严重、狭窄范围广、扩张术未成功或估计不易成功者，可考虑行空肠或结肠代食管的手术。

（6）内镜监测：食管腐蚀伤患者食管狭窄及食管癌风险明显提高，应定期行上消化道内镜检查。

推荐阅读 5-6-1
食管腐蚀伤后瘢痕狭窄的外科治疗

【预防】

必须重视食管腐蚀伤的预防工作。对强酸、强碱等腐蚀性物质，一定要建立严格的管理制度。盛器上要有醒目的标记，并做到专人保管，上锁存放。切忌用杯、碗等盛器存放腐蚀剂，以免误吞。

（汪　欣）

复习思考题

1. 食管腐蚀伤的病理生理过程如何？

2. 食管腐蚀伤急性期的处理原则是什么？

3. 食管腐蚀伤如何评估？

4. 简述食管狭窄的治疗。

5. 简述儿童食管腐蚀伤的治疗及预防。

网上更多……

本章小结　　教学PPT　　自测题

第七章

食管、气管肿瘤

关键词

食管良性病变 　食管癌 　气管肿瘤 　头颈肿瘤 　放化疗

　　食管良性肿瘤较少见，常见的有食管平滑肌瘤、乳头状瘤、食管息肉等，手术治疗是主要治疗方式。食管癌为食管上皮来源的恶性肿瘤，是严重威胁人类健康的最常见恶性肿瘤之一，病理类型主要有鳞状细胞癌及腺癌，不同病理类型的食管癌有不同的生物学特点，食管癌强调早发现、早诊断及早治疗，治疗方法有手术、放射、化学疗法及生物治疗四种。原发于气管内的肿瘤临床很少见，大多数成人气管肿瘤为恶性肿瘤。鳞状细胞癌、腺样囊性癌及黏液表皮样癌为最常见类型，早期治疗以手术治疗为主，若无法完整切除，则需行放化疗等治疗。本章就常见的食管良性肿瘤的特点，食管癌流行病学、病理学、临床表现、诊断及治疗，气管肿瘤的临床特点等内容加以介绍。

诊疗路径

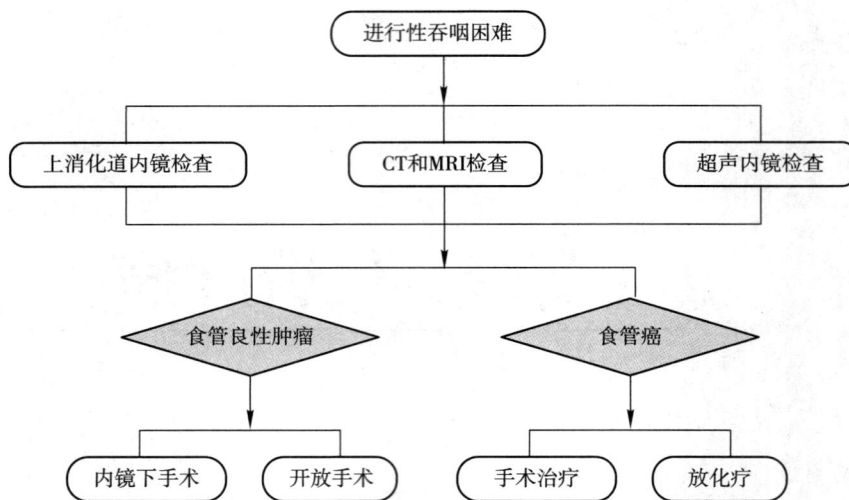

第一节 食 管 肿 瘤

一、食管良性肿瘤

☞ 典型病例（附分析）5-7-1
食管平滑肌瘤

在行食管内镜检查或影像学检查时，可发现多种食管良性病变，其中大多数都不常见，多数无明显症状，少部分食管良性病变存在恶变可能，因此，应根据食管良性病变种类指定不同的治疗方案。食管良性病变根据其形态，可分为隆起型、平坦型或囊性病变。常见的食管良性肿瘤有食管平滑肌瘤、乳头状瘤、食管纤维血管性息肉、食管腺瘤、食管脂肪瘤、食管血管瘤、食管颗粒细胞瘤及复发性神经鞘瘤等（表 5-7-1）。

表 5-7-1 食管良性病变种类

隆起性病变	胃肠道间质瘤、平滑肌瘤，神经鞘瘤，淋巴管瘤，血管瘤，纤维血管性息肉，颗粒细胞瘤，腺瘤，炎性纤维性息肉，乳头状瘤
平坦型病变	异位皮脂腺，糖原棘皮症，食管入口斑，角化不全，表层剥脱性食管炎
囊性病变	支气管源性和肠源性囊肿，食管重复畸形/重复囊肿

1. 平滑肌瘤（leiomyoma） 是最常见的食管良性肿瘤，平滑肌瘤可发生于食管任何部位，多数为单发，一般发生于食管下 2/3 段平滑肌层。瘤体形状不一，呈球形、分叶形或长棒形，质韧，表面多光滑或凹凸不平，呈黄白色或淡红色。镜下见囊状编织样排列的平滑肌纤维。临床表现为程度不同的吞咽困难，依肿瘤向食管腔内或腔外生长而定。胸骨后、上腹或脊背钝痛，是因肿瘤压迫周围组织及神经所致；如肿瘤过大，可有反射性咳嗽、咳痰、胸痛、声嘶等；肿瘤表面溃烂，可发生呕血或便血。增强 CT 可见食管壁内的、偏心圆形的纵隔肿块。治疗以手术切除为主，根据肿瘤部位、大小，采取不同途径。可采取肿瘤黏膜外摘除术，肿瘤巨大，包绕食管，则采取连同食管部分切除术。

2. 纤维血管性息肉（fibrovascular polyps） 纤维血管性息肉由纤维、血管和脂肪组织混合而成，其表面被覆鳞状上皮。最常发生于食管的上 1/3，通常与环

咽肌的下部直接相连。男性多于女性，发病年龄多在 50~60 岁。纤维血管性息肉的发病机制并不完全清楚，其很可能起源于冗余黏膜皱襞的结节状增厚，反复吞咽时的推进力可拉长此类区域。纤维血管性息肉通常不引起症状，但较大的病变可脱垂进入喉部引起窒息，其他症状包括吞咽困难、长期咳嗽、恶心和呕吐。延伸至近端胃的息肉暴露于酸性环境中，这可导致溃疡形成和出血。有症状的息肉通常带蒂，因此可以在内镜下摘除，切除前应进行超声内镜检查蒂部是否有滋养的大血管。息肉可经硬管食管镜或电子上消化道镜下切除，如果存在较大的滋养血管或内镜下无法达到蒂的基底部，则可能需要外科切除。

3. 食管腺瘤（esophageal adenomas） 食管腺瘤几乎仅发生于有 Barrett 病变的食管段，它可能是一种息肉状或结节样的异型增生，而不是一种单独的息肉状腺瘤。内镜检查时应评估腺瘤周围黏膜是否存肠上皮化生。如果证实为 Barrett 食管，则需按照 Barrett 食管的治疗原则处理。如果病变是孤立的腺瘤，示病变大小决定治疗方式，小于 1 cm 的病变可使用活检钳或圈套器在内镜下切除；大于 1 cm 的病变和存在高度异型增生的病变可以使用内镜黏膜切除术切除；而更为进展性的病变可能需要外科手术。

4. 食管乳头状瘤（papilloma of esophagus） 是一种良性的上皮病变，其组织学特征是由数量增加的鳞状细胞排列而成的指状突出组织，这些指状突出含有小血管的结缔组织中心。食管乳头状瘤的发病机制仍不清楚，但目前认为可能与炎症刺激及人乳头瘤病毒感染有关。大多数乳头状瘤是孤立性的。在内镜下，其表现为粉白色疣状外生型小突起，必须与如疣状鳞状细胞癌、肉芽组织和乳头状白斑等鉴别。大多数病变并不引起症状，但大的病变可导致吞咽困难。乳头状瘤通常可通过内镜切除治疗。小于 1 cm 的病变通常可以用冷活检钳钳除，但较大的病变则需要内镜下黏膜切除术。切除后复发罕见。

☞ 推荐阅读 5-7-1
食管良性病变

二、颈段食管癌

☞ 典型病例（附分析）5-7-2
颈段食管癌

食管癌（cancer of esophagus）是严重威胁人类健康最常见恶性肿瘤之一，全世界几乎所有国家及民族均有发病，多数地区年发病率男性为 2.5～5.0/10 万，女性为 1.5～2.5/10 万。世界上约 60% 食管癌发生在中国，约占癌症死亡人数 23%。北方食管癌普查结果，其发病率为 7.11/10 万。近来大量调查研究发现，我国食管癌的发病因素随不同地区而有明显差异。我国太行山区、福建丘陵地区、广东东部、四川西部、苏北地区等发病率较高，尤其太行山区三省河南、山西与河北发病率最高，特别是河南林县、山西阳城县等地区食管癌成为全部癌症死亡病例的第一位。

【病因及病理】

目前对食管癌的病因及发病机制尚不清楚。高发病区的研究认为，食管癌的危险因素与年龄、性别、民族、遗传、生活习惯、环境、营养状况、化学、生物、相关疾病及癌前病变等有关。食管恶性肿瘤的发病率随年龄的增加而增高。非高发民族及地区以男性多见，死亡率男高于女。

食管恶性肿瘤主要包括鳞状细胞癌及腺癌，未分化癌、基底细胞癌和黏液癌少见。鳞状细胞癌最为常见，起源于衬于食管上段的细胞，主要与吸烟、饮酒等因素有关，另外喜食亚硝酸盐含量偏高的食物，食物过硬、过热，进食过快，口腔不洁，真菌感染等也可能为食管癌重要诱因；腺癌起源于食管与胃连接部的腺体细胞，腺癌与胃食管反流病和体质指数高有关，胃食管反流患者远端食管黏膜组织有肠上皮化生改变，可黏膜发生癌变概率增大。

根据美国癌症联合会分类标准，按解剖分区将食管癌分为颈段食管癌、上胸段食管癌、中胸段食管癌、下胸段/食管胃结合部食管癌四部分。其中颈段食管癌包括环状软骨下缘至胸廓入口上缘之间食管恶性肿瘤。颈段食管癌主要病理类型为鳞状细胞癌，一部分患者可同时伴有下咽癌或为下咽癌向下侵犯食管入口导致（图 5-7-1）。食管癌的分期标准多采用美国癌症联合会制定的 TNM 分期标准。

☞ 推荐阅读 5-7-2

食管癌美国癌症联合会的 TNM 分期标准

【临床表现】

多数早期食管癌无症状，仅 30% 黏膜内及 60% 黏膜下肿物有早期症状，肿瘤侵犯小于 1/3 食管周径，患者可进普食，但大口吞咽时发噎。常见症状有进食

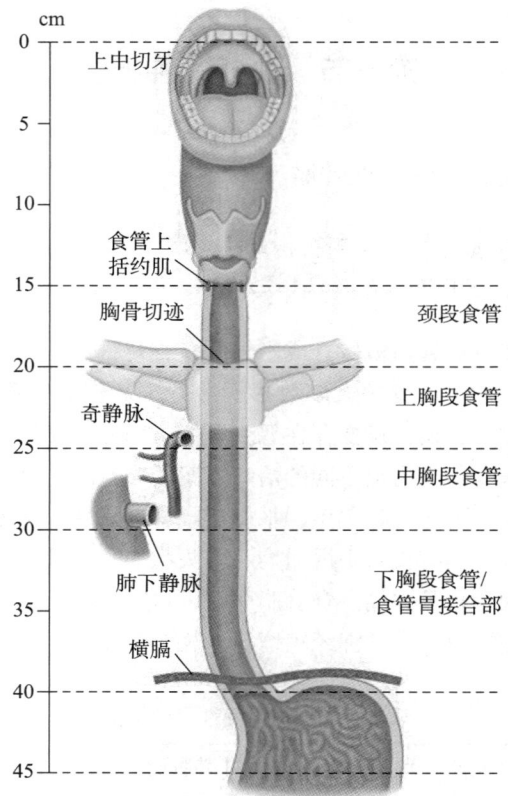

图 5-7-1 食管癌解剖分部

时轻微哽噎感；吞咽时食管内刺痛或隐痛感；进食时食管内异物感；胸骨后闷胀、隐痛、烧灼感或不能详述不适。

肿瘤进一步增大，超过食管周径 2/3 以上而引起的一系列症状程度与食管周径受累范围成正比。除以上早期症状发展、加重成吞咽时胸骨后沉重感、阻塞感、钝痛，贲门癌患者可有类似胃溃疡样疼痛外，最突出典型临床表现是进行性吞咽困难，短期内持续地、进行性加重进食哽噎，从进普食有哽噎感到只能进半流食，最后进流食困难，甚至不能饮水。缩窄型、髓质型出现此症状较早，蕈伞型、腔内型及溃疡型较晚。患者逐渐消瘦。持续胸痛或背痛多表示癌已侵犯食管外组织；侵犯喉返神经，有声音嘶哑；癌肿穿入主动脉，可有大呕血；侵入气管形成食管气管瘘，进食时发生呛咳及肺部感染。原发瘤或转移灶直接侵犯周围组织、器官，是食管癌晚期的典型症状及主要死亡原因。

【诊断】

食管癌的诊断包括定性诊断、定位诊断及病变分期几部分组成，诊断主要依据临床表现及辅助检查结果。

检查手段包括上消化道内镜检查及活检、胸腹部 CT、超声内镜及诊断性胸腹腔镜等。

上消化道内镜检查及活检可直接观察食管腔内病变及范围，并获得病理学诊断，是食管癌定性及定位诊断最重要的检查手段之一。CT 及 MRI 主要用于明确肿物侵及范围以及喉、气管、纵隔及椎前结构等邻近结构受累情况，指导病变分期。食管超声内镜可评估早期食管癌浸润深度。由于部分头颈部肿瘤，尤其是下咽部及口咽部鳞状细胞癌患者，可发生食管内第二原发肿瘤，因此也常需要行消化道内镜检查。

食管癌在临床上应与贲门失弛缓症、食管炎、食管中段牵引型憩室与食管良性肿瘤等疾病进行鉴别。

【治疗】

食管癌强调早发现、早诊断与早治疗。治疗方法有手术、放射、化学疗法及生物治疗四种。

颈段食管癌治疗仍然比较棘手，早期颈段食管癌手术治疗是最有效的方法之一，但手术方式、切除范围及重建方法仍然在争论中，颈段食管癌切除范围常包括咽、喉、食管、甲状腺及淋巴结清扫等，同时需行一期消化道重建。重建的方式包括胃上提法、游离空肠或游离皮瓣修补等。术前放疗可减小癌肿及转移淋巴结体积，使癌肿周围小血管闭塞，配合化疗可增加手术切除率，但同时也会增加术后并发症发生概率。晚期颈段食管癌患者多采用根治性放疗或同步放化疗。

颈段食管癌预后不佳，治疗后 5 年生存率为 25% ~ 32%，对不能手术切除患者，可行胃造瘘术或空肠造瘘术以缓解进食困难。

☞ 推荐阅读 5-7-3
中国早期食管癌筛查及内镜诊治专家共识意见（2014）

☞ 人文视角 5-7-1
食管癌患者生存质量评估

第二节　颈段气管肿瘤

☞ 典型病例（附分析）5-7-3
气管内腺样囊性癌

原发于气管内的肿瘤临床上很少见，大多数成人气管肿瘤为恶性肿瘤。鳞状细胞癌最常见，占 50% ~ 67%；其他常见恶性肿瘤包括腺样囊性癌及黏液表皮样癌，其他少见肿瘤包括非鳞状细胞性支气管源性癌、肉瘤、类癌及其他肿瘤。良性肿瘤包括血管瘤、错构瘤、神经源性肿瘤及乳头状瘤等。

气管内鳞状细胞癌的组织学来源与肺癌相同，鳞状细胞癌主要见于气管及支气管近端，大体常表现为向气管管腔内生长的乳头状病变，显微镜下可在肿瘤细胞或细胞间桥内发现角化成分，免疫组化检查有助于进一步明确诊断（如表达 p40，p63，CK5，desmoglein 等），根据细胞形态可将鳞状细胞癌分为角化型、非角化型及基底细胞样型等三个亚型，肿物常阻塞管腔导致临床症状出现较早，由于鳞状细胞癌较其他类型支气管肺癌诊断早，疾病分期早，鳞状细胞癌预后较其他类型肺癌好。气管内腺样囊性癌组织学表现与涎腺来源腺样囊性癌相同；大体上多表现为气管或主支气管内息肉样外生病变，也可表现为沿气管纵轴或环形浸润性斑片状病变，常侵犯软骨板；显微镜下检查常发现病变侵及神经周围并沿血管发展，以上特点使腺样囊性癌显微镜下病变范围常超出大体肉眼观察范围，导致手术切缘阳性率较高；腺样囊性癌可出现多病灶复发，晚期可出现转移。黏液表皮样癌组织学表现与涎腺来源黏液表皮样癌相同，黏液表皮样癌组织包括鳞状细胞、黏液分泌细胞及中间细胞，黏液表皮样癌更常见于支气管组织，黏液表皮样癌表现为边界清晰的息肉样外生性病变，根据病变形态，黏液表皮样癌可分为低级别型及高级别型，低级别型很少发生淋巴结转移，而高级别型常转移至局部淋巴结及远处转移。

气管内肿瘤由于肿物阻塞气管管腔可出现相应症状，早期患者可出现喉痒及刺激性干咳，可有间歇性咯血，易被误诊为哮喘；肿瘤逐渐增大引起喉鸣及呼吸困难，晚期肿瘤侵犯邻近器官导致肺炎、声带麻痹、食管受累、消瘦及颈部淋巴结转移等，气管肿瘤也常误诊为侵袭性甲状腺肿瘤。气管肿瘤诊断主要依赖于电子支气管镜检查及 CT 检查，电子支气管镜可观察气管腔内肿物形态及范围，并行活检病理检查；CT 检查可发现突向气管管腔内软组织影，明确肿瘤范围及部位；PET/CT 检查有助于气管内鳞状细胞癌的分期。气管肿瘤的主要治疗方式包括手术治疗及放疗。凡能手术切除者，建议手术完整切除，若术后切缘阳性或无法完整切除，建议术后放疗或放化疗治疗。对无法切除的气管内鳞状细胞癌，建议参照肺癌或头颈部肿瘤行同步放化疗治疗；对无法切除的气管内腺样囊性癌，建议根治性放疗或联合放化疗；对于气管肿瘤阻塞气道患者，可行硬管支气管镜下激光切除或气管内支架植入，暂时缓解患者症状。气管肿瘤预后主要与肿瘤组织学来源有关。

🅔 图集 5-7-1
气管肿瘤

☞ 推荐阅读 5-7-4
原发气管肿瘤的诊断及治疗

（祝　威）

复习思考题

1. 常见的食管良性病变有哪些？

2. 颈段食管癌的临床表现是什么？

3. 气管肿瘤的分类及治疗方法有哪些？

网上更多……

👤三 本章小结　　🖥 教学PPT　　📝 自测题

第一章

颈的应用解剖学

关键词

固有颈部　　颈筋膜间隙　　甲状腺　　甲状旁腺

　　颈位于头、胸部和上肢之间，连接头、躯干和上肢。上界为下颌骨下缘、下颌角、乳突尖、上项线和枕外隆突的连线。下界为胸骨上切迹、胸锁关节、锁骨和肩峰至第 7 颈椎棘突的连线。颈前部正中有气管、食管等重要人体组织器官，两侧有许多出入颅腔的重要大血管和神经排列。颈的各层筋膜将颈部诸肌和血管、神经、器官等包绕，在其周围形成筋膜鞘和筋膜间隙。此外，颈拥有丰富的淋巴组织，淋巴结之间以众多相互贯通的淋巴管连接成网，收纳头颈及部分胸和上肢的淋巴液。

第一节　颈的分区

颈以两侧斜方肌前缘为界，分为位于前方的固有颈部和后方的项部。两侧斜方肌前缘及脊柱颈部前方的部位，称为固有颈部。斜方肌覆盖的深部及脊柱颈部之间的部分，称为项部。在固有颈部表面可见胸骨上窝、锁骨上窝、胸锁乳突肌、舌骨、甲状软骨、环状软骨等体表标志。固有颈部以胸锁乳突肌前、后缘为界，分为颈前三角区、胸锁乳突肌区、颈后三角区（图6-1-1）。本节主要介绍固有颈部的内容。

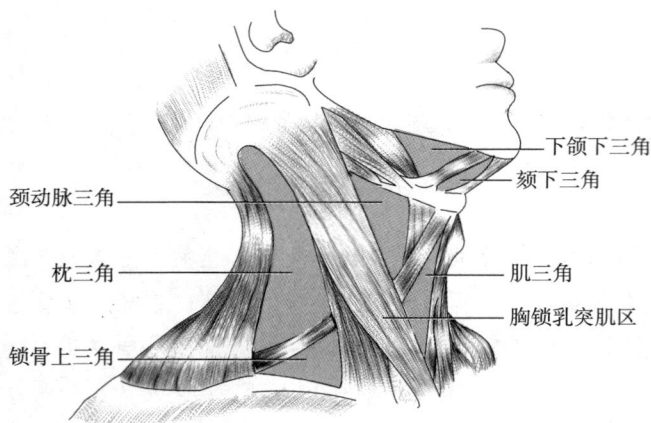

图 6-1-1　颈三角

一、颈前三角区

颈前三角区（anterior neck triangle）上界为下颌骨下缘，外侧界为胸锁乳突肌前缘，内侧界为颈前正中线。该区以舌骨为界分为舌骨上区和舌骨下区。

（一）舌骨上区

包括颏下三角和两侧的下颌下三角。

颏下三角（submental triangle）位于两侧二腹肌前腹和舌骨体之间。位于舌骨上区的中间部位。其内有淋巴结。

下颌下三角（submandibular triangle）又称二腹肌三角，位于二腹肌前、后腹和下颌骨下缘之间。位于舌骨上区两侧，左右各一。其内有下颌下腺、众多肌肉、舌动静脉、舌神经、舌下神经、舌咽神经及下颌下神经节。

（二）舌骨下区

包括两侧的颈动脉三角和肌三角。

颈动脉三角（carotid triangle）位于胸锁乳突肌上部前缘、肩胛舌骨肌上腹和二腹肌后腹之间。位于舌骨下区的上部。其内有颈总动脉、颈内静脉、迷走神经等，颈总动脉在此分为颈内、外动脉。

肌三角（muscular triangle）又称肩胛舌骨肌气管三角，位于颈前正中线、胸锁乳突肌前缘和肩胛舌骨肌上腹之间。位于舌骨下区的下部。其内有喉、颈段气管食管、甲状腺、甲状旁腺、喉上神经和喉返神经等。

二、胸锁乳突肌区

胸锁乳突肌区（sternocleidomastoid region）为胸锁乳突肌所占据的区域。起于胸骨柄前面、锁骨上缘内侧1/3，止于乳突外侧。胸锁乳突肌后缘中点有枕小神经、耳大神经、颈横神经、锁骨上神经依次由深筋膜浅出。

三、颈后三角区

颈后三角区（posterior neck triangle）下界为锁骨，内侧界为胸锁乳突肌后缘，外侧界为斜方肌前缘。该区以肩胛舌骨肌下腹为界分为枕三角和锁骨上三角。

枕三角（occipital triangle）又称肩胛舌骨肌斜方肌三角，位于胸锁乳突肌后缘、斜方肌前缘和肩胛舌骨肌下腹之间。其内有副神经通过。

锁骨上三角（supraclavicular triangle）又称肩胛舌骨肌锁骨三角，位于胸锁乳突肌下外侧深部与颈椎的前方。其内有臂丛、锁骨下动静脉、胸导管颈段、胸膜顶和肺尖。

☞ 研究进展6-1-1
颈的常见三角区及其临床应用特点

第二节　颈肌、颈的神经与血管

一、颈肌

颈肌较多，分为浅层和深层，浅层肌肉主要包括胸锁乳突肌、舌骨上肌群和舌骨下肌群。深层肌肉可分为椎前肌和斜角肌。

（一）胸锁乳突肌

胸锁乳突肌位于颈两侧，起自胸骨柄前面和锁骨上缘内侧1/3，斜向后上方止于颞骨的乳突外侧面。体表可见其轮廓，胸锁乳突肌收缩时，可在颈部见到明显隆起，是颈外科的重要标志。主要受副神经和第2、第3颈神经支配。

（二）舌骨上肌群

位于舌骨与下颌骨和颞骨之间，包括4对：二腹肌（digastric muscles）、下颌舌骨肌（mylohyoid muscles）、茎突舌骨肌（stylohyoid muscles）和颏舌骨肌（geniohyoid muscles）。其中二腹肌是舌骨上部的重要肌性标志。舌骨上肌群的作用主要是上提舌骨，协助吞咽。

（三）舌骨下肌群

位于颈前部，舌骨下方的正中线两侧，每侧4块，分为浅、深两层。浅层有胸骨舌骨肌（sternohyoid muscles）和肩胛舌骨肌（omohyoid muscles），深层有胸骨甲状肌（sternothyroid muscles）和甲状舌骨肌（thyrohyoid muscles）。舌骨下肌群的作用主要是下降舌骨和喉。

（四）椎前肌

位于脊柱前正中线两侧，包括：颈长肌（musculus longus colli）、头长肌（musculus longus capitis）、头前直肌（rectus capitis anterior）和头侧直肌（rectus capitis lateralis）。椎前肌的作用主要是屈头、屈颈。

（五）斜角肌

位于颈椎的两侧，包括前斜角肌（anterior scalene muscle）、中斜角肌（middle scalene muscle）、后斜角肌（posterior scalene muscle）。前、中斜角肌与第1肋之间形成一个三角形间隙，称之为斜角肌间隙（scalene muscle space），其内有锁骨下动脉及臂丛通过。斜角肌的作用主要是当颈椎固定时前、中斜角肌可上提肋骨以助呼吸，胸廓固定时可以屈颈。

图集 6-1-1

颈肌

二、颈的神经

颈的神经主要包括颈丛及膈神经、4对后组脑神经及颈交感干等（图6-1-2）。

（一）颈丛及膈神经

颈丛（cervical plexus）由第1~4对颈神经前支组成。皮支在胸锁乳突肌后缘中点附近穿出后分为枕小神经、耳大神经、颈横神经、锁骨上神经等分布于头颈部、胸上部、肩及肩胛冈以上皮肤，肌支分布于颈深部肌肉。膈神经是颈丛的重要分支，位于椎前筋膜与前斜角肌之间，自上外向下内斜行，经锁骨下动、静脉之间进入纵隔，分布于膈肌。

（二）4对后组脑神经

包括舌咽神经（glossopharyngeus nerve）、迷走神经

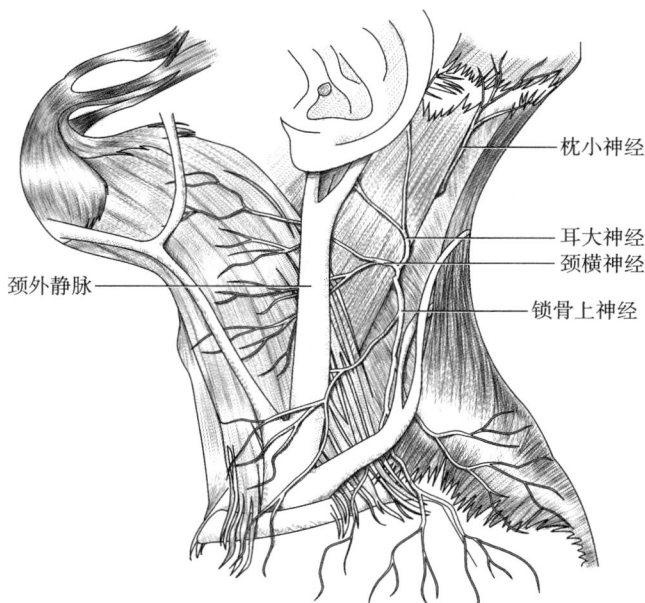

图 6-1-2　颈丛神经

（vagus nerve）、副神经（accessory nerve）和舌下神经（hypoglossal nerve）。这4条脑神经与颈内动、静脉紧密相邻，位于颈动脉鞘内。

（三）颈交感干

颈交感干（cervical sympathetic trunk）位于椎前筋膜深面，由颈上、颈中、颈下神经节及其交通支组成。其中颈上神经节最大，相当于第2、3颈椎横突的前方；颈中神经节最小，相当于第6颈椎水平；颈下神经节相当于第7颈椎横突与第1肋颈之间。

三、颈的主要血管

颈的主要血管包括颈总动脉、颈内动脉、颈外动脉、颈内静脉、颈外静脉（图6-1-3）。

（一）颈的动脉

颈总动脉（common carotid artery）是颈的主要动脉，左右各一，左侧起自主动脉弓，右侧起自无名动脉。颈总动脉与颈内静脉、迷走神经共同行走于颈动脉鞘内。颈总动脉在平甲状软骨上缘分为颈内、外动脉。在颈内、外动脉根部间后方有颈动脉小球（carotid glomus）又称颈动脉体，是一敏感的化学感受器。在颈内动脉起始部，管壁呈球形膨大，为颈动脉窦（internal carotid sinus），是一敏感的压力感受器。

颈内动脉（internal carotid artery）在平甲状软骨上缘的水平起自颈总动脉，穿颈动脉管入颅，在颈部没有分支。颈内动脉是脑血液供应的主要来源。

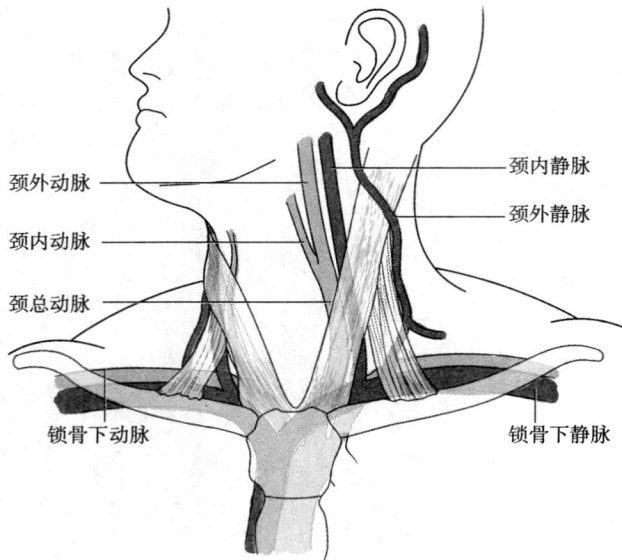

图 6-1-3 颈的血管

颈外动脉（external carotid artery）在平甲状软骨上缘的水平起自颈总动脉，向上在下颌角处为二腹肌后腹及茎突舌骨肌所越过，然后进入腮腺，相当于下颌颈处分为颞浅和上颌动脉。全程共发出 8 条分支：甲状腺上动脉、舌动脉、面动脉、枕动脉、耳后动脉、咽升动脉、颞浅动脉和上颌动脉。

（二）颈的静脉

颈内静脉（internal jugular vein）为位置浅表的最大一条静脉，主要接收脑、颜面和颈的静脉血。起自颈静脉孔，向下走行于颈动脉鞘内，在锁骨内侧后方与锁骨下静脉汇合成头臂静脉。在颈部有面静脉、舌静脉、甲状腺上静脉及甲状腺中静脉等属支。

颈外静脉（external jugular vein）为颈部浅层中较大的一条静脉，由面后静脉与耳后静脉于下颌角处汇合而成，经胸锁乳突肌浅面向下，于锁骨中内 1/3 交点上2.5 cm 处穿颈深筋膜注入锁骨下静脉或颈内静脉。

第三节 颈筋膜及筋膜间隙

颈筋膜位于颈阔肌深面，围绕颈肌和器官的结构，颈筋膜分为颈筋膜浅层和颈筋膜深层，在血管、神经周围形成筋膜鞘和筋膜间隙（图 6-1-4）。

一、颈浅筋膜

颈浅筋膜（superficial cervical fascia）属全身筋膜的一部分，为一薄层，包绕颈阔肌，形成肌鞘。

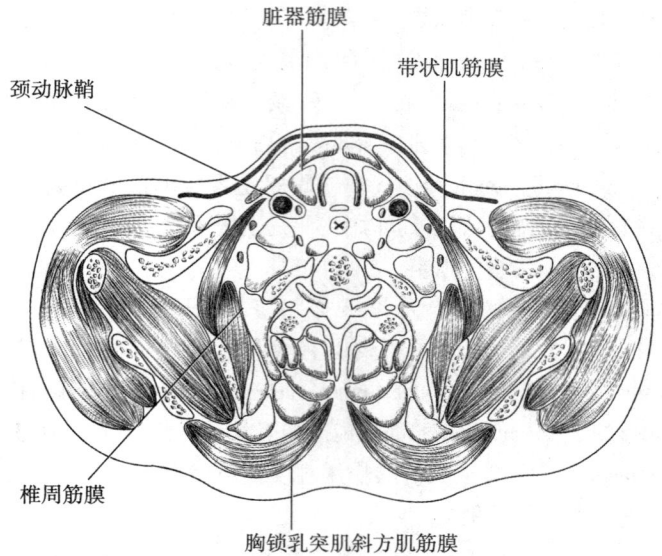

图 6-1-4 颈筋膜及其筋膜间隙

二、颈深筋膜

颈深筋膜（deep cervical fascia）按深浅层次可分为浅、中、深三层。

颈深筋膜浅层（superficial layer of deep cervical fascia）又称封套筋膜，上部起自于枕外隆突、上项线、乳突底、下颌骨和颧弓，下方附于锁骨、肩峰和胸骨柄。包绕斜方肌、胸锁乳突肌、带状肌、颌下腺、腮腺和咀嚼肌。

颈深筋膜中层（middle layer of deep cervical fascia）又称内脏筋膜，可分为脏层和壁层。脏层包绕所有颈的器官，包括咽喉、气管、食管、甲状腺等。壁层上连舌骨，下延为心包纤维膜，外侧形成颈的血管神经鞘。

颈深筋膜深层（deep layer of deep cervical fascia）又称椎前筋膜（prevertebral fascia），上起自颅底，下延至胸部，覆盖脊柱旁诸肌和颈椎。

颈动脉鞘（carotid sheath）由颈的三层筋膜共同形成，上自颅底，下至颈根部。包绕颈总动脉、颈内静脉和迷走神经。

三、颈筋膜间隙

各层颈筋膜将颈部形成多个潜在的颈筋膜间隙（cervical fascial spaces），主要包括胸骨上间隙、咽旁间隙、咽后间隙、椎前间隙等。

1. 胸骨上间隙（suprasternal space） 颈筋膜浅层在距胸骨柄上缘 3 ~ 4 cm 处分为两层，分别附着于胸骨柄的前、后缘所形成的筋膜间隙。内有胸锁乳突肌胸骨头、颈前静脉下段、颈静脉弓、淋巴结及脂肪组织等。

2. 咽旁间隙（parapharyngeal space）　位于翼内肌、腮腺深部与咽侧壁之间，该间隙呈锥形，上自颅底，下至舌骨，前界为翼下颌韧带，后界为椎前筋膜。内侧为咽上缩肌，外侧为腮腺、下颌骨及蝶骨翼突。茎突将此间隙分为茎突前隙和茎突后隙。茎突前隙内有下牙槽神经、舌神经、耳颞神经和颌内动脉通过。茎突后隙内有颈交感链、第Ⅸ、Ⅹ、Ⅺ、Ⅻ脑神经及颈内动、静脉通过。

3. 咽后间隙（retropharyngeal space）　位于椎前筋膜与颊咽筋膜之间，上自颅底，下至上纵隔。其前方为咽和食管，后方为翼筋膜，两侧方为颈血管鞘。该间隙在中线处被咽缝分为左右两侧，互不相通。

4. 椎前间隙（prevertebral space）　位于椎体与椎前筋膜之间，上自颅底，下至尾骨。两侧方为颈椎横突。

📖 图集 6-1-2
颈筋膜及筋膜间隙

第四节　颈的淋巴组织

颈部有丰富的淋巴组织，淋巴结之间以众多相互贯通的淋巴管连接成网，收纳头颈及部分胸和上肢淋巴。颈的正常淋巴结多为蚕豆形或椭圆形，大小在 0.1 ~ 0.5 cm，纵径与横径比值≥2，依据其所在位置不同分为颈上部淋巴结、颈前区淋巴结和颈外侧区淋巴结。

一、颈上部淋巴结

颈上部淋巴结位置浅表，位于头颈交界处，排成环形，主要收纳头面部淋巴回流，输出管注入颈外浅组和深组淋巴结。由后向前包括枕淋巴结（occipital lymph nodes）、乳突淋巴结（mastoid lymph nodes）、腮腺浅淋巴结（superficial parotid lymph nodes）、下颌下淋巴结（submandibular lymph nodes）及颏下淋巴结（submental lymph nodes）。

二、颈前区淋巴结

位于颈前正中，分为浅深两组，浅组淋巴结主要收纳舌骨下区浅淋巴，注入颈深下淋巴结或锁骨上淋巴结。深组淋巴结位于喉、甲状腺及气管前方，收集相应区域淋巴，注入颈深下淋巴结。

三、颈外侧区淋巴结

1. 颈外侧浅淋巴结（superficial cervical lymph nodes）　位于胸锁乳突肌浅面，沿颈外静脉排列。收纳枕部、耳部、乳突和腮腺淋巴，输出管注入颈外侧深淋巴结。

2. 颈外侧深淋巴结（deep cervical lymph nodes）　位于胸锁乳突肌深面，上自颅底，下至锁骨。围绕颈内静脉、副神经和颈横动脉排列。主要接受头、颈各部淋巴结输出管，输出管汇合成干，左侧注入胸导管（thoracic duct），右侧注入右淋巴导管（right lymphatic ducts）。主要分为三组：

（1）副神经淋巴结（accessory nerve lymph nodes）：沿副神经分布，收纳枕部、耳后等淋巴，注入颈深上淋巴结和锁骨上淋巴结。

（2）锁骨上淋巴结（supraclavicular lymph nodes）：位于锁骨上窝内，沿颈横动脉排列。收纳副神经淋巴结、胸上部、乳房及上肢引流区的淋巴，汇入颈深下淋巴结。

（3）颈内静脉淋巴结（internal jugular vein lymph nodes）：于肩胛舌骨肌与颈内静脉交叉处分为上下两部分，上部分为颈深上淋巴结（upper deep cervical lymph nodes），下部分为颈深下淋巴结（lower deep cervical lymph nodes）。

📖 图集 6-1-3
颈淋巴结

四、临床颈的淋巴结分区

临床上通常将颈的淋巴结根据颈的解剖标志和淋巴结的引流规律分为七区（levels 分区）（图 6-1-5）。

Ⅰ区：以二腹肌前腹为界分为ⅠA（颏下三角区）和ⅠB（下颌下三角区）两个亚区。ⅠA区为两侧二腹肌前腹和舌骨组成的三角区，有淋巴结 1 ~ 6 枚，引流至下颌下区和颈内静脉区。ⅠB区为二腹肌前后腹和下颌骨下缘组成的三角区，有淋巴结 2 ~ 8 枚，引流至颈内静脉区。

Ⅱ区：颈内静脉上区淋巴结，颈总动脉分叉水平以上至二腹肌后腹横过颈内静脉处，胸锁乳突肌前后缘之间的范围内，区内以副神经为界分为ⅡA区和ⅡB区。

Ⅲ区：颈内静脉中区淋巴结，在颈总动脉分叉至肩胛舌骨肌横过颈内静脉处，胸锁乳突肌前后缘之间的范围内。

Ⅳ区：颈内静脉下区淋巴结，肩胛舌骨肌横过颈内静脉处至胸廓入口部，胸锁乳突肌前后缘之间的范围内。

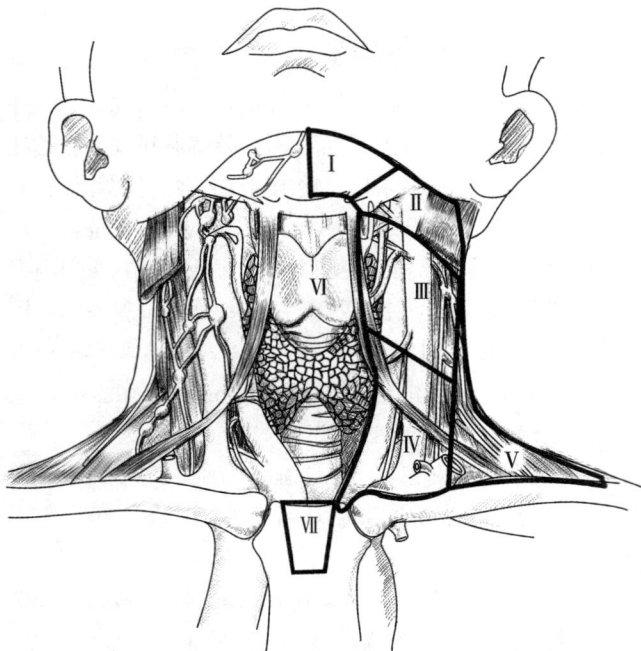

图 6-1-5　颈的淋巴结分区

Ⅱ～Ⅳ区又统称颈内静脉区淋巴结，共有 15～40 枚淋巴结，在颈内静脉周围呈螺旋状排列，收集头颈部大部分器官的淋巴，汇入左侧乳糜管或右侧的淋巴导管。

Ⅴ区：颈后三角区淋巴结，位于胸锁乳突肌后缘、斜方肌前缘、锁骨上缘组成的三角区。收集乳突、颈、肩部、锁骨下区皮肤及上纵隔的淋巴，共有 10～50 枚淋巴结。

Ⅵ区：中央区淋巴结，位于舌骨以下、胸骨上切迹以上、双侧胸锁乳突肌前缘之间的区域内。包括喉前淋巴结、气管周围淋巴结、甲状腺周围淋巴结、气管食管沟淋巴结，共有 8～20 枚淋巴结。

Ⅶ区：上纵隔淋巴结，位于胸骨上缘至主动脉弓上缘的区域，两侧界为颈总动脉。咽喉癌、食管癌及甲状腺癌淋巴结可转移至此区域内。

☞ 推荐阅读 6-1-1
欧洲头颈部肿瘤颈的淋巴结分区指南（2013 版）

第五节　甲状腺及甲状旁腺

一、甲状腺

（一）位置和形态

甲状腺（thyroid gland）位于颈前部，为人体内分

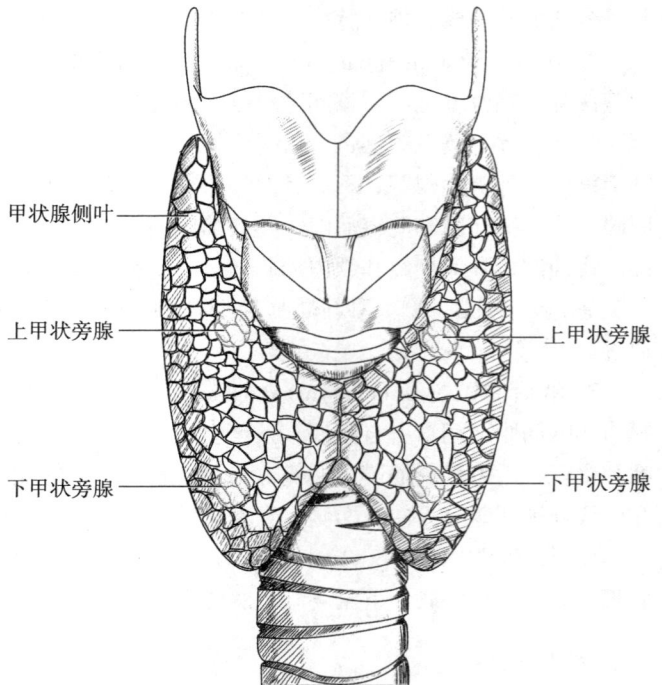

图 6-1-6　甲状腺及甲状旁腺

泌器官，略呈"H"形，由左右两侧叶和中间的峡部构成（图 6-1-6）。甲状腺上端可达甲状软骨中部，下端至第 6 气管软骨。峡部多位于第 2～4 气管软骨环前方，有时自峡部向上伸出一个锥状叶，少数人峡部可缺如。甲状腺重量约为 30 g，女性甲状腺略重于男性。在胚胎发育过程中，甲状腺未下降在颈部正常位置而出现在甲状腺下降途中的其他部位，如咽部、舌、舌骨上、舌骨下、喉前、胸骨上、气管内、食管内、胸骨后及胸腔内等处，称为异位甲状腺。例如，甲状腺部分或全部未下降而停留在舌盲孔处，即成为舌甲状腺。

（二）被膜

甲状腺表面覆有 2 层结缔组织被膜，内层称纤维囊，也称真被膜，包裹腺体并随血管、神经伸入腺实质内，将腺组织分隔成许多大小不等的小叶。外层称甲状腺鞘或假被膜，也称外科囊，由颈深筋膜中层的气管前筋膜形成。两层被膜之间的间隙为囊鞘间隙，内含神经、静脉丛、甲状旁腺和丰富的血管吻合。甲状腺两个侧叶内侧有增厚的纤维，连于环状软骨及第 1、第 2 气管软骨环，称甲状腺侧韧带（side ligament of thyroid gland），有喉返神经及甲状腺下动脉穿过。

（三）毗邻

甲状腺前面由浅入深依次为皮肤、浅筋膜、颈深筋膜浅层（封套筋膜）、舌骨下肌群及气管前筋膜。左

右两侧叶后内侧紧邻咽喉、气管食管及喉返神经，两侧叶后外方与颈动脉鞘及颈交感干相邻。颈动脉鞘内包裹有颈总动脉、颈内静脉和迷走神经，鞘后方有颈交感干。

二、甲状旁腺

甲状旁腺（parathyroid gland）呈扁椭圆形，黄豆大小，通常每侧上下各一，但其位置和数目不恒定（图6-1-6）。上甲状旁腺位置一般位于囊鞘间隙中，甲状腺侧叶后缘的上中三分之一交界处；下甲状旁腺多位于囊鞘间隙中，甲状腺侧叶后缘下三分之一处，近下端甲状腺下动脉。上甲状旁腺一般总是在甲状腺的周围，位置相对固定。下甲状旁腺位置变异大，约20%的下甲状旁腺可在甲状胸腺韧带中，直至胸腺上极；或位于气管前、气管旁、胸骨甲状肌内；亦有少数位于前纵隔、胸腺内，甚至主动脉弓下方，可低达肺动脉与主动脉沟内。大部分人群有4个甲状旁腺，但仍有少数人的甲状旁腺数少于或多于4个。

　图集 6-1-4
甲状旁腺

　基础链接 6-1-1
甲状腺及甲状旁腺的生理功能

（房居高）

复习思考题

1. 试述颈总动脉及其分支的走行，以及颈总动脉血供的范围。

2. 颈部有哪些筋膜间隙？请写出它们的解剖定位。

3. 颈部淋巴结的 levels 分区是如何定义的？

网上更多⋯⋯

　本章小结　　　开放性讨论　　　教学PPT　　　自测题

第二章
颈的检查法

关键词

颈部淋巴结　　甲状腺　　细针抽吸细胞学　　超声检查

CT　　MRI　　DSA　　PET　　放射性核素

　　颈部疾病虽种类繁多，但多位置浅表、触手可及，传统的体格检查就能捕获大量信息，经验丰富的医师仅凭一望、一触即可对多数疾病做出准确判断。作为初学者，应该从颈部体格检查的"全面、规范、熟练"六字做起，逐步积累经验，防治漏诊、误诊。细胞学、病理学、影像学不仅对常见疾病的精确诊断和指导治疗有重要作用，更对"侦破"疑难"悬案"起到关键性作用。这些辅助检查种类多样，各有所长，如何选好、用好、解读好，是大家在本章节和以后的工作实践中所要解决的重要问题。

第一节　颈的一般检查法

患者取坐位或卧位，充分暴露头颈及上胸部，在良好的光照条件下，依次行视、触、听诊。

一、视诊

观察颈部有无歪斜、强直，有无活动受限，双侧是否对称；观察皮肤有无充血、肿胀、瘘管、溃烂、皮疹及瘢痕；观察有无静脉充盈及血管异常搏动；观察有无包块隆起，以及包块的部位、形态、大小及表面皮肤颜色，包块的活动度，是否随吞咽上下移动；注意喉结的位置和外形，腮腺、颌下腺和甲状腺有无肿大。

> ☞ 基础链接 6-2-1
> 斜颈、颈部运动受限及颈部强直

透光试验：在暗室内以手电筒从肿块侧面照射，观察有无红色透光现象。阳性者多为囊性水瘤。

二、触诊

触诊在颈部的体格检查中最为重要。检查者站在患者的前方或后方，按一定顺序对每个区域进行系统检查，注意正常结构是否清楚，有无局部肿胀、硬结、压痛、肌紧张感、握雪感、波动感、动脉异常搏动、肿块或条索等。

（一）颈的淋巴结触诊

患者头微低，放松，检查者站在患者后方以双手指尖触诊。首先行颏下区及下颌下区检查，沿下颌骨内面滑动触诊，注意此区内淋巴结及颌下腺有无肿大。然后双手指尖深入胸锁乳突肌前缘深面，向下触摸至胸骨，依次检查颈深上、中、下淋巴结。再行颈后三角检查，注意耳后、枕后和副神经周围淋巴结有无肿大。最后检查锁骨上区，检查者拇指放在患者肩上，另外四指紧贴颈根部在锁骨上窝内滑动触诊。检查者也可站在患者对面，一只手放在患者后枕部协助患者转动头部，使受检侧充分松弛，以另一只手指尖按上述顺序进行触诊。

（二）甲状腺触诊

1. 甲状腺峡部触诊　检查者站在受检者前方用拇指或后方用示指指尖腹面从胸骨上切迹向上触摸，可触及气管前软组织，配合吞咽动作，判断其厚度及有无肿块。

2. 甲状腺侧叶触诊　检查者站在患者后面，一手示指、中指施压于一侧甲状软骨，将气管推向对侧，另一手拇指在对侧胸锁乳突肌后缘向前推挤甲状腺，示指、中指在其前缘触诊甲状腺；或站在患者对面，用一只手的拇指将患者的甲状软骨推向检查侧，使检查侧的甲状腺叶突出，另一手示指、中指在检查侧的胸锁乳突肌后缘推挤甲状腺，拇指在胸锁乳突肌前缘触诊。注意腺叶的大小、质地，有无结节，能否随吞咽上下活动。

> ☞ 推荐阅读 6-2-1
> 甲状腺肿大分度

（三）气管触诊

被检查者取舒适坐位或仰卧位，使颈部处于自然直立状态，检查者示指与环指分别置于两侧胸锁关节上，然后将中指置于气管之上，观察中指是否处于示指与环指中间，或以中指、示指分别置于气管与两侧胸锁乳突肌之间的间隙，根据两侧间隙是否等宽来判断气管有无偏移。大量胸腔积液、积气、纵隔肿瘤以及单侧甲状腺肿大可将气管推向健侧，而肺不张、肺硬化、胸膜粘连可将气管拉向患侧。

> ☞ 微视频 6-2-1
> 颈部触诊法

三、听诊

甲亢患者因腺体内血流增加，可在甲状腺区听到持续静脉"嗡鸣"声。颈动脉体瘤常可听到收缩期血管杂音。咽或颈段食道憩室者，吞咽时可在颈部相应部位听到气过声。喉阻塞患者可听到喉鸣音。气管异物患者异物活动时可听到拍击音。

> ☞ 微视频 6-2-2
> 颈的体格检查

第二节　颈的细胞学及病理检查法

颈部肿块病因复杂，确定诊断依赖于细胞学或病理学检查。细针抽吸细胞学（fine needle aspiration cytology，FNAC）检查是目前用来判断浅部肿块性质的常用方法，具有很高的敏感性和特异性，且具有方便、快速、安全、经济、创伤小等优点，易为患者接受。局部常规消毒，以 1% 利多卡因局部浸润麻醉，穿刺针刺入肿块形成负压后，沿不同方向抽吸数次，吸取足够标本后涂片 2~4 张，立即以 95% 乙醇固定，常规 HE 染色或根据需要行免疫细胞化学染色。为提高细针穿刺的准确性和避免不必要的损伤，可在超声或 CT 引导下进行。FNAC 检查不能显示组织结构，有时不能明确病变性质或进行准确分类。对于穿刺检查失败或者诊断仍不明确，以及疑为恶性转移虽经反复检查未能发现原发病灶的颈部肿块，应行切除活检。原则上选择一个肿块完整切除后送病理检查，不宜做肿块部分切除，以免引起肿瘤扩散。

第三节　颈的影像学检查法

常用的颈的影像学检查包括超声检查、X 线检查、CT 检查、MRI 检查、DSA 检查和放射性核素检查等。

一、超声检查

目前常用 B 超检查，以及在 B 超基础上发展起来的彩色多普勒血流显像（color Doppler flow imaging，CDFI）和超声多普勒等多项技术的综合应用。多用于甲状腺、涎腺、淋巴结和颈部肿块等方面的检查。对于确定有无占位性病变、囊性或实性、形状和边界、钙化的有无和类型、血流类型、弹性硬度以及确定深部肿块与邻近血管的关系方面很有价值。为甲状腺疾病的首选检查。同时可以在超声引导下行穿刺活检或介入治疗。

二、X 线检查

由于颈部解剖结构复杂且重叠掩盖，传统的 X 线检查难以提供足够的诊断信息。可初步观察颈段气管有无狭窄、阻塞或移位，颈部软组织有无气肿或不透 X 线的异物。

三、CT 检查

CT 显示断面图像，图像清晰，密度分辨率高，基本取代 X 线在头颈部的应用。多层螺旋 CT 的快速容积数据采集与后处理技术的开发，实现了多平面重建、三维重建、血管成像、仿真内镜等技术，使得器官解剖结构、病变及病变与周围的关系更加清晰。扫描范围应包括颅底至胸骨柄上缘。基线一般选择与下颌骨体下缘平行，检查喉部时基线与喉室平行。层厚 5 mm，病变范围小时可用 1~3 mm 薄层扫描。增强扫描可以提高病变组织与正常组织间密度差别，从而提高病变的显示率。对于某些血管丰富的病变，区别血管与淋巴结和确

定肿瘤复发，具有较强的诊断和鉴别诊断价值。当甲状腺占位病变引起声音嘶哑或可疑侵犯气管、食管、喉腔、胸腔、颈的大血管时，应加做 CT 扫描，胸骨后甲状腺肿扫描范围应至少包含病变下界。颈部转移淋巴结的 CT 诊断指标包括淋巴结的大小、密度、内部结构、边缘、数目和周围组织结构的改变等，对头颈部及其他肿瘤的分期具有重要价值。

四、MRI 检查

MRI 的最大优势是软组织对比度好，能明确显示肿瘤范围及侵犯深度，有利于观察肿瘤沿神经、肌肉蔓延。MRI 对显示淋巴结肿大很敏感，且能较好地区分正常和异常淋巴结，尤其对咽后淋巴结的显示明显优于 CT，并能鉴别咽后淋巴结肿大与鼻咽癌直接侵犯。因此，MRI 成为诊断鼻咽癌、腮腺肿瘤，鉴别鼻咽癌放疗后改变与复发的极有价值的检查方法。

五、颈动脉造影术

是将造影剂注入颈动脉使其显影的 X 线检查技术。DSA 是目前最常用的方法，其原理是注入造影剂后，通过计算机减影使动脉显像，减影后图像的对比敏感度明显高于未减影图像。DSA 检查对与血管有关的颈部肿块的诊断和治疗有重要意义。

（一）颈动脉体瘤

在颈总动脉分叉处可见一血管丰富的肿块，颈内、外动脉均受压移位，一般颈外动脉向内、向前移位，而颈内动脉向外、向后移位，分叉角度增大与肿瘤呈握球状改变或所谓"高脚杯"样改变。

（二）颈部良性肿瘤

较大肿瘤可压迫颈动脉移位，而瘤体本身无或很少显影（血管瘤除外）。

（三）颈部恶性肿瘤

与血管相邻或较大的肿瘤可包绕或压迫血管，使血管腔变窄或闭锁。

DSA 除了应用于颈部肿块等疾病的诊断外，还可应用于介入治疗，即在 DSA 的引导下，经血管内导管将栓塞物注入肿瘤血管内以阻断肿瘤血供，达到治疗肿瘤或控制术中肿瘤出血的目的。

六、放射性核素检查

颈部放射性核素检查主要用于甲状腺疾病的诊断，包括：鉴定和定位具有功能的甲状腺组织，有助于确定

是否有异位甲状腺的存在；鉴定甲状腺内结节的吸碘功能；检查术后甲状腺残余组织的大小，了解其形态及功能情况，作为术后随访的依据；确定甲状腺癌患者甲状腺全切除后转移灶的部位并评估其功能；鉴别急性甲状腺炎和甲状腺结节内出血。但是，甲状腺扫描的诊断并无很高的特异性，对甲状腺内的微小病灶往往也不能做出诊断。

七、正电子发射体层显像

正电子发射体层显像是一种通过示踪原理，以解剖结构方式显示体内生化和代谢信息的医学影像技术。

^{18}F- 脱氧葡萄糖（^{18}F-fluorodeoxyglucose，FDG）是当前肿瘤 PET 检查中最常用的示踪剂。恶性肿瘤组织中葡萄糖代谢旺盛，呈高代谢特征，据此发现早期或未知的原发癌灶、淋巴结转移，对肿瘤分期或判定复发，监测肿瘤的治疗效果。但是，相当部分的甲状腺良性病变可以浓聚 ^{18}F-FDG，所以临床上一般不主张常规使用 ^{18}F-FDG PET 诊断原发甲状腺癌。由于核医学技术的特点，PET 在定位精度方面有一定不足，通常将 PET 和 CT 设备整合，以实现对病变的精确定位。

（房居高）

复习思考题

1. 甲状腺疾病如何恰当地选择影像学检查？
2. 试述颈部淋巴结的触诊方法。
3. 请写出正电子发射体层显像（positron emission tomography, PET）的工作原理。

网上更多……

👤≣ 本章小结　　📥 教学PPT　　📝 自测题

第三章

颈的症状学

关键词

颈部肿块　　肿瘤　　炎症　　先天性畸形　　囊肿　　瘘管
窦道

　　本章主要介绍常见的颈的症状学，包括颈部肿块和颈部瘘道。颈部肿块不是一种确切的疾病，而是多种疾病的共同表现。如果仔细区分，它们在发病时间、发展过程、发病部位、触诊手感、伴随症状等方面差异很大。我们需要通过这一章的学习，找到其内在规律，进一步诊断理清思路。颈部瘘道成因很多，但主要是先天性疾病，依其内外口的有无而命名不同，在发展的不同阶段也会有不同的伴随症状。具体疾病将在后续章节中逐一介绍，本章不做赘述。

一、颈部肿块

机体任何组织或其间隙所发生的异常肿胀、膨大或隆起，无论其大小、形状，质地如何，活动与否，单个或多个，表浅或深在，均称肿块或包块（mass），位于颈部者，称颈部肿块或包块。颈部肿块按发生原因和病理分为：先天性畸形、炎症性肿块、肿瘤及其他。

Skandalakis 对颈部肿块提出了"80%"法则和"7"法则。所谓"80%"法则，即：在非甲状腺肿块中，肿瘤占 80%，多于炎症和先天性畸形；在肿瘤中，恶性者占 80%，多于良性者；在恶性肿瘤中，转移性者占 80%，多于原发性者；在转移性恶性肿瘤中，原发灶 80% 位于锁骨上，多于来自锁骨下者。"7"法则即为：病史为 7 d 的颈部肿块多为炎症；7 个月的多为肿瘤；7 年的多为先天性畸形。这些法则虽非绝对规律，但对临床诊断提供了有益的思路。

颈部肿块从患者感受和触诊大致可分为实性和囊性。实性肿块中无痛性肿块多为肿瘤。生长缓慢、边界清楚、活动良好者多为良性肿瘤。如肿块进行性增大，触之质硬，与周围组织粘连，活动差或不活动，应考虑恶性肿瘤。颈部恶性肿瘤中，大多是转移性病灶，根据病史和肿瘤位置，可初步判断原发灶。位于颈深上二腹肌区的质硬肿块常为鼻咽癌的首发症状；下颌下及颈深上质硬淋巴结常提示扁桃体恶性肿瘤；颈动脉三角区质硬淋巴结常提示梨状窝为原发灶。肿瘤还可因侵犯或压迫邻近结构出现相应症状，如呼吸、吞咽困难，声音嘶哑、饮水呛咳、伸舌偏斜等。Horner 综合征，即患侧上睑下垂、瞳孔缩小、眼球内陷，同侧颜面潮红、汗少或汗闭，提示交感神经来源肿瘤或肿瘤压迫侵犯交感神经。晚期恶性肿瘤可出现皮肤受累破溃，流脓血性分泌物并继发感染。

实性肿块伴局部红肿热痛多为炎性肿块，最常见的为急性颈淋巴结炎，多有相应区域的感染或外伤史，位于下颌下区或甲状腺区的尚需考虑下颌下腺或甲状腺的急性炎症。颈部淋巴结呈串珠状，质地中等可活动且无压痛者多为颈淋巴结结核，可为原发或继发于肺、腹腔等处的病灶。病情较重者，数个淋巴结可相互粘连成团。若淋巴结干酪样坏死，破溃后形成瘘管，经久不愈。

囊性肿块多为先天性，常见于婴幼儿，亦可见于成人。肿块质地柔软，圆形或椭圆形，触之有波动感，有时可见瘘口。继发感染时肿块迅速增大并出现疼痛。

二、颈部瘘道

颈部瘘道多为先天性疾病，如甲状舌管瘘管和鳃裂瘘管。此外，结核、外伤或医疗活动也可能形成暂时或永久的瘘管，如颈淋巴结结核瘘、气管食管瘘、气管切开造口、咽瘘等。

先天性瘘管按临床所见形式，一般分为 3 型：①不完全性外瘘管或外窦道，只有与皮外相通的外瘘口，而没有与腔内相通的内瘘口；②不完全性内瘘管或内窦道，有内瘘口而无外瘘口；③完全性瘘管，有内、外瘘口。在不发生感染时，外瘘口多为针眼大小的皮肤凹陷或小口，不易引起注意。或可从瘘口溢出或挤出浆液性、黏液性或脓性液体；感染时瘘口周围皮肤发红、肿胀、疼痛；反复感染者可出现糜烂、结痂、肉芽或瘢痕组织。完全性瘘管或内瘘管的内口只在一部分病例可以发现。如瘘管伴有囊肿，当吞咽时囊肿内可充满气体、液体或食物，感染时还可充满脓液。此时如挤压囊肿，其内容物可向咽部溢出。

（房居高）

复习思考题

1. 请从发病率、病史时间、症状学等角度阐述颈部肿块的鉴别诊断思路。

2. 试述 Skandalakis 对颈部肿块提出的"80%"法则和"7"法则。

网上更多……

👤 本章小结　　　⬇️ 教学PPT　　　📝 自测题

第四章

颈的先天性疾病

关键词

先天性　　囊肿　　瘘管　　甲状腺　　淋巴管

　　在人体胚胎发育的过程中，一些结构异常发育导致了颈部的先天性疾病，临床中常见的有先天性鳃裂囊肿及瘘管，先天性甲状舌管囊肿及瘘管和淋巴管瘤，一般认为分别由胚胎时期的鳃器、甲状腺始基和淋巴管发育异常引起。这些先天性疾病影响外观，或引起反复感染、影响人体的生理功能，少数病例还可以恶变。本章我们将分别讨论以上疾病的诊断和治疗原则。

诊疗路径

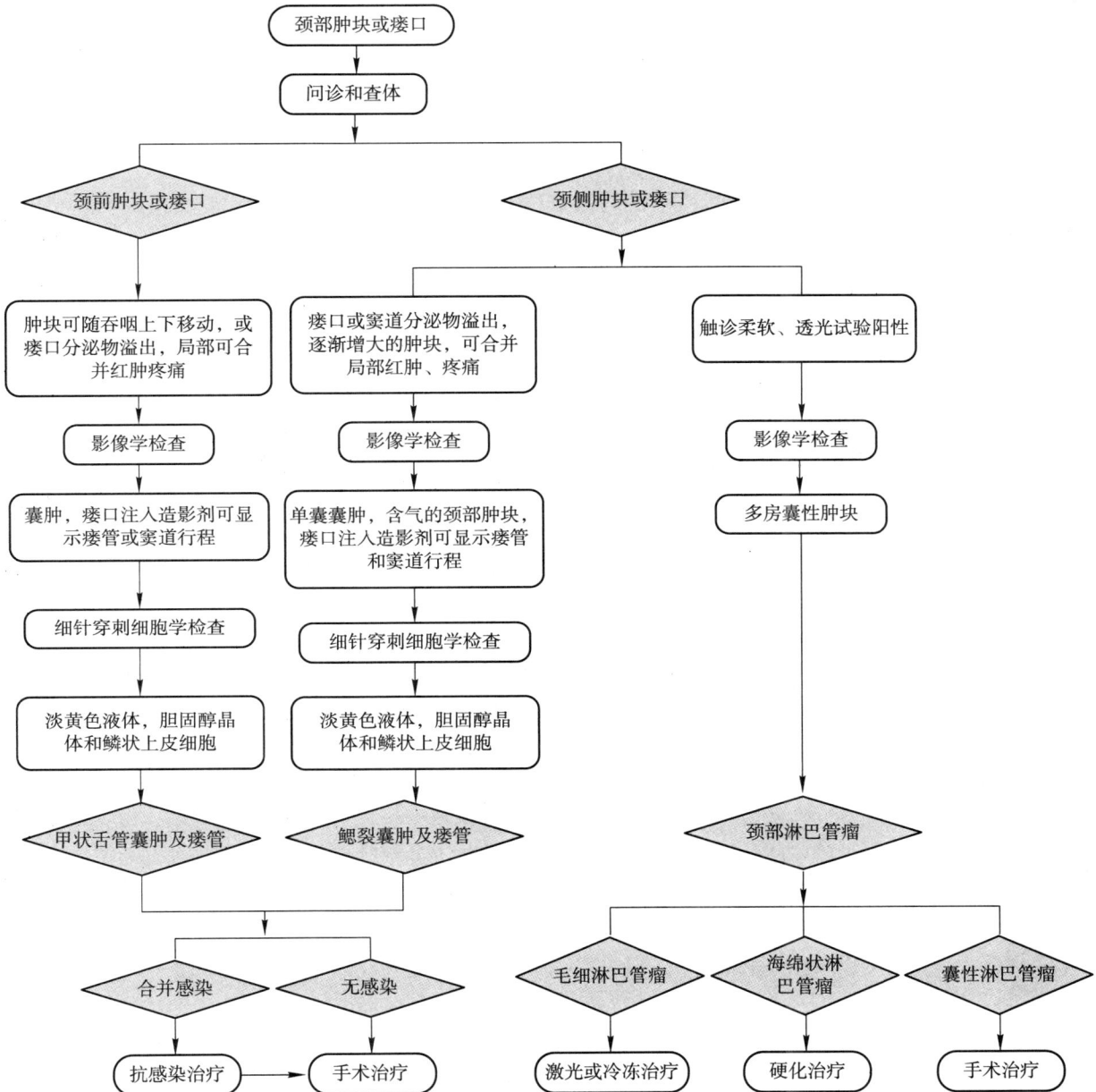

第一节　鳃裂囊肿及瘘管

☞ 典型病例（附分析）6-4-1
颈侧肿块

当人类胚胎发育到第 4 周时，中胚层组织局部增殖形成的 5~6 对棒状隆起称为鳃弓，外胚层和内胚层在每两个鳃弓间的凹陷分别称为鳃沟和咽囊，鳃弓、鳃沟和咽囊均属于鳃器。在鱼类和一些两栖动物，鳃沟和咽囊之间无闭锁膜，所以称为鳃裂，而人类在正常情况下鳃沟与咽囊永不相通，不形成鳃裂。鳃器将发育成面部和颈部的一些结构，其发育异常是导致先天性鳃器瘘管和囊肿（congenital branchial fistula and cyst）形成的原因。国内许多学者将其称为鳃裂瘘管囊肿，虽然人类胚胎无鳃裂之称，但为了方便学习和交流，本章内容仍然采用其习惯性称谓——鳃裂瘘管和囊肿。瘘管（fistula）是体表上皮细胞与内脏或深层组织之间形成的病理性管道，有内口与外口。先天性鳃裂瘘管及囊肿包括来源于第一鳃裂的耳颈瘘管及囊肿（auriculocervical fistula and cyst）和来源于第二、第三、第四鳃裂的瘘管及囊肿。据文献报道，第二鳃裂来源的最常见，第一、第三、第四鳃裂来源的较少见。因其外瘘口及绝大多数全程均位于颈侧，故又称颈侧瘘管及囊肿（彩图 6-4-1）。鳃裂囊肿和瘘管属同一来源的疾病，在腔内及皮肤均有开口者称瘘管；只在腔内或皮肤一端有开口者称不完全瘘管或窦道；两端均无开口，仅为残留在组织内的上皮空隙，因分泌物潴留而发展成囊肿。恶变者称鳃源性癌，罕见。

【病因】

鳃裂囊肿及瘘管的病因学仍有争论，大多数学者认同鳃源性学说：鳃器上皮残留与异常发育；鳃沟闭合不全；分隔鳃沟与咽囊的膜破裂；颈窦存留或未闭；胸腺管残留等。本病有报道家族发病现象，并提出其属常染色体显性特征的遗传。

☞ 基础链接 6-4-1
鳃器的基本概念及发育过程

【病理检查】

瘘管壁或囊肿壁衬有复层鳞状上皮（源自鳃沟的外胚层）或假复层纤毛柱状上皮（源自咽囊的内胚层）。少数囊壁可同时见到两型上皮。发生感染者，上皮结构可破坏或混乱。有的瘘管与窦道还可含有软骨（中胚层）。

【临床表现】

1. 症状　常见的症状有：颈部肿块逐渐增大、有上感的前驱症状或伴上感、瘘口或窦道分泌物溢出、局部疼痛、间歇性肿胀、囊肿迅速扩大、吞咽困难、分泌物向咽腔引流而有特殊味道、发热、沙哑声、压迫感和吞咽牵拉感等。

2. 体征

（1）第一鳃裂瘘管及囊肿：多为一侧，文献报道左侧发病略多于右侧。双侧者少见。瘘口开口一般在出生时就存在，大多在出生后数月、数年或出现症状时才发现。瘘管口多是在下颌角附近，耳郭后下方或乳突尖前下方的约针尖大的皮肤凹陷或小口。可分为瘘管型、囊肿型和窦道型。瘘管型内口常位于外耳道软骨部与骨部交界处，也可见于鼓室或咽鼓管；囊肿型为耳垂后下方进行性增大的囊性肿块，与表面皮肤无粘连。常位于腮腺浅叶深面，与面神经颞骨外段主干相邻；窦道型也表现为耳后或耳垂下方的肿块，但有窦道与外耳道相连。瘘口常溢出（或挤出）浆液性、黏液性或脓性液体；合并感染时瘘口周围皮肤红肿热痛，严重时向皮肤外破溃形成窦道；反复感染者可出现糜烂、结痂、肉芽或瘢痕组织；感染波及邻近的面神经主干或分支时可出现完全性或部分性面瘫。囊肿型合并感染时肿块增大伴发热、疼痛，炎症消失后肿块又变小。颈上部（舌骨以上）的持久性瘘管伴有耳溢液者应考虑第一鳃裂瘘。第一鳃裂瘘管可合并招风耳、副耳、先天性耳前瘘管等外耳的发育畸形。

（2）第二、第三、第四鳃裂瘘管及囊肿：出生时也已经存在，外口可位于下颌角和锁骨上窝之间胸锁乳突肌前缘的任何部位，为针眼大小容易被忽视的浅凹；完全性瘘管和内瘘管的内口只发现于部分病例，当伴有囊肿，吞咽时囊肿内可充满气体、液体或食物，合并感染时充满脓液，挤压囊肿时内容物可向咽部溢出，患者可感觉有异味，这时检查者也可在喉镜下观察到内口的位置。

1）第二鳃裂瘘外口位于颈动脉三角，其瘘道位于颈阔肌深面，穿过颈深筋膜浅层，行于颈内、外动脉之间，通过二腹肌后腹的后方和第Ⅻ、第Ⅸ对脑神经的前方到达咽侧壁，开口于扁桃体窝。因走行于颈动脉及迷走神经附近，可有动脉、神经受压的相应表现，如头晕、心悸、咳嗽、声嘶等。

2）第三鳃裂畸形少见，瘘管外口于环状软骨水平，窦道位于颈内动脉后方和第Ⅸ对脑神经的后下方和第Ⅻ对脑神经的上方，穿过舌骨和喉上神经之间的甲状软骨膜，进入梨状窝外侧壁。

3）第四鳃裂瘘又称梨状窝瘘，外开口于胸骨上切迹底部，窦道的行程可能在升主动脉弓下方延伸于胸锁乳突肌下缘和颈部之间，并位于喉返神经后方，达甲状腺后方后穿过咽缩肌和甲状软骨，内口开口于梨状窝顶部或食道。大多数第四鳃裂畸形位于左侧，发作时常以甲状腺炎和甲状腺周围脓肿为诊断，当儿童或青年颈部发生的反复感染，数天内迅速形成脓肿，伴发热症状和局部的红、肿、热、痛，主要发生于左侧甲状腺区，脓肿切开引流后炎症反复发作，这时应警惕有梨状窝瘘管的可能。

【辅助检查】

1. B超检查、经瘘口插入探针，注入染料或造影剂进行喉镜和影像学检查（CT、MRI）　可显示病变的位置、范围，了解瘘管行程，如有含气的肿块，更可能为颈部的鳃源性囊肿。超声表现为单房的、低回声（无感染）或高回声（感染性）囊性肿块，囊壁多为规则而薄。CT表现为单房的、含脑脊液密度的囊性肿块，囊壁均匀一致强化，合并感染时囊壁厚且不规则强化。MRI典型的表现为肿物内均匀的脑脊液信号。

2. 细针穿刺细胞学检查　穿刺抽出浆液性或黏液性液体，含胆固醇晶体和鳞状上皮细胞。

3. 病理检查　瘘管或囊肿壁衬有复层鳞状上皮（源自鳃沟的外胚层）或假复层纤毛柱状上皮（源自咽囊的内胚层）。上皮下含有丰富的淋巴样组织、淋巴滤泡及其生发中心。具有上述特征可确诊。

【诊断】

根据病史、体征可做出初步诊断，影像学检查和造影显示了病变的位置、行程和范围，有利于手术彻底切除。

【鉴别诊断】

鳃裂瘘管与囊肿应与以下疾病鉴别。

1. 外耳道炎或中耳炎　第一鳃裂瘘管上口继发感染时可有外耳道流脓史，易误诊为外耳道炎或中耳炎。专科检查和影像学检查可鉴别。

2. 慢性淋巴结炎　有附近器官的感染来源，肿块质地中等，呈圆形或椭圆形，可时大时小，畸形发作时压痛明显，抗生素治疗有效。

3. 颈淋巴结核　可有结核病史，生长缓慢，结核菌素试验可为阳性，抗结核药物有效。

4. 颈部脓肿　有感染病史，局部皮肤红肿热痛。鳃裂囊肿感染时也可形成脓肿且切开排脓后仍反复发作，合并内口时可以向咽部引流，患者感觉特殊气味，影像学检查可显示窦道。

5. 囊性淋巴管瘤　一般多在颈后三角区，而鳃裂囊肿多在颈前三角区；囊性淋巴管瘤多为透亮而多房，鳃裂囊肿无此特征。

6. 颈深部血管瘤　静脉血管瘤加压时肿物逐渐变小，松压后恢复；动脉血管瘤有明显的传导性搏动，可扪及震颤或听到杂音。而鳃裂囊肿无此现象。诊断性穿刺抽出物为纯血，则可诊断血管瘤。

7. 甲状舌管囊肿　可发生于颈正中线自舌盲孔至胸骨切迹的任何部位，以舌骨上下部最常见，可随吞咽及伸舌上下移动。

8. 颈部转移癌　多为位于胸锁乳突肌深面，质硬，边界不清，活动度差的实质性肿块。

☞ 人文视角 6-4-1
鳃裂囊肿或瘘管诊断的发展简史

【治疗】

1. 非手术治疗　合并感染时应抗感染治疗，局部有脓肿形成则应切开引流，待感染控制后再行瘘管和囊肿的治疗。有采用腐蚀性药物烧灼瘘管或注射硬化剂使瘘管或囊肿封闭，但疗效不稳定，达不到根治目的。

2. 手术治疗　为手术切除囊肿、瘘管和受累的皮肤，术前于瘘管口注入示踪剂亚甲蓝，利于术中追踪瘘管。可根据瘘管的深浅程度和行程采用纵行切口、横切口或阶梯切口。第一鳃裂瘘管可采取面神经解剖的方法，将腮腺部分浅叶和深叶连同瘘管完整切除；如瘘口位于咽腭弓，可在切除囊肿、瘘管、内外瘘口的同时将腭扁桃体切除；对于起源于第四鳃裂的病变，需切除甲状软骨后部以暴露梨状窝。切除病变后内口或囊肿根部应双重荷包结扎缝合，并使残端内壁朝向咽腔减少复发机会。对于复发者，有学者建议采用功能性颈廓清手术以彻底切除。

第二节　甲状舌管囊肿及瘘管

☞ 典型病例（附分析）6-4-2
颈前肿块

甲状舌管囊肿及瘘管（thyroglossal cyst and fistula）

是颈部最常见的一种先天畸形，但多在青少年期发现，少数因无感染、生长缓慢到中老年才发现。囊肿的发病率较瘘管高。

【病因】

胚胎时期甲状腺始基在向尾侧下移过程中，形成一条与始基相连的细管叫甲状舌管，第 8 周时甲状舌管完全消失，如未退化或完全消失，则遗留的部分可形成甲状舌管囊肿、瘘管或实质性甲状腺组织。异位的甲状腺组织常位于舌盲孔，70% 的异位甲状腺组织是有功能的。

> ☞ 基础链接 6- 4-2
> 甲状舌管的发育

【病理】

甲状舌管瘘管或囊肿壁衬有复层鳞状上皮或柱状上皮，外附结缔组织。

【临床表现】

1. 甲状舌管囊肿　可发生于舌盲孔至胸骨上切迹之间颈正中线或稍偏斜一点的任何部位，常无明显症状，囊肿较大时可有舌内或颈内压迫感或胀感。检查见颈部皮下呈半圆形隆起，表面光滑有弹性，与皮肤无粘连，随吞咽上下移动，但推移时不能上下或左右移动。有时在伸舌时，于囊肿上方可触及硬条索状物，穿刺抽吸多可见黄色液体。囊肿发展缓慢，继发感染时增大迅速，控制感染后缩小。囊肿破溃或切开引流后常形成反复发作的瘘管。

2. 甲状舌管瘘管　为先天性或继发性（囊肿破溃或切开引流后引起）。瘘管外口位于舌骨与胸骨上切迹之间的颈中线或稍偏向一侧，吞咽时有分泌物外溢，继发感染有脓液外溢。瘘管内口为舌盲孔。

【辅助检查】

超声、CT 扫描和 MRI 检查有助于诊断和定位。超声检查可见甲状舌管囊肿呈低回声波并且有明显声学强化，囊内含有强化的结节或软组织块提示恶变。CT 和 MRI 的典型表现是在舌骨水平以下的中线或旁正中线的带状肌内囊性肿块。

【诊断及鉴别诊断】

根据病史、体征和辅助检查多可确定诊断。甲状舌管囊肿应注意与颈中线其他肿块和囊肿鉴别，如皮样囊肿、颏下淋巴结炎、结核性淋巴结炎、异位甲状腺和鳃源性囊肿鉴别。甲状舌管瘘应与结核性瘘、鳃源性颈侧瘘管、鳃源性颈正中裂鉴别。

【治疗】

主要为手术切除。除感染期外，均应尽早手术切除。如合并感染将增加手术难度，应待炎症消退后 2～3 周再手术。小儿可推迟到 4 岁以后进行。术前自瘘口注入亚甲蓝示踪，瘘管根部的舌盲孔要贯穿结扎后彻底切除。如有异位甲状腺，需术中冰冻切片并证实存在正常甲状腺后方可切除。

第三节　颈部淋巴管瘤

> ☞ 典型病例（附分析）6-4-3
> 颈部肿块

颈部淋巴管瘤（lymphangioma）是一种良性无包膜的病灶，由淋巴管先天发育异常、外伤或错构导致的淋巴管增生和扩张而形成。患者中约 90% 为儿童，10% 为青年。淋巴管瘤生长缓慢，根据不同的组织结构，临床上将其分为毛细淋巴管瘤、海绵状淋巴管瘤和囊性淋巴管瘤三种类型。

【临床表现】

1. 毛细淋巴管瘤　由毛细血管样、壁薄的淋巴管构成，常见于皮肤和口腔黏膜，为淡黄色透明的黄豆大小水疱，表面光滑柔软且有压缩性，常成群聚集，破溃时有黏液流出。

2. 海绵状淋巴管瘤　由具有纤维外膜的中等度扩张的淋巴管组成，常发生于皮肤、皮下组织和肌间结缔组织间隙，为海绵状的多房性肿块或组织弥漫性肿胀，边界不清，可以侵犯一个肢体。表皮颜色多无明显改变，柔软可压缩。发病部位以头颈部最多，也可出现在下肢，手臂，腋下和躯干等部位，发生于唇、舌部位可形成巨唇（舌）症。

3. 囊性淋巴管瘤　也称囊性水瘤（cystic hygroma），由极度扩张的淋巴管构成，管径由数毫米至数厘米。在胚胎时期，颈内静脉和锁骨下静脉交接处膨大，形成一囊腔，名为颈囊。部分淋巴系统由颈囊发育而成。胚胎发育过程中，部分淋巴组织发生迷走，仍保持胚胎时期的性质，继续发育和增大，呈内含淋巴液和内覆有内皮的多房囊，形成囊性淋巴管瘤。多发生于颈部，还可发生于腋窝、胸壁和腹股沟等部位。发生于颈部者多位于颈后三角副神经区，少数也可出现在颈前三角区。囊肿大小不一，不能压缩，其大小与患者年龄、病变发生时期无关。较小时，无症状而不被发现，较大时可占据整个颈侧部。囊性淋巴管瘤过大可引起头颈部活动受限，向内侧扩展可压迫喉部和气管引起呼吸困难，位于颈前三角的囊性淋巴管瘤如向上突入口腔底部，可影响咀嚼和吞咽运动。患上呼吸道感染时，囊性淋巴管瘤可突然增长，这可能是因为感染引起淋巴管阻塞，使淋巴回流入囊肿内所致。轻度外伤引起囊内出血也可使水瘤突然增大。囊性淋巴管瘤多数为多房性，皮肤表面光滑有弹性，触之柔软有波动感，无触痛。囊壁较薄，囊内为清亮液体，透光试验阳性。

【辅助检查】

1. B 超、CT 和 MRI 检查可测定肿瘤大小、范围、性质和与周围结构的关系，有助于诊断。CT 和 MRI 的特征包括多房囊性肿块，MRI 表现为与脑脊液相同的信号，多个液 – 液平面的出现是临床诊断特征（图 6-4-1）。

2. 深部和内脏的淋巴管瘤可行 CT、MRI 或内镜检查。

【治疗】

1. 手术切除　手术切除被认为是海绵状或囊性淋巴管瘤最有效的首选的治疗方法。一般在 2 岁以后手术，若出现压迫症状宜尽早手术。因囊壁较薄，剥离囊肿时应尽量轻巧细致，以便囊壁完整剥离，避免周围重要的神经和血管损伤。肿瘤范围广泛，侵及口底颌下区者，术后可能发生呼吸道梗阻，可行预防性气管切开。

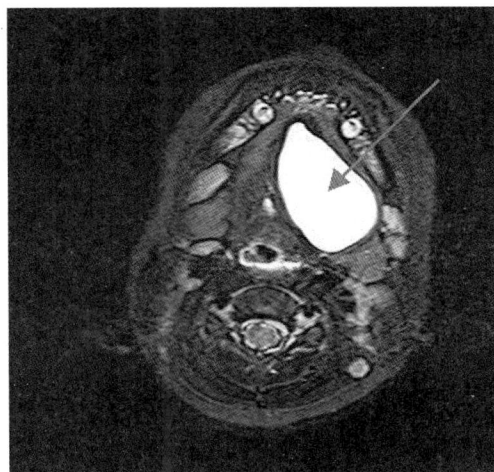

图 6-4-1　囊性淋巴管瘤 MRI

若肿瘤分布范围太广，或涉及重要血管及神经，只能分次切除，不能根治。

2. 非手术治疗　毛细淋巴管瘤可用冷冻或激光治疗。囊性淋巴管瘤可用平阳霉素、博来霉素等药物多次瘤腔内注射也可取得良好的疗效。这些药物能破坏囊肿中内衬上皮起到硬化、缩小囊肿的作用，但有复发、局部瘢痕、粘连、神经血管损伤的风险。

（何　宁　房居高）

复习思考题

1. 如何诊断第二鳃裂瘘管和囊肿？

2. 甲状舌管囊肿应与哪些疾病鉴别？请写出鉴别要点。

3. 颈部淋巴管瘤分为哪些类型？请写出各类型的特点及处理原则。

网上更多······

👤≡ 本章小结　　👥👥 开放性讨论　　⬇🖥 教学PPT　　📝 自测题

第五章

颈外伤

关键词

颈外伤　　闭合性　　开放性　　窒息　　出血　　休克

颈部有咽、喉、气管、食管、颈动、静脉、迷走神经及甲状腺等重要器官和结构，无坚硬的组织结构保护，易受外来损伤，且颈部与颅脑、眼、口腔、颈椎等重要器官邻近，外伤多为合并伤，伤情复杂，轻则影响进食、发音，重则引起呼吸困难、窒息、大出血、休克，甚至危及生命。外伤的范围及严重性与预后密切相关，掌握本章内容是成功救治颈部外伤患者的必要基础。颈部外伤又可分为闭合性外伤和开放性外伤两类，本章内容将分别讲解这两种不同类型外伤的临床表现、诊断和抢救原则。

诊疗路径

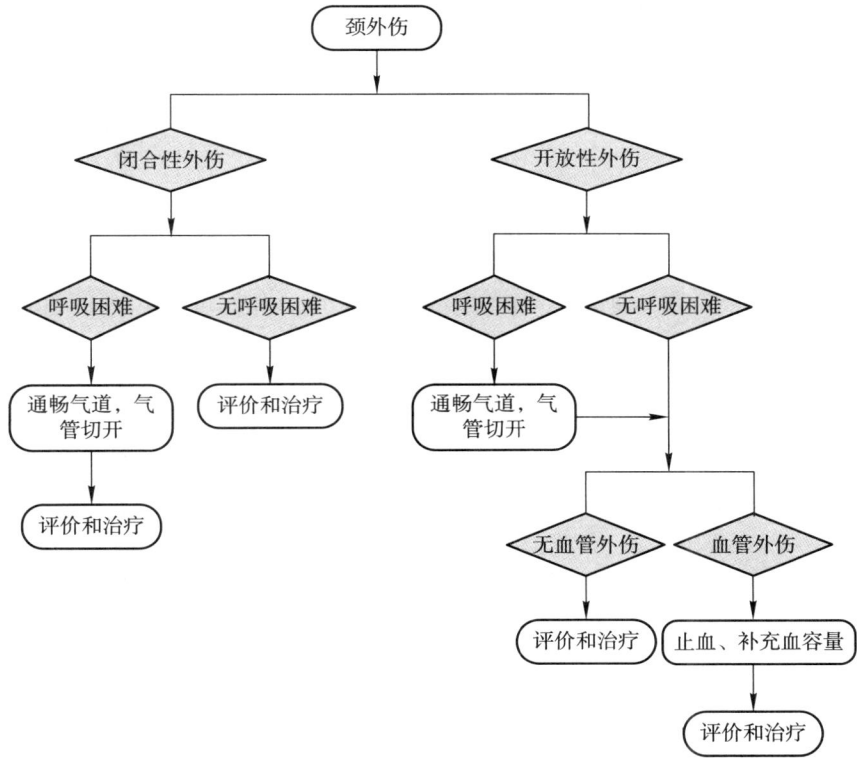

第一节 颈闭合性外伤

☞ 典型病例（附分析）6-5-1
颈闭合性外伤

颈闭合性外伤（blunt neck injury）多由钝力撞击引起，如钝器撞击、拳击、车祸、勒缢等。由于颈部皮肤无伤口，伤后一段时间症状及体征不明显，往往容易忽视，得不到及时的处理，当出现呼吸困难、休克等严重并发症时才引起重视，给患者带来不应有的损失甚至致命的后果。损伤的部位一般视钝力撞击的方向而定，当钝力从正面直接撞击颈部时，多损害喉、气管、甲状腺；当钝力从侧面撞击颈部时，主要损伤血管、神经、食管、肌、颈椎、喉等结构和器官。

☞ 基础链接 6-5-1
气管颈段解剖

【症状】

颈闭合性外伤的症状与损伤的器官和结构有关。咽喉及食管闭合性损伤局部疼痛明显，吞咽时加重，拒绝进食，甚至唾液也无法咽下，呕吐物为带血唾液或血液，可有进行性呼吸困难甚至窒息。气管闭合性外伤影响呼吸功能，气管黏膜或软骨环撕裂，血液流入气管，引起刺激性咳嗽，咳出带血泡沫痰。颈部挫伤可直接挤压颈动脉管壁，颈部过度后伸或扭转，或外力导致脑组织移位、颅颈移位或颅底骨折和粥样硬化块脱落引起的栓塞，表现为颈部血肿形成、Horner 综合征、短暂性大脑缺血性发作、神志清醒者出现单个肢体瘫痪或偏瘫等症状。

【体征】

喉挫伤可见颈部肿胀皮下淤斑，如伴颈部软组织内出血或气肿则颈部明显增粗。甲状软骨上切迹或环状软骨弓消失，触诊除喉触痛外，可有软骨摩擦音。食道破裂和气管撕裂均可引起皮下气肿和纵隔气肿，出现局限性或进行性发展的皮下气肿，严重者皮下气肿波及全身。损伤部位压痛，气管合并食管损伤可并发气管食管瘘。下咽或食管挫伤穿孔，唾液与食物进入颈深筋膜间隙，不及时处理将发生颈深部感染和纵隔炎，纵隔气肿和／或感染、气胸导致呼吸困难和发绀。如发生颈总动脉或颈外动脉栓塞，触诊面动脉或颞浅动脉搏动消失。

【诊断】

X 线检查可见颈部软组织内有空气阴影，如有感染，咽后壁或纵隔增宽及气管移位，食管造影（不能使用钡剂，使用非离子型造影剂）可显示食管破裂部位。CT 扫描可显示喉、气管软骨环损伤情况。颈动脉造影可显示血管栓塞或破裂情况。

【治疗】

1. 咽喉的闭合性损伤 应首先评价呼吸情况，如有明显的呼吸困难或呼吸困难进行性加重，应先行气管切开术，再进行损伤的评价和治疗。单纯挫伤和喉骨折无移位者，给予喉部休息，全身应用抗生素和糖皮质激素以预防感染、减轻水肿；如发生多发性骨折，宜行低位气管切开后再行手术复位、固定；关节脱位者进行复位。

2. 咽和食管闭合性损伤 应积极预防感染，早期行一期缝合术，感染后早期切开引流，行二期缝合术。为了促进愈合，鼻饲流质，必要时行胃造瘘术。

3. 颈动脉损伤治疗原则 解除血管痉挛，防止血栓形成，防止血栓扩展，维持最大侧支循环，患者绝对卧床，限制头部运动，如颈内动脉内血栓呈进行性发展，为防止出现严重颅内缺血，多主张手术清除血肿和血栓，修复血管。

第二节 颈开放性外伤

☞ 典型病例（附分析）6-5-2
颈开放性外伤

颈开放性外伤（penetrating neck injury）多由锐器或巨大破坏力（枪伤、战伤）引起，分为切割伤和穿入伤，患者常以大出血、休克、呼吸困难等危重症状就诊，应及时检查和救治。

【症状及检查】

对颈开放性外伤应有充分的认识，先确认颈部伤口为切割伤或穿入伤，再对伤口的位置、大小、深浅和颈部重要结构有无损伤检查清楚。特别是颈部穿入伤，可能表面切口不大，但颈深部重要结构可能有损伤，不可忽视。

1. 喉气管损伤 表现为失声，声音嘶哑，伤口可有气泡逸出，出血、呼吸困难、纵隔气肿或气胸等。

2. 咽食管损伤 症状为吐血、呕血、吞咽疼痛、吞咽困难，吞咽时唾液和食物可从咽食管破口漏出等。咽食管外伤易并发颈深部或纵隔感染。

3. 血管神经损伤　表现为出血，动脉伤见于颈总或颈外动脉，出血猛烈，大出血可导致休克；颈部大静脉损伤也可引起大出血，主要危险是空气栓塞。神经损伤表现为相应的神经麻痹症状。

4. 甲状腺损伤　常见于切割伤患者。腺体可能被切破或切掉一部分，易形成血肿。

5. 胸膜顶损伤　呼吸道虽通畅，但患者有呼吸困难，检查发现气胸或血气胸。

6. 颈椎损伤　轻者可无症状，或轻微颈痛，重者可出现高位截瘫或损伤部位以下脊神经分布区感觉障碍。

【急救处理】

颈部开放性外伤的主要危险是窒息、出血、休克及截瘫等。急救处理应执行创伤复苏的 ABC 原则，即首要注意气道（airway）出血（bleeding）和循环（circulation）状况。

1. 呼吸困难的处理　立即解除呼吸道梗阻（勒缢、血肿压迫和气道内阻塞物），必要时行紧急气管切开术（或环甲膜切开，气管插管），同时给氧。建立安全、有效的呼吸通道是抢救成功的关键。

2. 血管外伤的处理及抗休克治疗　小血管的损伤可钳夹、结扎止血。颈静脉破裂者，应及时压迫封闭静脉裂口，防止气栓形成，再结扎静脉。对颈部大血管损伤常用的急救方法是将患者置于仰卧位，头转向伤侧，用拇指在胸锁乳突肌前缘扪出搏动的颈总动脉，将其压迫到环状软骨水平的第 6 颈椎横突上，并用纱布填入伤口内，达到减少出血的目的。休克多为失血性休克，应

进行及时有效的扩容，注意保暖、平卧、头低位，赢得时间进行清创和损伤血管的修补和结扎。

3. 喉气管外伤的处理　原则是尽可能一期重建喉、气管结构，防止喉气管狭窄。喉外伤不应随意进行清创，对于喉气管结构损伤严重，术后有发生狭窄可能的，应在术中放置喉模或扩张管。

4. 咽食管外伤　应尽早进行破裂口清创一期缝合，咽瘘需紧密缝合，鼻饲饮食，给予足量抗生素，防止咽瘘发生。单纯颈段食管破裂，16 h 内一期缝合，超过 16 h 的一般污染较重，应充分引流，禁止经口进食，给予足量抗生素和全身支持治疗，破裂食管可自行愈合。

5. 伤口初期处理　对表浅外伤、软组织损伤小而无感染者，用生理盐水或过氧化氢溶液反复冲洗后，清创并进行初期缝合，必要时放置负压引流。可疑感染病例需切除全部失去活力组织，使深部组织充分暴露，延期缝合。

6. 异物的处理　原则上应取出异物。应充分考虑异物与大血管、重要神经、器官的关系后制定手术方案。

7. 营养供给　放置胃管或行胃或空肠造瘘，给予高热量、高蛋白饮食，以促进伤口愈合。

【并发症】

常见的并发症有皮下及纵隔气肿、气胸、咽瘘、气管食管瘘、喉麻痹、喉狭窄、食管狭窄或闭锁等。

☞ 人文视角 6-5-1
如何与颈外伤患者进行有效的沟通？

（何　宁　房居高）

复习思考题

1. 颈闭合性外伤做气管切开的指征是什么？为什么？
2. 喉外伤已经行气管切开术者，拔管的指征是什么？为什么？
3. 试述颈部开放性外伤的诊断和处理原则。
4. 试述颈部闭合性外伤的诊断和处理原则。

网上更多……

本章小结　　开放性讨论　　教学PPT　　自测题

第六章

颈炎性疾病

关键词

炎症性疾病　　淋巴结炎　　淋巴结结核　　颈部间隙感染

　　颈炎性疾病多由颈部皮肤和软组织损伤后感染，或邻近部位的感染灶直接扩散或经淋巴、血流播散引起，包括颈部淋巴结特异性或非特异性炎症及颈部间隙感染（如咽后、咽旁、下颌下间隙感染或坏死性筋膜炎等）。以颈部肿块为表现的炎性疾病需要与颈部恶性肿瘤鉴别，Skandalakis 对颈部肿块提出的"80%"法则和"7"法则可作为鉴别诊断的参考。

诊疗路径

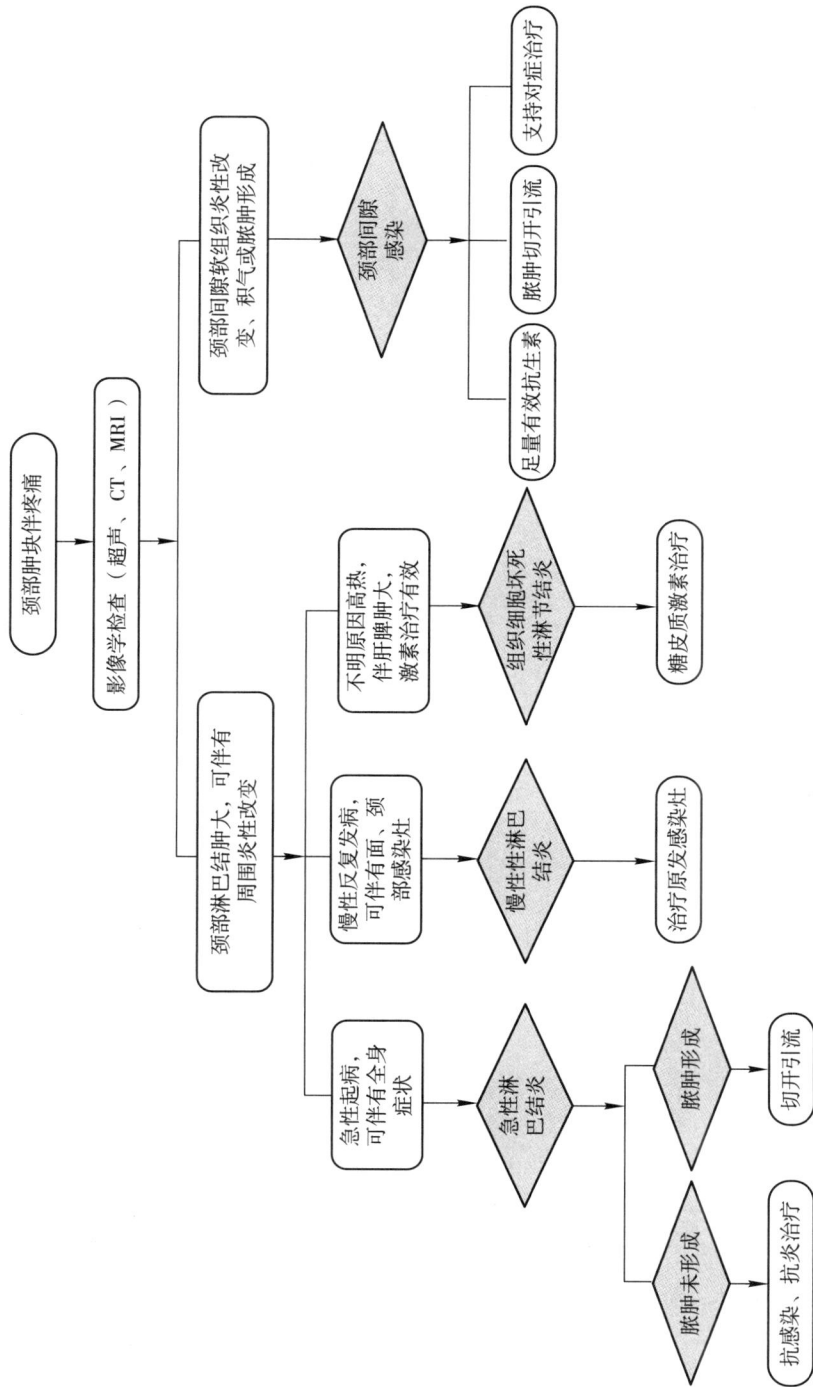

颈部肿块伴疼痛

影像学检查（超声、CT、MRI）

颈部间隙软组织炎性改变、积气或脓肿形成

颈部淋巴结肿大，可有周围炎性改变

颈部间隙感染

足量有效抗生素

脓肿切开引流

支持对症治疗

不明原因高热，伴肝脾肿大，激素治疗有效

组织细胞坏死性淋巴结炎

糖皮质激素治疗

慢性反复发病，可伴面、颈部感染灶

慢性淋巴结炎

治疗原发感染灶

急性起病，可伴有全身症状

急性淋巴结炎

脓肿未形成

抗感染、抗炎治疗

脓肿形成

切开引流

第一节　颈淋巴结炎

☞ 典型病例（附分析）6-6-1
颈淋巴结炎

颈部淋巴结丰富，接受来自头、面、颈部相应区域的淋巴回流，因而颈淋巴结炎（cervical lymphadenitis）与头、面、颈部的感染密切相关。

☞ 基础链接 6-6-1
颈淋巴结引流

【病因】

病原菌主要是金黄色葡萄球菌和溶血性链球菌。不同部位的感染沿淋巴管侵入相应的区域引起炎症，感染来源有牙源性及口腔感染，头、面、颈部皮肤的损伤，疖、痈和上呼吸道感染及扁桃体炎等。

【临床表现】

1. 急性淋巴结炎（acute lymphadenitis）　初期局部淋巴结肿大变硬，自觉疼痛或压痛；淋巴结可移动，边界清楚，与周围组织无粘连。全身反应小或有低热，体温一般在38℃以下。化脓后局部疼痛加重，包膜溶解破溃后可侵及周围软组织而出现炎性浸润块；浅表皮肤充血、肿、硬，此时淋巴结与周围组织粘连，不能移动。脓肿形成时，局部皮肤有明显压痛点及凹陷性水肿，浅在的脓肿可查出明显的波动感。此时全身反应加重，高热、寒战、头痛、全身无力、食欲减退，小儿可烦躁不安；白细胞总数急剧上升，可达（20~30）×10^9/L以上，如不及时治疗，可并发毒血症、败血症，甚至出现中毒性休克。

2. 慢性淋巴结炎（chronic lymphadenitis）　多继发于头、面、颈部的炎症病灶，常发生在患者抵抗力强而细菌毒力较弱时。临床常见于慢性牙源性及咽部感染，或急性淋巴结炎控制不彻底，转变为慢性。病变常表现为慢性增殖性过程。临床特征是淋巴结内结缔组织增生而形成硬结，微痛，淋巴结可以活动、有压痛，但无明显全身症状；此症状可持续较长时间并反复急性发作。即使原发感染病灶清除，增生长大的淋巴结也不可能完全消退。

3. 组织细胞坏死性淋巴结炎（histiocytic necrotizing lymphadenitis，HNL）　又称坏死性淋巴结炎，亚急性坏死性淋巴结炎。好发于青少年女性，病因尚不清楚，多认为与感染、尤其是病毒感染所致变态反应有关。首发症状多为不明原因的突发高热，热型为稽留热或弛张热，继之颈部浅表淋巴结肿大，有压痛，质稍硬，常有触痛，全身其他部位淋巴结也可同时肿大，白细胞减少，血沉加快，结核菌素试验阴性，免疫球蛋白增高，部分病例末梢血及骨髓象出现异型增生的网状细胞，一过性肝脾肿大，单用抗生素或抗结核药治疗无效，皮质激素及免疫抑制剂治疗效果明显，一般不复发。

【诊断及鉴别诊断】

根据临床表现、超声和实验室检查可得出诊断，必要时可行淋巴结活检或针吸细胞学检查以明确诊断。本病需与颈部淋巴结结核、恶性淋巴瘤、颈部转移癌等进行鉴别诊断。

【治疗】

急性淋巴结炎初期，患者需要安静休息，全身给抗菌药物，局部用物理疗法或用鱼石脂软膏等外敷治疗。已化脓者应及时切开引流，同时进行原发病灶的处理。必要时取病灶分泌物做细菌培养和药物敏感试验。慢性淋巴结炎一般不需治疗，但有反复急性发作者应寻找病灶，予以清除，如淋巴结肿大明显或需要鉴别诊断，也可手术切除并送病检。组织细胞坏死性淋巴结炎主要用糖皮质激素治疗。

第二节　颈淋巴结结核

颈淋巴结结核（tuberculosis of cervical lymph nodes）在体腔外淋巴结结核中最常见，约占肺外结核病的81%，常见于儿童或青壮年。近年来由于非典型分枝杆菌的出现，其发病率有升高的趋势。

详见第七篇第一章。

第三节　颈深间隙感染

☞ 典型病例（附分析）6-6-2
颈深间隙感染

颈部的筋膜将颈部分成许多潜在的蜂窝组织间隙，为筋膜间隙。这些间隙使颈部软组织协调一致运动，以获得吞咽和颈部活动的生理功能。筋膜间隙使颈部分隔成多个区域，它既能限制病变扩散，又存在使病变蔓延的危险。颈深间隙为颈深筋膜浅层深面的筋膜间隙，又可按照其与舌骨的关系分为①占据颈部全长的间隙，包括咽后间隙和椎前间隙；②舌骨上间隙，包括下颌下隙、咽旁间隙、咬肌间隙、扁桃体周围隙；③舌骨下间隙，即气管后间隙。

颈深间隙感染（infection of the deep cervical interfascial space）指颈深间隙的软组织感染性疾病，常继发于头面部、颈部、呼吸道和食管等感染，形成脓液容易在此间隙积聚成脓肿，引起严重的全身中毒症状，或使炎症沿解剖途径向下蔓延至纵隔，引起纵隔炎或脓肿，这时病情凶险、发展迅猛，患者可出现胸痛、吞咽、呼吸困难、窒息、甚至大血管破裂等致死的并发症。

☞ 基础链接 6-6-2
颈深间隙的概念和示意图

【病因】

感染可来源于牙、扁桃体、涎腺、甲状腺、呼吸道和食管等颌面、颈部器官，据文献报道，最常见的为牙源性感染，其次为咽源性感染；颈部鳃裂畸形、外伤感染也可导致颈深间隙感染，气管和食管损伤时，管腔内的病原体是重要的感染源。常见致病菌有溶血性链球菌、金黄色葡萄球菌、肺炎克雷伯杆菌、铜绿假单胞菌等。

【临床表现及相关疾病】

1. 咽后脓肿　为咽后间隙感染导致的化脓性炎症，常急性起病，好发于冬春季节及婴幼儿。为咽后淋巴结急性化脓所致，可见咽后一侧局部隆起，患侧软腭、悬雍垂、咽腭弓和舌腭弓被推向健侧，致病菌主要为葡萄球菌和链球菌。慢性型少见，多是颈椎结核引起的冷脓肿，多见于成年人。此外，咽后壁异物刺入、外伤及手术等侵入性损伤，也可以引起咽后间隙感染；中耳炎引起的颞骨岩锥炎或硬膜外脓肿，可经颅底破裂孔侵入咽后间隙；感染还可来自咽旁脓肿侵入。咽后脓肿破裂，脓液可流入呼吸道，引起吸入性肺炎甚至窒息；脓肿向两侧扩散，可形成咽旁脓肿，还可沿咽后间隙至椎前间隙和纵隔；脓肿向下发展引起喉水肿或喉梗阻；或沿食管向下导致食管周围炎、纵隔炎或脓肿。

2. 咽旁脓肿　为咽旁间隙的化脓性炎症，由早期的蜂窝织炎发展形成。主要由邻近器官的化脓性炎症经血行和淋巴系统扩散或直接破溃、蔓延引起，常见的有化脓性扁桃体炎、乳突炎、咽侧壁异物及外伤、磨牙区脓肿及口腔和咽部手术的医源性感染等。溶血性链球菌为常见致病菌，其次为金黄色葡萄球菌和肺炎链球菌

等。咽旁间隙感染可蔓延至咽后间隙发生咽后脓肿及进一步向周围扩散。

3. 扁桃体周围脓肿　为扁桃体周围间隙的化脓性炎症，多认为是患急性扁桃体炎后细菌及炎症产物向扁桃体周围间隙扩散形成。该病青壮年男性常见，多发生于单侧，可见患侧扁桃体上方软腭充血肿胀，悬雍垂水肿偏向健侧。致病菌与急性扁桃体炎相仿，为链球菌及葡萄球菌为主，也可有厌氧菌。炎症可进入咽旁间隙引起咽旁脓肿，也可以扩散至颈动脉鞘，引起死亡率较高的颈部坏死性筋膜炎。

4. 下颌下间隙感染　多继发于牙、口底、舌根、唾液腺等部位的炎症，早期表现为口腔局部疼痛、口底肿胀、进行性张口困难等。本间隙感染可扩散进入颌咽间隙，继而侵入咽后间隙及上纵隔；舌根、咽喉部水肿可引起窒息，需要进行气管切开。

5. 气管前间隙感染　多由喉咽部和颈段食管前壁外伤穿孔或急性甲状腺炎直接蔓延引起的继发性感染。患者可因喉水肿出现声嘶或呼吸、吞咽困难，严重者可出现窒息。气管前间隙的感染容易向咽喉间隙扩散或向下扩散引起上纵隔炎或脓肿。

6. 食管周围炎及脓肿　异物、外伤、手术均可引起食管穿孔，继发感染后患者出现发热、颈部气肿、气胸、胸骨后疼痛，形成食管周围炎甚至脓肿，向上可引起咽喉脓肿，或向下蔓延引起纵隔炎或脓肿。

【辅助检查】

1. 实验室检查　血常规检查提示白细胞计数增高、细菌毒素对骨髓造血功能的抑制可出现红细胞和血红蛋白的降低；生化检查可出现电解质紊乱及酸碱失衡；在寒战、高热时进行血培养和药敏试验，脓毒血症患者可培养出致病菌。

2. 超声检查　可明确积液及脓肿部位、大小以及引导穿刺抽液。

3. 颈部 X 线平片、CT 和 MRI 检查　颈部正侧位 X 线片可显示颈段食管有无异物，颈部软组织是否肿胀或间隙内有无气肿。胸片可显示纵隔有无增宽及液气平面；CT 和 MRI 能明确受累的间隙和脓肿部位、大小和与周围结构的毗邻关系。

【诊断及鉴别诊断】

根据起病急、发展快、颈部肿痛，胸痛、皮下有捻发音或呼吸、吞咽困难等临床表现，结合实验室检查，影像学检查示软组织间隙内气体征、积液或脓肿形成，可诊断本病。

【治疗】

治疗原则是充分控制感染，脓肿形成时及时手术切开引流。

1. 抗感染、支持治疗　早期给予大剂量强效广谱抗生素协同治疗，然后根据细菌培养和药敏试验调整抗生素；加强全身支持疗法，保持水、电解质平衡，纠正酸中毒，低血容量和低钙等；早期使用糖皮质激素消除炎症水肿，但糖尿病患者需慎用；积极治疗糖尿病等基础病。

2. 手术治疗　如患者术前已出现呼吸困难，应在局麻下先行气管切开；咽部脓肿形成的患者为防止气管插管引起脓肿破裂导致误吸，可先在局麻下行经口腔的脓肿切开引流。根据脓肿的不同部位合理设计切口，手术切开脓肿充分引流，术后保持口腔清洁，每日颈部换药，并足量使用抗生素和营养支持治疗。

3. 一些颈深间隙脓肿形成的患者在超声和 CT 引导下穿刺抽脓也取得了较好的疗效。

（何　宁　房居高）

复习思考题

1. 颈部淋巴结炎分为几种类型？请写出鉴别要点。
2. 颈部淋巴结结核的病因和临床表现是什么？
3. 颈部间隙感染可有哪些相关疾病？请写出临床表现和处理原则。

网上更多……

本章小结　　开放性讨论　　教学PPT　　自测题

第七章

颈部肿块

关键词

神经鞘瘤　　颈动脉体瘤　　脂肪瘤　　颈部转移癌

原发颈部恶性肿瘤

　　机体任何组织或其间隙所发生的异常肿胀、膨大或隆起，均称为肿块，位于颈部者，称为颈部肿块。颈部肿块在临床上较为常见，因组织来源复杂，生物学特性各异，治疗方案不同。按照发生的原因和病理不同，颈部肿块可分为：先天性肿块、炎性肿块和新生物（肿瘤）。对于因颈部肿物就诊的患者可首先根据病史、查体判断肿物的部位、来源，而肿物的性质确定多需超声、CT、MRI 等影像学检查的辅助，当然，最后的确诊需做病理检查。手术通常是颈部肿物治疗的主要方法，颈部解剖结构的熟练掌握，对手术副损伤及并发症的避免有重要的临床意义。良性肿物仅单纯肿物切除即可，恶性肿物多需肿物切除的同时进行局部淋巴结清扫处置，还需根据肿物的性质、恶性程度进行放疗或化疗等辅助治疗。本章将分良性、恶性对颈部新生物进行系统介绍。

诊疗路径

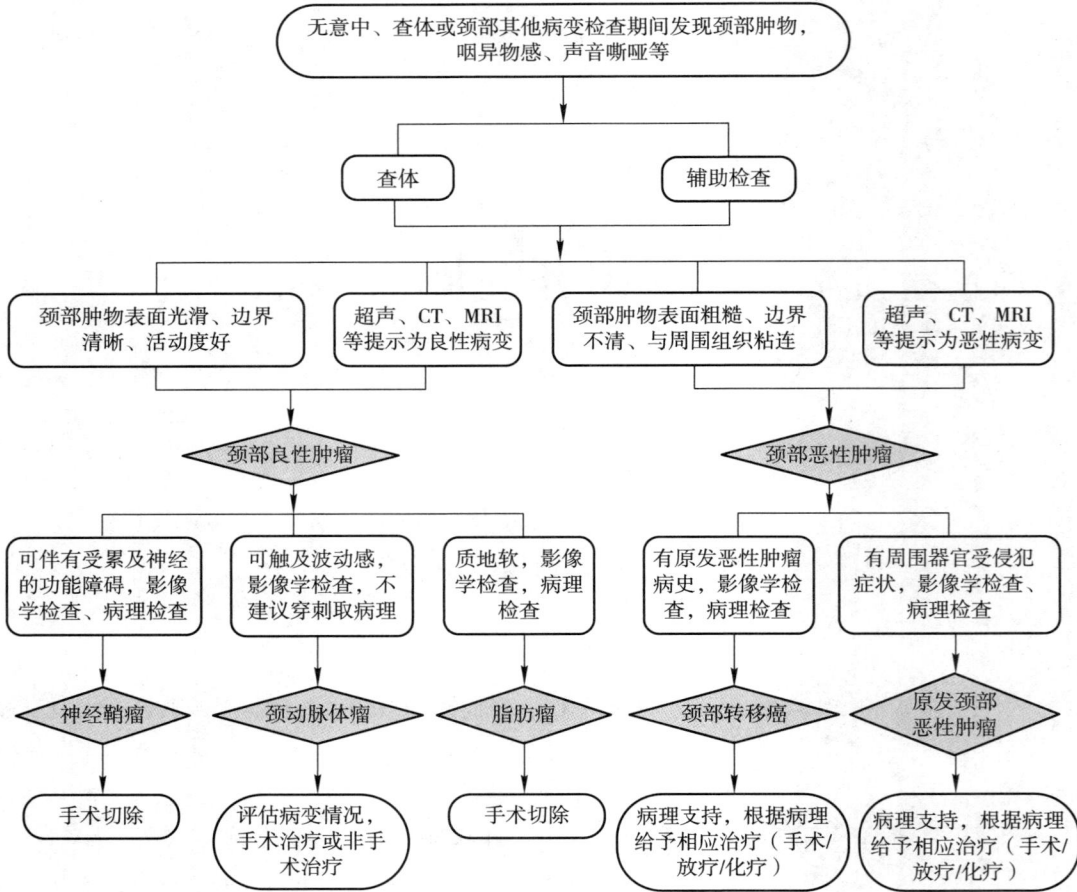

人体颈部位于头与胸部之间，连接头、躯干和四肢，结构复杂，且有很多重要的器官。有些器官的肿物较为常见，如甲状腺肿块，而有些则十分少见，如神经鞘瘤、颈动脉体瘤、小涎腺肿块、恶性肿瘤等。本节将分良、恶性别对各种颈部少见新生物进行介绍（涎腺肿块因良、恶性均有，参见后面章节讲解）。

一、颈部良性肿瘤

（一）颈部神经鞘瘤

神经鞘瘤（neurilemmoma）是一种少见的良性肿瘤，因其来自周围神经鞘膜上的施万细胞，故又称施万细胞瘤，发生于头颈部者占25%～45%。神经鞘瘤生长缓慢，多见于30～50岁的中年人，常发生于感觉神经及含混合性神经的感觉神经，较少发生在运动神经，尤以颈交感神经和迷走神经为多见。

临床表现与其大小、部位有关，早期一般多无症状或仅为局部受压，后期可能出现神经功能障碍，伴有神经功能症状是本病的特点。来自颈丛、臂丛等感觉神经者可有疼痛、麻木；来自迷走神经者可有声嘶、刺激性干咳，肿物压迫可出现反射性咳嗽；颈交感干受累可出现 Horner 综合征。查体多为坚韧、孤立性，具有完整包膜的椭圆形肿块。肿瘤在垂直于受累神经方向活动良好，而沿神经长轴方向不活动。一般无搏动感，但发生于迷走神经和颈交感神经者可出现颈动脉移位，因肿瘤将颈动脉推向浅面，故可在肿物表面触及颈动脉搏动。超声检查下表现为实质性低回声肿物，可伴囊性变，呈类圆形，边界清晰，有包膜，内部可探及点状或线状血流信号。CT 扫描可显示肿瘤部位、大小、形状、与周围组织关系，为本病提供准确的诊断，并为手方术式选择和切除范围提供依据（图 6-7-1）。增强 CT 特征性表现为低密度区中伴团状高密度改变。MRI 表现为 T_1WI 低信号，T_2W1 信号不均匀伴内部斑点状高信号；增强扫描呈不均匀强化，多有囊变，可进一步增加诊断的准确性，并对肿瘤血运情况进行提示，如为富血性肿瘤，需术前行 DSA 及栓塞准备。

神经鞘瘤对放、化疗均不敏感，手术切除是一种有效的方法，并应尽可能保留神经功能。手术应仔细暴露肿瘤长轴两端的神经干，然后在肿瘤表面顺神经走行方向切开包膜，分离时注意保护包绕肿瘤的神经束，从包膜内钝性剥出肿瘤，如此才能保留神经。切勿将包绕肿瘤的神经外膜及神经束误作肿瘤包膜切除而切断神经。当必须切除神经时，可以进行神经移植术。该瘤很少发生恶变，预后较好。

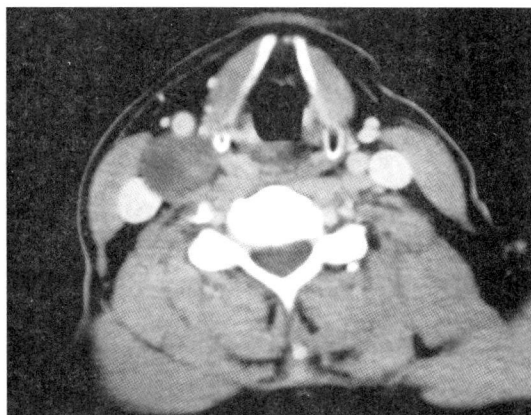

图 6-7-1　颈部神经鞘瘤 CT

（二）颈动脉体瘤

颈动脉体瘤（carotid body tumor）是一种起源于颈动脉鞘上化学感受器细胞（常位于颈动脉分叉处）的神经血管肿瘤，为副神经节瘤的一种。这类肿瘤任何年龄均可发病，血供丰富，生长缓慢，表现出良性肿瘤的特征，少数可恶性。本病发病率低，约 0.012%。病因不明，一般认为与慢性缺氧有关，在高原地区人群发病率较高。长期慢性低氧刺激，使颈动脉体代偿性增生，最终形成颈动脉体瘤。有家族史者多为双侧发病。

本病主要表现为颈部下颌角下方无痛性肿块，多数生长缓慢，发生恶变或瘤体内变性者，短期可迅速增大，有些可伴颈淋巴结转移。可出现局部压迫症状，如压迫颈总动脉或颈内动脉出现头晕、耳鸣、视力模糊甚至晕厥等脑缺血症状，压迫喉返神经出现声音嘶哑、呛咳，压迫舌下神经出现伸舌偏斜，压迫交感神经出现 Horner 综合征，压迫气管出现呼吸困难等。少数患者合并颈动脉窦综合征，因体位改变，肿瘤压迫颈动脉窦引起心跳减慢、血压下降、晕厥等症状。颈动脉体瘤有时也有神经内分泌肿瘤的部分表现，可合并肾上腺肿瘤等其他肿瘤。有的肿瘤可向咽部生长，检查时咽侧壁饱满、膨隆。因颈动脉体瘤附着于动脉鞘，故可向侧方移动，但垂直方向活动受限。部分肿块可扪及搏动和闻及血管杂音。颈动脉体瘤的最典型体征是 Fontaine 征：下颌角下的颈部肿块附着于颈总动脉分叉部位，肿块可水平方向移动少许，但不沿颈动脉方向移动。影像学检查的典型表现为颈内、颈外动脉起始部杯样增宽，颈内、颈外动脉间密度增高的软组织影，呈多血管病变（图 6-7-2，图 6-7-3）；可见"高脚杯"征和"椒盐征"，

CT、MRI 为肿瘤的诊断和手术提供充足的信息。选择性颈动脉造影为诊断的金标准，并可同期进行血管栓塞治疗。Shamblin 根据肿瘤与颈动脉及邻近神经的关系，将颈动脉体瘤分为三种类型：Ⅰ型，颈动脉单纯移位，位于肿瘤表面；Ⅱ型，肿瘤被颈内、颈外动脉压迫形成深沟；Ⅲ型，颈动脉被肿瘤包绕。

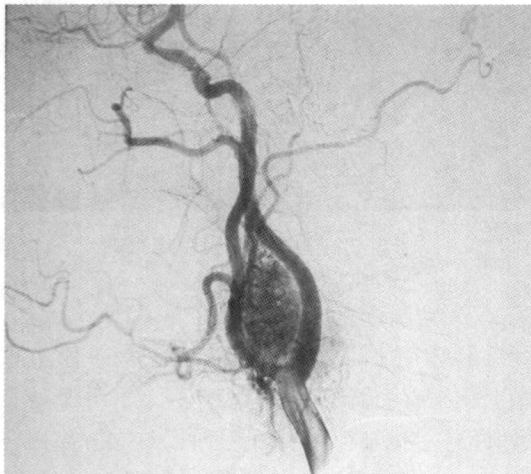

图 6-7-2　颈动脉体瘤 DSA

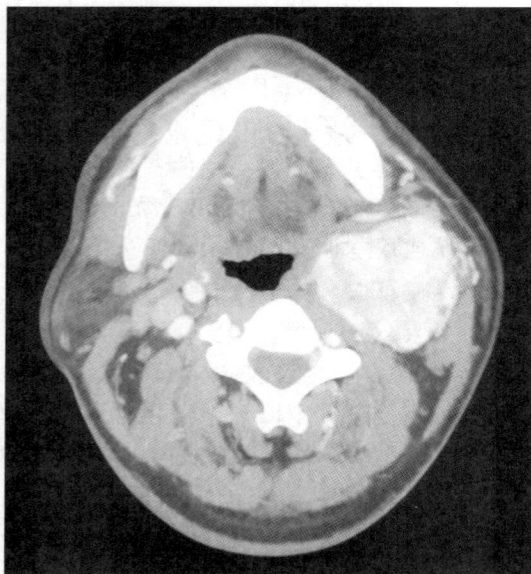

图 6-7-3　颈动脉体瘤 CT

颈动脉体瘤对放射治疗敏感性差，栓塞治疗很难阻断肿瘤血供，仅能使其暂时缩小，无法根治，手术仍是治疗的主要手段。术前严禁为明确诊断而取病理，应进行充分评估，并进行颈动脉结扎、血管吻合、重建准备。

（三）颈部脂肪瘤

☞ 典型病例（附分析）6-7-1
颈部良性肿块

脂肪瘤（lipoma）是一种常见的良性肿瘤，可发生于任何有脂肪的部位。患者年龄多较大，儿童较少见。深部脂肪瘤多沿肌肉生长，可深达骨膜，但很少侵犯邻近骨骼。脂肪瘤很少恶变。脂肪瘤形成的根本原因——"脂肪瘤致瘤因子"。在正常情况下，这种致瘤因子处于失活状态，但在各种内外环境的诱因影响作用下（如过度饮酒、高脂肪饮食、压力过大、熬夜等不良生活习惯），脂肪瘤致瘤因子被活化并与机体的正常细胞中某些基因片段结合，形成基因异常突变，使正常脂肪细胞与周围组织细胞发生一种异常增生现象，导致脂肪组织沉积有关，并向体表或各个内脏器官突出的肿块，即脂肪瘤。

脂肪瘤一般无异常不适感觉，偶有因瘤体过大引起的压迫症状。脂肪瘤和周围组织之间的境界很清楚，其质地较软，生长缓慢。超声、CT、MRI 等影像学检查对脂肪瘤的诊断均有帮助。脂肪瘤应注意与肉瘤相鉴别，后者系脂肪组织的恶性肿瘤，较常见，好发于大腿、臀部、腋窝深部和腹膜后。肿瘤无包膜，呈结节状，生长缓慢。

手术是脂肪瘤治疗的主要手段，术中应沿包膜将肿物完整切除。

二、颈部恶性肿瘤

（一）颈部转移癌

颈部转移癌（metastatic tumor）占全身肿块的 3% ~ 4%，占所有颈部肿块的 46.3%，因此对于颈部肿块应常规与转移癌进行鉴别，特别是 40 岁以上短期内肿块迅速增大者。颈部转移癌临床上分为两大类：一类是原发灶明确的颈部转移癌，又按原发灶部位分为两类（一是来自头颈部病变的颈部转移癌；二是原发灶位于锁骨下的颈部转移癌）；二类是原发灶不明的颈部转移癌。

临床上颈部转移癌多表现为颈侧区或锁骨上窝出现坚硬如石的肿大淋巴结，起初常为单发、无痛、可被推动。一段时间后可出现多个淋巴结，并侵及周围组织，肿块呈结节状、固定、可有局部或放射性疼痛。晚期肿块可发生坏死，以致溃破、感染、出血、外观呈菜花样，分泌物带有恶臭。怀疑颈部转移癌者应积极查找原发病灶，内镜、超声、CT（图 6-7-4）、MRI 及 PET-CT 等辅助检查对于原发病灶的确认都很有帮助，局部病变活检手术也是确认原发病灶的常用手段。

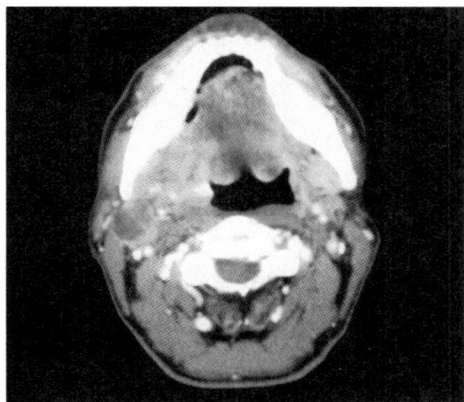

图 6-7-4　颈部转移癌 CT

头颈部各个器官的淋巴都引流到颈部，加之咀嚼、吞咽、说话运动等因素的影响，因此头颈部恶性肿瘤容易发生颈部淋巴结转移。如鼻咽癌、扁桃体恶性肿瘤、下咽癌、喉癌、甲状腺癌、鼻腔鼻窦恶性肿瘤、颌面及口腔恶性肿瘤等。一旦确认原发灶后，应按将原发灶和转移灶整体治疗的原则，并根据原发灶部位来源、病理及肿瘤分期、肿瘤的组织学特征，选用合适的手术、化疗、放疗或综合治疗。手术以颈淋巴清扫术为治疗的此类病变的主要方法。

若颈部肿块经病理证实为转移癌，反复全面检查一直到对转移癌进行特定治疗结束时仍未能找到原发灶的原发灶不明的颈部转移癌是临床工作的难题之一。其原因不明，有可能和原发灶小而隐蔽、原发灶在转移灶处理时同时得到控制、原发灶自发性消退等有关。虽然原发灶不明的颈部转移癌尚没有统一的治疗意见，治疗主要针对转移灶，原发灶基本不考虑。但选择治疗的主要取决因素有临床分期、组织病理学和转移部位。基本的治疗方法是手术、放疗及化疗为主的综合治疗方法。

☞研究进展 6-7-1
原发灶不明的颈部转移癌

（二）原发颈部恶性肿瘤

颈部结构复杂，原发恶性肿瘤（primary malignant tumor）常见的是发生在颈部器官的恶性肿瘤，如甲状腺癌、喉癌、喉咽癌、颈段食管癌等，应根据来源、性质不同给予相应治疗，详见各疾病的诊疗。

其他颈部原发性恶性肿瘤还有淋巴瘤及颈部软组织来源的原发性恶性肿瘤。

淋巴瘤是一组起源于淋巴结或其他淋巴组织的恶性肿瘤，依据其病理学特点分为霍奇金淋巴瘤和非霍金奇淋巴瘤，霍奇金淋巴瘤大多表现为淋巴结病变，非霍奇金淋巴瘤则多表现为淋巴结外病变。淋巴瘤的细胞形态极其复杂，2008 年 WHO 淋巴瘤新分类中，有 80 个亚型。由于病变部位和范围不尽相同，临床表现很不一致，原发部位可在淋巴结，也可在结外的淋巴组织，例如扁桃体、鼻咽部、胃肠道、脾、骨骼或皮肤等。临床以无痛性淋巴结肿大最为典型，在颈部主要表现是浅表部位的淋巴结无痛性、进行性肿大，表面光滑，质地较韧，触之如乒乓球感，或像鼻尖的硬度。进行性肿大的淋巴结可能对周围的组织器官造成影响或压迫，并引起相应的症状。淋巴瘤是全身性疾病，因此，除了上述局部症状，约半数患者还可能出现发热、盗汗、乏力、消瘦、食欲缺乏、皮疹、瘙痒等全身症状。晚期患者可有恶病质、发热及贫血。人类淋巴瘤病因尚不明确，研究提示辐射、病毒感染、饮食、化学致癌物、免疫功能低下等可能诱发淋巴瘤的发生。超声、CT、MRI 等影像学检查对颈部淋巴瘤的诊断有提示作用，但病理诊断才是"金标准"。可在超声引导下淋巴结穿刺活检，或单个淋巴结切除活检。淋巴瘤的治疗以化疗或化疗联合放疗为主，一般不建议手术。不同病理类型的淋巴结预后不同，治疗的原则不同，治疗方案和疗程也不同；即便是同一种类型，不同的分期、部位、年龄，治疗也不完全相同；血常规结果、肝肾功能、心脏疾病、糖尿病、肝炎等都会影响到治疗方案的选择和药物剂量的调整。经过治疗达到完全缓解的淋巴瘤患者，并非就彻底根除了肿瘤细胞，这种完全缓解只是一种临床意义上的初步治疗成功，淋巴瘤复发率较高，建议终身密切随访。

颈部软组织来源的原发性恶性肿瘤，有脂肪肉瘤、恶性纤维组织细胞瘤、纤维肉瘤、血管肉瘤、神经源性肉瘤等。脂肪肉瘤是较常见的一种，男性多于女性。根据细胞成分的不同，脂肪肉瘤又可分为：①高分化脂肪肉瘤，也称脂肪瘤样脂肪肉瘤；②黏液型脂肪肉瘤；③圆细胞型脂肪肉瘤；④多形型脂肪肉瘤；⑤未分化型脂肪肉瘤。脂肪肉瘤通常发生于深部肌肉间软组织，表现为一大肿块，边缘不清，常为结节状或分叶状，质软或稍硬。脂肪肉瘤可生长很大、硬固。除非晚期患者，一般皮肤很少受累。组织学上分化不好者有 30%~40% 发生转移，而分化好的则较少转移。虽然也可转移到肝、骨髓、中枢神经系统，但以肺为常见转移部位。手术治疗是脂肪肉瘤治疗中的第一选择，局部的广泛切除，是减少复发、转移的有效措施。

恶性纤维组织细胞瘤、纤维肉瘤可发生于头颈部的任何部位，临床表现为肿块，可局部侵犯邻近的软组织甚至骨组织，症状可为肿物压迫、侵犯周围组织而出现，确诊需病理。应行根治性切除手术，广泛切除肿瘤及周围组织，晚期患者术后应辅以放疗、化疗。

（房居高）

复习思考题

1. 颈部转移癌临床上如何分类？
2. 颈部良性肿瘤主要有哪些？试述其诊断要点和治疗原则。
3. 颈部转移癌的诊断和处理原则是什么？
4. 颈部原发恶性肿瘤有哪几种组织来源？请列举不同来源的肿瘤及其治疗原则。

网上更多……

本章小结　　开放性讨论　　教学PPT　　自测题

第八章

甲状腺及甲状旁腺肿瘤

关键词

甲状腺   结节性甲状腺肿   甲状腺腺瘤   甲状腺癌

甲状旁腺肿瘤

目前，甲状腺结节已成为一个普遍的临床现象，流行病学调查结果显示 19%~68% 的人群有甲状腺结节，特别是在女性人群中。甲状腺结节分为良性与恶性，良性结节主要是结节性甲状腺肿和甲状腺腺瘤，恶性结节分为甲状腺原发恶性肿瘤和转移的恶性肿瘤，原发的甲状腺癌常分为乳头状腺癌、滤泡状腺癌、髓样癌和未分化癌。其中以分化型的乳头状腺癌和滤泡状腺癌（分化型甲状腺癌）为主，占 95% 以上，髓样癌占 3%~4%，未分化癌占 1%~2%。甲状腺癌约占全身癌肿的 1.5%，占甲状腺全部肿瘤的 2.7%~17.0%。随着高分辨率超声检查的应用，甲状腺结节的诊治指南在对这一疾病的逐渐认识过程中不断完善更新。目前认为，甲状腺良性结节通常不需要外科治疗，但有恶变倾向或引起相应症状时，是手术干预的指征，超声检查和细针穿刺活检已成为甲状腺肿物良、恶性鉴别的重要方法。

诊疗路径

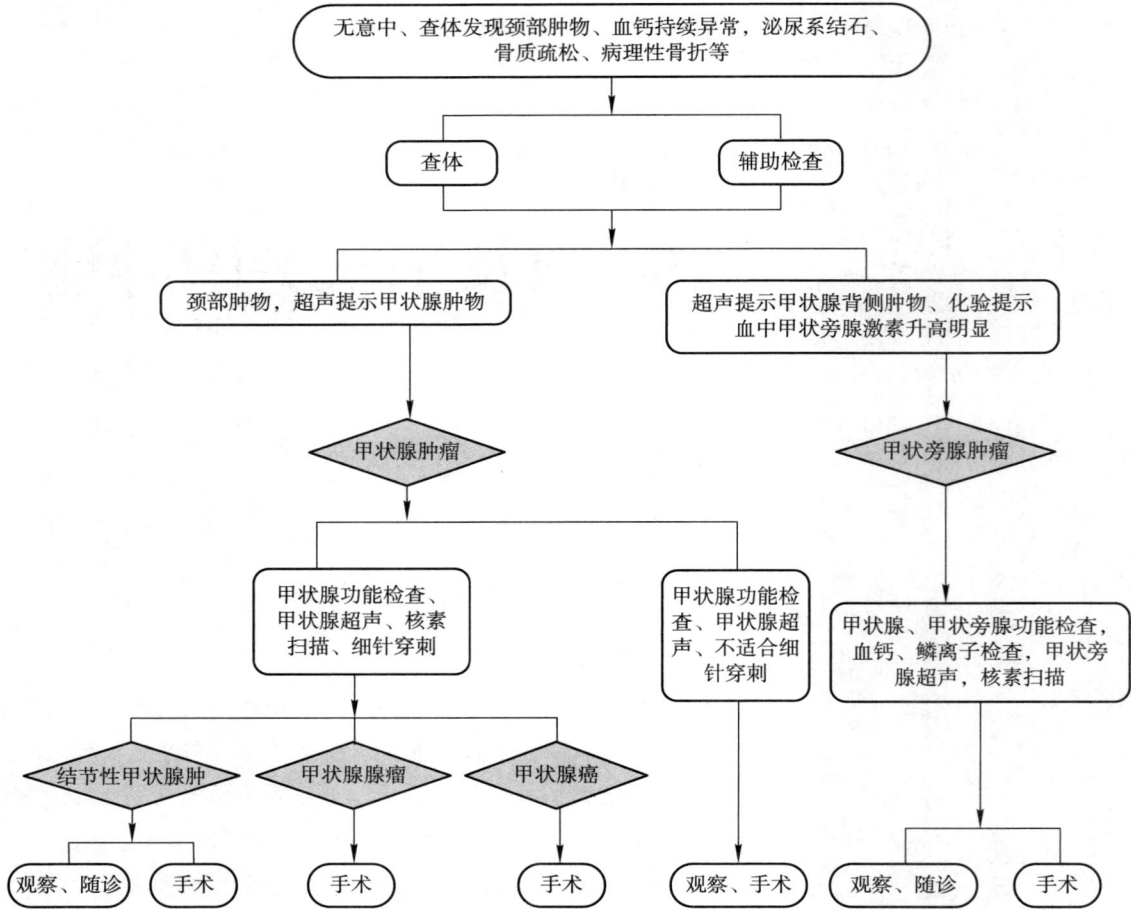

第一节　结节性甲状腺肿

☞ 典型病例（附分析）6-8-1

结节性甲状腺肿

☞ 基础链接 6-8-1

甲状腺激素的生理功能

结节性甲状腺肿（nodular goiter）是甲状腺良性病变，最常见，女性发病率较男性高。结节性甲状腺肿是单纯性甲状腺肿的一种，单纯性甲状腺肿是指甲状腺没有功能上的改变，其中有弥漫性肿大和结节性肿大两种，前者多见于地方性甲状腺肿流行地区，后者在地方性甲状腺肿流行区或非地方性流行区均可见。

【病因及发病机制】

单纯性甲状腺肿的组织病理变化主要是组织的增生退行性变。因甲状腺激素的不足（缺碘等因素）反馈引起促甲状腺激素的过度分泌刺激甲状腺组织造成的，是一种代偿性的作用，这种增生现象不一定弥漫到甲状腺的全部，往往只限于一部分，这种变化如果及时治疗可恢复正常组织形态。部分区域增生的原因可能是甲状腺组织的不同区域对促甲状腺素的敏感度不一样。如果不及时治疗病变继续发展，滤泡腔内蓄积胶质体，滤泡上皮细胞变形，组织细胞出现变性、坏死、钙化、纤维化和囊性变等一系列病理变化，最终形成胶体结节，也叫结节，就是甲状腺内常可触到的肿块，一旦变成这样的胶体结节，就无法恢复原来的组织形态，周围细胞继续破坏，结节就继续增大，其余部位小结节又再不断形成，因而甲状腺形成大小不同的结节。结节继续增多、增大，对周围器官产生各种压迫症状，出现复杂的临床症状。

【临床表现】

结节性甲状腺肿患者大部分无症状，被别人发现或查体时才发现有肿物。甲状腺内为多发结节，单发少见，临床查体为单发实际可能是多发，只不过查体时触不到而已，肿物可以在甲状腺两侧或一侧。可以呈囊性或部分呈囊性。患者可有咽部异物感，颈部压迫感，肿物巨大时，出现周围器官受压迫症状，气管移位出现呼吸不畅甚至呼吸困难，食道受压移位出现吞咽不适。压迫喉返神经时可出现声带麻痹，出现声音嘶哑（少见），胸腔入口处之肿物尤其是胸骨后甲状腺肿压迫静脉会

出现颈部及胸前静脉明显扩张（未恶变时少见）。查体可无明显异常，大于 1 cm 者可触及结节状增大，质地软，可随吞咽上下移动。少部分患者坠入胸廓入口，可压迫气管，引起气管移位和呼吸困难，但颈部肿大可不明显。

【辅助检查】

1. 血甲状腺激素　无特异性变化。

2. 超声　甲状腺一侧或双侧腺叶可见多发低回声结节，边界清楚，包膜完整。少数可有斑片状或蛋壳状强回声区。

3. CT 或 MRI　对病变部位、范围，特别是巨大甲状腺肿与周围结构的关系的判断有一定意义（图6-8-1）。

4. 细针穿刺　对于超声怀疑有恶变倾向的结节，可进行细针穿刺，以决定是否需进行手术。

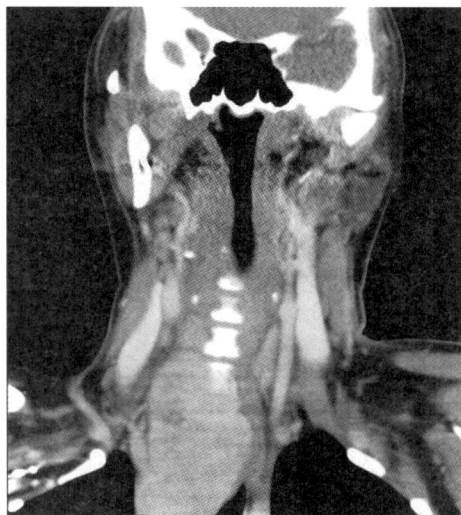

图 6-8-1　胸骨后巨大甲状腺 CT

【治疗】

1. 保守治疗　无明显症状的甲状腺小结节（小于4 cm），超声提示为结节性甲状腺肿者，可随访观察，如果是温结节或冷结节都可试用甲状腺制剂治疗。

2. 手术治疗　手术指征为：有压迫症状；巨大甲状腺肿（大于 4 cm）；胸骨后甲状腺肿；怀疑有恶变倾向者（超声有恶变/甲状腺结节生长较快的提示、头颈部放射线暴露史、甲状腺癌家族史，小于 15 岁儿童）；合并有甲状腺功能亢进者。手术方式有：单侧腺叶＋峡部切除；单侧腺叶切除＋对侧腺叶次全切除；双侧腺叶次全切除。术中应常规送冰冻病理，如有恶变的情况，应及时按甲状腺癌的处理原则进行处理，同时注意保护

喉返神经及甲状旁腺。术后应注意甲状腺激素水平的内科治疗。

第二节　甲状腺腺瘤

☞ 典型病例（附分析）6-8-2
甲状腺腺瘤

甲状腺腺瘤（thyroid adenoma）是最常见的甲状腺良性肿瘤，约有 20% 可引起甲亢成为高功能腺瘤，还有 5%~10% 可发生恶变。

【病因】

甲状腺腺瘤为甲状腺结节中的常见病变，具体病因不详。

【临床表现】

甲状腺腺瘤常无明显自觉症状，或长大到一定程度时有气管压迫感，或咽异物感，或抚摸颈部时偶然发现。查体可见甲状腺结节，多为单发，质地较韧或软，无压痛，可活动，可随吞咽上下移动，颈部无明显肿大淋巴结。与结节性甲状腺肿类似，但多为单发实性病变。

【辅助检查】

1. 血甲状腺激素　可无特异性表现，高功能腺瘤者可伴有甲状腺功能亢进的症状。

2. 超声　甲状腺内中低回声影，边界清楚，包膜完整。部分区域可见血流信号

3. CT 或 MRI　仅在病变过大，需与周围结构关系进行判断时采用，常规不做推荐。

【治疗】

以手术治疗为主。手术方式主要是患侧腺叶切除。甲状腺腺瘤有一定的恶变率，手术中应对切除病变进行冰冻病理检查，如有恶变的情况，应及时按甲状腺癌的处理原则进行处理。甲状腺腺瘤病理上可分为单纯型腺瘤、乳头状腺瘤、乳头状囊腺瘤、胎儿型腺瘤、胚胎型腺瘤、嗜酸性腺瘤、不典型腺瘤。其中乳头状腺瘤应注意与乳头状腺癌鉴别。分化好的乳头状腺癌、嗜酸细胞腺癌难以与腺瘤相鉴别，主要看肿瘤包膜的完整性和有无浸润。

第三节　甲　状　腺　癌

甲状腺癌一般是指原发于甲状腺的恶性肿瘤，甲状腺癌可起源于甲状腺的滤泡细胞，即乳头状腺癌和滤泡状腺癌，起源于滤泡旁细胞（C 细胞）的是髓样癌。还有一些起源不明，分化极差，包括未分化癌、鳞状细胞癌、透明细胞癌等，统称为甲状腺的未分化癌。分化型甲状腺癌（乳头状腺癌和滤泡状腺癌）约占全部甲状腺癌的 95%，侵袭性低，生长缓慢，预后较好；髓样癌恶性程度较高，可以有家族遗传性，也可伴有内分泌综合征。未分化癌恶性程度极高，侵袭性极强，生存预期一般不超过一年，预后极差。

（一）甲状腺乳头状癌

☞ 典型病例（附分析）6-8-3
甲状腺乳头状癌

【病因】

甲状腺恶性肿瘤的发病机制尚不明确，但是其相关因素包括许多方面，主要有以下几类。

1. 癌基因及生长因子　近代研究表明，许多动物及人类肿瘤的发生与原癌基因序列的过度表达、突变或缺失有关。

2. 电离辐射　目前已查明，头颈部的外放射是甲状腺的重要致癌因素。放射线可引起甲状腺细胞的异常分裂，导致癌变。此外，放射线使甲状腺破坏而不能产生内分泌素，由此引起的促甲状腺激素大量分泌促发甲状腺细胞癌变。

3. 遗传因素　在一些甲状腺癌患者中，常可询及家族史。

4. 碘摄入及促甲状腺激素异常　摄碘过量或缺碘均可使甲状腺的结构和功能发生改变形成甲状腺癌；长期的促甲状腺激素刺激能促使甲状腺增生，形成结节和癌变。

5. 雌激素　近些年的研究提示，雌激素可影响甲状腺的生长主要是通过促使垂体释放促甲状腺激素而作用于甲状腺，因为当血浆中雌激素水平升高时，促甲状腺激素水平也升高。至于雌激素是否直接作用于甲状腺，尚不明确。

【临床表现】

甲状腺乳头状癌（thyroid papillary carcinoma）好发于中青年女性，早期无明显症状，表现为甲状腺区无痛性肿块或在查体时偶然查出，肿块可存在数月至数十年，质地软硬不一，半数以上的肿块较韧，不足 1/3 的患者表现为硬质肿块，发生颈淋巴结转移时可有几个淋巴结肿大，侵犯喉返神经时可出现声音嘶哑，侵犯气管内可引起呼吸困难或咯血。

【辅助检查】

1. 超声 是方便、快捷、经济又准确的辅助检查方法。B超可查出直径大于 2 mm 的甲状腺结节，对于甲状腺占位病变检出明显优于核素扫描，可以甲状腺肿瘤的位置、大小、包膜情况，颈部淋巴结节的位置、大小等。甲状腺癌多为低回声实性结节或囊实性结节，边界欠清或包膜不完整，纵横比大于 1，有 27%～60% 结节内有细小的沙粒状钙化，表现为点状强回声。转移的颈部淋巴结内也可能会有微小钙化，这是乳头状癌转移的特征性改变。

☞ 推荐阅读 6-8-1
甲状腺结节超声检查 TIRADS 分级

2. CT 一般可以发现 3 mm 以上的甲状腺结节，更便于外科医生对病变的部位、范围及与周围血管重要器官的了解，特别是胸骨后甲状腺癌和怀疑侵犯喉和气管的甲状腺癌。对于怀疑甲状腺癌的患者，常规不建议行增强 CT 检查，以免影响术后 ^{131}I 治疗。

3. 核素扫描 患者空腹服用 99 mTcO4，1 h 后显像检查，正常甲状腺左右两叶呈蝴蝶状，放射性分布均匀，根据甲状腺结节吸收核素的多少分为热结节、温结节、凉结节和冷结节，甲状腺癌一般为冷结节或凉结节，但并没有特异性。

4. 细针穿刺细胞学 通过对甲状腺肿瘤穿刺抽吸、涂片和细胞学检查，对甲状腺癌的诊断准确率在 80%～95%。

5. 甲状腺功能 血中甲状腺激素水平无特异性表现，但血清甲状腺球蛋白在行全甲状腺切除患者的术后随访过程中有重要意义。甲状腺球蛋白为甲状腺组织分泌，甲状腺癌手术前升高，全甲状腺切除及病灶切除彻底时，血清甲状腺球蛋白几乎测不出。甲状腺癌复发及远处转移时升高，对于不同的实验室血清甲状腺球蛋白的截断值是不相同，应各自进行设定，但是有报道指出在促甲状腺激素刺激状态下（无甲状腺球蛋白影响），若甲状腺球蛋白＜0.5 ng/mL，会有 98%～99.5% 的甲状腺癌患者治愈（无瘤状态）。因此，全甲状腺手术后动态监测血清甲状腺球蛋白可预测早期复发和转移。

【诊断】

详见推荐阅读相关内容。

☞ 推荐阅读 6-8-2
甲状腺乳头状癌的 TNM 分期（2009）

【治疗】

1. 手术治疗

（1）原发灶处理：单发病变，低危组 T_1～T_2 单发病变，局限于一侧腺叶，可行一侧腺叶加峡部切除，肿瘤位于峡部略偏一侧，可行腺叶加峡部加对侧腺叶次全切除。T_3～T_4 建议甲状腺全切除。甲状腺多发结节，如影像学或病理学提示只有一个可疑恶性者，低危组可行一侧腺叶＋峡部切除＋对侧腺叶次全切除；其余情况多发结节建议甲状腺全切除。无论原发灶情况，如颈部淋巴结转移大于 5 个，建议甲状腺全切除。

（2）颈淋巴结处理：Ⅵ、Ⅶ区是甲状腺癌颈淋巴结的常规清扫区域，术前影像学检查提示颈侧区淋巴结转移者需行侧颈区淋巴结清扫，颈侧区淋巴结清扫的适应证仍有待进一步探讨。

（3）术后处理及并发症的防治：

1）甲状旁腺损伤功能低下：术中误切除旁腺，或损伤旁腺的血供，术后导致血甲状旁腺激素水平低于正常，患者可有麻木、抽搐等低血钙症状，轻者口服钙剂，重者需静脉补钙。

2）喉神经损伤：一侧喉返神经损伤可以引起声音嘶哑，不需特殊处理，双侧喉返神经损伤可引起呼吸困难，必要时需要气管切开。

2. 内分泌治疗 甲状腺癌术后患者需终身服用甲状腺素片，进行促甲状腺激素抑制治疗，妊娠期间不能停药。内分泌治疗的目的如下所述。

（1）替代：在甲状腺切除术后补充甲状腺素，防止出现术后甲状腺功能低下。

（2）抑制：通过负反馈调节机制降低促甲状腺激素水平，防止甲状腺癌复发或转移，可降低约 40% 的复发率。甲状腺癌术后的内分泌治疗对预防复发十分重要，血清促甲状腺激素较高时，可以刺激甲状腺肿瘤细胞及正常甲状腺细胞生长，导致甲状腺癌复发及甲状腺结节形成，而且还可以引起甲状腺癌病理类型向恶性程度更高的方向变化。因此，术后可考虑应用促甲状腺激素抑制治疗，而且要应用足够的剂量才能起到治疗效果，治疗期间可根据血清促甲状腺激素值的变化来调整剂量，一般要求使用促甲状腺激素抑制剂后：高危患者促甲状腺激素＜0.1 mU/L；中危患者促甲状腺激素＜0.1 mU/L；低危患者促甲状腺激素在 0.1～0.5 mU/L 之间。长期使用促甲状腺激素抑制剂会导致心血管事件、血糖及血脂代谢紊乱、骨质疏松等不良反应。

3. ^{131}I 内放射治疗 分化型甲状腺癌一般不考虑外

放射治疗，对于局部晚期病变可进行 ^{131}I 内放射治疗。

放射性碘治疗仍是目前甲状腺癌非手术治疗的主要方法，但是其疗效对于不同类型的甲状腺癌区别很大，分化型甲状腺癌（乳头状癌和滤泡状癌）摄取放射性碘的能力较强，故疗效较好，但是未分化型甲状腺癌和髓样癌不吸收放射性碘，因此疗效差。^{131}I 治疗包括 ^{131}I 清甲及 ^{131}I 清灶，分别利用 ^{131}I 来清除甲状腺组织及肿瘤转移灶。放射性碘治疗前，患者低碘饮食至少 1~2 周，有条件者可检测尿碘含量，血清促甲状腺激素最好 >30 mU/L，这样可显著增加甲状腺癌组织对 ^{131}I 的摄取。对于分化型甲状腺癌低危患者术后是否常规性 ^{131}I 治疗仍存在争议。

【预后及随访】

甲状腺癌预后较好，总体 10 年生存率 82~95%，20 年生存率 76%~85%。

需终生随访，定期进行颈部超声、甲状腺功能检查，全甲状腺切除者，甲状腺球蛋白对甲状腺癌的复发有重要检测作用。

（二）甲状腺滤泡状腺癌

【临床表现】

与乳头状腺癌的表现基本相似，统称为分化型甲状腺癌。甲状腺滤泡状腺癌（thyroid follicular carcinoma）的颈淋巴结转移概率较乳头状腺癌低，15%~20%，但血行转移概率较高。

【辅助检查】

与乳头状腺癌的表现基本相似。

【诊断】

与乳头状腺癌基本相似。

【治疗】

以手术治疗为主。手术、内分泌治疗及放疗原则均同甲状腺乳头状癌。

【随访及预后】

随访原则同乳头状腺癌，甲状腺滤泡状癌的十年生存率较乳头状癌略低，以嗜酸性细胞癌预后差。

☞ 推荐阅读 6-8-3
影响分化型甲状腺癌预后的因素

（三）甲状腺髓样癌

☞ 典型病例（附分析）6-8-4
甲状腺髓样癌

甲状腺髓样癌（medullary thyroid carcinoma，MTC）

来源于甲状腺的滤泡旁细胞，即 C 细胞，C 细胞为内分泌细胞，分泌降钙素（calcitonin，Ct）和产生淀粉样物质，甲状腺髓样癌发病率较低，占甲状腺癌的 3%~10%，男女发病率相近，发病年龄以 40 岁以上的患者较多。

临床上，根据是否具有遗传性，甲状腺髓样癌可分为散发性和家族性。散发性临床上最多见，占 MTC 的 75%~80%，多为中老年，女性稍多，较多且多见于单发病变；家族性遗传性 MTC 临床上较少见，发病年龄较散发性 MTC 提前 10~20 年左右，男女发病率无差异，一个家族中可以同时或先后有多人患病，又细分为 3 种类型：多发性内分泌腺瘤 2A（multiple endocrine neoplasia2A MEN2A），多发性内分泌腺瘤 2B（multiple endocrine neoplasia2A MEN2B），家族非多发性内分泌腺瘤性 MTC（FMTC）。

MTC 发病主要原因是 RET 原癌基因突变，约 95% 遗传性 MTC 和 70% 散发性 MTC 是由位于 10q11.2 原癌基因 *RET* 突变所致。

【临床表现】

与乳头状癌相似，但甲状腺髓样癌的原发肿瘤一般较硬；有些患者会因降钙素引起血钙降低而引起手足抽搐；部分家族性髓样癌的患者可合并有面部潮红、心悸、腹泻、消瘦等内分泌功能紊乱的类癌综合征的症状，在肝脏广泛转移患者中易见，是肿瘤细胞分泌的各种肽类及肽类激素所致。

【辅助检查】

实验室检查示血清降钙素明显高于正常；血钙较正常降低，具有重要辅助诊断价值。

超声、CT（图 6-8-2）等辅助检查同乳头状癌。

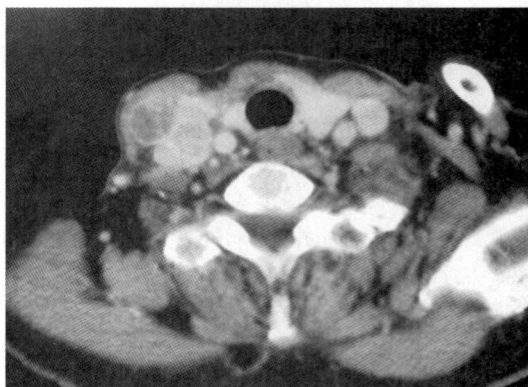

图 6-8-2 甲状腺髓样癌 CT

【诊断】

TNM 分期参见乳头状癌。

【治疗】

主要以手术为主。原发灶的处理，建议甲状腺全切。

甲状腺结节患儿如有 MTC 或 MEN2 型的家族史，建议进行 *RET* 基因突变检测。突变阳性者，MTC 发病率显著增高。此类患者建议行预防性全甲状腺切除，切除的年龄视 MTC 发病风险的高低（根据 RET 基因突变位点评估）而定。

常见的转移部位有颈中央组及外侧淋巴结，临床医师可触及肿块的 MTC 患者，淋巴结转移率在 75% 以上。

颈淋巴结的处理原则与乳头状癌相同。

【预后】

较分化型甲状腺癌差，如果发现时病期相同，散发性与家族性预后相似。肿瘤可侵犯血管，发生肝、肺、骨等远处转移，高达 15% 患者有远隔部位转移，是 MTC 患者主要死因。

（四）甲状腺未分化癌

☞ 典型病例（附分析）6-8-5
甲状腺未分化癌

甲状腺未分化癌（anaplastic carcinoma）是指甲状腺的鳞状细胞癌、梭形细胞癌、巨细胞癌、大细胞癌、小细胞癌等的总称。甲状腺未分化癌虽病理组织类型不同，但临床经过、预后大致相同。

【临床表现】

多见于老年患者，既往可有甲状腺肿块病史，近期突然增大，可伴呼吸困难、吞咽困难、声音嘶哑、或局部疼痛。查体甲状腺固定、质地硬、边界不清，与气管分界不清，肿瘤晚期可有局部破溃。

【辅助检查】

常需行颈部 CT、食道钡餐等检查，以了解肿物与周围气管结构的关系。

【诊断】

所有甲状腺未分化癌，一经病理诊断，均为临床 Ⅳ 期。

【治疗】

大多数未分化癌患者就诊时已失去手术时机，对部分可手术的患者，可彻底切除肿瘤，手术后给予放疗和化疗。对有呼吸困难就诊的患者，最好在麻醉插管下做气管切开，局麻气切应慎重，以免术中肿瘤包绕气管不易切开，出现危险。

化学药物治疗一般作为甲状腺癌术后放射治疗的辅助性治疗，并且与放射治疗联合应用可以提高患者的 5 年生存率。因为化学药物治疗对于分化型甲状腺癌及髓样癌一般无效，只应用于未分化及分化较差的甲状腺癌，而且仅有铂类及紫杉醇类药物对其有比较明显的作用。

【预后】

预后不良，大多数患者在数月内死亡，仅 5% 的患者能有一年以上的生存期。

第四节 甲状旁腺肿瘤

☞ 基础链接6-8-2
甲状旁腺激素的生理功能

甲状旁腺是扁椭圆形的小腺体，呈黄褐色，常位于甲状腺两侧后壁，有的埋藏在甲状腺组织内，或位于胸腔纵隔中，约 3/4 的人有两对旁腺。正常人每个甲状旁腺 30~50 mg，大约 6.5 mm × 3.5 mm × 1.5 mm。由主细胞和嗜酸粒细胞组成，是分泌甲状旁腺激素的细胞。

甲状旁腺肿瘤（parathyroid gland tumors）是一种少见的内分泌肿瘤，患者多数以颈部以外的症状就诊。

【临床表现】

甲状旁腺肿瘤的临床表现和肿瘤是否具有内分泌功能有关，多数为有内分泌功能。主要由于高钙血症所引起的症状，临床表现多样，有的患者可以表现为反复的泌尿系统结石；有的患者可以表现为骨头痛 痛，甚至病理性骨折；有的患者可以表现为食欲缺乏、腹胀、便秘、恶心等消化系统症状；有的患者可以表现为疲乏、心律失常等等。

【辅助检查】

1. 实验室检查 血清钙升高，甲状旁腺素明显升高，可伴有血磷降低。

2. 定位检查 锝 -99 m 核素扫描：可明确肿瘤的位置。

3. 颈部 B 超 可有助于明确肿瘤的位置及判断肿瘤的性质（良性或恶性）。

4. 颈胸部增强 CT 若肿瘤较大或怀疑恶性，则需行增强 CT 检查，以明确肿瘤范围及与周围重要脏器及血管的关系。

【治疗】

主要为手术治疗，术中关键在于完整切除肿瘤，如良性肿瘤伴有甲状旁腺功能亢进者，应同时达到控制甲状旁腺激素水平的效果。肿瘤切除后 10 min，取血检测甲状旁腺素，若较术前下降50%以上，则为手术成功的可靠指标。如为恶性肿瘤，应整块切除，并局部淋巴结清扫。术中要注意保护喉返神经功能。

【术后注意事项】

术后24~48 h内，患者血清钙会明显下降，可有颜面、口周及肢端麻木的症状，严重者可发生手足抽搐，要及时复查血清钙，酌情补充钙剂，预防低钙血症的发生。

（房居高）

复习思考题

1. 结节性甲状腺肿的手术指征有哪些？
2. 试述结节性甲状腺肿的诊断和处理原则。
3. 试述甲状腺癌的病因。
4. 甲状腺癌内分泌治疗的目的是什么？
5. 试述分化型甲状腺癌的定义和治疗。
6. 试述甲状腺髓样癌的病因、诊断和治疗。

网上更多……

本章小结   开放性讨论   教学PPT   自测题

第九章

涎腺肿瘤

关键词

涎腺　　多形性腺瘤　　腺淋巴瘤　　涎腺恶性肿瘤

　　涎腺又称为唾液腺，人体涎腺分为两类：大唾液腺有三对，即腮腺、下颌下腺和舌下腺；小唾液腺分布在唇、颊及硬腭等处的黏膜下层。涎腺肿瘤约占全身肿瘤的 1%，其中 35% 为恶性肿瘤。涎腺肿瘤中，腮腺是最常见的发病部位，约占 80%，下颌下腺占 10%，舌下腺占 1%，小涎腺占 9%。良、恶性肿瘤比例中，腮腺良性为 80%，其他腺体更常见为恶性病变。不同部位的涎腺肿瘤临床表现差异较大，病理类型繁多难以鉴别，周围结构器官复杂重要，给临床诊治带来一定困难。

第十章

颈淋巴结清扫术

关键词

颈淋巴结清扫术   根治性颈淋巴结清扫术

改良根治性颈淋巴结清扫术   分区性颈淋巴结清扫术

颈部肿块绝大多数以手术治疗为主，有些仅需单纯肿物切除，有些则需要将邻近组织结构整块切除，以达到治愈。对于喉、甲状腺等重要器官明确的肿物，手术方式详见各类疾病的诊治。而对于神经鞘瘤、颈动脉体瘤、颈部各种转移癌等颈部肿块的手术治疗，颈淋巴结清扫术是基础。颈淋巴结清扫术是头颈部恶性肿瘤治疗治疗过程中常用的手术，100 多年来，颈淋巴结清扫术经历了由大到小，由广泛性清扫到择区性清扫有针对性的手术变更过程。

☞典型病例（附分析）6-10-1
颈淋巴结清扫术

一、颈淋巴结清扫术的分类

颈淋巴结清扫术是将颈部一侧或双侧的淋巴结、软组织或肌肉与血管切除，达到切除颈淋巴结转移癌的目的。颈淋巴结清扫术的分类方法有多种。根据颈淋巴结清扫的目的可分为治疗性颈淋巴结清扫和预防性颈淋巴结清扫。根据手术后颈部功能情况分为根治性颈淋巴结清扫术和改良根治性颈淋巴结清扫术。根据术式起源分为经典颈淋巴结清扫术和改良颈淋巴结清扫术。根据治疗效果可分为根治性颈淋巴结清扫术和姑息性颈淋巴结清扫术。根据切除范围可分为根治性颈淋巴结清扫术，改良根治性颈淋巴结清扫术和分区性颈淋巴结清扫术。

1906 年由 Crile 首先报道了根治性颈淋巴结清扫术，1967 年 Bocca 改良了根治性颈淋巴结术，20 世纪 80 年代，根据循证医学的证据及功能保护观念的认识，择区性颈淋巴结清扫术开始在早期头颈部恶性肿瘤患者中逐步开展。

二、根治性颈淋巴结清扫术

根治性颈淋巴结清扫术（radical neck dissection）又称经典颈淋巴结清扫术，手术中将一侧颈部的淋巴结及软组织包括胸锁乳突肌、颈内静脉、副神经等结构一并切除，该术式于 1906 年由 Crile 首先报导，标志着颈淋巴结清扫术的开端。

1. 手术适应证

（1）头颈部肿瘤颈淋巴结转移，淋巴结直径大于 3 cm 或淋巴结与周围组织粘连或多个淋巴结转移或估计癌已浸出淋巴结包膜外。

（2）头颈部原发癌灶可被控制者。

（3）颈部软组织的原发性恶性肿瘤。

（4）原发灶不明的颈部转移癌，可手术切除者。

（5）头颈部肿瘤放疗 2~3 个月后仍有颈部肿大淋巴结者。

（6）患者全身一般情况可，无主要脏器之功能障碍。

（7）肿瘤无全身远处转移。

（8）颈部皮肤无大面积的溃破及感染，无严重的放射性损害。

2. 手术禁忌证

（1）患者一般情况较差，难以接受手术。

（2）合并血液系统疾病，有出血倾向的患者。

（3）估计原发灶不能全切除者。

（4）转移灶直径大于 6 cm，不易完全切除者，应慎重。

（5）肿瘤有远处转移者。

3. 手术切除范围　颏下淋巴结、下颌下淋巴结、腮腺下极淋巴结、颈内静脉区淋巴结、副神经区淋巴结、锁骨上淋巴结、胸锁乳突肌、颈内静脉、副神经及周围软组织。根据原发灶不同，切除范围可适当变化。腮腺癌重点应为腮腺周围淋巴结及耳下、耳后淋巴结；口底癌有时需行对侧舌骨上区淋巴结清扫；甲状腺癌以气管旁、气管食管沟及颈内静脉区淋巴结为重点。

4. 术后主要并发症及处理

（1）出血：如有活动的大量出血或引流量突然增多呈鲜红色、凝固，应及时探查。

（2）乳糜漏或淋巴管漏：通常发生于术后第二日经胃肠道进食后，可见引流物突然增多，呈乳白色或血清色，均匀无臭，无絮状块，培养无细菌生长。一旦发生，量少于 50 mL/d，应该无脂饮食，停负压改自然体位引流，局部加压。观察 2~3 d，如无效且量少于 250 mL/d，建议严格禁食水，停负压改自然体位引流，局部加压。观察 2~3 d，如无效或量大于 250 mL/d，建议手术探查，寻找漏出点给予缝扎。

（3）冻结肩：所有经典的根治性颈淋巴结清扫术后，因副神经切除而发生肩下垂、不能耸肩及外展上臂，应及时鼓励患者前后活动上臂。

（4）神经损伤：副神经、迷走神经、舌下神经、膈神经、耳大神经、面神经下颌缘支损伤。

三、改良性颈淋巴结清扫术

改良性颈淋巴结清扫术（modified radical neck dissection）是在不影响彻底切除肿瘤的前提下，在经典的根治性结清扫术的基础上保留胸锁乳突肌，颈内静脉及副神经，或至少保留其中之一。它基本保留了颈部的外观及功能，故又称功能性颈淋巴结清扫术。改良根治性颈淋巴结清扫术的优点在于保留了胸锁乳突肌，颈内静脉及副神经，术后无颈部及肩部畸形、斜方肌萎缩、上肢功能障碍及患侧面部水肿等后遗症，提高了患者的生存质量。

1. 手术适应证

（1）临床颈淋巴结阴性，但很有可能发生隐性颈淋巴结转移者。

（2）单一淋巴结直径小于 3 cm，淋巴结与周围组织无明显的粘连。

（3）分化型甲状腺癌合并多个颈淋巴结转移者，淋巴结直径小于 3 cm。

（4）头颈部 IV 或 V 级恶性黑色素瘤，颈部 N0 者。

（5）原发灶可被控制，全身一般情况尚可者。

2. 手术禁忌证

（1）颈部放疗后颈淋巴结临床阳性（相对禁忌证）。

（2）既往功能性颈淋巴结清扫术后颈淋巴结复发者。

3. 手术切除范围　同根治性颈淋巴结清扫术，但至少保留乳突肌，颈内静脉及副神经之一的结构。

4. 并发症及处理　参见根治性颈淋巴结清扫术。

四、分区性颈淋巴结清扫术

分区性颈淋巴结清扫术（selective radical neck dissection）是指根据颈部分区（参见前面相关章节），有选择的清扫其中的一个或几个区域的淋巴组织，需根据肿瘤原发部位和转移概率来确定清扫的范围。对于临床颈淋巴结阴性，但很有可能发生隐匿性颈淋巴结转移者；单一淋巴结直径小于 3 cm，淋巴结与周围组织无明显的粘连者也可考虑择区性颈淋巴结清扫术。但具体手术适应证及禁忌证详见各类头颈部肿瘤的诊治。

术后处理及并发症参见根治性颈淋巴结清扫术。

☞ 推荐阅读 6-10-1
颈淋巴结清扫术在不同疾病中的应用

☞ 推荐阅读 6-10-2
择区性（level II、III 区）颈淋巴结清扫术的手术步骤

（房居高）

复习思考题

1. 根治性颈淋巴结清扫术与改良根治性颈淋巴结清扫术的区别是什么？

2. 根治性颈淋巴结清扫术有何适应证？

3. 改良性颈淋巴结清扫术的定义、优点和适应证是什么？

网上更多……

👤 本章小结　　👥 开放性讨论　　⬇ 教学PPT　　📝 自测题

第十一章

头颈部缺损的重建与修复

关键词

游离皮肤移植　　带蒂组织瓣移植　　游离组织瓣移植

　　头颈、颌面部既有着呼吸、消化、发音等重要器官，又是人类的外露部分，对人的生理及社会功能极为重要。肿瘤、外伤、畸形等所造成的头颈部的缺损将严重的影响患者的生存及生活质量。头颈部缺损的修复不仅是简单的局部覆盖，更重要的是局部功能、外形的修复。此外，头颈部可以用于局部修复的组织量很小，也给修复带来了困难。因此，头颈部缺损的修复是人体修复中最为复杂与艰难的部位之一，必须根据缺损的缺损部位、范围、功能、患者全身及局部状态，进行修复方式的选择，不能一概而论。常用的修复方式有游离皮肤移植、带蒂组织瓣移植、游离组织瓣移植，下面分别进行简要介绍。

一、游离皮肤移植

切取自体某部位（供皮区）的部分厚度或全层厚度的皮片，完全分离，移植到自体的另一处缺损部位（受皮区），使之重新建立血液循环，并继续保持活力，以达到整形修复之目的。

根据游离皮肤移植片组织解剖学厚度，游离皮片可分为表层皮片、中厚皮片、全厚皮片和含真皮下血管网皮片。

对于局部旷置，不宜进行修复与功能重建的头颈部创面可选择游离皮片。

头颈部缺损的修复中，常用的游离皮片有颈部游离皮片、腹部游离皮片和游离阔筋膜。颈部游离皮片质地、色泽与颜面部相似，但某种程度上也会影响美观。腹部游离皮片与颜面皮肤也较为接近，且皮片量可取较大，不影响美观，但手术时需额外增加手术区域。阔筋膜皮片在较大颅底缺损中有较多应用。

二、带蒂组织瓣移植

带蒂组织瓣是把带有血管蒂的皮瓣、肌皮瓣等，通过局部转移或移位，来修复邻近头颈部的缺损、重建功能、再造功能和改善外形。组织瓣内包含有营养血管、切取范围不受长宽比例的限制，手术一次完成，术后愈合快、抗感染能力强，手术简便，成功率高。缺点是局部瘢痕较大。常见的带蒂组织瓣有：局部皮瓣（推进皮瓣、旋转皮瓣、双叶皮瓣、换位皮瓣、额部皮瓣），远位皮瓣（胸三角皮瓣、颈背皮瓣、内乳穿支皮瓣），肌皮瓣（胸大肌皮瓣、胸锁乳突肌皮瓣、颈阔肌肌皮瓣、舌骨下肌群肌皮瓣），颞肌组织瓣，锁骨骨膜瓣，胃组织瓣。

胸大肌皮瓣位于胸廓上部，起于锁骨内侧半的前面、胸锁关节、胸骨前面、六个软骨的前面和腹直肌，呈扇形止于肋骨，主要供血血管是胸肩峰血管，其次为胸外侧血管。血运丰富，供血血管位置较为固定、皮瓣蒂较长、组织量丰富、是头颈部最常使用的修复方式，几乎颧弓一下的所有头颈部缺损都可以使用胸大肌皮瓣进行修复。制作皮瓣时，先体表标记供血血管，做肩峰剑突链接，在从锁骨中点作锁骨的垂线与肩峰剑突链接相交，此线即表示胸肩峰血管束的表面投影。随后根据所要修复区域的位置、大小在相应供血血管走形区域设计皮瓣。

颞部组织瓣是指由颞肌、颞浅筋膜、颞深筋膜等构成的带蒂皮瓣，其血液供应主要来自于颞深动脉分支，可以用来修复颜面、颅底的缺损。

图 6-11-1
胸大肌皮瓣

三、游离组织瓣移植

基础链接 6-11-1
游离组织修复术血管危象的诱因

推荐阅读 6-11-1
游离组织瓣移植后的围手术期处理

20 世纪 90 年代以来，随着显微外科的发展，各种游离组织瓣在头颈部缺损的修复过程中起着越来越重要的作用。游离组织瓣较邻近带蒂组织瓣而言，选择性更多，与头颈部缺损更为匹配，不受缺损位置的限制，外形和功能好、供区隐蔽性好等优点。常用的头颈部游离组织瓣有：股前外侧皮瓣、前臂皮瓣、腓骨瓣、腓骨肌皮瓣、游离空肠。但游离组织瓣也受患者自身条件的影响大，如颈部血管动脉硬化，长期高血压、糖尿病，肝硬化、慢性肾炎、放化疗病史等。头颈部的游离组织瓣受区血管的选择，动脉多为颈外动脉的直接分支，如面动脉、甲状腺上动脉、颞浅动脉等，静脉以面静脉、颈内静脉更为常见。

对于游离组织瓣移植，术前应仔细评全身及局部状态，估术后应密切观察，定期观察皮瓣的颜色、温度、皮纹、质地，可行毛细血管充盈实验及针刺出血实验。同时注意头颈部制动，适当扩容抗凝，以防皮瓣坏死。

前臂游离皮瓣是头颈部缺损修复应用最广泛的游离皮瓣之一，其供养动脉为肱动脉或尺动脉，回流静脉可以通过桡动脉的伴行静脉（桡静脉）和浅表的头静脉或贵要静脉。其具有供血血管走行恒定、血管较粗、最大可取 20 cm×10 cm 大小、皮瓣较薄、皮肤较为细腻与颜面颜色较为接近等特点，很适合于修复硬腭等口腔缺损、鼻部缺损、咽喉部缺损、颜面部皮肤缺损。临床更为常用的是以桡动脉和头静脉为吻合血管的皮瓣，术前可通过超声检查排除血管解剖变异，同时标记血管走行，进而设计皮瓣。前臂游离皮瓣的缺点是取皮后，供区无法直接拉拢缝合，需做游离植皮，手的感觉、运动及局部美观受到一定程度影响，此外，对组织容量较大的缺损，用前臂游离皮瓣修复后，局部不饱满，外观形态不美观。

　　近年来，由于股前外侧皮瓣供区的独特优点，已经成为头颈部缺损的修复常用的供区皮瓣之一。旋股外侧动脉降支是此皮瓣的主要供血动脉，大多数为深动脉，少数直接起于股动脉，并有两条静脉与其相伴行。其优点：供区宽度在小 10 cm 时，可直接拉拢缝合。皮瓣可携带股前外侧皮神经，对受区感觉恢复有重要作用。但其血管走行不恒定，有一定变异概率，建议术前超声定位并标记血管。

图 6-11-2
游离前臂皮瓣

图 6-11-3
游离股前外侧皮瓣

推荐阅读 6-11-2
常见皮瓣的应用

（房居高）

复习思考题

1. 游离皮瓣修复头颈部缺损后，常需观察皮瓣的哪些特征？
2. 常见的带蒂组织瓣有哪些？有何优缺点？
3. 常见的游离组织瓣有哪些？有何优缺点？

网上更多……

本章小结　　　开放性讨论　　　教学PPT　　　自测题

第七篇 耳鼻咽喉头颈的特殊感染性疾病、物理因素损伤及职业病

关键词

耳鼻咽喉特殊感染　　　结核　　　梅毒　　　艾滋病

真菌病　　　　　　　职业病　　　物理因素损伤

　　各种致病因素对人体的侵袭和损伤而引发人体组织或器官所产生的防御反应统称为炎症，炎症分为特异性炎症和非特异性炎症，前者也称为特殊性炎症。本篇介绍几种耳鼻咽喉头颈的特殊感染性疾病，它们都具有传染性疾病的一些共同特点：有特定的病原体、有传染性、有免疫性、可预防、有流行病学特征。

　　外伤是指人体受到外力、理化刺激或其他外部因素所导致的机体外形、结构或者功能障碍的一类疾病，因其解剖位置和功能的特殊，耳鼻咽喉头颈的外伤常可引起出血、骨折和相应器官的功能障碍，甚至上呼吸道梗阻导致窒息死亡。耳鼻咽喉头颈的损伤常合并颅脑和全身严重的损伤，治疗原则是首先确保患者生命，而后改善全身情况，生命体征稳定后可再行局部治疗。预防并发症和后遗症常是头颈部外伤急诊处理时需要考虑的问题，正确的治疗策略可以达到预期的近期治疗目的和维持远期疗效，减少并发症及后遗症。

　　随着世界经济、工农业生产和高科技的迅猛发展，以及先进科技的广泛应用，耳鼻咽喉头颈的职业病发病率在不断上升，范围不断扩大。耳鼻咽喉头颈的职业病，临床表现多样，治疗上较困难。总之，应该加强大众对职业病危害健康的认识和积极有效地预防。此外，有关行政职能部门也应重视职业病的预防和防护，制定职业病的一些标准、防护措施及相关法律，并有效地监督执行，这是减少、杜绝职业病的关键。

第一章

耳鼻咽喉头颈的特殊感染性疾病

喉结核诊疗路径

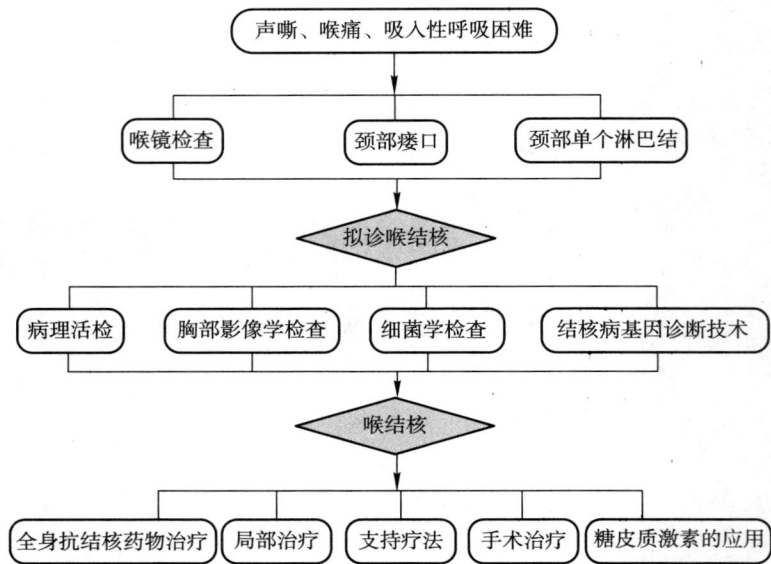

```
          声嘶、喉痛、吸入性呼吸困难
                    │
      ┌─────────────┼─────────────┐
   喉镜检查      颈部瘘口      颈部单个淋巴结
      └─────────────┼─────────────┘
                    │
              ◇ 拟诊喉结核 ◇
                    │
    ┌─────────┬─────┴─────┬──────────┐
  病理活检  胸部影像学检查  细菌学检查  结核病基因诊断技术
    └─────────┴─────┬─────┴──────────┘
                    │
                ◇ 喉结核 ◇
                    │
   ┌──────────┬────┴────┬────────┬──────────┐
全身抗结核药物治疗 局部治疗 支持疗法 手术治疗 糖皮质激素的应用
```

颈淋巴结结核诊疗路径

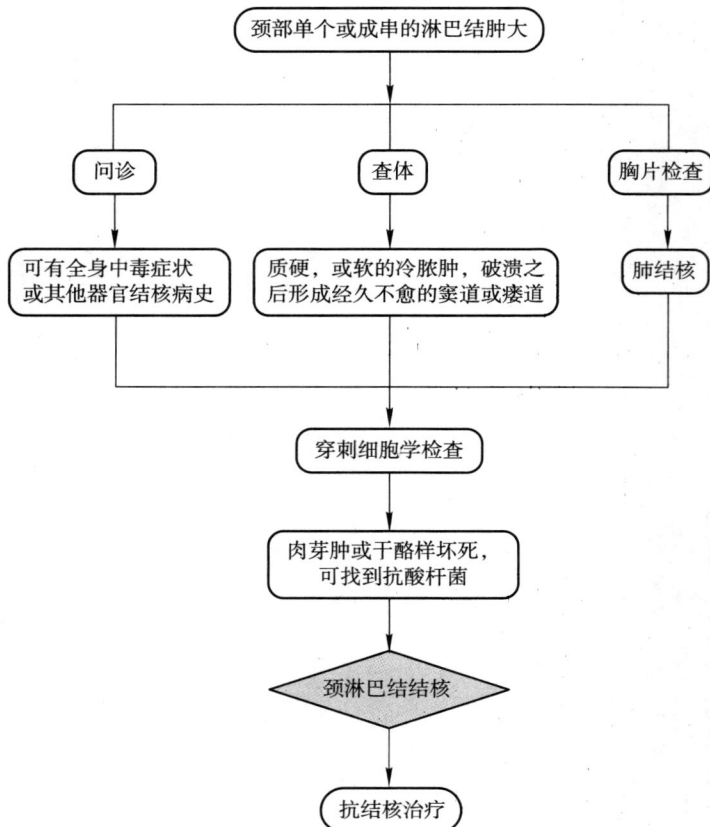

```
            颈部单个或成串的淋巴结肿大
                      │
      ┌───────────────┼───────────────┐
    问诊           查体           胸片检查
      │               │               │
 可有全身中毒症状  质硬，或软的冷脓肿，破溃之  肺结核
 或其他器官结核病史 后形成经久不愈的窦道或瘘道
      └───────────────┼───────────────┘
                      │
               穿刺细胞学检查
                      │
           肉芽肿或干酪样坏死，
            可找到抗酸杆菌
                      │
                ◇ 颈淋巴结结核 ◇
                      │
                 抗结核治疗
```

第一节　结　核

结核病（tuberculosis）是由结核分枝杆菌感染所致，以受感染组织肉芽肿形成和细胞介导的IV型超敏反应为特征的慢性细菌感染性疾病。主要以肺结核多见，但也可以发生于耳鼻咽喉及颈部淋巴结，近年来结核病的发病率在我国和世界范围内都有回升趋势，引起了我国卫生部门的高度重视，在耳鼻咽喉结核中，以喉结核及颈部淋巴结结核最为多见，鼻腔结核最少。

一、鼻腔结核

鼻腔结核病（tuberculosis of the nasal cavities）很少见，多为继发性。临床上按病理变化分为溃疡型和肉芽肿型，多为溃疡型，病损好发于鼻中隔前端、鼻腔底部、侧壁和鼻前庭，病变表现为深浅不一的溃疡、边缘不齐、创面被假膜和痂皮覆盖，痂下为苍白松软的肉芽，病变发展致鼻中隔软骨或骨部支架遭破坏时，可致鼻中隔穿孔、鼻翼塌陷或鞍鼻。本病确诊应依据病理学检查结果，一旦确诊，除常规进行全身抗结核治疗外，可辅助局部治疗，如5%~10%链霉素液或利福平液滴鼻等。

二、咽结核

鼻咽结核（nasopharyngeal tuberculosis）多为原发性，临床表现与鼻咽癌相似，如鼻塞、流涕、涕中带血、耳鸣、听力下降及一侧头痛等，常伴有颈部淋巴结肿大，鼻咽结核好发于鼻咽顶部，病变黏膜多呈苍白色，表面粗糙不平，或有结节状增生之肉芽，或为结核性溃疡，通过鼻咽部活检病理学检查方可确诊。口咽结核与喉咽结核（tuberculosis of the oro-hypopharynx）通常并存，多继发于严重的肺结核和喉结核，剧烈的咽部疼痛是本病的重要症状，吞咽时明显，咽痛可向耳部放射，同时伴有全身中毒症状，如发热、盗汗、消瘦、咳嗽等，局部病损可分为粟粒型和溃疡性。此外，扁桃体感染结核分枝杆菌后，可不引起相应症状及体征，仅于扁桃体术后常规病理学检查才发现，故称扁桃体隐性结核（masked tuberculosis of the tonsils）。

三、喉结核

喉结核（tuberculosis of the larynx）是耳鼻咽喉结核中之最常见者，多为继发性，原发性喉结核很少见，近年来有增多趋势，本病好发年龄为20~30岁的青年男性，近来其好发年龄也向中老年偏移。

【感染途径】

喉结核可通过直接接触感染，循血行或淋巴途径播散而来，喉部接触带菌痰液可导致喉部黏膜的接触性传染。

【症状】

早期表现不典型，可有喉部烧灼、干燥等不适感，逐渐出现以下喉结核的特征性症状，同时伴有肺结核的全身症状，如咳嗽、咳痰、发热、消瘦及贫血等。

1. 声嘶　声嘶开始较轻，以后逐渐加重，晚期可完全失声。

2. 喉痛　喉痛明显，说话及吞咽时加重，软骨膜受累时疼痛尤剧。

3. 吸气性呼吸困难　喉部病变广泛者，可因肉芽增生以及黏膜水肿等引起喉梗死，出现吸气性呼吸困难。病变广泛的病例，晚期喉部可呈瘢痕狭窄改变。

【检查】

1. 喉镜检查见①黏膜肿胀，或充血，或苍白；②可有虫蚀状溃疡，溃疡底部为肉芽及白膜；③会厌及杓会厌襞可增厚、水肿；④声带出现受限或固定，晚期喉部可有瘢痕狭窄。

2. 喉软骨寒性脓肿向外穿破后久治不愈，颈部可形成瘘口。

3. 颈部常可触及单个淋巴结。

【诊断】

1. 本病的确诊应根据病理检查结果。

2. 疑为本病时应作胸部CT检查，但应警惕少数患者肺部亦可无阳性发现，或仅有钙灶、陈旧性病灶。

3. 细菌学检查包括痰液集菌涂片查抗酸杆菌、细菌培养等。前者简便易行，但阴性结果不能否定诊断；后者耗时太长。

4. 以PCR、DNA和rRNA探针为代表的结核病基因诊断技术在临床的广泛应用尚待时日。

【治疗】

1. 全身抗结核药物治疗。

2. 局部治疗　可用异烟肼0.1 g和链霉素0.25 g溶于生理盐水20 mL中，雾化吸入。

3. 支持疗法　注意全身及喉部休息。合理用声。增强营养。

4. 手术治疗　出现喉阻塞者，必要时行气管切开术。

5. 关于糖皮质激素的应用问题　目前认为，在强有力的抗结核药物控制下，糖皮质激素对减轻过强的变态反应、改善重症患者的症状以及促进病灶吸收等方面，具有明显的辅助作用。

☞ 推荐阅读 7-1-1
全身抗结核药物治疗

四、结核性中耳炎

结核性中耳炎（tuberculous otitis media）以小儿较多见。中耳的原发性结核很少，大多继发。结核分枝杆菌可经血循环或淋巴途径，也可循咽鼓管入侵中耳。

【临床表现】

1. 本病起病隐匿，多为无痛性耳溢液，分泌物较稀薄，水样黄色或淡红色（混有血液），并有臭味。如为合并感染，可有红肿热痛的表现。

2. 早期即可出现明显的听力下降，并迅速加重。

3. 面神经骨管被破坏时，面瘫亦可在早期出现，为周围性面瘫。

4. 骨迷路破坏时可有眩晕、平衡失调。

5. 鼓膜的典型表现为多发性穿孔，但因穿孔迅速融合，故临床所见均为紧张部单个大穿孔，穿孔边缘可达鼓环。如未合并化脓菌感染，则鼓室黏膜为灰白色，有大量增生的粉红色或苍白色肉芽。

6. 乳突外侧骨壁破坏并向耳后穿破即形成耳后瘘管。

7. 耳周淋巴结可增大，无痛。

病变若侵入颅内，可并发结核性脑膜炎等颅内并发症，但较少见。

【检查】

1. 听力学检查　初期为传导性听力损失，纯音听力可下降至 50~60 dB HL，病变侵袭内耳则为混合性听力损失或感音性听力损失。

2. 颞骨 CT　颞骨 CT 示鼓室及乳突有骨质破坏，内有软组织影，常有死骨形成。

【诊断】

常在肉芽组织的常规病理活检中得以确诊。本病可被误诊为化脓性中耳炎，胸部 CT 检查应作为常规项目。同时应注意本病可合并化脓菌感染。

【治疗】

早期全身应用抗结核药物并结合乳突根治术以清除病灶是本病的治疗原则。凡有死骨形成、耳后瘘管、局部引流或合并面瘫者，只要患者一般情况允许，均应施行乳突根治术。若有条件行鼓室成形术，宜分期进行。

五、颈淋巴结结核

☞ 典型病例（附分析）7-1-1
颈淋巴结结核

颈淋巴结结核（tuberculosis of cervical lymph nodes）俗称"瘰疬"。过去在我国比较常见。

【感染途径】

1. 扁桃体或咽部结核，其病灶内的结核菌可经淋巴管侵入颈部淋巴结，其中颈上淋巴结大多首先受累。

2. 肺结核内的结核分枝杆菌可随血行播散至颈淋巴结，循此途径传播者常侵及双侧颈淋巴结。

3. 肺门淋巴结结核经纵隔淋巴结向颈部蔓延时，常首先侵犯颈下淋巴结。

4. 颈部淋巴结内存在微小的陈旧性结核灶，当人体抵抗力下降时可反复发作。

【临床表现】

1. 局部表现　因病理类型不同而异：常表现为颈淋巴结无痛性肿大，病变淋巴结逐渐增大、疼痛，与周围组织粘连，活动受限，且粘连成串，有压痛。也可出现淋巴结中心干酪样坏死、液化，形成皮下寒性脓肿。伴继发感染时，局部皮肤充血、肿胀，有明显压痛。脓肿若自行破溃或被切开，有稀薄脓液流出，可形成经久不愈的窦道。CT 可发现颈部多发淋巴结肿大，可相互融合，肿大淋巴结内可表现为低密度液化坏死，MRI 也可见多发淋巴结肿大。

2. 全身表现　轻者可无任何全身不适，重者会出现如低烧、乏力、盗汗、食欲减退等全身中毒症状。

☞ 图集 7-1-1
颈淋巴结结核

【诊断及鉴别诊断】

根据临床表现，结合肺部或纵隔存在结核病灶，即应高度怀疑本病。病变淋巴结细针穿刺细胞学检查一般可确诊。诊断困难者，可摘除病变组织做病理检查以确定诊断。有条件者可取穿刺液或组织作 PCR 检测。本病应注意和慢性淋巴结炎、恶性淋巴瘤、转移癌等颈部包块鉴别。

【治疗】

1. 全身抗结核药治疗　如异烟肼（INH）加利福平（RFP），或在此基础上加链霉素（SM）或乙胺丁醇

（EMB）强化，疗程为 9～12 个月。

2. 局部治疗

（1）封闭疗法：可用 5% 异烟肼 6 mL 加 0.5% 普鲁卡因 10 mL 封闭病变淋巴结周围，2 次/周，1 个月为 1 个疗程。

（2）手术治疗：切除病变淋巴结，对脓肿型应切开引流，已形成窦道者，应将窦道彻底切除。

此外，可行中医药治疗。

☞ 推荐阅读 7-1-2
气管支气管结核诊断和治疗指南（2012 试行）

第二节　梅　毒

梅毒（syphilis）是由梅毒螺旋体引起的慢性传染病，属于皮肤性病的一种。近年来，在我国有逐渐蔓延的趋势，耳鼻咽喉部是性器官以外较为常见的发病部位，本病的特点是病程的长期性和隐匿性，临床可表现出各种不同症状。我国报道较少，大部分为二期梅毒，具有极强的直接或间接传染的特点。梅毒起病较为隐匿，患者常隐瞒病史，易被漏诊。

【临床特点】

发病年龄以中青年为多，男性多于女性，大多有不洁性生活史，一期梅毒：常以一侧扁桃体硬下疳出现，一般认为与口交和深接吻有密切关联，在感染后 2～4 周发生，表现为扁桃体肿大、质硬，表面有白膜或溃疡，一侧多见。临床症状轻微，不发热、无痛、常伴颈淋巴结肿大。二期梅毒：患者约有 36.3% 发生咽梅毒。病程一般 2 个月到半年，甚至可长达 2 年。二期梅毒的黏膜斑病损以黏膜白斑为主，梅毒斑开始为潮红斑、水肿、边界清楚而形成弧形为其特征，好发于悬雍垂、软腭及扁桃体等处，扁桃体常双侧受累，表现为肿胀、充血、潮红，有脓疱及溃疡，常有白色假膜，颈部淋巴结大，患者半数以上有咽痛、声音嘶哑、耳鸣等。喉梅毒少见，黏膜充血，多在声带，杓间隙及会厌发生黏膜斑。鼻腔损害罕见，表现为鼻前庭暗红色丘疹和暗红色黏膜斑。

【诊断】

1. 有不洁性生活史或与梅毒患者有性接触史，对于可疑胎传梅毒的患儿，要询问其父母是否有性病史。

2. 全身及局部临床症状和体征符合黏膜梅毒的特点。

3. 病理学检查发现黏膜梅毒的组织学证据，是确诊的主要依据。

4. 梅毒筛选试验（rapid plasma reagin circle test，RPR）和梅毒特异性确诊试验（trepnema pallidum hemagglutinationassay test，TPHA）阳性。

【鉴别诊断】

本病需与白色念珠感染、口腔扁平苔癣、急性扁桃体炎、樊尚咽峡炎、白喉、急性唇炎以及鼻的特异性感染如结核、鼻硬结症；喉角化症及喉癌等疾病相鉴别。

【治疗方法及治愈标准】

按早期驱梅方案进行治疗，做到治疗及时，剂量足够，疗程正规，治疗后定期追踪观察，并对其配偶及性伴侣同时进行检查及治疗。治疗方法：每周肌内注射一次长效青霉素（卞星青霉素 G），每次 240 万 U，连续 3 周，青霉素过敏者可选用红霉素、氯霉素及头孢类药物治疗。同时要注意对症支持治疗，保持局部清洁。对于瘢痕所致的畸形可行修补成形手术。

治愈标准：①临床症状消退；②血清学检查 RPR 转阴。治疗后随访：第 1 年内每 3 个月复查血清 RPR1 次，第 2 年每半年复查 1 次，直至血清完全转阴为止。

☞ 推荐阅读 7-1-3
梅毒、淋病、生殖器疱疹、生殖道沙眼衣原体感染诊疗指南（2014）

☞ 推荐阅读 7-1-4
WHO 指南：梅毒螺旋体（梅毒）的治疗（2016）

第三节　艾　滋　病

获得性免疫缺陷综合征（aquired immune deficiency syndrome），又称艾滋病（AIDS）是一种由人类免疫缺陷病毒（human immunodeficiency virus，HIV）感染引发的以免疫功能部分或全部丧失，导致严重反复的机会感染、恶性肿瘤形成以及神经系统损害为特征的恶性传染病。一般来讲，艾滋病的人群中男性多于女性，城市多于农村，90% 以上发生于 50 岁以下人群。

艾滋病主要通过体液传播，有下列三种途径：性传播、母婴传播、经血液和血制品传播。其中性传播为主要传播途径，艾滋病易感人群主要是男性同性恋、静脉吸毒成瘾者、血友病患者、接受输血或其他血制品者、与以上高危人群有性关系者等五类人。

【临床表现】

1. 艾滋病的病程分期与一般表现　从初始感染 HIV 到终末期是一个较为漫长且复杂的过程，在这一过程的不同阶段，与 HIV 相关的临床表现也是多种多样的。根据感染后的临床表现及症状的严重程度，HIV 感染的全过程可分为急性期、无症状期和艾滋病期。

（1）急性期：通常发生在初次感染 HIV 后 2~4 周。部分感染者出现 HIV 病毒血症和免疫系统急性损伤所产生的临床症状。大多数患者临床症状轻微，持续 1~3 周后缓解。临床表现以发热最为常见，可伴有咽痛、盗汗、恶心、呕吐、腹泻、皮疹、关节疼痛、淋巴结肿大及神经系统症状。

此期在血液中可检出 HIV RNA 和 P24 抗原，而 HIV 抗体则在感染后数周才出现。CD4$^+$ T 淋巴细胞计数一过性减少，CD4$^+$/CD8$^+$ T 淋巴细胞比值亦可倒置。部分患者可有轻度白细胞和血小板减少或肝功能异常。

（2）无症状期：可从急性期进入此期，或无明显的急性期症状而直接进入此期。此期持续时间一般为 6~8 年。其时间长短与感染病毒的数量和型别、感染途径、机体免疫状况的个体差异、营养条件及生活习惯等因素有关。在无症状期，由于 HIV 在感染者体内不断复制，免疫系统受损，CD4$^+$ T 淋巴细胞计数逐渐下降，同时具有传染性。

（3）艾滋病期：为感染 HIV 后的最终阶段。患者 CD4$^+$ T 淋巴细胞计数多 < 200 个 /μL，HIV 血浆病毒载量明显升高。此期主要临床表现为 HIV 相关症状、各种机会性感染及肿瘤。

HIV 相关症状：主要表现为持续一个月以上的发热、盗汗、腹泻；体重减轻 10% 以上。部分患者表现为神经精神症状，如记忆力减退、精神淡漠、性格改变、头痛、癫痫及痴呆等。另外还可出现持续性全身性淋巴结肿大，其特点为：①除腹股沟以外有两个或两个以上部位的淋巴结肿大；②淋巴结直径 ≥1 cm，无压痛、无粘连；③持续时间 3 个月以上。

2. 艾滋病在耳鼻咽喉头颈部的表现　有 40%~70% 的艾滋病患者存在耳鼻咽喉头颈部的表现。

（1）耳部表现：20%~80% 的患者存在耳科疾病，包括：耳部的脂溢性皮炎、外耳道炎、分泌性中耳炎、急慢性中耳炎、Kaposi 肉瘤、卡氏肺孢子菌感染、感音神经性聋等。脂溢性皮炎是艾滋病的早期皮肤表现，多累及耳郭及颅面部。

（2）鼻部表现：鼻 - 鼻窦炎是艾滋病患者最为常见的鼻部表现，发生率为 20%~68%，多由阿米巴原虫、巨细胞病毒或隐球菌感染所致。鼻黏膜充血、水肿、糜烂、溃疡、可引起顽固性鼻出血，甚至大出血，造成患者死亡。鼻腔鼻窦亦可发生 Kaposi 肉瘤，造成鼻塞、多涕以及鼻出血等症状。

（3）咽部及口腔表现：咽部及口腔是艾滋病最长累及的部位之一，可见于 50%~80% 的艾滋病患者，包括念珠菌感染、单纯疱疹病毒、绒毛状黏膜白斑病、复发性鹅口疮、扁桃体炎、Kaposi 肉瘤、非霍奇金淋巴瘤、鳞癌等。

（4）喉部表现：喉部可因念珠菌感染、喉乳头状瘤和 Kaposi 瘤引起声嘶、喉喘鸣和喉阻塞。

（5）颈部表现：颈部淋巴结病变是艾滋病最常见的颈部体征，包括 HIV 感染引起的反应性颈淋巴结炎、颈淋巴结结核、淋巴瘤或 Kaposi 肉瘤。为明确诊断有学者建议，必要时可行细针穿刺抽吸活检。

【诊断】

1986 年 WHO 制定了艾滋病诊断标准：3 个主要特征：①长期发热；②体重明显下降；③慢性腹泻。3 个次要特征：①持续咳嗽；②带状疱疹；③淋巴结病。有主要特种 2 项，伴 1 项次要特征，排除其他免疫低下因素，即可考虑 AIDS；如有全身 Kaposi 肉瘤，仅此 1 项就可确诊。

我国 1996 年实施的 HIV/AIDS 诊断标准中，依据病史、临床表现和实验室检查，将 HIV 感染分为急性 HIV 感染、无症状 HIV 感染和艾滋病 3 期，进一步规范了艾滋病的诊断。

1. 详询病史　如是否去过或来自艾滋病流行地区和性行为混乱史，有无吸毒史或接受输血或血液制品等。

2. 出现不寻常的机会性感染　如卡氏肺孢子菌肺炎或某些特殊性肿瘤如 Kaposi 肉瘤，此为重要诊断依据，全身性淋巴结肿大并有口、咽等念珠菌感染，似为艾滋病的前驱，应予注意。

3. 免疫功能缺陷指标　CD4$^+$ T 细胞减少，美国 CDC 1991 年修订的诊断标准强调 CD4$^+$ < 200/mm^3 即可诊断为艾滋病，此外，还有 CD4$^+$/CD8$^+$ < 1。

4. 实验室检查　用酶联免疫吸附测定检测 HIV 抗体，一般于 HIV 感染 2 个月左右，即可查出此抗体，但抗体阳性者仅约 10% 发生艾滋病，且有 1.4%~2% 可为假阳性，故在此项筛查的基础上还须结合临床进行分析，并作随访观察，必要时可作更具有特异性的蛋白印迹试验。

【治疗】

尚无确切有效的治疗方法。主要针对发病过程中的 HIV 侵袭、细胞免疫功能破坏、机会性感染和肿瘤病变四方面采取治疗措施，并辅以对症支持治疗。

【预防】

防止传染源入侵、切断传播途径及控制危险人群是防止艾滋病蔓延的 3 个主要环节。开展卫生宣教，增强公众自我保护能力，提倡健康的生活方式，防止传染源入侵。加强检疫工作，对高危人群进行长期监测。严格检测和管理血液及其制品。严格隔离患者。禁止 HIV 阳性者供血、供器官或其他组织。女性感染者应避免怀孕。防止与 HIV 感染者的血液、精液、尿、粪便、唾液、泪液、痰液或阴道分泌物等接触。使用一次性医疗注射器。医务人员若有皮肤损伤，应避免与患者接触。

☞ 推荐阅读 7-1-5
艾滋病诊疗指南（2015 版）

第四节　真　菌　病

真菌（fungus）广泛存在于自然界中，其致病力较弱，常存在于正常人的皮肤黏膜处，当人体免疫功能正常时，真菌一般不会导致疾病的发生，仅在一定条件下方能致病，称为条件致病菌。由真菌感染引起的疾病称为真菌病（mycosis）。近些年来随着广谱抗生素、免疫抑制剂、糖皮质激素和抗肿瘤药物的广泛使用以及艾滋病、结核病、糖尿病等疾病发病率的升高，真菌病的发病率较以往明显增加，引起了越来越多医生学者的关注。

【诱因及发病机制】

真菌病的发生常需要一定的诱因，包括机体免疫功能减退、局部组织的抵抗力下降、全身消耗性疾病或代谢性疾病、长期应用糖皮质激素及免疫抑制剂、长期应用大量广谱抗生素或细胞抑制剂、放射治疗等。

感染的真菌绝大多数来源于环境，入侵途径包括吸入、摄入和外伤植入等。入侵人体后真菌先附着于宿主的上皮细胞上，随后菌体产生芽管，进入细胞内。芽管延长形成菌丝，同时活化或释放多种因子、毒素，引起组织损伤，有些真菌还可以产生荚膜，或分泌某些蛋白酶，来抑制局部免疫反应，增加免疫耐受性。

【临床类型】

根据真菌入侵组织深浅的不同，临床上把真菌病分为浅部真菌病和深部真菌病。浅部真菌病主要侵犯角质蛋白，累及人和动物的皮毛、毛发、甲板，致病菌为皮肤癣菌（dermatophytes），包括毛癣菌属（Trichophyton）、小孢子菌属（Microsporum）和表皮癣菌属（Epidermophyton）。深部真菌病多为条件治病，主要侵犯全身过局部免疫力低下的人群，病变累及皮肤的深部组织和内脏器官，几乎人体所有的内脏系统和器官均可受到真菌的感染。

【真菌病在耳鼻咽喉头颈的临床表现】

1. **真菌性鼻-鼻窦炎**　由于患者免疫功能状况的差别很大，故本病的临床表现、经过及预后亦不相同，临床上一般将其分为侵袭型和非侵袭型两种，内容详见相关章节。

2. **口腔及咽部念珠菌病**　本病是由白色念珠菌在口腔及咽部大量繁殖而引起的黏膜损害。以儿童及老年人最为多见。临床多表现为口腔颊部、上颚、牙龈、舌及咽部黏膜乳白色或灰白色假膜，呈点状散在分布，或融合成片状，易拭去，其基底鲜红、湿润；严重者黏膜可局部溃疡坏死。患者自觉疼痛、吞咽困难。在新生儿假膜可长满整个舌面，引起肿胀，影响吞咽甚至呼吸。

3. **喉真菌病**　喉真菌病在耳鼻咽喉头颈外科较少见，原发者少见。但由于近年来抗生素的滥用，原发性喉真菌病有增多的趋势。病原菌以曲霉菌为主，其次为念珠菌。该病起病急，多表现咽喉疼痛、声嘶，严重的患者可出现呼吸困难、喉喘鸣、喉阻塞。声嘶为患者就诊的主要原因。间接喉镜或纤维喉镜检查多见声带有白膜覆盖，表面不光滑，周围黏膜充血肿胀；或呈新生物状，而表面缺少毛细血管。

4. **真菌性外耳道炎**　真菌侵入上皮后，可出现耳痒、不适及闷胀感。可引起耳鸣和听力下降，甚至耳痛及臭味耳溢液。检查可见外耳道皮肤鳞屑或颗粒物堆积，或绒毛状物附着，呈白色、淡黄或绿色，重者外耳道内可见分泌物，深部可有黄褐色膜片状坏死物，慢性感染者可表现为湿疹样变和苔藓化，重者可引起外耳道狭窄。

5. **真菌性中耳炎**　真菌性中耳炎较为少见，多合并有慢性化脓性中耳炎。临床可表现为耳道剧烈瘙痒、耳闷及轻度听力下降，早期外耳道深部有针刺感并出现瘙痒为此病的特点；检查可见外耳道、中耳有密集点状绒毛状物附着，或外耳道、中耳深部有灰白色或烟黑色霉苔，也有类似干酪样分泌物；分泌物易拭去，清除后可见皮肤充血糜烂；累及鼓膜则可见鼓膜增厚充血，或穿孔，穿孔边缘或鼓室内可见肉芽生长。

【诊断】

依据病史、临床表现、实验室检查进行诊断。实验室检查包括：

（1）涂片镜检与组织病理学检查：病变局部的黏膜刮片或分泌物涂片镜检，或钳取活检，可见真菌或菌丝，即可确诊。

（2）真菌培养：仅一次真菌培养阳性结果，不能确诊，应多次培养均为该菌，方可确诊。

（3）血清学检查：由于上述检查花费时间较长，因此近年来开展的单克隆抗体血清学检查有着良好的临床应用价值。

【治疗】

1. 一般治疗　加强营养支持治疗，调节提高免疫力，维持人体菌群平衡生长，积极治疗相关基础疾病，如糖尿病、结核，停用广谱抗生素。

2. 药物治疗

（1）局部用药：口腔及咽部真菌病可使用过氧化氢溶液、朵贝氏液或 10% 碘化钾溶液含漱，局部可用 1% 甲紫或 5% 硼砂甘油涂抹；喉真菌病可局部使用抗真菌药雾化喷喉，如氟康唑 30 mg，2 次 /d；真菌性中耳炎可使用过氧化氢溶液清洗脓性分泌物、痂皮及真菌团块，局部涂抹抗真菌药物。

（2）全身用药：对于顽固或严重的真菌病可全身使用抗真菌药物。

☞ 推荐阅读 7-1-6
真菌病治疗的全身用药

第五节　其他特殊感染性疾病 🖱

（崔晓波）

复习思考题

1. 简述喉结核的临床表现。

2. 简述结核性中耳炎的临床表现。

3. 简述颈部淋巴结结核的治疗。

4. 简述梅毒的临床特点。

5. 简述梅毒的诊断。

6. 简述梅毒的治疗及治愈标准。

7. 简述艾滋病的临床表现。

8. 简述艾滋病的诊断依据（世界标准及我国标准）。

9. 简述艾滋病的治疗。

10. 简述真菌病在耳鼻喉的临床表现。

11. 简述真菌病的诊断依据。

12. 简述真菌病的治疗。

网上更多……

📥 教学PPT　　👤 本章小结　　📝 自测题

第二章

物理因素对耳鼻咽喉的损伤

鼻窦气压伤诊疗路径

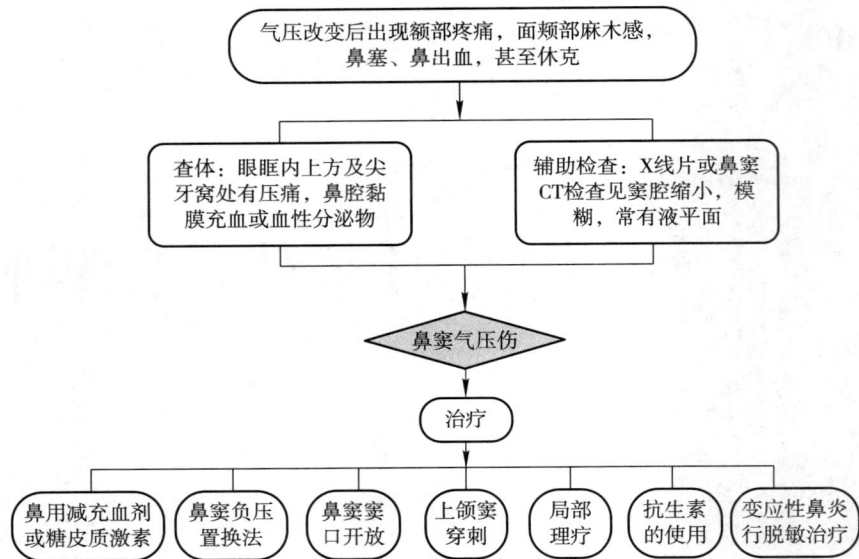

气压改变后出现额部疼痛，面颊部麻木感，鼻塞、鼻出血，甚至休克

查体：眼眶内上方及尖牙窝处有压痛，鼻腔黏膜充血或血性分泌物

辅助检查：X线片或鼻窦CT检查见窦腔缩小，模糊，常有液平面

鼻窦气压伤

治疗

鼻用减充血剂或糖皮质激素

鼻窦负压置换法

鼻窦窦口开放

上颌窦穿刺

局部理疗

抗生素的使用

变应性鼻炎行脱敏治疗

耳气压伤诊疗路径

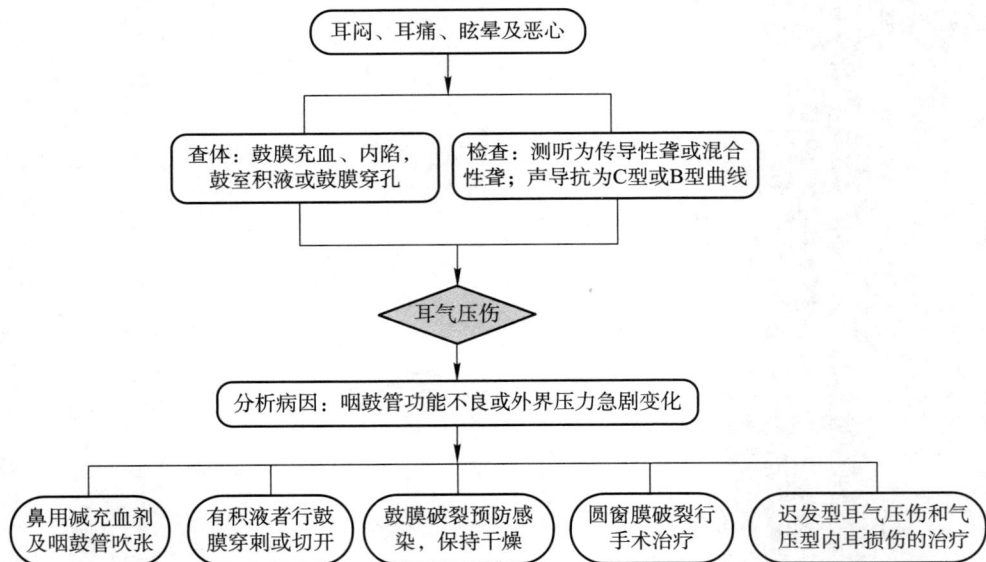

耳闷、耳痛、眩晕及恶心

查体：鼓膜充血、内陷，鼓室积液或鼓膜穿孔

检查：测听为传导性聋或混合性聋；声导抗为C型或B型曲线

耳气压伤

分析病因：咽鼓管功能不良或外界压力急剧变化

鼻用减充血剂及咽鼓管吹张

有积液者行鼓膜穿刺或切开

鼓膜破裂预防感染，保持干燥

圆窗膜破裂行手术治疗

迟发型耳气压伤和气压型内耳损伤的治疗

内耳声损伤诊疗路径

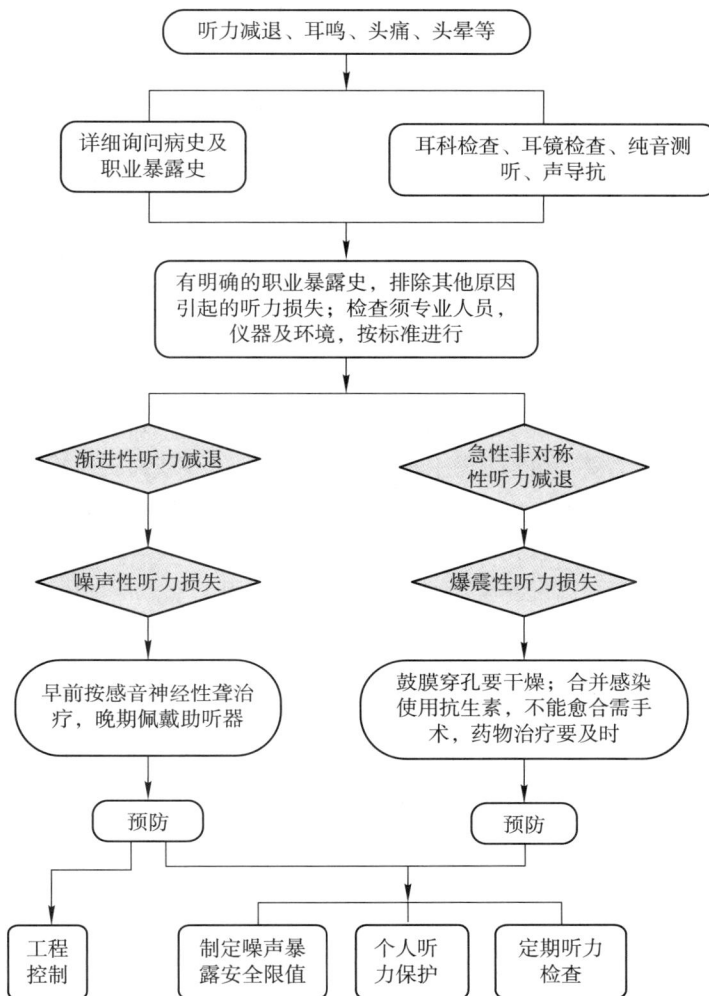

```
                        ┌─────────────────────────┐
                        │ 听力减退、耳鸣、头痛、头晕等 │
                        └─────────────────────────┘
                                    │
            ┌───────────────────────┴───────────────────────┐
            ▼                                                 ▼
  ┌───────────────────┐                          ┌───────────────────────┐
  │ 详细询问病史及        │                          │ 耳科检查、耳镜检查、纯音测│
  │ 职业暴露史           │                          │ 听、声导抗              │
  └───────────────────┘                          └───────────────────────┘
                                    │
                                    ▼
                  ┌─────────────────────────────────────┐
                  │ 有明确的职业暴露史，排除其他原因            │
                  │ 引起的听力损失；检查须专业人员，           │
                  │ 仪器及环境，按标准进行                    │
                  └─────────────────────────────────────┘
                                    │
            ┌───────────────────────┴───────────────────────┐
            ▼                                                 ▼
     ╱─────────────╲                                  ╱─────────────╲
    ╱ 渐进性听力减退  ╲                                ╱ 急性非对称      ╲
    ╲               ╱                                ╲ 性听力减退      ╱
     ╲─────────────╱                                  ╲─────────────╱
            │                                                 │
            ▼                                                 ▼
     ╱─────────────╲                                  ╱─────────────╲
    ╱ 噪声性听力损失  ╲                                ╱ 爆震性听力损失   ╲
    ╲               ╱                                ╲               ╱
     ╲─────────────╱                                  ╲─────────────╱
            │                                                 │
            ▼                                                 ▼
  ┌───────────────────┐                          ┌───────────────────────┐
  │ 早前按感音神经性聋治    │                          │ 鼓膜穿孔要干燥；合并感染 │
  │ 疗，晚期佩戴助听器      │                          │ 使用抗生素，不能愈合需手 │
  │                     │                          │ 术，药物治疗要及时       │
  └───────────────────┘                          └───────────────────────┘
            │                                                 │
            ▼                                                 ▼
       ┌────────┐                                      ┌────────┐
       │  预防   │                                      │  预防   │
       └────────┘                                      └────────┘
            │                                                 │
       ┌────┴────┐                          ┌─────────────────┼─────────────────┐
       ▼         ▼                          ▼                 ▼                 ▼
  ┌────────┐                          ┌──────────┐      ┌────────┐       ┌────────┐
  │ 工程     │                          │ 制定噪声暴 │      │ 个人听  │       │ 定期听力│
  │ 控制     │                          │ 露安全限值 │      │ 力保护  │       │ 检查    │
  └────────┘                          └──────────┘      └────────┘       └────────┘
```

第一节　鼻窦气压伤

鼻窦气压伤（nasal sinus barotrauma）又称气压损伤性鼻窦炎或舱空性鼻窦炎。当大气压力突然发生变化时，由于鼻窦内气压不能随之急剧改变时，从而使鼻窦与外界的压力差突然增大造成的鼻窦损伤。本病多发生于潜水员和飞行员。

【病因】

正常人的鼻腔、鼻窦经常保持通畅，当外界气压下降时，鼻窦气体从窦口溢出，当外界气压上升时，外界空气经过鼻窦窦口进入鼻窦，这样可使鼻窦内外的压力保持平衡。鼻腔内某些疾病，如鼻中隔偏曲、鼻窦炎、鼻息肉、变应性鼻炎等，可使窦口狭窄、堵塞，在气压变化时发生鼻窦与外界气体的交通障碍，窦内出现相对的负压，可引起一系列的病理变化，鼻窦内的黏膜首先出现血管扩张、血清漏出，黏膜水肿。严重者可出现黏膜出血或黏膜剥脱。若鼻内原有炎症存在，此时可诱发鼻窦感染。

【临床表现】

多在潜水或乘飞机后出现，表现为额部疼痛或者面颊部出现麻木感。可出现鼻塞，少数患者可出现鼻出血，少数严重者可出现休克症状。程度较轻者 1～2 d 后症状可自行缓解。严重者可出现血性分泌物，如果继发感染可发展为慢性鼻窦炎，出现脓涕。

检查眼眶内上方（额窦）以及尖牙窝处（上颌窦）有压痛。鼻腔黏膜充血水肿，可见血性或脓性分泌物。CT 可更清楚地显示鼻窦内的病变，多为双侧。

【诊断】

乘飞机或潜水后出现额部或上尖牙区域的疼痛，以及面颊部麻木、鼻塞、鼻出血等症状，结合鼻腔检查，X 线片或 CT 检查，可以明确诊断。

【治疗】

原则是尽快排除窦口堵塞的原因，恢复其通气功能。

1. 轻者鼻腔使用减充血剂或者糖皮质激素，以减轻黏膜水肿。

2. 鼻窦负压置换法，每天一次，可减轻疼痛症状，但负压不宜过大。

3. 局部热敷、理疗、微波、超短波等治疗，促进液体吸收。

4. 可行中鼻甲内移或上颌窦穿刺，如窦腔内黏膜血肿不能吸收，或者窦腔黏膜剥脱者，可行额窦开放或上颌窦探查术，清除血肿，黏膜复位。

5. 可应用抗生素预防或控制感染。

【预防】

1. 选拔飞行员、潜水员时要特别注意检查有无鼻中隔偏曲、鼻甲肥大、鼻腔结构异常等情况。需要治疗后方能入选。并对该类专业人员定期体检。

2. 急性上呼吸道感染者不宜飞行或潜水。

3. 慢性鼻炎患者在飞行或潜水前鼻腔内可使用减充血剂或者糖皮质激素，使窦口通畅。

4. 改良机舱，使舱内气压保持稳定。

第二节　耳 气 压 伤

耳气压伤（otic barotrauma）是由于在乘飞机、潜水、沉箱作业或高压氧治疗时，体外气压急剧变化使中耳内外形成一定的压力差所致的中耳损伤或合并内耳损伤，主要症状有耳闷、耳痛及听力损害，偶有眩晕等。

【病因】

在一般情况下，咽鼓管处于关闭状态，在吞咽、打哈欠时才会开放，借此以调节中耳内外的压力平衡。耳气压伤的病因可分为下述两种。

1. 咽鼓管功能失调　由于上呼吸道的急慢性炎症、下颌位置不正、腭裂、鼻咽肿瘤等，咽鼓管不能在外界压力急剧变化时起到开放调节作用；或者外界压力变化时患者处于睡眠状态或昏迷，不能作适当的动作使咽鼓管开放。

2. 外界压力急剧变化　某些原因导致中耳内外压力差达 10.7～12 kPa 时，吞咽动作或自行吹张不能使咽鼓管开放，压力差得不到调整即引起急性气压损伤性中耳炎。此外，高空的气压和气温变化可使咽鼓管黏膜发生水肿，表面活性物质分泌减少或被渗出液稀释而造成咽鼓管功能失调。

【发病机制】

咽鼓管是调节中耳腔内外气压的主要通道，该通道相当于单向活塞，腔内的空气易逸出，而外界空气难以进入。当外界大气压发生急剧变化时，如咽鼓管不能及时开放，鼓室内外的气压差不能及时得到调整，中耳内将处于相对正压或负压的状态，导致中耳黏膜产生病理变化，形成急性气压损伤性中耳炎，甚至造成内耳气压伤。

【临床表现】

1. 耳闷　可感耳闷、耳胀，甚至可引起耳鸣和听力障碍。

2. 耳痛　外界压力骤升时可引起耳痛，甚至可伴耳鸣、听力下降，鼓膜破裂。

3. 眩晕及恶心　可引起眩晕、恶心、耳鸣及听力下降。严重者可发生休克。

4. 耳镜检查　可见鼓膜内陷充血，鼓室内积液，可见液平线或气泡，鼓室有出血时鼓膜呈蓝色，有时可见表面淤血、血疱形成，甚至穿孔。

5. 听力检查　纯音测听多为传导性聋，有时可呈混合型聋，声导抗测试鼓室图为 B 或 C 型曲线。

【诊断】

近期乘飞机、潜水作业等过程中有耳闷、耳痛及听力下降等典型病史，鼓膜内陷、淤血、穿孔或鼓室内积液等，纯音测听为传导性聋，鼓室图为 B 型或 C 型曲线即可诊断。但有时需与急性中耳炎及疱疹性鼓膜炎等相鉴别。

【治疗】

预防为主，及时治疗，去除病因，预防感染及恢复中耳内外压力平衡为原则。

1. 预防　航空及潜水作业者应行体检；咽鼓管功能失常者应及时治疗、暂停作业或飞行；咽鼓管功能正常者作业或航空时应主动做吞咽、咀嚼等动作，或行 Valsalva 吹张法、捏鼻鼓气法等。

2. 治疗　对急性耳气压伤患者，局部使用鼻腔减充血剂短期滴鼻，同时行咽鼓管吹张；鼓室积液者行鼓膜穿刺、切开或激光打孔；鼓膜破裂者预防感染，保持干燥；圆窗膜破裂者行手术修补。气压性内耳损伤时应按眩晕和神经性耳聋给予相应的治疗。

第三节　内耳声损伤

从物理学的角度上讲，噪声是一种在频率和强度上毫无规律的随机组合的声音，也称无调声。噪声包括稳态噪声和非稳态噪声，后者又包括间歇噪声、起伏噪声和脉冲噪声。从生理和心理角度上讲，噪声是一种人们不喜欢、不需要的、使人烦恼或有害于身心健康的声音，它可以是无规律随机组合的声音，也可以是有规律组合的声音。作为声音的一种，噪声具有声波的一切特征。可用频率、周期、声速声压（或声强）等参数来描述。声压是造成人体伤害的最重要因素。通常用声压级来表示声音的强弱。

噪声对听觉系统的损伤程度与许多因素有关，主要取决于噪声的特征（是稳态噪声还是脉冲声、噪声的强度及频谱）和受噪声连续暴露的时间（或脉冲噪声暴露的次数），以及噪声的环境和暴露于噪声环境中人员的个体情况。

一、噪声性听力损失

【病因及病理】

噪声性听力损失（noise induced hearing loss）又称噪声性聋，是由于长期受噪声刺激而发生的一种缓慢的、进行性听觉损失，损伤部位主要是内耳。损伤程度与噪声的强度和解除噪声的时间有关。噪声引起的听力损失有一个由生理反应到病理改变的过程。

短时间暴露于强噪声环境引起的听力下降，一般不超过 25 dB 时，离开噪声环境听力可自然恢复，如迅速恢复原水平，则此种反应称为听觉适应（auditory adaptation），如经数小时或数天时间听阈才完全恢复者称为听觉疲劳（auditory fatigue），所造成的听力损失属于暂时性听力阈移（temporary threshold shift，TTS）。这种现象仍属于功能性改变。

在听觉疲劳的基础上，再继续接触强噪声暴露，就会使内耳感音器官（Corti 器）由功能性改变发展为器质性退行性病变，听力损失不能完全恢复，即出现永久性听力阈移（permanent threshold shift，PTS）。

【症状】

1. 耳鸣　早期会出现双侧高调耳鸣。

2. 渐进性听力减退　噪声性听力损伤最先受损的是高频部分，而低频段不受影响。主观感觉无听力障碍，也不影响正常语言交流和社交活动。进一步发展则由高频段向低频段延伸、扩展，损失程度加重。当语言频率听力损失到一定程度，就会出现听力障碍，使语言交流和社交活动受到影响。

3. 前庭功能障碍　长期噪声可以引起眩晕、视物晃动、平衡和协调运动障碍以及眼球震颤等。

4. 其他系统症状　长期噪声接触还可引起神经系统（失眠、情绪不稳定等），心血管系统（血压增高、心悸等），消化系统（食欲减退、消瘦等）及视觉系统（视力减退、视物模糊等）等改变。

【检查】

1. 耳科检查　外耳道及鼓膜正常。

2. 纯音测听检查　听力曲线下降多呈双侧感音神经性耳聋，早期为高频听力损失，在 3 000 ~ 6 000 Hz 处出现"V"形凹陷。随着听力损失加重，凹陷加深，并波及语言频率（500 Hz、1 000 Hz、2 000 Hz、3 000 Hz）。听力曲线可分为楔型、乙型和下降型（图 7-2-1）。

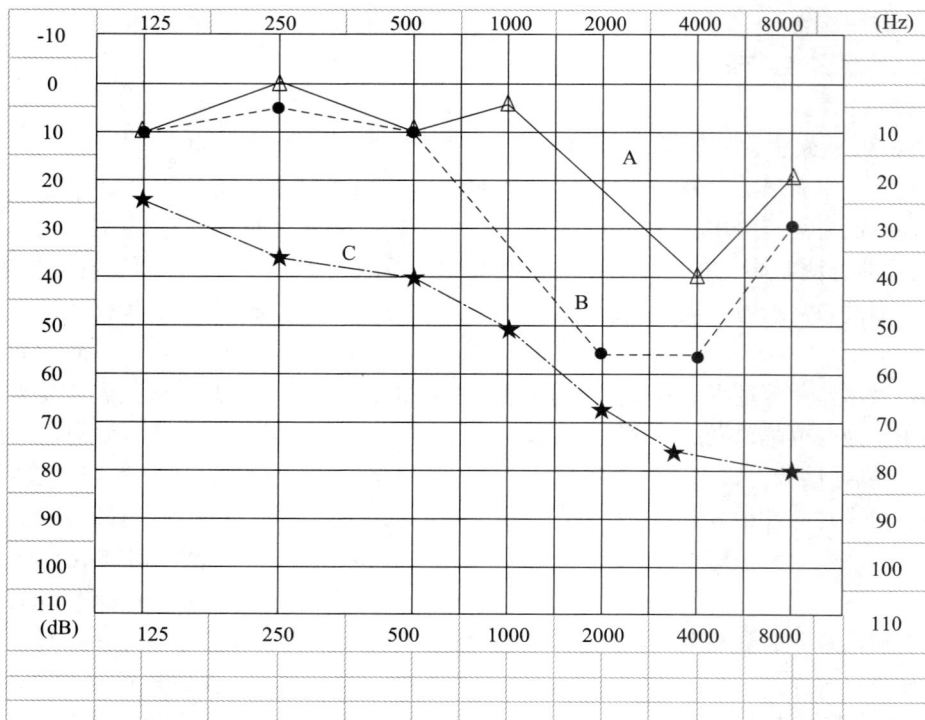

图 7-2-1　噪声性聋听力图
A. 早期听力曲线呈V形（楔形曲线）；B. 中期听力曲线呈U形（乙形曲线）；C. 晚期听力曲线呈下降形。

3. 声阻抗检查　鼓室曲线正常，声反射可以引出，部分患者声反射阈下降，表现为典型蜗性聋的特征。

【诊断及分级】

1. 诊断　本病诊断涉及劳动保护、职业病鉴定等问题，应慎重对待。噪声性听力损失的诊断应遵循以下原则。

（1）有明确的职业噪声暴露史。

（2）主诉双侧耳鸣与进行性耳聋，而无其他致病因素。

（3）纯音听力图的特定图形等听力学检查结果。

（4）听力检查必须有合格的检测人员，合格的测试仪器，在合格的测试环境中，按标准的 GB/T16403 方法进行。

2. 分级　听力损失的分级以语言频率（500 Hz、1 000 Hz、2 000 Hz、3 000 Hz）的平均听阈为依据。单耳语平均听阈（speech frequency threshold average, SFTA）按下式计算：

$$SFTA = (HL_{0.5kHz} + HL_{1kHz} + HL_{2kHz} + HL_{3kHz})/4$$

式中：HL– 听力级，dB

目前对语言频率没有统一的规定，多数国家采用 500 Hz、1 000 Hz、2 000 Hz、3 000 Hz 或 500 Hz、1 000 Hz、2 000 Hz。噪声性听力损失的分级（表 7-2-1）。

表 7-2-1　噪声性听力损失分级

听力损失分级	语频平均听阈（dB HL）
正常	< 25
轻度听力损失	26 ~ 40
中度听力损失	41 ~ 55
中重度听力损失	56 ~ 70
重度听力损失	71 ~ 90
极重度听力损失（全聋）	> 90

3. 听力伤残分级　根据听力伤残值（双耳听力损失）划分听力伤残等级。首先计算单耳语频平均听阈（SFTA），再按下列计算听力伤残值（HHS）：

HHS=（听力较好耳 SFTA×4 + 听力较差耳 SFTA×1）/5

【治疗】

对噪声性听力损失，目前尚无有效的治疗措施，早期，可以脱离噪声暴露环境，按感音神经性耳聋的方案治疗，通过休息自行恢复。对永久性听力损失，治疗多无效果，可试用助听器、震动声桥或电子耳蜗植入。

【预防】

对有害噪声采取积极有效的预防措施，将其控制在规定的限值以下，可以减少噪声性听力损失的发生率，减轻听力损失程度。预防措施大致包括以下几个方面。

1. 制定噪声暴露的安全限值　我国和世界上大多数国家制定的工业企业噪声暴露安全限值（或卫生标准）为 85 dB 等效连续 A 计权声压级。这种规定是指在 85 dB 的噪声环境，每天工作 8 h，每周工作 40 h，每年工作 50 周，工作 40 年，90% 的人员语言频率平均听力损失不超过 25 dB。如果噪声强度每增加 3 dB，每天工作时间就要减少一半，即交换率为 3 dB。

2. 工程控制　包括设置隔声监控室，对强噪声机组安装隔声罩、作业场所的吸声处理以及在声源或声通路上装配消声器等措施。

3. 个人听力保护　各种隔声耳塞及耳罩是有效的个人听力保护用品。佩戴护听器是一种既简单又经济的办法，在世界范围被广泛应用。

4. 定期进行听力检查　对在强噪声暴露环境作业人员，上岗前，行基础听力检查，并计入个人听力档案。定期进行听力检查。如发现有听力损失，应及早采取有效措施。

二、爆震性听力损失

【病因及病理】

爆震性听力损失（explosion induced hearing loss）又称爆震性聋，是脉冲噪声（或压力波）对听觉器官的伤害造成的。脉冲噪声强度大，常伴有压力波，往往会造成听觉器官的急性损失，可造成鼓膜充血、出血或穿孔，中耳听骨骨折，内耳组织 Corti 器毛细胞的损伤，盖膜移位，基底膜撕裂致不同程度的听力损失，甚至导致全聋。

【症状】

爆震性听力损失，双耳多为非对称性，均多为急性损伤，有听力下降同时（暂时性或永久性听力阈移），常伴有耳鸣、耳痛、头晕等症状，有鼓膜撕裂者可有耳道流血，一般为少量，可自然停止。若继发感染，可成为中耳炎。

【检查】

1. 耳镜检查　可见鼓膜充血、出血、穿孔或破裂。

2. 纯音测听　同噪声性听力损失。

【诊断及分级】

同噪声性听力损失。

【治疗】

1. 单纯鼓膜穿孔者，防止耳道进水，不可滴药或冲洗。

2. 鼓膜穿孔合并感染流脓者，局部或全身使用抗生素，按中耳炎治疗。

3. 鼓膜穿孔 3~6 个月未自行愈合者，应行修补术。

4. 凡有急性声损伤者，只要可能，应尽早停止噪声暴露，予以少量糖皮质激素及神经营养药治疗，对有永久性听力损失者，应给予药物治疗，持续 1~3 个月。

【预防】

1. 制定安全限值　制定脉冲噪声和冲击波对人员听觉器官的安全限值，安全限值能保证 90% 以上的暴露人员的听觉器官不受损伤。

2. 个人听力保护　对武器发射或爆炸产生的脉冲噪声和压力波，一般无法采取工程控制，佩戴护听器是一种积极有效的预防措施。

3. 定期检查听力　在接触噪声暴露前，应首先检查基础听力，定期进行听力检查，如发现听力损失，应及早采取有效措施。

（崔晓波）

复习思考题

1. 简述鼻窦气压伤的病因。

2. 简述鼻窦气压伤的临床表现。

3. 简述鼻窦气压伤的治疗。

4. 简述耳气压伤的病因。

5. 简述耳气压伤的临床表现。

6. 简述耳气压伤的治疗。

7. 简述噪声性听力损失的临床表现。

8. 简述噪声性听力损失的治疗。

9. 简述爆震性听力损失的临床表现。

10. 简述爆震性听力损失的治疗。

网上更多……

📥 教学PPT　　👤 本章小结　　✏️ 自测题

第三章

上呼吸道职业病

现代化经济迅速发展，生产活动非常活跃，人们被暴露于众多的生产危险因素之下，作为呼吸道的重要组成部分，鼻咽喉部的职业病是呼吸道职业病的重要组成部分。本章节分粉尘工作的上呼吸道职业病、化学工业的上呼吸道职业病及上呼吸道职业病的预防及治疗，呼吸道是生产性物质进入人体的重要途径，有害物质的危害性与其浓度、挥发性、溶解度、颗粒大小等因素有密切关联，同时也与个人的内在因素、个人的防护意识、生产环境及工龄长短等多因素有关。

第一节　粉尘工业相关的上呼吸道职业病

【病因】

生产过程中产生的粉尘，指生产过程中产生的悬浮于空气中，直径大于 0.1 μm 的颗粒，其与呼吸道疾病之间存在着密切的关系，包括：

1. 无机性粉尘　最常见，为矿物、金属工业中矽肺的最重要致病因素。主要发生于石英石棉及石墨等工业生产中。

2. 有机性粉尘　包括植物性、动物性及人造有机物质等，常见于棉、麻、皮毛、兽骨、烟草、染料、塑料及人造纤维等工厂中。

3. 混合性粉尘　系上述两种粉尘混合存在。

【发病机制及病理】

粉尘颗粒的大小、比重、形状与硬度，电荷性、吸附性、浓度及溶解度对于发病有直接的关系，长期吸入粉尘后，引起上呼吸道病变的主要致病方式有 4 种：直接刺激作用、化学腐蚀作用、变态反应和毒性作用，并可出现相关的病理表现。

【临床表现】

粉尘作业工人常主诉如鼻、咽、喉干燥感，鼻痒、流涕、鼻出血、嗅觉减退、口干、咽喉烧灼感、咳嗽以及声嘶等症状。常见的疾病如下。

1. 慢性鼻前庭炎　表现为鼻毛稀少脱落，前庭皮肤干燥皲裂，并有局部红肿糜烂，有黏液性分泌物或薄痂附于鼻毛上，鼻小柱及其附近有毛细血管扩张。

2. 慢性鼻炎　粉尘引起鼻黏膜慢性炎症可表现为：慢性单纯性鼻炎、干燥性鼻炎、萎缩性鼻炎和变应性鼻炎。

3. 慢性咽、喉炎　粉尘刺激常引起鼻阻或劳动时经常用口呼吸，致粉尘直接侵犯咽、喉部黏膜，常有咽干、刺痒感，咽喉部异物感等症状；检查发现咽部充血、血管扩张、咽后壁淋巴滤泡增生；喉部红肿，声带肥厚肿胀。

第二节　化学工业相关的上呼吸道职业病

化学工业生产过程中，因生产工艺落后，工人不遵守安全操作规程，防护措施不力，或在贮存、运输等过程中包装破损发生意外，化学毒物逸散至空气中，污染环境，危害人体，而引起疾病。

【发病机制】

毒物种类不同，其发病机制不同。可以是毒物直接刺激引起黏膜的充血、水肿与损伤。但最常见的是通过影响机体的酶系统发挥其毒性作用。影响蛋白的合成，破坏遗传物质，影响免疫系统引起变态反应等，毒性在其侵入、代谢、排出等多个环节引起多器官的损伤，损伤程度与毒性的种类、性质、浓度和接触时间直接相关。

【临床表现】

1. 鼻部病变　鼻是呼吸道的门户，是最先遭受生产性毒物损害器官，有毒气体在湿润的鼻腔黏膜表面溶解，形成酸性或碱性类物质，有刺激与烧灼作用，引起鼻部急性病变，产生鼻痒、喷嚏、流泪、流涕，鼻阻塞、灼热刺痛感，偶有血性鼻涕，检查见鼻黏膜充血、肿胀、水样分泌物或黏膜糜烂出血灶；重者可有灼伤、溃疡、假膜形成以至黏膜坏死。

2. 咽部病变　在鼻功能减弱与鼻呼吸不通畅时，经常用口呼吸，或吸入高浓度刺激性气体时，毒物可直达咽喉部，引起较重病变。急性损害的表现与一般急性咽炎相同，有黏膜充血、肿胀，分泌物增多，自觉咽部疼痛、咳嗽等。慢性损害时可形成慢性咽炎，有黏膜充血、淋巴滤泡增生、咽干、异物感等不适的感觉。

3. 喉部病变　吸入可溶于水的化学性有毒物质时，对黏膜产生刺激作用，引起喉的急性炎症，黏膜充血肿胀、分泌物增多等，严重时发生喉梗阻。

第三节　上呼吸道职业病的预防及治疗

国家先后相继颁布了《工业劳动卫生管理条例》与《尘肺疾病防治条例》等相关法律文件。近年来安全生产、职业防护更是备受关注，各项条例、法规被落在实处，积极做好上呼吸道职业病的预防工作，不仅有助于维护鼻、咽、喉的生理功能，并能减轻粉尘、化学毒物对下呼吸道的损害。

【预防】

在整个生产过程中应遵循"三级预防"原则和"安全第一，预防为主"的安全生产原则，具体可以从以下几方面开展工作。

1. 有粉尘与有毒化学物质的生产环境，加强组织管理，建立防尘、防毒设备的管理与维修制度。

2. 定期监测产生粉尘与有毒化学物质的工矿、作业场所空气中含有毒物、粉尘的剂量与浓度，控制在国家规定的限度之内，达到国家卫生标准。

3. 改革落后的工艺，改进落后的生产设备。如通过远距离操纵、计算机控制、隔室监控等方法避免接触粉尘。

4. 矿山与凿岩工程宜采用湿式凿岩，机械通风与喷雾洒水，湿磨与湿式拌料等方法，可减少粉尘飞扬。

5. 对不能采用湿式作业的工业生产过程，采取密闭与排风相结合的方法，防止有害物质外逸。抽出的污染空气，经处理后排入大气。

6. 日趋完善生产防护措施，新建工矿设计时应考虑工业卫生指标，尽可能采取机械化、自动化、密闭化与管道化，防止有害气体、蒸雾、烟尘扩散。陈旧设备要加强防尘、防毒、降温、降湿、改善通风、湿式作业，改进劳动生产工艺。

7. 积极改善劳卫条件，设立必要卫生设施，普及职业病防治工作。

8. 就业前认真体格检查，提前发现职业禁忌证。

9. 定期体格检查，可测评预防措施效果，早期发现患者，及时给予治疗。

10. 个人防护与个人卫生，建立严格的戴防尘口罩、面罩、防毒的化学过滤式口罩、面具制度。

11. 加强劳动卫生宣教工作，教育工人坚持做到不在含有有害物质的环境中进食；养成饭前洗手、下班后淋浴的卫生习惯；孕妇及哺乳期妇女暂时调离有毒工作环境。

12. 积极防治鼻中隔损伤或穿孔，对易发生鼻中隔穿孔的工作，工作前在鼻腔内涂布凡士林。鼻中隔糜烂、溃疡者应给予积极的治疗，局部消炎以防继发感染，必要时应暂时停止工作或改换工作。

13. 做好劳动鉴定，已发生鼻中隔溃疡应暂时改换工作；严重萎缩性鼻炎工人宜调离，单侧萎缩或轻者可暂缓；有粉尘性肺部疾患者应考虑调离。

【治疗】

1. 对化学毒物急性中毒，需按急症迅速处理，包括快速撤离现场，以便吸入新鲜空气。急性喉水肿致呼吸困难者，及时给氧，应用地塞米松，以减轻症状。病情危重者可行气管切开。

2. 增进营养，增强机体抵抗力。维生素 A 有助于上皮恢复，维生素 B 能促进细胞正常的新陈代谢，维生素 C 有利于维持正常毛细血管渗透压。

3. 治疗由铬刺激引起的鼻中隔黏膜糜烂、溃疡，可于温水清洗后，局部涂抹金霉素、红霉素眼膏等药物，促进创面愈合。

4. 鼻中隔已有穿孔者，可清洁鼻腔，除去痂皮，以生理盐水清洗鼻腔。

5. 粉尘、化学毒物引起的鼻炎、咽炎、喉炎，给予对症治疗。

6. 铅中毒或汞中毒所引起嗅觉障碍，可给予维生素 B_1 及维生素 B_{12} 治疗。

7. 鼻腔局部可用湿润鼻黏膜、减少结痂的薄荷石蜡油等药物。

（崔晓波）

复习思考题

1. 简述粉尘工业的上呼吸道职业病的临床表现。

2. 简述化学工业的上呼吸道职业病的临床表现。

3. 简述上呼吸道职业病的预防措施。

网上更多……

⬇ 教学PPT　　🧑 本章小结　　✍ 自测题

第四章

职业性喉病

诊疗路径

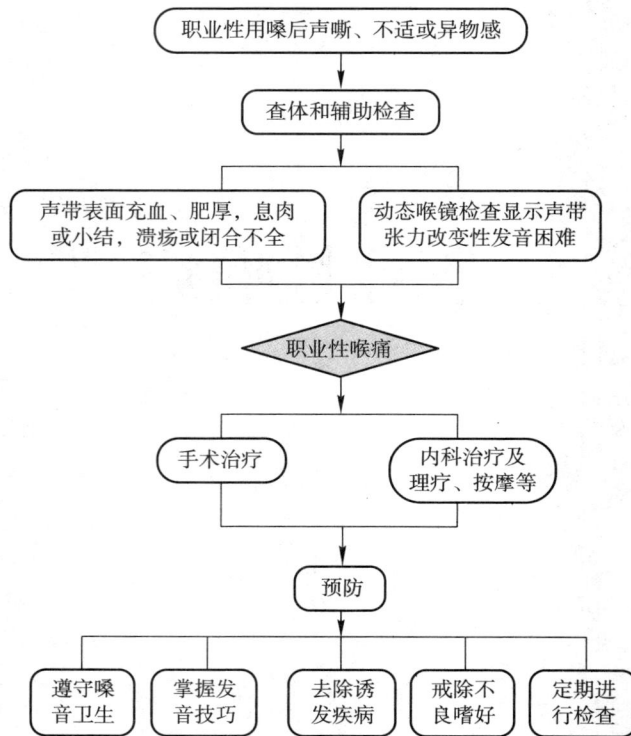

职业性喉病（occupational disease of larynx）又称职业性喉炎，系指职业原因用嗓过度或不当所引起的喉部各种病变，从而出现声音嘶哑的一类疾病。

【病因及发病机制】

造成职业性声嘶的因素很多，但直接造成声嘶的原因多为用嗓时间过长、过强，或发声方法不当。此外，环境的影响、不良生活习惯、全身健康状况和心理因素也会造成声音嘶哑。

其发病机制归纳起来主要为：①声门裂在发音时闭合不全；②声带的张力和体积不平衡；③声带膜活动减弱可发生声嘶。

【临床表现】

症状不多，主要为职业性用嗓后声嘶，不适或异物感。局部间接喉镜常可见声带黏膜充血改变或黏膜肥厚，声带前、中 1/3 处有纤维小结或声带息肉，声带黏膜下出血或血管曲张，声带突的浅表性溃疡，声门闭合不全。喉动态镜检查有的患者表现为低张力性或高张力发音困难，也可为喉肌弱性发力无声。

【诊断】

根据用嗓职业病史，临床症状及辅助检查一般可确定诊断。

【治疗】

内科治疗重要的是休声，如无效可用润喉片含化，0.04% 地奎氯胺喷雾剂喷雾喉部，抗生素及激素雾化吸入，也可服用对喉部有消炎、清嗓的中药和抗生素，理疗、针刺、喉部按摩均有一定疗效，如已发生声带息肉或较大的声带纤维性结节可行手术切除。

【预防】

职业性喉病很重要的是预防，预防措施如下。

1. 严格遵守嗓音卫生 在上呼吸道感染，用嗓费力、变声期、月经期不宜职业性用嗓在太冷。在太冷、太热、噪声很大和空气污染严重的环境最好少用嗓。

2. 正确掌握发音技巧 避免用嗓时间过长或过强，更不要滥用和误用嗓音。

3. 积极治疗易诱发职业性声嘶的疾病 如急、慢性鼻及鼻窦炎、扁桃体及咽部炎症等。

4. 戒除不良嗜好 如抽烟、饮酒、过多食用辛辣刺激性强的食物。

5. 定期检查 职业性用嗓者应定期进行检查，以早期发现声带病变及早期治疗。

☞ 人文视角 7-4-1
用嗓健康

（崔晓波）

复习思考题

1. 简述职业性喉病的发病机制。

2. 简述职业性喉病的临床表现。

3. 简述职业性喉病的预防。

网上更多……

🖥 教学PPT　　👤 本章小结

第八篇 耳鼻咽喉头颈外科常用药物及治疗方法

第一章 常用药物

第二章 常用治疗方法

关键词

抗微生物药　　抗组胺药　　减充血药　　黏液促排剂

局部用药　　局部治疗　　物理治疗

　　耳鼻咽喉各器官直接感知和接触外界，外界致病因素（病原体及致敏原等）导致的疾病谱构成了耳鼻咽喉头颈外科的常见病和多发病。耳鼻咽喉科用药有全身用药和局部用药，两种方法互相辅助。全身和局部用药均应按照用药原则使用，严格掌握其适应证、禁忌证和不良反应的处理。借助耳鼻咽喉各器官直接与外界相通之便，局部给药方便、疗效好，但给药的具体方式、药物浓度、给药次数、黏膜的吸收率等因素均应合理使用，才能达到最好的疗效。

　　耳鼻咽喉的某些疾病，可以局部用药或治疗。同时，各种物理手段在治疗中的应用，包括激光技术、射频、冷冻、微波等，为耳鼻咽喉头颈外科的许多疾病提供了新的有效治疗手段，广泛应用于临床。

　　本篇主要介绍耳鼻咽喉头颈外科的常用药物及治疗方法，通过本章的学习，要求熟悉常用药物的使用方法、常用治疗方法及其注意事项、物理治疗方法的作用特点。

第一章

常用药物

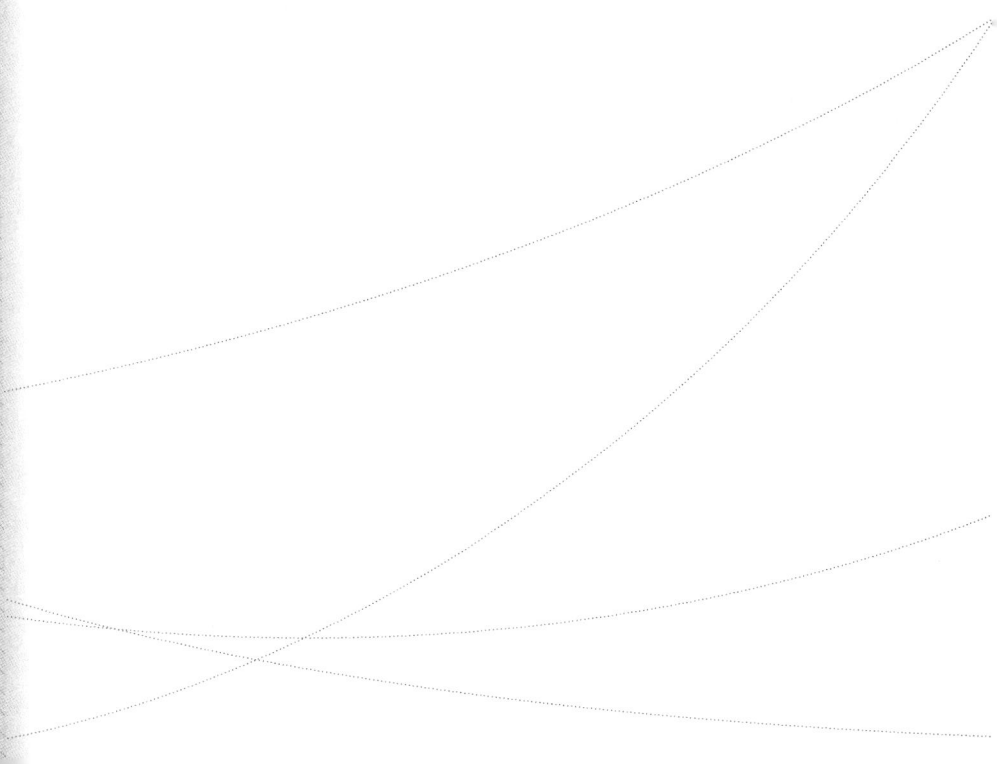

第一节　全身常用药物

耳鼻咽喉头颈外科的全身常用药物主要包括抗生素、抗组胺药、糖皮质激素、减充血药、黏液稀化剂等。用药目的主要是全身的抗微生物、抗过敏反应、抗炎和调节神经血液循环。用药的原则是：严格掌握适应证和禁忌证，熟知药物的毒副作用及其处理方法。

一、抗微生物药

（一）抗生素

1. 抗生素种类

（1）青霉素类：包括天然青霉素和部分合成青霉素。

青霉素 G（penicillin G）也称苄青霉素（benzyl penicillin），对敏感菌有强大的杀菌作用。耳鼻咽喉常见的敏感致病菌包括：①革兰阳性球菌：溶血性链球菌、不产酶金色葡萄球菌、非耐药肺炎链球菌和厌氧的球菌；②革兰阴性球菌：脑膜炎奈瑟菌；③革兰阳性杆菌：白喉棒状杆菌、炭疽芽孢杆菌、厌氧破伤风杆菌、产气荚膜杆菌；④螺旋体：梅毒螺旋体。目前，青霉素 G 仍为耳鼻咽喉常见感染的首选药物。本药的晶体在室温下稳定，水溶液稳定性差，室温中放置 24 h 降解失效，故需即配即用。吸收后迅速分布于全身组织器官，其血清半衰期一般较短，为 0.5～1 h，因此每日至少 2 次用药。

部分合成青霉素按照其抗菌谱，对青霉素酶的稳定性和是否可口服（耐酸）等特性，分为 5 类：①口服耐酸青霉素：青霉素 V；②耐青霉素酶青霉素：甲氧西林等；③广谱青霉素：氨苄西林、阿莫西林；④抗铜绿假单胞菌青霉素：羧苄西林和哌拉西林；⑤抗革兰阴性杆菌青霉素：美西林和替莫西林。其中氨苄西林、阿莫西林对流感杆菌、大肠埃希菌有良好抗菌作用；羧苄西林和哌拉西林对铜绿假单胞菌有良好抗菌作用。

注意事项：①使用前询问和记录病史、用药史、药物过敏史及家属过敏史；②无论采用何种给药途径，初次使用青霉素类药物或含青霉素类的复方制剂前，用药间隔三天以上或换批号后必须先做青霉素皮肤试验；③过敏性休克一旦发生，必须就地抢救，并立即给患者皮下注射肾上腺素，并给予吸氧、应用升压药、糖皮质激素等抗休克治疗；④全身应用大剂量青霉素可引起腱反射增强、肌肉痉挛、抽搐、昏迷等中枢神经系统反应（青霉素脑病），此反应易出现于老年和肾功能减退患者，青霉素不可用于鞘内注射；⑤青霉素钾盐不可快速静脉滴注及静脉推注；⑥应新鲜配制使用，输注时间不宜超过 1 h；⑦溶媒体积不宜超过 200 mL。

（2）头孢菌素类：具有稳定性高于青霉素、抗菌谱广、抗菌作用强、临床疗效高、毒性低、过敏反应较青霉素类少见等优点。根据抗菌谱和抗菌活性将其分为以下几类：

1）第一代头孢菌素：包括头孢唑啉（cephazolin）、头孢氨苄（cephalexin）、头孢噻吩（cephalothin）、头孢拉啶（cephradine）等。对其敏感的革兰阳性球菌包括：肺炎球菌、化脓性链球菌、葡萄球菌。对金黄色葡萄球菌产生的 β 内酰胺酶的稳定性优于第二代和第三代。主要用于产酶金黄色葡萄球菌所致的严重感染。注射用头孢唑林应用于需氧细菌引起的耳鼻喉感染。口服制剂主要用于轻、中度呼吸道感染、颌面部软组织感染。

2）第二代头孢菌素：包括头孢呋辛（cefuroxime）、头孢克洛（cefaclor）、头孢呋辛酯（cefuroxime axetil）等。对革兰阴性菌的作用较强，用于治疗大肠埃希菌、克雷伯菌属、变形杆菌、肺炎球菌、流感嗜血杆菌所致的感染。头孢克洛对溶血性链球菌、肺炎球菌和葡萄球菌引起的咽炎、扁桃体炎、中耳炎有效率 93%。

3）第三代头孢菌素：注射用制剂有头孢噻肟（cefotaxime）、头孢甲肟（cefmenoxime）、头孢唑肟（ceftizoxime）、头孢曲松（ceftriaxone）、头孢哌酮（cefoperazone）、头孢匹胺（cefpiramide）、头孢他啶（ceftazidime）等。口服品种有头孢克肟（cefixime）、头孢地尼（cefdinir）、头孢噻肟（cefotaxime）、头孢美他酯（cefetamet pivoxil）。第三代头孢菌素主要治疗革兰阴性杆菌为主要的致病菌所致严重感染和败血症。对院内感染的大肠埃希菌、克雷伯菌和铜绿假单胞菌有效。头孢噻肟和头孢曲松通过血－脑屏障，可用于治疗革兰阴性杆菌脑膜炎。

4）第四代头孢菌素：有头孢匹罗（cefpirome）、头孢吡肟（cefepime）等。在保留相似于第三代头孢菌素对革兰阴性菌强大活性的同时，增强了对革兰阳性菌的抗菌作用。

（3）氨基糖苷类：包括链霉素（streptomycin）、卡那霉素（kanamycin）、新霉素（neomycin）、妥布霉素（tobramycin）、庆大霉素（gentamycin）等。主要用于敏感需氧阴性杆菌导致的严重全身感染，亦可用于治疗金黄色葡萄球菌或未查明病原的严重感染或败血症。由于显著的耳毒性和肾毒性，如新霉素、卡那霉素，已基本不用。链霉素则主要用于治疗结核。庆大霉素、妥布霉素应用过程中，也需要注意听力改变和肾功能的监测，药物可通过胎盘影响胎儿。对于肾功能正常者，此类药物用法宜每日给药一次。

（4）大环内酯类：包括红霉素、麦迪霉素、乙酰螺旋霉素等，新品种有阿奇霉素、罗红霉素、克拉霉素等。新品种对流感嗜血杆菌、肺炎支原体、衣原体等的抗微生物活性增强，口服后生物利用度提高。此类药物属于快效抑菌剂，可用于轻、中度感染，一般不作为严重感染的主要用药。近年发现大环内酯类尚可用于慢性鼻－鼻窦炎的治疗，适宜小剂量长疗程用药。

（5）喹诺酮类：喹诺酮类药物分为四代，临床应用较多的为第三代，常用药物有氧氟沙星、环丙沙星、诺氟沙星等。此类药物对多种革兰阴性菌有杀菌作用。不宜应用于 16 岁以下患者，其可影响骨及软骨发育。

（6）其他抗生素：

1）克林霉素与林可霉素：克林霉素是林可霉素的半合成衍生物，但其疗效优于后者。主要用于金黄色葡萄球菌等革兰阳性球菌及各种厌氧菌所致感染，也适用于对青霉素和头孢菌素过敏者的各种链球菌所致的咽喉炎、中耳炎等。

2）糖肽类抗生素：包括万古霉素、去甲万古霉素和替考拉宁等。对各种革兰阳性菌有强大作用，很少有耐药菌株。由于有显著的耳毒性和肾毒性，故仅用于对多重耐药的耐甲氧西林金黄色葡萄球菌引起的严重感染。

2. 抗生素的合理应用

（1）抗生素使用的一般原则：合理使用抗生素是指在明确指征的情况下选用适宜的抗生素，采用适当剂量和疗程，同时采取其他措施增强患者的免疫力和防止各种不良反应的发生。细菌对抗生素的耐药性已日益造成人类健康的巨大威胁。合理使用抗生素是减少细菌耐药性的有效措施。

1）尽早确立病原学诊断，尽可能在病变组织中分离、鉴定病原菌并行药敏试验。没有任何感染临床表现的细菌阳性结果多无意义，常为污染菌、正常菌群或寄殖菌，因而不应用抗生素。

2）在病原菌和药敏试验未获结果前，可根据经验选用合适的抗生素，如急性扁桃体炎多为溶血性链球菌感染，首选青霉素。这就要求医师熟悉常用抗生素的适应证、抗菌活性、药代动力学和体内分布特点以及不良反应。

3）选用抗生素应将其最突出的特点用于临床。其特点主要从抗菌谱、组织分布和安全性考虑。如青霉素

类、头孢类在血中、组织液中浓度高，而大环内酯类则在细胞内浓度高，对难清除的中耳炎分泌物中的病原菌流感嗜血杆菌，前者效果较为明显。三代和四代头孢菌素、氟喹诺酮类的抗菌谱广，对革兰阴性菌作用更突出。氟唑诺酮也可用于下呼吸道的感染。掌握抗生素的特点，增加对细菌的耐药性的认识，才会精准有效使用。

4）选用抗菌药时还应考虑患者的生理和病理状况，因不同人群其脏器病理生理状况不同，药物在体内的代谢、排出途径也不同，故选用药物应注意尽可能杀菌的同时减少对脏器损害。如胎儿，孕妇，儿童和肝肾功能不良的患者及老年人均应重视。

5）耳鼻咽喉头颈外科手术的抗生素预防用药仅适于：①风湿性或先天性心脏病患者行扁桃体摘除术；②感染性病灶的清除术；③大的肿瘤手术和修复手术；④外伤。

预防性抗生素应用的目的是杀灭手术区域来自空气、局部环境及患者自身的细菌，以防止手术区感染，故预防性抗生素的作用也只限于手术时段。头孢菌素是比较理想的预防用药，第一代头孢菌素是最基本的用药。Ⅰ类切口手术，一般不需应用抗生素。Ⅱ、Ⅲ类切口手术，革兰阴性杆菌感染机会加大或病情复杂、风险增高时，可选用第二代、第三代头孢菌素。抗生素的预防性应用多主张在手术开始前 30 ~ 60 min 内输入足够剂量的抗生素，如手术时间超过 3 h，在术中应再次给药，术后一般不继续用药。有明显感染高危因素的患者或安放人工植入物者，术后可继续给药至 48 ~ 72 h。如果术后实验室检查证实为感染性炎症，用药转为治疗性应用。

（2）抗生素的治疗性应用：抗生素在临床上的治疗性应用只限于细菌感染性炎症。耳鼻咽喉头颈外科所涉及的细菌性感染性疾病，轻症感染并可接受口服给药的患者，应选用口服吸收完全的抗菌药。重症感染、全身性感染的患者初始治疗应予静脉给药，以确保药效。如有脓性感染应先行外科治疗（切开引流），同时使用抗菌药。病情好转能口服时应及时改为口服给药。

1）急性化脓性感染的序贯治疗：序贯治疗是指在感染的早期采用静脉给药，待临床症状基本稳定或改善后，改为口服方式给药。适用于急性鼻窦炎、急性化脓性扁桃体炎、急性会厌炎、急性化脓性中耳炎等。序贯治疗的基本原则是采用同类抗生素或抗菌谱相仿的不同类药物分两个阶段进行治疗。第一阶段为静脉给药 3 d，第二阶段为口服给药 7 ~ 10 d。给药方式转换的临床标准为：①急性期症状好转；②体温恢复正常至少 24 h；

③白细胞计数和分类计数恢复正常；④无严重并发症。序贯治疗的概念是基于抗感染治疗费用迅速增高、医疗资源浪费较大，患者负担日益加重的情况下提出的，其目标是在保证有效治疗的前提下，节省医疗资源，减轻患者的负担。

2）重度感染：这包括严重的颈部间隙感染和感染性颅内并发症。必须采取快速、足量给药，根据药代动力学特点、组织穿透能力和半衰期确定抗生素的选择、每天给药次数和间隔。如时间依赖性抗菌药（如β-内酰胺类）消除半衰期短者，应一日多次给药；浓度依赖性抗菌药（如氨基糖苷类、喹诺酮类）可一日剂量1次给药，但重症感染者例外。通常每日量分2～4次给予，如临床效果欠佳，可在用药后48～72 h考虑调整。

3）病毒性感染和发热原因不明者，除病情危重或并发细菌感染外，不宜轻易采用抗菌药物。

4）青霉素至今仍是治疗细菌感染性疾病的首选药物。大环内酯类适用于皮肤、软组织和呼吸道的轻、中度感染。氨基糖苷类因其耳毒性和肾毒性，不宜作为门诊一线药物，尤其用于小儿和孕妇更为不当。

5）头孢菌素类除第一代、某些第二代及口服制剂外，一般均为首选药物。

（二）抗病毒药

根据作用机制，抗病毒药可分为两大类：抗非逆转录病毒药、抗逆转录病毒药。抗逆转录病毒药物多用于HIV感染的AIDS的治疗。目前临床常用品种主要包括：抗流感病毒药（奥司他韦、金刚烷胺等），抗疱疹病毒药（更昔洛韦、阿昔洛韦、喷昔洛韦等），广谱抗病毒药（利巴韦林等）和干扰素。

1. 阿昔洛韦（aciclovir）　用于单纯疱疹、带状疱疹病毒感染。静脉给药：缓慢滴注。按体重一次5～10 mg/kg，一日3次，每8 h 1次，共7～10 d。口服给药：一次200 mg，一日5次，10 d为1个疗程；或一次400 mg，一日3次，5 d为1个疗程。

2. 阿糖腺苷（vidarabine）　用于治疗疱疹病毒感染导致的口炎、脑炎、皮炎及巨细胞病毒感染。

肌内注射或缓慢静脉注射：使用前，每瓶需加2 mL灭菌生理盐水溶解。用药过程中，密切观察有无不良反应的发生并及时处理。成人按体重一次5～10 mg/kg，一日1次。

多数抗病毒药抗病毒谱较窄，临床疗效有限，往往对宿主细胞亦具有一定毒性，临床应用时应特别注意对肝、肾、神经系统和血液系统的损害。

（三）抗真菌药

根据真菌侵犯部位分为浅部真菌病和侵袭性真菌病。浅部真菌病指表皮、毛发和甲板的真菌感染，侵袭性真菌病指侵犯皮肤真皮黏膜和侵袭组织内脏的真菌引起的感染性疾病。近年来由于广泛应用广谱抗生素、皮质激素、免疫抑制药、放射治疗、化学治疗、器官移植、导管手术以及艾滋病的增多，而导致侵袭性真菌病日益增加，它需用全身性抗真菌药治疗。

1. 氟康唑（fluconazole）　口咽部念珠菌感染时，首次剂量0.2 g，以后一次0.1 g，一日1次，疗程至少2周。

2. 制霉菌素（nystatin）　口服治疗消化道念珠菌肠炎；局部应用治疗口腔、皮肤、阴道念珠菌病。取适量糊剂涂布，2～3 h 1次，涂布后可咽下：口含片一次1～2片，一日3次。

3. 两性霉素B（amphotericin B）　首选用于深部真菌感染且病情呈进行性发展者，如鼻脑型毛霉菌病。两性霉素B，剂量快速增长至一日0.8～1.5 mg/kg静脉注射。症状改善后可以改为隔日1次，总剂量通常2.5～3.0 g。如果不能耐受普通两性霉素B或需长时间使用，也可用脂质体两性霉素B，或泊沙康唑一次200 mg，一日4次。

抗真菌药毒性较大，应用过程中应注意观察肝、肾，血液系统的变化。

👉**基础链接8-1-1**
细菌、真菌鉴定及药敏试验

二、抗组胺药

抗组胺药主要是H_1受体阻断药，用于治疗皮肤黏膜变态反应性疾病，防晕、止吐及镇静催眠。部分抗组胺药同时具有抗炎作用，即减少介质嗜酸性粒细胞的浸润。对治疗鼻痒、喷嚏和鼻分泌物增多效果良好。

1. 第一代抗组胺药　较易通过血-脑屏障，故有较明显的镇静、嗜睡作用，也具有抗胆碱能作用，表现为口干、视物模糊、尿潴留等。从事精密机械、司乘、警卫等人员应慎用。常用的药物有：苯海拉明（diphenhydramine）、氯苯那敏（chlorpheniramine）、异丙嗪（promethazine）、赛庚啶（cyproheptadine）。

2. 第二代抗组胺药　这类抗组胺药的药效时间较长，且中枢镇静作用很少出现，但肝功能不良或心血管疾病者应慎用。如特非那定和阿斯咪唑偶可引起心电图Q～T同期延长，尖端扭转型室性心动过速，注意应严格按照推荐剂量使用。不能过量用药，不能与酮康唑、伊曲康唑和红霉素合用，因这几种药物可诱发肝脏损害增加特非那定和阿斯咪唑的心脏毒性，故这两类药物在临床上已很少应用。现常用的第二代抗组胺药有：西替利嗪（cetirizine）、地氯雷他定（desloratadine）、氯雷他定（loratarline）、非索非那定（fexofenadine）、阿伐斯汀（acrivastine）和左卡巴斯汀（levocabastine）。近年发现，氯雷他定和西替利嗪尚有抗炎作用，主要可抑制炎性介质释放和炎性细胞浸润。

临床应用中应该注意：由于不同抗组胺药的 H_1 阻滞活性、抗变态反应效果不同以及亲脂性的差异和组织沉着部位不同，它们对鼻腔、眼结膜、皮肤和呼吸道等部位的抗组胺效果并不是都相同的。同样，不同 H_1 抗组胺药在不同患者中的药物反应也不同。

抗组胺药在应用中应注意如下情况：①进行特异性皮肤试验或激发试验前 3～7 d 应暂时停用抗组胺药，以免影响试验效果；②驾驶员、机器操作人员、高空作业者、精密仪器操纵者工作前应禁用一代抗组胺药，即便二代抗组胺药也要严格按照推荐剂量服用；③孕妇在妊娠早期慎用抗组胺药以免引起胎儿畸形；④肝功能不全者、原有心脏病病史者不用或减量应用二代抗组胺药、肾功能不良者慎用西替利嗪；⑤严格按推荐剂量或低于推荐剂量用药；⑥用药时避免饮酒，以免药物吸收过快；⑦避免同时应用 P450 酶代谢依赖性药物，特别是咪唑类抗真菌药、大环内酯类抗生素等。

☞ 推荐阅读 8-1-1
抗组胺药在耳鼻咽喉头颈外科中的应用

三、糖皮质激素

糖皮质激素在耳鼻咽喉头颈外科临床应用有两种给药途径：全身和局部。全身用药主要用于急重症感染的中毒性休克、急性会厌炎和呼吸道变态反应如哮喘的急性发作、过敏性喉水肿；也用于突发性聋、贝尔面神经麻痹、外伤性视神经病变等。常用制剂为地塞米松（dexamehtasone），对重症变应性鼻炎、鼻息肉或阿司匹林耐受不良三联症患者常用醋酸泼尼松（prednisone acetate）口服，成人每天 30～40 mg，服用一周后每天递减 5 mg。有高血压病、消化道溃疡、结核病、糖尿病者慎用。

☞ 推荐阅读 8-1-2
糖皮质激素在耳鼻咽喉疾病中的应用

四、减充血药

口服减充血药用于感染性和变应性疾病引起的鼻塞。优点是血管扩张的"反跳作用"少，且药效时间长。但高血压、心血管病患者不可应用。这类药物有伪麻黄碱（pseudoephedrine）和苯丙醇胺（phenylpropanolamine）。减充血药的使用为 7～10 d，长时间使用可发生药物诱导性鼻炎，致使鼻塞更为加重。

五、黏液促排剂

黏液促排剂在上、下呼吸道黏膜均能迅速发挥溶解黏液、调节分泌的作用，并主动刺激黏液纤毛运动，增强黏液纤毛清除功能。黏液运转速度的显著增加，也有助于黏液排出。

标准桃金娘油胶囊：用于急、慢性鼻窦炎的治疗。口服：

（1）成人常用量。①急性患者，一次 300 mg，一日 3～4 次。②慢性患者，一次 300 mg，一日 2 次。

（2）儿童（4～10 岁）常用量。①急性患者，一次 120 mg，一日 3～4 次。②慢性患者，一次 120 mg，一日 2 次。

第二节 鼻部疾病常用药物

一、用药原则

鼻内局部用药是鼻部疾病治疗的主要手段之一，但由于鼻黏膜的结构特点和生理功能，用药时应注意以下几个方面。

1. 不能严重影响鼻黏膜纤毛的功能。

2. 鼻黏膜表面黏液的酸碱度（pH）为 5.5～6.5，药液应为等渗，并与此相适应。

3. 鼻黏膜表面积约为 150 cm^2，且黏膜下有丰富的血管，吸收药物能力强，用药时应考虑到对全身的不良反应，尤其心血管系统及中枢系统。

4. 一般情况下，鼻内不宜局部使用抗生素，因为鼻内化脓性感染病灶主要位于鼻窦窦腔内，且窦口多已阻塞，引流不畅，鼻甲黏膜的炎性改变主要为反应性炎症，抗生素效果甚微。且长期使用，有发生鼻内真菌感染的可能性。

5. 正确体位和方法 使用喷剂时，采用坐位，擤尽鼻涕后，右手持药瓶，将喷嘴放入左侧鼻孔，喷嘴方向对着左眼外眦方向，使药液喷到鼻腔外侧壁，同法喷对侧鼻腔。使用滴剂时，仍首先擤尽鼻涕，取平卧位，头后仰，鼻孔垂直朝上，每侧鼻孔滴药 3～4 滴，保持 30 s 后，头向左侧、右侧分别偏斜 30 s，之后恢复原位保持 30 s，最后坐起，低头，药液充分分布于窦腔，有利于窦口的开放。

二、常用药物

1. 抗生素的鼻内局部应用　鼻黏膜表面有黏液纤毛毯的运动，黏膜表面成分不适于细菌滋生繁殖，故细菌感染性炎症主要发生在黏膜深层。因此，鼻内滴入抗生素多无明显作用，况且很难进入鼻窦窦腔。但萎缩性鼻炎、鼻硬结症、不动纤毛综合征、Kartagener 三联症（鼻-鼻窦炎、支气管扩张和内脏转位）等疾病，由于鼻黏膜表面黏液功能障碍，黏膜表面易形成结痂、细菌得以在痂皮下滋生，此时可考虑局部用抗生素。

鼻内应用于抗生素一般不应选用经常全身应用或新开发使用的抗生素。为减少耐药菌株的产生，大部抗生素均不宜鼻内局部使用。一般选用链霉素、庆大霉素治疗萎缩性鼻炎，利福平治疗鼻硬结症。

莫西罗星（mupirocin）局部抗生素，多用于鼻前庭的感染，临床疗效确切，多项研究表现，莫西罗星可有效减少细菌生物膜，以 0.05% 的莫西罗星溶液每天冲洗鼻腔，治疗复发性鼻窦炎疗效显著。

2. 抗组胺药　鼻内喷剂左旋卡巴斯汀（levocabastine）、氮卓斯汀（azelastine），每次 2 喷，每日 2～3 次，用于变应性鼻炎和非变应性鼻炎。此类药剂特点是起效快，喷入鼻腔后 15～30 min 即可控制喷嚏、流涕，其中左旋卡巴斯汀更适用于 6 岁的患儿。

3. 肥大细胞稳定剂　主要为色酮类，包括色甘酸钠（cromolyn sodium），用于预防症状发作。季节性变应性鼻炎患者可在花粉期前一周开始一个应用。

4. 减充血药　鼻内局部应用治疗鼻塞。1% 麻黄碱滴鼻液（ephedrine in N.S）（小儿用 0.5% 浓度）、收缩鼻黏膜血管，改善鼻腔通气，促进鼻窦引流。用于鼻塞严重者，滴鼻每次 2～4 滴，每日 3 次，小儿临睡前禁用以防睡眠不佳。

羟甲唑啉血管收缩作用强而持久可维持 2 h，继发性血管扩张作用较轻。

减充血药的临床效用主要是解除鼻塞，改善鼻腔通气引流。但不能长期滥用，一般连续应用不能超过 10 d，否则易引起药物性鼻炎。此外，由于黏膜对药物的吸收作用，如果药量过大，或患者药物耐受性差，可引起患者的心血管反应，故对心血管病、高血压等患者应慎用。小儿应用时浓度不可和成人相同。已有病例报道，新生儿滴用减充血药，诱发心力衰竭。高血压患者鼻内滴去氧肾上腺素（与麻黄碱作用相似）后突发脑出血，小儿滴用萘甲唑啉鼻液后出现心动过缓、血压下降和心脏传导阻滞等。

5. 鼻内糖皮质激素（intranasal corticosteroids）　这类药物均制成喷鼻剂使用，常用者有：二丙酸倍氯米松（beclomethasone dipropionate）、丙酸氟替卡松（fluticasone propionate）、布地奈德（budesonide）、糠酸莫米松（momestasone furoate）、曲安奈德（triamcinolone）。一般每侧鼻腔 1～2 喷/次，每日 1～2 次。

由于可在炎症发病的各个环节发挥强大的抗炎作用，糖皮质激素鼻内应用已成为治疗变应性鼻炎、非变应性鼻炎、慢性鼻-鼻窦炎和鼻息肉的主要方法之一。近年也有证据表明，对鼻腔急性炎症也有良好效果。此外，也发现对血管可产生收缩作用。鼻内应用后只在局部发生作用，应用时应严格按照推荐剂量，掌握正确方法。

6. 黏膜刺激药　复方薄荷樟脑液体石蜡滴鼻剂：薄荷 1.0 g、樟脑 1.0 g、液体石蜡加至 100 mL。润滑鼻黏膜，刺激黏膜血管扩张，腺体分泌。用于治疗干燥性鼻炎、萎缩性鼻炎。不良反应是长期应用可引起类脂性肺炎。

7. 上颌窦冲洗液

成分：甲硝唑 2 g，氯霉素 2.5 g，糜蛋白酶 5 mg，氯化钠 9 g，蒸馏水加至 1 000 mL。

作用：对厌氧菌和需氧菌皆有杀菌作用，并可稀化黏液。用于慢性上颌窦炎上颌窦穿刺冲洗。

近年证实，对慢性鼻窦炎患者行高渗盐水（3%）冲洗鼻腔可促进病情改善。

第三节　咽喉部疾病常用药物

一、用药原则

1. 咽喉部神经敏感，避免使用刺激性强的药物。

2. 不宜长期用粉末剂，避免咽部干燥感加重，且使用时每次量不宜太大，以免呛咳。

3. 不宜长期局部应用抗生素，避免出现耐药菌株和真菌感染。

二、常用药物

1. 含漱剂　含漱剂主要作用：①保持口腔和咽部清洁；②消毒、杀菌；③使稠厚的分泌物易于排出；④收敛、止痛。每次含漱时，应维持尽量长时间，含漱后吐出，不可咽下。

（1）复方硼砂溶液（Dobell 溶液）（borax compound solution）：硼砂 15 g，甘油 35 mL，液体石蜡 3 mL，蒸馏水加至 1 000 mL（使用时加水 4 倍稀释后漱口）。

（2）呋喃西林溶液（furacillin）：呋喃西林 0.2 g，蒸馏水加至 1 000 mL。

（3）1：5 000 氯己定溶液（liquor hibitane）.

（4）止痛含漱液：乙酰水杨酸 5 g，溴化钠 5 g，硼砂 5 g，甘油 50 mL，蒸馏水加至 500 mL。

2. 咽部涂剂　涂剂具有润滑，刺激黏膜分泌及收敛作用，涂时用棉签蘸涂剂于咽部各壁，每日 1~2 次，适用于急性咽炎早期、慢性咽炎、干燥性咽炎等。

（1）复方碘甘油（compound iodine glycerin）：碘 1.25 g，碘化钾 2.5 g，蒸馏水 25 mL，薄荷油 0.5 mL，甘油加至 100 mL。

（2）硼酸甘油（boric acid glycerine）：硼酸 50 g，甘油 100 mL。

（3）含片：将抑菌、消毒药与挥发性药一起作成含片含在口内，使药物在溶化过程中发挥作用。

（4）雾化吸入液：一般用于急慢性炎症。布地奈德吸入剂 2 mL（1 mg），急性喉炎时 2~4 mg/d，慢性炎症（反流性咽喉炎、声带息肉）1 mg/ 次：每天 1 次。

第四节　耳部疾病常用药物

一、用药原则

耳部器官结构深在、构造精细，中耳黏膜细嫩，神经敏感，与内耳淋巴液有前庭窗、圆窗相隔。这些特点要求耳部用药应遵循下述原则：

1. 局部用药前，需清洁外耳道，清理外耳道分泌物，取出耵聍。

2. 用药前用手适当加温滴耳液，滴入耳内过凉的药液可诱发患者眩晕。

3. 滴药时，患耳朝上，滴药后，手指反复轻压耳屏，并保持该头位 5~10 min。

4. 一般情况下，不宜使用粉剂。因其与耳内分泌物胶合成团，不利于通畅引流，且消炎作用差。

5. 避免使用耳毒性药物滴耳，如庆大霉素、链霉素，因其可透过圆窗膜进入内耳。

6. 不可随意使用有腐蚀作用的药物；鼓膜已有穿孔者，禁用对中耳黏膜有损伤的制剂。

二、常用药物

1. 5% 苯酚氢钠甘滴耳液（耵聍水）（sodium bicarbonate solution）　苯酚氢钠 5 g、蒸馏水 50 mL、甘油加至 100 mL。作用：溶解、软化耵聍、痂皮。外耳道耵聍栓塞时，每日 3~4 次，每次滴数滴、浸泡半小时，2~3 d 后行外耳道冲洗，清洗出外耳道耵聍。

2. 3% 过氧化氢溶液滴耳液（hydrogen peroxide solution）　具有消毒、清洁、除臭作用，多用于外耳道炎、中耳炎（鼓膜穿孔后）鼓室脓液较多的病例。每次滴数滴，滴后用棉签将泡沫擦净，之后可滴入消炎耳药。

3. 2% 酚甘油滴耳液（phenol glycerine）　有杀菌、止痛和消肿的作用，用于外耳道炎、急性中耳炎的病例（禁用于鼓膜已穿孔的病例），每日 3 次，每次 3~4 滴。

4. 0.3% 氧氟沙星滴耳液（ofloxacin）　喹诺酮类广谱抗菌剂，用于化脓性中耳炎、外耳道炎，每次 3~5 滴，每日 2~3 次。存在鼓膜穿孔的小儿患者不建议使用。

5. 鼓膜麻醉剂（bonain solution）　纯苯酚、可卡因粉、薄荷脑各等量。用于鼓膜穿刺、切开。用卷棉子蘸取少量鼓膜麻醉剂，只涂于鼓膜需要穿刺或切开的部位，不可扩大范围。

第五节　局部麻醉药

局部麻醉药应用于耳鼻咽喉头颈外科的一些检查及处置，最常用的局部麻醉方法是黏膜表面麻醉。

利多卡因（lidocaine，xylocaine）：优点是起效快、弥散广、穿透能力强，常用于表面麻醉、局部浸润麻醉、硬膜外和神经传导阻滞麻醉。一般用 1%~2% 利多卡因溶液喷雾或药物局部贴敷进行表面麻醉，2% 利多卡因胶浆可用于食管、气管镜检查时咽喉区的表面麻醉。本药毒性大，1 次总量不应超过 200 mg。患有严重心脏阻滞、严重窦房结功能障碍、室内传导阻滞者禁用。

丁卡因（dicaine）：化学结构与普鲁卡因相似，局麻作用比普鲁卡因强 10 倍，毒性也增强。丁卡因穿透黏膜能力强，起效迅速，喷于黏膜表面后 1~3 min 即可出现麻醉，持续 60～90 min。丁卡因吸收也较为迅速，用量较大时可出现急性中毒。少数患者对其可产生严重过敏反应，发生喉水肿，需积极对症治疗。由于丁卡因毒性大，吸收速度快，不适宜用于妇女儿童。

临床用药浓度：1% 溶液，成人每次总量不得超过50 mg。此浓度禁忌注射，注射后可导致急性中毒。因此在诊室内，应将配制好的 1% 丁卡因溶液用伊红染成红色，作为警示，不可过量使用或注射。

用法：先用少量表面麻醉剂喷入鼻腔，观察患者 5分钟，观其有否过敏反应。如无异常反应，方可开始进行麻醉。麻醉方法有喷雾器喷雾，用于鼻、咽、喉的内镜检查或咽反射增强者。鼻部手术时则用 1%～2% 的表麻剂棉片加滴 1∶1 000 肾上腺素，稍加挤干后填于鼻腔各处，10 分钟后取出。棉片过湿，则用量大，且易被患者咽下吸收，易引起中毒。

使用时应考虑到药物毒性大，应用不当可引起严重反应，因此应注意：①注射用麻醉药与表面麻醉药必须严格分别放置，并加以明显标志，药液滴加数滴伊红染成红色以作警示。②使用时应先以小量，观察有无反应。③不可超量。④嘱患者不可将多余药液咽下。⑤麻醉期间，医务人员不得离开患者，应密切观察其有何不良反应。

中毒症状及抢救措施：用药后不久患者即出现头昏、眼花、胸闷、口干，患者面色苍白、瞳孔散大、或出现精神兴奋、幻视、抽搐，以及脉弱、血压下降、呼吸浅而不规则等。这些症状的出现往往无规律，可突然发生循环呼吸衰竭。

一旦发现上述异常，必须立即停止用药，抽出鼻腔内的丁卡因棉片或纱条，静脉注射地塞米松 5～10 mg。中枢兴奋者应给予地西泮注射（0.1～0.2 mg/kg），出现抽搐者应用 2%～2.5% 硫喷妥钠静脉缓慢注射，抽搐一经控制立即停注，针头暂不拔出，以备抽搐再发时可继续注射，但用药总量不超过 5 mg/kg。如有血压下降，应行抗休克治疗，酌情应用升压药。应保持呼吸道通畅，给予氧气吸入。密切注意心脏情况，如有异常及时采取有效措施。

应注意判断中毒反应和过敏反应的区别。中毒反应一般均发生在用药方法错误如注射或用药超过极量（80 mg）等情况。极少数患者由于对药物耐受力差，即便在安全范围内，患者在用药后很快觉胸闷、喉紧、心难受、并有喉痒、皮肤痒等症状，继之可发生过敏性休克、血压下降、脉细弱等。有的患者则发生迟发相反应，即在用药后 2～6 h 发生荨麻疹，喉水肿等。一旦发现有过敏反应，应立即停用丁卡因，皮下注射 1∶1 000 肾上腺素 0.15～1.0 mL，静脉注射地塞米松 10 mg，如因喉水肿致吸入性呼吸困难达 Ⅲ 度以上则应行气管切开术以保证呼吸道通畅。

（李会政）

复习思考题

1. 使用青霉素类抗生素有哪些注意事项？
2. 哪些抗菌药物在使用过程中需注意其耳毒性及肾毒性？
3. 抗生素使用的一般原则有哪些？
4. 手术预防性使用抗生素的用药原则是什么？
5. 急性化脓性感染的序贯治疗是指什么？
6. 抗组胺药物在使用过程中有哪些注意事项？
7. 全身或者局部使用糖皮质激素时，哪些疾病需慎用？
8. 鼻部常用药物的用药原则是什么？
9. 咽喉部常用药物的用药原则是什么？
10. 耳部常用药物的用药原则是什么？
11. 局部麻醉药在使用过程中有哪些注意事项？

网上更多……

👤 本章小结　　💻 教学PPT　　📝 自测题

第二章

常用治疗方法

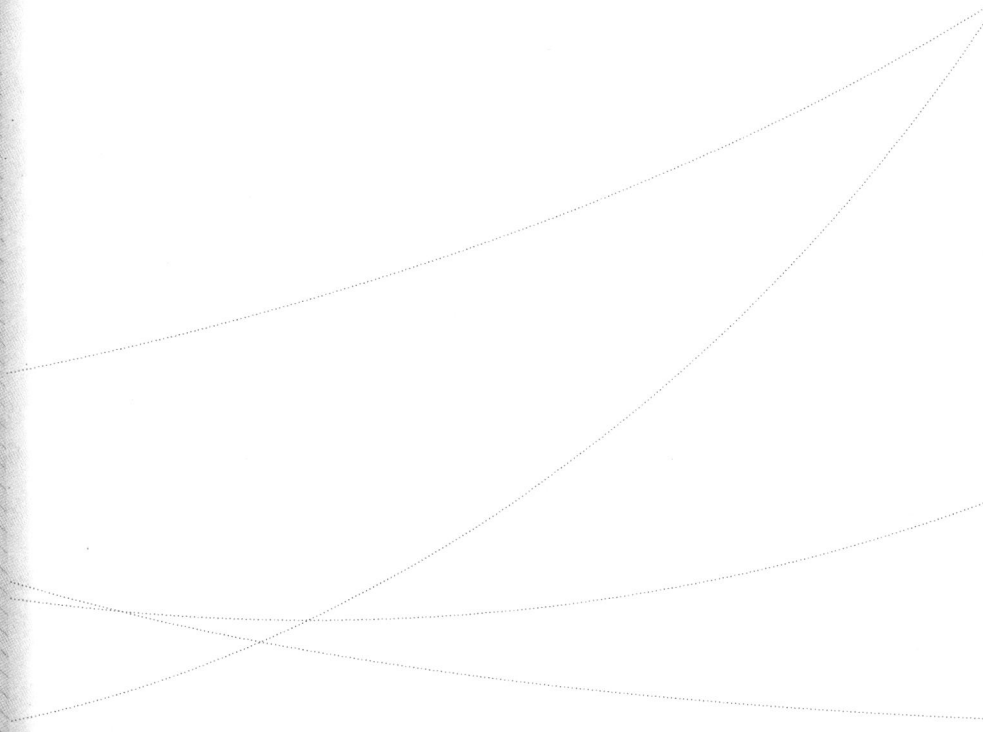

主要参考文献

［1］韩德民．耳鼻咽喉头颈科学．2版．北京：高等教育出版社，2011.

［2］李源，周兵．实用鼻内镜外科学技术及应用．北京：人民卫生出版社，2009.

［3］田勇泉．耳鼻咽喉头颈外科学．8版．北京：人民卫生出版社，2013.

［4］韩德民．头颈外科学与肿瘤学．北京：人民卫生出版社，2005.

［5］韩德民．同仁头颈外科手册．北京：人民卫生出版社，2010.

［6］孔维佳．耳鼻咽喉头颈外科学．3版．北京：人民卫生出版社，2015.

［7］王斌全．耳鼻咽喉外科应用解剖学．2版．北京：人民卫生出版社，2015.

［8］黄选兆，汪吉宝，孔维佳．实用耳鼻咽喉头颈外科学．2版．北京：人民卫生出版社，2010.

［9］中华耳鼻咽喉头颈外科杂志编辑委员会，中华医学会耳鼻咽喉头颈外科分会．突发性聋的诊断和治疗指南
（2015）．中华耳鼻咽喉头颈外科杂志，2015，50：443-447.

［10］中华医学会耳鼻咽喉头颈外科学分会耳科学组，中华耳鼻咽喉头颈外科杂志编辑委员会耳科组．中耳炎的临
床分类和手术分型指南（2012）．中华耳鼻咽喉头颈外科杂志，2013，48（1）.

［11］中华耳鼻咽喉头颈外科杂志编委会，中华医学会耳鼻咽喉头颈外科分会小儿学组．儿童中耳炎诊断和治疗指
南．中华耳鼻咽喉头颈外科杂志，2008，43（12）：884-885.

［12］孙建军，陈阳．中耳炎临床分类和手术分型指南（2012）解读．中华耳鼻咽喉头颈外科杂志，2013，48（1）：
6-10.

［13］余力生，杨仕明．突发性聋诊疗进展．中华耳鼻咽喉头颈外科杂志，2013，48：432-435.

［14］蒋子栋．梅尼埃病诊断新标准及相关问题探讨．中华耳鼻咽喉头颈外科杂志，2016，51（2）：142-145.

［15］张道宫，樊兆民，王海波．梅尼埃病的外科治疗．临床耳鼻咽喉头颈外科杂志，2016，30（1）：6-8.

［16］Wackym PA，Wackym PA，Snow BJ，et al. Ballenger's Otorhinolaryngology Head and Neck Surgery. 17th ed.
Hamilton：B. C. Decker，2008.

［17］Stachler RJ，Chandrasekhar SS，Archer SM，et al. Clinical Practice Guideline：Sudden Hearing Loss. Otolaryngol
Head Neck Surg，2012，146：S1-S35.

［18］Rosenfeld RM，Shin JJ，Schwartz SR，et al. CliIIical Pratice Guideline：Otitis Media with Effusion（Update）.
Otolaryngol Head Neck Surg，2016，154（1 Suppl）：S1-S41.

［19］Ken Kitamura，Yukiko Iino，Yosuke Kamide，etal.Clinical Practice Guidelines for the Diagnosis and Management of
Acute Otitis Media in Children in Japan-2013 update. Auris Nasus Larynx，2015;42（2）：99-106.

［20］Kemppainen HO，Puhakka HJ，Laippala PJ，et al. Epidemiology and Etiology of Middle Ear Cholesteatoma. Acta
Otorhinolaryngol，1999，119（5）：568-572.

［21］Levine HL. Sinus Surgery：Endoscopic and Microscopic Approaches. New York：Thieme，2009.

［22］Feneis H. Pocket Atlas of Human. New York：Thieme，2007.

［23］Stamm AC. Transnasal Endoscopic Skull Base and Brain Surgery. New York：Thieme，2011.

［24］Anson BJ，Donaldson JA. Surgical Anatomy of the Temporal Bone. 3rd ed. Philadelphia：WB Saunders，1981.

［25］Bhattacharyya N，Baugh RF，Orvidas L，et al. Clinical Practice Guideline：Benign Paroxysmal Positional Vertigo.
Otolaryngol Head Neck Surg，2008，139（5 Suppl 4）：S47 — 81.

［26］Tunkel DE，Bauer CA，Sun GH，et al. Clinical Practice Guideline：Tinnitus. Otolaryngol Head Neck Surg，2014，
151（2Suppl）：S1-S40

[27] Beyea JA, Agrawal SK, Parnes LS. Transmastoid Semicircular Canal Occlusion: A Safe and Highly Effective Treatment for Benign Paroxysmal Positional Vertigo and Superior Canal Dehiscence. Laryngoscope, 2012, 122: 1862–1866.

[28] Castelijns JA, van den Brekel MWM, Hermans R. Imaging of the Larynx. Semin Roentgenol, 2000, 35 (1): 31‐41.

[29] Shaha AR, Shah JP. Carcinoma of the Subglottic Larynx. Am J Surg, 1982, 144: 456‐458.

[30] Silvestri F, Bussani R, Stanta G, et al. Supraglottic Versus Glottic Laryngeal Cancer: Epidemiological and Pathological Aspects. ORL J Otorhinolaryngol Relat Spec, 1992, 54: 43‐48.

[31] Tos M. Incidence, Etiology and Pathogenesis of Cholesteatoma in Children. Adv Otorhinolaryngol, 1988, 40: 110–117.

[32] Dix MR, Hallpike CS. The Pathology, Symptomatology and Diagnosis of Certain Common Disorders of the Vestibular System. Ann Otol Rhinol Laryngol, 1952, 61: 987.

[33] Eleftheriadou A, Skalidi N, Velegrakis GA. Vestibular rehabilitation strategies and factors that affect the outcome. Eur Arch Otorhinolaryngol, 2012, 269 (11): 2309‐2316.

[34] Jastreboff PJ, Jastreboff MM. Tinnitus Retraining Therapy: A Different View on Tinnitus. ORL J Otorhinolaryngol Relat Spec, 2006, 68: 23.

中英文名词对照索引

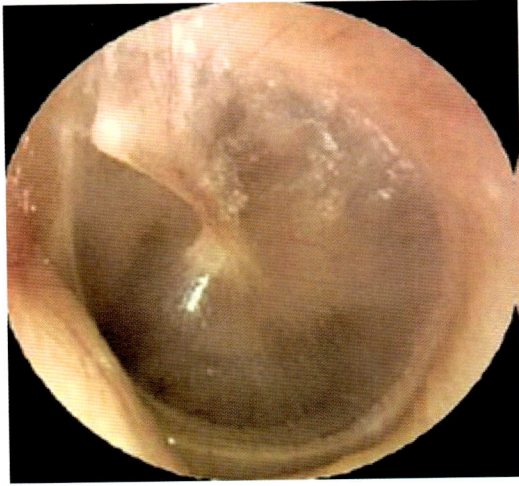

A. 内镜下鼓膜像

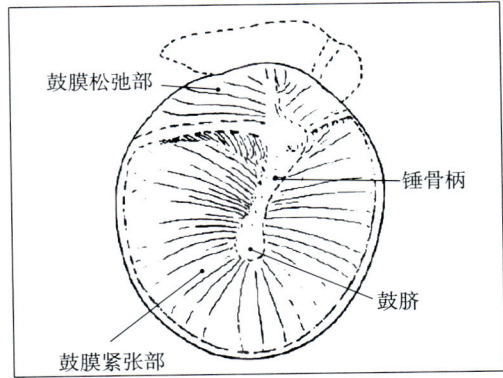

鼓膜松弛部

锤骨柄

鼓脐

鼓膜紧张部

B. 鼓膜示意图（左侧）

彩图 1-1-1　鼓膜

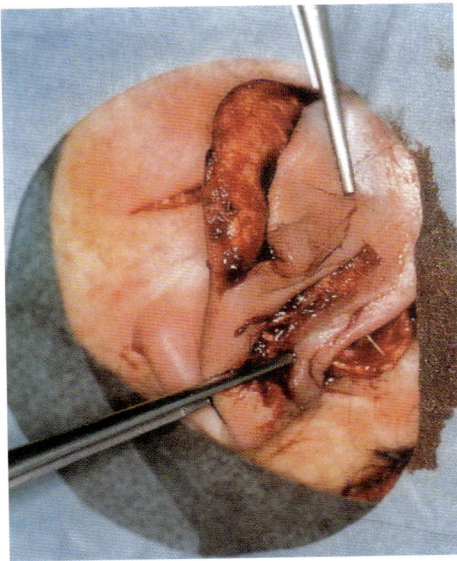

耳郭撕裂伤

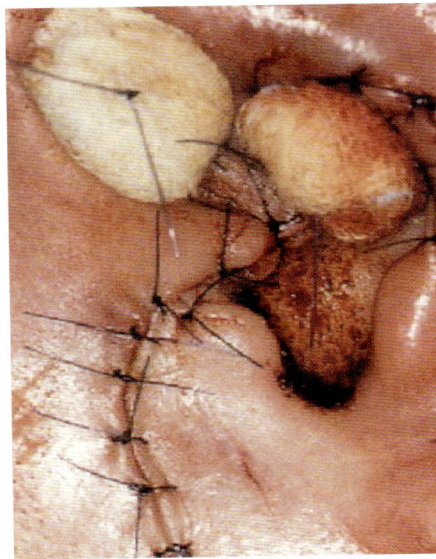

耳郭撕裂伤缝合后

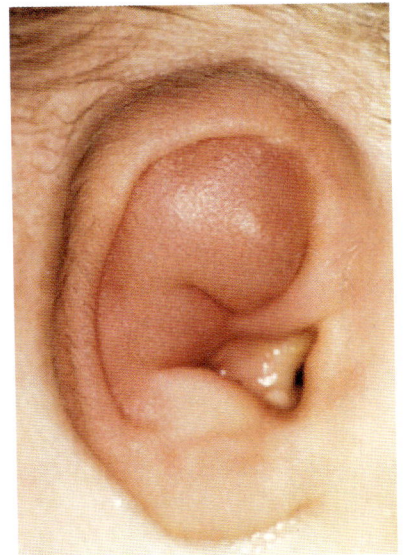

耳郭血肿

彩图 1-5-1　耳郭外伤

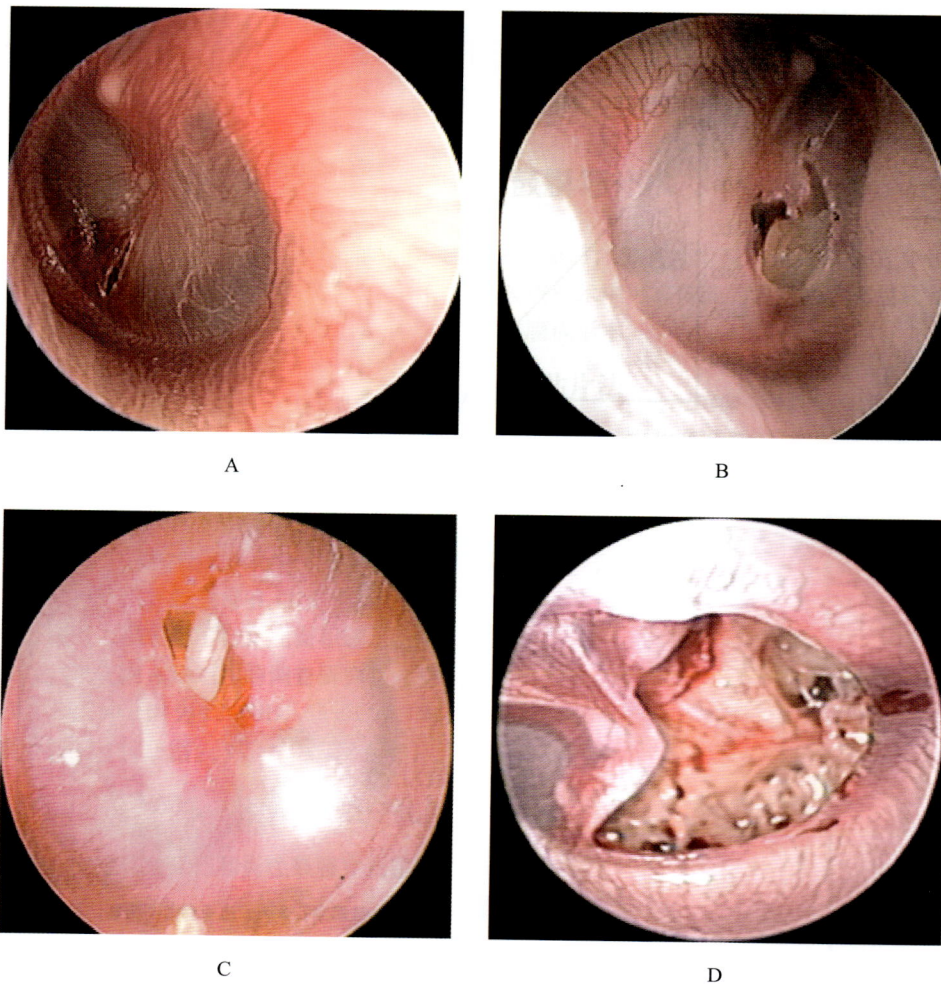

彩图 1-5-2　鼓膜穿孔

A. 左耳鼓膜紧张部前下裂隙状穿孔，穿孔周边黏膜下出血；B. 右耳鼓膜紧张部前部泪珠样穿孔，穿孔边缘有血痂；
C. 左耳鼓膜紧张部前上方菱形穿孔，周边有出血，可见锤骨柄裸露；D. 左耳紧张部大穿孔，穿孔周边及鼓室内可见血痂

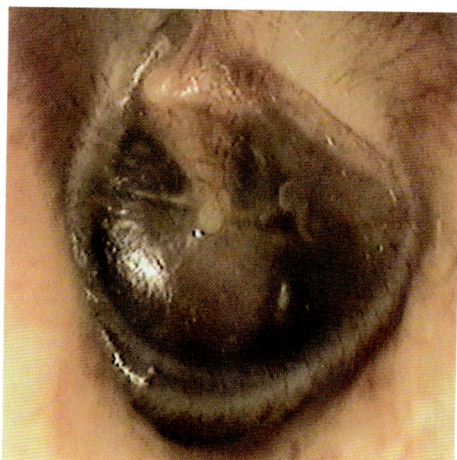

彩图 1-7-1　内镜下分泌性中耳炎患者的鼓膜

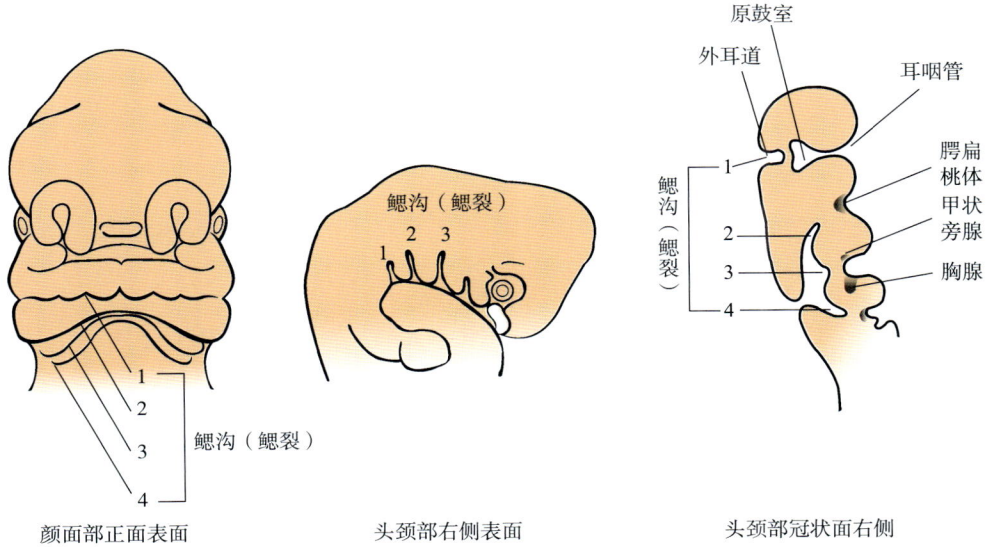

原鼓室
外耳道
耳咽管
腭扁桃体
甲状旁腺
胸腺
鳃沟（鳃裂）
1
2
3
4

鳃沟（鳃裂）

鳃沟（鳃裂）
1
2
3

颜面部正面表面　　　　头颈部右侧表面　　　　头颈部冠状面右侧

A

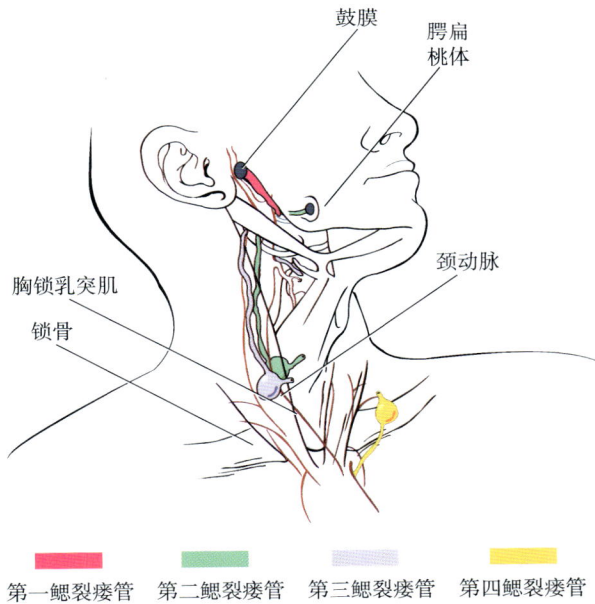

鼓膜
腭扁桃体
胸锁乳突肌
锁骨
颈动脉

第一鳃裂瘘管　　第二鳃裂瘘管　　第三鳃裂瘘管　　第四鳃裂瘘管

B

彩图 6-4-1　鳃器、鳃裂瘘管和囊肿
A. 妊娠第5周人胚胎鳃器结构图；B. 鳃裂瘘管和囊肿示意图